ISBN 978-3-642-49419-2   ISBN 978-3-642-49698-1 (eBook)
DOI 10.1007/978-3-642-49698-1

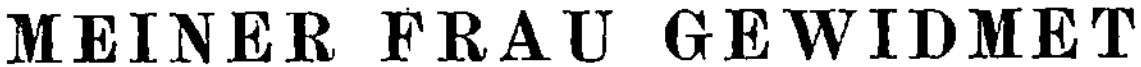

MEINER FRAU GEWIDMET

Vorwort.

Das Interesse der Ärzteschaft an dem centralen Gebiete der
inneren Medizin, den Störungen des Stoffwechsels und ihrer Behandlung,
ist in einem erfreulichen Wachstum begriffen. Tatsächlich hat eine
Reihe wichtigster Entdeckungen der letzten Zeit die Therapie der
Stoffwechselkrankheiten, die bisher bei vielen Ärzten mit einem
gewissen Ressentiment verbunden war, besonders wirksam und
aussichtsreich gestaltet. Das gilt vor allem für den Diabetes, dessen
Darstellung infolgedessen in diesem Buche der breiteste Raum gewidmet
ist. Hier muß die Scheu, die vielfach gerade gegenüber der Behandlung
dieser an Häufigkeit ständig zunehmenden Krankheit noch besteht,
allmählich überwunden werden. Dazu soll dies Buch vor allem
beitragen.

Da die folgende Darstellung in erster Linie den praktischen
Fragen der Stoffwechselkrankheiten gilt, wurde die Theorie nur insoweit
berücksichtigt, als es zum Verständnisse des Wesens und der Behandlung der einzelnen Leiden notwendig ist. Daß sie trotzdem
einen breiteren Raum beansprucht wie auf jedem anderen Gebiete
der praktischen Medizin, liegt in der komplizierten Natur der Störungen,
um die es sich hier handelt, begründet.

Der literarische Apparat ist möglichst beschränkt worden. Die
am Ende jedes größeren Abschnittes angegebenen monographischen
Darstellungen mit ihren reichen Quellenangaben gestatten jedem
Leser leicht ein tieferes Eindringen in die Materie. So konnte ich
mich im allgemeinen damit begnügen, im Text nur solche Arbeiten
genauer anzuführen, die besondere Bedeutung haben oder in den
bisherigen Zusammenfassungen nicht enthalten sind.

Würzburg, Oktober 1930.

E. GRAFE.

Inhaltsverzeichnis.

Inhaltsverzeichnis. IX

„Das Wahre ist das Ganze".

HEGEL.

A. Allgemeine Vorbemerkungen über Stoffwechsel und Ernährung.

Der Stoffwechsel ist die notwendige Voraussetzung und wichtigste Äußerung für alles Leben in der Natur. Selbst in der unbelebten Welt spielt er eine große und oft entscheidende Rolle. Der Stoffwechsel in der organisierten Natur ist jedoch prinzipiell von den Wandlungen des Anorganischen unterschieden erstens durch die Notwendigkeit, daß bei diesen Vorgängen im pflanzlichen oder tierischen Organismus Energie zur Arbeitsleistung frei wird und ferner dadurch, daß alle diese stofflichen und energetischen Vorgänge beherrscht werden von dem Prinzip der Selbststeuerung (PFLÜGER[1]), demzufolge sie in den Dienst der Erhaltung und Fortpflanzung des Lebens treten.

Der wichtigste Betriebsstoff für diese Vorgänge ist der Sauerstoff, der sich mit den Nahrungsstoffen verbindet und sie oxydativ abbaut. Die Vorgänge im einzelnen sind noch strittig (vgl. darüber meine zusammenfassende Darstellung[2]).

Diese oxydative Spaltungen sind deshalb von besonderer Zweckmäßigkeit für den Organismus, weil dadurch besonders große Energiemengen frei werden, die für den Ablauf der Lebensvorgänge zur Verfügung stehen. Zu Zeiten von LAVOISIER[3], dem Begründer der Stoffwechselforschung, galt es als ein Dogma, daß bei höheren Organismen alle Vorgänge im Körper unter Sauerstoffverbrauch einhergehen. Heute wissen wir mit Sicherheit, daß daneben auch in großem Umfange anaerobiotische Vorgänge verlaufen, d. h. Spaltungen ohne Sauerstoffzutritt, meist solche hydrolytischer Natur. Vor allem vollzieht sich der Muskelstoffwechsel in seinen ersten Phasen anoxybiotisch, und für viele andere Vorgänge, besonders bei niederen Organismen, gilt das gleiche. Auch hierbei wird Wärme frei, aber nur in kleinen Mengen, so daß die Umsetzungen sich schon auf große Mengen von Material erstrecken müssen, um calorische Effekte zu erzielen. So bildet die anaerobe Calorienproduktion nur einen verschwindenden Bruchteil der Gesamtwärmebildung. Er ist gegenüber dem oxydativen Energiegewinn so gering, daß er im Stoffwechselversuch des Gesamtorganismus nicht sicher gefunden werden kann. Das gleiche gilt für die am Aufbau des Organismus beteiligten Vorgänge, bei denen Wärme gebunden wird.

---

[1] PFLÜGER, E.: Die teleologische Mechanik der lebendigen Natur, Pflügers Arch. 15 u. Separat, Bonn: Cohen 1877.

[2] GRAFE: Die patholog. Physiologie des Gesamtstoff- u. Kraftwechsels bei der Ernährung des Menschen, München: J. F. Bergmann 1923.

[3] LAVOISIER, A. u. P. S. DE LAPLACE: Acad. des sciences 1780, 379.

Nicht einmal beim Kinde können sie sicher in der Gesamtwärmebilanz gefaßt werden.

Somit ist eigentlich doch der Sauerstoffverbrauch als das Maß des Lebens anzusehen. Dabei ist allerdings zu bedenken, daß es für die Wärmebildung im Körper Unterschiede macht, welche Nahrungsstoffe oxydativ zerfallen. Aus dem Verhältnis des aufgenommenen Sauerstoffs zur ausgeschiedenen Kohlensäure $\left(\dfrac{CO_2}{O_2}\right)$, dem respiratorischen Quotienten von PFLÜGER, läßt sich, wenn gleichzeitig N im Harn bestimmt wird, in einfacher Weise erkennen, wieviel Eiweiß, Fett und Kohlehydrate verbrannt sind. $\dfrac{CO_2}{O_2} = 1{,}0$ entspricht einer reinen Kohlehydratverbrennung, $\dfrac{CO_2}{O_2} = 0{,}707$ reiner Fettverbrennung, dazwischen liegt mit $\dfrac{CO_2}{O_2} = 0{,}808$ der Wert für das Eiweiß.

Entsprechend der Natur der Nahrungsmittel, deren Beteiligung an den Umsätzen sich somit einfach berechnen läßt, ist der Wärmewert eines Liters O_2, das sog. calorische Äquivalent, etwas verschieden.

Er beträgt für das Eiweiß $= 4{,}6$ große Wärmeeinheiten,
,, ,, Fett $= 4{,}686$,, ,,
,, den Kohlehydrat $= 5{,}05$,, ,,

Diese Zahlen liegen so nahe beieinander, daß man für praktische Zwecke, z. B. die Ausrechnungen von Kostverordnungen, keinen nennenswerten Fehler begeht, wenn man bei Berechnung des Grundumsatzes als calorischen Durchschnittswert für 1 Liter in der Atmung aufgenommenen Sauerstoff 4,8 Calorien in Rechnung setzt.

a) Die Nahrungsmittel als Kraftspender.

Die verschiedene chemische Zusammensetzung der wichtigsten organischen Nahrungsstoffe, Eiweiß, Kohlehydrate und Fette, bringt es mit sich, daß sie zu ihrer Verbrennung verschiedene Mengen Sauerstoff nötig haben und dabei verschiedene Mengen Energie liefern, die in Calorien ausgedrückt werden. Grundsätzlich sind diese die gleichen, ob sie unter einem Sauerstoffüberdruck von 15—20 Atmosphären in der Berthelotschen. Bombe (Apparat zur Bestimmung des Brennwertes) oder im tierischen Organismus bei gewöhnlichem Partialdrucke von O_2 $(= 21\%)$ verbrannt werden. Unterschiede sind nur insofern vorhanden, als die Nahrungsmittel im Organismus nicht quantitativ bis zu den letzten Endprodukten CO_2, H_2O, N verbrennen, weil einmal die Resorption vom Magen-Darmkanal keine ganz vollständige ist und bei Eiweißnahrung die N-haltigen Stoffwechselschlacken im Harn (Harnstoff usw.) noch selbst einen gewissen Brennwert repräsentieren. Für letzteren läßt sich eine generelle Korrektur anbringen, da einem Gramm N im Harn ein Brennwert von 25 Cal. entspricht. Dagegen ist die Ausnutzung im Darm eine variable Größe, die nicht generell festgesetzt werden kann; sie beträgt bei mittleren Mengen von Nahrung im Darm des gesunden Menschen ca. 90%.

Nach RUBNER[1] betragen die für die Aufstellung und Durchrechnung von Ernährungsformen zweckmäßigerweise zu verwendenden Netto-Mittelwerte:

für 1 g wasserfreie N-haltige Substanz . . . . 4,1 Cal.
1 g Fett . . . . 9,3 „
1 g Kohlehydrat (Stärke) . . . . 4,1 „

Die Nahrungsmittel vertreten sich in der Ernährung, gleichgültig ob das Material dem Körper selbst oder der von außen zugeführten Nahrung entnommen wird, im allgemeinen gemäß ihrem angegebenen Brennwert.

Diese für die Nahrungszumessung fundamentellen Beziehungen sind durch RUBNERs[2] berühmtes Isodynamiegesetz aufgedeckt.

1. Der Gesamtstoffwechsel und seine Bestimmung [3].

Der Sauerstoffverbrauch des Menschen und seine daraus ohne weiteres berechenbare Wärmeproduktion ist, je nachdem, unter welchen Bedingungen er untersucht wird, außerordentlich verschieden, weil eine Fülle von Faktoren auf ihn einwirken. Diese lassen sich jedoch meist gut trennen. Für die Beurteilung wird dabei am besten vom Minimalstoffwechsel ausgegangen, d. h. der Intensität der Oxydationen, die beim gesunden, normal ernährten Organismus auf keine physiologische Weise weiter erniedrigt werden kann. Er liegt beim Menschen, wie vor allem RUBNER[1] gezeigt hat, bei ca. 30° Außentemperatur. Dieser Punkt ist dadurch scharf charakterisiert, daß es bei seiner Überschreitung nach oben zu einer Wärmestauung, bei seiner Unterschreitung zu Wärmeverlusten und infolge deren Kompensation im Sinne einer Konstanthaltung der Körpertemperatur zu Stoffwechselsteigerungen kommt.

Für Stoffwechseluntersuchungen beim Menschen, die praktischen Fragen der Diagnose und Ernährung dienen und darüber hinaus für viele wissenschaftliche Versuche, genügt es aber, wenn der Gesamtstoffwechsel bei gewöhnlicher Zimmertemperatur von 14—18° C untersucht wird, da beim Menschen, der bei seiner Größe ein besonders günstiges Verhältnis zwischen Wärmebildung und Wärmeverlust besitzt und letzteren noch durch seine Kleidung erheblich einzuschränken vermag, die sogenannte chemische Wärmeregulation, welche den Wärmeverlust mit einer Steigerung der Umsetzungen beantwortet, kaum in Tätigkeit tritt.

Für alle sorgfältigen Untersuchungen, welche der Feststellung dieses relativen Minimalumsatzes dienen, ist es aber unerläßliche Forderung, daß alle Faktoren ausgeschaltet werden, die oxydationssteigernd wirken, vor allem Muskelbewegungen und Nahrungsaufnahme (12stündige Nüchternheit). Das sind die Voraussetzungen für die Feststellung des

---

[1] RUBNER, M.: Gesetze des Energieverbrauchs bei der Ernährung, Wien: Deuticke 1902. — Handb. der norm. und patholog. Physiologie, Bd. 5, S. 1, Berlin: Julius Springer 1928.
[2] RUBNER, M.: Z. Biol. 30, 73 (1894).
[3] Zusammenfassungen: KNIPPING, H. W. u. H. L. KOWITZ: Klinische Gasstoffwechseltechnik, Berlin: Julius Springer 1928. — KRAUSS, E.: Lehrbuch der Stoffwechselmethodik, I. Teil, Leipzig: Hirzel 1928.

Grundumsatzes (Basalstoffwechsels) (MAGNUS-LEVY[1]). Seine Kenntnis im Einzelfalle hatte früher fast nur wissenschaftliches Interesse und diente darüber hinaus im wesentlichen nur zur Ableitung allgemeiner Normen für die Ernährung.

Das ist im Laufe der letzten $1-1\frac{1}{2}$ Jahrzehnte prinzipiell anders geworden.

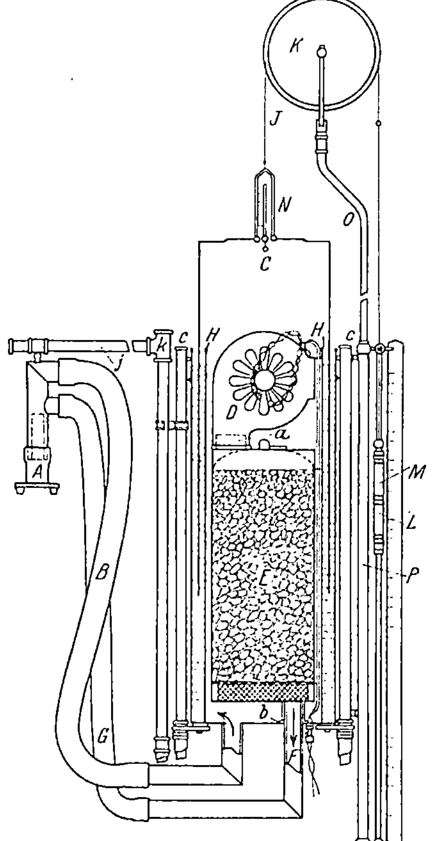

Abb. 1. Schema des BENEDICTschen Spirometer-respirationsapparates. Ein klinischer Apparat zur Bestimmung des Sauerstoffverbrauches. A Mundstück; B Schlauch, der die ausgeatmete Luft zum Spirometer leitet; D Haartrocken-apparat; E Natronkalkbehälter; F und G recht-winkliges Rohr und Schlauch zur Beförderung des Luftstromes zum Mundstück; H,H Behälter, in den die Glocke C taucht; J und K Schnur und Rad zur Unterstützung der Glocke C; L Gegengewicht; M Zeiger am Gegengewicht; N Thermometer; O und P Gestell für das Rad K; a Gummidichtung; b Gummidichtung; c, c Ge-stell des Spirometers; j, k Teil des Gestelles für Mundstück und Schlauch. (Aus Handb. d. biol. Arbeitsmethoden von ABDERHALDEN, Abt. 4, 1926.)

Die Bestimmung des Grundumsatzes ist zu einer weitverbreiteten klinischen Untersuchungsmethode geworden, die heute in Amerika und Deutschland in keiner gut eingerichteten Krankenanstalt fehlt und sich schon vielfach in den Händen der Fachärzte für innere Medizin, insbesondere für Stoffwechselkrankheiten befindet. Sie ist fast zu einer Modesache geworden, gegen die die Zukunft mit Sicherheit eine Reaktion bringen wird, da ihre diagnostische und prognostische Bedeutung vielfach überschätzt wird. Die Methoden sind zwar außerordentlich vereinfacht, erfordern aber trotzdem in ihrer Durchführung ein ungewöhnliches Maß von Sorgfalt von seiten des Patienten und des Arztes.

Die klassischen Methoden der Respirationstechnik der Stoffwechselphysiologie des vorigen Jahrhunderts (von REGNAULT-BEISET, PETTENKOFFER-VOIT, RUBNER, ZUNTZ-GEPPERT u. a.) kamen natürlich für die Klinik nicht in Betracht und mußten erst wesentlich vereinfacht werden, vor allem mußte die schwierig zu erlernende Gasanalyse fortfallen. So kam man im Prinzip auf alte Spirometermethoden zurück.

Es ist hier nicht der Ort, die Methoden im einzelnen zu beschreiben (vgl. darüber vor allem *Abderhaldens Handbuch* der biologischen Arbeitsmethoden). Nur

---

[1] MAGNUS-LEVY, A.: Die Physiol. d. Stoffwechsels in v. Noordens Handb. der Path. d. Stoffwechsels, Bd. 1, 2. Aufl., S. 1. 1906 (Zusammenfassung).

in ihren Grundzügen seien die wichtigsten und brauchbarsten Typen hier kurz skizziert. Der um die Ausarbeitung der Respirationstechnik ganz besonders verdiente amerikanische Ernährungsphysiologe BENEDICT[1] vom Carnegie-Institut hat das große Atwatersche Respirationskalorimeter (nach Regnault-Reisets Prinzip) schließlich in eine so einfache Form gebracht, daß nur ein einfacher Kreis von Röhren übriggeblieben ist, in den die Gefäße zur Absorption von Kohlensäure und Wasserdampf E, sowie vor allem ein mit O_2 gefülltes Spirometer eingeschaltet ist. In dem Maße, wie die durch ein kurzes Mundstück A mit dem Apparat verbundene, liegende Versuchsperson atmet, kreist, durch eine Pumpe befördert, die Atemluft im geschlossenen System. Die O_2-Menge nimmt entsprechend dem Verbrauche im Spirometer G ab und kann so unter Anbringung einfacher Korrekturen für Barometerdruck und Temperatur in Kubikzentimeter bestimmt werden.

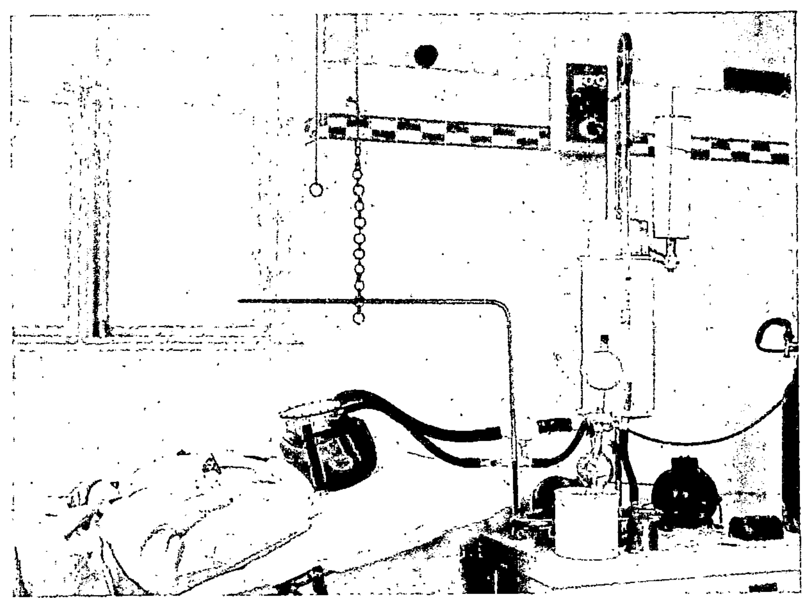

Abb. 2. Ansicht des KNIPPINGschen Apparates.

KNIPPING[2] hat dann in sehr praktischer Weise die O_2-Bestimmung nach gleichem Prinzipe mit einer CO_2-Analyse kombiniert, in dem die durch Kalilauge anfangs zurückgehaltene Atmungskohlensäure durch Schwefelsäure in Freiheit gesetzt wird und im Spirometer wie O_2 gemessen werden kann. Um die Gleichmäßigkeit der Atemzüge zu kontrollieren, läßt sich die Oberfläche des Spirometers mit einem Schreibhebel verbinden, der die Atemschwankungen auf dem berußten Überzuge eines Kymographions aufzeichnet.

Der Apparat hat in seiner letzten Form[3] das Aussehen wie in Abb. 2.

---

[1] BENEDICT, F. G.: Beschreibung der verschiedenen Modelle in Abderhaldens Handb. d. biol. Arbeitsmethoden, Abt. IV, Teil X, H. 3, Berlin und Wien: Urban und Schwarzenberg 1926.

[2] KNIPPING, H. W.: Münch. med. Wschr. 1924, Nr 17. — Dtsch. Arch. klin. Med. 145, 179 (1924).

[3] KNIPPING, H. W.: Z. exper. Med. 53, 1 (1926). Ich verdanke die oben wiedergegebene Abbildung der Freundlichkeit von Herrn KNIPPING.

Sehr empfehlenswert für alleinige Sauerstoffbestimmung ist das Kastenspirometer von A. Krogh[1]. Hier befindet sich der einzuatmende

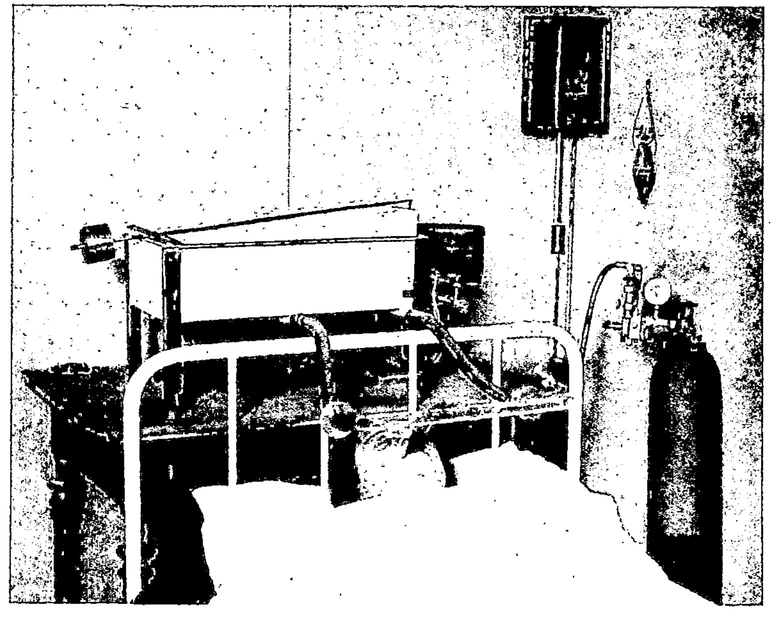

Abb. 3. Spirometer nach Krogh.

Sauerstoff in einem dreieckigen Kasten, an dessen Rand ein Schreibhebel angebracht ist, der die Exkursionen der Atemzüge verzeichnet, die entsprechend der O_2-Abnahme absinken. In einem tadellos verlaufenen Versuche müssen die Spitzen der Inspirationshöhen sich durch eine Grade verbinden lassen, aus deren Neigungswinkel bei der empirischen Eichung des Apparates in einfacher Weise die Menge des verschwundenen O_2 pro 1′ berechnet werden kann. Wir verwenden wegen der Einfachheit und guten Kontrolle der Exaktheit für klinische Untersuchungen vorwiegend diesen Apparat.

Der einfachste, aber auch am wenigsten genaue Apparat ist das Spirometer von Schadow[2]. Es besteht aus einem genau geeigneten Spirometer, das mit Sauerstoff gefüllt ist, der durch den Patienten eingeatmet wird, während ein Chlorkalkeinsatz die Kohlensäure zurückhält. Die in Kubikzentimeter ablesbare Abnahme des O_2-Gehaltes in der Spirometerglocke gestattet dann in üblicher Weise die Berechnung des aufgenommenen Sauerstoffs.

In Abb. 4 ist der Schadowsche Apparat abgebildet.

So einfach die Apparate auf den ersten Blick erscheinen, so schwierig kann es werden, exakte Resultate damit zu gewinnen, da die Vorbedingungen,

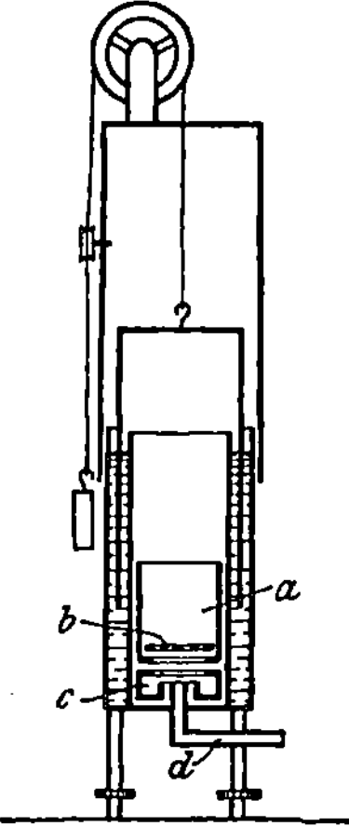

Abb. 4. Schema des Spirometers nach Schadow.

[1] Krogh, A.: Wien. klin. Wschr. 35, 290 (1922).
[2] Schadow: Klin. Wschr. 4, Nr 32, 1548 (1925).

absolute Bewegungslosigkeit und ganz gleichmäßige, ungestörte Atmung oft erst nach mancherlei Vorversuchen, manchmal gar nicht eingehalten werden. Am besten gelingt es noch bei ganz Gesunden, bei denen die Resultate auch am zuverlässigsten sind, sehr schwer bei Nervösen jeder Genese, nur selten bei Kranken mit Affektionen der Atem- und Zirkulationsorgane.

So wird das Anwendungsgebiet dieser kurzfristig arbeitenden Apparate etwas eingeengt, leider gilt das manchmal auch gerade für diejenigen Krankheiten, für deren Diagnostik und Therapie die Methode die größte Bedeutung hat, nämlich die Anomalien der Schilddrüse. Für die Erkennung dieser Zustände ist die Untersuchung des respiratorischen Gaswechsels, der Nachweis einer Stoffwechselsteigerung bei Hyperthyreoidismus jeglicher Art und einer verminderten Calorienproduktion bei Hypothyreoidismus seit den klassischen Untersuchungen von MAGNUS-LEVY[1], zur Zeit die wertvollste, oft entscheidende Methode. Daneben kommen noch andere innersekretorische Krankheiten, insbesondere der Hypophyse und der Nebennieren, gewisse Formen der Fettsucht, latente Infektionen als Anwendungsgebiet in Betracht.

In den zahlreichen Fällen, in denen es nicht mit der Methodik kurzfristiger Versuche gelingt, einwandfreie Resultate zu erhalten, muß zu etwas komplizierteren Apparaten, die den ganzen Menschen aufnehmen, gegriffen werden (Prinzip von BENEDICT, JAQUET, GRAFE u. a.), doch kommen diese für die Praktiker nicht in Betracht. Vielleicht gelingt es hier durch den Ausbau von Kopfkästen, wie ich sie seinerzeit konstruierte und neuerdings BENEDICT[2] wieder ausarbeitete, einen brauchbaren Ersatz zu schaffen.

Voraussetzung für die Beurteilung der auf exakte Weise, am besten in übereinstimmenden Parallelversuchen gewonnenen Resultate ist die genaue Kenntnis des normalen Umsatzes. Glücklicherweise fußen wir darin heute auf festem Boden. Amerikanische Autoren, vor allem BENEDICT[3] und DU BOIS[4] haben das recht lückenhafte, ältere Material durch umfassende Untersuchungen auf eine breite Basis gestellt. Besonders gilt das für Erwachsene, während bei Kindern das Material noch nicht ausreicht (Zusammenfassung bei HELMREICH[5]).

Die Durchschnittswerte der Norm werden heute am besten nach DU BOIS auf dem Umwege über die Körperoberfläche, oder noch einfacher unter Benutzung der Standardzahlen von BENEDICT und HARRIS berechnet.

Die Körperoberfläche, deren Wärmeverlust gemäß RUBNERs bekannten Arbeiten von entscheidender Bedeutung für die Wärmebildung ist, läßt sich bei bekanntem Gewicht und bekannter Länge leicht nach DU BOIS Oberflächenformel berechnen:

$$O = \sqrt{\text{Gew}} \cdot \sqrt{\text{Länge}} \times 167{,}2$$

---

[1] MAGNUS-LEVY, A.: Z. klin. Med. **33**, 269 (1897).

[2] BENEDICT, F. G.: Bull. Soc. sci. Hyg. aliment. Paris **15**, 172 (1927).

[3] HARRIS u. F.-G. BENEDICT: Carnegie Inst. Publ., Nr 279 (1919).

[4] DU BOIS, E. P.: Basal metabolism in health and disease, 2. Aufl., Philadelphia: Lea and Febiger 1927 (Zusammenfassung).

[5] HELMREICH, E.: Der Grundumsatz im Kindesalter, Erg. inn. Med. **35**, 604 (1929).

Neue Methoden für ihre direkte Bestimmung hat BOHNENKAMP[1] ausgearbeitet.

Die stündliche Wärmeproduktion bei m² Oberfläche bei erwachsenen Männern zwischen 20 und 60 Jahren beträgt 38,5 Cal., bei Frauen 36 Cal., mit niedrigem Alter steigen die Werte bis 46, bzw. 43 bei 14jährigen an und sinken etwas im Greisenalter.

Da für klinische Untersuchungen diese Berechnungen zu sehr aufhalten, werden vielfach die Tabellen von BENEDICT und HARRIS benutzt (Abdruck bei E. GRAFE[2], bei BENEDICT[3] und SCHALL-HEISSLER[4]), die nach Alter und Geschlecht, Gewicht und Länge geordnet sind. Durch Addition von zwei Zahlen ist sofort der Normalwert der Calorienproduktion pro 24 für die betreffende Untersuchungsperson festgestellt. Pathologische Veränderungen sind erst dann anzunehmen, wenn die einwandfrei gefundenen Werte von den errechneten um mindestens $\pm$ 15⁰/₀ abweichen.

2. Die physiologischen Beeinflussungen des Gesamtstoffwechsels.

Der in der geschilderten Weise feststellbare Grundumsatz ist nicht etwa der Bedarf des Menschen im landläufigen Sinne, sondern nur ein unter gewissermaßen unphysiologischen Verhältnissen bestimmter Grundwert, zu dessen Größe erhebliche Zuschläge zu machen sind. Nur für einen kleinen Teil der 24 Stunden eines Tages, in den letzten Stunden des Nachtschlafes, treffen die Untersuchungsbedingungen, völlige Bewegungslosigkeit und Nüchternheit zu. Außerhalb derselben ist unser Organismus mehr oder weniger stark in Bewegung und steht außerdem unter dem Einflusse der 3—5 maligen Nahrungsaufnahmen. Durch diese beiden Faktoren kommt es zu Stoffwechselsteigerungen.

Im Falle der *Nahrungsaufnahme* lassen sich diese Einwirkungen abschätzen, da sie in Abhängigkeit von der Größe und Art der Nahrungsaufnahme stehen. Die Kenntnis dieser Einflüsse hat auch für die Klinik eine steigende Bedeutung erhalten, sowohl in diagnostischer, wie in therapeutischer Beziehung, da bei Stoffwechselkranken charakteristische Abweichungen vorkommen können.

Die Verarbeitung der Nahrung im weitesten Sinne (Nahrungsaufnahme, motorische und chemische Verdauung, intermediäre Umwandlung, vermehrte Kreislaufarbeit usw.) zwingen den Organismus zu vermehrter Arbeitsleistung. Die Nahrung übt eine dynamische Wirkung aus (RUBNER[5]). Diese ist in den ersten 2—3 Stunden nach der Mahlzeit am größten, klingt dann allmählich mehr oder weniger rasch ab, so daß nach 8—10 Stunden gewöhnlich wieder die Nüchternwerte erreicht sind.

Dieser dynamische Effekt ist vor allem aber abhängig von der Art der Ernährung. Er ist weitaus am größten beim Eiweiß (spezifisch-dynamische Wirkung RUBNERs). Die Größe schwankt auch bei normalen, ausreichend ernährten Menschen recht beträchtlich, nach den umfassenden Untersuchungen von BENEDICT und CARPENTER[6]

---

[1] BOHNENKAMP, H.: 41. Kongr. f. inn. Med., V. 532, 1929, und unveröffentlichte Versuche.

[2] GRAFE, E.: zitiert auf S. 1.

[3] BENEDICT, F. G.: zitiert auf S. 5.

[4] SCHALL-HEISSLER: Nahrungsmitteltabelle, 9. Aufl., Leipzig: Kabitzsch 1929.

[5] RUBNER, M.: zitiert auf S. 3.

[6] BENEDICT, F. G. u. TH. M. CARPENTER: CarnegieInst. Publ., Nr 261 (1918).

zwischen 8—22% Stoffwechselsteigerung in den ersten 5—6 Verdauungs-
stunden. Als brauchbaren Mittelwert möchte ich für die ganze Ver-
dauungsperiode die Zahl 20% Stoffwechselsteigerung ansehen, oder
ausgedrückt in Calorien gegenüber dem Brennwert der zugeführten
Nahrung, wohl die richtigste Beziehungsweise, 15%, d. h. um diesen
Betrag vermindert sich der Nutzwert der Eiweißnahrung, ganz abgesehen
von den Resten, die sich in den nicht gasförmigen Ausscheidungen des
Körpers finden. Setzt man diese rein approximativ mit in Rechnung, so
läßt sich sagen, daß der Nettowert der Eiweißnahrung nur ca. 80% der
Bruttozufuhr ausmacht. Damit wird das Eiweiß zum unökonomischen
Nährstoff. Aber gerade diese Eigenschaft empfiehlt ihn bei solchen Krankheiten, bei denen wir diese Wirkung brauchen, ganz besonders wie z. B.
bei der Fettsucht. Die Ursachen dieser besonders starken Stoffwechselsteigerung sind nicht immer ganz klar (Zusammenfassung bei E. GRAFE).
Das Eiweißproblem ist auch für diese Frage längst zum Aminosäurenproblem geworden. Die verschiedenen Aminosäuren wirken sehr verschieden auf die Oxydationen ein (LUSK[1], GRAFE[2]). Zum Teil ist das
abhängig von ihrem N-Gehalt (GRAFE), daneben aber auch von den
Umwandlungen, welche die desamidierten Reste erfahren, vor allem die
intermediäre Zuckerbildung (Lit. u. eigene Versuche bei REINWEIN[3]).

Sehr geringfügig sind die dynamischen Wirkungen von Kohlehydraten und Fetten, sofern sie in mittleren Mengen (100—200 g)
gegeben werden, bei Monosacchariden (Zucker) sind es nur 4—6%, bei
Polysacchariden (Stärkearten) 5—9%, beim Fett sogar nur 2—4%
ihres Brennwertes. Letzteres ist also der ökonomischste Nahrungsstoff
und daher für Mastkuren am geeignetsten. Für die gewöhnliche, gemischte Kost beträgt der Nettowert 90—92% ihres Caloriengehaltes.

Die angegebenen Zahlen sind nur als Mittelwerte zu betrachten,
gültig für einen gesunden Menschen im Stoffwechselgleichgewicht bei
gerade ausreichender Ernährung. Diese Einschränkungen sind nötig,
da schon beim Gesunden eine Reihe von endogenen und exogenen
Faktoren den dynamischen Nahrungsfaktor beeinflussen, der Ernährungszustand, die absolute Größe der Nahrungszufuhr, Alter,
inkretorische und nervöse Momente, ferner klimatische und motorische
Einflüsse. Für Fragen der klinischen Diagnostik sind die Abweichungen
von der Norm besonders wichtig. Herabsetzungen finden sich vor
allem bei innersekretorischen Erkrankungen, besonders Fettsucht und
Diabetes, Simmondsscher Krankheit, Erhöhungen bei Basedowkranken,
beim Fieber und der Leukämie, afebrilen Infekten, konstitutioneller
Magerkeit (Lit. bei GRAFE[4] und DU BOIS[5]). Für eine quantitativ
richtig zugemessene Diät ist die Kenntnis dieser Dinge unerläßlich.

Außerordentlich schwer, wenn überhaupt abschätzbar, ist die

---

[1] LUSK, GR.: The science of nutrition, 3. Aufl., S. 223, Philadelphia:
Lea and Feibiger 1919 (Zusammenfassung).
[2] GRAFE, E.: Oppenheimers Handbuch der Biochemie, 2. Aufl., Bd. VI,
S. 609, 1925 (Zusammenfassung).
[3] REINWEIN, H.: Dtsch. Arch. klin. Med. **160**, 278 (1928).
[4] GRAFE, E.: Monographie, zitiert auf S. 1.
[5] DU BOIS, E. F.: zitiert auf S. 7.

Wirkung der *Motilität* auf den Gesamtumsatz. Wir können zwar den Einfluß einer genau dosierten Arbeit auf die Oxydationen studieren, wobei sich ergibt, daß der Aufwand des Körpers dafür im allgemeinen etwa 4—5mal größer ist als die geleisteten Kgm (Lit. vor allem im Handbuch der Arbeitsphysiologie von ATZLER[1]), aber wir haben keinerlei Urteil darüber, welchen Calorienaufwand die unzähligen Bewegungen des Tages, die je nach Temperament, Beruf und sonstigen Lebensgewohnheiten individuell so ungeheuer verschieden sind, im Einzelfalle erfordern. Nur für Berufe mit sitzender Lebensweise können wir sie in langfristigen Versuchen bei Anwendung großer Respirationskammern bestimmen.

3. Der Nahrungsbedarf des Menschen.

Die Überlegungen des letzten Abschnittes haben gezeigt, wie außerordentlich schwer es ist, den Nahrungsbedarf eines tätigen Menschen genau voraus zu berechnen. Dies Versagen der Wissenschaft fällt aber glücklicherweise nicht schwer ins Gewicht, da gemäß dem wundervollen Prinzip der Selbststeuerung des Organismus der gesunde Mensch in seinem Appetit das fast unfehlbare Regulativ besitzt, das für die nach Art und Menge ihm notwendige Nahrungszufuhr sorgt. Die Nahrung ist die richtige, bei der das Körpergewicht auf normaler Höhe konstant ist und die maximal mögliche Leistungsfähigkeit auf die Dauer erhalten bleibt. Die tatsächlich aufgenommene Nahrung entspricht hier der wirklich notwendigen und ist somit leicht zu ermitteln.

Unzählige Untersuchungen haben ergeben, daß der Nahrungsbedarf des ruhenden, nüchternen erwachsenen Menschen pro Kilogramm und Stunde rund 1 Cal. beträgt. Für bettlägerige Kranke ohne Veränderungen des Grundumsatzes ist ein Zuschlag von 20% (= 1,2 Cal. pro Stunde u. Kilogramm), für Menschen mit geringer körperlicher Tätigkeit, sowie Kranke, die außer Bett sind und wenig gehen, ein Plus von 30—50% (= 1,3 bis 1,5 Cal. pro Stunde u. Kilogramm) in Rechnung zu stellen.

ATZLER[2] hat auf Grund zahlreicher Angaben der Literatur und eigener Bestimmungen in folgender Tabelle für einige Berufsarten den stündlichen Extraaufwand an Calorien nach Abzug des Ruhebedarfs (E) berechnet.

Tabelle 1.

Beruf	Cal./h nach Abzug von E	Beruf	Cal./h nach Abzug von E
Schneider	45	Maler.	143—146
Schreiber	49,1	Schreiner	116—164
Lithograph (sitzend)	52,7	Steinhauer	286—319
Zeichner (stehend) .	73,1	Holzsäger	370—606
Buchbinder	81,5	Handnäherin . . .	4—33,4
Mechaniker	92,3	Maschinennäherin .	24—49,6
Schuhmacher . . .	77—122	Waschfrau	124—214
Metallarbeiter . . .	137—145	Aufwartefrau . . .	81—157

---

[1] Körper und Arbeit, Handbuch der Arbeitsphysiologie, herausgegeben von E. ATZLER, Leipzig: Thieme 1927.

[2] ATZLER, E.: Handbuch der Arbeitsphysiologie, S. 180, 1927.

So schwankt der Nahrungsbedarf des Gesunden zwischen 2—6000 Cal. und kann bei maximalen sportlichen Leistungen z. B. langdauernden, anstrengenden Hochtouren diese Zahlen sogar noch erheblich überschreiten.

Für den Arzt genügt es meist, wenn er den Grundumsatz seiner Kranken kennt (sei es durch besondere Bestimmung oder Kenntnis des Verhaltens bei der betreffenden Krankheit) und dazu bei Bettlägerigen einen Zuschlag von 20%, bei Kranken außer Bett von 30—50% macht. Dann wird er auch da, wo der Appetit des Kranken nicht mehr für die Nahrungsaufnahme wegweisend ist, annähernd den richtigen Bedarf errechnen, vorausgesetzt, daß keine besonderen Störungen der Motilität vorliegen. Unwillkürliche Dauertremoren oder Zuckungen können manchmal mit auffallend geringem Stoffwechselverbrauch einhergehen (GRAFE[1]), während bei Krampfanfällen gewaltige Erhöhungen die Regel sind.

b) Die chemischen und physikalisch-chemischen Sonderaufgaben der einzelnen Nahrungsstoffe.

Wie im vorigen Abschnitte auseinandergesetzt wurde, haben die organischen Nährstoffe, von der quantitativen Seite betrachtet, in erster Linie die Aufgabe, die zum Leben nötige Energie zu liefern und können sich darin gemäß RUBNERs Isodynamiegesetz auch weitgehend vertreten. Daneben hat aber jeder dieser Nahrungsstoffe, mit Ausnahme vielleicht des Fettes, gemäß seiner chemischen Eigenart Sonderaufgaben, die ihn unentbehrlich machen. Sie teilen diese Rolle mit anderen Bestandteilen unserer Nahrung, die entweder wie Wasser und Salze überhaupt keine Energiespender sind, oder wie die Vitamine in so minimalem Grade, daß ihr Brennwert überhaupt nicht ins Gewicht fällt. Wenn einer der zum Leben notwendigen Stoffe fehlt, und sei es der an Menge geringste, so ist das Leben bedroht. Das Minimumgesetz, das LIEBIG für die Pflanzen aufstellte, gilt genau so auch für Mensch und Tier.

1. Die Sonderaufgaben des Eiweißes.

Sofern man unter den zum Leben unentbehrlichen Nährstoffen einem einzelnen überhaupt einen Vorrang zuerkennen will, steht an Bedeutung obenan das Eiweiß. PFLÜGER hat ihn mit Recht den Nährstoff von königlichem Range genannt, in dem Namen Proteine kommt das gleiche zum Ausdruck. Die überragende Stellung erhält diese Substanz durch die Tatsache, daß sie Bestandteil und Bildungsstoff der lebendigen Struktur ist, an der alle Lebensvorgänge, vor allem auch die Oxydationen (WARBURG) sich abspielen. Allerdings ist nicht alles Eiweiß unseres Körpers lebendige Substanz. Es gibt auch ein totes (A. FRAENKEL) oder Reserve- (v. NOORDEN) bzw. Vorratseiweiß (RUBNER), das als eine Art Mastsubstanz ähnlich Glykogen und Fett in den Zellen abgelagert ist, ohne daß es bisher gelungen ist, diese beiden Eiweißarten chemisch zu trennen. Nur biologisch und morphologisch

---

[1] GRAFE, E.: Dtsch. Arch. klin. Med. 143, 309 (1923).

lassen sie sich vorläufig unterscheiden. Das lebendige Struktureiweiß des Protoplasmas atmet und scheint etwas stabiler zu sein, jedenfalls spricht mancherlei dafür, daß für die Oxydationen zuerst das tote Proteinmaterial herangezogen wird. Wie das Material einer Maschine durch dauernde Inbetriebhaltung abgenutzt wird, so verbraucht auch der Lebensprozeß die lebendige Struktur der Zelle. Es gehen weiter ganz unabhängig davon dauernd Zellen in unserem Organismus zugrunde, vor. allem an seiner Oberfläche, im Magen-Darmkanal und im Blute. Diese ständigen unvermeidlichen Eiweißeinschmelzungen treten dadurch in die Erscheinung, daß man den Eiweißumsatz selbst bei maximalster Überernährung mit allen anderen Nährstoffen nicht auf 0 herabdrücken kann. Es bleibt ein kleiner N-Verlust übrig, von RUBNER[1] als Abnutzungsquote, von LANDERGREN[2] als Minimal-N, von FOLIN[3] als endogener Eiweißstoffwechsel bezeichnet. Er beträgt nur 2—4% des gewöhnlichen Eiweißumsatzes, 0,03—0,05 g pro Kilogramm und Tag (Lit. bei THOMAS[4], L. B. MENDEL[5] u. a.), Werten, die bei Gesunden und Kranken auffallend konstant sind und nur selten Ausnahmen, wie z. B. im Fieber, erleiden (LAUTER[6] und KRAUSS[7]). Daß die Zahlen so niedrig sind, hängt wohl damit zusammen, daß nicht alles durch den Lebensprozeß abgenutzte Protoplasmaeiweiß verloren geht, sondern daß einzelne Bruchstücke wieder zum Neuaufbau verwandt werden können. Diese Sonderverhältnisse hängen mit der verschiedenen chemischen Eigenart und Bedeutung der diesen Nahrungsstoff zusammensetzenden Aminosäuren zusammen. Manche von diesen, wie Alanin, Glykokoll u. a. können aus Kohlehydraten und NH_3 synthetisiert werden, andere wie die aromatischen, Tyrosin, Phenylalanin und vor allem das wichtige Tryptophan, vermag der Körper nach dem gegenwärtigen Stande der Wissenschaft selbst nicht aufzubauen. Für besondere Aufgaben und Organleistungen, z. B. Bildung von Thyroxin oder Galle, sind besondere Aminosäuren oder deren Derivate nötig. F. VON MÜLLER[8] hat in seiner Leydenvorlesung auf diese Dinge hingewiesen. Die summarische Behandlung des Eiweißstoffwechsels oder gar, wie es aus methodischen Gründen meist geschieht, des N-Umsatzes haftet gerade für diese Fragen gewiß zu sehr an der Oberfläche. Weiter kommt dem Eiweiß die Aufgabe des Säureneutralisators im intermediären Stoffwechsel zu. Im Lebensprozeß entstehen dauernd Säuren, die behufs Aufrechterhaltung der optimalen H-Ionenkonzentration abgesättigt und eliminiert werden müssen. Dafür stehen dem Körper mehrere Wege zur Verfügung, darunter auch die NH_3-Bildung aus dem NH_2 der desamidierten Aminosäuren. Die erstaunliche Tatsache, daß sich die Abnutzungsquote durch Zufuhr von organischen Ammoniaksalzen noch weiter erheblich herab-

[1] RUBNER, M.: Arch. f. Hyg. 66, 38 (1908).
[2] LANDERGREN: Skand. Arch. Physiol. 14, 112 (1903).
[3] FOLIN, O.: Amer. J. Physiol. 13, 117 (1905).
[4] THOMAS, K.: Arch. f. Physiol. 219 (1900).
[5] MENDEL, L. B.: Erg. Physiol. 1909, 219.
[6] LAUTER, K.: Dtsch. Arch. klin. Med. 146, 323 (1926).
[7] KRAUSS, E.: Ebenda 150, 13 (1926).
[8] v. MÜLLER, F.: Dtsch. med. Wschr., Nr 16 u. 17 (1922).

drücken läßt (GRAFE[1], ABDERHALDEN[2] u. a.) steht nach TERROINE[3] vielleicht gerade mit dieser besonderen intermediären Aufgabe des Eiweißes in Zusammenhang.

Bei dieser Vielseitigkeit des qualitativen Eiweißumsatzes ist es auch verständlich, daß konstante Beziehungen zum Gesamtstoffwechsel nicht bestehen (v. MÜLLER[4]) oder jedenfalls nicht zu bestehen brauchen. Von TERROINE sind sie allerdings für kleinere und mittlere Tiere nachgewiesen. Vollends eigene Bahnen geht der Purinstoffwechsel, wie später noch zu zeigen ist.

Auffallenderweise läßt sich die Abnutzungsquote nicht mit einer gleichgroßen Zufuhr an Eiweiß in der Nahrung decken, sondern es sind dazu größere Mengen nötig, vor allem dann, wenn Eiweiß anderer Zusammensetzung verfüttert wird (MICHAUD[5] und ZISTERER[6]). Nach RUBNER[7] hängt das wohl damit zusammen, daß das in den Säftestrom gelangende Nahrungseiweiß so rasch zersetzt wird, daß der Körper für den Rest des Tages doch sein Körpereiweiß angreifen muß, und zwar um so mehr, je weniger vollwertig das zugeführte Eiweiß ist.

Ebenso wie nur Eiweiß lebendiges Protoplasma weitgehend vor Zerfall bewahren kann, kann nur dieser Nahrungsstoff neues Protoplasma bilden, sei es, daß es sich um einen wachsenden Organismus handelt oder um den Ersatz eingeschmolzenen Gewebes im Gefolge von Unterernährung oder Krankheiten. Schließlich nimmt das Eiweiß auch insofern eine Sonderstellung gegenüber den anderen organischen Nährstoffen ein, als die Eiweißzersetzung in weitgehender Abhängigkeit von der Eiweißzufuhr steht, der Organismus strebt einem Gleichgewicht zu, das bei Steigerung der Zufuhr auf immer höherem Niveau sich einstellt. Allerdings hat die klassische Stoffwechselphysiologie diese Tendenz in unzulässiger Weise verallgemeinert. Sie trifft nur für eine eben ausreichende Ernährung und einen normalen Ernährungszustand zu. Liegt ein Eiweißansatzbedürfnis infolge starker Unterernährung oder Wachstums oder eine Überernährung vor, so lassen sich Eiweißansätze in fast beliebiger Höhe erzielen. Der infolge Attacken von vegetarianischer Seite (CHITTENDEN[8], HINDHEDE[9]) lange recht lebhaft geführte Streit über die Größe der täglichen Eiweißzufuhr beim gesunden erwachsenen Menschen in normalem Ernährungszustande, beginnt zu verstummen. Von den Feinden der Eiweißnahrung ist zwar der Beweis erbracht, daß auf längere Zeit ohne nachweisbare Schädigung von Gesundheit und

---

[1] GRAFE, E. und Mitarbeiter: Z. physiol. Chem. 77—84 (1912—1914). — Dtsch. Arch. klin. Med. 117, 448 (1915).

[2] ABDERHALDEN: Ebenda 78—96 (1912—1918).

[3] TERROINE: Arch. internat. Physiol. 98, 101 (1927).

[4] v. MÜLLER, F.: zitiert auf S. 12.

[5] MICHAUD, S.: Z. physiol. Chem. 59, 405 (1909).

[6] ZISTERER: Z. Biol. 53, 157 (1910).

[7] RUBNER, M.: zitiert auf S. 12.

[8] CHITTENDEN, R.: Physiological economy in nutrition, New York: Stokes Comp. 1904.

[9] HINDHEDE, M.: Eine Reform unserer Ernährung, deutsch von G. Bargum, Leipzig 1908.

Leistungsfähigkeit einzelne Menschen mit sehr kleinen Eiweißzufuhren auskommen können (30—40 g am Tage), für die Allgemeinheit muß es aber nach wie vor bei dem alten, vielleicht etwas zu erniedrigenden Voitschen Kostmaße von ca. 100 g pro die bleiben. Wie Rubners[1] vergleichende ernährungsphysiologischen Studien gezeigt haben, ist das auch der Betrag, wie ihn durchschnittlich fast alle Kulturvölker der Erde instinktiv in ihrer Nahrung verzehren.

2. Die Sonderaufgaben der Kohlehydrate.

Auch die Kohlehydrate können im Organismus nicht entbehrt werden, doch es ist nicht unbedingt erforderlich, daß sie als solche in der Nahrung zugeführt werden. Eiweiß in sehr großer Menge kann hier vikariierend eintreten, indem obligatorisch manche Aminosäuren nach der Desamidierung in Zucker übergeführt werden. Für den ungestörten Ablauf der Lebensvorgänge ist eine optimale Zuckerkonzentration nötig, die bei 0,100 g pro 100 ccm Blut liegt. Wird dieser Wert durch schwere Leberschädigungen (Phlorizin $+$ Phosphor — Vergiftung nach Fischler[2]), oder zu hohe Insulinmengen stark herabgesetzt, so kommt es zu schweren, mit Krämpfen einhergehenden Krankheitsbildern (glykoprive bzw. hypoglykämische Intoxikation), die zum Tode führen können. Die Quellen dieses Blutzuckers sind in erster Linie die Kohlehydrate, die indirekt aus der Nahrung stammen (Mono-, Di- und Polysaccharide). Der Name Kohlehydrate kommt daher, daß ihre einfachen Vertreter, die Monosaccharide oder Monosen, gewissermaßen als Hydrate des Kohlenstoffs angesehen werden können (allgemeine Elementarzusammensetzung $[CH_2O]_n$). Die wichtigsten Tatsachen aus der Chemie dieser Stoffe, soweit sie zum Verständnis der Physiologie und Pathologie des Kohlehydratstoffwechsels unerläßlich sind, sollen erst später bei der Abhandlung des Diabetes besprochen werden.

Daß im Körper auch die Eiweißkörper die zum Leben notwendigen Kohlehydrate liefern können, ist heute durch unzählige Beobachtungen aus Physiologie und Pathologie des Stoffwechsels festgestellt. Umstritten ist nur noch die Genese aus Fett. Vielerlei spricht dafür, vor allem die Vorgänge im Muskel, aber ein zwingender Beweis ist noch von keiner Seite erbracht.

Die biologische Sonderbedeutung der Kohlehydrate tritt sehr deutlich zutage, wenn diese Nährstoffe einige Tage aus der Nahrung fortgelassen werden. Spätestens am zweiten Tage kommt es zur Ausscheidung von Acetonkörpern im Harn, β-Oxybuttersäure, Acetessigsäure und Aceton. Es gilt das nicht nur für den Hunger, sondern selbst für eine eiweißarme Überernährung mit Fett. Zeller[3] konnte feststellen, daß mindestens 10% der Nahrung aus Kohlehydraten bestehen müssen, um eine Acidose zu unterdrücken, bzw. nicht aufkommen zu lassen.

[1] Rubner, M.: Die Welternährung, Sitzgsber. preuß. Akad. Wiss., Physik.-math. Kl. 15, Berlin: Walter de Gruyter 1928.
[2] Fischler, F.: Physiologie u. Pathologie der Leber, 2. Aufl., Berlin: Julius Springer 1926 (Zusammenfassung).
[3] Zeller: Arch. f. Physiol. 213 (1914).

Da die Kohlehydrate der Menge nach (ca. 300—500 g pro die) in unserer
Nahrung weitaus an erster Stelle stehen, so besteht in der Norm die
Gefahr der Acidose niemals.

3. Die Sonderaufgaben der Fette.

Die Fettablagerungen unseres Körpers dienen teils wärmeregu-
latorischen Zwecken (wie bei der Haut), teils zu Organfixierungen (wie
im Abdomen), teils zum Schutz gegen mechanische Insulte tieferliegender
lebenswichtiger Organe. Das abgelagerte Fett entstammt zum größten
Teil der Nahrung. Es ist insofern der idealste Nährstoff, als er im Körper,
sofern er nicht verbrannt wird und somit nicht dynamogenen Zwecken
dient, was zweifellos seine Hauptaufgabe ist, keine Umwandlungen
erfährt. So läßt sich artfremdes Fett, seiner Natur nach sofort wieder
erkennbar, im Körper unverändert ablagern.

Ein normaler Fettbestand im Körper läßt sich aber auch ohne jede
Fettzufuhr in der Nahrung erzielen, denn starke Überschüsse an Kohlehydraten und auch an Eiweiß werden, allerdings unter erheblichen
Energieverlusten, gleichfalls als Fett im Körper abgelagert. Fett ist
mithin die eigentliche Mast- und Reservesubstanz, während Eiweiß und
Kohlehydrate immer nur in mäßiger Menge im Körper gestapelt werden
können.

Wenn somit Körperfett in größtem Umfange aus nicht fettartigen
Substanzen aufgebaut wird, so erhebt sich die Frage, ob diese Nahrungsstoffe überhaupt ganz aus der Nahrung fortgelassen werden können,
ohne auf die Dauer Leben und Gesundheit zu schädigen.

Für die Beantwortung dieser Frage ist die Feststellung wichtig, daß
Fett ein Sammelname für sehr verschiedenartige alkohol- und äther-
lösliche Substanzen unserer Nahrung ist. Neben dem Glycerinester
der höheren Fettsäuren finden sich darin Lipoide z. T. sehr komplizierter
Zusammensetzung: Phosphatide wie das weitverbreitete Lecithin, das
im Gehirn enthaltene Cephalin, Sphingomyelin, Protagon, Cerbroside,
Cholesteride u. a. und die zahlreichen Sterine, vor allem das eigentliche
Cholesterin ($C_{27}H_{45}OH$).

Diese Lipoide sind außerordentlich reaktionsfähige, labile Körper,
die sehr wichtige, noch keineswegs genügend geklärte Aufgaben für die
physikalische Chemie der Zellen haben. Die hier liegenden Probleme
sind noch viel komplizierter geworden durch die Feststellung von
HANSTEEN u. CRANNER[1], daß im Leben die Lipoide sogar wasserlöslich
sind. (Weitere Lit. u. Auseinandersetzungen bei H. WINTERSTEIN[2].)

An dieser Stelle ist am wichtigsten die Entscheidung, ob diese Lipoide
im Organismus gebildet werden können. Leider ist aber auch diese Frage
noch sehr umstritten. Sicher scheint nur, daß das Erythrosterin der
Hefe, nach WINDAUS identisch mit dem Vitamin A (vgl. S. 28), nicht
vom Körper hergestellt werden kann. Die Tatsache, daß das Lipoid-
problem z. T. jetzt immer mehr mit dem Vitaminproblem zusammenfällt, erschwert erst recht die Beurteilung, vor allem von Ernährungs-

---

[1] CRANNER, H.: zitiert bei H. WINTERSTEIN.
[2] WINTERSTEIN, H.: Die Narkose. 2. Aufl. Berlin: Julius Springer 1926.

versuchen, die hier sehr ausschlaggebend sein könnten. So sind die umfassenden älteren Beobachtungen von OSBORNE und MENDEL[1], sowie von ARON[2] nicht eindeutig. Später haben deshalb OSBORNE und MENDEL[3] dem Vitaminfaktor Rechnung getragen und bei Zusatz der notwendigen Vitamine feststellen können, daß dann fettfrei ernährte junge Ratten genau so wuchsen und zunahmen, wie die mit reichlichem Fett ernährten Kontrolltiere. So scheint für diese Tiere ein Fettminimum, soweit Neutralfette in Betracht kommen, nicht zu existieren oder außerordentlich tief zu liegen.

Auch Säuglinge können monatelang fettfrei aufgezogen werden (PIRQUET und seine Schüler[4]), doch ist andererseits von C. E. BLOCH[5] geradezu das Krankheitsbild der Dystrophia alipogenetica aufgestellt worden, charakterisiert durch Ernährungsstörungen und besondere Empfänglichkeit und mangelnde Widerstandskraft gegenüber Infektionen. Eine Klärung ist also auch hier noch nicht erzielt. Versuche bei Erwachsenen sind in dieser Frage wohl erst dann entscheidend, wenn mit Sicherheit Fett Jahre hindurch völlig fehlt.

Daher kann m. E. auch die Beobachtung HINDHEDEs[6], daß ein erwachsener Mann nach 16 Monate langer fettfreier Ernährung (allerdings ohne Alkoholätherextraktion der Nahrungsmittel) gesund und leistungsfähig blieb, hier nicht entscheiden.

4. Die Aufgaben der anorganischen Nährstoffe.

Wenn auch die Bedeutung der anorganischen Nährstoffe schon von CLAUDE BERNARD und HOPPE SEYLER richtig erkannt und betont worden ist, so hat man doch erst in den letzten zwei bis drei Dezennien die systematische Bearbeitung der hier vorliegenden Probleme begonnen. Es hängt das einmal damit zusammen, daß der klassischen Stoffwechselphysiologie die Fragen des organischen Nährstoffumsatzes vordringlicher erschienen, ferner mußte erst die physikalische Chemie fester begründet und die mühsame Methodik der Bestimmung der anorganischen Nährstoffe vor allem in kleinen Mengen ausgebaut werden. Wenn wir die Besprechung von Wasser und Salzen trennen, so ist das etwas künstlich, denn im Organismus kommt beides nur gemeinsam vor. Im normalen Organismus gibt es ebensowenig destilliertes Wasser wie Salze in Krystallform, letzteres ist nur unter pathologischen Verhältnissen, z. B. bei Steinkrankheiten, möglich.

a) Die Rolle des Wassers.

Daß das Wasser ein Stoff von lebenswichtiger Bedeutung ist, wußte schon THALES VON MILET. Er sah in ihm sogar den Ursprung aller Dinge. Die höheren Wirbeltiere bestehen zu 60—75% aus Wasser

---

[1] OSBORNE u. MENDEL: Zahlreiche Arbeiten im J. of physiol. Chem. 15 u. ff.
[2] ARON, H.: Biochem. Z. 92, 911 (1913); 103, 72 (1920).
[3] OSBORNE u. MENDEL: J. of biol. Chem. 45, 145 (1920).
[4] Vgl. SCHICK: Erg. inn. Med. 16, 384 (1919) (Zusammenfassung).
[5] BLOCH, C. E.: Jb. Kinderheilk. 89, 403 (1919).
[6] HINDHEDE, M.: Skand. Arch. Physiol. 39, 405 (1919).

und dieser Prozentsatz nähert sich bei niederen Tieren immer mehr 100 %. Der alte Satz corpora non agunt, nisi soluta hat dafür schon den entscheidenden Grund aufgedeckt. Hunger läßt sich relativ lange ertragen, Durst aber nur sehr kurz.

Wie es einen Eiweißstoffwechsel gibt, so existiert auch ein Wasserwechsel, eine beständige Verschiebung der Flüssigkeit im Organismus. Dieser Wasserhaushalt ist genau so fein reguliert, und auch vom Nervensystem beeinflußbar, wie alle anderen Teile des gesamten Stoffhaushaltes. Wasser kommt im Organismus in sehr verschiedener Anordnung vor, freiverschieblich in Blut und Lymphe, relativ beweglich als Zwischenflüssigkeit in den Gewebslücken und die Hauptmenge fest eingeschlossen in den Gewebszellen selbst. Im letzteren Falle ist ein Austausch nur durch die Zellmembran hindurch möglich, er vollzieht sich in der Regel nach den Gesetzen des osmotischen Druckes, worunter der auch manometrisch direkt bestimmbare Druck verstanden wird, den eine in Wasser gelöste Substanz, verglichen mit dem reinen Lösungsmittel, ausübt. Entscheidend für den Austausch ist in zweiter Linie die Beschaffenheit der Zellmembran. Nach den Vorstellungen von OVERTON[1] soll sie mit Lipoiden durchtränkt sein, so daß die Frage der Lipoidlöslichkeit die entscheidende Rolle spielt. OVERTON[1] und H. MEYER[2] haben hierüber sehr wichtige Untersuchungen angestellt, die sie zur Aufstellung der Lipoidtheorie der Permeabilität geführt haben. Diese hat sich als außerordentlich fruchtbar erwiesen. Immerhin ist sie in den letzten Jahren etwas ins Wanken gekommen (Zusammenfassendes darüber bei WINTERSTEIN[3]), vor allem durch den schon erwähnten Nachweis wasserlöslicher Lipoide.

Außer der lipoiden Phase spielen Oberflächenwirkungen, vor allem die Absorption, eine überragende Rolle (vor allem I. TRAUBE und WARBURG, Zusammenfassung WINTERSTEIN[3]). Schließlich ist noch maßgebend die komplizierte Innenstruktur der Zelle, unabhängig von der Plasmahaut, doch ist diese einer detaillierten Untersuchung schwer zugänglich.

Der *Hauptzweck* des Wasserhaushaltes ist die Herbeiführung der für den Ablauf der Lebensvorgänge optimalen Wassermenge für die Gewebe, die natürlich nach den jeweiligen Aufgaben der einzelnen Organe sehr verschieden sein kann. Wie für den Zuckerhaushalt das konstante Zuckerniveau von größter Bedeutung ist, so ist für den Wasserstoffwechsel der konstante Wassergehalt des Blutes wesentliche Voraussetzung.

Das Blut ist somit nicht nur Mittel für den Wassertransport, sondern auch für die Wasserumsatzregulation.

Der große Regulator für die Wasseraufnahme ist der *Durst*. Der Mechanismus dieses Vorganges ist noch umstritten. Nach E. MEYER[4]

---

[1] OVERTON, E.: Studien über die Narkose, Jena 1901.
[2] MEYER, H. H.: In H. MEYER u. R. GOTTLIEB, Exper. Pharmakologie als Grundlage der Arzneibehandlung, 3. Aufl., 1920 (Zusammenfassung).
[3] WINTERSTEIN, H.: zitiert auf S. 15.
[4] MEYER, E.: Zur Pathologie u. Physiologie d. Durstes, Schrift der wissensch. Gesellschaft in Straßburg **33** (1918).

soll nicht so sehr der Wassergehalt des Blutes, als dessen Gehalt an osmotisch wirksamen Substanzen maßgebend sein. Wichtiger dürfte wohl noch der Wasser- und Elektrolytgehalt der Gewebe sein (NONNEN-BRUCH[1], Zusammenfassung VEIL[2]), wobei es allerdings noch unklar bleibt, ob diese Verhältnisse direkt oder indirekt auf die nervösen Central-organe, in denen der Wasserbedarf des Körpers als Durstempfindung ins Bewußtsein tritt, einwirken. Sicher kommen aber auch lokale reflektorische Auslösungen in Betracht, wie z. B. das Durstgefühl bei Anästhesierung und Austrocknung der Mund- und Rachenschleimhaut.

Die mittlere Wasseraufnahme in Form freier Flüssigkeit beträgt beim Menschen ca. 1½ Liter pro Tag. Um diesen Mittelwert finden sich je nach Jahreszeit, Alter, Beruf, Lebensgewohnheiten usw. sehr erheb-liche Oscillationen zumal nach oben. Es kommen auch beim Gesunden, ganz analog den Anomalien des Hungers (Dysorrexie UMBERs), Durst-störungen vor, meist wohl im Sinne abnorm großer Flüssigkeitsaufnahme (Polydipsien). Doch sind die Folgen hier weit geringer, wie bei der Hyperappetenz, indem beim Normalen die Überschüsse sehr rasch eliminiert werden. Bei Kranken ist das allerdings oft ganz anders, es sei nur an die Wasserretentionstendenz bei Herz- und Nierenkranken sowie Fettleibigen erinnert.

Die zweite Wasserquelle für den Körper ist der oft sehr hohe Wassergehalt der breiigen und sog. festen Nahrungsmittel. Schließlich führt aber auch die Oxydation der wasserfreien Nährstoffe dem Organis-mus Wasser zu. Die Verbrennung von 100 Calorien führt zu einer Wasserbildung von ca. 10—12 g. Stammen sie aus Eiweißverbrennung, so sind es 9,3 g, die analogen Zahlen für Fett sind 11,3 g, für Kohle-hydrate 13,3 g. Will man einen ungefähren Anhaltspunkt für die Ge-samtwasserzufuhr haben, so wiegt man am besten die gesamte Nahrung mit den Flüssigkeiten, wie DOLL und SIEBECK[3] es empfohlen haben. Die Trockensubstanz entspricht dann annähernd dem Oxydations-wasser. Die Wasserabgabe geschieht renal durch die Nieren, extrarenal durch Haut, Lungen und Darm.

Die *Hauptausscheidungsorgane* sind natürlich die Nieren, die wie bei Kranken mit Diabetes insipidus ohne Schwierigkeit Wassermengen von 10—20 Liter täglich Jahre hindurch eliminieren können. Als Mittelwert der normalen Harnmenge wird gewöhnlich 1½ Liter angegeben. Für die Verteilung zwischen renaler und extrarenaler Form sind im einzelnen Umgebungseinflüsse (vor allem die Außentemperatur), das motorische Verhalten, ferner individuelle Eigentümlichkeiten (Fettgehalt und nervöse vasomotorische Faktoren, Neigung zum Schwitzen usw.) maßgebend[4].

---

[1] NONNENBRUCH, Z. exper. Med. **29**, 547 (1922).

[2] VEIL, W. H.: Physiologie u. Pathologie des Wasserhaushaltes, Erg. inn. Med. **23**, 648 (1923).

[3] DOLL u. SIEBECK: Dtsch. Arch. klin. Med. **116**, 549 (1914). — SIEBECK im Handb. der norm. u. path. Physiol., Bd. 17, Corr. III, 161 (1926) (Zu-sammenfassung).

[4] SIEBECK: Handb. der norm. u. path. Physiol., Bd. 17, Corr. III, S. 161, 1926 (Zusammenfassung). — SCHWENKENBECHER: Ebenda Bd. 4, S. 709, 1929. — HELLER: Erg. inn. Med. **36**, 663 (1929).

Im ganzen kann man für einen Menschen von mittlerem Gewicht, mäßiger körperlicher Tätigkeit und normalem, geformtem Stuhl eine extrarenale Wasserabgabe von 700—1000 ccm täglich in Anrechnung bringen.

Über die Hälfte (ca. 600 g) davon entfällt auf die Haut; bei starker, körperlicher Tätigkeit kann diese aber in kurzer Zeit auch ein Vielfaches davon in Form von Schweiß und Wasserdampf abgeben, ein Drittel (ca. 300 g) kommt auf die Verdampfung durch die Lungen, der Rest auf den Darm (ca. 100 g). Auch diese beiden Ausscheidungsorgane können ihre Tätigkeit in der geschilderten Richtung unter pathologischen Verhältnissen gewaltig steigern.

Bei der starken Durchflechtung aller Partialvorgänge des Stoffwechsels im Organismus ist es selbstverständlich, daß sowohl von anderen Teilen des Stoffwechsels wie von den übergeordneten Regulationsorganen aus starke Einwirkungen auf den *Wasserumsatz* sich geltend machen können. Am engsten sind zweifellos die Beziehungen zum Salzwechsel. Zufuhr von Salzen, vor allem von Kochsalz, hemmt die Wasserausscheidung, da Salze leicht retiniert werden; doch kann auch der entgegengesetzte Effekt eintreten, je nach Wasser- und Salzgehalt der voraufgegangenen Kost und Depotfüllung des Organismus. Je salzarmer der Organismus, desto diuretischer wirken Wassergaben. In einigen Tagen pflegt sich aber bei Gesunden, auch sogar bei vielen Nierenkranken, ein Gleichgewicht einzustellen.

Auch der Umsatz der organischen Nährstoffe zieht den Wasserhaushalt in seinen Dienst, vor allem dann, wenn es zur Ablagerung von Eiweiß, Kohlehydraten und Fetten kommt. Es ergibt sich ja das schon von vorneherein aus dem großen Wassergehalte des Körpers. Lebendiges Protoplasmaeiweiß braucht etwa das Vierfache seines Gewichtes an Wasser zur Ablagerung im Körper, während das Mast- oder Vorratseiweiß offenbar mehr in einer trocknen Form (Schollen aus Einschlüssen von BERG u. a.) abgelagert wird und seinen geringeren Bedarf an Quellungswasser den vorhandenen Beständen des Körpers entnimmt (RUBNER [1]). Dies verschiedene Verhalten muß aus der Tatsache gefolgert werden, daß starke Eiweißmästungen auch beim Menschen möglich sind, ohne daß das Körpergewicht nennenswert zunimmt. Ganz ähnlich liegen die Dinge für die Kohlehydrate. Auch hier ist nach ZUNTZ im allgemeinen eine 3—4fache Menge Wasser zum Ansatz nötig, doch hat man bei hochgradiger Kohlehydrat- und Fettmast den Eindruck, als ob analog dem Masteiweiß auch hier manchmal weniger Wasser erforderlich ist. Sicher ist, daß bei sinkendem Protoplasmabestande selbst hochgradige Überernährung mit Kohlehydraten zu erheblichen Wasserabgaben führen kann. Zum Teil sind das allerdings Maskierungen durch sekundäre Wasserausschwemmungen infolge voraufgegangener Unterernährung.

Am größten sind die Schwankungen beim Fett. Es geht das nicht nur aus unzähligen klinischen Beobachtungen bei Fettsüchtigen hervor,

---

[1] RUBNER, M.: Arch. f. Physiol. 67 (1911).

auf die später noch genauer einzugehen ist, sondern vor allem aus den ungeheueren Schwankungen des Wassergehaltes im menschlichen Fett. Nach SCHIRMER[1] bewegt er sich sogar zwischen 5—71%, etwas enger (7—46%) waren die Grenzwerte von BOZENRAAD[2]. Wenn BOZENRAAD Mittelwerte von 10% für Fette und 30% für Magere angibt, so ist natürlich mit derartigen Zahlen nicht viel anzufangen. Es läßt sich nur allgemein sagen, daß mit zunehmender Stärke der Fettablagerung dessen Wassergehalt abnimmt und daß andererseits mit der Reduzierung der Fettvorräte im Körper deren Wasserkonzentration steigt.

Besondere Verhältnisse gelten für das Wachstum. Wie vor allem RUBNER[3] eingehend gezeigt hat, ist z. B. bei niederen Zellen und Tieren das Wasser geradezu ein Indicator für das Alter. Je jugendlicher Zellen und Gewebe, desto größer der Wassergehalt. Das gilt auch für den menschlichen Säugling (vgl. z. B. FREUDENBERG[4]).

Unter den regulatorischen Ferneinwirkungen beim Wasserhaushalt steht das Inkretsystem an erster Stelle, speziell die Schilddrüse. EPPINGER[5] hat in einer sehr interessanten Studie die Beziehungen von Thyreoidea und Wasserstoffwechsel näher studiert und klinisch verwertet. Unterfunktion der Schilddrüse führt zur Verlangsamung des Wasserstoffwechsels und damit zur Erhöhung des Wasserbestandes im Körper, Überfunktion zu dem gegenteiligen Verhalten. Es besteht also ein völliges Analogon zum Gesamtstoffwechsel. Das Thyroxin facht also nicht nur die Zelloxydationen an, sondern greift auch fördernd und beschleunigend in den intracellulären Wasserumsatz ein. Auch im Blute kommen diese Dinge bei Schilddrüsenkranken klar zum Ausdruck. Wie DEUSCH[6] zeigte, besteht bei Myxödematösen eine Serumeindickung, die durch Thyreoideapräparate rückgängig gemacht werden kann. Sehr eigenartig und gegensätzlich sind die Einwirkungen der Hypophyse. Bei der Besprechung des Diabetes insipidus wird auf diese recht komplizierten und noch keineswegs übersichtlichen Beziehungen näher eingegangen werden (vgl. S. 475).

Übersichtlicher liegen die Dinge für die Nebennieren, doch tritt hier die neue Schwierigkeit auf, daß bei den engen Beziehungen zwischen Adrenalin und vegetativem Nervensystem es nahezu unmöglich ist, festzustellen, ob die Nebenniereneffekte direkt oder indirekt über das vegetative Nervensystem sich auswirken. Zusammenfassend läßt sich sagen, daß das Adrenalin zuerst die Diurese hemmt und dann manchmal — beim Menschen am unsichersten — steigert. Die Ursachen der mit großer Regelmäßigkeit eintretenden initialen Hemmung sind Vasokonstriktion in der Niere, daneben vielleicht noch Bluteindickungen infolge Abdichtung der Kapillarendothelien durch das Adrenalin.

---

[1] SCHIRMER: Arch. f. exper. Path. **89**, 263 (1921).
[2] BOZENRAAD: Dtsch. Arch. klin. Med. **103**, 120 (1911).
[3] RUBNER, M.: Biochem. Z. **148**, 187 (1924).
[4] FREUDENBERG: Mschr. Kinderheilk. Orig. **24**, 673 (1923) (Zusammenfassung).
[5] EPPINGER, H.: Zur Pathologie u. Therapie der menschlichen Ödeme, Berlin: Julius Springer 1917.
[6] DEUSCH: Dtsch. Arch. klin. Med. **134**, 342 (1920).

Die Ovarien wirken der Hauptsache nach nur indirekt auf den Wasserstoffwechsel ein, indem ihr Ausfall zu Fettansatz prädisponiert, und dadurch Veränderungen im Wassergehalt bedingt sein können. Es gibt aber vereinzelt auch Beobachtungen, in denen bei geringer oder geschwundener Ovarialtätigkeit ohne nachweisbare Herz- oder Nierenveränderungen Ödeme auftreten.

Zu den innersekretorischen Organen ist in den letzten Jahren vor allem durch die Untersuchungen von LAUSSON[1] und PICK[2] noch ein weiteres Organ von großer regulatorischer Bedeutung für den Wasserhaushalt hinzugekommen, nämlich die Leber.

LAUSSON[1] fand bei Hunden, daß nach Leberausschaltung die auf Epinephrininjektion eintretende Eindickung des Blutes ausblieb; er führt dies auf den Fortfall einer durch Epinephrin sonst hervorgerufenen Sperrung der Lebervenen zurück.

MOLITOR und PICK[2], die gleichzeitig ähnliche Versuche anstellten, denken außer der Regulation durch die venösen Sperrvorrichtungen sogar an eine hormonale Wirkung der Leber, ohne allerdings in dieser Richtung zwingende Beweise beibringen zu können.

Von einigem Interesse ist in diesem Zusammenhange vielleicht auch die Feststellung von POLLITZER und STOLZ[3], daß bei Leberkranken ohne Ascites und Stauung die Novasuroldiurese meist viel stärker ausfällt wie bei Normalen.

Die überragende Bedeutung des Centralnervensystems auch für den Wasserhaushalt geht schon aus der besprochenen Tatsache der Durstempfindung hervor. Es scheint allerdings, daß hier nur eine generelle Bedarfsanmeldung für Wasserzufuhr vorliegt, während der Wasserbedarf einzelner Organe, sofern er nicht sehr hochgradig ist und durch Wasserverschiebungen im Körper gedeckt werden kann, subcortical geregelt wird, vielleicht durch Signale von den Vater-Paccinischen Körperchen, die wie Osmometer wirken, vielleicht auch im Sinne SCHADEs[4] lokal automatisch ohne Inanspruchnahme besonderer Centren. Von den centralnervösen Regulationen wird später bei Besprechung des Diabetes insipidus die Rede sein.

Die Nieren secernieren, wie Entnervungsversuche sicher zeigen, auch unabhängig vom Nervensystem. Doch scheint die feinere Einstellung der Nierentätigkeit nervös gesteuert zu werden (RHODE und ELLINGER[5]). Die afferenten Nierennerven stammen teils aus dem Vagus, teils aus dem Sympathicus und zwar bei letzterem sowohl aus dem Splanchnicus wie aus dem Abdominalgeflecht der Aorta.

Auch die Wasserabgabe durch die Haut, die ja weitgehend in den Dienst der centralnervösen Wärmeregulation gestellt ist, ist natürlich in größter Abhängigkeit vom Nervensystem. Auch hier ist neben dem

---

[1] LAUSSON: J. of Pharmacol. 7—17 (1915—1921).
[2] MOLITOR u. PICK: Arch. f. exper. Path. 97, 317 (1923).
[3] POLLITZER, H. u. STOLZ: Wien. klin. Arch. 8, 289 (1924).
[4] SCHADE, H.: Die physikalische Chemie in der inneren Medizin, 2. Aufl., Dresden 1924 (Zusammenfassung).
[5] RHODE, E. u. PH. ELLINGER: Zbl. Physiol. 27, 12 (1913).

Sympathicus, der nach LANGLEYs klassischen Untersuchungen der Hauptsecretionsnerv der Schweißdrüsen ist, der Vagus beteiligt. Die Frage, ob vom Zwischenhirncentrum die Bahnen für die Schweiß-secretion direkt zur Haut führen, oder spinale bzw. supraspinale Schweißcentren passieren (Lit. und eigene Versuche bei L. R. MÜLLER[1]), ist noch strittig.

Hinsichtlich der nervösen Beeinflussung der Wasserverteilung in den Geweben stehen wir noch ganz im Beginne der Erkenntnis. Nach den schönen Untersuchungen des ASCHERschen Institutes ändert einseitige Exstirpation des Ganglion cervicale beim Kaninchen die für die Bildung des Kammerwassers entscheidenden Zirkulations- und Permeabilitätsverhältnisse des Uvealtractus in der Art, daß injizierter Farbstoff auf der operierten Seite später im Kammerwasser erscheint als auf der unoperierten Seite. Es handelt sich dabei sicher nicht um eine vereinzelte Tatsache, sondern um den Spezialfall eines allgemeinen Organisationsprinzips.

β) Der Mineralstoffwechsel.

Auf diesem erst relativ spät, dafür aber in den letzten Jahren um so energischer bearbeiteten Gebiete des Stoffwechsels gibt es vorläufig noch viel mehr Probleme wie Lösungen. Chemie und Physik arbeiten hier Hand in Hand miteinander, vor allem der Ausbau der physikalischen Chemie war hier Wegbereiter und ist auch noch heute maßgebend für den Stand der Forschung. Die biologische Bedeutung der Salze ist eine ganz verschiedene, je nachdem sie wie etwa Arsen und Eisen, Jod und andere organisch gebunden oder in rein anorganischer Form zur Wirkung kommen. Entscheidend für die biologische Reaktion ist die Frage der Dissoziation, d. h. die Fähigkeit als freies Ion aufzutreten, wie es z. B. der Fall ist, wenn durch eine wässerige Lösung von Salzsäure der elektrische Strom hindurchgeschickt wird. Dann scheidet sich an der Eintrittsstelle des Stromes (Anode) freies Chlor, an der Austrittsstelle (Kathode) freier Wasserstoff ab. Diese Fähigkeit, den elektrischen Strom zu leiten und in charakteristischer Weise nach der Anode oder Kathode zu wandern, hat FARADAY veranlaßt, solche Stoffe *Elektrolyte* zu nennen. Da er weiter nachweisen konnte, daß bei diesem Leiten und Wandern die Bestandteile des gelösten Stoffes tatsächlich mit bestimmten Mengen Elektrizität sich laden und sie verschieben (z. B. der Wasserstoff positive Elektrizität von der Anode zur Kathode, das Chlor negative von der Kathode zur Anode), so hat er diesen elektrisch geladenen Atomen oder Molekülen den Namen „Ionen" (*ἰών* von *εἶμι* = gehend) gegeben; haben sie positive Ladung, die an der Kathode deponiert werden, so spricht man von Kationen, bei negativer Ladung, die zur Anode wandert, von Anionen.

Elektrolytische Zersetzung ist also Voraussetzung für die Leitung des Stromes und den Zerfall in positiv und negativ geladene Teilchen. Je stärker eine Salzlösung elektrolytisch dissoziiert ist, um so stärker ihre biologische Wirksamkeit.

---

[1] MÜLLER, L. R.: Die Lebensnerven, 2. Aufl., Berlin: Julius Springer 1924.

Elektrolytstoffwechsel ist also nicht identisch mit Mineralstoffwechsel, sondern umfaßt nur einen Teil von ihm, wenn auch den größten und physiologisch wichtigsten.

Wie wir es auch im organischen Stoffwechsel sahen, haben die Salze, speziell die Elektrolyte, gemeinsame Aufgaben, in denen sie sich weitgehend vertreten können, und Sonderaufgaben, die nur das einzelne Salz erfüllen kann und für die auch hier wieder das Minimumgesetz gilt.

Die im menschlichen Organismus vorkommenden Aschenbestandteile sind Natrium, Kalium, Magnesium, Calcium, Eisen, Phosphor, Chlor, Jod, Fluor und Silicium, dazu kommen noch kleinste Mengen von Lithium, Bor, Mangan, Arsen und Brom, sogar von Kupfer, Zink, bei niederen Tieren auch von Aluminium und Vanadium.

Diese lange Aufzählung und die kaum übersehbare Fülle von Möglichkeiten, wie diese Aschebestandteile sich miteinander und mit organischen Stoffen verbinden können, zeigt zur Genüge, welche ungeheuer komplizierten Probleme der Mineralstoffwechsel aufgibt. Nur ein paar besonders wichtige und einigermaßen geklärte Tatsachen können hier besprochen werden.

Gemeinsam ist allen wichtigeren, d. h. in größeren Mengen vorkommenden Salzen die Aufgabe, das zum ungestörten Ablauf der Lebensvorgänge nötige physikalisch-chemische Milieu des Körpers konstant zu erhalten. Die wichtigsten Faktoren sind dabei die H-Ionenkonzentration und die Isotonie von Blut und Gewebe, ferner für gewisse kolloidchemisch und biologisch wichtige Ionen (K : Ca) das Ionengleichgewicht.

Die *H-Ionenkonzentration* des venösen Blutes ist = 7,35 (7,29—7,42), des arteriellen Blutes = 7,45—7,23, des lebenden Gewebes wohl ca. 6,8, wobei in den Zellen selbst je nach ihrer Tätigkeit wohl vorübergehend auch erhebliche Abweichungen vorkommen können (vgl. vor allem MICHAELIS[1]). Diese Werte werden mit p_H bezeichnet und bedeuten, aus Zweckmäßigkeitsgründen eingeführt, den umgekehrten Logarithmus der Wasserstoff-Ionenkonzentration.

Diese Konzentrationen sind gewöhnlich im Organsimus sehr niedrig. Ist in einer Flüssigkeit so viel H vorhanden wie einer $^1/_{10\,000\,000}$ Normallösung entspricht, so wird dies zur Vermeidung der vielen Nullen mit der Potenz 10^{-7} geschrieben, logarithmiert ergibt dies log. H = — 7, der umgekehrte Logarithmus — log. H = 7 wird p_H genannt.

Die genannten Zahlen liegen dem p_H des reinen Wassers (= 7,0) nahe, sind aber wenigstens im Blute etwas nach der alkalischen Seite verschoben, im Gewebe wohl eher nach der sauren. Die selbst in pathologischen Fällen wie z. B. im Coma diabeticum nur selten durchbrochene, offenbar für die Aufrechterhaltung des Lebens auf die Dauer absolut notwendige Konstanz wird durch Puffersubstanzen (vor allem Eiweißkörper), ferner Atemmechanik und Nierentätigkeit, eventuell besondere intermediäre Umsetzungen, wie NH_3-Bildung usw. aufrecht erhalten. An allen diesen Vorgängen sind anorganische Salze, vor allem solche der Kohlensäure und der Phosphorsäure, die wegen ihrer Zwei- bzw. Drei-

---

[1] MICHAELIS, L.: Die Wasserstoffionenkonzentration, 2. Aufl., Berlin: Julius Springer 1928 u. GOLLWITZER-MEIER, Kl. Handb. der norm. u. pathol. Physiol., Bd. 17, 1. Hälfte, S. 1071, 1930.

Wertigkeit sehr verschiedenartige Salze mit sehr verschieden starkem H-Ionengehalt bilden können, in erster Linie beteiligt. Besonders eignet sich dafür die Kohlensäure, die als nahezu indifferentes CO_2, H_2CO_3, also als leichte Säure, ferner als $NaHCO_3$ und Na_2CO_3 (also in Form eines schwachsauren und alkalischen Salzes) auftreten kann. Die Tatsache, daß die Kohlensäure flüchtig ist und je nach dem Erregungszustand des Atemcentrums, das nach WINTERSTEINs Regulationstheorie seinerseits in seiner Erregbarkeit von der Wasserstoffzahl der umspülenden Körperflüssigkeit und der Durchlässigkeit für die die Reaktion bestimmenden Bestandteile abhängt, vermehrt oder vermindert abgegeben werden kann (Zusammenfassung bei H. STRAUB[1]), bringt ungeheuer feine Regulationsmöglichkeiten mit sich, die vom Organismus weitgehend ausgenutzt werden.

Auch der *osmotische Druck* zeigt eine weitgehende Konstanz, d. h. die Gesamtsumme der im Blutserum gelöster Ionen und Moleküle, ganz unabhängig von ihren sauren oder alkalischen Valenzen, ist stets annähernd die gleiche. Wie empfindlich schon kleine Schwankungen hier wirken, zeigen die Versuche von J. LOEB[2] und WARBURG[2] bei Einzelligen. Als leicht und einfach zu bestimmendes Maß für den osmotischen Druck dient die Gefrierpunktserniedrigung. Diese beträgt nach HAMBURGER[3] im normalen Blute $\Delta = 0,526^0$ und ist abhängig von der Gesamtzahl der in der Flüssigkeit gelösten Ionen und Moleküle; je größer diese ist, um so mehr entfernt sich der Gefrierpunkt von 0^0, dem Gefrierpunkt des reinen Wassers.

Änderungen des osmotischen Druckes, d. h. also von Δ, wirken nicht so deletär wie Verschiebungen der H-Ionenkonzentration. Schon beim Normalen zeigen sich nach Wasser- oder Salzzufuhr unter Umständen gewisse Schwankungen, größer werden sie, vor allem nach oben, bei gewissen Formen der Niereninsuffizienz, deren Stärke in gewissem Sinne in den Änderungen von Δ sich äußert, so daß hier diagnostisch wertvolle Kriterien vorliegen (vgl. vor allem v. KORÁNYI[4]).

Die physiologische Wirkung der Elektrolyte beruht auf drei Eigenschaften, erstens der elektrischen Ladung ihrer Ionen ähnlich wie bei den Kolloiden, auf deren Wesen und Wirkungsweise hier nicht eingegangen werden kann (vgl. als gute Einführung vor allem SCHADE[5]), zweitens auf ihrer Wirkung auf die Eigenschaften des Lösungsmittels („lyotrope Wirkung") und schließlich auf der chemischen Eigenart ihrer Ionen. Damit kommen wir zu den chemischen Sonderaufgaben der einzelnen Aschebestandteile. In dieser kurzen Übersicht kann nur auf die Verhältnisse für Na, Ca und K eingegangen werden, die neben dem Fe, dem wichtigsten Bestandteile der roten Blutkörperchen und

[1] STRAUB, H.: Erg. inn. Med. 25, 1 (1924).
[2] WARBURG, O.: Erg. Physiol. 14, 253 (1914) (Zusammenfassung).
[3] HAMBURGER, H. I.: Osmotischer Druck u. Ionenlehre in den med. Wissenschaften, Wiesbaden: J. F. Bergmann 1902—1904.
[4] v. KORÁNYI, A. u. P. F. RICHTER: Physikalische Chemie u. Medizin, Leipzig: Thieme 1907.
[5] SCHADE, H.: zitiert auf S. 21.

dem Jod, dem Salze des Schilddrüseninkretes, durchaus im Vordergrunde stehen.

Die Kationen Na, K und Ca werden gleichfalls vom Körper konstant erhalten (*Isoionie* SCHADES[1]). Sie sind im Organismus im konstanten Verhältnisse 100:2:2 enthalten. Diese Relation, die vor allem für den feineren Ablauf nervöser Vorgänge von größter Bedeutung erscheint, wird zähe festgehalten, etwas größer ist der Spielraum bei der Isoionie für die Anionen Cl, CO_2 und PO_4, die vor allem bei Nierenkranken Veränderungen erfahren kann (Poikilopikrie von H. STRAUB[2]). — Am besten erforscht ist die Physiologie des Salzes, das im Körper in größter Menge enthalten ist, im Blute als 0,56%ige Lösung, nämlich des Kochsalzes. Es spielt daher auch in der Nahrung die größte Rolle. Die Minimalzufuhr beträgt 4—5 g pro die, die optimale Menge dürfte bei 10—20 g liegen. Es ist nicht nur ein Genußmittel als Würze der Speisen, sondern ein vital notwendiger Bestandteil der Nahrung vor allem bei vegetabilischer Kost.

Gerade beim *Kochsalz* sind die Verbindungen mit dem Lösungsmittel, dem Wasser, besonders innige. Kochsalzretention bedeutet in der Regel auch Wasserretention, bei stärkeren, nur pathologisch möglichen Graden Ödeme, da Kochsalz mit Vorliebe in der Haut sich ablagert. Umgekehrt ist vermehrte NaCl-Ausscheidung meist mit Wasserverlusten verknüpft. Die Erscheinungen, die nach dauernder isolierter Entziehung von Kochsalz auftreten, sind nicht charakteristisch genug, um die physiologische Aufgabe dieses Salzes im einzelnen sicher umreißen zu können. Allgemein läßt sich wohl sagen, daß seine Hauptfunktion die Regulation der molaren Konzentration in den Säften ist und daß die Spezialaufgaben gegenüber dieser Allgemeinaufgabe weit zurücktreten. Merkwürdig ist, daß bei vollständigem Hunger vorwiegend die Natriumausscheidung vermindert ist, beim Salzhunger dagegen in erster Linie die Kaliumausscheidung.

In den letzten Jahren sind die Ionen K und Ca und ihr Antagonismus besonders in den Vordergrund des Interesses gerückt. (Zusammenfassung bei S. ZONDEK[3]). Daß beide Kationen in einem konstanten Verhältnis zueinander stehen, wurde schon erwähnt. Überwiegen des Kaliums steigert die Erregbarkeit der glatten Muskulatur des Intestinaltraktus, des Uterus und der Blase, während Calciumüberschuß Tonussenkungen hervorruft. Auch drüsige Organe, wie Niere und Leber, sollen sich ähnlich verhalten.

KRAUS und S. ZONDEK mit ihren Mitarbeitern[4] nehmen ganz generell an, daß dieser Antagonismus von K und Ca für alle Vorgänge, vor allem in der nervösen Sphäre gilt. Sie glauben, daß ganz allgemein die Erregung des vegetativen Nervensystems entscheidend die Ionenverteilung beeinflußt. „Die Erregung der vegetativen Nerven führt an

---

[1] SCHADE, H.: zitiert auf S. 21.

[2] STRAUB, H.: zitiert auf S. 24.

[3] ZONDEK, S. G.: Die Elektrolyte, Berlin: Julius Springer 1927.

[4] KRAUS, F., S. G. ZONDEK, W. ARNOLDI u. W. WOLLHEIM: Klin. Wschr. **3**, 707 (1924).

den Zellen der Erfolgsorgane zu einer Verteilungsänderung der Elektrolyte, die im Sinne einer relativen Kalium- bzw. Calciumkonzentrierung gelegen ist. Mit der Änderung der Elektrolyte ist die der Grenzflächenstruktur aufs engste verbunden. Zusammen geben sie die Grundlage für die Erregung der vegetativen Organe und die durch sie ausgelöste Funktionsäußerung ab" (S. ZONDEK[1]).

Im einzelnen soll Vagusreizung eine Konzentrationssteigerung von Kalium und Natrium hervorrufen, Sympathicuserregung vermehrte Calciummassierung bedingen. Von da aus war es nur ein kleiner Schritt, Kaliumwirkung mit Vaguswirkung, Calciumeinfluß mit Sympathicuseinfluß genetisch und essentiell zu parallelisieren. ZONDEK machte ihn und spricht schlechtweg von Identität von Nerv und Ionenwirkung.

So wölbt sich hier ein stolzer Bau von Hypothesen, dem vor allem KRAUS[2] in seiner Syzygiologie kühne Kuppeln aufgesetzt hat. Es unterliegt keinem Zweifel, daß hier äußerst geistvolle und anregende Konstruktionen vorliegen, untersucht man aber das Fundament auf einwandfreie tatsächliche Beobachtungen, so ist es recht schmal. Es ist hier nicht der Ort, das Tatsachenmaterial pro und kontra Elektrolyttheorie von KRAUS-ZONDEK anzuführen (vgl. die Kritik von P. TRENDELENBURG[3] u. a.). Zusammenfassend läßt sich jedenfalls sagen, daß die Dinge keinesfalls so überraschend einfach sind, wie KRAUS und ZONDEK es sich vorstellen. Es liegt hier vorläufig nur eine fruchtbare Arbeitshypothese vor. Über ihre Richtigkeit im ganzen wie im einzelnen kann erst die Zukunft mit einem weit vermehrten Tatsachenmaterial die Entscheidung bringen.

Eine gewisse Sonderstellung unter den Elektrolyten nimmt das Magnesium ein. Sein Gehalt im Blut mit 0,003% ist sehr gering, aber gleichwohl ist es von besonderer Bedeutung. Auch Calcium:Magnesium ist ein wichtiger Quotient, wie schon ältere Versuche von LOEW[4] zeigen. Überschüsse von Magnesium lähmen, was z. B. beim Tetanus auch therapeutisch benutzt wird. Es läßt sich mit großen Dosen geradezu eine Narkose durchführen, die durch intravenöse Injektion von $CaCl_2$ wieder aufgehoben werden kann, so daß sicher ein Antagonismus zwischen Calcium und Magnesium besteht. Auch bei den gewöhnlichen Chloroform-Äthernarkosen soll es nach SPIRO[5] zu einer Erhöhung des Quotienten $\frac{Mg}{Ca}$ kommen. S. ZONDEK[1] möchte daraus schließen, daß überhaupt ganz allgemein die Erhöhung der Magnesiumkonzentration von entscheidender Bedeutung für das Zustandekommen der narkotischen Wirkung sei.

---

[1] ZONDEK, S. G.: Die Elektrolyte, Berlin: Julius Springer 1927.
[2] KRAUS, F.: Allgemeine und spezielle Pathologie der Person, besonders Teil I, Tiefenperson. Leipzig: Thieme 1926.
[3] EHRISMANN, O. (unter P. TRENDELENBURG): Arch. f. exper. Path. 134, 247 (1928).
[4] LOEW, O.: Flora 75, 368 (1892), zitiert nach HÖBER, Physikalische Chemie der Zelle und der Gewebe 682, Leipzig: Engelmann 1922.
[5] SPIRO: Klin. Wschr., Nr 44, 2039 (1925).

5. Die Vitamine und ihre Bedeutung.

Bis in die ersten Jahre des 20. Jahrhunderts wurde ganz allgemein angenommen, daß die bisher besprochenen Nahrungsstoffe zur Erhaltung und Fortpflanzung des Lebens völlig ausreichend sind. Es hing das damit zusammen, daß früher stets mit Nahrungsmitteln und nicht mit Reinsubstanzen ernährungs-physiologische Versuche angestellt wurden. Erst als FORSTER[1] und später vor allem LUMIN[2] (unter v. BUNGE) Untersuchungen mit chemisch reinen Nahrungsgemischen anstellten, ergab sich die merkwürdige Tatsache, daß die benutzten Tiere (Hunde und Tauben) nicht am Leben zu erhalten waren; diese schon 1884 angestellten rätselhaften Versuche gerieten aber bald in Vergessenheit. HOPKINS sprach dann 1906 zuerst den Gedanken aus, daß für das Bedürfnis des tierischen Organismus ein Gemenge der bekannten Nährstoffe nicht ausreichend sei. Die ersten beweisenden Experimente brachten dann in den nächsten Jahren die bekannten Fütterungsversuche mit lipoidfreier Nahrung von STEPP[3] bei Mäusen und von HOPKINS[4] selbst.

Damit war die erste experimentelle Grundlage für die lebenswichtige Bedeutung noch unbekannter Nährstoffe geliefert, nachdem die Klinik schon früher Insuffizienzkrankheiten angenommen hatte. EYKMANN[5] hatte dies vor allem für die Beri-Beri-Krankheit auf Grund seiner Untersuchungen der Polyneuritis gallinarum behauptet.

Für die unbekannten Ersatzstoffe prägte dann 1912 FUNK[6], der auf diesem Gebiet besonders wertvolle Arbeiten und Zusammenstellungen machte, den Namen Vitamine, der sich rasch einbürgerte, HOPKINS und HOFMEISTER sprachen von accessorischen Nährstoffen, ARON von Extraktstoffen, K. BERG von Komplettinen.

Bisher sind fünf verschiedene Vitamine bekannt geworden:

1. und 2. die fettlöslichen Vitamine und A und D, das erstere auch antixerophthalmisches, das letztere antirachitisches genannt,

3. das wasserlösliche antineuritische Vitamin B,

4. das gleichfalls wasserlösliche antiskorbutische Vitamin C,

5. das fettlösliche Fortpflanzungsvitamin E (Antisterilitätsvitamin).

Das Fehlen der einzelnen Vitamine bedingt charakteristische, z. T. noch nicht allgemein als solche anerkannte Avitaminosen.

Beim *Vitamin A*, das besonders reichlich im hochgereinigten Carotin vorhanden ist (vgl. B. u. H. VON EULER[7]), äußern sich die Ausfallserscheinungen in den zahllosen Rattenversuchen, die vor allen Dingen OSBORNE und MENDEL[8] ausführten, zunächst im Wachstumstillstand, der Körpergewichtsabnahme, sowie schweren Ernährungsstörungen an

---

[1] FORSTER: Z. Biol. 9, 297 (1873).

[2] LUMIN, N.: Z. physik. Chem. 5, 31 (1881).

[3] STEPP, W.: Biochem. Z. 22, 41 (1909).

[4] HOPKINS, F. G.: J. of Physiol. 44, 425 (1912).

[5] EYKMANN: Virchows Arch. 148, 523 (1897).

[6] FUNK, C.: Die Vitamine, 3. Aufl., München: J. F. Bergmann 1924.

[7] VON EULER, B. u. H.: Klin. Wschr. Nr 20 (1930).

[8] OSBORNE, F. B. u. L. B. MENDEL: Zahlreiche Arbeiten besonders im J. of biol. Chem. 1911 und folgende Jahre.

den Augen (Xerophthalmie und Ceratomalacie), ferner Sekretions-
störungen der Drüsen.

Das antirachitische *Vitamin D* wurde früher mit dem xerophthal-
mischen für identisch gehalten, jedoch zeigten MELLANBY[1], sowie
Mc COLLUM[2] und seine Mitarbeiter, daß der Lebertran an anti-
rachitischer Wirksamkeit der Butter gewaltig überlegen ist. Beim
antirachitischen Vitamine ist es zuerst gelungen, den wirksamen Stoff
chemisch zu fassen und zu analysieren. Daß er zu den Cholesterinen
gehörte, wurde schon lange vermutet. Aber zuerst WINDAUS[3], dem
besten Kenner der Cholesterine, gelang es in Gemeinschaft mit dem
Physiker POHL, dem Amerikaner HESS und den Engländern
ROSENHEIM und WEBSTER den Nachweis zu erbringen, daß das
Ergosterin mit der Formel $C_{27}H_{42}O$ und drei doppelten Bindungen nach
seiner Bestrahlung mit dem Vitamin D identisch ist. Es haftet zu
2% den gewöhnlichen Cholesterinen an als unwirksames Provitamin,
das durch Bestrahlung mit ultraviolettem Lichte in das wirksame
Vitamin übergeht. 0,001 mg pro die genügen, um rachitische Ratten
in ca. 3 Wochen zu heilen.

Die klinischen Beobachtungen, daß kurzfristige Quecksilber-
quarzlampenbestrahlung vorher unwirksamen Fetten antirachitische
Wirksamkeit verleiht und die Rachitis selbst günstig beeinflußt, fanden
so ihre volle Aufklärung.

Das Fehlen des antineuritischen *Vitamins B* erzeugt die zuerst von
EYKMANN[4] eingehend studierte Beri-Beri-Krankheit, charakterisiert
durch Erschwerung der Gehfähigkeit, sowie schwere spastische Erscheinungen an Kopf und Hals, oft verbunden mit Darmstörungen. Die
Stoffwechseluntersuchungen deckten schwere Schädigungen der Oxy-
dationsprozesse auf, sie erstrecken sich sowohl auf den Gesamtstoffwechsel, wie seine einzelnen Komponente. Reich an Vitamin B ist vor
allem die Bierhefe und die Reiskleie, weiter noch sämtliche Körner-
früchte, sowie die meisten Gemüse und Früchte.

Die chemische Natur des Vitamins B ist noch nicht völlig aufgeklärt, jedoch haben die kürzlich erschienenen Untersuchungen von
B. C. P. JANSEN und W. F. DONATH[5] einen großen Schritt weiter geführt.
Sie kamen zu reinsten krystallinischen Substanzen hoher Wirksamkeit;
0,002 mg pro Tag und Tier verhinderten das Auftreten bis auf 2—3 Wochen,
die doppelte Dosis unterdrückte die Krankheit ganz. Beim Menschen
würde die Präventivdosis ca. 1 mg betragen. Die empirische Formel
der niederländischen Forscher ist $C_6H_{10}ON_2$, wahrscheinlich soll nach
ihnen entweder ein Imidazol oder ein Pyrimidinring enthalten sein.

---

[1] MELLANBY, E.: Exp. Rickets. Medic. Res. Counc., London 1921
(Zusammenfassung).
[2] COLLUM, Mc. u. N. SIMMONDS,: The newer knowledge of nutrition,
3. Aufl., New York 1925.
[3] WINDAUS: Lit. bei GYÖRGY (Zusammenfassung).
[4] EYKMANN: zitiert auf S. 27.
[5] JANSEN, B. C. P. u. W. F. DONATH: Mededeel. van den Dienst der
Volksgez., Part. I., Batavia 1927.

Das wasserlösliche antiskorbutische *Vitamin C* wurde von AXEL-HOLST[1] zufällig bei experimentellen Beri-Beri-Versuchen gefunden. Er beobachtete bei Meerschweinchen ganz andere Ausfallserscheinungen als beim Menschen. Sie hatten die größte Ähnlichkeit mit den Symptomen des menschlichen Skorbuts. Sehr bald zeigte sich dann auch, daß wie beim Menschen die Ausfallserscheinungen durch frische grüne Pflanzen und keimende Samen wirksam bekämpft werden können. In diesen Vegetabilien ist also Vitamin C reichlich enthalten. Die auch parenteral wirksamen, wässerigen Extrakte verhindern nicht nur das Auftreten der hämorrhagischen Diathese, sondern entfalten auch ausgesprochene Heilwirkung bei deutlichen Krankheitssymptomen. Diese äußern sich bei den Tieren verschieden. Interessant ist, daß die Ratte das Vitamin C anscheinend zu synthetisieren vermag.

Die chemische Natur dieses Vitamins ist noch unklar. Mancherlei spricht dafür, daß es keinen N enthält. Sicher ist es eine sehr labile Substanz, die durch physikalische und chemische Maßnahmen rasch ihre Wirksamkeit verliert. Selbst längeres Erwärmen bis auf $30-40^0$ schädigt schon, Pasteurisieren zerstört sie völlig. Daher sind nur ungekochte, ungetrocknete Pflanzen (vor allem Tomaten) und Früchte (vor allem Citronen, Apfelsinen, Erdbeeren usw.) sowie ungekochte oder nur sehr vorsichtig getrocknete Milch voll wirksam.

Die Existenz eines besonderen Vitamins für das Wachstum, das in Deutschland von ARON[2], in angelsächsischen Ländern von FUNK[3] u. a. angenommen wird, ist noch umstritten. Das gleiche gilt z. T. auch für das fettlösliche *Fortpflanzungsvitamin E* von BISHOP und H. M. EVANS[4]. Fehlen dieses hypothetischen, durch Ätherextraktion aus Getreidesamen und grünenden Pflanzen zu gewinnenden Stoffes scheint beim Männchen die Keimdrüsen zu zerstören, beim Weibchen die Schwangerschaft zu unterbrechen.

Neueste zusammenfassende Darstellungen mit reichlicher Literatur.

Siehe vor allem die neuesten Auflagen der Lehrbücher der Physiologie und physiologischen Chemie, insbesondere die einschlägigen Kapitel in den z. T. noch im Erscheinen begriffenen großen Handbüchern von

OPPENHEIMER, C.: Handbuch der Biochemie, Jena: Fischer 1923—28. BETHE, v. BERGMANN, EMBDEN und ELLINGER: Handbuch der normalen und pathologischen Physiologie, Berlin: Julius Springer 1923—30, ferner LUSK, G.: Science of nutrition, 4. Aufl., Philadelphia: Saunders 1927.

GRAFE, E.: Die pathologische Physiologie des Gesamtstoff- und Kraftwechsels bei der Ernährung des Menschen, München: J. F. Bergmann 1923.

Zu Abschnitt Ia.

DU BOIS, E. F.: Basal metabolism in health and disease, 2. Aufl., Philadelphia: Lea und Febiger 1927.

TERROINE, E. F. u. E. ZUNZ: Le métabolisme de base, Press. univ., Paris 1923. — KNIPPING, Erg. inn. Med., Berlin: Julius Springer 1927.

GAUTIER, Cl. u. R. WOLFF: Le métabolisme basal, Paris: Doin u. Cie. 1928.

---

[1] HOLST, A.: J. of Hyg. 7, 619 (1907).

[2] ARON, H. u. R. GRELKA: Vitamine oder akzessorische Nährstoffe, Oppenheimers Handbuch der Biochemie, 2. Aufl., 6 (1924).

[3] FUNK, C.: zitiert auf S. 27.

[4] BISHOP, K. S. u. H. M. EVANS: Amer. J. Physiol. 63, 396 (1922—25).

Zu Ib.

HÖBER, K.: Physikalische Chemie der Zelle und der Gewebe, 5. Aufl., Berlin und Leipzig: Engelmann 1924.

SCHADE, H.: Die physikalische Chemie in der inneren Medizin, 3. Aufl., Dresden und Leipzig: Steinkopf 1923.

VEIL, W. H.: Physiologie und Pathologie der Wasserausscheidung, Erg. inn. Med. 23, 648 (1923).

ZONDEK, S. G.: Die Elektrolyte, Berlin: Julius Springer 1927.

Zu Ic.

STEPP, W. u. P. GYÖRGY: Avitaminosen und verwandte Krankheitszustände, Berlin: Julius Springer 1927.

B. Wesen und Behandlung der Ernährungsschädigungen.

Aus den physiologischen Vorbemerkungen ergibt sich ohne weiteres, daß von einem normalen Stoffwechsel nur dann gesprochen werden kann, wenn die resorptive und intermediäre Verarbeitung der Nahrung quantitativ-energetisch, sowie qualitativ-chemisch so verläuft, daß ein normaler Körperbestand und normale Leistungsfähigkeit erreicht und aufrecht erhalten werden kann. Schädigungen können sich mithin von zwei Seiten her einstellen, einmal von der calorischen Seite der Nahrung her, indem der Körper entweder nicht mehr genügend große oder zu große Nahrungsmengen aufnimmt bzw. verwertet und dadurch in seiner Zusammensetzung und seiner Funktion mehr oder weniger starke Einbußen erleidet und ferner von der chemischen oder physikalisch-chemischen Seite her, indem einer der notwendigen Bestandteile der Nahrung vom Organismus nicht mehr in normalerweise verarbeitet wird, so daß er je nach seiner Bedeutung und dem Grade der Störung schließlich den Gesamtbetrieb des Körpers mehr oder weniger empfindlich schädigt.

Selbstverständlich kombinieren sich oft und in schweren Fällen fast immer beide Krankheitsquellen miteinander. Nicht ganz mit Recht pflegt man von Stoffwechselkrankheiten im gewöhnlichen Sinne nur dann zu reden, wenn Schädigungen der zweiten Art vorliegen. Tatsächlich gibt es keinerlei Krankheit, die nicht mindestens lokal mit Stoffwechselstörungen einhergeht. Sehr schön hat das kürzlich EPPINGER[1] mit seinen Mitarbeitern für die Herzinsuffizienz gezeigt, in deren Auffassung bisher die rein mechanische Betrachtung dominierte. Dies ist ohne weiteres verständlich, wenn man bedenkt, daß der Verlauf von Stoffwechselvorgängen die fundamentalste Eigentümlichkeit nicht nur alles gesunden, sondern auch alles kranken Lebens ist.

Im Rahmen dieses Buches soll nur von solchen Schädigungen gesprochen werden, welche primär den allgemeinen Stoffwechsel treffen und daher von dieser Seite her therapeutisch in Angriff genommen werden.

Anomalien der Ernährung und des Ernährungszustandes und ihre diätetische Behandlung.

Die normale Nahrung muß calorisch und chemisch die zur Aufrechterhaltung eines gesunden Lebens optimal günstige Zusammensetzung haben. Nur in Zeiten allgemeiner Not, wie z. B. im Weltkriege oder bei hochgradiger Armut und Hilfsbedürftigkeit im Einzelfalle steht eine

---

[1] EPPINGER, H., F. KISCH u. H. SCHWARZ: Das Versagen des Kreislaufs, dynamische und energetische Ursachen, Berlin: Julius Springer 1927.

solche Nahrung nicht zur Verfügung. Die Aufnahme einer quantitativ und qualitativ normalen Nahrung stößt manchmal auf große, unter Umständen unüberwindliche Widerstände, indem der Appetit, dieses feinste Regulativ für richtige Art und Menge der Nahrung, versagt. Wenn nicht mit großer Energie und Vernunft trotzdem die nötige Nahrung aufgenommen wird, leidet der Ernährungszustand des Organismus, erkennbar an der Abnahme des Gewichts und der Leistungsfähigkeit. Die Ursachen einer derartigen Unterernährung und Verschlechterung des Ernährungszustandes sind sehr vielfältig. Wenn im folgenden eine Trennung in der Betrachtung vorgenommen wird und der Fieberstoffwechsel, die Avitaminosen sowie später die sog. endogene Magersucht gesondert besprochen werden, so geschieht es nicht etwa darum, weil der Endeffekt hier ein anderer ist wie bei anderen Genesen der Unterernährung, sondern weil der Mechanismus der Entstehung und vor allem das klinische Bild in diesen Fällen Besonderheiten aufweist. Die Überernährung mit ihren Folgeerscheinungen wird zweckmäßig an anderer Stelle, zusammen mit der Fettsucht (S. 111) abgehandelt.

a) Allgemeines über Hunger und Unterernährung und ihre Behandlung.

Eine Unterernährung liegt dann vor, wenn der menschliche Organismus die seinem jeweiligen Bedarf entsprechende Nahrung nicht aufnimmt, sei es, daß die Nahrung calorisch nicht ausreichend ist oder qualitativ unrichtig zusammengesetzt ist, indem ein wichtiger Nährstoff nicht in notwendiger Menge enthalten ist oder nicht resorbiert wird. Man unterscheidet demgemäß eine allgemeine calorische oder eine partielle qualitative Unterernährung. Für letztere bilden die Avitaminosen ein sehr eindrucksvolles Beispiel, das wegen seiner Bedeutung in einem Sonderabschnitt behandelt werden muß. Ungenügende Nahrungsaufnahme zwingt den Organismus die zum Ablauf seiner Lebensfunktionen nötigen Energien und Stoffe seinen eigenen Beständen zu entnehmen, was auf die Dauer zu Schädigungen führen muß. Der Hungerzustand ist die extremste Form der Unterernährung, charakterisiert durch den Fortfall jeder Nahrungszufuhr von außen und ausschließliche Inanspruchnahme eigenen Körpermaterials. Da die Verhältnisse hier besonders klar und eindeutig liegen, ist er besonders oft zu Studien herangezogen worden. Dabei handelt es sich aber meistens um gewerbsmäßige Hungerkünstler, oft Psychopathen, denen die Unterdrückung des elementaren Hungertriebes infolge gewisser Anästhesie in der sensiblen Sphäre leichter fällt als anderen Menschen. Im übrigen kommt völliges Fasten fast nur bei Fanatikern oder Demonstranten (aus religiösen Gründen, Hungerstreiks usw.) vor und hat kein größeres, praktisches Interesse. Um so wichtiger ist für den Arzt die Unterernährung, die sich im Gefolge fast aller Anomalien in der somatischen und psychischen Sphäre und erst recht im Endstadium der meisten Krankheiten einstellt. Am frühesten und stärksten tritt sie auf bei Infektionskrankheiten, bösartigen Ge-

schwülsten, Störung des Digestionsapparates, sowie gewissen psychischen
Erkrankungen (schwere Hysterien, Depressionen, Stuporen usw.). Die
Ursache für die Unterernährung ist in letzter Linie immer ein für den
Bedarf zu geringer Appetit, das gilt im Prinzip meist auch für die sog.
endogene Magersucht. Normalerweise richtet sich der Hunger dank
eines noch immer nicht klaren Mechanismus (Auseinandersetzungen bei
L. R. Müller[1] und Durig[2]) nach dem Bedarf. Bei starken körperlichen Anstrengungen, die mit gewaltigen Stoffwechselsteigerungen
verbunden sind, geht er über das Normale entsprechend weit hinaus.
Am raschesten erlahmt er bei Krankheiten dann, wenn diese Umsatz-
erhöhungen mit sich bringen, wie die Basedowsche Krankheit, Fieber
und Infektionen, Leukämie und manche Fälle maligner Tumoren
(Zusammenfassung bei E. Grafe[3]), doch ist das keineswegs notwendig
der Fall, da wir vor allem bei Thyreotoxikosen manchmal instinktiv
gewaltig vermehrte Nahrungsaufnahmen ohne nennenswerte Gewichtsabnahmen beobachten können. Am meisten sinkt der Appetit auch
ohne Stoffwechselsteigerungen bei Magen-Darmerkrankungen, sei es
primärer oder sekundärer Art, und bei Infekten.

1. Das Verhalten des Stoffwechsels bei Hunger und Unterernährung.

Das am leichtesten erkennbare und quantitativ bestimmbare
Zeichen der Folgen der Unterernährung im Stoffhaushalt ist das Absinken des Körpergewichts. Beim Hunger liegen die Verhältnisse am
klarsten, aber trotzdem keineswegs gleichmäßig. Im allgemeinen ist die
Gewichtsabnahme an den ersten Fasttagen am größten. Es hängt das mit
der Entleerung der von den letzten Mahlzeiten kommenden Fäces,
sowie dem rapiden Einschmelzen der Glykogenvorräte, bei denen große
Wassermengen (meist das Vierfache) des Glykogens frei und gleichzeitig
ausgeschwemmt werden, zusammen. Eventuell kommen noch sonstige
disponible Wassermengen dazu. Dann kommt ein Abschnitt, in dem der
tägliche Gewichtsverlust annähernd konstant bleibt, je nach Größe und
Tätigkeit der Hungernden ca. 0,3—0,5 kg pro Tag. Je länger der
Hungerzustand dauert, um so kleiner können dann die Gewichtsverluste werden, zumal, wenn Wasser getrunken wird. Die Gewebseinschmelzungen können dann durch Wasserretensionen, zu denen
der unterernährte Organismus neigt, vorübergehend mehr oder weniger
maskiert werden sogar bis zu Gewichtsansätzen. Benedict[4] hat
auf Grund zahlreicher eigener und fremder Versuche berechnet, daß der
Körpergewichtsverlust nach 14 Hungertagen 12,6%, nach 20: 15,6%,
nach 30: 20,6%, nach 40: 25,3% (Succi in London) beträgt. Im Einzel-

---

[1] Müller, L. R.: Die Lebensnerven, 2. Aufl., Berlin: Julius Springer
1924.

[2] Durig, A.: Der Appetit, Vortrag in der Ges. d. Ärzte Wiens, Berlin:
Julius Springer 1925.

[3] Grafe, E.: Die pathologische Physiologie des Gesamtstoff- und Kraftwechsels, München: J. F. Bergmann 1923. — Der Stoffwechsel bei Anomalien
der Nahrungszufuhr, Hdb. d. norm. u. path. Physiol. Bd. 5, S. 212. 1928.

[4] Benedict, F. G.: A study of prolongued fasting, Carnegie Instit. Publ.
Nr. 203, Washington 1915.

falle sind oft große Verschiedenheiten da. Die längste beglaubigte Hungerzeit wurde bei Mac Swiney, dem Bürgermeister von Cork, festgestellt, der 1920 nach 75tägigem freiwilligen Fasten im Londoner Gefängnis starb. Auch die Stigmatisierte von Konnersreuth, die angeblich in $1\frac{1}{2}$ Jahren ohne eine irgend wie in Betracht kommende Ernährung nur 20 Pfund abgenommen haben soll, hat gewiß nicht das allgemein gültige Naturgesetz durchbrochen. Im ganzen wird angenommen, daß der Mensch stirbt, wenn er etwa 50% seiner organischen Körperstoffe verloren hat. Merkwürdigerweise vermag der Hund noch länger zu hungern (104—117 Tage in den Beobachtungen von Howe und Hawk[1]) und dabei bis 60% an Gewicht zu verlieren. Das Gewicht bei chronischer Unterernährung kann noch stärker absinken wie im Hunger. Es hängt das wohl damit zusammen, daß bei der längeren Dauer einer Unterernährung dem Gesamtorganismus die Möglichkeit einer Gewöhnung und Anpassung gegeben ist. Ich fand einmal bei einer 38jährigen Hysterika mit habituellem Erbrechen ein Körpergewicht von nur 23,7 kg bei 148 cm Länge.

Der Gewichtsverlust der einzelnen Organe im Hunger gestaltet sich dabei, wie aus folgender Tabelle (aus v. Wendt[2]) hervorgeht, außerordentlich verschieden:

Tabelle 2.
Gewichtsverlust der Organe im Hunger.

100 g Organ verloren:	
Fettgewebe	94,0
Milz	68,8
Leber	58,4
Pankreas	50,1
Muskeln	50,0
Nieren	44,8
Magen und Darm	40,4
Blut	37,5
Herz	32,2
Haut	31,6
Lungen	26,8
Skelet	16,5
Gehirn und Rückenmark	5,1

Am stärksten schmilzt das Fett (94%), fast gar nicht das Centralnervensystem (5,1%), der Mittelverlust beträgt 42,6%.

Mit der Reduktion der Nahrung und dem Absinken des Körpergewichts sinkt naturgemäß der *Gesamtstoffwechsel*, d. h. die tägliche Wärmeproduktion ab. Man könne zunächst denken, daß hier ein Parallelismus besteht. Rubner[3] hatte das auch anfangs für die Tiere angenommen. Je mehr Untersuchungen aber angestellt wurden, vor allem beim Menschen, desto mehr zeigte sich, daß in der Regel die Ver-

---

[1] Howe M. u. Hawk: J. of biol. Chem. **11**, 103 (1912).

[2] v. Wendt, G.: Oppenheimers Hdb. der Biochemie, Bd. 8, S. 206, Jena: F. Fischer 1925.

[3] Rubner, M.: Die Gesetze des Energieverbrauchs bei der Ernährung, S. 69, Wien: F. Deuticke 1902.

brennungen in viel stärkerem Grade absinken als das Gewicht. In den ersten Hungertagen (vgl. Tab. 3, zweiter Tag) besteht eher eine Steigerung.

Folgende Tabelle 3 mit den Durchschnittswerten von 22 Hungerversuchen am Menschen zeigt das deutlich. (Näheres bei E. GRAFE[1].)

Tabelle 3.
Durchschnittliche Calorienproduktion pro Körperkilo
an den einzelnen Hungertagen.

Hungertag	Cal. pro 1 kg	Hungertag	Cal. pro 1 kg
1.	30,2	9./10.	25,7
2.	31,5	15./16.	23,6
3.	30,0	18./19.	23,2
4.	29,0	22./23.	20,5
5.	28,2	25.	22,3
6.	27,2	30./31.	19,6
7./8.	25,2	42.	17,0

Analoges findet sich bei der Unterernährung. So sah BENEDICT[2] mit seinen Mitarbeitern bei seinen umfassenden Untersuchungen an absichtlich unterernährten amerikanischen Studenten, daß bei einer durchschnittlichen Körpergewichtsabnahme um 10 %, die Verbrennungen bezogen auf das Körpergewicht um 18 %, bezogen auf die Körperoberfläche sogar um 22 % zurückgingen. Damit stimmen abnorm niedrige Umsätze bei Kranken der verschiedensten Art gut überein.

Man hat von physiologischer Seite (vgl. vor allem ZUNTZ und seine Schüler[3], zuletzt MORGULIS[4]) versucht, das PFLÜGERsche Dogma von der Konstanz der Zersetzungen zu retten, indem man annahm, daß pro 1 g lebendiges Eiweiß auch bei Hunger und Unterernährung stets die gleiche Menge O_2 aufgenommen würde. Einfache Analysen und Berechnungen zeigen aber, daß diese Erklärung sicher falsch ist (Auseinandersetzung bei GRAFE[1]). Man kommt nicht um die Annahme herum, daß hier entsprechend der Selbststeuerung des Organismus eine Anpassung vorliegt, indem der immer mehr schwindende Bestand des Körpers an Nährmaterial schließlich auch die Gewebe zu immer sparsamerer und reduzierter Tätigkeit zwingt. Für analoge Verhältnisse bei unterernährten Kranken war das schon lange von klinischer Seite, am klarsten von FRIEDRICH MÜLLER[5], angenommen worden.

Eine strenge Gesetzmäßigkeit liegt allerdings nicht vor, denn keineswegs alle Gesunde oder Kranke zeigen das geschilderte Verhalten.

---

[1] GRAFE, E.: zitiert auf S. 33.

[2] BENEDICT, F. G., W. K. MILES, P. ROTH u. H. MONMOUTH SMITH: Human vitality and efficiency under prolongued restricted diet, Carnegie Inst. of Wash. Publ. Nr 280 (1919).

[3] LOEWY, A. u. N. ZUNTZ: Klin. Wschr., Nr 30 (1916). — Biochem. Z. 90, 244 (1918).

[4] MORGULIS, S.: Hunger u. Unterernährung (deutsch), Berlin: Julius Springer 1923.

[5] MÜLLER, F.: Allgemeine Path. der Ernährung in E. v. Leydens Handbuch der Ernährungstherapie, 2. Aufl., Bd. 1, S. 962. 1903.

So fehlte es z. B. gerade bei der oben erwähnten maximalen Unterernährung meiner Beobachtung.

Wodurch diese verschiedene Reaktionsweise der verschiedenen Menschen auf die gleiche Ernährungsanomalie bedingt ist, bleibt vorläufig noch völlig im Dunkeln. Vielleicht spielen besondere Dispositionen von Nervensystem und Schilddrüse dabei eine wesentliche Rolle.

Ähnliche Wege wie der Gesamtstoffwechsel schlägt auch der *Eiweißumsatz* bei der Unterernährung ein. Auch hier kommt es im Anfang, wenn auch viel länger dauernd wie bei den Gesamtverbrennungen, zu einer vermehrten Eiweißverbrennung. Dies ist bedingt durch den raschen Schwund der Kohlehydrate und die Leichtzersetzlichkeit des Eiweiß gegenüber dem schwer verbrennlichen Fett, das mehr noch wie in der Norm bei der Unterernährung Hauptkraftquelle ist. Dieser vermehrte Eiweißumsatz tritt ein, sobald die Nahrung calorisch unterwertig ist, meist schon am ersten Tage, nur einzelne Fettsüchtige machen nach DAPPER[1] u. a. da eine Ausnahme. Erst wenn bei längerer Dauer von Hunger oder Unterernährung die Eiweißbestände des Organismus stark gelichtet sind, stellt sich der Eiweißumsatz auf ein abnorm niedriges Niveau ein, so daß schon Eiweißzufuhren der Nahrung, die unter normalen Ernährungsverhältnissen erhebliche Eiweißeinschmelzungen nicht hätten verhindern können, zu N-Ansätzen führen. Besonders eindrucksvolle Beobachtungen darüber haben ZUNTZ und LOEWY[2], H. v. HOESSLIN[3] und KESTNER[4] aus der Kriegszeit und Nachkriegszeit mitgeteilt.

Selten folgt diesem zweiten Stadium noch ein drittes, indem nunmehr der Eiweißumsatz vermehrt ansteigt. Meist ist dann der Tod nicht mehr ferne, so daß geradezu von einem prämortalen Eiweißzerfall wie MAY[5] ihn zuerst nannte, gesprochen wird. Freilich gilt das nicht in dem Sinne, daß der Tod dann unabänderlich eintritt. Wird noch rechtzeitig zu vermehrter Ernährung, vor allem mit reichlichen Kohlehydraten übergegangen, so läßt sich der tragische Ausgang abwenden, wie vor allem eine interessante Selbstbeobachtung von LOEWY[2] zeigt.

Der Stoffwechsel des Hungernden oder hochgradig Unterernährten zeigt schließlich noch eine Besonderheit, die auch klinisch-diagnostisch als Gradmesser benutzt werden kann. Es kommt nämlich zu mehr oder weniger starken Ausscheidungen von Acetonkörpern, Aceton, Acetessigsäure und β-Oxybuttersäure. Die Gesamtmengen können beim nichtdiabetischen Menschen 20 g und mehr pro die betragen. Die Ursache dafür ist das Fehlen von genügendem Kohlehydratgehalt in Körper und Nahrung. Es genügt ja nach ZELLERs[6] Untersuchungen schon, daß der Kohlehydratgehalt der sonst ausreichenden Nahrung unter 10% des Gesamtbrennwertes absinkt, um das Auftreten von Acetonkörpern in Harn und Atmung hervorzurufen. Die Beziehungen

---

[1] DAPPER, C.: Z. klin. Med. 23, 113 (1893).
[2] LOEWY, A. u. N. ZUNTZ: zitiert auf S. 35.
[3] HOESSLIN, H. v.: Arch. f. Hyg. 88, 147 (1917).
[4] KESTNER, O.: Dtsch. med. Wschr., Nr 9 (1919).
[5] MAY, K.: Z. Biol. 30, 31 (1894).
[6] ZELLER, H.: Arch. f. Anat. 213 (1914).

zwischen Acidose und Kohlehydrathaushalt haben vor allem für die Beurteilung und Behandlung von Diabetikern größte Bedeutung, sie sollen darum erst bei dieser Krankheit abgehandelt werden.

Die bisher geschilderten Verhältnisse gelten ganz allgemein für eine calorische Unterernährung, zu der letzten Endes, sofern nicht ganz besondere Versuchsbedingungen eingehalten werden, auch jede partielle Unterernährung führt und zwar auf dem Wege über die in jedem Falle schließlich nahezu unvermeidliche Appetitlosigkeit. Als vor $1-1\frac{1}{2}$ Jahrzehnten vor allem in Amerika die zahlreichen Versuche über den Fortfall einzelner wichtiger Nahrungsbestandteile an kleineren Tieren zur Entdeckung der Vitamine führten, konnte zunächst der Gedanke auftauchen, daß auch hier nur im letzten Grunde eine primäre Appetitstörung und eine sekundäre calorische Unterernährung gewöhnlicher Art vorlagen. Eingehende Untersuchungen der letzten Jahre zeigten aber wenigstens für die kleineren Versuchstiere, die wegen der Raschheit der Äußerung von Ernährungszuständen sich am besten für solche Versuche eignen, daß hier doch noch sehr eigenartige Besonderheiten mit im Spiele sind. Zunächst konnte von den verschiedensten Forschern wie NOVARRO, ABDERHALDEN, ANDERSON und KULP, GRÖBBELS u. a.[1] eine gegenüber dem Grade der Unterernährung auffallend starke Abnahme der Wärmeproduktion und Körpertemperatur festgestellt werden. Auch für das überlebende Gewebe besteht diese Abnahme der Oxydationsgröße (FREUDENBERG und GYÖRGY, ABDERHALDEN und seine Mitarbeiter, HESS usw.[1]).

Diese Oxydationsschwäche prägt sich, wie gleichzeitig angestellte Versuche im BICKELschen[2] Laboratorium in Berlin und im HAYASHIschen Laboratorium in Tokio ergeben (vgl. vor allem SHINODA[3]), auch im intermediären Stoffwechsel aus. Es entsteht ja die wichtige Frage nach dem Schicksal der eingeführten Nahrung, die an und für sich calorisch zur Aufrechterhaltung des Lebens ausreicht, aber vom Körper nicht verwandt werden kann. Gerade die Versuche des BICKELschen[2] Laboratoriums, die bei Konstanterhaltung des Gewichts ohne Resorptionsstörungen im Magendarmkanal typische avitaminotische Symptome erzeugen konnten, sind hier von besonderer Bedeutung, zumal durch sie der Beweis erbracht ist, daß hier keine calorische Unterernährung irgendwelche Rolle spielt.

Es zeigte sich an avitaminotischen Tauben und Hunden, daß Eiweiß- und Fettumsatz zwar quantitativ gesteigert sind, qualitativ aber annähernd normal verlaufen, daß dagegen die Zuckeroxydation deutlich gestört ist, indem die Kohlehydratmoleküle unvollkommen verbrannt werden. Es tritt das in einer abnormen Erniedrigung des respiratorischen Quotienten $\dfrac{CO_2}{O_2}$ sowie in abnorm hohen Werten von $\dfrac{C}{N}$ im Gewebe sowie im Harn in die Erscheinung. Auch die günstige Wirkung des Insulins bei solchen Zuständen spricht in der Richtung. Im einzelnen sind die

---

[1] Lit. bei E. GRAFE: zitiert auf S. 33.
[2] BICKEL, A.: Biochem. Z. 146, 493 (1924).
[3] SHINODA, G.: Pflügers Arch. 203, 365 (1925).

experimentellen Untersuchungen über diese wichtigen Fragen noch ganz im Flusse, so daß Abschließendes noch nicht gesagt werden kann. Hinsichtlich der menschlichen Avitaminosen stecken sie noch in den allerersten Anfängen (vgl. darüber vor allem SHINODA[1]). Eine gewisse Sonderstellung nimmt unter den Unterernährungskrankheitszuständen wohl auch theoretisch die *Ödemkrankheit* ein. (Zusammenf. bei MAASE und ZONDEK[2], M. BÜRGER[3], zuletzt SCHITTENHELM[4]). Eine gewisse individuelle, sehr verschieden stark ausgesprochene Neigung zu Wasserretentionen besteht bei allen Inanitionsformen, bei der sogenannten Ödemkrankheit nimmt sie aber sehr hochgradige, unter Umständen sogar monströse Formen an. Voraussetzung für das Entstehen scheint eine calorisch nicht ganz zureichende, vor allem aber sehr fettarme und sehr wasserreiche Kost zu sein. Unter vielen, diesen gleichen anormalen Ernährungsbedingungen ausgesetzten Menschen erkrankte aber nur ein relativ kleiner Prozentsatz, so daß wohl noch besondere lokale Kapillarschädigungen hinzukommen müssen, wobei es dahingestellt bleiben muß, ob diese durch Ernährungsstörungen der Gefäßwand oder toxische Einflüsse bedingt sind. Hinsichtlich Gesamtstoffwechsel und Eiweißumsatz scheinen keine Abweichungen gegenüber hochgradiger calorischer Unterernährung gewöhnlicher Art zu bestehen. Abweichend verhält sich nach den meisten Untersuchern die Kochsalzausscheidung, die trotz der Ödeme sehr gut ist, was wohl mit dem hohen Kochsalzgehalt der Nahrung zusammenhängen dürfte. Charakteristisch ist die Beschaffenheit des Blutes in Gestalt von Hydrämie, Hypalbuminose, Hypoglykämie und Lipoidverarmung. Eine Avitaminose im gewöhnlichen Sinne liegt sicher nicht vor. Im übrigen aber enthielt die zur Ödemkrankheit führende Ernährung so viel Defizite auf der einen Seite und oft so viel Überschüsse (an Wasser und Salzen) auf der anderen Seite, daß eine restlos befriedigende Erklärung für den Mechanismus ihres Entstehens bisher noch nicht gelungen ist.

In naher Beziehung zur Ödemkrankheit steht der zuerst von CZERNY und KELLER[5] beschriebene *Mehlnährschaden* bei kleinen Kindern. Hier kann es zumal in den ersten Lebensmonaten unter dem Einflusse einer fast ausschließlichen, meist fettreichen Kohlehydratzufuhr, insbesondere in Gestalt von Mehlabkochungen zu starken Wasserretentionen und Ödemen kommen. Diese hydrämische Form schlägt ins Gegenteil, fortschreitende Atrophie und Austrocknung der Gewebe um, wenn die Salze fortgelassen werden. Der Caloriengehalt der Nahrung kann hier in jedem Falle ausreichend sein, so daß sicher keine quantitative Unterernährung vorliegt. Die Ursachen der Stoffwechselstörung im einzelnen sind noch nicht klar. Die Ansicht, daß es sich um kardiale Ödeme handelt, hat wenig für sich. Wahrscheinlich

---

[1] SHINODA, G.: Z. klin. Med. **100**, 151 (1924).
[2] MAASE, C. u. H. ZONDEK: Das Hungerödem, Leipzig: Thieme 1920.
[3] BÜRGER, M.: Erg. inn. Med. **18**, 189 (1920).
[4] SCHITTENHELM, A.: Die Ödemkrankheit. Avitaminosen u. verwandte Krankh., her. von W. STEPP u. GYÖRGY, Berlin: Julius Springer 1927.
[5] CZERNY u. KELLER: Des Kindes Ernährung usw., Leipzig: Deuticke 1917 u. 1923.

spielt doch wohl der fast absolute Mangel an Eiweiß und Fett eine sehr wichtige, wenn nicht die entscheidende Rolle.

2. Die klinischen Erscheinungsformen der Unterernährung.

Die Feststellung einer calorischen Unterernährung und ihre Stärke bietet im allgemeinen keine Schwierigkeiten, da das Normalgewicht sich leicht errechnen läßt, am einfachsten, wie MORITZ u. a. es vorschlugen, aus der Größe, indem von der in Zentimeter ausgedrückten Länge 100 abgezogen werden, oder besser und richtiger unter Miteinbeziehung des Brustumfanges nach der Formel von BORNHARDT[1]

$$\text{Normalgewicht} = \frac{\text{Körperlänge} \times \text{mittlerer Brustumfang}}{240}.$$

Die Richtigkeit dieser Formel ist bei Massenuntersuchungen in der amerikanischen Armee geprüft. Sehr zweckmäßig ist auch die folgende, von BRUGSCH[2], sowie von NOORDEN - SALOMON[3] empfohlene Tabelle

Tabelle 4.

Tabelle zur Bestimmung der Normalgewichte von GÄRTNER.

Körperlänge	Körpergewicht		Körperlänge	Körpergewicht	
	Männer	Frauen		Männer	Frauen
cm	kg	kg	cm	kg	kg
145		40,7	173	73,8	69,2
146		41,5	174	75,1	70,4
147		42,4	175	76,4	71,6
148		43,3	176	77,7	72,8
149		44,2	177	79,0	74,0
150	48,1	45,1	178	80,3	75,3
151	49,0	46,0	179	81,7	76,6
152	50,0	46,9	180	83,1	77,9
153	51,0	47,8	181	85,5	79,2
154	52,0	48,8	182	85,9	80,5
155	53,0	49,8	183	87,3	81,8
156	54,0	50,3	184	88,7	83,2
157	55,1	51,8	185	90,1	84,6
158	56,2	52,8	186	91,6	86,0
159	57,3	53,8	187	93,1	87,4
160	58,4	54,8	188	94,6	88,8
161	59,5	55,8	189	96,1	90,2
162	60,6	56,8	190	97,7	91,6
163	61,7	57,8	191	99,3	93,1
164	62,8	58,9	192	100,9	94,6
165	64,0	60,0	193	102,5	96,1
166	65,2	61,1	194	104,1	97,6
167	66,4	62,2	195	105,7	99,1
168	67,6	63,3	196	107,3	
169	68,8	64,4	197	108,9	
170	70,0	65,6	198	110,5	
171	71,2	66,8	199	112,2	
172	72,5	68,0	200	113,9	

[1] BORNHARDT, zit. bei OEDER: Med. Klin., Nr 13 (1909).

[2] BRUGSCH, Fettsucht in KRAUS-BRUGSCH: Hdb. d. spez. Path. 1, I, 297, Wien 1914.

[3] v. NOORDEN, H. SALOMON: Hdb. d. Ernährungslehre, Bd. 1, S. 937, Berlin: Julius Springer 1920.

von GÄRTNER[1], doch gibt sie nach meiner Erfahrung für Körperlängen über 180 cm zu hohe Werte. Bei Kombinationen mit Wasserretentionen versagt natürlich die Gewichtsbestimmung völlig. Hier geht oft jede annähernde Schätzung fehl, meist in dem Sinne, daß nach Beseitigung des überschüssigen Wassers die Unterernährung sich als viel stärker erweist als vorher vermutet war.

Man sieht, daß die Werte dieser Tabelle, von deren Brauchbarkeit wir uns ebenso wie TH. BRUGSCH überzeugten, bei mittleren Körperlängen (etwa 150—180 cm) gut mit den Formelberechnungen übereinstimmen, während sie bei sehr geringer und namentlich bei sehr großer Körperlänge ziemlich stark davon abweichen. Die Zahlen beziehen sich auf Nacktgewicht. Wenn man die Leute vollbekleidet, mit entleerten Taschen und ohne Straßenüberkleider wiegt, so sind von dem ermittelten Gewicht abzuziehen: bei Männern im Sommer 3—4 kg, im Winter 4—5 kg; bei Frauen im Sommer 2—3 kg, im Winter 3—4 kg.

Nach BRUGSCH lassen sich drei Grade von Magerkeit unterscheiden: geringe Magerkeit (Magerkeit I. Grades) bei Minusgew. v. 10—20%,
mittlere   „   („   II.   „   )   „   „   „ 20—30%,
starke   „   („   III.   „   )   „   „   „ mehr als 30 %.
Die partielle Unterernährung in ihren wichtigsten klinischen Formen ist meist so typisch durch Ausfallserscheinungen charakterisiert, daß auch hier gewöhnlich keine Beurteilungsschwierigkeiten auftauchen.

a) Die klinischen Erscheinungsformen bei der calorischen Unterernährung.

Die Vielfältigkeit der Ursachen wurde schon oben erwähnt. Außer der Fettsucht gibt es kaum eine Krankheit, die nicht in ihrem Verlaufe in Unterernährung endigen kann. Der mehr oder weniger weitgehende Schwund des Fettpolsters und die Abnahme der Muskulatur verändern Gesicht und Gestalt, zumal da, wo gleichzeitig Wasserverluste bestehen, oft in hochgradigster Weise, runde Formen werden scharf und eckig, Wangen- und Augenhöhlen sinken ein, die Gesichtszüge werden schlaff, der Blick müde und melancholisch, eine meist einsetzende Anämie entfärbt Schleimhäute und Wangen. Die Atmung wird mühsamer und beschleunigter schon bei leichtester Anstrengung. Die Herzaktion ist beschleunigter und erregbarer. Muskelarbeit macht raschere und länger dauernde Ermüdung. Die Stimmung ist deprimiert, die Willenskraft geschwächt. So finden sich Funktionsstörungen und Leistungsfähigkeitsherabsetzungen in allen Organen und Organsystemen und schaffen einen Zustand herabgesetzter Vitalität, der jedem Arzt und Laien wohlbekannt ist. Die Ursache der Unterernährung im Einzelfalle kann dabei selbst dem erfahrenen Auge lange verborgen bleiben, während in vielen Fällen, wie beim Fiebernden, dem Blutkranken, manchen Stoffwechselkranken, die Veranlassung zur Abmagerung beim ersten Blick zu erraten ist.

Eine besondere Manifestation der Unterernährung wird als *Kachexie* bezeichnet. Das schon in den Aphorismen des Hippokrates vorkommende

---

[1] GÄRTNER: Diätetische Entfettungskuren, Leipzig 1913.

Wort bedeutet zunächst einfach schlechter Zustand[1]. PLATON stellte ihm die Euexia gegenüber. Eine genaue Definition dafür zu geben ist vorläufig unmöglich, da dieser Zustand nach den spärlichen bisherigen Untersuchungen keine exakt faßbaren Kriterien bietet. Insbesondere ist es noch umstritten, ob hier besondere Eigentümlichkeiten der Unter-

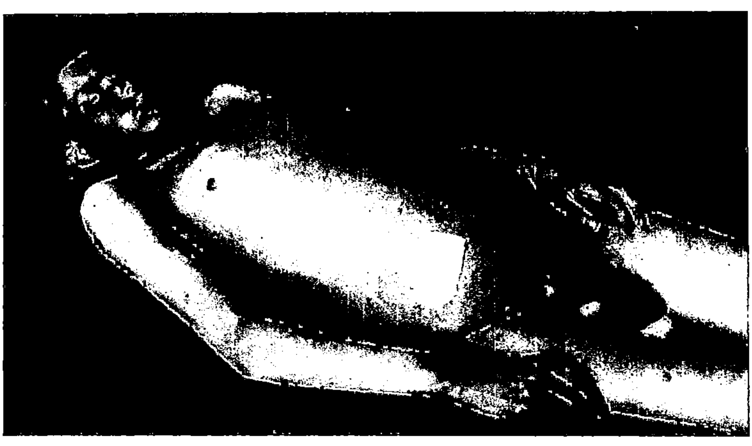

Abb. 5a. Ödemkrankheit. Stärkere Ödeme an den Beinen. Scrotum - Wassersucht. Nieren o. B. — Während zweimonatiger falscher Behandlung und Ernährung wurden in zwölfmaliger Punktion aus dem Bauche 73750 ccm (sic!) entleert; aus der Brusthöhle 5000 ccm in dreimaliger Punktion. Spez. Gew. 1009/1011. Nach reichlicher Ernährung Abfall des Körpergewichtes von 71 kg auf 53 kg in drei Wochen. Ausgang in Heilung und Arbeitsfähigkeit. (Nach A. SCHITTENHELM.)

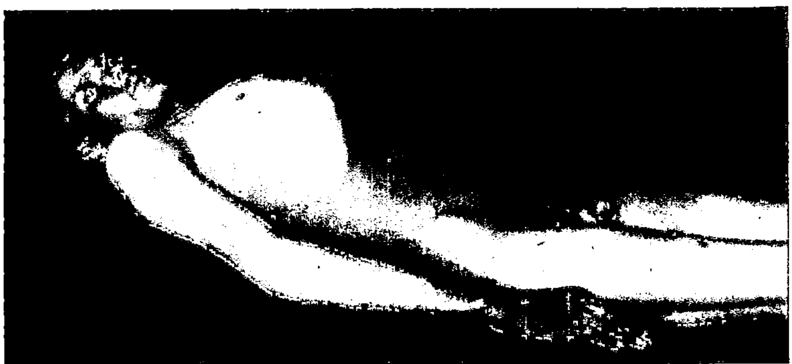

Abb. 5b.   Derselbe Fall geheilt.

ernährung vorliegen. Vorläufig entscheidet hier noch der rein gefühlsmäßige Eindruck des Arztes. Sicher liegen keine quantitativen Beziehungen zur Unterernährung vor, denn selbst hohe Grade der Unterernährung imponieren nicht notwendig als Kachexie, während andererseits manchmal schon mäßige Abmagerung als solche übereinstimmend

---

[1] Aus $\varkappa\alpha\varkappa\delta\varsigma$ (= schlecht) und $\check{\varepsilon}\chi\omega$ (= ich verhalte mich) hergeleitet; vgl. über diese Fragen E. GRAWITZ: Organ. Marasmus, Stuttgart: Enke 1910.

Tabelle 5.[1]

	I.	II.
	Ödemkrankheit	Mehlnährschaden
Entstehungsweise und Verlauf	chronisch	chronisch
Allg. Ernährungszustand	schlecht	schlecht
Körpergewicht	Pseudozunahme	Zunahme ([Pseudo-] durch Ödem)
Ödem (ohne Nephritis)	häufig (auffallend)	häufig
Fieber	Untertemperatur	Untertemperatur
Störungen am Verdauungstraktus	häufig (abnorme Gärung) selten Stomatitis u. Gingivablutung.	Appetitherabsetzung und Erbrechen. Häufige Komplikation von seiten des Magendarmes (Diarrhöe, Stomatitis aphtosa Enteritis)
Pulszahl	Bradykardie	Bradykardie, selten Tachykardie
Atemstörungen	zuweilen Dyspnöe	zuweilen Dyspnöe
Herzbefund	Hypofunktion (Atrophie)	Hypofunktion (Atrophie)
Blutdruck	Senkung Adrenalinwirkung $\pm$	Senkung
Augenstörungen	Hemeralopie und Xerosis	zuweilen Hemeralopie
Muskeltonus	Hypotonie	Hypertonie, zuweilen spastische Erscheinungen
Lähmungen	nicht vorhanden	nicht vorhanden
Muskelschmerz	weniger vorhanden	—
Sensibilitätsstörungen	Parästhesie u. ganz leichte Hypästhesie	zweifelhaft
Kniereflex	normal, zuweilen abgeschwächt	erregbar
Psyche	zuweilen soporös?	Verstimmung und Apathie, Bewußtsein klar
Nahrung	Calorienmangel, Kohlehydratüberschuß; Mangel an hochwertigen Eiweißen, Fetten, frischem Gemüse	Kohlehydrat- (bes. Getreide-) Überschuß vitaminarm, Basenmangel, Calorienmangel
Vitaminwirkung	unbestimmt oder o. B.	erfolgreich? (zu geringe Anzahl von Versuchen)
Therapie	hochwertige Nahrung, Ruhe	hochwertige Nahrung
Prognose	nicht schlecht	—
Blutbefund	Anämie und Leukopenie und Lymphocytose, Hydrämie	Anämie

[1] Wegen der Möglichkeit des Vorhandenseins verschiedener Formen innerhalb einer gültiges und Wichtiges zum Zwecke der Differentialdiagnose. — Der Gedankenstrich

III.	IV.	V.
Beri-Beri	Schiffs-Beri-Beri	Skorbut
chronisch oder nicht so chronisch	chronisch oder nicht so chronisch	chronisch
nicht so schlecht	nicht so schlecht	mäßig
anfangs Zunahme (Pseudo-zunahme), später Abnahme	Pseudozunahme	Abnahme
häufig	häufig	selten
ganz geringes Fieber häufig	nur bei Komplikationen (Malaria)	Temperatur meist normal
Neigung zu Verstopfung, zuweilen Durchfall und Appetitstörungen	selten Magenschmerzen und Blutbrechen	ulceröse u. gangränöse Stomatitis, Gingivaveränderung
Tachykardie, in der Rekonvaleszenz Bradykardie	Tachykardie	erhöhte Frequenz
Dyspnöe	Dyspnöe	Dyspnoe fehlt meist
Dilatation dann Hypertrophie	Dilatation u. Hypertrophie	Dilatation möglich
Erniedrigung, besonders Minimaldruck. Bei Adrenalininjektion zuweilen paradoxe Erscheinungen	Senkung	—
centrales Skotom und Hemeralopie (aber ganz selten)	häufig Hemeralopie	—
anfangs gesteigert, später hypotonisch	Hypotonie	Muskelschwäche
schlaffe, charakteristische Lähmungen	ganz vereinzelt Paresen	nicht vorhanden oder schmerzhafte Paraplegien bei Kindern
Druckschmerz	weniger vorhanden	vorhanden
charakteristische Hypästhesie und Parästhesie	leichte Par- u. Hypästhesie	bei Kindern Hyperästhesie
anfangs vorübergehend gesteigert, verschwindet später	o. B., zuweilen abgeschwächt	bei Kindern gesteigert
Intakt	—	häufig apathisch
polierter Reis, vitaminarm	Kohlehydratüberschuß, Mangel an hochwertigen Eiweißen, Fetten, frischen Gemüsen, Vitaminmangel	Mangel an frischen Gemüsen
prompt, besonders auf Kreislaufstörungen und Ödeme	Prompt	Vitamin C prompt
Nahrungswechsel	Nahrungswechsel	frische Gemüse
Atrophie u. Lähmungen bleiben zurück, Gefahr d. Herzlähmung	nach Nahrungswechsel gut	nach Nahrungswechsel gut
keine Anämie, Lymphocytose? Eosinophilie?	—	Aussehen anämisch, Blutbefund normal, bei chronischen Fällen Anämie

einzelnen Krankheit kann die Tabelle nicht vollständig sein; sie enthält nur Allgemein-
bedeutet unbestimmt.

44   Allgemeines über Hunger und Unterernährung und ihre Behandlung.

Tabelle 5.

	I. Ödemkrankheit	II. Mehlnährschaden
Magensaft	Sub- oder Anacidität	—
Indikanurie	—	häufig
Blutzucker	Hypoglykämie, selten Hyper- glykämie	—
Serumindex (Serumeiweiß)	herabgesetzt (nicht nur durch Hydrämie)	—
Azidosis	—	vorhanden
Rest-N und Ammoniak im Blut	Ammoniakzunahme, geringe Zunahme von R-N.	—
Stickstoffbilanz	negativ (durch Eiweißzufuhr positiv)	negativ (durch Eiweißzufuhr positiv)
Mineralstoffwechsel	P- u. Kalkmangel im Blut; ver- mehrte P-Ausscheidung	K-Mangel, Na- u. Cl-Zunahme in der Leber. K-Überschuß, Na- u. Ca-Mangel in Muskeln
Pathologisch-anatomische Bemerkungen	Atrophie d. parench. Organe; keine Herzdilatat. u. Hyper- troph., Glykogenarmut, Fett- schwund, Nebennieren vergrö- ßerung, Oligämie. Dysenterie- ähnl. Veränderungen d. Darmes häufig. Keine Polyneuritis	Atrophie d. parench. Organe, Herzatrophie, Atrophie des lymphat. Gewebes. Anämie u. Blutpigmentablagerung., keine Stauungen, keine Polyneuritis. Katarrh u. Suggillationen u. Erosionen i. Magen-Darmkanal

angesprochen wird. Am wenigsten wird wohl bei der unklaren Sachlage präjudiziert, wenn wir vorläufig unter Kachexie den Stempel verstehen, den eine bösartige, zum Fortschritt neigende Erkrankung, vor allem Tuberkulose und maligne Tumoren, dem Aussehen und der Haltung solcher Kranken aufdrückt (vgl. GRAFE [1]). Im Vordergrund stehen außer mehr oder weniger starker Abmagerung Blässe, herabgesetzter Gewebsturgor, Schlaffheit der Züge, der Haltung und der Bewegungen.

Sicher ist, daß solche Kranke schließlich nicht notwendig ihrer Unterernährung erliegen, denn die Gewichtsdefizite betragen beim Tode manchmal nur wenige Prozente oder können sogar ganz fehlen. Auch ich kann mich des Eindrucks nicht entziehen, daß hier ein gewisses deletäres Agens mit im Spiele ist, das tiefer in die Funktionen des Körpers als in seine Stoffbestände eingreift. Der Tod solcher Kranken ist uns, zumal da, wo er nicht primär auf Kreislaufschwäche beruht, vorläufig noch ein Rätsel.

β) Die klinischen Erscheinungsformen der partiellen Unterernährung.

Charakteristische Bilder bieten hier vor allem die Ödemkrankheit und die Avitaminosen. Nur die *Ödemkrankheit* sei an dieser Stelle kurz erwähnt, bezüglich der Avitaminösen sei auf S. 73 verwiesen.

---

[1] GRAFE, E.: Verh. dtsch. Ges. f. inn. Med., Wiesbaden 1928, 18. Referat.

(Fortsetzung).

III.	IV.	V.
Beri-Beri	Schiffs-Beri-Beri	Skorbut
Sub- oderAnacidität amSchluß	—	bei schweren Fällen vollständige Achylie
sehr häufig	—	—
normal oder wenig vermehrt	—	o. B.
bei hydropischen Formen herabgesetzt	—	—
im Endstadium der kardialen Formen vorhanden	—	mittelmäßig
Zunahme von Rest-N im Endstadium	—	—
negativ	—	negativ
Zunahme der P-Ausscheidung	—	Retention, dann Ausscheidung, Ca-Mangel im Blut
keine Atrophie d. parenchym. Organe. Dilatation u. Hypertrophie des Herzens, Hypertrophie desNebennierenmarks, Hyperplasie d. lymphat. Gewebes. Polyneuritis	—	Blutige Diathese, Nebennierenhypertrophie, teilweise fettige Degeneration der Rinde, frei von Polyneuritis

Diese eigenartige Unterernährungskrankheit, die uns erst der Krieg
kennen gelehrt hat, ist sicherlich zunächst auf dem Boden einer calorischen Unterernährung erwachsen, dazu kommen aber höchst wahrscheinlich neben übergroßem Reichtum an Wasser und Salzen doch
gewisse Partialdefizite an wichtigen Stoffen, vor allem an Fett und Eiweiß, vielleicht im anorganischen Stoffhaushalte, so daß es trotz mancher
Rätsel, die dies Leiden noch aufgibt, berechtigt erscheint, sie an dieser
Stelle kurz zu besprechen.

Fast wie eine Epidemie erschien diese Krankheit 1915 und 1916 in
Galizien, Polen und Böhmen, und zwar ganz vorwiegend unter der
nichtjüdischen Bevölkerung. v. JAKSCH[1] allein hat über 22842 Kranke
mit 1028 Todesfällen berichtet. Sporadisch traten in den folgenden Jahren
auch unter der deutschen Zivilbevölkerung, besonders in den Großstädten,
gehäufter in Gefangenenlagern, vor allem unter den russischen Soldaten,
Fälle auf, und darüber hinaus fand sich bei zahlreichen Menschen eine
gewisse Ödembereitschaft, z. T. wohl Abortivformen des Leidens. Charakterisiert war die Krankheit (Zusammenfassung bei MAASE und ZONDEK[2],
zuletzt SCHITTENHELM[3]) durch hochgradige Ödeme am ganzen Körper,
vor allem auch im Gesicht, hochgradige Prostration und motorische
Schwäche mit Hypotonie, Untertemperaturen, gastrointestinale Störungen

[1] v. JAKSCH: Hungerödem, Wien. med. Wschr., Nr 23 (1918).
[2] MAASE u. ZONDEK: zitiert auf S. 38.
[3] SCHITTENHELM, A.: zitiert auf S. 38.

mit Gärungsstühlen, Sehstörungen, vor allem Hemeralopie, Bradykardie mit Hypotension und schwere psychische Depressionen.

Über das Verhalten anderer körperlicher Funktionen und Prüfungen orientiert die Tabelle 5 auf S. 42 bis 45, die in unwesentlicher Abänderung einer Arbeit Shinodas[1] entnommen ist. Hier finden sich auch in lehrreicher Gegenüberstellung die entsprechenden Angaben für den Mehlnährschaden und die wichtigsten Avitaminosen. Hinsichtlich des Skorbuts mussten sie in einzelnen Punkten korrigiert werden (vgl. S. 98).

Ein gutes Bild eines Ödemkranken vor und nach der Entwässerung aus Schittenhelms ausgezeichneter Darstellung zeigt die Anordnung der Wasseransammlungen, die hier vor allem die Bauchhöhle befallen haben (s. S. 41, Abb. 5a und b).

3. Theorie und Praxis von sogenannten Mastkuren.

Eine Überernährung oder Mast liegt dann vor, wenn die Nahrungszufuhr bei normaler Resorption den Erhaltungsbedarf (vgl. S. 10) übersteigt. Sie ist im Prinzip überall da angezeigt, wo der Ernährungszustand aus irgendwelchen Gründen stärker gelitten hat. Die verschiedenen Ursachen der Unterernährung in Gestalt von Krankheiten wurden schon erwähnt, dazu kommen noch gewisse Formen konstitutioneller Magerkeit bei asthenischen Zuständen und Habitusformen, wie z. B. dem Stiller schen Habitus und Luxuskonsumenten, welche die Nahrungsaufnahme mit besonders starken Oxydationssteigerungen beantworten (Grafe[2]). Gerade bei diesen Formen fragt es sich aber sehr, ob hier Mastkuren am Platze sind. Was hat es für einen Sinn, asthenische Menschen mit Fett zu beladen und den zarten Organismus mit einer Mehrarbeit zu belasten, der er unter Umständen kaum gewachsen ist; denn darüber dürfen wir uns keinen Illusionen hingeben, daß wir selbst mit der zweckmäßigst angelegten und hinsichtlich des Gewichtsansatzes erfolgreichsten Überernährung nicht etwa die Konstitution eines Menschen ändern können. Erst recht wäre es verfehlt, konstitutionell oder endogen Magere (vgl. S. 70) mit abnorm hohen Zersetzungen zu weiterer Steigerung ihrer Oxydationen zu stimulieren. Diese Beispiele zeigen, daß jeder Schematismus in der Indikationsstellung einer Mastkur schädlich ist. Es handelt sich nicht um ein einfaches Rechenexempel etwa in dem Sinne, daß jedes errechnete Gewichtsdefizit wieder angemästet werden muß, sondern in jedem einzelnen Falle ist zu erwägen, ob eine Überernährung überhaupt notwendig oder nicht sogar schädlich ist. Letzteres ist vor allem oft bei Herzkranken der Fall, zumal wenn eine Neigung zur Dekompensation besteht.

Die geeignetsten Kranken für die Überernährung sind in der Regel diejenigen, welche durch eine vorausgegangene zehrende Krankheit (Infektion, Magendarmerkrankung, Psychose oder nervöser Erschöpfungszustand usw.) in ihrem Ernährungszustand starke Einbußen erlitten

---

[1] Shinoda, G.: Z. klin. Med. 100, 744 (1924).
[2] Grafe, E.: Zusammenfassung im Handbuch der normalen und pathologischen Physiologie, Bd. 5, S. 212: zitiert auf S. 33.

haben. Hier pflegen Mastkuren auch am erfolgreichsten zu sein. Unter Umständen kann es auch bei chronischen Infektionen wie z. B. Tuberkulose und gewissen Nervenkrankheiten notwendig sein, normale Körpergewichte zu erhöhen.

Im ganzen ist der Erfolg einer Überernährungskur hinsichtlich Größe und Raschheit der Gewichtszunahme abhängig von der Stärke der Überernährung.

VON NOORDEN und SALOMON[1] geben auf Grund eines sehr großen Beobachtungsmaterials folgende Durchschnittswerte für den Effekt von Mastkuren an:

Tabelle 6.
Gewichtszunahmen bei Mastkuren.

Täglicher Nahrungsüberschuß (oder Mastzulage)	Wöchentliche Gewichtszunahme
500— 800 Cal.	600—1000 g
800—1200 ,,	800—1200 g
1200—1800 ,,	1200—2000 g

Solche Zahlen haben aber meist nur für die ersten ein bis zwei, höchstens drei Wochen Gültigkeit, da die Erfahrung zeigt, daß bei weiterer Fortsetzung der Überernährung die Gewichtsgewinne in der Regel geringer werden und schließlich fast ganz ausbleiben. HALL, WHITE und SPRIGGS[2] haben zuerst darauf aufmerksam gemacht. Die Ursachen dafür sind, gleiche äußere Bedingungen (Motilität, Psyche usw.) vorausgesetzt, doppelte. In erster Linie Änderungen im Wasserhaushalt, der für die Gewichtsentwicklung von größter Bedeutung ist. Während anfangs die Nährstoffe (Glykogen und Eiweiß) durchschnittlich mit der vierfachen Menge Wasser zum Ansatz kommen, läßt dann mit steigender Fettbildung die Wasserretention nach, so daß schließlich Fett und sogar Eiweiß trocken angesetzt werden und sogar überschießende Wasserabgaben eintreten können. Dazu kommt, daß bei manchen Menschen die Oxydationen unter dem Einfluß der Überernährung sehr stark ansteigen, so daß rein calorisch-bilanzmäßig auch die Ansätze an Nährstoffen abnehmen müssen. Sehr deutlich zeigt das folgende Beobachtung von GRAFE und KOCH[3] bei einem 42jährigen Kranken, der durch ein stenosierendes Ulcus pylori fast 50% seines Körpergewichtes verloren hatte und dann nach erfolgreicher Operation intensiv überernährt wurde.

Die Betrachtung der drei letzten Spalten von Tabelle 7 zeigt, daß die gleiche Nahrung am 16. 6. nur um 9,8%, am 26. 6. bereits um 20,2%, am 8. 7. sogar um 32% die Verbrennungen gesteigert hatte, so daß anfangs bei einer Überernährung von 200% ca. 80%, zuletzt nur 37% zum Ansatz zur Verfügung standen.

Die gleiche Tabelle illustriert aber noch eine zweite, für die

---

[1] v. NOORDEN, C. u. H. SALOMON: Diätetik, S. 938. (Handbuch der Ernährungslehre Bd. 1) 1920.
[2] HALL, WHITE u. SPRIGGS: J. of Physiol. 26, 1 (1905).
[3] GRAFE, E. u. R. KOCH: Dtsch. Arch. klin. Med. 106 564 (1912).

Tabelle 7. Einfluß der gleichen Nahrungszufuhr in verschiedenen Stadien der Überernährung.

(Versuche von Grafe und Koch.)

Versuchs-Nr.	Nr. des Versuchsprotokolls	Datum 1911	Körpergewicht in kg	Nahrung	Brutto-Caloriengehalt in Cal.	Calorien pro kg	N-Gehalt der Nahrung in g	Calorienproduktion in 10 Versuchsstunden in Cal.	Zunahme gegenüber den Nüchternwerten in Cal.	Steigerung gegenüber den Nüchternwerten in %	Steigerung der Wärmeproduktion in % des Caloriengehaltes der Nahrung	Berechnung wieviel % jeweils von einer Nahrung verbrannt wird, die 200% des Nüchternbedarfs enthält
1	2	3	4	5	6	7	8	9	10	11	12	13
1	152	19.5.	40,0	30 g Reis (trocken), 200 g kond. Milch, 250 g Bouillon, 50 g Fleisch, 1 l Wasser	ca. 1180	29,6	11,591	568,7	284,0	+ 26,3	24	—
2	154	1.6.	44,2	100 g Reis(trocken), 140 g kond. Milch, 50 g Zwieback,¹ 50 g Himbeersaft, 250 g Bouillon, 100 g Butter, 1 l Wasser	ca. 2560	57,6	17,197	800,2	772,4	+ 67	30	160
3	158	16.6.	50,5	desgl.	ca. 2560	50,6	16,739	743,0	250,4	+ 16,3	9,8	119,6
4	162	26.6.	56,1	desgl.	ca. 2560	45,6	17,367	957,2	518,1	+ 29	20,2	140,5
5	166	8.7.	60,0	desgl.	ca. 2560	42,6	15,172	1152	811,3	+ 42	32	163

Praxis der Überernährung sehr wichtige Tatsache, daß nämlich zu Beginn der Überernährung der Stoffwechsel im Ruhezustand gewaltig gesteigert ist. Das gleiche hatte früher schon SVENSON[1] bei der Auffütterung von hochgradig unterernährten Typhuskranken im Anfange der Rekonvaleszenz gezeigt.

Es ist daraus der Schluß zu ziehen, daß eine Überernährung, zumal bei stark Unterernährten nicht plötzlich einsetzen darf, sondern erst allmählich im Laufe von Tagen oder sogar von Wochen zur gewünschten oder noch möglichen Stärke anwachsen darf. Rasche, sprunghafte Gewichtsansätze in den ersten Tagen, meist durch Wasserretentionen bedingt, blenden zwar, kommen aber erfahrungsgemäß rasch zum Stillstand, während bei langsamem Anstieg der Überernährung der Enderfolg meist ein besserer ist. Die Ökonomie des Organismus wird weit weniger belastet, auch hinsichtlich des Verdauungstraktus. Der Effekt der Überernährung für den Eiweißbestand des Körpers ist viel diskutiert worden. Ältere Tierversuche der klassischen Stoffwechselphysiologie (Lit. bei VOIT[2]) haben hier viel Verwirrung angerichtet, da ihre Resultate kritiklos verallgemeinert wurden. Zunächst zeigt sich, daß der unterernährte Organismus außerordentlich rasch seinen normalen Eiweißbestand wieder herstellen kann. So war bei starker Überernährung in einer Versuchsreihe von GRAFE und GRAHAM[3] der N-Verlust einer dreiwöchigen Hungerperiode in einer Woche wieder eingeholt. Je größer die Eiweißverluste vorher, mit um so kleineren Mengen können sie wieder ersetzt werden. Das geht aus den bekannten älteren Versuchen von F. MÜLLER[4], KLEMPERER[5], NEBELTHAU[6], SVENSON[1], BENEDICT und SURANYI[7] u. a. und neueren Beobachtungen der Kriegs- und Nachkriegszeit von v. HOESSLIN[8], wie KESTNER[9] und seinen Mitarbeitern klar hervor. Es kann hier keine Rede davon sein, daß etwa wie bei Hunden, die ausschließlich mit Fleisch überernährt wurden, die N-Bilanz rasch einem Gleichgewicht zustrebt. Bei der Überernährung mit einer gemischten, selbst relativ eiweißarmen Nahrung ist sogar das Gegenteil der Fall, indem selbst nach Ausgleich der Defizite der N-Ansatz nahezu unbegrenzt weiter geht. Ein reiches Beobachtungsmaterial liegt hier vor (Lit. bei GRAFE[10]). Nur ein paar besonders große Zahlen seien hier erwähnt. So beobachteten WHITE und SPRIGGS[11] eine Gesamt-N-Retention von 661 g, GRAFE und KOCH[12] von 535 g.

---

[1] SVENSON, N.: Z. klin. Med. **43**, 86 (1901).
[2] VOIT, C.: In Hermanns Hdb. d. Physiologie Bd. 6, S. 269, 1881.
[3] GRAFE, E. u. D. GRAHAM: Z. physiol. Chem. **73**, 1 (1911).
[4] MÜLLER, F.: Z. Klin. Med. **16**, 503 (1889).
[5] KLEMPERER, G.: ebenda, 594.
[6] NEBELTHAU, A.: Zbl. inn. Med. 977 (1897).
[7] BENEDICT u. SURANYI: Münch. med. Wschr., Nr 6 u. 7 (1899). — Z. klin. Med. **48**, 290 (1903).
[8] v. HOESSLIN: zitiert auf S. 36.
[9] KESTNER, O.: zitiert auf S. 36.
[10] GRAFE, E.: Path. Physiol. d. Gesamtstoffw., S. 195, zitiert auf S. 1.
[11] HALL WHITE u. SPRIGGS: zitiert auf S. 47.
[12] GRAFE u. KOCH: zitiert auf S. 47.

Ja selbst aus normalem Ernährungszustande heraus konnten MEYER und DENGLER[1] noch N-Ansätze von 371 g, MÜLLER[2] von 210 g erzielen. In keinem dieser Fälle findet sich ein Anhaltspunkt dafür, daß das Ende der maximal möglichen Eiweißretentionen erreicht war. Damit stimmen ältere und neuere Tierversuche von SCHULTZE und MÄRKER, HENNEBERG und PFEIFFER u. a. (Lit. bei E. GRAFE[3]) und neuere Tieranalysen gut überein.

Es kann also keinem Zweifel unterliegen, daß eine *Eiweißmast* möglich ist und zwar sogar in erheblichem, man möchte fast sagen, unbegrenztem Maße. Dieses Eiweiß ist z. T. aber biologisch etwas anderes als das lebende Protoplasma. PFLÜGER bezeichnete es als unbekannte Mastsubstanz, v. NOORDEN als Reserveeiweiß, FRÄNKEL, vielleicht am richtigsten, als totes Eiweiß. Es wird wie Glykogen und Fett als Mastsubstanz in Tropfen oder Schollenform in den Zellen abgelagert und ist darin von W. BERG[4] u. a. färberisch aufgefunden worden. Biologisch ist es dadurch charakterisiert, daß es nicht atmet (DENGLER und MAYER[1], MÜLLER[2] u. a.), chemisch hat es sich bisher noch nicht sicher vom lebendigen Eiweiß (Lit. und eigene Untersuchungen bei GRUND[5]) unterscheiden lassen. Für die Praxis der Mastkuren ist natürlich die entscheidende Frage, ob diese Anlagerung von Masteiweiß für den Körper von Nutzen oder Schaden ist. Diese Frage ist schwer zu beantworten. Ich persönlich neige dazu, einen Vorteil darin zu erblicken, da mancherlei dafür spricht, daß dies Masteiweiß wegen seiner anscheinend größeren Labilität nicht nur das Protoplasmaeiweiß vor dem Zerfall zu schützen vermag, sondern wahrscheinlich im Bedarfsfalle jederzeit zum Protoplasmaaufbau verwandt werden kann. Trotzdem scheint es mir nicht ratsam, bei Mastkuren es darauf abzulegen, einen hohen Bestand an dieser Eiweißform zu erzielen, weil große Eiweißzufuhren wegen der damit verbundenen dynamischen Wärmewirkung unökonomisch sind.

Die Hauptmastsubstanz im Körper ist das Fett. Es stammt nicht nur aus den Fetten der Nahrung, sondern auch aus den Überschüssen an Kohlehydraten der Nahrung, weil die Glykogenablagerung nur eine begrenzte ist. Diese Umwandlung von Kohlehydraten in Fett scheint nach neuesten Untersuchungen von WERTHEIMER[6] nicht in der Leber, sondern in den Fettdepots selbst vor sich zu gehen, da hier sehr große Glykogenmengen (bis 6,5%) sich nachweisen lassen.

Als Fettbildner sind aber die Kohlehydrate für Mastkuren unzweckmäßig, da bei dem Umwandlungsprozeß deutliche Mengen Wärme dem Körper ohne Nutzen verloren gehen (nach LUSK[7] bei der Ent-

---

[1] MAYER, L. u. F. DENGLER: Zbl. f. ges. Phys. u. Path. des Stoffw. 228 (1906).

[2] MÜLLER, A.: ebenda, Nr 15 (1911).

[3] GRAFE, E.: Path. Physiol. d. Gesamtstoffw., zitiert auf S. 33.

[4] BERG, W.: Biochem. Z. 61, 428 (1914).

[5] GRUND, G.: Organanalyt. Unters. über den N.- u. P.-Stoffwechsel und ihre gegenseitigen Bezieh., München: Oldenburg 1910.

[6] HOFFMANN, A. u. E. WERTHEIMER: Pflügers Arch. 217, 728 (1927).

[7] LUSK, G.: J. of biol. Chem. 20, 581 (1915).

stehung von 100 g Fett aus 270 g Zucker 47,2 Cal. = ca. 5% des Ausgangsmaterials).

Somit sind die Richtlinien für die Überernährungskuren in den Hauptzügen festgelegt, die Praxis ihrer Durchführung hat aber noch mancherlei anderes zu berücksichtigen.

Voraussetzung für die Zumessung der Kost ist natürlich die Kenntnis des Nahrungsbedarfs. Dieser wird entweder durch einen Grundumsatzversuch direkt bestimmt, was sich bei Kranken mit abnormem Stoffwechsel stets empfiehlt, oder in der auf Seite 10 angegebenen Weise berechnet. Bei sehr unterernährten Kranken empfiehlt es sich, wie schon oben ausgeführt, zunächst nur den Nahrungsbedarf zu geben und die Überschüsse langsam zu steigern unter genauer Kontrolle des Gewichtes. Solange mit niedrigen Zulagen das Gewicht weiter steigt, ist es ratsam, dabei zu bleiben und erst bei Gewichtskonstanz sie zu erhöhen. Um die Spanne zwischen Zufuhr und Bedarf möglichst groß zu gestalten, ist es ratsam, besonders im Anfang der Mastkuren Bettruhe zu verordnen, daneben bei nervösen oder schlaflosen Patienten kleine Mengen von Beruhigungsmitteln, wie z. B. Luminal 3mal 0,05—0,1 oder in leichteren Fällen in Form der Luminaletten. Die Hauptsache an der Kost ist ein hoher Caloriengehalt; wie er erzielt wird, kommt erst in zweiter Linie in Betracht und hängt weitgehend von Geschmack und Neigungen der Kranken ab.

Unter den Nährstoffen sollte wegen seines Calorienreichtums und seiner Ökonomie das Fett durchaus an erster Stelle stehen. Am zweckmäßigsten wird es außer in Milch und Rahm in Form von Butter gereicht, da es in dieser Form auch in großen Mengen unsichtbar für den Kranken verabfolgt werden kann. Fett in Form von Schmalz oder Speck begegnet meist bald größeren Widerständen. Über 200—250 g Fett wird man kaum in Deutschland auf längere Zeit täglich beibringen können. Gegen größere Mengen bestehen auch Bedenken von seiten des Magendarmkanals, empfindlichere Kranke bekommen dann meist Übelkeit und Durchfälle, erst recht gilt das für Magendarmleidende oder Basedowkranke. Der Menge nach werden die Kohlehydrate den Hauptteil der Nahrung bilden, Zucker so viel wie möglich, daneben Zerealien und erst in letzter Linie die voluminösen und rasch sättigenden und calorienarmen Gemüse. Als Vehikel für die Fettzufuhr, wegen der Vielseitigkeit ihres Geschmackes und ihres Vitaminreichtums wird man sie aber nicht entbehren können.

Das Eiweiß, das im Durchschnitt 100 g nicht unter- und 200 g nicht überschreiten sollte, läßt sich am besten in Form von Eiern, Fleisch oder Fisch, sowie Käse verabfolgen.

Es gibt in der Literatur eine Fülle von Mastkurschemata (so von BRUGSCH[1], JÜRGENSEN[2], KISSLING[3], STRAUSS[4], v. NOORDEN und

---

[1] BRUGSCH, TH.: zitiert auf S. 39.
[2] JÜRGENSEN: Diätetisches Kochbuch, Berlin 1910. — Allgemeine diätetische Praxis, Berlin: Julius Springer 1918.
[3] KISSLING: Überernährungskuren bei Unterernährungszuständen, Erg. inn. Med. 12, 913 (1913).
[4] STRAUSS, H.: Diätbehandlung innerer Krankh., Berlin 1912.

Salomon[1], Umber[2], Rosenfeld[3], Mc Lester[4] u. a.), sie können aber nur als Richtlinien dienen, da sie genau durchgeführt immer nur für einzelne Kranke passen. Es läßt sich eben ohne weitgehende Rücksicht auf den Geschmack des Kranken auf die Dauer keine Mastkur durchführen. Der erfolgreiche Diätetiker kann sich an kein Schema binden. Es ist der große Vorteil einer Diätküche, wie sie in zunehmendem Maße auch in Deutschland internen Kliniken und Krankenhäusern, so auch der Würzburger Klinik, angegliedert ist, daß hier bis in die kleinsten Kleinigkeiten hinein auf die Wünsche der Kranken individuell eingegangen werden kann. Natürlich kann auch eine sorgsame und umsichtige Hausfrau sie ebensogut, manchmal sogar noch besser erfüllen, sofern die nötigen Mittel zur Verfügung stehen.

Wenn ich im folgenden auch meinerseits ein Schema für eine Mastkur gebe, so geschieht es nur, um zu zeigen, welches Vorgehen sich mir am meisten bewährt hat, nicht etwa, um über andere Methoden weniger günstig zu urteilen, oder gar, um mich auf die folgende Kostverordnung festzulegen.

Folgender Kostplan (Tabelle 8) ist berechnet für einen Mann von 170 cm Länge, 55 kg Gewicht bei einem Nahrungsbedarf von 1700 Calorien bei maximaler Steigerung der Überernährung (auf ca. 100%).

In die vorstehende Kostverordnung ist nicht eingesetzt der Alkohol, der bei vielen Menschen ein besonders starker Appetitanreger ist und in manchen Fällen, vor allem in Form von Südwein, evtl. auch abends in Form von Bier kaum entbehrt werden kann.

Wichtiger als alle Kostvorschriften hinsichtlich der einzelnen Nahrungsmittel sind genaue quantitative Angaben. Leider ist gerade in Fragen der Diät das quantitative Denken vieler Ärzte sehr wenig geschult. Allgemeine Angaben genügen vor allem für die im Privathause durchzuführenden Mastkuren keineswegs, sondern der Kostplan muß unter Mitwirkung der Kranken, auf dessen Wünsche weitgehend Rücksicht genommen werden muß, an der Hand von Nahrungsmitteltabellen in Gramm genau aufgestellt und berechnet werden. Ich verzichte ausdrücklich auf die Wiedergabe von derartigen Tabellen, da jeder Arzt, der sich mit diätetischen Fragen beschäftigt — und welcher hätte dazu keine Gelegenheit! — solche gesondert besitzen muß. Für eine summarische Orientierung hinsichtlich der meisten Anordnungen genügt die große Tabelle von Schwenkenbecher[5]. Umfassender und vollständiger ist die Zusammenstellung von Schall und Heissler[6], die auch die Verdaulichkeit, den Vitamin- und Salzgehalt der Speisen mit-

---

[1] v. Noorden, C. u. H. Salomon: zitiert auf S. 39.

[2] Umber, F.: Ernährung u. Stoffwechselkrankheiten, 3. Aufl. Berlin und Wien: Urban und Schwarzenberg 1925.

[3] Rosenfeld, G.: Diätkuren, Berlin: Fischers medizin. Buchhandlg. 1927.

[4] Mc Lester, J. S.: Nutrition and diet, W. S. Saunders Co. Philad. 1930.

[5] Schwenkenbecher, A.: Nahrungsmitteltabelle.

[6] Schall-Heissler: Nahrungsmitteltabellen, 8. Aufl., Leipzig: Kabitsch 1927.

Tabelle 8.
Schema für eine Mastkur. (Würzburger Klinik.)

	Eiweiß	Kohle-hydrate	Fett	Calorien
Vorfrühstück:				
20 g Hafergrütze	3,0	13,0	1,3	40
15 g Butter	1,0	1,2	12,6	117
115 g Milch	5,1	7,2	5,4	100
1. Frühstück:				
200 g Milch mit Tee oder Kaffee	6,8	9,6	7,2	134
50 g Sahne	1,7	1,7	10,0	107
50 g Brot, Brötchen, Hörnchen oder Toast	3,4	29,0	0,3	135
15 g Butter	1,0	1,2	12,6	117
10 g Zucker	—	10,0	—	40
1 Ei	5,6	0,3	5,3	74
2. Frühstück:				
25 g Speck ⎱ am besten gebacken	1,5	—	17,0	164
1 Ei ⎰	5,6	0,3	5,3	74
150 g Bouillon	1,4	1,0	2,0	30
Mittagessen:				
100 g Bouillon oder Gemüsesuppe	1,0	0,8	1,5	20
150 g Fleisch oder Fisch	48,0	—	12,0	300
150 g Gemüse, berechnet als Schnittbohnen	4,0	9,1	0,3	60
100 g Kartoffeln in Brei oder gebraten	2,1	21,0	0,1	95
100 g Pudding, berechnet als Gries-pudding	5,6	20,3	5,2	155
50 g Fruchtsauce	—	10,0	—	40
50 g Butter in Gemüse oder Kartoffeln	1,3	0,4	42,0	390
Nachmittags:				
200 g Milch zum Kaffee oder Tee evtl. mit Kakao	6,8	9,6	7,2	134
10 g Zucker	—	10,0	—	40
30 g Brot oder Brötchen . . .	2,4	15,0	—	73
15 g Butter	1,0	1,2	12,6	117
Abendessen:				
2 Eier	11,2	0,6	10,6	148
50 g Fleisch	16,0	—	4,0	100
100 g Gemüse, berechnet als Blumenkohl	1,9	2,1	4,4	60
100 g Kartoffeln	2,1	21,0	0,1	95
200 g Milch	6,8	9,6	7,2	134
50 g Käse (halbweich)	8,0	0,8	19,0	207
200 g Obst, berechnet als Bananen	2,6	44,0	—	200
30 g Butter	2,0	2,4	25,2	234
	158,9	252,4	230,4	3734

angibt (vgl. auch KESTNER und KNIPPING[1]). Die ausführlichsten Angaben finden sich bei J. KÖNIG[2], doch wird man für praktische Fragen der Diät kaum je in die Lage kommen, zu diesem Standardwerk greifen zu müssen.

Zur Unterstützung von Mastkuren sind eine Fülle von Nährpräparaten in den Handel gebracht worden. Eine Zusammenstellung der gebräuchlichsten Nährpräparate mit Angaben über Zusammensetzung und Nährwert findet sich bei SCHALL und HEISSLER[3]. Meist sind es Eiweißpräparate mit hohem N-Gehalt. Besonders appetitanregend sind die Fleischextrakte, von denen der LIEBIGsche immer noch an der Spitze steht. Im übrigen haben Somatose, Plasmon und Sanatogen am meisten Eingang gefunden. Neuerdings sind auch Organpräparate in steigendem Maße beliebt, z. B. das aus Gehirnsubstanz gewonnene Promonta, für das RUBNER und SCHITTENHELM sich eingesetzt haben. Der Wert solcher Nährpräparate wird wohl im allgemeinen beim Publikum etwas überschätzt. Es sind ja meist nur Nährstoffe in konzentrierter Form, z. T. durch die Herstellung denaturiert. So entsprechen 100 g Somatose calorisch etwa 200 g magerem Rindfleisch, doch ist der Eiweißgehalt der Somatose um ca. ein Drittel höher.

Von Medikamenten im eigentlichen Sinne wurden die Beruhigungsmittel, ohne die man oft nicht auskommen kann, bereits erwähnt. Wesentliche Unterstützung, besonders bei Anämischen, bringen Eisen- und Arsenpräparate. Besonders letztere sind sehr zweckmäßig, nachdem HENIUs[4] unter v. NOORDEN zeigte, daß Arsen die Oxydationen verlangsamen kann. Am zweckmäßigsten ist die Darreichung in einer auch für den Geschmack angenehmen Form wie die Tinct. ferr. arsenic. Athenstaedt oder die Arsenferratose. Verstärkt wird natürlich die Wirkung durch subcutane Applikation, z. B. in Form von Arsacetin, Solarson, Kakodyl, Asthonin u. dgl.; doch wird bei sehr elenden und nervös labilen Kranken diese Applikationsform oft auf Schwierigkeiten stoßen und deshalb unterlassen werden müssen.

Eine sehr wesentliche Bereicherung hat die medikamentöse Unterstützung von Überernährungskuren neuerdings durch das Insulin erfahren (Zusammenfassung bei E. VOGT[5]). Es ist das Verdienst FALTAs[6], diesen glänzenden Reservestoffbildner in die Behandlung Unterernährter eingeführt zu haben. Er ging dabei von dem Gedanken aus, daß es auf diesem Wege gelingen müßte, eine Hyperfunktion des Inselorgans herbeizuführen und so das Körpergewicht künstlich zu steigern. Seine eigenen Versuche übertrafen die Erwartungen, indem in über-

[1] KESTNER, O. u. KNIPPING: Die Ernährung des Menschen, Berlin: Julius Springer 1924.

[2] KÖNIG, J.: Chemie der Nahrungs- u. Genußmittel, 5. Aufl., Berlin: Julius Springer 1920.

[3] SCHALL-HEISSLER: Nahrungsmitteltabellen, 8. Aufl., Leipzig: Kabitzsch 1927.

[4] HENIUS: Die Arsenbehandlung d. Chlorose, Gießen: Dissert (1902).

[5] VOGT, E.: Über die Insulinbehandlung nichtdiabetischer Erkrankungen, Beih. z. med. Klin., Urban u. Schwarzenberg 1927.

[6] FALTA: Wien. klin. Wschr. Nr 27 (1925) u. Sonderbeilage 1926.

raschender Weise auch der Appetit der Kranken, manchmal bis zum Heißhunger, sich steigert und so erst recht die Gewichtszunahmen günstig ausfielen. Alle folgenden Untersucher, von denen ich nur E. VOGT, BAUER-NYIRI, FRANK (Zusammenfassung bei E. VOGT[1]) erwähne, haben FALTAS Befunde bestätigen können. Auch wir sahen in vielen Fällen, wenn auch nicht immer, günstige Erfolge. An der Hand größeren Materials stellten sich dann gewisse Kontraindikationen heraus, wie fieberhafte Allgemein- und Organerkrankungen, vor allem Carcinome, ferner vasomotorische und hämorrhagische Diathesen. Schaden wird man hier auch mit kleinen Dosen nur selten anrichten, aber die Versager häufen sich. Die Technik dieser Insulinkuren ist recht einfach. Eine halbe Stunde vor dem Frühstück, evtl. auch vor dem Mittagessen mit kohlehydratreicher Zusammensetzung werden steigend je 5—20 Einheiten subcutan injiziert, am besten drei bis vier Wochen hindurch. Über diese Mengen hinauszugehen empfiehlt sich nur in Krankenhäusern unter fortlaufender Blutzuckerkontrolle und ist meist auch gar nicht nötig. Die mittleren Gewichtszunahmen betragen pro Woche ca. 2—3 kg, sie sind begleitet meist von einer günstigen Einwirkung auf Psyche und Appetit. Skeptiker haben hier in Analogie zur Insulinwirkung beim Diabetes zunächst nur an reine Wasserretentionen gedacht. Bis zu einem gewissen Grade ist das auch richtig, der Hauptsache nach handelt es sich aber um die Mengen, die zur echten Gewebs- und Reservestoffneubildung nötig sind. Dafür spricht, daß die Gewichte beibehalten werden und selbst auf Salyrgan nur zum kleinen Teil wieder verloren gehen. Versuche von LUBLIN[2] und SCHELLONG und HUFSCHMID[3] machen es wahrscheinlich, daß die günstige Insulinwirkung auf verbesserter Kohlehydratverbrennung, sowie vermehrter Glykogen- und Fettsynthese beruhen.

b) Der Stoffwechsel im Fieber[4] und die Fieberdiät.

Unter den Unterernährungszuständen nehmen die fieberhaften und infektiösen Krankheiten sowohl hinsichtlich ihrer Genese wie ihrer Diätotherapie eine Sonderstellung ein, so daß sie getrennt besprochen werden müssen. Es gehört nicht zum Wesen dieser Krankheiten, daß sie notwendig zur Unterernährung führen müssen, denn sehr sorgfältige Ernährung vermag das, wie noch später gezeigt wird, in vielen Fällen ganz oder fast ganz zu vermeiden. Aber die tägliche Erfahrung lehrt, daß eine verminderte Nahrungsaufnahme und dadurch ein verschlechterter Ernährungszustand in praxi in der Regel, in schweren Fällen sogar fast immer, sich einstellen. Vermehrter Nahrungsbedarf und herab-

---

[1] VOGT, E.: zitiert auf S. 54.
[2] LUBLIN: Klin. Wschr. Nr 27 (1926).
[3] SCHELLONG u. HUFSCHMID: Ebenda Nr 40, 1888 (1927).
[4] Neueste Darstellungen bei FREUND, H.: Erg. inn. Med. 22, (1922). — Hdb. d. norm. u. path. Physiologie, Bd. 17/18, S. 86, 1926. — GRAFE, E.: Erg. Physiol. 21 II (1923). — Hdb. d. norm. u. path. Physiol., Bd. 5, S. 283, 1928. — KREHL, L.: Hdb. d. allg. Path., Bd. 4, S. 1, Leipzig 1924.

gesetzter Appetit treffen hier verhängnisvoll zusammen, und so ist es kein Wunder, daß wir bei chronischen Infektionskrankheiten oft die höchsten Grade der Macies sehen.

1. Wesen und Bedeutung des Fiebers.

Das Fieber ist ein uraltes Problem, mit dem schon die Ärzte des Altertums, vor allem Asclepiades, Archigenes und Galen sich befaßten. Das Wort Fieber leitet sich von febris (von fervere = Sieden) ab. Fast in sämtlichen Sprachen schließt das entsprechende Wort den Begriff Hitze ein. In diesen Beziehungen liegt die alte Auffassung vom Wesen des Fiebers begründet: calor praeter naturam. Dabei galt das Fieber mit allen seinen Begleitsymptomen als eine Einheit. Später im ausgehenden Mittelalter zerfiel dann *das* Fieber in *die* Fieber und wurde schließlich vor ca. 100 Jahren ein Gegenstand philosophischer Spekulationen. Aber alle diese Streitigkeiten und Diskussionen, die noch das 19. Jahrhundert durchziehen, haben heute nur noch ein historisches Interesse, da die LIEBERMEISTERsche[1] Theorie schließlich auf der ganzen Linie gesiegt hat und heute ganz allgemein acceptiert worden ist. Nach ihr besteht das Wesen des Fiebers darin, daß hier die wärmeregulierenden Apparate auf ein höheres Niveau eingestellt sind. Die schärfere und biologisch exaktere von H. H. MEYER und L. KREHL[2] vorgeschlagene Formulierung lautet: Fieber ist der Ausdruck einer gesteigerten Erregung und Erregbarkeit, sowie einer höheren Tonuslage der wärmeregulierenden Centralapparate. Der Schwerpunkt der modernen Auffassung vom Wesen des Fiebers liegt also nicht mehr in der Tatsache der Temperaturerhöhung als solcher, die nur ein äußeres Merkmal ist, sondern in der Schädigung der Apparate, die normalerweise die Konstanz der Körpertemperatur garantieren. Ob man hier eine Erregung im Sinne LIEBERMEISTERs oder lieber eine Lähmung, wie FREUND[3] es neuerdings aus guten Gründen vorschlägt, annimmt, ist eine sekundäre Frage.

Mit der geschilderten Theorie sind bisher alle klinischen und experimentellen Tatsachen zwanglos zu vereinen. Vorbedingung für ihr Verständnis ist die Kenntnis des Mechanismus der normalen Wärmeregulation, die dem Menschen wie den sonstigen Warmblütern eine weitgehende Unabhängigkeit seiner Körpertemperatur von äußeren Einflüssen verleiht. Diese Konstanz ist allerdings nicht so weitgehend und unerschütterlich wie vielfach angenommen wird. Zunächst zeigt ja schon die Tagestemperatur gewisse regelmäßige Schwankungen, die wahrscheinlich mit Änderungen in der Erregbarkeit der nervösen Zentralapparate zusammenhängen (GESSLER[4]). Aber auch über diese physiologischen Schwankungen hinaus kommen Durchbrechungen

[1] LIEBERMEISTER, C.: Handbuch der Pathologie und Therapie des Fiebers. 1875 (dort auch alte Lit.).
[2] MEYER, H. H. und L. KREHL: Fieberreferate, 30. Verh. deutsch. Ges. inn. Med. 1913.
[3] FREUND, H.; zitiert auf S. 55.
[4] GESSLER, H.: Pflügers Arch. 207, 376 (1925).

der Konstanz selbst beim Gesunden relativ häufig vor. Anstrengungen sportlicher Art, besonders in der Hitze, Bergtouren, besonders bei dicken untrainierten Menschen, führen sehr oft, länger andauernde heiße Bäder sogar regelmäßig zu oft recht erheblichen Anstiegen der Körpertemperatur (Lit. u. eigene Versuche bei WEINERT[1]). In allen diesen Fällen handelt es sich aber nicht um ein echtes Fieber, sondern lediglich um eine Wärmestauung, da die nervösen Centralapparate intakt sind. Die Wärmeregulation kann in zweifacher Weise sich vollziehen, einmal durch Variation der Wärmeabgabe, ferner durch Variation der Wärmebildung bzw. durch Kombination beider Arten. Nach dem Prinzipe der doppelten Sicherung hat die Natur beide Wege beschritten und miteinander kombiniert, um so die Reichweite dieses Selbststeuerungsvorgangs, der dem Ablauf der Lebensvorgänge die optimalste Temperatur gewährleistet, zu vergrößern. Es gibt sowohl eine physikalische wie eine chemische Form, wie RUBNER die Wärmeabgabe- und die Wärmebildungsregulation genannt hat. Auch der Mensch verfügt über beide Arten, wenn er auch Dank seiner Kleidung für gewöhnlich mit der Variation der Wärmeabgabe auskommt. Bei stärkerer Kälte und bei Entblößen des Körpers tritt·entgegen älteren Angaben aber auch die früher manchmal bestrittene chemische Form klar in Tätigkeit (HILL[2], GESSLER[3] u. a.).

Ältere Physiologen, wie z. B. TIGERSTEDT[4] hatten die Annahme gemacht, daß diese Regulationsfähigkeit eine primäre konstitutionelle Eigentümlichkeit des Warmblüterprotoplasmas sei. Dieser Auffassung wurde der Boden entzogen, als es gelang nervöse Centren zu finden, von denen aus in spezifischer Weise die Wärmeregulation beeinflußt werden kann und andererseits festgestellt wurde, daß isolierte überlebende Organe von Warmblütern sich im Verhalten gegenüber wechselnden Temperaturen ganz wie Kaltblüterorgane verhalten. Von ISENSCHMID und KREHL[5] ist durch schwierige, vielfach bestätigte Exstirpationsversuche mit voller Sicherheit im Tuber cinereum bzw. im Corpus subthalamicum an der Hirnbasis das Centrum für die chemische Wärmeregulation gefunden worden. Zerstörung oder Abtragung dieser Stelle macht die Tiere poikilotherm. Kälte, an diesem Centrum durch eine feine mit Flüssigkeit durchspülbare Kanüle appliziert, führt zu vermehrter Verbrennung und Temperaturerhöhung, Wärmeeinwirkung hat den entgegengesetzten Effekt (BARBOUR[6] unter H. H. MEYER). H. H. MEYER hat daraufhin ein Heiz- und Kühlcentrum in diesem Gehirnteil funktionell zu trennen gesucht. Leider ist bisher ein analoges Centrum für die physikalische Wärmeregulation noch nicht

---

[1] WEINERT, H.: Über Temperatursteigerungen bei gesunden Menschen, Inauguraldissertation Heidelberg **1912.** — Münch. med. Wschr. **1913,** 1543.
[2] CAMPBELL, HARGOOD, ASH u. HILL: J. of Physiol. **55** (1921).
[3] GESSLER, H.: Pflügers Arch. **207,** 376 (1925).
[4] TIGERSTEDT, R.: Nagels Handbuch der Physiologie des Menschen, Bd. 1, Braunschweig 1905.
[5] ISENSCHMID R. u. L. KREHL: Arch. f. exper. Path. **70,** 109 (1912).
[6] BARBOUR, H. G.: Ebenda 1.

gefunden, wenn auch die schönen Versuche von KARPLUS und KREIDL[1] über centrale Beeinflussung der Vasomotorentätigkeit und Schweißsekretion es sehr wahrscheinlich machen, daß es gleichfalls im Corpus subthalamicum liegt. Wie die nervösen Bahnen im Hirnstamm weiter verlaufen, ist noch unbekannt. Erst im mittleren Halsmark sind sie wieder gefaßt worden. Durchschneidet man das 5. und 6. Halssegment, so sind damit physikalische und chemische Wärmeregulation gleichermaßen ausgeschaltet (FREUND und STRASSMANN[2] und GRAFE[3], ISENSCHMID[4] u. a.) Weiter abwärts lassen sich beide Funktionen trennen, denn Durchschneidung der obersten Brustsegmente läßt zwar die chemische Regulation intakt, hebt aber die physikalische Form auf (FREUND und GRAFE[3] und Mitarbeiter). Man muß daher annehmen, daß die entscheidenden Bahnen für die chemische Art das unterste Halsmark verlassen. Wahrscheinlich laufen sie dann auf sympathischen Bahnen weiter zu den Erfolgsorganen d. h. den Stätten, in denen auf die centralnervöse Einwirkung hin je nach Bedarf die Oxydationen gesteigert oder herabgesetzt werden. Es sind das in erster Linie Leber und Muskel, außerdem vielleicht auch mehr oder minder die anderen Organe, vor allem innersekretorische Drüsen.

Die wichtige Rolle der Leber ist durch das Einsetzen einer rapiden Eiweißeinschmelzung nach hoher Halsmarkdurchschneidung (FREUND und GRAFE[3], FREUND und LAUBENDER[5]) und die schönen Entnervungsversuche von R. PLAUT[6] festgestellt. Beim Muskel hatte man sich lange gesträubt, unabhängig von den Kontraktionen noch gesetzmäßige Schwankungen der Oxydationsenergie, einen sog. chemischen Tonus anzunehmen. MANSFELD und LUCACS[7] hatten das schon vermutet, aber erst die Versuche von FREUND und JANSSEN[8] brachten den Beweis. Es gelingt nämlich durch völlige Entnervung, wobei auch die in den Gefäßwänden verlaufenden sympathischen Bahnen zerstört werden müssen, die Extremität eines Warmblüters dem Einfluß der chemischen Wärmeregulation isoliert zu entziehen. Die Schilddrüse mag auch im Leben am Zustandekommen dieser Form einen gewissen Anteil haben. Entscheidend, wie H. H. MEYER mit der Annahme eines Kühl- und Heizhormons dieser Drüse es vermutete, ist sie sicher nicht, sonst könnte nicht nach Herausnahme dieses Organs der Mechanismus beinahe unverändert weiter bestehen (HILDEBRANDT, GRAFE und v. REDWITZ u. a.) (Lit. in den zusammenfassenden Darstellungen). Je nach Ausschaltung der chemischen oder physikalischen Form finden sich tiefgreifende Einwirkungen auf den Gesamtstoffwechsel, die im Hinblicke auf den Fieberstoffwechsel von Interesse sind. Beseitigung der physi-

[1] KARPLUS u. KREIDL: Pflügers Arch. 129, 138 (1909); 135, 401 (1910).
[2] FREUND u. STRASSMANN: Arch. f. exper. Path. 168, 12 (1912).
[3] FREUND u. GRAFE: Arch. f. exper. Path. 70, 135 (1912); Pflügers Arch. 168, 1 (1917). — Arch. f. exper. Path. 93, 285 (1922).
[4] ISENSCHMID, R.: Arch. f. exper. Path. 85, 271 (1920).
[5] FREUND u. LAUBENDER: Ebenda 99, 131 (1923).
[6] PLAUT, R.: Z. Biol. 76, 183 (1922).
[7] MANSFELD u. LUCACS: Pflügers Arch. 161, 467 (1915).
[8] FREUND u. JANSSEN: Ebenda 200, 96 (1923).

kalischen Form belastet den chemischen Mechanismus vermehrt, so
daß zur Aufrechterhaltung der Körpertemperatur eine ev. bis zu $100^0/_0$
größere Oxydationsenergie nötig ist wie vorher. Verlust der chemischen
Form bedingt sofort eine schwere, ohne Wärmezufuhr von außen tödliche
Unterkühlung. Gleichzeitig, aber unabhängig von der Körpertemperatur
steigt der Eiweißumsatz gewaltig an, was wohl kaum anders als durch
die Annahme einer normalerweise bestehenden centralnervösen Hem-
mungswirkung gedeutet werden kann (FREUND und GRAFE[1]).

Nachdem so unsere Kenntnisse von den Mechanismen der normalen
Wärmeregulation in den letzten 1—2 Jahrzehnten wesentlich erweitert
und vertieft worden sind, läßt sich der Nachweis, daß auch das Fieber
im wesentlichen eine Störung der centralnervösen Funktionen, insbesondere der chemischen Regulationsart ist, leicht erbringen. Schon
1884 gelang es ARONSOHN und SACHS[2] im Corpus striatum ein Centrum
zu entdecken, dessen Verletzung Fieber hervorruft. Es liegt in nächster
Nachbarschaft des Centrums der chemischen Regulation und ist wahrscheinlich mit ihm identisch. Wird letzteres zerstört und seine Bahnen
zur Peripherie im Halsmark durchtrennt, so ist selbst bei schwersten
Infektionen die Fieberfähigkeit aufgehoben (KREHL[3], FREUND und
GRAFE[4], LESCHKE[5] u. a.). Der gleiche lokale Effekt tritt ein, wenn
die Bahnen zu den Erfolgsorganen durchtrennt werden. Ein total
entnervtes Bein fiebert nicht mit (FREUND und JANSSEN[6]), seien die
Temperaturen des übrigen Körpers auch noch so hoch. Schließlich
konnte noch O'CONNOR[7] zeigen, daß bei auftretendem Fieber der erste
Temperaturanstieg im Centrum selbst und erst nachher in der Peripherie auftritt.

Die Beweiskraft dieser Befunde ist so zwingend, daß die skizzierte
LIEBERMEISTERsche Theorie nicht nur als eine Hypothese von hohem
Wahrscheinlichkeitsgrad, sondern wohl als gesicherte Tatsache angesehen
werden muß.

Wenn auch im Fieber im wesentlichen die chemische Regulation
Änderungen erleidet, so ist doch gleichzeitig die physikalische Form in
Mitleidenschaft gezogen, dann normalerweise vermag die Intaktheit
dieses Vorgangs viel größere im Körper entstehende Wärmemengen
durch maximale Vasodilatation und Schweißbildung wegzuschaffen,
ehe die Körpertemperatur ansteigt. Schwer geschädigt ist die physikalische Form im Schüttelfrost mit der blassen Gänsehaut der Kranken.
Daß sie aber sonst in vermehrte Tätigkeit tritt, dafür spricht schon
die gerötete heiße Haut der Fiebernden, doch ist die Anspannung
nicht groß genug, um die im Körper vermehrt gebildete Wärme
ganz nach außen abzuführen.

---

[1] FREUND u. GRAFE: Arch. f. exper. Path. 70, 135 (1912); Pflügers
Arch. 168, 1 (1917). — Arch. f. exper. Path. 93, 285 (1922).
[2] ARONSOHN, E. u. G. SACHS: Dtsch. med. Wschr. 1884.
[3] KREHL, L.: zitiert auf S. 55.
[4] FREUND u. GRAFE: zitiert auf S. 58.
[5] LESCHKE: Z. exper. Path. u. Ther. 14, 151, (1913); 19, 58 (1918).
[6] FREUND u. JANSSEN: zitiert auf S. 58.
[7] O'CONNOR: J. of Physiol. 52, 267 (1919).

Schließlich entsteht noch die Frage, wie diese Schädigungen der wärmeregulierenden Apparate im Fieber zustandekommen. Gibt es einen einheitlichen Fieberstoff? Die Albumosen wurden vor 30 Jahren einmal von KREHL und MATTHES[1] dafür angesehen, aber bald wurde diese Annahme von ihren ursprünglichen Verfechtern wieder aufgegeben. Doch steckt ein richtiger Kern in ihr, denn heute erst recht müssen wir nach den Untersuchungen von SCHITTENHELM und WEICHARDT, FRIEDBERGER u. a. (Lit. bei FRIEDBERGER[2]) annehmen, daß bei den fieberhaften Infekten die Alteration der nervösen Centralorgane nicht so sehr durch Bakterieneiweiß wie durch seine Spaltungsprodukte, zu denen ja auch Stoffe von Albumosennatur gehören, bedingt ist. Dabei besteht die bemerkenswerte Tatsache, daß die Empfindlichkeit der Centren mit gehäufter Einwirkung dieser Stoffe gewaltig zunimmt. Besonders schön geht das aus den Untersuchungen von HASHIMOTO[3] hervor, der bei der ersten Injektion von 0,2 ccm Pferdeserum in das Corpus striatum eines Kaninchens noch keine Einwirkung auf die Temperatur fand, bei der zweiten Injektion der gleichen Menge aber schon einen Temperatursturz, bei 0,005—0,01 ccm bereits sehr hohes Fieber. Die Substanzen werden also zunehmend giftiger, was vielleicht mit ihrem rascheren und stärkeren Abbau im Organismus zusammenhängt. Ob es sich dabei immer um den gleichen Giftstoff handelt, wie FRIEDBERGER[2] es für sein Anaphylatoxin, das er auch im Reagensglas herstellen konnte, annimmt, ist sehr fraglich. Tatsächlich ist die Zahl der Stoffe, mit denen man vor allem bei kleineren Tieren Fieber hervorrufen kann, Legion. Man kann ruhig behaupten, daß es kaum einen Stoff auf der Welt gibt, mit dem man unter günstigen Bedingungen beim geeigneten Organismus nicht Fieber hervorrufen kann, selbst die physiologische Kochsalzlösung gehört dazu. Noch bemerkenswerter ist aber die Tatsache, daß nicht nur arteigenes, sondern sogar körpereigenes Eiweiß Fieberquelle sein kann. Letzteres sehen wir vor allem beim aseptischen Zerfall von Blut, wie nach Blutergüssen oder paroxysmaler Hämoglobinurie. Vielleicht sind die wirksamen Stoffe hier die Gifte, die beim Zerfall der Blutblättchen entstehen (FREUND[4]). Eine Klärung kann hier nur von der Chemie kommen, für die hier wie überhaupt auf dem Gebiete der Immunobiologie ein ebenso schwieriges wie aussichtsreiches Arbeitsfeld geöffnet ist.

Auch die Frage eines rein nervösen Fiebers kann heute mit Sicherheit in bejahendem Sinne beantwortet werden. Nicht nur klinische Beobachtungen, wie die habituelle Hyperthermie neuropathischer Kinder (MORO[5], NASSAU[6] u. a.), das Fieber bei Stammganglionsklerose

---

[1] KREHL u. MATTHES: Arch. f. exper. Path. 35, 222; 36, 437 (1895).
[2] FRIEDBERGER: In Kraus-Brugsch Handbuch der speziellen Pathologie und Therapie, Bd. 2, 1. Teil (1918).
[3] HASHIMOTO: Arch. f. exper. Path. 78, 370 (1915).
[4] FREUND, H.: Dtsch. Arch. klin. Med. 106, 556 (1912).
[5] MORO, E.: Mschr. Kinderheilk. Orig. 14, 214 (1917).
[6] NASSAU: Zbl. Kinderheilk. 15, 385 (1924).

(MAMMELE[1]), bei Zarten, nervös Erschöpften und Rekonvaleszenten sprechen dafür, sondern vor allem auch die Tatsache, daß es EICHEL-BERG[2] u. a. bei Hysterischen gelang, auf hypnotischem Wege Temperatur-steigerungen zu erzielen und zu beseitigen. Damit steht in gutem Einklang, daß neuerdings GESSLER und HANSEN[3] durch Hypnose auch beim Gesunden die Wärmeregulation tiefgreifend verändern konnten.

So liegt hier trotz mancher Unklarheiten in Detailfragen ein fast lückenloses Beobachtungsmaterial vor, das uns gestattet hat, die uralte Frage nach dem Wesen des Fiebers in einer klaren, bisher widerspruchs-losen und allgemein anerkannten Weise als gelöst zu betrachten.

Leider läßt sich das gleiche von der praktisch viel wichtigeren Frage nach der Bedeutung des Fiebers nicht sagen. Für den Biologen und besonders für den Arzt ist das Problem nicht gelöst, wenn es kausal einigermaßen befriedigend geklärt ist. Ihn interessiert darüber hinaus vor allem der Sinn dieser Vorgänge, denn das therapeutische Handeln hängt aufs innigste mit den theoretischen Vorstellungen zusammen. Auch für die Diätetik des Fiebers ist die Frage, ob hier eine nützliche oder schädliche Reaktion des kranken Organismus vorliegt, von großer Bedeutung.

Bis ins 19. Jahrhundert hinein wurde ganz allgemein das Fieber als ein Heilbestreben des Organismus angesehen. Hippokrates und die mittelalterlichen Ärzte stimmen darin ganz überein. Erst LIEBER-MEISTER[4] gab dieser optimistischen Auffassung einen Stoß, indem er auf die febrile Konsumtion, die fettige Degeneration, die central nervöse Störungen, die er alle als direkte Folgen des Fiebers ansah, hinwies. Seine Auffassung drang so durch, daß C. GERHARDT[5] 1882 auf dem Kongreß für innere Medizin den Ausspruch tat, daß „die antipyretische Behandlungsweise den wichtigsten Fortschritt in unserer gesamten inneren Therapie darstellt". Heute wissen wir, daß an allen diesen Störungen und Veränderungen nicht die Temperaturerhöhung, sondern vor allem Unterernährung und Infekt Schuld sind, wie es damals schon UNVERICHT[6] und NAUNYN[7] LIEBERMEISTER entgegengehalten haben. Die Frage nach der Bedeutung des Fiebers blieb wieder offen. Der Aufschwung der modernen Bakteriologie und Serologie bot neues Rüstzeug für die Beantwortung. Es entstand die Frage, auf welche Weise kann das Fieber günstig wirken. Werden bei den höheren Tem-peraturen die Bakterien leichter abgetötet oder die Antikörper ver-mehrt gebildet? Zahlreiche Versuche sind in der Richtung angestellt (Lit. und Kritik vor allem bei WASSERMANN und F. KEYSSER[8]).

---

[1] MAMMELE, H.: Mschr. Kinderheilk. Orig. 18, 5 (1920).

[2] EICHELBERG: Dtsch. Z. Nervenheilk. 68/69, 352 (1921).

[3] GESSLER u. HANSEN: Dtsch. Arch. klin. Med. 156, 352 (1927).

[4] LIEBERMEISTER, C.: zitiert auf S. 56.

[5] GERHARDT, C.: Verh. dtsch. Ges. inn. Med. 1882, 107.

[6] UNVERICHT: Verh. dtsch. Ges. inn. Med. 1882, 107.

[7] NAUNYN, B.: Vor allem Arch. f. exper. Path. 18, 49 (1884).

[8] v. WASSERMANN, A. u. F. KEYSSER: Wesen der Infektion, Kolle-Wassermann, 2. Aufl., Bd. 2, S. 611, 1913.

Die bis auf PASTEUR zurückreichenden Reagensglasversuche zeigten, daß die meisten Bakterien bei 40⁰ und darüber eine Abnahme des Wachstums, der Vitalität und der Giftigkeit zeigen. Aber was besagen solche Kulturversuche für den Organismus ? Auch das Studium des Ablaufs von Infektionen bei erhöhter Temperatur vermag nicht weiter zu führen, zumal wenn es sich um künstliche Überhitzungsversuche handelt. Ähnliches gilt für den Verfolg der spezifischen Antikörperbildung. Gerade bei dem Wärmestichfieber ließ sich kein günstigerer Ablauf der Infektion oder Antikörperproduktion feststellen. Am ehesten hätte man noch bei infizierten Tieren mit und ohne chemische Wärmeregulation Ausschläge erwarten können. Tatsächlich sterben aber bei gleichartiger und gleichstarker Infektion (Bac. suipestifer) und gleicher Ernährung die fiebernden Tiere genau zur gleichen Zeit wie die nicht fiebernden, ihrer chemischen Wärmeregulation beraubten Hunde, obwohl sie den schweren Eingriff hinter sich hatten (FREUND und GRAFE[1]).

Wie v. WASSERMANN und KEYSSER[2] mit Recht hervorhob, ist der Wert aller derartigen Tierversuche für die menschliche Pathologie recht problematisch, da bei der viel längeren Inkubationszeit der meisten menschlichen Infektionskrankheiten das Fieber erst eintritt, wenn die Abwehrkräfte wahrscheinlich bereits in Tätigkeit getreten sind, doch wären gerade über diesen Punkt noch Untersuchungen vonnöten.

Interessant ist in diesem Zusammenhange die Feststellung, die BOGENDÖRFER[3] an meiner Klinik machte, daß dies Vorhandensein der chemischen Wärmeregulation, mithin der Fieberfähigkeit, für die Bildung von Antikörpern notwendige Voraussetzung ist. Bei der Ausschaltung dieser Form bei Halsmarkdurchschneidung unterbleibt die Bildung von Agglutinen gegen Paratyphus B völlig, während sie bei Brustmarkdurchschneidung in normaler Weise auftritt. Vielleicht läßt sich auf diesem Wege neues Material zu dem in Frage stehenden Problem beibringen.

Wichtiger und entscheidender aber als alle Tierexperimente wären klare und eindeutige Beobachtungen am kranken Menschen. Aber leider verfügen wir nicht über solche. Man sollte denken, daß die Massenerkrankungen des Krieges wie über so manche andere Fragen, z. B. über die Bedeutung der Schutzimpfungen, auch hier ein wertvolles Material gebracht hätten, vor allem für den Typhus, aber leider ist das nicht der Fall, da einmal eine systematische antipyretische Behandlung dieser Krankheit, sei es mit Bädern oder Medikamenten, wegen des Hochbetriebs der Lazarette in genügendem Umfange nicht möglich war, und weil ferner sehr bald die sehr wertvolle Schutzimpfung unübersehbare, neue Faktoren in den Ablauf der Krankheit hineinbrachte.

So läßt sich heute die Frage nach der Nützlichkeit oder Schädlichkeit des Fiebers nur mit einem non liquet beantworten, und es ist für den

---

[1] FREUND u. GRAFE: Dtsch. Arch. klin. Med. 121, 36 (1916).
[2] v. WASSERMANN, A. u. F. KEYSSER: zitiert auf S. 61.
[3] BOGENDÖRFER, L.: Arch. f. exper. Path. 124, 65 (1927).

einzelnen Arzt eine Glaubens-, keine Wissensangelegenheit, ob er das
Fieber bekämpfen soll oder nicht.

Eine andere Frage ist natürlich, ob die Fieberreaktion ein günstiges
oder ungünstiges Zeichen für die Reaktionskraft des erkrankten Organismus ist. Sie ist m. E. zu bejahen, denn das Fieber bleibt im allgemeinen
nur bei sehr heruntergekommenen und hinfälligen Leuten, vor allem
im hohen Alter, aus. Gewöhnlich sind dann auch die Abwehrkräfte des
Organismus erheblich herabgesetzt.

2. Das Verhalten des Stoffwechsels bei Fieber und Infektion[1].

Wenn Fieber und Infektion an dieser Stelle gemeinsam abgehandelt
werden, so geschieht es nicht, weil es wünschenswert oder gar notwendig
ist, diese beiden Vorgänge allgemein miteinander zu vermengen, sondern
weil sich in zunehmendem Maße zeigt, daß febriler und afebriler Infekt
einerseits, sowie nichtinfektiöses Fieber andererseits anscheinend in
prinzipiell der gleichen Weise auf den Stoffwechsel einwirken (GRAFE[2]).
Im übrigen ist durchaus daran festzuhalten, daß das Fieber an und für
sich nichts mit der Infektion zu tun hat, daß die Infektion nur eine der
vielen Fieberursachen darstellt, wenn auch die für uns Ärzte wichtigste,
und daß fast alle bei einer Infektionskrankheit auftretenden Symptome,
abgesehen von den Temperaturerhöhungen nebst ihren direkten Folgeerscheinungen wie Steigerung von Puls, Atemfrequenz und Schweißsekretion usw., nicht vom Fieber, sondern vom Infekt, der gleichzeitig
auf viele Centren wirken kann, abhängig sind. Wenn wir als Ärzte eine
fieberhafte Krankheit diätetisch behandeln wollen, so müssen wir die
Eigentümlichkeiten des febrilen Stoffwechsels kennen. Sie leiten sich
zwanglos aus der im vorigen Abschnitt kurz skizzierten und begründeten
Theorie ab und sind von hier aus ohne weiteres verständlich.

Theoretisch bestehen zwei Möglichkeiten für das Zustandekommen
einer Temperaturerhöhung, eine verminderte Wärmeabgabe bei gleichbleibender Wärmebildung oder eine vermehrte Wärmebildung bei un-
genügender Wärmeabgabe. Nach der geschilderten Theorie muß das
letztere der Fall sein, da im ersteren Falle ja nur eine Wärmestauungs-
hyperthermie wie im heißen Bade vorliegen würde, nicht aber eine
Störung der chemischen Wärmeregulation mit Stoffwechselsteigerung.
Tatsächlich aber geht das Fieber so gut wie immer, vor allem in frischen
Fällen, mit einer Erhöhung der Gesamtoxydationen einher, die im
Durchschnitt 20—50$^0/_0$ beträgt, aber bei akuten hochfieberhaften
Infekten bis 80$^0/_0$ und noch höher ansteigen kann. Keine Infektions-
krankheit ist dabei durch ein besonderes Verhalten charakterisiert.
v. LEYDEN[3], LIEBERMEISTER[4] und KRAUS[5] haben das zuerst gezeigt

---

[1] RICHTER, P. F.: Oppenheimers Hdb. der Biochemie, 2. Aufl. 1927. —
GRAFE, E.: in Handbuch der normalen und pathologischen Physiologie
Bd. 5, S. 283, 1928 (neue Zusammenfassungen).
[2] GRAFE, E.: Münch. Med. Wschr. 1927, Nr 8.
[3] v. LEYDEN, E.: Dtsch. Arch. klin. Med. 7, 536 (1870).
[4] LIEBERMEISTER, C.: Ebenda 8, 153 (1871).
[5] KRAUS, F.: Z. klin. Med. 18, 160 (1891).

und zahlreiche Untersucher (Lit. bei RICHTER[1] und GRAFE[2]) haben es für alle Arten von febrilen Infektionen immer wieder bestätigt. Da gleichzeitig der Appetit mehr oder weniger ganz darniederzuliegen pflegt, so vereinigen sich hier vermehrter Nahrungsbedarf und verminderte Aufnahmeneigung zum Schaden der Kranken und stellen die Diätetik vor besonders schwierige, ja manchmal nahezu unlösbare Aufgaben.

Wie DU BOIS[3] zeigte, besteht bei akuten Infektionskrankheiten ein gewisser Parallelismus zwischen Temperatur und Oxydationsgröße, für den annähernd die VAN'T HOFFs Reaktionsregel für einfache chemische Reaktion (Beschleunigung um das doppelte pro 10^0 Temperatursteigerung) gilt. Mit längerer Dauer des Fiebers verwischen sich allerdings diese Beziehungen, indem die Oxydationssteigerungen zumal bei zunehmender Abmagerung geringer werden und unter der depressorischen Wirkung der Unterernährung sich manchmal nur im Vergleich mit den ersten fieberfreien Tagen noch nachweisen lassen. Es gibt ganz vereinzelte Ausnahmen von dieser Gesetzmäßigkeit, entweder sind aber die Angaben hinsichtlich der Methodik oder der Deutung umstritten oder betreffen ganz besondere Versuchsbedingungen. Der Anteil der einzelnen Nährstoffe im Fieber bietet in mehrfacher Beziehung Besonderheiten, je nachdem der Stoffwechsel im Hungerzustand oder bei normaler Nahrungszufuhr untersucht wird. Das Hauptverbrennungsmaterial liefert das Fett, das ja stets bei Hunger und Unterernährung vermehrt herangezogen wird. Sofern nicht besondere Ernährungsverhältnisse vorliegen und der Fiebernde gemäß seines mangelnden Appetits unzureichend ernährt wird, dokumentiert sich überhaupt der Fieberstoffwechsel in vieler Beziehung als ein quantitativ gesteigerter Hungerstoffwechsel (GRAFE[4]). Nach den interessanten neuen Untersuchungen von RAAB[5] und WERTHEIMER[6] scheint auch diese vermehrte Fettverbrennung zentral bedingt zu sein, da ein Centrum und centrifugale Bahnen dafür jetzt nachgewiesen sind.

Andere wesentliche Abweichungen betreffen sowohl den Kohlehydrat- wie den Eiweißumsatz. Der Glykogenschwund in der Leber, der schon bei Hunger und Unterernährung rasch und fast vollständig einsetzt, tritt bereits in den ersten Fieberstunden ein (MAY[7] und SCHUT[8]), wahrscheinlich infolge einer centralnervösen Einwirkung vom Fiebercentrum aus (FREUND und MARCHAND[9]). Das kommt auch in dem meist vorhandenen und oft recht erheblichen Anstiege des Blutzuckers (Lit. bei FREUND und MARCHAND[9]) zum Ausdruck,

[1] RICHTER, F. P.: zitiert auf S. 63.
[2] GRAFE, E.: zitiert auf S. 33.
[3] DU BOIS: J. amer. med. Assoc. 77, 352 (1921).
[4] GRAFE, E.: Dtsch. Arch. klin. Med. 101, 209 (1910). — Münch. med. Wschr. Nr 11 (1913).
[5] RAAB, W.: Z. exper. Med. 49, 179 (1926).
[6] WERTHEIMER, E.: Pflügers Arch. 213, 262 (1926).
[7] MAY, K.: Z. Biol. 30, 1 (1894).
[8] SCHUT: Beitr. z. Klinik d. Tuberk. 35, 75 (1915).
[9] FREUND, H. u. F. MARCHAND: Arch. f. exper. Path. 73, 276 (1913).

wobei kein strenger Parallelismus zur Höhe der Temperatur, eher eine Abhängigkeit von der Schwere des Infektes besteht. Im Gegensatze zur Leber werden die Muskeln eher glykogenreicher.

Besonders stark sind aber die Einwirkungen bei Fieber und Infekt beim *Eiweißstoffwechsel.* VOGEL[1] fand hier schon 1858 gewaltige Umsatzsteigerungen, und alle Nachuntersucher in großer Zahl haben es für Tier und Mensch ,immer wieder bestätigt. Die Tatsache als solche steht also unzweifelhaft fest. Strittig war nur lange Zeit der Mechanismus und die Deutung dieser auffallenden Erscheinung. NAUNYN[2] entwickelte zuerst die Theorie vom sogenannten toxogenen Eiweißzerfall, der primär peripher am Protoplasma angreifen soll, er stützte sich dabei auf Beobachtungen, in denen die vermehrte N-Ausscheidung schon vor dem Fieber beginnt und darüber hinaus anhält. Diese Auffassung, von den verschiedenen Klinikern wie F. MÜLLER, C. V. NOORDEN und L. KREHL verschieden formuliert, war lange Zeit die herrschende. Die feinere Analyse der sich dabei abspielenden und darauf einwirkenden Vorgänge hat aber gezeigt, daß die Dinge viel komplizierter liegen, als daß sie mit dem einfachen Schlagwort toxisch charakterisiert oder gar gedeutet werden können.

Zunächst spielt der Unterernährungsfaktor eine viel größere Rolle, als früher angenommen wurde, z. T. hängt das damit zusammen, daß in den älteren Arbeiten die Tatsache der oft recht erheblichen Stoffwechselsteigerungen vielfach entweder gar nicht oder nicht genügend gewürdigt wurde. Wie schon oben auseinander gesetzt, reagiert aber der unterernährte Organismus sofort mit einer vermehrten Eiweißeinschmelzung, insbesondere ist es aber dann der Fall, wenn wie im Fieber die Glykogenvorräte der Leber in kürzester Zeit aufgelöst werden. Um diesen Unterernährungseinfluß zu beseitigen, müssen Fiebernde entsprechend ihrem Bedarf ernährt werden. Schon ältere Beobachter (BAUER und KÜNSTLE[3]) zeigten, daß mit zunehmender Calorienzufuhr besonders in Form von Kohlehydrate die N-Verluste kleiner wurden. SHAFFER und COLEMAN[4] sowie ROLLAND[5] (unter GRAFE) haben zuerst Untersuchungen mit ausreichender Ernährung, vor allem bei Typhuskranken angestellt. Es zeigte sich, daß bei mäßigem Fieber bis zu 39^0 auf diese Weise sich in der Regel ein N-Gleichgewicht ohne Körpergewichtsverluste erzielen ließ, während zur Erzielung des gleichen Effektes bei sehr hohen Temperaturen und sehr schweren Infekten außerordentlich große, den Bedarf weit übersteigende Nahrungszufuhren nötig waren. So müssen hier noch besondere Faktoren mit im Spiele sein. Das geht auch aus den Versuchen über das N-Minimum hervor (vgl. S. 66). Die Ergebnisse bei Tieren waren wider-

---

[1] VOGEL, A.: Klinische Untersuchungen über den Typhus, Erlangen 1860.

[2] NAUNYN, B.: Berl. klin. Wschr. 1866.

[3] BAUER, I. u. KÜNSTLE: Dtsch. Arch. klin. Med. 24, 53 (1879).

[4] SHAFFER u. COLEMAN: Arch. int. Med. 538 (1909). — COLEMAN: J. amer. med. Assoc. 53, 1145 (1909). — Amer. J. med. Sci. 144, 659 (1912).

[5] ROLLAND, A.: Dtsch. Arch. klin. Med. 107, 440 (1912).

sprechend. Neuere Versuche von Mc CANN, CECIL, BARR und DU BOIS[1], LAUTER u. JENKE[2] und KRAUS[3] beim Menschen sprechen dafür, daß in einem Teil der Fälle das N-Minimum deutlich erhöht war, wobei die praktisch kaum lösbare Frage offenbleiben muß, ob nicht bei weiterer Erhöhung der Kohlehydratzufuhr die Werte doch noch weiter hätten herabgedrückt werden können. Bei akuten Gelenkerkrankungen und chronischen Infekten waren die Werte fast stets normal.

Auch die Möglichkeit, daß die hohen Temperaturen als solche eiweißzersetzend wirken, ist in Erwägung gezogen worden. Tatsächlich sind auch bei überhitzten Tieren vermehrte N-Verluste gefunden, beim Menschen wechseln die Angaben (vgl. z. B. LINSER und SCHMIDT[4], GRAHAM und POULTON[5]), so daß hier noch keine Klarheit besteht. Eine befriedigende Erklärung für solche N-Einschmelzungen, für welche die bisher genannten Ursachen nicht ausreichend sind, bietet der von FREUND und GRAFE[6] geführte Nachweis einer centralen Regulation des Eiweißumsatzes (vgl. S. 58). Auf diese nahen Beziehungen zwischen Fieberstoffwechsel und chemischer Wärmeregulation war schon früher von GRAFE[7] hingewiesen. Die Tatsache, daß nach Ausschaltung dieser letzteren die Eiweißzersetzung gewaltig ansteigt (FREUND und GRAFE[6]), ließ an analoge Schädigungen auch beim Fieber denken. Der Beweis dafür, daß das infektiöse Agens nicht primär an der Peripherie, sondern central nervös angreift, ließ sich durch den Nachweis erbringen, daß nach Halsmarkdurchschneidung die sonst stets eintretende Steigerung des Eiweißstoffwechsels durch schwere, schließlich tödliche Infektionen oder Reizkörper ausbleibt (GRAFE und FREUND[6], ISENSCHMID[8], DONATH und HEILIG[9]). Diese Theorie von der centrogenen Entstehung des erhöhten Eiweißzerfalls im schweren febrilen Infekt ist, soviel ich sehe, heute allgemein acceptiert, auch FRIEDRICH MÜLLER und seine Schule (vgl. LAUTER und JENKE[10]), die noch am längsten an NAUNYNs Lehre vom toxogenen Eiweißzerfall festgehalten haben, stimmen der centralnervösen Genese neuerdings zu. Trotzdem halte ich die NAUNYNsche Vorstellung vom primär peripheren Angriff noch nicht für endgültig abgetan, da der Kreis der bisher untersuchten Infekte und fiebermachenden Ursachen noch zu klein ist. Nur das eine läßt sich heute mit Sicherheit sagen, daß einem toxogenen Eiweißzerfall, sofern es überhaupt einen solchen gibt, keine allgemeinere Bedeutung zukommt. Im Zusammenhange mit dem Eiweißstoffwechsel sei noch erwähnt, daß

---

[1] Amer. Lit. bei DU BOIS: Basal metabolism in health and disease. 2. Aufl. 368, Philadelphia: Lea and Febiger 1927.

[2] LAUTER, S. u. JENKE: Dtsch. Arch. klin. Med. 146, 339 (1925).

[3] KRAUS: Ebenda 150, 13 (1926).

[4] LINSER u. SCHMIDT: Ebenda 79, 514 (1904).

[5] GRAHAM u. POULTON: Quart. J. Med. 6, 82 (1912).

[6] FREUND u. GRAFE: zitiert auf S. 58.

[7] GRAFE, E.: zitiert auf S. 64.

[8] ISENSCHMID: zitiert auf S. 58.

[9] DONATH u. HEILIG: Arch. f. exper. Path. 113, 201 (1926).

[10] LAUTER, S. u. M. JENKE: Dtsch. Arch. klin Med. 146, 323 (1925).

im Fieber oft sehr hohe Harnsäuremengen ausgeschieden werden; klinisch kann sich das bei Gichtigen im Auftreten von Gichtanfällen äußern.

Die von älteren Autoren bis ins neue Jahrhundert hinein auf Grund methodisch nicht richtig durchgeführter oder falsch gedeuteter Respirationsversuche geäußerte Vermutung, daß der Fieberstoffwechsel außer den geschilderten quantitativen Abweichungen auch qualitative Anomalien aufweist, hat sich als irrig erwiesen. Es gibt auch eine Acidose im Fieber, doch hat diese nichts mit der Temperaturerhöhung, sondern nur mit der Unterernährung zu tun, auf mäßige Kohlehydratgaben verschwindet sie sofort.

Merkwürdigerweise haben vor allen Dingen Untersuchungen der letzten Jahre gezeigt, daß Infektionen auch unabhängig vom Auftreten des Fiebers im Stoffwechsel die gleichen Veränderungen hervorrufen können, wie bei Febrilität. Es gilt das sowohl für den Gesamtstoffwechsel wie den Eiweißumsatz. Schon ältere, methodisch allerdings z. T. anfechtbare Beobachtungen von KRAUS, ROBIN und BINET u. a. (Lit. bei E. GRAFE[1]) machten es wahrscheinlich, daß afebrile Tuberkulosen Steigerungen der Oxydationen aufweisen können. Neuere Untersuchungen von GRAFE[1], VOGEL-EYSERN[2] u. a. haben das sichergestellt. Es handelt sich dabei aber, wie von vorneherein zu erwarten war, um keine Besonderheiten des tuberkulösen Infektes, sondern alle bisher untersuchten Infekte, wie Erkältungskrankheiten, Sepsis lenta, Erysipel usw. (GESSLER[3] STRIECK und WILSON[4]), können sich so verhalten. Es gilt das auch für das afebrile Vorstadium, die Inkubationszeit, hochfieberhafte Infektionen, wie STRIECK und WILSON[4] an meiner Klinik es für die Malaria nachwiesen.

Entsprechend verhält sich der Eiweißstoffwechsel. Schon NAUNYN hatte die bereits erwähnte Vermehrung der Harnstoffausscheidung vor Auftreten des Fiebers in Tierversuchen festgestellt. Für kindliche Infektionen (Masern und Impffieber) hat es kürzlich BIRK[5], für die Malaria STRIECK und WILSON[4] festgestellt, bei anderen Infektionen werden sich die Dinge genau so verhalten, doch sind hier die Inkubationszeiten schwer zu fassen.

Das Ausmaß der Steigerungen kann sowohl für den Gesamtstoffwechsel wie den Eiweißumsatz die Höhe der Werte wie bei mittlerem Fieber erreichen. Man könnte denken, daß Fieber und Infektwirkungen sich addieren müßten. Das scheint aber bei fieberhaften Infektionskrankheiten in der Regel nicht der Fall zu sein, vielmehr hat es den Anschein, daß die Infektwirkung in den Dienst der febrilen Stoffwechselsteigerung tritt. Höchstens beim Eiweißumsatz könnten Summationen vorkommen.

---

[1] GRAFE, E.: Münch. med. Wschr. 1081 (1920).
[2] VOGEL-EYSERN: Beitr. Klin. Tbk. **57**, 65 (1923).
[3] GESSLER, H.: Dtsch. Arch. klin Med. **144**, 188 (1924).
[4] STRIECK, F. u. H. E. Ch. WILSON-GLASGOW: Ebenda **157**, 173 (1927).
[5] BIRK: Untersuchungen über den Stoffwechsel des Kindes im Fieber, Berlin: S. Karger 1926.

Vermutlich haben auch die afebrilen Infektionswirkungen einen central-nervösen Angriffspunkt. Wenn auch mancherlei Argumente sich dafür ins Feld führen lassen, so stehen doch beweiskräftige Untersuchungen noch aus.

3. Theorie und Praxis einer rationellen Ernährung Fiebernder[1].

Die Ernährung von Fieberkranken hat sich viele Jahrhunderte, wenn nicht Jahrtausende in falschen Bahnen bewegt, und es ist nicht zu ermessen, welche Hekatomben von Menschen diesen Irrtümern zum Opfer gefallen sind. Seit Hippokrates bis in die Mitte des 19. Jahrhunderts hinein war es ein Dogma, daß man Fiebernden keine nennenswerte Nahrung zuführen dürfe, da sonst das Fieber anstiege. Die Folgen waren ungeheure Gewichtsverluste bis 40 und mehr Prozente (vgl. z. B. CURSCHMANN für den Typhus[2]). Man gab ihnen daher meist nur Wasser, höchstens Mehlsuppen („Ptisanen"). Erst GRAVES in Irland, TROUSSEAU in Frankreich, v. HOESSLIN in Deutschland und BUSS in der Schweiz, dann später v. LEYDEN, LENHARTZ u. a. (Historisch bei E. v. LEYDEN und G. KLEMPERER[1]) machten dieser barbarischen Hungerkur ein Ende und traten für eine reichlichere Ernährung ein, wenn sie auch noch weit davon entfernt waren, eine wirklich ausreichende Nahrungszufuhr zu verlangen oder gar durchzuführen. Heute, wo wir wissen, wie abnorm groß oft der Bedarf von Fieberkranken ist, können wir es kaum noch verstehen, wie es das Bestreben aller älteren Ärztegenerationen sein konnte, die Nahrungszufuhr auf ein Minimum der Norm herabzudrücken, selbst da, wo schliesslich als natürliche Abwehr gegen den nahen Hungertod trotz hohen Fiebers elementarer Hunger sich einstellte. Man sollte denken, daß ein erdrückendes Beweismaterial für die Richtigkeit von so unmenschlichen ärztlichen Maßnahmen vorliegen müßte. Ich habe mich vergeblich bemüht, dergleichen ausfindig zu machen. Von exakten Beobachtungen vor Einführung der Thermometrie und des Stoffwechselversuchs konnte nicht die Rede sein. Wir haben hier einen der nicht allzu häufigen Fälle vor uns, in denen eine in seinen Wurzeln historisch kaum noch ergründbare, falsche Vorstellung kritiklos durch die Jahrhunderte weitergeschleppt wurde.

Sobald man, leider erst relativ spät, daran ging, die Richtigkeit dieses Dogmas zu prüfen, d. h. den Einfluß der Nahrungsaufnahme auf den Fieberstoffwechsel zu studieren, zeigte sich, daß die Stoffwechselsteigerung bei solchen Kranken nach Nahrungszufuhr nicht stärker, sondern sogar erheblich schwächer ausfällt als in der Norm. Die folgende, sehr instruktive Tabelle aus der überzeugenden Arbeit von COLEMAN und DU BOIS[3] zeigt das aufs deutlichste.

Beim Eiweiß ist die dynamische Wirkung etwa halb so groß wie in der Norm, bei den Kohlehydraten überhaupt kaum faßbar. Wie

---

[1] v. LEYDEN, E. u. G. KLEMPERER in E. v. Leydens Hdb. der Ernährungstherapie u. Diätetik, 2. Aufl., Bd. 2, S. 322, Leipzig: Thieme 1904 (ältere Zusammenfassung).

[2] CURSCHMANN, H.: Der Unterleibstyphus, Nothnagels Handbuch (1902).

[3] COLEMAN u. DU BOIS: Arch. int. Med. 1915 II, 887.

Tabelle 9.

Spezifisch-dynamische Wirkung von Eiweiß und Kohlehydraten in der Norm, bei Fieber und Rekonvaleszenz.
(Nach COLEMAN und DU BOIS.)

Versuchspersonen	Zahl der Experimente	Durchschnittliche Darreichung		Prozentuale Stoffwechselsteigerung im Durchschnitt %
		in g N oder Zucker in der Nahrung	pro kg Gewicht N oder Zucker	
Eiweißversuche				
2 Gesunde	2	10,1 g	0,147 g	9,3
4 Fiebernde . . .	6	8,6 g	0,174 g	4,5
4 Rekonvaleszenten .	5	10,2 g	0,217 g	16,6
Zuckerversuche				
3 Gesunde	3	115,0 g	1,6 g	9,1
2 Fiebernde. . . .	4	115,0 g	2,2 g	1,0
3 Rekonvaleszenten .	3	115,0 g	2,7 g	9,8

RUBNER[1] es schon für die normale chemische Wärmeregulation zeigte, wird auch im Fieber die dynamische Wirkung der Nahrung zum großen Teil in den Dienst der basalen Oxydationssteigerung gestellt. So war auch nach der theoretischen Seite hin die Bahn für eine rationelle Ernährung von Fieberkranken frei. Trotzdem erhoben sich immer wieder Bedenken. In Laien- und Ärztekreisen ist die Annahme weit verbreitet, daß im Fieber die Sekretion der Verdauungssäfte darnieder läge, und daß eine ohne Appetit dem Körper einverleibte Nahrung nicht richtig ausgenützt würde. Richtig ist daran nur, daß im Fieber die Magensaftsekretion oft sehr niedrige oder fehlende Werte für die freie Säure aufweist. MENZER[2] lehnte noch kurz vor dem Kriege eine reichliche Ernährung mit der eigenartigen Begründung ab, daß der Körper seine Leukocyten im Kampfe gegen die Bakterien brauche, und daß er das nicht leisten könne, wenn man ihm eine starke Verdauung zumute, eine rein theoretische Vorstellung, für deren Richtigkeit jeder Beweis fehlt. Die Entscheidung in dieser Frage wie überhaupt fast überall auf dem Gebiete der Ernährungslehre konnte nur die praktische Erfahrung bringen, d. h. die Feststellung, ob eine ausreichende Ernährung möglich und verträglich ist und wie unter dem Einflusse verschiedener Diätregime sich die Mortalität und die Rekonvaleszenz bei schweren Infektionskrankheiten verhält. SHAFFER und COLEMAN[3] haben zuerst in dieser Richtung systematische Untersuchungen auf breiter Basis angestellt.

Sie gaben ihren Typhuskranken eine Kost mit 4—5000 Calorien (= 60—80 Calorien pro kg) und sehr hohem Kohlehydrat- und Fett-

---

[1] RUBNER, M.: zitiert auf S. 3.
[2] MENZER: Verh. dtsch. Ges. inn. Med. 1913, 117, 118.
[3] SHAFFER u. COLEMAN: zitiert auf S. 65.

gehalt (1000 bzw. 250 g) und sahen, daß derartig große Nahrungszufuhren nicht nur bei geschickter Auswahl und sorgsamer Pflege von den Kranken genommen, sondern auch mit dem Erfolge verarbeitet wurden, daß das Körpergewicht und der Eiweißbestand meist während der ganzen Krankheit konstant blieben oder sich nur minimal verminderten. Zu den gleichen Resultaten kam unabhängig von den amerikanischen Autoren ROLLAND[1] unter GRAFE an der Heidelberger Klinik.

Diese praktischen Erfolge zeigen, daß alle theoretischen Erwägungen und Bedenken gegen eine derartige Ernährungsweise hinfällig sind. Viel wichtiger aber ist die Frage, was diese Diätetik im Endeffekt für den Ablauf der Krankheit leistet.

Folgende kleine Tabelle von COLEMAN[2], der damit fünf Jahre lange Beobachtungen am Bellevue-Hospital und den angeschlossenen Krankenanstalten in New York zusammenfaßt, gibt darüber Auskunft.

Tabelle 10.

Einfluß der Ernährung auf die Mortalität von Typhuskranken.

(Nach COLEMAN.)

Jahr	Anzahl der behandelten Typhuskranken im ganzen	Todesfälle im ganzen	Ausreichend ernährte Kranke	Todesfälle bei ausreichender Ernährung
1907	—	—	9	0
1908	315	55	28	1
1909	258	37	39	3
1910	302	45	35	7
1911	229	32	27	1
Sa. 1104 — 129 Unterernährt: 975		169 12 157 $= 16^0/_0$ Mortalität	129	$12 = 9,3^0/_0$ Mortalität bei ausreichender Ernährung

Aus dem gleichen Material durchschnittlich sehr schwerer Fälle wurde wahllos gleich zu Anfang ein gewisser Teil für die ausreichende Ernährung abgezweigt. Die Mortalität sank dabei von $16^0/_0$ bei den unterernährten Kranken auf $9,3^0/_0$ bei den ausreichend ernährten. Skeptiker könnten finden, daß für eine derartige Frage selbst ein Material von über 1000 Fällen noch zu klein sei und daß die Verteilung auf die beiden Gruppen etwas ungleichmäßig ausgefallen sei. Wenn solchen Einwänden auch nicht jede Berechtigung abgestritten werden kann, so ist doch zumal in Anbetracht der durchschnittlich sehr schweren Fälle der Unterschied über jeden Zweifel erhaben. Dazu kommt eine Tatsache, die die amerikanischen Autoren zwar nicht erwähnen, die sich uns aber immer wieder aufdrängte, nämlich daß die Rekonvaleszenz ausreichend ernährter Kranker sich sehr viel rascher vollzieht. Sie konnten eher aufstehen, die Klinik verlassen und wieder ihre Arbeit aufnehmen. Zahlenmäßig läßt sich das natürlich schwer ausdrücken.

---

[1] ROLLAND: zitiert auf S. 65.
[2] COLEMAN, W.: J. amer. med. Assoc. **49**, 363 (1912).

So kann es keinem Zweifel unterliegen, daß wir nicht nur berechtigt, sondern sogar verpflichtet sind, eine möglichst ausreichende Ernährung bei Fieberkranken anzustreben. In praxi gestaltet sich eine derartige rationelle Fieberdiät allerdings oft schwierig, zumal zu Hause. Bei unzugänglichen Kranken und mangelnder Pflege läßt sie sich oft überhaupt nicht durchführen, aber auch sonst stellt sie an Kranke, Pflegepersonal und Küchenkunst hohe Anforderungen.

Die Aufgabe besteht darin, eine möglichst leicht beizubringende, hoch calorische Nahrung einzuführen. Das gilt nicht nur für das Fieber, sondern im Prinzip für alle Arten von Krankheiten, in denen infolge darniederliegenden Appetits eine Unterernährung eingetreten ist oder einzutreten droht. Die Fieberdiät ist hier nur ein besonders wichtiges und schwieriges Paradigma. Zunächst ist es klar, daß man Schwerkranke ohne jeden Appetit nicht mit Kauen belästigen darf, die Kost muß also flüssig oder breiig sein. Das große Flüssigkeitsbedürfnis und das Verlangen nach möglichst kalten Speisen solcher Kranker kommt dem entgegen. Unter den Nahrungsmitteln stehen die Kohlehydrate, vor allem der Zucker, an erster Stelle. Er läßt sich meist in großen Mengen, vor allen Dingen in Rahmeis oder eisgekühlten Citronenlimonaden oder in Gestalt des wenig süßenden Milchzuckers leicht beibringen, Zucker belastet nach den Untersuchungen von COHNHEIM und seinen Schülern[1] den Verdauungsapparat am wenigsten und ist der beste Sparer für das wertvollste Körpermaterial, das Protoplasmaeiweiß. In zweiter Linie steht als Hauptcalorienspender das Fett, vor allem in Form von Butter und Rahm, obwohl gerade die Rolle des Fettes im Fieberstoffwechsel noch nicht genügend geklärt ist. Amerikanische Beobachtungen (LUSK, COLEMAN und DU BOIS[2]) sprechen dafür, daß es leichter angesetzt wird. Erst in dritter Linie kommt das Eiweiß, im wesentlichen in Form von Eiern und Milch.

Die folgende Tabelle (S. 72) soll ein Beispiel für eine rationelle Fieberkost bei einem Kranken von 70 kg, 40° Fieber und 3500 Calorienbedarf bei strenger Bettruhe geben.

Diese Nahrung wird in vielen kleinen Mengen verteilt über den ganzen Tag, evtl. sogar in der Nacht gereicht. Sie ist darauf berechnet, daß der Fiebernde keinen großen Widerwillen gegen Süßigkeiten hat. Ist letzteres aber der Fall, so wird man kaum über 50 g Zucker (in Eis) herauskommen, der Milchzucker läßt sich dann aber manchmal bis 100 g steigern, vorausgesetzt, daß keine Neigung zu Durchfällen besteht. Im übrigen muß man dann versuchen, das Defizit durch Steigerung der Buttermenge bzw. Brei- und Gemüsemengen zu decken. Mehr wie irgendwo anders in diätetischen Fragen muß hier auf die individuellen Neigungen des Einzelnen Rücksicht genommen werden. Wenn nicht gerade Kontraindikationen von seiten des Darmes vorliegen, braucht man selbst vor der Erfüllung abnormer Wünsche wie nach sauerem Hering oder Blutwurst nicht zurückzuschrecken. Die Hauptsache ist, daß die

---

[1] Vgl. z. B. BEST: Dtsch. Arch. klin. Med. **104**, 94 (1911). — THOMSON: Z. physiol. Chem. **84**, 435 (1913).

[2] Lit. bei DU BOIS: zitiert auf S. 66.

Tabelle 11.
Beispiel einer ausreichenden flüssigbreiigen Fieberdiät.

Art und Menge der Nahrungsmittel	Calorien-gehalt
150 g Rohrzucker in Eis, Citronenlimonade und mit Ei und Kognak	600
50 g Milchzucker in Milch, Rahm oder Eis	200
1500 g Milch allein oder mit starkem Tee, Kaffee oder Kakao	1000
30 g Kakao oder Schokolade zu Milchkakao oder Eis .	150
200 g Rahm allein oder in Milch oder Eis	430
100 g Kartoffelbrei mit etwas Fleischextrakt oder Braten-sauce, hauptsächlich als Vehikel für Butter . . .	100
100 g Spinat mit etwas Bouillon, hauptsächlich als Vehikel für Butter	50
100 g Butter in Milch, Brei, Eis und Gemüse, Kartoffel-brei..	780
4 Eigelb in Eis, Milch, Kartoffelbrei, Gemüse und mit Kognak	230
30 g Kognak (oder Südwein) mit Ei und Zucker gerührt	110
20 g Gelatine zu Eis oder Puddings.	70
Summe Bruttocalorien . . .	3720

Kranken in einer ihnen einigermaßen erfreulichen Form reichlich Calorien bekommen. Die Kunst von Küchentechnik und Krankenpflege feiert hier ihre höchsten Triumphe, und es ist oft erstaunlich, wie durch Anpassung, Aufmerksamkeit und sanfte Energie die größten Schwierig-keiten überwunden werden können. Besonders den Diätküchen fällt hier eine große Aufgabe zu, und ohne Anleihe bei BRILLAT SAVARIN geht es manchmal nicht ab.

Am leichtesten gelingt noch die Durchführung eines derartigen Ernährungsregimes bei besonders-schwerkranken, benommenen Fiebern-den, wie z. B. Typhösen und Septischen, da sie in ihrem großen Be-dürfnis nach Flüssigkeit und Kühle apathisch mechanisch herunter-schlucken, was man ihnen gibt[1]. Die größten Schwierigkeiten bieten nach meiner Erfahrung Pneumoniker, hier muß man auch oft wegen einer drohenden Herzschwäche mit der Zufuhr so großer Flüssigkeits-mengen vorsichtig sein. Auch bei anderen Infektionskrankheiten können von seiten des Kreislaufs manchmal Kontraindikationen sich einstellen.

In manchen Fällen empfiehlt es sich durch Bäder oder von medi-kamentöser Seite her die diätetischen Bestrebungen zu unterstützen. Es ist hier nicht der Ort auf die antipyretische Behandlung einzugehen, es sei diesbezüglich auf ein zusammenfassendes Referat von mir[2] ver-wiesen. Obwohl, wie schon früher ausgeführt, die Zweckmäßigkeit der

---

[1] So hielt sich ein Kranker von mir mit Sepsis und täglichen Schüttel-frösten mit 1¹/₂ l eisgekühltem Rahm nicht nur auf dem Gewicht, sondern nahm noch in einer Woche 2 kg zu.

[2] GRAFE, E.: Über den heutigen Stand der physik. u. chem. Antipyrese, Ther. Mh., Nr 1 u. 2, 1916.

Antipyrese noch sehr umstritten ist, hat sich doch in der Praxis bei den meisten Ärzten eine mittlere Linie des Vorgehens in der Weise herausgebildet, daß man im allgemeinen nur bei sehr hohen Temperaturen oder sehr starker Beeinträchtigung des Allgemeinbefindens (schweres Krankheitsgefühl, hochgradige Appetitlosigkeit, Kopfschmerzen, Depression usw.) zur physikalischen oder chemischen Antipyrese greift. Ob man in solchen Fällen Bäder oder Medikamente oder beides zusammen anwendet, hängt von der Lage des Einzelfalles und der Einstellung des Arztes ab. Sicher ist, daß man auf solche Weise sehr oft das Allgemeinbefinden und die Geneigtheit für Nahrungsaufnahme heben kann. Darüber hinaus tritt aber auch, was für die Ernährung besonders wichtig ist, meist eine Senkung des Stoffwechsels d. h. des Nahrungsbedarfs für eine Reihe von Stunden ein. Für die Bäder ist die Frage mit guten Methoden noch nicht untersucht, sicher scheint nur, daß die N-Ausscheidung herabgedrückt werden kann. Für das Pyramidon zeigte GESSLER[1] die Abnahme der Oxydationen und zwar interessanterweise nicht nur für die febrilen, sondern auch die afebrilen Stoffwechselerhöhungen; durch mehrfache Gaben von 0,05—0,1 g, evtl. in Abwechselung mit 0,25 g Lactophenin gelingt es bei sorgsamer, fortlaufender Kontrolle der Temperatur vor den Gaben sehr oft, zumal bei remittierendem Fieber, eine sonst hochfebrile Erkrankung praktisch fieberfrei zu gestalten und das Gesamtbefinden und die Nahrungsaufnahme außerordentlich zu bessern. Eine völlig normal gestaltete Temperaturkurve ist dafür aber durchaus nicht Voraussetzung, die dazu nötigen kleinen antipyretischen Dosen wären auch manchmal so groß, daß dann von dieser Seite neue Schwierigkeiten für die Nahrungsaufnahme entstehen. Der ideale Erfolg einer fehlenden Gewichtsabnahme selbst bei länger dauernden febrilen Infektionskrankheiten ist auf die geschilderte Weise natürlich durchaus nicht immer zu erreichen, obwohl wir über viele solcher Erfolge, vor allem bei Typhuskranken, verfügen. Es ist aber das Ziel, nach dem wir streben müssen. Fast immer aber ist es bei zweckmäßig angeordneter und durchgeführter Diät und guter Pflege möglich, die Gewichtsabnahmen nicht fettsüchtiger Kranker in mäßigen Grenzen von wenigen Pfunden zu halten. Auch das bedeutet schon einen großen Gewinn für die Kranken und eine erhebliche Abkürzung ihrer Rekonvaleszenz.

c) Avitaminosen und ihre Behandlung.

Unter dem Namen Avitaminosen wird eine Gruppe von Krankheiten zusammengefaßt, deren Wesen und Ursache in dem Fehlen von einem oder mehreren Vitaminen besteht. Es handelt sich mithin um Zustände qualitativer Unterernährung, weil bei normalem Caloriengehalt der Nahrung ein zum Leben notwendiger Stoff fehlt. Die Einreihung hätte mithin sinngemäß an einer früheren Stelle dieser Darstellung (S. 32) erfolgen sollen. Die Bedeutung dieser Leiden ist aber so groß, daß sie einer gesonderten Besprechung bedürfen. Entsprechend der Anlage

---

[1] GESSLER, H.: Arch. f. exper. Path. 98, 257 (1923).

dieses Buches, welches sich die Darstellung der Stoffwechselkrankheiten im gewöhnlichen Sinne zur Aufgabe macht, können die Krankheitsbilder der Avitaminosen nur in ihren wichtigsten Zügen skizziert werden, im übrigen sei auf die eingehende, ausgezeichnete Monographie, die STEPP und GYÖRGY[1] und ihre Mitarbeiter 1927 über diese Materie gegeben haben, verwiesen.

Die Krankheiten, um die es sich hier handelt, sind die Xerophthalmie und Keratomalacie, die Rachitis, die Beri-Beri und der Skorbut. Da für die Pellagra eine avitaminotische Genese noch sehr umstritten ist, für die Sprue meist abgelehnt wird, braucht hier auf diese beiden tropischen Krankheiten nicht näher eingegangen zu werden (vgl. die Darstellungen von LAVINDER und W. FISCHER[1].

Während ursprünglich nur die Beri-Beri als eine Defiziterkrankung angesprochen wurde, hat sich in den letzten ein bis zwei Jahrzehnten mit zunehmender Kenntnis der Vitamine und der experimentellen Tieravitaminosen gezeigt, daß eine große Reihe anderer Erkrankungen, die z. T. noch rätselhaft waren, wie die Keratomalacie, z. T. wie die Rachitis oder der Skorbut ganz anderen Krankheitsgruppen in der Systematik zugewiesen wurden, genetisch als Avitaminosen erkannt oder mit mehr oder weniger großer Wahrscheinlichkeit dafür angesprochen werden müssen. Sicher gilt dies heute, abgesehen von der schon erwähnten Beri-Beri, für die Xerophthalmie und Keratomalacie, Rachitis und gewisse Formen der Osteomalacie, sowie für den Skorbut.

Hier ist der fehlende Stoff gefasst worden und seine Zufuhr führt sofort die Heilung herbei, so ist es bei der Avitaminose A, der Xerophthalmie und Keratomalacie, der Avitaminose B, der Beri-Beri-Erkrankung, der Avitaminose C, dem Skorbut und der Avitaminose D, der Rachitis.

1. Die Xerophthalmie und Keratomalacie.

Die Kenntnis dieser Krankheit reicht anscheinend bis ins Altertum zurück, wo sie mit Leberschädigung in Zusammenhang gebracht wurde und deshalb wohl z. T. mit Hammelleber behandelt wurde. Die erste klarere Erkenntnis innerer Zusammenhänge zwischen Hornhauterweichung und schweren Ernährungsstörungen von Säuglingen verdanken wir MACKENZIE (1857), LOBO (1860), der schon das epidemieartige Auftreten beschrieb, und A. v. GRAEFE (1866). Später haben sich vor allem russische Forscher mit der Krankheit befaßt, als neues Symptom die Nachtblindheit eingefügt und als Heilmittel die Fettleberbehandlung empfohlen. In das entscheidende Stadium trat die Erkenntnis dieser Krankheit aber erst ein durch das Zusammentreffen von zwei günstigen Faktoren, dem tierexperimentellen Ausbau der Vitaminlehre einerseits und dem epidemieartigen Auftreten der Krankheit in Dänemark in den Kriegsjahren 1916 und 1917. An dem außerordentlich großen Material von BLOCH[2] und BLEGVAD[3] (im ganzen 434 Fälle) konnte die Ent-

---

[1] STEPP, W. u. P. GYÖRGY: Avitaminosen und verwandte Krankheitszustände, Berlin: Julius Springer 1927.
[2] BLOCH: Mschr. Kinderheilk. Orig. 25 (1923).
[3] BLEGVAD: C. r. Soc. Biol. Paris 89 (1923).

stehung und Symptomatologie der Krankheit klinisch auf das Feinste
verfolgt und klargelegt werden.

Es war die Zeit, in der der Fettbedarf der kriegsführenden Länder,
vor allem von Deutschland und Österreich gewaltig wuchs und durch
die gewaltig gesteigerten Preise den fettproduzierenden Ländern, vor
allem Dänemark, einen großen Anreiz zu einer enorm gesteigerten Ausfuhr gab. Die Folge davon war eine Verarmung des Produktionslandes
an Fett, vor allem an dem besonders wichtigen Milchfett. Gleichzeitig
entwickelte sich das typische Bild der Xerophthalmie und Keratomalacie in allen seinen Nuancen.

Als erste *Symptome* der im
Februar bis Mai gehäuft auftretenden Erkrankung werden die
sog. Bitôtschen Flecken angegeben, kleine weißliche trockene
Herde gewöhnlich am nasalen
Teile der Conjunctiva bulbi zunächst ohne, dann bald mit
leichten conjunctivalen Reizerscheinungen (Hyperämie) und
entsprechenden subjektiven Beschwerden (Lichtscheu, Lid-
krampf, vermehrte Tränen-
sekretion). Pathologisch-anatomisch handelt es sich um oberflächlich verhornte epitheliale
Bezirke mit reichlicher Kerato-
hyalinbildung in der Tiefe. Im
zweiten Stadium wird die Hornhaut mitergriffen. Es kommt
vor allem im Lidspaltengebiet
zu epithelialen Trübungen, die
von einem eigenartigen talg-

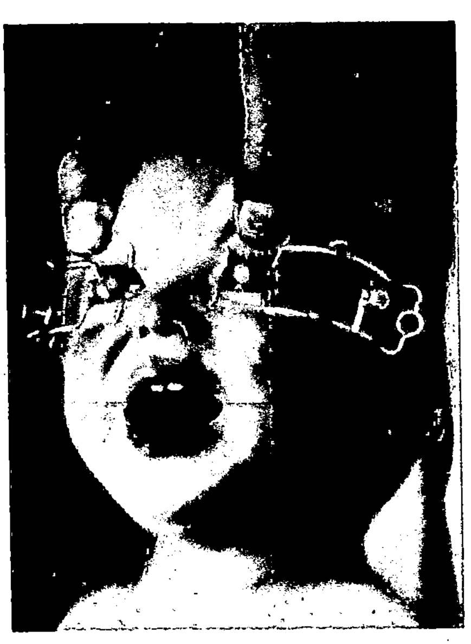

Abb. 6. Frischer Fall von Keratomalacia duplex.
(Nach C. Bloch, Kopenhagen).

artigen Sekret, das anscheinend auch als Krankheitswirkung die
Meybohmschen Drüsen liefern, bedeckt und dadurch dem reinigenden
Einflusse der Tränensekretion entzogen werden. Aus den oberflächlichen
feinen Trübungen entwickeln sich tiefe, erst graue, dann eitrig gelbe
Infiltrate, welche die Hornhaut einschmelzen und erweichen, daher der
Name Keratomalacie. Die schweren Hornhautdeformitäten gehen aus
der bekannten Abbildung von Bloch (Abb. 6) deutlich hervor.

Daß es oft nicht bei der Erweichung bleibt, sondern daß Perforationen, vor allem nach innen mit Irisprolaps und Hypopion sich
anschließen, ist leicht verständlich. Vielfach dürfte es sich um Sekundärinfektionen handeln. Ob dabei den in den Hornhautherden von Reymond-
Colomiatti und Kuschbert-Neisser festgestellten sog. Xerosis-
bazillen, diphterieähnlichen, zarten Stäbchen, eine entscheidende Bedeutung zukommt, scheint fraglich, da sie auch normalerweise im Binde-
hautsack vorkommen können. In besonders schweren Fällen kommt es

zur Vereiterung des gesamten Bulbus, zur Panophthalmie, die die Entfernung des Auges notwendig macht. Meist, bei frühzeitiger Erkennung der Krankheit wohl immer, gelingt es aber, solche Schädigungen zu vermeiden. Welche Defekte zurückbleiben, hängt im wesentlichen davon ab, in welchem Stadium der Augenerkrankung die wirksame Therapie eingeleitet wird. Im Anfang kann eine völlige restitutio ad integrum resultieren. Im übrigen finden sich alle Übergänge von feinsten punktförmigen Trübungen bis zu Staphylomen und hochgradigen Schrumpfungen. Die geschilderten Augenveränderungen sind im allgemeinen um so stärker, je jünger die Kinder sind. Meist ist das zweite Lebenshalbjahr betroffen, doch gibt es sogar Fälle bei 3—6 Wochen alten Säuglingen, niemals aber anscheinend bei Neugeborenen.

Eine zweite Manifestation der Krankheit an den Augen ist die essentielle oder idiopathische Hemeralopie (Nachtblindheit). Sie läßt sich aus naheliegenden Gründen nur bei älteren Kindern und Erwachsenen feststellen, ist aber hier oft schon ein sehr frühes Symptom. Sie äußert sich in einer unverhältnismäßig starken Abnahme der Sehschärfe mit abnehmender Beleuchtung: dabei ist die Schwelle der Lichtreize auch am Tage erhöht. Auch der Farbensinn kann leiden, vor allem die Blauerkennung.

Wenn die Augensymptome auch oft die sinnenfälligen Äußerungen der Krankheit sind, so weiß man doch schon seit MACKENZIE, daß hier nicht etwa eine isolierte Augenschädigung vorliegt, sondern daß im Gegenteil die Augenaffektion eine lokale Äußerung einer Erkrankung des Gesamtorganismus darstellt.

Charakteristisch für alle Erkrankten, je jünger sie sind, um so auffallender, ist eine allgemeine Atrophie bzw. Dystrophie des Gesamtkörpers. Das Wachstum steht still, das Körpergewicht nimmt ab oder der Rückgang des Gewichts wird maskiert durch Wasserretentionen, die sich sogar in Ödemen äußern können. Auch Anämien können sich ausbilden, ebenso nervöse Störungen, die sich in Übererregbarkeit, Verstimmungen, Appetitmangel usw. dokumentieren. Die gesamte Herabsetzung der Vitalität kommt auch in einer gesteigerten Empfänglichkeit und einer herabgesetzten Widerstandskraft gegenüber Infektionen zum Ausdruck. Besonders sind es die Erkältungskrankheiten, die relativ häufig zu Lungenkomplikationen mit ungünstiger Prognose führen. Auch häufige Erkrankungen der Haut, des Darms, der Leber (Ikterus) und der Harnwege werden angegeben, umgekehrt scheint es, als ob diese Erkrankungen auch ihrerseits das Auftreten von Hemeralopie und Xerophthalmie begünstigen.

Entscheidend sowohl für die Theorie wie vor allem für die *Therapie* der Xerophthalmie war die eklatant heilende Wirkung der Milch bzw. Butter, während der Margarine diese Fähigkeit, wie gerade die dänischen Beobachtungen zeigen, abgeht. Daraus mußte der Schluß gezogen werden, daß die Milch einen antixerophthalmischen Stoff enthält, den man gemäß zahlreicher experimenteller Studien vor allem von McCOLLUM als das fettlösliche Vitamin A. bezeichnete. Diesen chemisch noch nicht sicher bekannten Stoff vermag der menschliche Organismus nicht selbst zu bilden, sondern muß ihn von außen aufnehmen und zwar beim Wachstum und besonderer Beanspruchung des Organismus sonst, z. B. durch Krankheiten vielleicht in vermehrter Menge. Die verschiedenen Organismen verhalten sich verminderter Vitaminzufuhr gegenüber jedoch verschieden, ebenso muß man annehmen, daß selbst bei den ungünstigsten Ernährungsverhältnissen der Menschen der Mangel an Vitamin A nicht ein vollkommener ist, wie er im Tierversuch experimentell geschaffen werden kann. Ohne diese beiden Annahmen ist die Tatsache unverständlich, daß unter ganz gleichen Lebens- und Ernährungsverhältnissen immer nur ein kleiner Bruchteil der Menschen erkrankt und zwar unter den Kindern gewöhnlich die schwächlichen (Frühgeburten, Zwillingskinder usw.). Es besteht also zweifellos eine individuelle Disposition. Obwohl in zahllosen Fällen der Erkrankungen in allen Ländern immer wieder die Zufuhr von Milchfett die Heilung herbeiführte, ist man anscheinend noch nicht berechtigt, jede Xerophthalmie ausnahmslos als A-Vitaminose aufzufassen (GYÖRGY). Es gibt einzelne experimentelle und klinische Beobachtungen, die dem entgegenstehen. Mc COLLUM und seine Mitarbeiter sahen unter besonderen, noch nicht ganz durchsichtigen Bedingungen bei ihren mit Vitamin A reichernährten Ratten Keratomalacie auftreten. STRAUTZ, FUCHS und FREUDENBERG beobachteten vereinzelte Versager auch beim Menschen, doch scheint es sich nicht immer um eine echte Xerophthalmie gehandelt zu haben. Diese Ausnahmen sind aber so spärlich und so ungenügend analysiert, daß sie in der Annahme, daß das Fehlen des Vitamins A bei der Entstehung der Xerophthalmie die entscheidende, wenn auch vielleicht nicht die alleinige Rolle spielt, uns nicht irre machen können.

Prophylaxe und Therapie ergeben sich nach dem Gesagten von selbst. Die Nahrung muß stets einen genügenden Reichtum an Vitamin A enthalten. Am wichtigsten in dieser Richtung sind die Milch, daneben Butter, Ei, Leber, Hirn, Bries, Fleisch, Fisch u. a. Bei ausgesprochenen Krankheitserscheinungen sind diese Nahrungsmittel vermehrt zuzuführen. Besonders bewährt hat sich seit alters her der Leberthran, das A-vitaminreichste Nährmittel. Ein noch konzentrierteres, gereinigteres Tranpräparat, das auch intramuskulär verabreicht werden kann, hat POULSON angegeben.

Als lokale Behandlung der Augen empfiehlt BLOCH Spülungen mit sterilem Wasser, Auftupfen von steriler Vaseline auf die xerotischen Partien, bei Bedrohung des Ciliarkörpers Atropin, bei Bulbusvereiterung Enukleation.

Zusammenfassende Darstellungen.

BLOCH: Jb. Kinderheilk. 89 (1919).
FRANK: Die Vitamine, Wiesbaden 1922.
Mc COLLUM: The newer knowledge of nutrition, 2. Aufl., New York 1923.
CZERNY-KELLER: Des Kindes Ernährung, 2. Aufl., Bd. 2, Wien: Deuticke 1925.
GYÖRGY, P.: Xerophthalmie und Keratomalacie in: Avitaminosen. herausg. von STEPP u. GYÖRGY, S. 172, Berlin: Julius Springer 1927.

2. Rachitis und Osteomalacie.

Diese schon lange bekannten Erkrankungen des Skeletsystems wurden früher als primäre Knochenleiden aufgefaßt, obwohl schon den älteren Ärzten aufgefallen war, daß auch der Allgemeinzustand der Erkrankten oft, vor allem bei der Rachitis, sehr erheblich in Mitleidenschaft gezogen ist. Heute ist das Wesen der sog. englischen Krankheit, die ihren Namen von der ersten ausgezeichneten Beschreibung des englischen Arztes GLISSON (1650) herleitet, als einer D-Vitaminose über allen Zweifel erhaben, für die Osteomalacie, die Rachitis der Erwachsenen, ist das außerordentlich wahrscheinlich gemacht, so daß man wohl berechtigt ist, hier von einer nosologen Einheit zu sprechen, wofür vor allem GYÖRGY (S. 92) eingetreten ist. Auch gewisse Knochenerkrankungen in Zeiten abnorm ungünstiger Ernährung, die sogenannte Hungerosteopathien, die fließende Übergänge zur echten Osteomalacie besitzen, gehören mit größter Wahrscheinlichkeit hierher.

Die *Rachitis* ist eine ausgesprochene Erkrankung des frühen Wachstumsalters. Sie kommt am häufigsten als Frühform vor und befällt dann Kinder vom dritten bis vierten Lebensmonat bis etwa gegen Ende des vierten Lebensjahres. Das Maximum des Auftretens liegt um das Ende des ersten Lebensjahres. Die viel seltenere und im ganzen weniger schwer sich auswirkende Spätform kann noch jenseits des zehnten Lebensjahres in die Erscheinung treten.

Die auffallendsten Manifestationen bei Rachitis und Osteomalacie finden sich am Knochensystem in allen seinen Teilen. Am Schädel entwickelt sich bei der Rachitis, die zunächst ins Auge gefaßt sei, die sog. Craniotabes. Während beim gesunden Säugling die Schädelknochen mit Ausnahme der Nähte und Fontanellen gleichmäßig verknöchert sind und hart sich anfühlen, entwickeln sich beim Rachitiker weiche, eindrückbare Stellen, besonders am Hinterkopf in der Nachbarschaft der Lambdanaht und der kleinen Fontanelle. Die Nähte klaffen weit und sind an ihren Rändern durch sekundäre Wucherungsprozesse oft verdickt. Durch das Liegen wird der weiche Hinterkopf oft abgeplattet, während sich im Scheitel und Stirngebiet häufig periostale, später verknöchernde Ablagerungen ausbilden, so daß sich eine Würfelform des Schädels, das sog. Caput quadratum herausbildet, das manchmal noch in späterem Lebensalter die überstandene Rachitis erkennen läßt. Besonders starke, isolierte Stirnauftreibungen sind als olympische Stirn bezeichnet worden. Wenn auch die Schädelkapsel in ihrem oberen Teile vor allem ergriffen ist, so bleibt doch auch der Gesichtsteil oft nicht verschont. Es kommt zu Abknickungen von Ober- und Unterkiefer, Septumdeviationen, abnorm hoher Wölbung des harten Gaumens und vor allem zu den charakteristischen Zahnveränderungen. Die ersten Zähne erscheinen verspätet, die Pausen zwischen den einzelnen Durchbrüchen sind verlängert. Besonders bezeichnend sind aber die Schmelzdefekte der bleibenden Zähne, die wie ein Gürtel von Falten und Riefen nahe der Kaufläche die Zähne umgeben und oft ein Stempel der Krankheit fürs ganze Leben sind. Allerdings ist die Spezifität dieser Veränderungen

nicht so groß, wie früher angenommen wurde, auch Wachstums-
störungen z. B. durch interkurrente Infektionskrankheiten bei nicht
rachitischen Kindern können vereinzelt solche Defekte bedingen.

In besonders schwerer Weise und mit großer Regelmäßigkeit
pflegt der Brustkorb affiziert zu werden. Am häufigsten ist hier, in ausgesprochenen Fällen von Rachitis nur selten fehlend, der sog. rachitische
Rosenkranz der Rippenansätze, bedingt durch Verdickung der Epi-
physenknorpel, die eine schräg von oben nach unten außen verlaufende
Kette von rundlichen Wülsten bilden. Die Weichheit der Diaphysen
der Rippen bringt es mit sich, daß sie den bei der Atmung sich abspielenden Druck- und Zugkräften nicht den nötigen Widerstand entgegen-
setzen können und dadurch deformiert werden. Durch den Inspirations-
zug der Atmung von innen, befördert noch durch den Druck der dem
Körper anliegenden Oberarme von außen, werden die Rippen seitlich
abgeflacht, dadurch wird das Sternum oft bogenförmig umgebogen und
nach vorne getrieben, und es entsteht die sog. Hühnerbrust (Pectus
carinatum). Durch abnormes Einsinken der unteren Brustbeinpartien
kann auch umgekehrt sich eine Trichter- oder Schusterbrust ausbilden.
Der Zwerchfellansatz mit seinem nach innen gerichteten Zuge kann
ebenfalls den unteren Rippenkorb modellieren, so daß eine Querfurche,
von HARRISON zuerst beschrieben, resultiert. Die untere, nach außen
ausweichende Thoraxapertur wird dadurch abnorm weit, so daß zumal
bei Neigungen zu Blähungen das Abdomen abnorm gewölbt erscheint
(Kartoffelbauch). Sehr schwer und verunstaltend für das ganze Leben
sind die Abbiegungen und Abknickungen der Wirbelsäule, die in allen
Teilen und nach allen Richtungen vor sich gehen können, wie Kyphosen,
Lordosen, Skoliosen und ihre Kombinationen. Sie sind viel weniger der
Frührachitis als der Spätform eigen. Eine primäre Kyphose löst dabei
kompensatorisch zur Ermöglichung der aufrechten Haltung und des
Ganges eine Lordose der angrenzenden Wirbelsäulenpartien aus und
umgekehrt. Manchmal kommt es auch zu gibbusartigen Abknickungen,
die aber nur selten Kompressionserscheinungen machen.

Auch die Beckenveränderungen pflegen bei der Spätrachitis in viel
stärkerem Grade ausgeprägt zu sein, wie im Säuglingsalter. Das Becken
wird abgeplattet und eingeengt, indem die Körperlast das Kreuzbein nach
vorne vordrückt, und andererseits die Schambeinfugen durch die Ober-
schenkelköpfe noch oben gehebelt werden.

Solche Veränderungen selbst schwerer Art können sich völlig rück-
bilden. Vielfach aber bleiben sie bestehen und werden dann manchmal
bei Frauen zu einem schweren Geburtshindernis.

Außer am Stamm setzt die Rachitis auch an den Extremitäten
ausgesprochene Veränderungen. In leichteren Fällen bleiben sie beschränkt auf Epiphysenverdickungen, besonders an den distalen Enden
von Unterarmen und Unterschenkel, den Analoga des Rosenkranzes
am Thorax. In schweren Fällen wird auch die Diaphyse in Mitleidenschaft gezogen, indem der weiche Knochen dem Zug von Sehnen,
Muskeln und Bändern, an den Beinen auch dem Drucke des Körpergewichtes nachgibt und mehr oder weniger stark verbogen wird. An den

Armen gehen die Verkrümmungen konvex nach vorne außen, an den Beinen können auch sehr ausgesprochene Verbiegungen nach vorne innen resultieren. So entstehen O- und X-, manchmal auch umgekehrte Y-Beine mit den entsprechend abgeknickten Knien, die bei X-Beinen als genua valga, bei den O-Beinen als genua vara bezeichnet werden. Auch abnorme Durchbiegungen der Kniee nach hinten, die genua recurvata, die in dieser Stärke sonst nur noch bei tabischen Arthropathien vorkommen, sind gar nicht so selten.

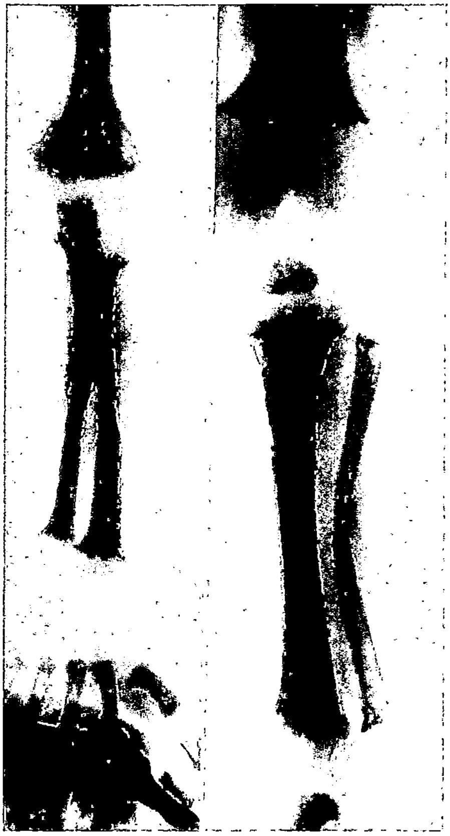

Von den Extremitäten-Stammgelenken sind die Schultergelenke nur relativ selten betroffen, die Hüften dagegen um so mehr; ausschlaggebend ist auch hier das statische Moment. Durch Tiefertreten des Femurkopfes und sekundäre Hochstellung der Trochanteren, kommt es zur coxa vara, die sich in einem typischen Watschelgang zu erkennen gibt. Der schwerste Grad der Veränderungen ist dann gegeben, wenn die Verbiegungen und Strukturveränderungen der Diaphysen so groß sind, daß Infraktionen und relativ sehr selten sogar Frakturen entstehen. Besonders schön und differentialdiagnostisch oft entscheidend prägen sich diese Veränderungen im Röntgenbilde aus, für das eine öfter zitierte Beobachtung von WIMBERGER[1] (Abb. 7) ein gutes Beispiel liefert.

Es handelt sich hier um besonders schwere Veränderungen bei einem elf Monate alten Kinde mit schwerer akuter Rachitis. Neben den Abknickungen ist charakteristisch die starke Zeichnung der Spongiosastruktur, die

Abb. 7. Schwere floride Rachitis. H. K., 11 Monate, 20. März 1922. (H. WIMBERGER.) Schwer florid-rachitisches Skelet mit hochgradiger Kalkarmut und Knickungen einzelner Schäfte. Die Spongiosa ist sehr grob strukturiert, die Corticalis ist wie in Lamellen zerlegt. Die Metaphysenenden zeigen statt des normalen linearen Querschattens der präparatorischen Verkalkungszone eine Auffaserung, über der keine Spur einer Reparation zu sehen ist. Einzelnen Schäften sind zarte Osteophytsäume angelagert, am breitesten an den Einknickungen (Humerus distal, Ulnamitte, Fibulamitte lateral).
(Aus STEPP-GYÖRGY, Avitaminosen 1927.)

---

[1] WIMBERGER: Erg. inn. Med. 28, 264 (1925).

lamellöse Aufsplitterung der Corticalis, die Aufspaltung an den Metaphysenenden.

Durch die abnormen Verbiegungen und Stellungen der Knochen sind sekundär auch die Gelenkkapseln und Bandapparate in Mitleidenschaft gezogen. Mancherlei spricht auch dafür, daß sie primär oft nicht die nötige Zugfestigkeit besitzen und so infolge der Knochenveränderungen erst recht nicht imstande sind, besonders an den Beinen den abnormen Zug- und Druckeinwirkungen erfolgreich Widerstand zu leisten. So resultiert oft ein starkes Nachgeben des Bandapparates. Nimmt man dazu die oft recht kümmerliche Entwicklung der zudem noch meist schlaffen, welken und atonischen Muskulatur, so ist es ohne weiteres verständlich, daß solche Kinder sehr spät und sehr mühsam laufen lernen. Die allgemeine Hypotonie von Muskulatur und Bandapparat kann so stark sein, daß solche Kinder ohne Beschwerden wie ein Taschenmesser zusammengeklappt liegen können, oder daß sich ihre Füße im Nacken kreuzen lassen. Die Zuckungskurve der Muskeln bei schwerer Rachitis weist oft Veränderungen auf (verkürzte Latenzzeit, verlangsamtes Erreichen des Zuckungsmaximums, geringe Verzögerung der Kontraktion), doch scheint es kaum angängig, mit KRASNOGORSKI hier besondere Eigentümlichkeiten der rachitischen Myopathie anzunehmen.

Wenn somit auch am Stütz- und Bewegungsapparate der Rachitiker die stärksten und sinnenfälligsten Veränderungen vorhanden sind, so greifen doch die Krankheitserscheinungen weit darüber hinaus. Die Säuglinge und Kinder machen einen allgemein kranken Eindruck. Der Ernährungszustand ist meist, wenn auch keineswegs immer, geschädigt. Die Haut ist welk und blaß, das Fettpolster spärlich, es besteht eine auffallende Neigung zu oft eigenartig riechenden Schweißen. Eine Anämie mit herabgesetztem Färbeindex und unreifen Erythrocytenformen ist recht häufig. Die Leukocyten sind meist erhöht, fast regelmäßig besteht eine Mononukleose, die zwar für das Säuglingsalter normal ist, bei Rachitis aber besonders stark ausgesprochen und lang andauernd zu sein scheint.

An den oberen Luftwegen finden sich häufig Katarrhe. Wie der rachitische Kranke überhaupt für Infektionen besonders empfindlich ist, so neigt er anscheinend besonders zu Katarrhen. Bei den geschilderten Thoraxdeformitäten und der behinderten Atmung wandern die Entzündungen leicht tiefer. So entwickeln sich oft sehr hartnäckige Bronchitiden, vielfach der feinsten Abschnitte; und von da ist der Schritt zur Bronchopneumonie nicht mehr weit.

Im Abdomen sind Leber- und vor allem Milztumoren nicht so selten, da, wo letztere eine besondere Größe annehmen, liegt meist eine Kombination mit einer Darminfektion oder der VON JAKSCH-HAYEMschen Anämie vor. Hypertrophie von Tonsillen und Drüsen kommen zwar bei Rachitikern oft vor, haben aber mit der Krankheit als solcher nichts zu tun.

Auch das Nervensystem ist bei der Rachitis mitaffiziert. Es kommen Spontanschmerzen und Druckschmerzen relativ häufig vor, daneben auch gar nicht so selten eine allgemeine Schmerzüberempfindlichkeit, zumal bei sehr elenden Kindern. Schon die leiseste Berührung des Körpers, besonders der Extremitäten, kann zu lebhaften Schmerzäußerungen, ja Schreikrämpfen führen. Überhaupt besteht in sehr schweren Fällen eine erhöhte Krampfbereitschaft, eine Spasmophilie, die in Laryngospasmus, Facialisphänomen, tetanischen und eklamptischen Zuständen sich äußert. Charakteristisch ist dann die sog. tetanische Reaktion der Muskulatur, die sich darin äußert, daß Muskelkontraktionen infolge elektrischer Reizung schon bei Anwendung weit geringerer Stromstärken wie in der Norm zustande kommen.

Die *Tetanie* ist in ihrer latenten Form charakterisiert durch eine vermehrte Krampfbereitschaft, faßbar durch eine mechanische und elektrische Übererregbarkeit der Muskeln und vor allen Dingen der Nerven; die manifeste Form ist beherrscht durch das Auftreten von tonisch-klonischen Krämpfen, die alle Muskelgebiete, besonders gefährlich aber die Kehlkopfmuskulatur betreffen können. Da zudem pathologisch-anatomische Veränderungen in zuverlässigen Untersuchungen nie gefunden wurden, ist es verständlich, daß diese Krankheit ursprünglich unter die funktionellen Neurosen eingereiht wurde. In der innersekretorischen Ära der Medizin wurden dann hormonale Auslösungen, vor allem Beziehungen zu den Epithelkörperchen in den Vordergrund geschoben, für manche Formen trifft das auch sicher zu, wie Untersuchungen an parathyreopriven Tieren und Menschen klar zeigen. Aber es wäre ganz verfehlt, diese Genese zu verallgemeinern, da das Nervensystem in dieser gleichen charakteristischen Weise auf ganz verschiedene Ursachen hin reagieren kann, es sei nur an die Magentetanie von KUSSMAUL und FLEINER sowie die Hyperventilationstetanie amerikanischer Autoren (GRANT-GOLDMAN[1] u. a.) erinnert. Das Band, das sie alle gemeinsam verbindet, ist eine alkalotische oder vielleicht richtiger gesagt anacidotische Stoffwechsellage (FREUDENBERG-GYÖRGY[2]), meist, wenn auch nicht notwendig, mit einer Hypocalcämie verbunden. Eine Reihe von klinischen und experimentellen Beobachtungen, vor allem aber die außerordentlich häufige Kombination mit der Rachitis, haben in den letzten Jahren zu der vor allem von GYÖRGY[3] nachdrücklich vertretenen Hypothese geführt, daß beide Krankheiten nur verschiedene Phasen bzw. Manifestationen der gleichen Stoffwechselveränderungen seien, d. h., daß die Kindertetanie auch eine D-Avitaminose sei. Die wirksame Therapie (Lebertran und bestrahlte Nährstoffe) ist tatsächlich bei beiden identisch. Über Behandlung mit Vitamin D liegen allerdings noch keine genügenden Erfahrungen vor. Zweifellos läßt sich für die geschilderte Theorie mancherlei anführen, aber viele Einzelfragen sind noch ungelöst, so daß hier zunächst nur von einer sehr brauchbaren Arbeitshypothese geredet werden kann.

---

[1] GRANT-GOLDMAN: Amer. J. Physiol. 52 (1920); 66 (1923).
[2] FREUDENBERG - GYÖRGY: Klin. Wschr. 222 u. 410, 1922. — Münch. med. Wschr. 1922. — Jb. Kinderheilk. 96 (1921).
[3] GYÖRGY, P.: zitiert auf S. 78.

Auch von einer cerebralen Form der Rachitis ist gesprochen worden, m. E. zu Unrecht, höchstens von cerebralen Symptomen kann die Rede sein. Man hat die zweifellos manchmal vorhandenen Störungen in der Innervation der Muskeln, z. B. das Überwiegen der Beuger über die Strecker, darauf zurückführen wollen, aber ein anatomisches Substrat dafür im Gehirn oder Rückenmark ist bisher nicht beschrieben worden.

Sicher cerebral bedingt sind gewisse psychische Anomalien. Hierher gehört die verlangsamte geistige und affektive Entwicklung vieler Kinder, ihre abnorme Reizbarkeit und Launenhaftigkeit, auch eine gewisse Neigung zu Katalepsie. Mit der Heilung der Rachitis pflegt dann auch die psychische Entwicklung ein rascheres Tempo einzuschlagen.

Gegenüber dem bisher gezeichneten Bilde der Säuglingsrachitis zeigt die *Rachitis tarda*, die das Pubertätsalter bis zu seinem Ende befallen kann, gewisse Abweichungen. Charakteristisch ist vor allem, daß die Allgemeinstörungen gegen die Knochenveränderungen fast ganz zurücktreten. Diese letzteren gehen aber weit mehr wie im Säuglingsalter mit Schmerzen, besonders in den unteren Extremitäten einher. Sie sind schon spontan besonders beim Gehen vorhanden, können aber durch den Druck auf die erkrankten und oft verdickten Epiphysengebiete verstärkt werden.

Im Röntgenbild ist charakteristisch die Kalkverarmung, die Rarifizierung und Atrophie der Knochen sowie die Veränderungen an der Dia-Epiphysenlinie (abnorm breite Epiphysenfugen und Aufsplitterung der Metaphysenstruktur wie bei der Frühform).

Die Rachitis tarda stellt in gewissem Sinne das Bindeglied zwischen Frührachitis und *Osteomalacie* dar. Bei dieser letzteren Form der D-Avitaminosen, die vorwiegend das weibliche Geschlecht vor allem in mittleren Lebensjahren (26.—40. Jahr) betrifft, stehen die Schmerzen ganz im Vordergrunde, und zwar schon zu einer Zeit, in der sichtbare und fühlbare Veränderungen am Knochensystem noch gar nicht vorliegen. Die Ursachen dieser Schmerzen sind noch nicht klar, György u. a. denken an periostale Wucherungen. Der Schmerz ist zu Anfang lediglich ein Druckschmerz, hauptsächlich am Rippenkorb und am Becken, zumal bei seitlichem Zusammendrücken. Dann treten Spontanschmerzen hinzu beim Gehen und Bücken sowie brüsken Bewegungen. Mit zunehmenden Schmerzen wird auch der Gang mühsamer und schleppender. Die Beine werden nicht mehr ordentlich vom Boden abgehoben, der Oberkörper wird hin und hergewiegt, so daß eine Art „Enten- oder Eiergang" resultiert. Die schwersten Veränderungen weisen im allgemeinen Wirbelsäule und Becken auf. Die Wirbelsäule verkrümmt sich und schiebt sich zusammen. Das erschütterndste Bild davon sah ich bei Greisinnen mit echter Hungerosteoporose. Am Becken pflegt außer etwas uncharakteristischen Schmerzen im Kreuz eine auffallende Druckempfindlichkeit beim Abtasten des Beckenringes von innen das erste Zeichen zu sein. Sichere Anhaltspunkte ergeben dann die Röntgenphotographie und die abnormen Maße der Beckendistanzen. Anamnestisch ist von Bedeutung, daß bei Frauen sehr oft die Veränderungen an Geburten sich anschließen, was zu einer Überbewertung ovarieller Einflüsse geführt hat.

Die Beteiligung des Gesamtorganismus ist bei der Osteomalacie im allgemeinen noch geringer als bei der Rachitis tarda. Der allgemeine Ernährungszustand scheint in der Regel nicht geschädigt. Eine Anämie besteht nur selten, doch ist nur auffallend, daß im späteren Leben sich manchmal sekundäre Anämien ohne andere Ursache entwickeln. Die inneren Organe weisen gewöhnlich ganz normalen Befund auf. In der pyschischen Sphäre treten ähnliche Störungen wie bei der Rachitis, nach meinen Erfahrungen weit seltener wie dort, auf. Zu tetanischen und tetanoiden Symptomen kommt es bei völlig Ausgewachsenen nur selten, etwas häufiger anscheinend bei Kindern.

Ähnlich wie bei der Rachitis und der Tetanie pflegt auch bei der Osteomalacie das Frühjahr die Erscheinungen zu verschärfen, eine Tatsache, die für die Zusammengehörigkeit immer wieder ins Feld geführt wird.

Über das *Wesen* der bei Rachitis und Osteomalacie vorliegenden Störungen geben pathologische Anatomie, pathologische Chemie und experimentelle Pathologie in einem heute schon recht weit gediehenen Umfange Aufklärung. Auf die zum Teil recht komplizierten makroskopischen und histologischen Befunde bei beiden Krankheiten kann hier nur kurz eingegangen werden. Eine ausgezeichnete erschöpfende Darstellung darüber ist eben aus der Feder von M. B. Schmidt[1], einem der besten Kenner der Materie, erschienen.

Zur Beurteilung der *pathologisch-anatomischen* Verhältnisse sei kurz an die Art des normalen Knochenwachstums erinnert. Das Längenwachstum geht durch Anbildung neuer Knochensubstanz von der Epiphyse aus, das Dickenwachstum durch Anlagerung vom Periost aus vor sich. Gleichzeitig wird der zuerst gebildete Knochen vom Markraum aus allmählich resorbiert. Mikroskopisch sind es beim Längenwachstum die Knorpelzellen, die anschwellen und in einer ziemlich schmalen Schicht in längs gerichteten Säulen sich anordnen. Ein Maschenwerk von Knorpelgrundsubstanz, die zunächst provisorisch verkalkt, trennt sie. In die Zellsäulen selbst dringt gefäßreicher, mit Osteoblasten ausgebildeter Markraum ein. Die Wabenwand wird zu osteoidem Gewebe und dann durch Verkalkung zum Knochen, so daß aus dem Knorpelgewebe die Spongiosa entsteht. Normalerweise geht dieser Umwandlungsprozeß in einer schmalen, begrenzten Epiphysenzone vor sich. Nach M. B. Schmidt[1] sind folgende vier Eigenschaften für den endochondralen Verknöcherungsprozeß bei der Rachitis charakteristisch:

1. Das Fehlen einer weißen Verkalkungslinie,
2. Die Verbreiterung der Knorpelwucherungszone,
3. Die Unregelmäßigkeit der Vaskularisation und der daraus hervorgehenden Ossifikation derselben, welche nicht mehr in Form einer geraden Linie geschieht,

---

[1] Schmidt, M. B.: Rachitis und Osteomalacie, Hdb. d. spez. pathol. Anatomie u. Histologie, Bd. IX/1, S. 1, Berlin: Julius Springer 1929.

4. Das Entstehen eines feinporigen osteoiden Gewebes an Stelle einer festen maschigen Spongiosa.

Auch das periostale Dickenwachstum ist bei der Rachitis gestört. Unfertiges weiches Osteoidgewebe lagert sich dem Knochen an, am ausgesprochensten an der Außenseite des Schädels. Mikroskopisch sind diese subperiostalen Auflagerungen viel häufiger. Die lamelläre Anlagerung und osteophytische Auflagerung ähneln in ihrer Anordnung den physiologischen Formen, auch hinsichtlich ihres bevorzugten Vorkommens an den Stellen der größten Zugwirkung am Knochen (Ansatz von Muskeln, Sehnen und Fascien), jedoch bleibt die Verkalkung aus. Die endochondrale und die endostal-periostale Störung sind in Stärke und Ausdehnung weitgehend voneinander unabhängig. Mit zunehmendem Alter, erst recht natürlich nach abgeschlossenem Wachstum, treten die endochondralen Störungen an Bedeutung zurück. Je nachdem die Knochenneubildungsprozesse oder die resorptiven Vorgänge überwiegen, wird nach v. RECKLINGHAUSEN[1] eine hyperplastische und eine porotische Form unterschieden.

Wenn man bedenkt, daß die Osteomalacie eine Erkrankung der Erwachsenen ist, bei der endochondrale Wachstumsvorgänge nicht mehr in Betracht kommen, so sind im Prinzip bei der Osteomalacie die Vorgänge am Knochen die gleichen wie bei der Rachitis.

Seit v. RECKLINGHAUSEN werden daher pathologisch-anatomisch beide Knochenleiden als eine große Einheit angesehen, charakterisiert durch die Erweichung nicht verkalkter und schon verkalkter Knochen infolge „Thrypsis". Im Prinzip das gleiche besagt die Bezeichnung „achalikotische Malacien", unter der CHRISTELLER Rachitis und Osteomalacie zusammenfaßt. Auch die von VIRCHOW versuchte Trennung von Rachitis tarda und juveniler Osteomalacie läßt sich heute kaum noch aufrecht erhalten. Nach SIMON kann es auch keinem Zweifel unterliegen, daß die Hungerosteopathien, die in den ersten Tagen nach dem Kriege vor allem in Wien so häufig vorkamen, sich nicht sicher abtrennen lassen, sondern zur Spätrachitis oder zur Osteomalacie auch pathologisch-anatomisch zuzurechnen sind.

Da Rachitis und Osteomalacie zunächst als Knochenerkrankungen mit pathologischer, unvollkommener Bildung bzw. pathologischem Abbau des osteoiden Gewebes imponierten, wandten sich die *Stoffwechseluntersuchungen* in erster Linie dem Studium der beiden chemischen Hauptbestandteile des Knochens, dem Calcium und der Phosphorsäure zu. Calcium ist als tertiäres Phosphat und zu $1/_7$ als Calciumcarbonat darin enthalten.

Die chemische Zusammensetzung des rachitischen Knochens gegenüber dem normalen, ist aus folgender Tabelle GASSMANN[2] (Tabelle 12) gut ersichtlich:

---

[1] v. RECKLINGHAUSEN: Untersuchung über Rachitis und Osteomalacie, Jena: G. Fischer 1910.

[2] GASSMANN: Z. physiol. Chem. 70 (1910); 83 (1913); 90 (1918).

Tabelle 12.
Chemische Zusammensetzung des rachitischen Knochens.

Bestandteile	Normal		Rachitisch	
	I	II	I	II
Wasser	11,67	11,45	10,63	10,77
Glühverlust	37,04	37,23	42,92	42,53
Ca	24,48	24,31	21,34	21,61
Mg	0,10	0,10	0,53	0,74
PO_4	33,79	33,33	30,22	30,54
CO_3	3,20	3,01	2,61	2,90
Cl	0,39	0,46	0,45	0,45
K	0,30	0,30	0,31	0,31
Na	0,60	0,68	0,73	0,73

Der rachitische Knochen hat danach einen verminderten Salzgehalt. Besonders betroffen sind die Calciumverbindungen, während die anderen Komponenten nahezu unverändert sind, oder wie ganz ausgesprochen das Magnesium (von 0,1 auf 0,53—0,74), eine Steigerung aufweisen. Da 97—99$^0/_0$ des Körperkalkes im Knochen enthalten ist, so bedeutet der verminderte Knochenkalk eine erhebliche Verarmung des Gesamtorganismus an Kalk. Im Blute der Rachitiker kommt das lange nicht so deutlich zum Ausdruck, wie man das annehmen sollte. Der Kalkspiegel des normalen Säuglingsserums ist auffallend stark fixiert auf 10 mg $^0/_0$ mit nur geringen Abweichungen um $\pm$ 1 $^0/_0$. Die rachitischen Serumkalkwerte liegen im Durchschnitt der unteren normalen Grenze nahe, gehen aber unter 8 mg $^0/_0$ anscheinend nur bei Komplikationen mit Tetanie herab. Ausgesprochen ist dagegen die Abnahme des Serumphosphors (Hypophosphatämie), wobei aber nur die anorganische Komponente betroffen ist (normal 4,5—5,0 mg $^0/_0$). Interessant ist, daß die Angleichung der Zahlen an die Norm oft das erste Zeichen der Ausheilung der Erkrankung ist. Die Verarmung an den basisch reagierenden Substanzen äußert sich auch in der Alkalireserve (vgl. darüber S. 251). Da gleichzeitig auch, zumal bei der floriden Form, auch eine gegenüber der Norm vermehrte Säureausscheidung im Harn besteht, so liegt eine Acidose d. h. eine vermehrte Bildung sauer reagierender intermediärer Stoffwechselprodukte vor. Das kommt sowohl in der Zunahme des Neutralisationsammoniaks im Urin, manchmal überschießend bis zur alkalischen Reaktion, wie in der vermehrten Ausscheidung organischer Säuren im Harne zum Ausdruck.

Selbstverständlich ist die Verarmung des rachitischen Organismus an Ca und P auch in den Ausscheidungen zu fassen; beide Substanzen werden vermehrt durch Harn und Kot abgegeben, wobei zu bedenken ist, daß der Darm schon normalerweise das Hauptausscheidungsorgan für Ca ist.

Während für die Rachitis eine Fülle von Beobachtungsmaterial vorliegt, das trotz gewisser Widersprüche im einzelnen doch die genannten Schlußfolgerungen heute mit Sicherheit gestattet, sind die Untersuchungen bei der Osteomalacie spärlich. Soweit wir aber bisher

orientiert sind, kehren dieselben prinzipiellen Befunde (verminderter Salzgehalt des Knochens, vermehrte P und Ca-Ausscheidung, Hypophosphatämie, Abnahme der Alkalireserve, abnorm hohe Ammoniakausscheidung)
wie bei der Rachitis auch hier wieder.

Mit den geschilderten Ergebnissen der pathologischen Anatomie
und Stoffwechselchemie war es noch nicht möglich, die Erkrankung
in ihrer Genese und ihrem Wesen zu fassen. Die gefundenen Tatsachen
ließen sich zwar leidlich miteinander in Einklang bringen, es blieb aber
die Hauptfrage offen, wodurch diese Störungen letzter Hand hervorgerufen werden.

An Theorien hat es natürlich auch früher nicht gefehlt. Die historische Forschung stellte fest, daß Rachitis und Osteomalacie Kultur-
krankheiten sind, die bei Naturvölkern so gut wie unbekannt sind und
in größerem Umfange erst seit dem Anfange des 16. Jahrhunderts auf-
getreten sind und zwar fast nur bei Bewohnern der nördlich gemäßigten
Zone. Die Bedeutung der Sonnenbestrahlung scheint PALM (1890)
zuerst erkannt zu haben, aber die therapeutische Nutzanwendung im
großen Stile zog erst HULDSCHINSKY[1] vor 10 Jahren, als er mit der
Quecksilberquarzlampe, der sog. künstlichen Höhensonne, tatsächlich
die Rachitis zur Ausheilung brachte. Die feinere Analyse der wirksamen
Strahlenarten zeigte dann, daß die ultravioletten Strahlen (mit einer
Wellenlänge um 300 $\mu\mu$) entscheidend sind. Sie sind in den Tropen, im
Hochgebirge und in der künstlichen Höhensonne besonders reichlich vertreten, während sie in unseren Breiten nur im Sommer in größerer
Menge vorhanden sind. Zu dieser Lichttheorie gesellte sich dann in den
letzten ein bis zwei Jahrzehnten die Vitamintheorie, aber erst heute ist
es möglich, die Verbindungsbrücke zu schlagen. MELLANBY[2] und vor
allem Mc COLLUM[3] und ihren Mitarbeitern gelang es bei Ratten experimentell durch eine an Kalk und an D-Vitamin arme Kost eine Rachitis
zu erzeugen, die sowohl klinisch wie pathologisch-anatomisch und stoff-
wechselchemisch die allergrößte Ähnlichkeit mit der menschlichen
Rachitis besitzt und auch durch Zufuhr kleinster Mengen von D-Vitamin
(Lebertran) zu heilen ist. Der nächste große Schritt war die Aufklärung
der chemischen Natur des D-Vitamins und der Bedingungen seiner Wirksamkeit durch ein glückliches Zusammenarbeiten von POHL-WINDAUS-
HESS[4] und ROSENHEIM-WEBSTER[4] in den letzten Jahren. Daß die
Substanz Fettnatur hatte, war sehr bald klar. Durch weitere Analyse
ließ sich zeigen, daß sie in der Cholesterinfraktion enthalten ist. Durch
Bromierung gereinigtes, isomeres Cholesterin büßte seine Wirksamkeit
ein. Durch eine feine Veränderung des spektralanalytischen Verhaltens
nach der Reinigung konnte der Verlust einer Beimengung von zirka

---

[1] HULDSCHINSKY: Dtsch. med. Wschr. 45, 712 (1919). — Mschr. Kinderheilk. 38, 52 (1928).

[2] MELLANBY, E.: Exper. rickets, Medic. Research Council, London
1921.

[3] Mc COLLUM: zitiert auf S. 28.

[4] POHL-WINDAUS-HESS, ROSENHEIM-WEBSTER: Sämtliche Arbeiten
zitiert und eingehend besprochen bei P. György, Erg. inn. Med. 36, 752 (1929).

$^1/_{20}$—$^1/_{50}$ % festgestellt werden und schließlich durch vergleichende spektralanalytische Untersuchung die wirksame Beimengung als das Ergosterin (ein in Hefearten, Mutterkorn und Pilzen vorhandenes Sterin) erkannt werden. Kleinste Mengen dieses Körpers sind an und für sich unwirksam, WINDAUS sprach daher von einem Provitamin, das erst durch Bestrahlung mit ultraviolettem Licht schon nach $^1/_2$ Stunde in das wirksame Vitamin D übergeht. $^1/_{100000}$ mg als Tagesgabe genügen manchmal schon, um eine rachitisch gemachte Ratte zu heilen. Damit war der letzte entscheidende Schritt für die Erkenntnis der Genese der Rachitis und zugleich für ihre Bekämpfung getan. Zwei Faktoren müssen sich miteinander kombinieren, um die Entstehung einer Rachitis zu unterdrücken, ein chemischer und ein physikalischer, ein besonders geartetes Cholesterin und seine Aktivierung durch ultraviolette Strahlen. Cholesterin allein wirkt ebensowenig wie ultraviolettes Licht allein. Das Ergosterin kann anscheinend der Körper selbst nicht bilden, es muß daher in der Nahrung aufgenommen werden. Geschieht das in der Form des Provitamins, so kann die Aktivierung im Körper durch genügende Belichtung mit Sonnenlicht vor sich gehen. Das im Blute vorhandene Ergosterin wird bei seinen Hautpassagen ja immer wieder der in die Tiefe eindringenden Sonnenenergie ausgesetzt.

Mit diesen Feststellungen rückten die Anomalien des Phosphor- und Kalkstoffwechsels an Bedeutung in die zweite Linie. Selbstverständlich sind auch sie zur normalen Knochenbildung unentbehrlich. Das LIEBIGsche Minimumgesetz gilt natürlich auch für sie. Bleibt ihre Menge in der Nahrung unter dem Minimum, so entstehen gleichfalls, zumal im wachsenden Organismus, schwere Veränderungen an den Knochen, die die große Ähnlichkeit mit Rachitis haben. Sind sie in genügender Menge vorhanden, so vermag der Organismus sie nur bei gleichzeitiger Anwesenheit von Vitamin zu benutzen. Fehlt dies, so sind selbst die größten Zufuhren wirkungslos, die Bilanzen für Phosphor und Calcium bleiben negativ.

Ist mit diesen Befunden und ihren Deutungen das Rätsel der Rachitis und Osteomalacie gelöst? Es scheint so, wenn auch nicht verschwiegen werden darf, daß es Fälle gibt, in denen man den Eindruck hat, daß trotz geeigneter Ernährung und genügender Belichtung eine Rachitis entsteht, und ferner seltene Beobachtungen, in denen Zufuhr an D-Vitaminen nicht genügend wirksam ist. Im letzteren Falle dürften Dosierungsfragen eine Rolle spielen, auf die später noch einzugehen sein wird.

Die *Diagnose* der Rachitis und Osteomalacie ist im allgemeinen sehr leicht. Die Knochenveränderungen sind für Inspektion und Palpation so charakteristisch und im Röntgenbild meist so eindeutig, daß in ausgebildeten Fällen wohl selten Irrtümer entstehen. Größere Schwierigkeiten kann die richtige Erkennung beginnender Fälle machen, in denen subjektive Beschwerden die Szene beherrschen und typische Knochenprozesse noch nicht da sind. In solchen Fällen kommt der Serumuntersuchung erhöhte Bedeutung zu. Die Hypophosphatämie ist eines der ersten und konstantesten Symptome bei Rachitis und anscheinend auch bei Osteomalacie, so daß erniedrigte P-Werte im Serum in Verbindung mit Knochenschmerzen, sei es spontan oder auf Druck, in der Regel schon sehr frühzeitig eine Diagnose und damit die Einleitung der nötigen therapeutischen Maßnahmen ermöglichen.

Differentialdiagnostisch kommen fast nur für den oberflächlichen Betrachter Myxödem, Knochenlues und Chondrodystrophie in Betracht. Durch röntgenologische und stoffwechselchemische Untersuchung ist aber sofort die Entscheidung zu treffen. Ernstliche Schwierigkeiten macht eigentlich nur die seltene Osteopsathyrosis idiopathica oder imperfecta (LOBSTEIN). Sie kommt sowohl angeboren wie als Spätform vor und kann tatsächlich im Knochenhabitus oft große äußere Ähnlichkeiten mit der Rachitis haben. Die Schädelknochen sind weich, die Knochen abnorm beweglich, meist frakturiert. Dadurch entstehen besonders an den Unterschenkeln abnorme Verbiegungen. Das Allgemeinbefinden ist meist nur wenig beeinflußt, vor allem die geistige Entwicklung fast nie gestört. In vielen Fällen fällt bei Osteogenesis imperfecta eine mangelhafte Ausbildung und Blaufärbung der Skleren auf. In zweifelhaften Fällen, die gewöhnlich nur die malacische Spätform betreffen, entscheidet wohl immer eindeutig das Röntgenbild. Hier ist charakteristisch für die Osteopsathyrosis die hochgradige Porosität des Skelets mit fast fehlender Spongiosazeichnung, ferner die scharfe Epiphysenabgrenzung. Pathologisch-anatomisch handelt es sich um eine fast völlig rudimentäre Knochenbildung sowohl endochondral wie periostal. Die Ursache dieser wohl irgendwie endogen bedingten Knochenhypoplasie ist vorläufig ganz dunkel. Mit Rachitis hat sie wohl sicher nichts zu tun, in dem Sinne spricht auch das Versagen der üblichen Rachitistherapie.

Die *Prognose* von Rachitis und Osteomalacie ist im allgemeinen gut. Das Leben ist in unkomplizierten Fällen direkt so gut wie nie bedroht, nur indirekt kann solchen Kranken die Anfälligkeit gegenüber Infektionen, vor allem solchen der oberen Luftwege und der Lungen zum Verhängnis werden. Besorgniserregender ist eine Kombination mit Tetanie, insbesondere mit Laryngospasmus. Eine Ausheilung des Krankheitsprozesses ist die Regel. Selbst starke Veränderungen können sich bei richtiger Behandlung, manchmal sogar ohne eine solche, zurückbilden. In anderen Fällen bleiben Reste in Gestalt von Deformitäten und Verbiegungen bis ans Lebensende bestehen.

Mit den geschilderten Hauptresultaten der Forschungen über die Pathogenese der Rachitis und Osteomalacie ergeben sich die leitenden Gesichtspunkte für die moderne *Prophylaxe und Therapie*[1] von selbst. Instinktiv hatte schon die frühere Medizin das Richtige getroffen, wenn sie Licht, Luft und zweckmäßige Ernährung als das Wesentliche für Verhütung und Behandlung empfahl. Über zweihundertjährige Erfahrungen haben immer wieder bestätigt, daß auf diese Weise beide

---

[1] Bezüglich aller Einzelheiten sei vor allem auf die kurz vor der Drucklegung erschienene erschöpfende monographische Darstellung von GYÖRGY: Erg. inn. Med. **36** (1929) verwiesen.

Krankheiten vermeidbar und bis auf Restzustände auch heilbar sind. Trotzdem fußen wir heute auf einem ungleich viel festeren Boden. Den einen großen Schritt vorwärts brachte die Anwendung der ultravioletten Strahlen der künstlichen Höhensonne durch HULDSCHINSKY, den zweiten die Verwendung von einer durch Bestrahlung mit Vitamin D angereicherten Kost oder die Zufuhr des rein dargestellten Vitamins selbst. Die künstliche Höhensonne wird in täglich steigenden Dosen (Sitzungslänge von 5—45') appliziert. Die Erfahrung hat gezeigt, daß diese Therapie so viele Monate angewandt werden muß, als die Kinder Lebensjahre zählen. Nach GYÖRGY-GOTTLIEB u. a. lässt sich der Erfolg durch kleine orale Eosingaben (0,1 g pro die), die photosensibilisierend wirken, verstärken. Unter den Nahrungsmitteln steht schon seit langer Zeit der Lebertran (in Mengen von 10—30 ccm täglich) an erster Stelle, Ersatzpräparate wie z. B. Scotts Emulsion sind vielfach angenehmer im Geschmack, stehen aber an Wirksamkeit etwas zurück. Da Lebertran wegen seiner öligen Beschaffenheit und seines eigenartigen Geschmackes oft den größten Widerwillen bei Kindern und Erwachsenen hervorruft, ist es gut, daß wir ihn heute entbehren und durch bestrahlte Nährmittel, vor allem Milch, Trockeneigelb usw. völlig ersetzen können. Aus prophylaktischen Gründen sollten die Kleinkinder in den gefährlichen Zeiten, vor allem in den Wintermonaten stets derartige vorbehandelte Präparate erhalten, im Sommer tut die Sonne das Nötige, sofern es sich nicht um in traurigen Verhältnissen untergebrachte Großstadtkinder handelt. Der spezifisch wirkende Stoff, das Vitamin D kann heute, nach dem WINDAUSschen Verfahren unter dem Namen Vigantol (von E. Merk-Darmstadt u. Farben I. G. hergestellt) auch in Tabletten oder Tropfenform verwandt werden. Die Dosierungsfrage ist hier noch nicht endgültig geklärt, meist genügt 1—2 mg am Tag, aber vielfach sind anscheinend doch größere Dosen, besonders bei schwerer Osteomalacie angezeigt. Die durchschnittliche Dosierung zu prophylaktischen Zwecken ist 3—5 Tropfen einer $1^0/_0$igen Vigantollösung, am besten in Milch dargereicht, die therapeutische Dosis liegt doppelt, selten vierfach so hoch. Eine Überdosierung, die im ersten Enthusiasmus wie so oft auch hier manchmal vorgenommen wurde, ist keineswegs gleichgültig. Wie fast jedes Therapeutikum besitzt auch das Vitamin D, in Übermaß angewendet, seine Gefahren. Sie traten zunächst im Tierversuch zutage. PFANNENSTIEL[1] berichtete anscheinend zuerst über schwere Vergiftungserscheinungen, Gewichtsabnahme, Kachexie usw. bei halbwüchsigen Kaninchen. Wie bei anderen Cholesterinen kommt es dabei leicht zu Gefäßsklerosen (KREITMAIR-HINTZELMANN). Das gilt auch für andere Tierarten (Mäuse, Ratten, Meerschweinchen, Katzen, Hunde usw.). Noch nicht veröffentlichte Untersuchungen von REINWEIN an unserer Klinik zeigten, daß zwar der Gaswechsel des überlebenden Gewebes durch Vigantol nicht gesteigert wird, wohl aber nach längerer Darreichung nicht einmal sehr hoher Dosen der Grundumsatz von Hunden. Sehr ausgesprochen sind die Reizerscheinungen von seiten der Nieren. Beim Kinde sind

---

[1] PFANNENSTIEL: Münch. med. Wschr., Nr 26 (1920).

zuerst von DEGWITZ[1] und seinen Mitarbeitern Vigantolschädigungen beschrieben worden, Appetitlosigkeit, Erbrechen, Anämie, Gewichtsverfall und vor allem Nierenschädigungen sowohl glomerulärer wie tubulärer Art. Er betrachtet dabei die unspezifischen nephritischen Symptome als das primäre, die anderen Störungen als deren Folgeerscheinungen. HESS und LEWIS[2] sahen Hand in Hand mit diesen Schädigungen eine Hypercalcämie einhergehen und fassen das ganze klinische Bild als eine Hypervitaminose auf, wobei der Nierenbeteiligung, weil inkonstant, nur eine untergeordnete Bedeutung zukäme. Hypercalcämien wurden von den amerikanischen Autoren manchmal schon bei minimalen Dosen beobachtet. GYÖRGY[3] konnte aber an der Hand eines sehr großen Materials bei den üblichen therapeutischen Dosen (1—3 mg bestrahltes Ergosterin als Vigantol) niemals Hypercalcämien oder Schädigungen feststellen, diese traten erst bei 5—10 mg gehäuft auf. So besteht trotz der entgegengesetzten amerikanischen Angaben, die vielleicht auf unrichtiger Dosierung beruhen, kein Grund, die genannten Dosen zu erniedrigen. Vorsichtshalber sollten aber doch bei länger dauernden Vigantolkuren die Kinder ärztlich überwacht werden, vor allem scheinen periodische Nierenuntersuchungen ratsam. Unter den Medikamenten steht schon lange der Phosphor als knochensubstanzbildendes Material an erster Stelle. Das berühmte alte Rezept: Phosphor. 0,01, Ol. jecor. oder amygdal. dulc. ad 100,0, nach Umschütteln 1—2mal täglich ein Teelöffel, wird auch heute noch oft verschrieben, wenn auch gewiß der Phosphor in einer richtig zusammengesetzten Nahrung bei genügender Vitamingegenwart in ausreichender Menge vorhanden ist und einzelne Stimmen immer wieder laut werden (z. B. ENGEL), die die genannte Dosis für zu hoch halten. Calciumsalze sind in der gewöhnlichen Ernährung so reichlich enthalten, daß hier Extrazufuhren sich sicher erübrigen.

Eine allgemeine vitaminreiche gemischte Kost, Massage, Salzbäder usw. unterstützen die spezifische Therapie. Unter der geschilderten Behandlung, wenn sie richtig und genügend lange durchgeführt wird, heilt die Rachitis anscheinend regelmäßig aus, was sich im Gesamtbilde der Kranken inspektorisch, palpatorisch und vor allem röntgenologisch sehr gut verfolgen läßt. Allerdings bleiben in manchen Fällen, in denen die Therapie erst spät einsetzt, Restzustände in Gestalt von Wirbelsäulenverkrümmungen, Knochenverbiegungen, Thoraxdeformitäten. Diese müssen dem Orthopäden zugeführt werden.

Neueste zusammenfassende Darstellungen (seit 1920).

ALWENS: Im Handbuch der inneren Medizin, 2. Aufl., herausgeg. von v. BERGMANN und STAEHELIN, Bd. IV/1, S. 584, Berlin: Julius Springer 1926.

CZERNY-KELLER: Des Kindes Ernährung, 2. Aufl., Bd. 2, Wien-Leipzig 1925.

FREUDENBERG-GYÖRGY: Erg. inn. Med. 24 (1923).

FROMME: Erg. Chir. 15 (1922).

---

[1] DEGKWITZ: Münch. med. Wschr. 1631 (1928).

[2] HESS u. LEWIS, zitiert bei GYÖRGY: zitiert auf S. 78.

[3] GYÖRGY: zitiert auf S. 78.

WIMBERGER: Erg. inn. Med. 28, 264 (1925).
GYÖRGY: Avitaminosen, S. 191, 1928.
STEPP-GYÖRGY: Erg. inn. Med. 36, 752 (1926).
KLOTZ: Handb. d. inn. Med., 2. Aufl., Bd. 4, 1926.
NOEGGERATH: Die Rachitis und ihre heutige innere Behandlung, Jena 1920.
HOMANN, E.: Erg. Med., herausgeg. von Th. BRUGSCH, 14, 365 (1930).

3. Beri-Beri.

Da diese Krankheit, über die ich keine eigenen Beobachtungen habe, eine ausgesprochen nicht-europäische Verbreitung besitzt, kann ich mich hier kurz fassen. Eine ausgezeichnete erschöpfende neuere Darstellung findet sich bei SHIMAZONO (S. 98), einem sehr feinen Kenner des Leidens.

Unter Beri-Beri wird heute die B-Vitaminose des Menschen verstanden, charakterisiert durch die Trias von kardiovaskulären Störungen, Ödemen, Polyneuritis. Die ursprünglich aus China stammende Erkrankung wird von den Japanern Kakke (= Beindunst bzw. Beinkrankheit) genannt. Unter dem Namen Beri-Beri, vielleicht von dem hindustanischen Beri (= Schaf) abgeleitet, kam ihre Kenntnis im 17. Jahrhundert über die holländischen Kolonien nach Europa. Die ersten exakten Bearbeiter nach der klinischen wie pathologischen Seite waren BAELZ[1] und SCHEUBE[2] (1882). Es ist eine ausgesprochen tropische bzw. subtropische Krankheit, die in ihrer Landkarte nur mit kleinen Zipfeln in die gemäßigte und kalte Zone hineinreicht. Hauptherde sind Ostasien inkl. Japan, die Südseeinseln und Brasilien. Besonders in Japan spielt sie eine furchtbare Rolle. Nach einer japanischen Regierungsstatistik (zit. bei SHIMAZONO) erlagen ihr im Jahre 1925 26796 Menschen. In Europa kommen heute nur noch verschleppte Fälle vor, früher sah man sie vereinzelt gehäuft bei schlechtgeleiteten Gefängnissen und Irrenanstalten usw. Als Ursache galt schon lange eine einseitige Ernährung mit poliertem Reis.

Die Krankheit tritt in vier verschiedenen *Formen* auf, die nach Prävalieren des jeweiligen Hauptsymptoms genannt werden: 1. die sensibel motorische, 2. die trockene, atrophische, 3. die hydropische und 4. die akut pernitiöse Form. Von leichten, das Allgemeinbefinden kaum berührenden Graden kommen alle Übergänge bis zum meist tödlich endenden Shôshin vor.

Ein schweres *allgemeines Krankheitsbild* besteht meist nicht. Die gewöhnlichen Klagen sind zu Anfang Mattigkeit der Beine, Herzklopfen, Appetitlosigkeit, evtl. Druck in der Magengegend. Dann treten leichte Ödeme, Hypästhesien der Unterschenkel auf, sowie eine Reihe nervöser Störungen sonst wie abnorme Reizbarkeit, Kopfschmerz und Schwindelgefühl. In den schweren Formen (Shôshin) nehmen die kardialen Klagen, zu denen ausgesprochene Dyspnoe sich gesellt, und gastro-

---

[1] BAELZ, E.: Über die in Japan vorkommenden Infektionskrankheiten. Mitt. d. dtsch. Ges. f. Natur- u. Völkerkunde Ostasiens 1882, H. 27, 295, zus. mit K. MIURA in Menses Handb. der Tropenkrankheiten, 2. Aufl., Bd. 3, S. 508.

[2] SCHEUBE: Ebenda 1881 (Zusammenfassung). — Die Beri-Beri-Krankheit, Jena 1894.

intestinale Störungen zu; auch Hautsymptome im Sinne hämorrhagischer Diathese können auftreten. Fieber besteht nur in schweren Fällen und ist auch hier anscheinend durch Komplikationen (z. B. Reaktivierung einer alten Tuberkulose usw.) bedingt.

Von allen *Organsymptomen* scheinen diejenigen kardiovasculärer Art die konstantesten zu sein. Subjektiv sind es Herzklopfen bei kleinsten Anlässen, Druckgefühl und Atemnot. Das Herz zeigt bei der Untersuchung eine Verstärkung und Verlagerung des Spitzenstoßes nach links. Dilatation und Hypertrophie betreffen aber vorwiegend den rechten Ventrikel. Dem entspricht eine Akcentuation des zweiten Pulmonaltones. Der erste Ton kann an der Spitze und etwas höher unrein bis zum Geräusch werden, doch ist es anscheinend nicht endokarditischer Natur. Der Puls ist frequent, oft klein und weich bei gewöhnlich normalem maximalem, aber oft niedrigem diastolischem Blutdruck. Erst mit bedenklicher Zunahme der Kreislaufschwäche gehen die Blutdruckwerte herunter. An den großen Gefäßen sind auffallend häufig epigastrische Pulsationen und sehr laute Gefäßtöne, besonders an der Cruralis. Das Beri-Beri-Herz ist sehr labil, was sich in der gesteigerten Reaktion auf Atropin und Adrenalin äußert. Ausführliche Untersuchungen von AALSMER und WENCKEBACH[1] ergaben beim schwer geschädigten Beri-Beri-Herzen eine auffallende Verkürzung des P-R-Intervalles im Elektrokardiogramm. Da ähnliche Veränderungen beim Froschherzen, das in hypotonischer Salzlösung schlägt, gefunden werden, macht W. die sehr ansprechende Annahme, daß auch bei Beri-Beri ein Ödem des Herzmuskels vorliegt. Ausgesprochene, schwere Kreislaufinsuffizienz zeigt die akute perniziöse Form, die ihren Namen Shôshin nach dem „Herzstoßen" hat. Dyspnoe, Cyanose, allgemeine Prostration, kleiner frequenter arrhythmischer Puls beherrschen das Bild, während es zu einer mangelhaften Blutverteilung mit stärkeren Stauungserscheinungen meist nicht kommt. Das zweite führende Symptom sind die Ödeme. Sie machen das Gesicht gedunsen und treiben die Fuß- und Beinkonturen auf. Die Ödeme sind meist nicht unförmiger Natur; bei stärkerer Wassersucht können sich Ergüsse in die Körperhöhlen einstellen. Die Genese der durch Herz- und Nierenaffektionen nicht bedingten Hydrophilie ist ganz analog dem Hungerödem noch umstritten. Reststickstofferhöhungen und Indikanämien finden sich anscheinend nur bei Herz- oder Niereninsuffizienz. Nur bei solchen Störungen finden sich auch Eiweiß und Formelemente im Harne. Eine Nephritis ist stets akzidenteller Natur. Eine stärkere Anämie gehört nicht zu den Zeichen der unkomplizierten Beri-Beri, erniedrigte Zahlen für Hämoglobin und Erythrocyten können vorübergehend durch Hydrämie vorgetäuscht werden. Auch die Leukocytenzahlen und ihre Verteilung ist in der Regel normal, zu erwähnen wäre höchstens eine häufige, aber nicht konstante Eosinophilie (bis 25,2 % in sehr schweren Fällen), die Blutplättchen sind deutlich vermehrt bis zu einer Million und darüber.

---

[1] AALSMER, W. C. u. K. F. WENCKEBACH: Wien. Arch. inn. Med. **16**, 193 (1929).

Über dyspeptische Beschwerden wird in $^1/_3$ bis $^2/_5$ der Fälle geklagt. Selten sind es eigentliche Schmerzen, meist nur Appetitlosigkeit, Druck und Völle in der Magengegend, stürmischere Erscheinungen, wie Übelkeit und Erbrechen in der Regel nur beim Shôshin, da aber als charakteristisches Zeichen. Die Prüfung der sekretorischen und motorischen Funktion des Magens ergibt wechselnde Befunde; stärkere motorische Insuffizienzen scheinen fast nie vorzukommen.

Die Darmtätigkeit ist meist träge. Leber und Milz werden primär anscheinend nicht affiziert, wohl aber, sobald es zu Stauungen kommt. Dann können sich ausgesprochene Leber- und Milztumoren entwickeln. Ikterus und Gallenfarbstoffe fehlen. Störungen der äußeren oder inneren Sekretion des Pankreas finden sich nur in schweren Fällen im Sinne einer gewissen Unterfunktion, die sich exkretorisch in einer Fermentverminderung im Dudenalinhalt zu erkennen gibt.

Auch der Grundumsatz bei der Beri-Beri ist vor allem von japanischen Autoren eingehend studiert worden. Er ist in der Regel normal, doch finden sich auch Abweichungen nach beiden Seiten, Steigerungen über $+ 15^0/_0$ bei sehr starker Kreislaufbeteiligung, vor allem bei ausgesprochenen Insuffizienzen und daher wohl durch diese bedingt, Erniedrigungen bis zu $- 40^0/_0$ bei ausgedehnten Lähmungen. Da sonst derartige Nervenprozesse niemals Senkungen der Oxydationen in so großem Ausmaße machen, muß man hier wohl ganz analog den Tierexperimenten an eine direkte Einwirkung der Avitaminose auf die Verbrennungen denken.

Der N-Umsatz scheint starken Schwankungen zu unterliegen, die im wesentlichen wohl durch die Veränderungen im Wasserhaushalt bedingt sein dürften. Der Anteil der einzelnen N-haltigen Komponenten am Gesamt-N des Harns ist nicht gegenüber der Norm verschoben, nur auf der Höhe des Shôshin können NH_3- und Aminosäurenfraktion prozentual zunehmen. Nichts spricht für einen abnorm großen Eiweißzerfall. Die Kochsalzausscheidung ist weitgehend von der Diurese abhängig. Der Phosphorstoffwechsel, dem seinerzeit SCHAUMAN[1] eine besondere Bedeutung auch in ätiologischer Beziehung beimaß, zeigt keine wesentlichen Veränderungen. Diurese und Ernährung scheinen für Ausscheidung und Bilanz die entscheidende Rolle zu spielen. Dasselbe gilt wohl auch für die anderen Komponenten des Mineralstoffwechsels.

Störungen von seiten des Nervensystems sind so gut wie immer vorhanden und sind daher diagnostisch von entscheidender Bedeutung. Mindestens nach der subjektiven Seite hin in Gestalt von Schmerzen und Parästhesien werden sie auch im leichtesten Falle und in den Anfangsstadien anscheinend nie vermißt. Der Charakter der Nervenstörungen ist durchaus der einer Polyneuritis sowohl in der sensiblen wie in der motorischen Sphäre. Die Sensibilitätsstörungen bestehen vorwiegend im Sinne einer Hypästhesie für alle Sinnesqualitäten, zuerst für feine Berührung, oft auch für die Tiefensensibilität. Dabei sind

---

[1] SCHAUMAN: Beitr. z. Arch. Schiffs- u. Tropenhyg. 15, 5 (1911).

unabhängig von scharf umschriebenen Ausbreitungsgebieten der Hautnerven ganz bestimmte Körperzonen bevorzugt. Nach MIURA[1] sind es in absteigender Häufigkeit Zehen, Fußrücken bzw. Seitenflächen der Unterschenkel, Fingerspitzen, vor allem volar, Unterbauch und Umgebung des Mundes. Von diesen Prädilektionsstellungen breiten sich dann die sensiblen Ausfälle mit Zunahme der Störungen in die Nachbarschaft aus. Fast immer bleiben Hals, Nacken und Kopfhaut frei. Am Rumpf sind die obersten Brustpartien am seltensten und auch dann nur in leichter Form ergriffen. Das Auftreten der Sensibilitätsstörungen ist auffallend symmetrisch, außer in den ersten Anfangsstadien scheint ein Halbseitentyp so gut wie nie vorzukommen.

Die Motilitätsstörungen schwanken zwischen den leichtesten Herabsetzungen der groben Kraft bis zu völligen Paralysen. Sie setzen ebenfalls symmetrisch distal an der Peripherie zuerst ein, und zwar zuerst an den Beinen. Je länger die Nervenfaser, um so eher wird sie affiziert. Die Dorsalflektion des Fußes leidet meist zuerst, auch an den Händen sind zuerst die vom Radialis innervierten Muskeln ergriffen. Rumpf und Bauchmuskulatur kommen erst an die Reihe, wenn die Extremitäten bereits schwer in Mitleidenschaft gezogen sind. Hals- und Kopfmuskulatur bleiben stets frei, dagegen können sowohl Kehlkopf- wie Gesichtsmuskeln miterkranken. Die Lähmungen haben ganz entsprechend einer gewöhnlichen Polyneuritis einen schlaffen Charakter, die Reflexe können zu Anfang etwas gesteigert sein, verschwinden dann aber gewöhnlich ganz. Ataxien und ROMBERGsches Phänomen lassen sich zu Anfang der Erkrankung meist deutlich nachweisen, sind aber später nicht mehr sicher zu prüfen.

Entsprechend dem peripheren Charakter der Muskellähmungen finden sich in den betroffenen Gebieten bei der elektrischen Untersuchung Herabsetzungen der Erregbarkeit und evtl. Entartungsreaktion. Die komplette Form tritt meist nur bei der am stärksten betroffenen unteren Extremität ein. Die mechanische Erregbarkeit ist anfangs gesteigert, später abgeschwächt. Blasen- und Mastdarmtätigkeit sind nie, die Geschlechtsfunktion (im Sinne einer Libidoherabsetzung) nur selten gestört.

Sehstörungen kommen nach ISHIJN in $5^0/_0$ der Fälle vor. Es handelt sich meist um Amblyopien infolge centralen Scotoms, daneben um Nyktalopie und Farbsinnstörungen, vor allem für Rot und Grün. Der Augenhintergrund kann dabei normal sein, doch kommen auch temporale Abblassungen der Papille neben Hyperämien, Trübungen und Blutungen vor. Da, wo nicht schwere organische Veränderungen sich einstellen, bilden sich die Sehstörungen mit den übrigen Krankheitszeichen zurück. Sehr viel seltener sind Störungen der anderen centralen Sinnesorgane (Schwerhörigkeit, Ohrensausen, Geschmacksbeeinträchtigung, nie Geruchsstörungen).

Die psychische Sphäre ist abgesehen von den letzten Lebensstunden nie betroffen.

---

[1] MIURA: Erg. inn. Med. 4, 280 (1909) (Zusammenfassung).

Die *pathologisch-anatomischen Veränderungen* entsprechen den klinischen Befunden.

Am häufigsten finden sich Ödeme und seröse Ergüsse der großen Körperhöhlen. Am Herzen sind sehr konstant die Dilatation und Hypertrophie des rechten Ventrikels, etwas seltener und nie isoliert die entsprechenden Veränderungen am linken Herzen. Epikard, Endokard und Myokard können Blutungen und degenerative Vorgänge aufweisen. In venösen Gefäßgebieten fallen die Stauungen auf, die an den Lungen, dem Magendarmkanal und der Leber das Bild beherrschen. An der Leber kommt es daneben, hier in einem gewissen Gegensatz zum klinischen Bild, zu centralen fettigen Degenerationen und Nekrosen.

Charakteristisch sind die Veränderungen der Nebennieren in Gestalt von Hypertrophie des Marks mit erhöhter Chromierbarkeit und lymphozytärer Infiltration.

Im Centralnervensystem sind neben vielen normalen Befunden Ganglienzellenveränderungen besonders im Bulbärgebiet beschrieben worden (Schwellungen, Kernverlagerungen und Vacuolisierungen). Auch die Leitungsbahnen zeigen oft Degenerationen und Atrophien. Die histologischen Veränderungen der gelähmten Nerven sind im Prinzip die gleichen wie bei Polyneuritiden anderer Genese. Die Muskeln sind in der Regel ödematös aufgetrieben. Der diffusen trüben Schwellung folgt die Degeneration, die im dritten Stadium schließlich zur Atrophie führen kann.

Die Anschauungen über *Genese* und *Wesen* der Beri-Beri-Erkrankung haben sehr gewechselt. Die Häufung der Krankheit in bestimmten Gegenden veranlaßten die Gründer der Klinik dieses Leidens, BAELZ[1] und SCHEUBE[2], an ein infektiöses Agens zu denken. Auch heute wird vereinzelt noch von sehr guten Kennern wie MIURA[3], SCHILLING u. a. der infektiösen Theorie bis zu einem gewissen Grade das Wort geredet. Auch die Intoxitationstheorie hat ihre Vertreter gefunden, aber es ist bisher weder gelungen einen Erreger noch ein auslösendes Gift ausfindig zu machen oder durch sie die Krankheit experimentell zu erzeugen. SCHAUMAN[4] dachte an eine Stoffwechselkrankheit, bedingt durch ein Defizit der Nahrung an Phosphor, fand aber keine Nachfolger. Der große entscheidende Schritt vorwärts gelang EIJKMAN[5], indem er als erster schon 1895 die Stoffwechseltheorie der Beri-Beri aufstellte und experimentell begründete. Er fütterte Hühner ausschließlich mit poliertem Reis und erzeugte so nach kurzer Zeit Lähmungen, die schließlich unter schwerer allgemeiner Erschöpfung der Tiere zum Tode führten. Pathologisch fand sich Degeneration der peripheren Nierenfasern, Ganglienzellenatrophie und fettige Degeneration der quergestreiften Muskelfasern. EIJKMAN deutete diese grundlegenden, immer wieder bestätigten Befunde mit der Annahme, daß infolge des fehlenden

---

[1] BAELZ: zitiert auf S. 92.
[2] SCHEUBE: zitiert auf S. 92.
[3] MIURA: zitiert auf S. 95.
[4] SCHAUMAN: zitiert auf S. 94.
[5] EIJKMAN: Virchows Arch. 148, 523 (1897).

Häutchens Mikroorganismen eindringen, die ein stark neurotoxisches Gift bilden. Eine aus Reis und Gerste gemischte Kost, ja schon halbpolierter Reis vermögen gegen den Ausbruch der Beri-Beri zu schützen. Die Deutung dieser weittragenden Versuche durch EIJKMAN machte noch den alten Theorien gewisse Konzessionen. Die erste klare Formulierung, daß bei der Beri-Beri eine Stoffwechselkrankheit vorliegt, scheint von FRASER und STANTON[1] zu stammen (1910).

Auch der weitere Fortschritt kam von der experimentellen Seite durch Aufklärung des Wesens der Vogel-Beri-Beri. FUNK und seine Mitarbeiter[2] konnten aus Preßhefe und aus der Reiskleie, d. h. dem Rückstand nach Polieren des Reises, den aktiven Stoff — das heutige Vitamin B — durch Alkoholextraktion herstellen, da dieser Zusatz schon in kleinsten Mengen das Entstehen der Krankheit verhindert bzw. das bereits entstandene Leiden zur Ausheilung bringt.

OSBORNE und MENDEL[3], MC COLLUM und DAVIS[3] sowie japanische Autoren, vor allem SUZUKI und SHIMAZONO, haben dann durch zahlreiche Untersuchungen die Schwierigkeiten, die ursprünglich der Übertragung der tierexperimentellen Ergebnisse auf den Menschen entgegenstanden, aus dem Wege geräumt und der Avitaminosetheorie endgültig zum Siege verholfen.

Die *Diagnose* der Beri-Beri ist meist leicht, zumal wenn es gelingt, die fehlerhafte Ernährung zu eruieren. Isolierte Herzstörungen können zur Verwechslung mit Mitralfehlern führen, die Vergrößerung des Herzens nach rechts, der labile frequente Puls in Verbindung mit der Herabsetzung des minimalen Blutdrucks sprechen für Beri-Beri.

Stehen die polyneuritischen Symptome ganz im Vordergrund, so kommen leicht Polyneuritiden anderer Genese differentialdiagnostisch in Betracht. Das dann fast nie ganz fehlende Ödem der Tibiakante sowie die Schwellung und Druckempfindlichkeit der Wadenmuskulatur bringt aber fast immer die Entscheidung für Beri-Beri. In allen dann noch zweifelhaften Fällen entscheidet der Erfolg oder Mißerfolg der spezifischen Therapie.

Die *Mortalität* der Krankheit hängt von der Lebensweise der Kranken und der ärztlichen Versorgung ab, demgemäß schwanken die Zahlen in den weiten Grenzen von $2—70^0/_0$; am größten scheint die Sterblichkeit unter den Eingeborenen in tropischen Gegenden zu sein.

Die wirksame *Therapie* ist die Darreichung des Vitamins B.

Nach Zusammenstellungen von STEPP[4] und A. SCHEUNERT[5] ist der Gehalt der einzelnen Nahrungsmittel an diesem Stoffe folgender:

---

[1] FRASER u. STANTON, zitiert bei SHIMAZONO, S. 671: zitiert auf S. 98.
[2] FUNK u. COOPER: Lancet 181, 1266 (1911).
[3] OSBORNE u. MENDEL, MC COLLUM, DAVIS: Lit. bei STEPP-GYÖRGY, Avitaminosen, S. 172, 1927.
[4] STEPP-GYÖRGY: Avitaminosen.
[5] SCHEUNERT, A.: Der Vitamingehalt der deutschen Nahrungsmittel in der „Volksernährung", veröffentlicht durch Reichsminister f. Ernährung und Landwirtschaft, Berlin: Julius Springer 1929.

1. Sehr hoher Gehalt: Hefe, vor allem Trockenhefe.
2. Hoher Gehalt: Weizenkeimlinge und daraus hergestellte Präparate wie z. B. Materna, ferner Niere, Leber, Hirn.
3. Mittlerer Gehalt: Eier, Tomaten, Erbsen, Kohlarten, Kartoffeln, Spinat, Vollkornbrot, Pflaumen usw.

Durch Alkoholextraktion sind besondere Vitaminpräparate (z. T. als Roh-Orycanine) hergestellt worden, die in Japan viel Anwendung finden. 15—30 g per os in drei Portionen in wäßriger Lösung wird von Shimazono als ausreichende tägliche Dose für einen 50—60 kg schweren Kranken angegeben.

Der Erfolg der Vitamintherapie scheint nie auszubleiben, meist aber erst allmählich einzusetzen. Immerhin beginnt bei hydropischen Kranken die Entwässerung schon nach $1/2$—1 Woche.

Die Therapie der Kreislaufstörungen und der Lähmungen ist daneben eine symptomatische und weicht in nichts von derjenigen ab, die bei den gleichen Zuständen ohne Beri-Beri-Genese eingeleitet wird.

Neueste zusammenfassende Darstellungen.

Shilling, C.: Beri-Beri im Handb. d. inn. Med., 2. Aufl., herausg. von v. Bergmann u. Staehelin, Bd. I/2, S. 1393, Berlin: Julius Springer 1925.

Shimazono, J.: Beri-Beri, in W. Stepp u. P. György, Avitaminosen, S. 539. Berlin: Julius Springer 1927.

4. Skorbut und Barlowsche Krankheit.

Der Skorbut beim Erwachsenen und die Möller-Barlowsche Krankheit beim Kinde stellen die beiden Krankheitsbilder dar, in denen das Fehlen des Vitamins C beim Menschen sich äußert. Nach der klinischen Symptomatologie wurden früher beide Leiden zur vielseitigen Gruppe der sog. hämorrhagischen Diathesen[1] gerechnet, nachdem bei der Möller-Barlowschen Krankheit zunächst die nahen Beziehungen zur Rachitis in den Vordergrund gestellt wurden. Bei dem beherrschenden Symptom der Blutungsneigung finden wir auch heute noch vielfach (vgl. z. B. die Darstellung von Morawitz in Bd. IV/1 der 2. Auflage des Handbuchs der inneren Medizin von v. Bergmann und Staehelin) die beiden Leiden unter den Blutkrankheiten abgehandelt. Ätiologisch ist das jetzt nicht mehr berechtigt.

Der Skorbut, der historisch anscheinend bis ins 13. Jahrhundert zurück beglaubigt ist und wahrscheinlich, wenn auch nicht sicher, seinen Namen vom holländischen Worte scorbeck = Geschwür im Munde herleitet, war früher die gefürchtetste Krankheit bei langen Seereisen. So wird erzählt, daß Vasco de Gama bei seiner Umsegelung des Kaps der guten Hoffnung über die Hälfte seiner Mannschaft daran verlor. In neuester Zeit hat der Skorbut als Massenerkrankung nochmal im Weltkriege Bedeutung gehabt. Salle und Rosenberg (S. 106) haben 24 derartige Epidemien beim deutschen Feldheer zusammenstellen können, nur eine betraf den Westen, die anderen traten im Osten vor allem gegen Ende des Krieges auf, in Rußland, im östlichen Österreich

---

[1] Vgl. die Referate von M. B. Schmidt u. P. Morawitz auf der Sitzung der Deutschen Pathologischen Gesellschaft Berlin 1930.

und auf dem Balkan, insbesondere in Rumänien. Es waren Gegenden, in denen die Zivilbevölkerung in weit höherem Maße davon befallen war. Die Maxima der Zugänge fanden sich ausgesprochen im April bis Juni, den Monaten, in denen die Wintergemüse nicht mehr und die frischen Sommergemüse noch nicht zur Verfügung standen. Das klinische Bild ist das einer hämorrhagischen Diathese, worunter die Neigung zu Blutungen und das tatsächliche Auftreten von Blutungen an den verschiedensten Körperstellen verstanden wird. Das Wort Diathese bedeutet dabei ganz im antiken Sinne (vgl. z. B. Krehl[1]) „Krankheitsbereitschaft". Es ist das eine im Endeffekt ziemlich gleiche Krankheitsmanifestation ätiologisch ganz verschiedener Leiden, die durch das gemeinsame Band einer abnormen Blutbeschaffenheit oder einer abnormen Gefäßbeschaffenheit bzw. beiden verknüpft sind. Echte Blutkrankheiten wie schwere Anämien und akute Leukämien, Hämophilie, akute Infekte, Leberschädigungen, Avitaminosen und unbekannte Ursachen, wie z. B. bei der essentiellen Thrombopenie Francks wirken sich dabei in außerordentlich ähnlicher Weise aus.

Prodromalerscheinungen fehlen beim Skorbut vor allen Dingen in leichten Fällen, sind aber oft ganz analog der Inkubationszeit einer akuten Infektion sehr deutlich vorhanden in Gestalt von Allgemeinstörungen wie abnorme Mattigkeit, Abgeschlagenheit, Herzklopfen, elendem Aussehen, evtl. Cyanose der Schleimhäute, Energielosigkeit und Depression. In stärkerer Weise scheinen sie nur bei allgemein unterernährten und schwächlichen Individuen in die Erscheinung zu treten.

Salle (S. 106) macht auf eine eigentümliche Beschaffenheit der Haut (Trockenheit, Sprödigkeit, Hervortreten der Haarbälge, Epitheldesquamation usw.) in der Latenzperiode aufmerksam. Bei den oft geklagten, rheumatischen Schmerzen in den Beinen ist es meist schwer festzustellen, ob sie wirklich noch Prodromalsymptome sind oder schon die Folge bereits eingetretener Blutungen in der Tiefe. Von der gleichfalls nicht seltenen Hemeralopie ist es nicht sicher, ob sie wirklich zum Skorbut gehört oder, wie Salle und Rosenberg (S. 106) annehmen, Ausdruck einer gesonderten Stoffwechselstörung ist.

Nach diesem etwas farblosen Prodromalstadium kommt dann die Krankheit in Gestalt multipler Blutungen zur deutlichen *Manifestation*. Sitz, Stärke und Ausbreitung können dabei außerordentlich wechseln. Nach Salle und Rosenberg sind die Prädilektionsstellen in fallender Häufigkeit: 1. Zahnfleisch, 2. Muskulatur, 3. subcutanes Gewebe, 4. Haut, in weitem Abstande Gelenke und Periost, nur ganz ausnahmsweise innere Organe (Niere und Darm).

Die ersten Hämorrhagien zeigen sich gewöhnlich an den Unterschenkeln und zwar sowohl in der Haut wie in der Muskulatur. Die einzelne Petechie kann dabei klein wie bei einem Floh- oder Schnakenstich sein, der erfahrungsgemäß bei Menschen, die viel unter diesen Schmarotzern zu leiden haben, nur eine kleine flächenhafte Blutung ohne Schwellung setzt. Das Centrum sind die Haarfollikel. Nur selten

---

[1] Krehl, L.: Entstehung, Erkennung und Behandlung innerer Krankheiten, 13. Auflage, S. 15, Leipzig: F. C. W. Vogel 1930.

kommt es in der obersten Haut zu größeren Austritten oder zum Konfluieren zahlreicher Herde. Prädilektionsstellen sind vor allem die Beugeseiten der Extremitäten oder solche Partien, die einem gewissen Druck ausgesetzt sind (durch Strumpfbänder, Armbanduhren, Stuhlkanten usw.). Die Blutungsbereitschaft läßt sich nach dem Vorgang von RUMPEL-LEEDE sehr schön durch das Anlegen einer Gummistaubinde nachweisen. Nach 5—10 Minuten maximaler Stauung kommt es entweder an der betreffenden Stelle oder peripher davon zu Hautblutungen. Obere Extremität und Stamm werden von den Hämorrhagien nicht so häufig betroffen, Gesicht und Kopfhaut bleiben stets frei.

Da wo größere oberflächliche Blutungsherde sich ausbilden, gehören sie der Subkutis an, hier kann es auch bei großer Ausdehnung zu ausgesprochenen Ödemen kommen. Mit zunehmender Veränderung des Blutfarbstoffs und der Resorption nehmen die anfangs roten oder blauroten Extravasate einen grünen oder gelben Farbenton an. Die betreffenden Stellen bleiben selbst bei rascher Resorption oft noch lange durch einen grauen Farbenton kenntlich.

Die besonders häufigen Blutungen in die Muskulatur geben sich meist nur durch „rheumatische" Schmerzen zu erkennen. Mit zunehmender Größe kann es aber zu ausgesprochenen Auftreibungen und Verfärbungen der betreffenden Gliedmaßenteile, insbesondere der Waden, kommen. Bei den sehr seltenen Abscedierungen und Durchbrüchen nach außen sind wohl immer Sekundärinfektionen im Spiel.

Besonders charakteristisch sind die Zahnfleischveränderungen, die ebenso selbst bei schweren Fällen gänzlich fehlen wie einzig sinnenfällige Manifestation der Krankheit sein können. Sie stellen sich dar als eine mit besonders starker Hyperämie und Blutungsneigung einhergehende Gingivitis und entwickeln sich nur um die Zähne herum, so daß zahnlose Menschen überhaupt nicht befallen werden, ebenso bleiben die zahnlosen Stellen des Zahnfleisches frei. Die entzündeten, von Blutungen bald durchsetzten Schleimhautpartien können wulstartig über den Alveolarfortsatz herabhängen. Sie bluten bei leisester Berührung, beim vorsichtigen Zähneputzen, beim Abbeißen, selbst beim Kauen. Da die Schwellungen mit sehr heftigen Schmerzen einhergehen, kann die Nahrungsaufnahme aufs schwerste leiden, ja unmöglich sein. Durch Läsionen und Sekundärinfektionen kommt es leicht zu geschwürigem Zerfall mit der Bildung schmutziggrauer, pseudodiphtherischer Membranen im Sinne einer eitrigen Gingivitis und bei weiterer Ausbreitung selbst einer Stomatitis ulcerosa. Dann entströmt dem Munde solcher Kranken ein widerlicher, oft aaßhafter Fäulnisgeruch, der besonders reichlich gebildete Speichel mischt sich mit Blut und Gewebszerfallstücken und zwingt den Kranken zu dauerndem Ausspucken und Spülen, falls er es nicht vorzieht, den üblen Mundhöhleninhalt herunterzuschlucken. Diese schweren Zahnfleischveränderungen ziehen sehr bald auch die Zähne in Mitleidenschaft. Sie werden ihres Haltes beraubt und dadurch locker und fallen aus. Selten sind tiefergreifende Nekrosen der Alveolarfortsätze.

Andere Schleimhautgebiete werden scheinbar nie ergriffen, schon der Pharynx bleibt gewöhnlich frei, erst recht das Rektum, nur vereinzelt sind sehr schwer stillbare Nasenblutungen, noch seltener Darmblutungen beschrieben worden.

Dagegen sind relativ häufig die serösen Häute sowohl der großen Körperhöhlen wie der Gelenkhöhlen insbesondere des Knies in Form hämorrhagischer Ergüsse befallen.

Am Knochen und den Gelenken überwiegen die periartikulären Hämorrhagien, doch können, besonders bei Jugendlichen, auch Blutungen in die Knorpelknochengrenze besonders an den Rippen erfolgen, womit die Übergänge zur Möller-Barlowschen Krankheit gegeben sind. Hämorrhagien können sich auch in der Nachbarschaft der großen Nervenstämme, vor allem des Ischiadikus und seiner Verzweigungen entwickeln und so Druckerscheinungen (z. B. symptomatische Ischias) bedingen.

Von seltenen Manifestationen der Krankheiten seien noch weiter erwähnt Konjunktivalblutungen, punktförmige Retinalblutungen, Hämorrhagien der Nieren und Harnwege, Herzverfettungen, Leberschädigungen mit Urobilinurie, Rückenmarksblutungen mit Lähmungen der Beine.

Das Allgemeinbefinden ist fast immer mehr oder weniger stark beeinträchtigt. Fieber gehört an sich nicht zum Skorbut, kann aber als Folge von schwerer ulcerativer Stomatitis, Entwicklung oder Resorption größerer Hämorrhagien oder von Sekundärinfektionen in meist uncharakteristischer Form sich einstellen. Wie bei allen Avitaminosen, so ist auch beim Skorbut die Resistenz gegen Infektionen deutlich herabgesetzt, insbesondere scheint das für die Tuberkulose zu gelten, alte Herde flackern wieder auf, beginnende, vorher relativ gutartige Affektionen nehmen einen stürmischen Verlauf. Auf dem östlichen Kriegsschauplatze kamen häufiger Kombinationen mit Ruhr vor. Von Komplikationen seien schließlich noch Verbindungen mit Ödemkrankheit erwähnt, die Salle und Rosenberg im Kriege häufiger sahen. Meist handelte es sich um Personen der Zivilbevölkerung.

Die bei Skorbut in schweren Fällen immer sich entwickelnde Anämie ist durchaus als posthämorrhagische, sekundäre Anämie aufzufassen, obwohl gar nicht so selten ein normaler oder gar ein erhöhter Färbeindex gefunden wurde. Zu Anfang und in der Rekonvaleszenz sah Salle vereinzelt sogar Polyglobulien (bis 7,2 Mill). Die Leukocytenzahlen sind wie bei anderen Blutungsanämien oft deutlich vermehrt, neutrophile Leukocytosen bis zu 60000 sahen Senator u. a. mehrfach, doch scheinen sehr hohe Zahlen große Raritäten zu sein; an ihrem Vorkommen ist aber wohl nicht zu zweifeln. Eine Linksverschiebung fehlt ebenso wie eine stärkere Knochenmarkreaktion (keine Myelocyten, keine Myeloblasten). Die Blutplättchenzahlen sind großen Schwankungen unterworfen, Gerinnungszeit und Blutungszeit sind normal.

Seit wir in der Zufuhr von Vitamin C die stets wirksame Therapie besitzen, kann von einem Studium des natürlichen Verlaufs des Skorbuts schon seit Jahren kaum mehr die Rede sein. Nur unter äußerst ungünstigen hygienischen Verhältnissen wie bei den schweren, sich selbst überlassenen Epidemien in Rußland nimmt die Krankheit noch ihren natürlichen Verlauf. Anämie, Kachexie wachsen, tuberkulöse und septische Infektionen gesellen sich dazu und bringen den schließlich aufs äußerste erschöpften Organismus zum Erliegen. Im Terminalstadium bleibt schließlich auch die sonst so wirksame Therapie machtlos.

Die *pathologische Anatomie* des Skorbuts ist in neuerer Zeit vor allem von ASCHOFF und KOCH[1], die als Armeepathologen besonders in Rumänien ein großes Material sammeln konnten, durchgearbeitet worden. Die Befunde harmonieren aufs beste mit dem klinischen Bilde. Beherrschend sind die multiplen Hämatome, vor allem in den Stütz- und Bewegungsorganen (Bindegewebe, Muskulatur), daneben auch im Fettgewebe und in der Haut in allen ihren Schichten, ferner bei Jugendlichen in der Knorpelknochengrenze. In der Epidermis ist die Anordnung um die Haarbälge und Schweißdrüsen charakteristisch. Die Hoffnung, für die abnorme Lädierbarkeit der Gefäße histologische Unterlagen zu bekommen, hat sich leider nicht erfüllt, und es ist eine bloße Hypothese, wenn ASCHOFF und KOCH[1] die abnorme Gefäß- durchlässigkeit auf Veränderungen der Kittsubstanzen zurückführen. Die spezifischen Elemente von Muskulatur und Nervensystem sind höchstens sekundär durch die Blutungen in Mitleidenschaft gezogen, die Querstreifung der Muskulatur kann an Stellen starken Druckes verwischt werden, zu einer eigentlichen Neuritis kommt es aber an- scheinend nie. Am Zahnfleisch lassen sich einfach hämorrhagisch- proliferative und sekundär infektiöse Vorgänge gut unterscheiden. Von den bei nicht komplizierten Fällen nur selten anzutreffenden Veränderungen der inneren Organe seien Verfettungen der Leber, vereinzelt auch des Herzmuskels neben den schon erwähnten ungewöhn- lichen Lokalisationen von Blutungen erwähnt.

In der *ätiologischen Forschung* begegnen wir beim Skorbut genau den gleichen Theorien wieder wie bei den anderen Krankheiten dieser Gruppe, der Infektionstheorie, der Gifthypothese und der Annahme einer qualitativen Unterernährung. Nur die letztere Theorie kommt heute wohl noch ernstlich in Betracht. So sehr auch das regionär gehäufte Auftreten früher den Gedanken einer echten Epidemie nahelegen mußte, so kann doch heute kein Zweifel daran sein, daß hier eine echte Mangel- krankheit vorliegt. Die Einseitigkeit der Ernährung auf langen See- reisen, vor allem das Fehlen von frischem Obst und Gemüse ließen schon immer daran denken, die Kriegserfahrungen sprechen auf das Ein- drucksvollste dafür. Die entscheidende Wendung brachten auch hier die Tierexperimente, die erstmalige Erzeugung von Skorbut beim Meer- schweinchen durch HOLST und FRÖHLICH[2]. Sie ernährten ihre Tiere ausschließlich mit Reis, Hafer, Gerste, Weizen, Roggen unter Aus- schluß frischer Produkte von Tier- und Pflanzenreich. Wird ein wässriger oder alkoholischer, nicht hitzebeständiger Extrakt aus frischem Obst und Gemüse oder Pflanzenkeimlingen, dem später FUNK und DRUMMOND

---

[1] ASCHOFF u. KOCH: Skorbut, Jena: Fischer 1919.
[2] HOLST u. FRÖHLICH: Z. Hyg. 72, 1; 75, 334.

den Namen Vitamin C gaben, dem Futter zugesetzt, so verschwinden
sofort die skorbutischen Erscheinungen oder treten gar nicht auf, wenn
die Zugabe von Anfang an erfolgte. Der Gehalt der Nahrung an Calorien
oder an den üblichen Nährstoffen ist dabei gleichgültig. Fehlt das zum
Ablauf der normalen Lebensvorgänge notwendige Vitamin C, so kommt
es beim Meerschweinchen schon nach einigen Tagen oder Wochen zum
Skorbut. Für Kinder wird eine Latenzperiode von sieben bis acht
Wochen, für Erwachsene eine solche von vier bis fünf Monaten angegeben, ehe die ersten Erscheinungen auftreten. Konstitutionelle
Faktoren spielen für den Zeitpunkt und die Stärke der Krankheitserscheinungen zweifellos eine große Rolle. Sonst müßten unter gleichen
Ernährungsbedingungen ja alle Personen zu gleicher Zeit und in
gleicher Form und Stärke erkranken. Das ist aber, wie jede sog. Epidemie
und manche eindrucksvolle Einzelbeobachtung zeigen, nicht der Fall.
Die chemische Natur des Vitamins C und der Mechanismus der C-
Avitaminose ist vorläufig noch in tiefes Dunkel gehüllt. Insbesondere
bleibt vorläufig rätselhaft, warum nahezu ausschließlich die Gefäße
geschädigt werden.

Die *Diagnose* des vollentwickelten Skorbuts zumal inmitten einer
Epidemie ist leicht. Anders steht es mit abortiven sporadischen Fällen,
bei der Vieldeutigkeit von Hämorrhagien kommt hier der Anamnese
eine entscheidende Bedeutung zu. Morawitz (S. 106) rät mit Recht, einen
Skorbut nur dann anzunehmen, wenn ein Kranker monatelang kein
Obst und keine frischen Gemüse zu sich genommen hat. Dem klinischen
Bilde nach können sich alle hämorrhagischen Diathesen einander zum
Verwechseln ähnlich sein, gerade wenn man an abortive Fälle von
Skorbut denkt, die nur mit Hautblutungen einhergehen oder nur ganz
leichte Zahnfleischveränderungen zeigen. Die Purpura rheumatica ist
gewöhnlich durch gleichzeitige Gelenkschmerzen charakterisiert, die
Hämorrhagien bei Sepsis, Fleckfieber oder anderen Infektionen gehen
gewöhnlich mit sehr hohen Temperaturen und starker Beeinflussung
des Gesamtzustandes einher, der Nachweis von Drüsenschwellungen und
Milztumor sowie vor allem die Untersuchung des Blutes schützen vor
Verwechslungen mit Leukämie und Pseudoleukämie. Die akute lym-
phatische Leukämie kann besonders ähnliche Bilder hervorrufen, doch
betrifft die Stomatitis hier nicht nur das Zahnfleisch, sondern vor
allem die anderen Partien der Mundschleimhaut, insbesondere die
Tonsillen und ihre Nachbarschaft.

Mit der Aufklärung des Wesens des Skorbuts als einer C-Avitaminose
sind die Richtlinien für *Prophylaxe* und *Therapie* gegeben. In normalen
Zeiten enthält die gewöhnliche Nahrung so viel Vitamin C, daß besondere
Vorkehrungen völlig überflüssig sind. Liegen allerdings abnorme Ernährungsverhältnisse vor, wie zur Zeit des Krieges bei den Mittelmächten
und in den okkupierten Gebieten, so muß die Zufuhr genügender
Mengen von frischen Gemüsen, Zwiebeln, Rüben, Kohlarten, Obst
sowie von nicht zu alten Kartoffeln sicher gestellt werden, dabei genügt
jedes der genannten Nahrungsmittel auch allein. Auch Hülsenfrüchte,
die durch Einweichung in Wasser zur Keimung gebracht werden,

können aushelfen, doch sind dann größere Mengen nötig. Die Hauptgefahrzeit sind die letzten Wintermonate. Die Gefahr des drohenden Skorbuts muß möglichst schon in der Latenzperiode erkannt und abgewendet werden.

Ist die Krankheit bereits manifest geworden, so ist es klar, daß entweder große Mengen von Nahrungsmitteln mit Vitamin C oder daran besonders hochwertigen Stoffen dargereicht werden müssen. Chick und Dalyell (zitiert bei Salle [S. 106]) haben folgende Tabelle für den relativen Vitamingehalt der hier in Betracht kommenden Nährstoffe angegeben:

Tabelle 13.

Gehalt verschiedener Nahrungsstoffe an antiskorbutischem Vitamin in relativen Werten.

Frische Kuhmilch	1—1,5
Frischer roher Weißkohlsaft oder Kohlblätter	110
Frischer roher Apfelsinensaft	100
Citronensaft	100
Weißer Rübensaft	60
Grüne Bohnen	30
Gekeimte Erbsen, frisch	30
Karottensaft	7,5
Roter Rübensaft	7,5
Fleischsaft	7,5
Kartoffeln (30 Minuten gekocht)	7,5

Eine Zufuhr des fehlenden Vitamins in reiner Form wie etwa beim Vigantol liegt noch in weitem Felde. Die sog. Vitaminpräparate des Handels (Metagen usw.) sind überflüssig und vor allem bei längerem Ablagern nicht ganz unbedenklich.

Hinter der kausalen Behandlung steht die symptomatische natürlich an Bedeutung zurück. Daß das Auftreten von Blutungen, zumal in die Muskulatur, zur absoluten Bettruhe zwingt, ist selbstverständlich. Besondere Aufmerksamkeit erfordert die Mundpflege. Häufige Spülungen mit Tct. Myrrhae oder Ratanhiae (20—30$^0/_0$) oder Kaliumpermanganat beeinflussen die Schleimhäute günstig und beseitigen die Entzündungs- und Ulcerationsprodukte, dämpfen auch die Salivation. Stärkere Blutungen müssen lokal mit Watte, getränkt mit Eisenchlorid, Clauden, Hämoplastin, ev. Adrenalin oder Serum zum Stehen gebracht werden. Die Nahrung darf an die Mundverdauung nur minimale Ansprüche stellen; sie muß also möglichst flüssiger und breiiger Natur sein.

Anhang: Der kindliche Skorbut.

(Möller-Barlowsche Krankheit.)

Diese Form der Avitaminose wurde anscheinend zuerst von Glisson[1] (1651) beschrieben und der Rachitis zugerechnet. Auch Möller[2] (1859),

---

[1] Glisson: Rachitis, zitiert nach A. F. Hess (Zusammenfassung).
[2] Möller: Königsb. med. Jb. 13, (1859).

dem wir die erste erschöpfende Darstellung in Form eines besonderen Krankheitsbildes verdanken, faßte sie durchaus als akute Rachitis auf. Die Beziehungen zum Skorbut der Erwachsenen wurde zuerst von BARLOW[1] (1883) auf Grund klinischer und pathologisch-anatomischer Befunde sowie therapeutischer Resultate klar erkannt. Seine Auffassung, daß wir in der akuten hämorrhagischen Rachitis tatsächlich die kindliche Form des Skorbuts vor uns haben, setzte sich bald durch und wird heute kaum noch bestritten, nachdem es HART[2] gelang, bei jungen Affen experimentell das typische Bild der Krankheit zu erzielen. Die klinische Sonderstellung gegenüber dem Skorbut der Erwachsenen ist im Prinzip dadurch bedingt, daß, wie es sehr leicht verständlich ist, die Blutungen sich vor allem an den sehr empfindlichen und besonders gefäßreichen Epiphysengrenzen des wachsenden Organismus einstellen.

Auslösendes Moment ist in der Regel zu lange Darreichung pasteurisierter, sterilisierter Milch. Im Gegensatz zum Erwachsenen, bei dem das Knochenwachstum ganz oder im wesentlichen abgeschlossen ist, und die Weichteile Hauptsitz der Blutungen sind, ist die MÖLLER - BARLOWsche Krankheit beherrscht von den Knochenblutungen, denen gegenüber alle anderen Hämorrhagien weit an Bedeutung zurücktreten. Das erste Symptom der sowohl im Säuglingswie im frühen Kindesalter vorkommenden Erkrankung sind daher Knochenschmerzen, meist schon spontan, vor allem aber auf leisen Druck. Gewöhnlich sind es die unteren Partien des Oberschenkels in der Gegend der Femurdiaphyse, welche die ersten Schmerzen erkennen lassen und äußerst empfindlich werden. Geringe Berührung genügt schon, um das kranke Kind zu veranlassen, reflektorisch die Beine ruckartig nach oben zu ziehen (Hampelmannsymptom von HEUBNER). Die empfindlichen Stellen lassen dann sehr bald schon Schwellungen erkennen, erst palpatorisch, dann auch inspektorisch. Ähnliche Symptome zeigen bald hinterher die anderen Knochendiaphysengebiete, hauptsächlich an den Beinen, dann aber auch an den Armen und den Rippen, an denen ein typischer Rosenkranz sich entwickeln kann, was die Verwechslung mit einer Rachitis früher so begünstigte. Ursache der Veränderungen sind subperiostale Hämatome bei völlig intakten Gelenken. In diesem ersten Stadium geht der kindliche Skorbut seine eigenen Wege, treten dann aber Zahnfleischblutungen und Entzündungen und Hämorrhagien an anderen Körperstellen hinzu, so ist die Übereinstimmung mit dem Skorbut der Erwachsenen evident. Hinsichtlich der Prädilektionsstellen und der Anordnung der Blutungen bestehen allerdings gewisse Unterschiede. Die Petechien bei der MÖLLER-BARLOWschen Krankheit entwickeln sich vor allem an der oberen Körperhälfte, speziell an Kopf, Hals und Rumpf, während die Extremitäten, vor allem die unteren, entgegen dem Verhalten beim Erwachsenen selten oder gar nicht erkranken. Charakteristisch ist die starke Beteiligung der Schleimhäute auch ohne stärkere Entzündung und vor

---

[1] BARLOW, TH.: Med.-chir. transact. **66**, London 1883.
[2] HART: zitiert bei HART-LESSING, Der Skorbut der kleinen Kinder. Stuttgart 1913 (Zusammenfassung).

allem die orbitalen Blutungen (HENOCH), die zu einer Protrusio bulbi und hochgradigen Lidschwellungen führen können. Während Nierenblutungen beim Erwachsenen sehr selten vorkommen, sind sie bei Säuglingen und Kindern recht häufig; auch echte hämorrhagische Nephritiden können sich entwickeln. Der Blutbefund zeigt ganz analog den Erwachsenen außer einer mäßigen Anämie keine Besonderheiten.

Das Röntgenverfahren, vor allem aber die anatomische Untersuchung deckt die Sonderheiten des kindlichen Skorbuts an den Knochen auf. Es handelt sich um eine eigentümliche Störung des Knochenwachstums, charakterisiert als eine fortschreitende Osteoporose mit Markalterationen. Endochondrale und periostale Ossifikation stehen still und die Knorpelbildung unterbleibt. Die Verkalkungszone ist verbreitert und von zusammengebrochenen Knochenbälkchen durchsetzt (E. FRÄNKELs „Trümmerfeldzone“). Epiphysenlösungen, Knocheninfraktionen oder Frakturen sind oft die Folge. Sieht man von den charakteristischen Knochenveränderungen ab, so ist im übrigen das pathologisch-anatomische Bild im Prinzip das gleiche wie beim Erwachsenen, nur die Lokalisationen der Blutungen sind entsprechend dem klinischen Befunde oft etwas anderes.

Die *Diagnose* der Krankheit macht wegen der typischen Knochenveränderungen meist keine Schwierigkeiten, nur abortive, symptomenarme Fälle werden manchmal verkannt und irrtümlich als Osteomyelitis, Periostitis, Tuberkulose, Lues oder Sarkom angesehen.

Die *Prognose* des Leidens ist beherrscht von der Therapie. Bei fortdauerndem Vitamin-C-Mangel führt es sich selbst überlassen durch progressive Anämie und Kachexie zum sicheren Tode. Bei richtig eingeleiteter kausaler Therapie kommt es, sofern nicht interkurrente Krankheiten störend dazwischen treten, so gut wie immer zur Ausheilung.

Die Richtlinien für die Behandlung hat schon BARLOW gegeben. Das souveräne Mittel ist die Darreichung guter ungekochter Milch und evtl. kleiner Beimengungen von Gemüse- oder Fruchtsäften. In sechs bis acht Wochen ist dann in der Regel die Restitutio ad integrum da.

Neueste zusammenfassende Darstellungen.

ABELS: Erg. inn. Med. 26, 733 (1924).
BERG, R.: Die Vitamine, Leipzig 1927.
FREUND: Handbuch der Kinderheilkunde von PFAUNDLER-SCHLOSSMANN, 3. Aufl., Leipzig 1923.
FUNK: Die Vitamine, 3. Aufl., München 1924.
GYÖRGY: Der Skorbut im Säuglings- und Kindesalter, in STEPP und GYÖRGY, Avitaminosen, S. 403, Berlin: Julius Springer 1927.
HESS, A. F.: Scurvy, past and present, Philadelphia 1920.
MORAWITZ, P.: Handbuch der inneren Medizin, herausg. von v. BERGMANN und STAEHELIN, Bd. IV/1, Berlin: Julius Springer 1926.
SALLE und ROSENBERG: Erg. inn. Med. 19, 31 (1921).
SALLE: Skorbut der Erwachsenen, in STEPP und GYÖRGY, Avitaminosen, S. 460, Berlin: Julius Springer 1927.
WIMBERGER: Erg. inn. Med. 28, 264 (1925).

d) Besondere Formen künstlicher Ernährung[1].

In vielen Fällen läßt sich der normale Ernährungsweg durch den Mund nicht oder nicht in genügender Weise beschreiten, so daß die Nahrungszufuhr auf andere Weise erfolgen muß, durch die Schlundsonde, durch eine Magen- oder Darmfistel, rectal, subcutan oder neuerdings sogar intravenös und percutan. LEUBE[2] hat diese Formen unter dem Sammelnamen extrabuccale Ernährung zusammengefaßt.

Die Hauptindikation für die *Schlundsondenernährung*, die sowohl peroral wie pernasal durchgeführt werden kann, sind einmal mechanische Hindernisse in der Mundhöhle bzw. im Rachen oder Lähmungen der Kau- und Schluckmuskeln, ferner Nahrungsverweigerung bei schweren Neurosen und Psychosen, evtl. langdauernden Zuständen von Bewußtlosigkeit. Auch starke Ösophagustenosen, sei es auf mechanischer Grundlage wie Narbenstrikturen oder auf nervös spastischer Basis können hin und wieder eine Sondenernährung nötig machen.

Das alte LEUBEsche[2] Rezept enthielt $^1/_2$—1 Liter Milch, 2—3 Eier, 100 g Zucker mit ca. 1000 Calorien. Das bedeutet eine Unterernährung, die auf die Dauer unerwünscht ist. Durch Zulagen von mehr Zucker, viel Rahm und Butter, evtl. Hafer und leicht löslichen Eiweißpräparaten läßt sich die Nahrung aber leicht auf einen genügenden Eiweiß- und Caloriengehalt bringen, zumal wenn sie, wie es meist wünschenswert ist, auf zwei oder gar drei Portionen verteilt wird. Die Technik der Sondeneinführung ist nicht schwierig, bei stark widerstrebenden Kranken geschieht es unter genügender Assistenz am besten nasal. Vorher ist stets die Frage eines Aortenaneurysmas zu klären, da zumal bei Abwendung dicker Schläuche hier tödliche Perforationen drohen und zum Verzicht zwingen. Vor Eingießen der Nährflüssigkeit muß stets Sicherheit bestehen, daß die Sonde wirklich im Magen ist, sonst können plötzliche Todesfälle oder schwere Bronchopneumonien eintreten. Durch Beobachtung der Atmung, evtl. Ansaugen von Mageninhalt läßt sich meist rasch ein Urteil gewinnen. Eine wirkliche Gefahr des falschen Weges besteht gewöhnlich nur bei Tiefbewußtlosen, bei denen man im Zweifelsfalle Abstand nimmt, und bei Lähmungen von Pharynx und Pharynxmuskulatur.

Die Ernährung durch eine *Magen- oder Dünndarmfistel* kommt natürlich nur dann in Betracht, wenn wegen Unzulänglichkeit der normalen Zufuhrwege entsprechende operative Eingriffe nötig geworden sind. Sofern die Wege nicht wie bei Narbenstrikturen oder malignen Tumoren völlig verbaut sind oder bei Berührung mit Nahrung heftig schmerzen, soll man versuchen, einen Teil der Ernährung noch über den normalen Weg zu leiten. In den ersten Tagen nach Anlegen der Fisteln kommen natürlich nur häufige, kleine, reinflüssige Zufuhren in Betracht, später kann dann zu breiiger Kost übergegangen werden, bei

---

[1] Ausführliches in den auf S. 51 genannten Büchern über Diätetik.
[2] VON LEUBE, W.: E. v. Leydens Handbuch der Ernährungslehre, Bd. 1, S. 363, 1903. (Zusammenfassung.)

deren Weiterbeförderung oft eine Spritze gute Dienste tut. Manche Kranke verzichten ungern auf die Freude am Essen. Sie bekommen einen Teil der ihnen zugedachten Nahrung z. T. in fester Form zum Kauen und spucken sie dann stark zerkleinert in den auf den Fistelschlauch aufgesetzten Trichter, in den dann die flüssige Nahrung durch Spülen hinzugegossen wird.

Auch durch die *Duodenalsonde* (Technik bei M. EINHORN[1], LAZARUS[2] und DAVID[3]) läßt sich Nahrung in den Darm einbringen, von ähnlicher Zusammensetzung wie bei der Schlundsonde. Das Indikationsgebiet ist begrenzt auf die wenigen Fälle, in denen der Magen geschont werden soll, aber auch von diesen scheidet ein Teil aus, in denen die Einführung der Duodenalsonde Beschwerden macht oder zu lange dauert. Ich persönlich schätze den praktischen Wert der intraduodenalen Ernährung vor allem für längere Zeit sehr niedrig ein, so daß ein weiteres Eingehen sich erübrigt (Lit. und weitere Ausführungen bei v. NOORDEN und SALOMON[4].

Weit wichtiger ist die *rektale Ernährung.* Diese kommt vor allen Dingen dann in Betracht, wenn die Ernährung durch die oberen Abschnitte des Magendarmkanals in genügender Weise nicht möglich, oder nicht wünschenswert ist. Sie ist nur dann möglich, wenn keinerlei Entzündungen oder Reizzustände in den untersten Darmabschnitten bestehen, da sonst die Einläufe zu kurz gehalten werden. Auch sonst gelingt es manchmal nicht, die Verweildauer im Darme genügend lang zu gestalten.

Die Resorption vom Mastdarm und den nächst höheren Darmabschnitten aus ist erstaunlich gut. Das gilt nicht nur für Salze und Wasser, sondern auch für Kohlehydrate, Fett und Eiweiß bzw. ihre Spaltungsprodukte. Eine exakte Bestimmung im einzelnen ist oft recht schwierig, da die Differenz zwischen eingeführtem Nährmaterial und nachher wieder ausgespülten Resten nicht ohne weiteres als resorbierte Menge betrachtet werden kann. Ein Teil des Einlaufes kann nach oben wandern, evtl. dort vom Kote aufgesogen werden. Wie große Fehlerquellen dadurch entstehen, läßt sich schwer feststellen. (Lit. bei REACH[5] u. a. Zusammenfassung bei v. NOORDEN und SALOMON[4]).

Seit C. VOIT und S. BAUER[6] sind zahllose Resorptionsversuche bei Tieren und Menschen angestellt. Zucker verschwindet besonders rasch. Sicher wird er, wie Respirationsversuche zeigen, zum größten Teil resorbiert und verbrannt, daneben spielt aber bakterielle Zersetzung eine Rolle. Merkwürdig ist der relativ geringe Einfluß rectal einverleibten Zuckers beim Diabetiker (vgl. vor allem LÜTHJE[7]) auf die Zuckerausscheidung. Auch Polysaccharide, selbst Stärke werden

---

[1] EINHORN, M.: Berl. klin. Wschr. Nr 34 (1910).
[2] LAZARUS: Ebenda 1913, Nr 30.
[3] DAVID: Dtsch. med. Wschr. Nr 14 (1914).
[4] v. NOORDEN, C. u. H. SALOMON: Allgem. Diät., S. 1044: zitiert auf S. 47.
[5] REACH: Über Rektalernährung, Zbl. Grenzgeb. Med. u. Chir. Nr 8/9 (1904).
[6] VOIT, C. u. S. BAUER: Z. Biol. 5, 536 (1869).
[7] LÜTHJE, H.: 30. Verh. dtsch. Ges. inn. Med. 159 (1913).

nach vorhergehender Hydrolysierung durch ein diastatisches Ferment, das im Rektum anwesend ist, gut aufgesogen, so daß LEUBE[1] sogar Rohstärkeklistiere empfahl, die sich allerdings wenig einbürgerten. Besser sind Dextrinklistiere nach v. NOORDEN.

Fett wird in kleinen Mengen (16%) sehr gut (über 60%), in gesteigerter Dosis zunehmend schlechter ausgenützt (DEUCHER[2]). Infolge eines tryptischen Fermentes, das gleichfalls im Rektum vorhanden ist und entweder aus den oberen Darmabschnitten oder den Bakterien, möglicherweise auch von der Darmschleimhaut selbst abgesondert wird, kann auch Eiweiß rectal gespalten und resorbiert werden. Die Angaben über die einzelnen Eiweißarten schwanken sehr. Praktisch kommen im allgemeinen nur Milch und Eiweißabbauprodukte wie Riba, Witte-Pepton, Hapan, Erepton, Nährstoff Heyden usw. in Betracht.

Als Zusammensetzung für Nährklistiere empfehlen v. NOORDEN und SALOMON[3] folgendes:

Tabelle 14.
Zusammensetzung von Nährklistieren.
(Nach v. NOORDEN-SALOMON.)

	Gehalt	Voraussichtliche Resorption aus beiden Klistieren
I. Klistier: Riba . . . . 60 g Alkohol . . 9 g	N-Substanz . . 57 g Alkohol . . . . 9 g	
Wasser . . . 300 g Kochsalz . . 2,5 g	Calorien . . . 297	Zusammen:
II. Klistier: Dextrin . . 100 g Alkohol . . 9 g	Kohlehydrat . . 100 g Alkohol . . . . 9 g	N-Substanz . . . 40 g Kohlehydrat . . 90 g Alkohol . . . . 18 g Calorien 660
Kochsalz . . 2,5 g Wasser . . . 300 g	Calorien . . . 473 zusammen . . . 770	

Über 700 nutzbare Calorien wird man in der Einzelportion schwer hinauskommen, da weitere Belastung die Verweildauer zu leicht herabsetzt. Wie es schon LEUBE[1] empfahl, werden zwei Klistiere à 300 ccm pro die gegeben, als Vorbereitung ein bis zwei Stunden vor dem ersten eine vorsichtige Spülung mit Kamillentee evtl. unter Opiumzusatz. Zweckmäßig werden auch dem Klysma selbst 5—10 Tropfen Opium zugesetzt, evtl. auch 1 mg Atropin. Die Kranken müssen mindestens zwei Stunden nach dem Klistiere liegen, am besten einen großen Teil der Zeit in linker Seitenlage. Der Stuhldrang muß durch ruhiges tiefes Atmen möglichst lange unterdrückt werden. Eine besondere Form der rektalen Ernährung stellen die *Tropfklistiere* dar. J. WERNITZ[4] hat sie

---

[1] v. LEUBE, W.: Dtsch. Arch. klin. Med. 10, 1 (1872).
[2] DEUCHER: Dtsch. Arch. klin Med. 58, 210 (1897).
[3] v. NOORDEN u. SALOMON, S. 1068: zitiert auf S. 108.
[4] WERNITZ: Zbl. Gynäk. Nr 6 u. 23 (1902).

zuerst angegeben. Als Apparat ist vor allem der STRAUSSsche zu empfehlen, doch genügt auch, wie v. NOORDEN und SALOMON[1] mit Recht betonen, ein gewöhnlicher Irrigator mit Nelatonkatheter, vor den in das verbindende Schlauchstück ein fein regulierbarer Hahn eingeschaltet wird. In einer Minute dürfen höchstens 100 Tropfen einfließen, was einen Stundenwert von ca. 300 ccm entspricht.

Überblickt man die Leistungen der extrabuccalen Nahrungszufuhr, soweit sie sich auf den Magen-Darmkanal beziehen, im ganzen, so läßt sich feststellen, daß auf die Dauer nur durch die Schlundsonde und Magen-Darmfisteln eine ausreichende Ernährung möglich ist. Rectal läßt sich nur $1/_2$ bis $2/_3$ des Bedarfs einverleiben und auch das nur auf kürzere Zeit, da erfahrungsgemäß doch über kurz oder lang Reizzustände entstehen, welche die Verweildauer und damit die Resorption der Nahrung herabsetzen.

Erst recht gering ist die Nahrungsmenge, die auf subcutanem oder intravenösem Wege dem Menschen beigebracht werden kann. Theoretisch und im Tierexperiment ist es möglich, wie HENRIQUES und ANDERSEN[2] zeigten, durch *intravenöse Tropfklistiere* von Erepton-Dextrosesalzlösung Tiere am Leben zu erhalten und sogar ihren Eiweißbestand zu vermehren, aber beim Menschen kommt das in praxi nicht in Betracht, wenn es auch nach FRIEDEMANN[3] gelingt, bei erschöpfenden Durchfällen 1—$1^1/_2$ Tage solche Tropfklistiere mit einer besonderen Methodik durchzuführen und dadurch akute Erschöpfungszustände zu überstehen. Die von LEUBE[4] inaugurierte *subcutane Fetternährung* ist völlig verlassen, da der Nachweis einer genügenden Resorption und Verwendung im Organismus nicht erbracht werden konnte (vgl. vor allem H. WINTERNITZ[5]). Traubenzucker oder Invertzucker (in Form der Kalorose) eignen sich in 2 bis maximal 5%iger Lösung zur subcutanen, bis zu 50% bei sehr langsamer Infusion auch zur intravenösen Injektion. Über 100 g pro die wird man aber meist dabei nicht hinauskommen. Man riskiert hier oft auch Fieber oder sonstige stürmische Erscheinungen, die auch durch Anwendung doppelt destillierter Lösungen nicht immer verhindert werden können.

Während und nach Operationen, bei schwersten Katarrhen des Magen-Darmkanals, sowie zur Kräftigung des Herzmuskels (TH. BÜDINGEN) können solche Injektionen in dem einen oder anderen Einzelfalle einmal Gutes leisten, für die Ernährung des gesamten Organismus spielen sie kaum eine Rolle, da nur ein Bruchteil des Bedarfs und auch das nur höchstens an einigen Tagen auf diese Weise gedeckt werden kann.

In den letzten Jahren ist von K. STEJSKAL[6] auch eine *percutane Ernährung* empfohlen worden. Sie knüpft an die bekannte Tatsache an,

---

[1] v. NOORDEN u. SALOMON, S. 1071: zitiert auf S. 108.
[2] HENRIQUES u. ANDERSEN: Z. physiol. Chem. 88, 357 (1913).
[3] FRIEDEMANN: Z. ärztl. Fortbildg. 45 (1914).
[4] v. LEUBE, W.: 13. Verh. dtsch. Ges. inn. Med. 1895, 418.
[5] WINTERNITZ: 13. Verh. dtsch. Ges. inn. Med. 1906, 529.
[6] STEJSKAL, K.: Wien med. Wschr. Nr 40 (1927).

daß selbst Schwermetalle wie Quecksilber, daneben andere Medikamente von der Haut resorbiert werden. Wie STEJSKAL und LATZEL[1] zeigten, gelingt es tatsächlich durch mehrmalige Einreibungen von etwa $\frac{1}{4}$ Stunde Dauer täglich bis 300 g Fett (in Form von Olivenöl oder wasserfreiem Schweinefett) von der Haut aus zur Resorption zu bringen. Bei seiner Emulgierung mit Eiweiß scheint die Aufsaugung noch besser vonstatten zu gehen. Die Firma Sanabo-Chinoin-Wien bringt das STEJSKALsche percutane Nährmittel unter dem Namen Dinutron in den Handel. Es besteht zu 50,1% aus Fett, zu 36,7% aus Kohlehydraten und zu 4,5% aus Eiweiß mit einem Caloriengehalt von 675 Cal. pro 100 g. 200 g können gewöhnlich verwandt werden. Stoffwechselversuche, vor allem hinsichtlich der Eiweißersparnis bei der Unterernährung zeigten, daß die Nährstoffe tatsächlich in den intermediären Stoffwechsel eintreten. Die Verwendung des percutanen Nährgemisches ist natürlich recht mühsam und unästhetisch. Ein gewisser Nachteil liegt auch in dem geringen Eiweißgehalte. Trotzdem sehe ich keine Bedenken, auch von diesem Verfahren bei hochgradigster Unterernährung oder drohendem Hunger angesichts der Unbrauchbarkeit des gewöhnlichen Ernährungsweges Gebrauch zu machen, sei es allein oder in Verbindung mit anderen extrabuccalen Methoden, allerdings verfüge ich nicht über genügende eigene Erfahrungen über die praktische Leistungsfähigkeit des percutanen Verfahrens.

C. Die Stoffwechselkrankheiten und ihre Behandlung.

Die Übergänge von den Anomalien des Ernährungszustandes und der Nahrungszufuhr zu den Stoffwechselkrankheiten im gewöhnlichen Sinne sind durchaus fließend. Das zeigt am besten die Fettsucht. Auch die Gegenüberstellung von quantitativen und qualitativen Stoffwechselstörungen ist nur für einzelne Krankheiten wie Diabetes, Gicht und seltnere Anomalien des Eiweiß- und Kohlehydratstoffwechsels berechtigt, und zwar in dem Sinne, daß hier qualitative Störungen im Vordergrund stehen, während quantitative ebensogut fehlen wie vorhanden sein können.

I. Die Fettsucht.

Die Fettsucht gilt als Krankheit des Fettstoffwechsels. Richtiger wird sie, wie später noch zu zeigen sein wird, als die Krankheit der Überernährung bezeichnet. Damit entstehen gleichzeitig zwei Fragen: Ist jeder Überernährungszustand als Fettsucht zu bezeichnen? Und führt die Überernährung stets zur Fettsucht? Die erste Frage führt zur Beurteilung der klinischen Bedeutung der Überernährung, die zweite zum Eindringen in die Pathogenese der Fettsucht.

Meines Erachtens sind beide Fragen zu verneinen. Keine Diagnose ist leichter wie die der Fettsucht, man braucht nur nach den schon früher

---

[1] LATZEL u. STEJSKAL: Ther. Gegenw. **1926.** — Wien. klin. Wschr. Nr 42 (1926).

genannten Maßstäben die Überschüsse an Körpergewicht über das Normalgewicht zu berechnen. So einfach das Rechenexempel ist, so wenig wird es oft in seinen Schlüssen den klinischen Tatsachen gerechnet. Fettsucht ist als Krankheit nicht gleichbedeutend mit Übergewichtigkeit, sondern bedeutet Funktionsstörungen durch zu großen Fettansatz, wobei es im Prinzip und auch in praxi gleichgültig ist, ob die Gewichtsüberschreitungen groß oder klein sind. Bei sehr großen liegt natürlich stets eine krankhafte Fettsucht vor. Es gibt auch eine relative Fettsucht (v. NOORDEN[1]), ohne daß ein ausgesprochenes Übergewicht zu bestehen braucht. Sie besteht häufig vor allem bei Erkrankungen der Kreislauforgane.

1. Die Pathogenese der Fettsucht.

Fettsucht ist stets auf Überernährung zurückzuführen, wobei unter Überernährung ein Überschuß an Nahrungscalorien über den jeweiligen Bedarf verstanden ist, gleichgültig, ob letzterer normal oder unternormal ist. Um Mißverständnissen in der Literatur[2] zu begegnen, muß dieser Zusatz gemacht werden. Es hat keinen Sinn, hier etwa den Normalbedarf eines Gesunden als Vergleichsbasis zu nehmen. Jeder Kranke muß mit seinem eigenen Maße gemessen werden. In vielen Fällen von Fettsucht liegt die Bedeutung der Überernährung klar zutage, sie werden daher auch als exogene oder Mastfettsucht bezeichnet, in anderen ist die Ursache verborgener, man spricht hier von endogener oder konstitutioneller Fettsucht, doch soll auf die Einteilungsgesichtspunkte erst später eingegangen werden (vgl. S. 25).

Das Problem der Fettsucht gliedert sich in zwei Fragenkreise[3]. Die erste Frage ist eine rein energetische. Sie lautet, wodurch und an welcher Stelle wird die Energiebilanz positiv, so daß Fett gebildet werden kann. Die zweite betrifft die Verteilung des Ansatzes im Organismus. Hier hat die energetische Betrachtungsweise natürlich jede Geltung verloren.

Zu reichliche Nahrungsaufnahme ist sehr häufig im Leben, wenn auch HUFELANDs[4] Wort: „Man kann mit Wahrheit behaupten, daß der größte Teil der Menschen viel mehr ißt, als er nötig hat" nur zum Teil richtig ist. Woher kommt es, daß die Fettsucht nicht viel häufiger ist? Vielleicht verfügt der Organismus über Abwehrmaßregeln gegen das Entstehen von zu großen Fettansammlungen. Es ist klar, daß das Fehlen oder Versagen eines oder mehrerer Selbststeuerungsmechanismen mit Notwendigkeit eine Fettsucht herbeiführen würde.

Es ist zweifellos eine der erstaunlichsten Tatsachen auf dem Gebiete des Stoffwechsels, daß bei gleichen äußeren Ernährungsmöglichkeiten die meisten gesunden Menschen oft Jahrzehnte hindurch ohne ihr Zutun ihr Körpergewicht auf normaler Höhe konstant halten, vor allem gilt das für das Lebensalter von 25—40 Jahren.

---

[1] v. NOORDEN, C.: Die Fettsucht, 2. Aufl., Wien u. Leipzig: Hölder 1910.
[2] Vgl. z. B. ROSENFELD: Diätkuren, S. 123, Berlin: Fischers mediz. Buchh. 1927.
[3] GRAFE, E.: 9. Verh. Ges. Verdgskrkh. 179 (1929).
[4] HUFELAND, C. W.: Ideen über Pathogenie usw., Jena 1795.

Das feine Regulativ, das derartiges ermöglicht, ist sicher in erster Linie der Hunger und sein Verschwinden als Sättigungsgefühl. Sein Mechanismus ist im einzelnen noch keineswegs klar. Man hat sowohl an centralnervöse Einwirkungen indirekt von den Verdauungsorganen aus wie an eine direkte Beeinflussung bestimmter Hirncentren durch herabgesetzte Konzentration der Nährstoffe im Blute gedacht (nähere Diskussionen bei L. R. MÜLLER[1] und DURIG[2]).

Sicher ist nur, daß sich beim Gesunden der Nahrungsbedarf mit untrüglicher Zuverlässigkeit als Hunger, die ausreichende Nahrungszufuhr als Verschwinden des Hungers bzw. als Auftreten eines Sättigungsgefühls meldet. In Zeiten abnormer Ernährungsbedingungen kann die Zuverlässigkeit des Regulationsprinzipes leiden. Das haben uns Deutsche die Nachkriegsjahre gezeigt, in denen im steigenden Maße wieder Nahrungsmittel zu Gebote standen, die Deutschland jahrelang mehr oder weniger entbehren mußte. Der lange fast außer Funktion gesetzte Mechanismus funktionierte unsicher. Es kam zu einer reaktiven, fast physiologischen Hyperappetenz; die lange nicht mehr erlebte Freude am Essen war so groß, daß die Stimme des Sättigungsgefühls sich kaum oder verspätet meldete oder überhört wurde. Die Folge davon war eine rasche Zunahme der Fettsucht in den Jahren 1924—26.

Was so an einem Volke im ganzen beobachtet werden konnte, ist eine alltägliche klinische Erfahrung im Einzelfalle bei manchen Kranken, die durch schwere zehrende Krankheiten hohe Gewichtseinbußen erlitten haben und in der Rekonvaleszenz hinterher weit über ihre Ausgangsgewichte hinaus zunehmen. Befinden wir uns hier noch fast in den Grenzen des Physiologischen, so gibt es auch Fälle von Appetitstörungen ohne erkennbare Ursache als durchaus pathologische Erscheinungen (*Hyperappetenz* von v. BERGMANN[3] oder vielleicht noch umfassender *Dysorexie* von UMBER[4]). Das krasseste Beispiel hierfür dürfte der 37jährige Schlächtermeister sein, den C. F. GRAEFE[5] vor ca. 100 Jahren beschrieb:

Anfangs der 30er Jahre bekam der Kranke einen so gewaltigen Appetit, daß er täglich, abgesehen von allem anderen, 12 Pfund Fleich nötig hatte, um satt zu werden. Wenn es bei Wetten darauf ankam, vermochte er sogar ein ganzes Kalb auf einmal aufzuessen und zwar ohne besondere Beschwerden. Daß hier nicht etwa noch andere Störungen dahinter steckten, geht daraus hervor, daß durch geeignete ärztliche Behandlung das Gewicht in acht Monaten von 363 auf 209 Pfund reduziert werden konnte. Ähnliche, wenn auch nicht so gewaltige Appetitanomalien finden sich bei Fettsüchtigen sehr häufig.

Gewisse Anlagen mögen, wie SOHLERN[6] meint, hier Vorschub leisten. So sollen Leute mit besonders großen Bäuchen ein vermindertes

---

[1] MÜLLER, L. R.: Die Lebensnerven. 2. Aufl. Berlin: Julius Springer 1924.

[2] DURIG, A.: Der Appetit, Berlin: Julius Springer 1925.

[3] v. BERGMANN, G.: Die Fettsucht, in Oppenheimers Hdb. d. Biochemie, 2. Aufl., Bd. 7, S. 562 (1927).

[4] UMBER, F.: Ernährung u. Stoffwechselkrankheiten, 3. Aufl. Berlin u. Wien: Urban und Schwarzenberg 1925.

[5] GRAEFE, C. F.: Fall einer lebensgefährlichen, glücklich geheilten Fettsucht. 1826.

[6] SOHLERN: Med. Klin. 1541 (1912).

Sättigungsgefühl besitzen, weil bei ihnen der intrastomachale Druck, der nach NEISSER und BRÄUNING[1] das Sättigungsgefühl auslösen soll, erst später und verminderter wie in der Norm sich einstellen soll. Nach den Untersuchungen von BRUNS[2] handelt es sich dabei aber nicht um rein mechanische Momente, sondern es kommt, wie auf experimentellem Wege nachgewiesen wurde, bei starker Magenfüllung zu einer reflektorischen Bauchdeckenerschlaffung. Es wäre natürlich sehr wohl denkbar, daß diese bei den einzelnen Menschen in sehr wechselnder Weise eintreten könnte, so daß sich BRUNS[3] Befunde mit SOHLERNs Vorstellungen vereinigen lassen. Außer dem pathologisch gesteigerten Hungergefühl können noch andere Momente zur überreichlichen Nahrungsaufnahme führen, das Viel-Essen aus Gewohnheit, Gedankenlosigkeit oder reiner Freude am Essen. Entweder wird hier das Sättigungsgefühl nicht genügend beachtet, oder die Nahrungsaufnahme erfolgt so rasch, daß das normale Sättigungsgefühl, das sicher nicht mit der Raschheit eines Reflexes einsetzt, sondern zu seiner Entstehung Zeit gebraucht, nachhinkt. Auch in derartigen Fällen muß, falls nicht eine Änderung der Eßgewohnheiten eintritt, Fettsucht sich entwickeln. Häufiger mag auch eine mangelnde Anpassung des Sättigungsgefühls in dem Sinne vorliegen, daß zwar die Nahrungsaufnahme dieselbe bleibt wie früher, daß aber durch Nachlassen der motorischen oder emotionellen Lebhaftigkeit, wie sie im mittleren Lebensalter sich oft einstellt, der Nahrungsbedarf gegenüber früher sich erniedrigt. In allen diesen geschilderten Fällen liegt die Überernährung so klar zutage, daß das Entstehen einer Fettsucht hier kaum noch zum Problem wird. Demgegenüber gibt es aber andere Kranke, über welche die Fettleibigkeit wie ein Schicksal hereinbricht, ohne daß sie besonders viel, jedenfalls nicht mehr wie vorher essen. Das sind die typisch konstitutionellen Formen, in denen erbliche Momente oder inkretorische Störungen das Bild beherrschen, sei es, daß die Keimdrüsenfunktion nachläßt, wie nach Geburten oder im Klimakterium, oder Veränderungen an Schilddrüse oder Hypophyse nachweisbar sind. In allen Fällen handelt es sich um Organe, die auf die Intensität der Verbrennungen von großem Einflusse sind.

Liegt in solchen, manchmal zunächst rätselhaft erscheinenden Fällen eine Überernährung vor d. h. ein Überschuß der Einnahmen über den jeweiligen Gesamtbedarf? Dieser letztere setzt sich aus dem Grundumsatz (vgl. S. 3) und den Stoffwechselsteigerungen, welche Nahrungszufuhr, Muskeltätigkeit, Anforderungen der chemischen Wärmeregulation und Affekte mit sich bringen, zusammen.

Alle diese Faktoren sind also im einzelnen zu untersuchen.

Der Grundbedarf (d. h. die Wärmeproduktion im nüchternen und vollständig ruhenden Zustande) ist in der Regel selbst in den schwersten Fällen unverändert. Allerdings gibt es auch Fälle, in denen bei Fettsüchtigen die Werte dafür absinken, bis zu 40% sogar. Derartig

---

[1] NEISSER E. u. BRÄUNING: Münch. med. Wschr. 1955 (1911).
[2] BRUNS, O.: Verh. dtsch. Ges. inn. Med. 158, 1920.
[3] DURIG, A.: Der Appetit. Berlin: Julius Springer 1925.

niedrige Zahlen sind immer mit Vorsicht zu verwenden, da eine exakte Vergleichsbasis der Norm sich nicht gewinnen läßt (Lit. bei E. GRAFE[1]). Sichere Erniedrigungen, die man früher als typisch für eine sog. konstitutionelle Fettsucht angesehen hat, sind außerordentlich selten (vgl. ein Beispiel auf S. 127).

Ihre Bedeutung darf nicht überschätzt werden, erstens weil hier kein irgendwie charakteristisches Verhalten für die Fettsucht vorliegt — Unterernährte, Schilddrüseninsuffizienzen und Geisteskranke (vor allem Katatoniker) zeigen das gleiche —, zweitens aber, weil die Seltenheit ihres Vorkommens für die Differentialdiagnose nur von sehr untergeordneter Bedeutung ist.

Von der Seite des Grundumsatzes her ist also das Problem der sog. endogenen Fettsucht höchstens für einzelne Fälle zu klären.

Wie steht es mit dem Einfluß der Faktoren, die vor allem den Stoffwechsel in die Höhe setzen, der Nahrungszufuhr, d. h. ihrer spezifisch-dynamischen Wirkung, der Muskelarbeit und der Affekte. Hinsichtlich der Nahrungsaufnahme liegen zwei Möglichkeiten vor, eine in gesunden Tagen vorhandene Fähigkeit, Überschüsse der Nahrung durch vermehrte Verbrennungen zu beseitigen, könnte verloren gegangen sein, oder bei gleicher, eben ausreichender Nahrung ist die dynamische Wirkung geringer geworden. An und für sich wäre es sehr wohl denkbar, daß vermehrte Nahrungsaufnahme vom normalen Menschen mit einer vermehrten Steigerung der Verbrennungen beantwortet würde, so daß ein entsprechender Gewichtsansatz ausbleibt. Für den Eiweißstoffwechsel kennen wir diese Tendenz zum Gleichgewicht aus der klassischen Stoffwechselphysiologie, allerdings gilt sie, wie wir schon oben sahen, nur für reine oder vorwiegende Eiweißkost. FRERICHS, LEHMANN u. a. haben hier von einer Luxuskonsumtion gesprochen (Lit. bei FRERICHS[2]), indem sie sich vorstellten, daß alles über den Muskelbedarf hinausgehende zugeführte Eiweiß überflüssig sei und daher verbrennen müsse. Diese an falsche Vorstellungen von der Quelle der Muskelkraft anknüpfende Theorie ist schon von BISCHOFF und VOIT[3] widerlegt. Ein richtiger Gedanke ist in ihr aber insofern doch enthalten, als es nämlich eine Verschwendung ist, wenn der Organismus alle über seinen optimalen Eiweißbestand hinausgehenden Eiweißüberschüsse quantitativ wieder zersetzt. Selbst VOIT[4] hat dem eine gewisse Berechtigung zuerkannt. Betrachtet man wie RUBNER[5] es vor allem zuerst systematisch tat, die bei überreicher Eiweißnahrung sich abspielenden Vorgänge von der Seite des Gesamtstoffwechsels, so ergibt sich die bemerkenswerte Tatsache, daß die Oxydationen ganz gewaltig von Tag zu Tag ansteigen, während das Gewicht nur wenig zunimmt. Ein Nahrungs-

---

[1] GRAFE, E.: Die pathologische Physiologie des Gesamtstoff- u. Kraftwechsels, München: J. F. Bergmann 1923.
[2] FRERICHS: Wagners Handwörterbuch der Physiol. Bd. 3, S. 663, 1846.
[3] BISCHOFF u. VOIT: Die Gesetze der Ernährung der Pflanzenfresser S. 25 (1860).
[4] VOIT, C.: Hermanns Hdb. der Physiol. Bd. 6, 1. Teil, S. 26, Leipzig 1881.
[5] RUBNER, M.: Gesetze des Energieverbrauchs. Wien: Deuticke 1902.

überschuß von 50% Eiweiß steigert um 18—19%, von 128% aber um 46% die Verbrennungen. Zur primären spezifisch-dynamischen Wirkung addiert sich die sekundäre, wie RUBNER[1] diesen Extrazuwachs an Wärmebildung nennt. Er bringt ihn in Zusammenhang mit den gleichzeitigen N-Retentionen, doch ist diese Annahme m. E. nicht richtig, da keinerlei Parallelismus zwischen diesen und den Oxydationssteigerungen besteht. Auch sonst spricht fast alles gegen diese Deutung (Auseinandersetzung bei GRAFE[2]). Es entsteht nun die Frage, ob Analoges, wie RUBNER[1] es für Überernährung mit Eiweiß allein fand, auch für eine Überernährung mit gemischter, aber relativ eiweißarmer Kost gilt. Systematische Untersuchungen von GRAFE und seinen Mitarbeitern[3] bei Menschen und Tieren zeigten, daß das tatsächlich der Fall ist, sogar bei einer überreichen Kohlehydratzufuhr. So stieg bei einer starken Überernährung eines durch eine benigne, dann erfolgreich operierte Pylorusstenose hochgradig heruntergekommenen Mannes der dynamische Reiz der gleichen Nahrung von 16,3% auf 42%. Noch größer können die Steigerungen beim Hunde sein. Gewiß liegen hier im gewissen Sinne Gewaltexperimente vor, aber sie zeigen doch die Fähigkeit des menschlichen und tierischen Organismus, ganz allgemein eine starke Überernährung mit einer progressiven Steigerung des Umsatzes zu beantworten. GRAFE[2] hat hierfür den alten Ausdruck Luxuskonsumtion wieder aufgenommen, was zwar im Prinzip durchaus richtig ist, wegen der historischen Belastung dieses Ausdruckes aber vielleicht nicht ganz zweckmäßig war, denn er stieß auf Widerspruch bei LUSK[4] und MÜLLER[5]. Wenn ersterer im Resultat auch das gleiche fand, so suchte er doch nach anderen Deutungen, die z. T. auf die sekundäre dynamische Wirkung herauskommen. Nicht das Wort, sondern die Tatsache ist das Entscheidende. Bei Kindern ist der gleiche Effekt, wie vor allem HELMREICH[6] zeigte, ganz besonders ausgeprägt, selbst im Grundumsatze nüchtern. Trotz mancher Deutungsunterschiede im einzelnen, bleibt der progressive steigernde Effekt der Überernährung beim Gesunden in den untersuchten Fällen gesichert. Wahrscheinlich kommt er dadurch zustande, daß ehe die Oxydationssteigerungen des einen Tages völlig abgeklungen sind, sich die Oxydationskurve der erneuten Überernährung superponiert. So sehr diese Befunde auch alten Anschauungen der klassischen Stoffwechselphysiologie, vor allem von PFLÜGER und VOIT, widersprechen, so wenig überraschend, man kann fast sagen selbstverständlich sind sie, wenn man bedenkt, daß die sichergestellte Anpassung an Hunger und Unterernährung fast notwendigerweise auch eine Anpassung an Überernährung erwarten läßt. Das starre

---

[1] RUBNER, M.: Gesetze des Energieverbrauchs, Wien: Deuticke 1902.

[2] GRAFE E. u. D. GRAHAM: Z. physiol. Chem. 73, 1 (1911).

[3] Lit. bei GRAFE, E.: zitiert auf S. 115, u. Stoffwechsel bei Anomalien der Nahrungszufuhr, Hdb. der norm. u. path. Physiol. Bd. 5, S. 239 (1928).

[4] LUSK, G.: J. of biol. Chem. 20, 581 (1915).

[5] VON MÜLLER, F.: Verh. dtsch. Ges. inn. Med. 1927, 233. — LAUTER: Arch. klin. Med. 150, 325 (1926).

[6] HELMREICH, E.: Biochem. Z. 146 153 (1924). — Der Kraftwechsel des Kindes. Wien: Julius Springer 1927.

PFLÜGERsche[1] Dogma, daß die Zelle selbst und ihr Bedarf maßgebend für die Oxydationen ist, gilt eben nur für eine gewisse Breite der Norm, nicht für starke Abweichungen nach oben oder unten. Interessant ist, daß diese Fähigkeit, Überernährung mit gesteigerten Zusetzungen zu beantworten, an die Intaktheit der Schilddrüse und bis zu einem gewissen Grade auch der Ovarien geknüpft ist (ECKSTEIN und GRAFE[2]), Thyreoidektomie nimmt sie den Tieren fast ganz und führt daher zur Fettsucht. Damit ist die Brücke zur inkretorischen Fettsucht geschlagen. Denn es ist klar, daß diese Kompensationsfähigkeit notwendigerweise ein Schutzmittel gegen die Entstehung der Fettsucht bedeutet und daß andererseits auch ohne Überernährung eine Abnahme der funktionellen Leistungsfähigkeit der genannten Inkretdrüsen in dieser Richtung dem Entstehen einer Fettsucht Vorschub leisten muß. Die vorher ausreichende Ernährung würde damit zur relativen Überernährung.

So entsteht die Frage nach dem dynamischen Effekt der Nahrung beim Fettsüchtigen. Die Beurteilungen sind hier nicht ganz leicht, da schon beim Gesunden die Zahlen beträchtlich schwanken (Zusammenfassung bei BENEDICT und CARPENTER[3] sowie GRAFE[4]). Immerhin liegen auch in der älteren Literatur Werte vor, die als abnorm niedrig angesprochen werden müssen (vgl. vor allem SVENSON[5], Lit. bei v. BERGMANN[6]). Einwandfrei und entscheidend sind aber erst die Beobachtungen von ROLLY[7] sowie der amerikanischen Autoren

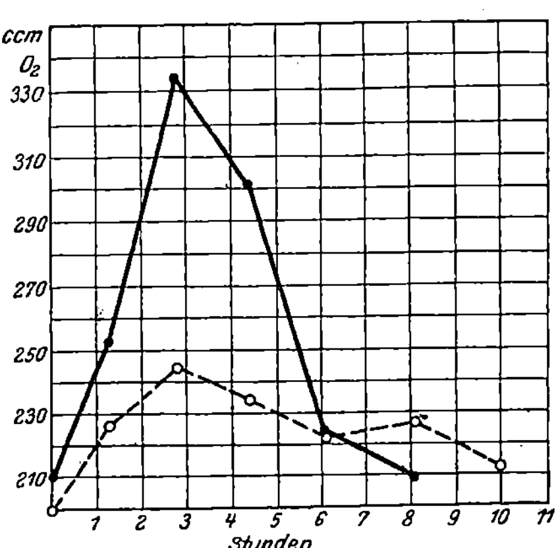

Abb. 8. Verschiedene dynamische Wirkung der gleichen Eiweißmenge beim gleichen Menschen im normalen Zustande und bei Fettsucht. Versuch 1. ●—● O₂-Verbrauchswerte nach 1000 g rohem, geschabtem Fleisch + 1 Eigelb (normal). Versuch 2. o---o---o O₂-Verbrauchswerte nach 1000 g rohem, geschabtem Fleisch + 1 Eigelb (nach Fettansatz). (Nach F. ROLLY.)

C. C. WANG, STROUSE und SAUNDERS[8]. Diese Befunde sind so wichtig, daß sie hier auch graphisch wiedergegeben werden müssen. ROLLY[7] hatte das Glück, in einem Doppelversuch beim gleichen Menschen den dynamischen Versuch mit einer gleichgroßen Eiweißmenge vor und

---

[1] PFLÜGER, E.: Pflügers Arch. **6**, 190 (1872).

[2] ECKSTEIN E. u. GRAFE: Z. physiol. Chem. **109**, 125 (1919).

[3] BENEDICT, F. G. u. TH. M. CARPENTER: Carnegie Inst. Public., Nr. 261, 1918.

[4] GRAFE, E.: Die spezifisch-dynamische Wirkung der Nahrungszufuhr, in Oppenheimers Hdb. der Bioch. Bd. 6, S. 609, 1928.

[5] JAQUET u. SVENSON: Z. klin. Med. **41**, 375 (1900).

[6] v. BERGMANN, G.: zitiert auf S. 113.

[7] ROLLY, F.: Dtsch. med. Wschr. **47**, 887 (1921).

[8] WANG, C. C., S. STROUSE, A. W. SAUNDERS: Arch. int. Med. **34**, 573 (1924).

nach Auftreten einer Fettsucht durchführen zu können. Da die Grundumsatzwerte in beiden Zeiträumen sich decken, ist ein exakter Vergleich nach jeder Richtung möglich.

Der Kurvenverlauf ist so charakteristisch, daß jeder weitere Kommentar sich erübrigt. Die Untersuchungen von C. C. WANG, STROUSE und SAUNDERS[1] vergleichen in achtstündigen Versuchsreihen das dynamische Verhalten der gleichen Kost bei 12 Fettsüchtigen und je 6 Unterernährten und Normalen.

Die folgende Kurve gibt die Durchschnittswerte für die Eiweißversuche an.

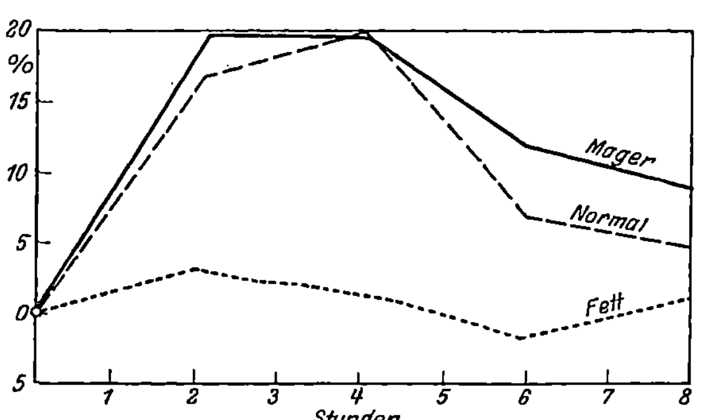

Abb. 9. Vergleich der spezifisch-dynamischen Wirkung von 66 g trockenem Eiweiß bei Normalen, Fetten und Mageren. (Nach CHI CHE WANG, STROUSE und SAUNDERS.)

Sie zeigt aufs deutlichste, wie minimal der dynamische Effekt bei den Fetten gegenüber den Normalen und den Mageren ist. Im Prinzip das gleiche ist bei den Kohlehydraten der Fall, während beim Fett die Unterschiede nur gering sind. PLAUT[2], LIEBESNY[3], GESSLER, KRAUS und RETTIG[4], STRIECK und MARK[5] fanden im Prinzip das gleiche, so daß meines Erachtens an der Tatsache, daß die spezifisch-dynamische Wirkung bei vielen Fettsüchtigen abnorm niedrig ist, nicht mehr bezweifelt werden kann. Negative Befunde, wie LAUTER[6] sie angibt, beweisen demgegenüber nichts, sondern sprechen höchstens dafür, daß dies Verhalten nicht in allen Fällen vorhanden ist.

Nehmen wir an, daß der dynamische Effekt der stets gleichbleibenden Nahrung bei einem Menschen von 20 auf 10 % pro zehn Stunden absinkt, so würden beide Zahlen noch ins Bereich der Norm fallen, aber die Differenz würde ceteris paribus genügen, um Gewichtszunahmen von 7—8 kg in einem Jahre zu ermöglichen. Es unterliegt also keinem Zweifel, daß von dieser Seite her theoretisch die Möglichkeit zur Klärung

[1] WANG, C. C., STROUSE, A. W. SAUNDERS: Arch. int. Med. 34, 573 (1924).
[2] PLAUT, R.: Dtsch. Arch klin. Med. 139, 285 (1922).
[3] LIEBESNY, P.: Biochem. Z. 144, 308 (1924).
[4] GESSLER, KRAUS u. RETTIG: Verh. dtsch. Ges. inn. Med. 1927, 227.
[5] STRIECK u. MARK: Unveröffentl. Versuche, zitiert bei E. GRAFE, Verh. Ges. Verdgskrkh., S. 154, 1929.
[6] LAUTER, S.: Dtsch. Arch. klin. Med. 150, 315 (1926).

der Fettsuchtgenese gegeben ist. Eine andere Frage ist, wie oft und wie weit sie tatsächlich im Leben realisiert ist. Klar ist jedenfalls, daß der Mechanismus der Pathogenese ein sehr verschiedenartiger ist.

Der zweite große stoffwechselsteigernde Faktor im Leben ist die Motilität. Sein Einfluß ist weit größer wie derjenige der Nahrung, aber leider weit schwerer zu kontrollieren. Wie soll man bestimmen, wie weit der Stoffwechsel eines im Beruf und Leben stehenden Menschen über den Grundumsatz erhöht ist! Mit Zimmerrespirationskammern, wie TIGERSTEDT es tat, kann man gewisse Anhaltspunkte gewinnen. Aber es sind selbst bei sehr langen Versuchen nur kleine Ausschnitte aus dem gewöhnlichen Leben. Wegen der Größe und Unkontrollierbarkeit des Motilitätsfaktors ist es begreiflich, daß man ihn besonders gern herangezogen hat, um Unstimmigkeiten in der täglichen Calorienbilanz zu erklären. Die klassische Stoffwechselphysiologie bediente sich seiner so gern und in so großem Ausmaße, daß für sie die Fettsucht überhaupt kein Problem mehr war. Neuerdings hat LAUTER[1] wieder versucht, in dieser einfachen Weise die Entstehung der Fettsucht ganz generell zu erklären.

Daß dies Moment in vielen Fällen tatsächlich ausreicht, ist wohl sicher, allerdings wohl weniger für den Beginn als das Fortschreiten der Fettleibigkeit. FRIEDRICH v. MÜLLER hat den Satz geprägt: Fettsucht ist Kapital, das Zinsen trägt, d. h. die Zinsen der Faulheit, denn dick sein macht die meisten Menschen träge und bequem, obwohl es vereinzelt auch Fettleibige mit einer erstaunlichen körperlichen Behändigkeit und Leistungsfähigkeit gibt. Zur Mastfettsucht addiert sich oft die Trägheitsfettsucht (v. NOORDEN[2]).

Aber auch abgesehen von dem Ausmaße der Motilität könnten bei Fettsüchtigen qualitative Veränderungen in dem Sinne vorliegen, daß ähnlich wie bei der Nahrungsaufnahme auch bei der Muskelarbeit die Ökonomie des Körpers eine größere ist wie in der Norm. Von vornherein scheint das wenig einleuchtend, weil ein Fettsüchtiger einem Gesunden mit hohem Gepäck vergleichbar ist, der wegen dieser Mehrbelastung bei Körperbewegungen rascher ermüdet und ihnen daher instinktiv aus dem Wege zu gehen scheint. Brauchbare exakte Untersuchungen über den Nutzeffekt der Arbeit stellte kürzlich erst GESSLER[3] an. Er prüfte bei acht guteingeübten Fettsüchtigen mit einer Art FICKschen Arbeitssammler die zum Hochwinden eines ca. 40 kg schweren Gewichtes nötige Calorienproduktion und fand überraschenderweise, daß bei den Kranken der Kraftaufwand stets geringer war als bei gleichaltrigen, gleichgroßen, aber normalgewichtigen Gesunden. Der Nutzeffekt stieg bis 28%. So können auch von dieser Seite her Einsparungen im Stoffwechsel resultieren, die ceteris paribus einem Gewichtsansatz Vorschub leisten müssen. In allen diesen Fällen handelte es sich um keine schwere, erschöpfende Arbeit, die große Ansprüche an das Herz stellte. Unter den letzten Umständen würde der Nutzeffekt gegenüber

---

[1] LAUTER, S.: zitiert auf S. 118.
[2] v. NOORDEN, C.: zitiert auf S. 112.
[3] GESSLER, H.: Dtsch. Arch. klin. Med. **157**, 36 (1927).

der Norm sich sicher sehr rasch verschlechtern. F. KRAUS[1] gibt dafür in seinem berühmten Buche über die Ermüdung als Maß der Konstitution schon wichtige Hinweise und LAUTER[2] zeigte es neuerdings. Sehr interessant sind in diesem Zusammenhange die neuen Feststellungen von BERNHARDT[3], der zeigen konnte, daß normalen oder sogar übernormalen Stoffwechselsteigerungen bei Fettsüchtigen so starke und lang andauernde Senkungen folgen können, daß unter Berücksichtigung dieser Nachperiode, die auch sonst nach schwerer Arbeit sich so gestalten kann (vgl. R. MARK[4] bei Olympiasiegern) im Gesamteffekt die Stoffwechselwirkung der Arbeit abnorm niedrig ausfällt oder ganz fehlt. Auch die Affekte steigern den Stoffwechsel, nicht nur durch die meist gleichzeitig erhöhte Motilität, sondern auch bei völliger Muskelruhe (GRAFE und MAYER[5]). Im allgemeinen, wenn auch keineswegs immer, sind die Fettsüchtigen leidenschaftslos und phlegmatisch, so daß auch von seiten des Affektlebens sicher vielfach eine geringere Beanspruchung des Stoffwechsels und damit ceteris paribus eine „Fettansatzgefahr" resultiert.

Einsparungen auf dem Gebiete der chemischen Wärmeregulationen kommen als auslösendes Moment gleichfalls in Betracht. So konnte MARK[6] an unserer Klinik zeigen, daß sie bei Fettsüchtigen mit unbedecktem Körper bei mittlerer Temperatur fast regelmäßig geringer ist wie bei gesunden Vergleichspersonen oder ganz fehlt. Unter dem Einflusse der Kleidung dürften aber diese Differenzen geringer werden.

Schließlich spielt noch ein anderer Faktor bei dem Zustandekommen der großen Gewichte manchmal eine recht erhebliche, vielfach unterschätzte Rolle. Es ist nicht richtig, die Übergewichte ohne weiteres als Fett anzusprechen. Tatsächlich ist ein sehr großer Teil davon Wasser, diese Substanz, die überall die Beurteilung von Gewichten so außerordentlich erschwert. Schon älteren Klinikern war die Tendenz Fettsüchtiger zum Wasseransatz bekannt. Es ist das therapeutisch, wie später noch zu zeigen ist, von größter Bedeutung.

Welch gewaltige Unterschiede im Wassergehalt des menschlichen Fettes vorkommen können, haben erst die Untersuchungen von BOZENRAAD[7] und SCHIRMER[8] gezeigt. Die Werte schwanken zwischen 5 und 71%. Je stärker die unbehandelte Fettsucht, um so niedriger im allgemeinen die Zahlen, das Fettgewebe kann also fast wie ein Schwamm auch ohne Kreislaufstörungen und ohne sichtbare Ödeme Wasser aufsaugen. Die Hydrophilie der Fettsüchtigen ist auch im Leben in der

---

[1] KRAUS. F.: Die Ermüdung als Maß der Konstitution, Biblioth. Med. Abt. D I, S. 3, Kassel: Fischer 1897.

[2] LAUTER: zitiert auf S. 118.

[3] BERNHARDT: Erg. inn Med. 36, 1, Berlin: Julius Springer 1929 (Zusammenfassung).

[4] MARK, R.: Z. f. Arbeitsphysiol. 2, 129 (1929).

[5] GRAFE E. u. K. MAYER: Z. Neur. 86, 247 (1923).

[6] MARK, R. E.: Dtsch. Arch. klin. Med. 162, 358 (1928).

[7] BOZENRAAD: Dtsch. Arch. klin. Med. 103, 120 (1911).

[8] SCHIRMER, O.: Arch. f. exper. Path. 89, 263 (1921).

Haut mit einer besonderen Quaddelprobe von RECHT[1] studiert worden. Nehmen wir einen Gehalt des Körpers eines Fettsüchtigen an Trockenfett von 30 kg an, so würde das feuchte Fettgewebe bei 5% Wasser 31,5 kg, bei 70% aber 51,0 kg wiegen, d. h. ca. 20 kg Gewichtszunahme könnten bei gleichem Trockenfettgewicht lediglich durch einen nicht ödematösen Wasseransatz bedingt sein. Es ist das natürlich ein sehr krasses, wohl selten realisiertes Beispiel, aber es zeigt doch, welch gewaltige Rolle das Wasser beim Zustandekommen der Übergewichte spielen kann.

So kennen wir manche Faktoren im Stoffwechsel des Fettsüchtigen, die einzeln oder in Kombination miteinander die Krankheit hervorrufen können. Kommen wir mit ihnen für alle Fälle aus?

Ist die Fettsucht ein rein energetisch restlos erklärbares Problem oder müssen wir noch besondere Eigentümlichkeiten des Fettstoffwechsels solcher Kranken annehmen? Es gibt Fälle endogener Fettsucht von solcher Eigenart und Stärke, daß ärztlich der Verdacht von Besonderheiten sich hier aufdrängt. So hat v. BERGMANN[2] die Theorie einer lipomatösen Tendenz der Fettsüchtigen im Sinne gegenüber der Norm erleichterten Fettbildung und einer erschwerten Fettzerstörung aufgestellt. Für ihn ist die Fettsucht in manchen Fällen eine Art Lipomatosis universalis und zwar in dem Sinne, daß die Lipophilie gewisser Körpergewebe das Primäre sei und erst sekundär die Einsparungen im Krafthaushalt gemacht werden. Diskutierbar ist diese Theorie m. E. nur so weit, als auch sie eine Überernährung voraussetzt, wie v. BERGMANN es auch tut. Sowohl für eine vermehrte Fettbildung wie für eine verminderte Fettverbrennung lassen sich gewisse Respirationsversuche mit erhöhten respiratorischen Quotienten ins Feld führen, aber die Deutung ist hier sehr schwierig. So bleibt v. BERGMANNs Theorie vorläufig eine noch unbewiesene, aber in mancher Beziehung ansprechende Arbeitshypothese. Für den ersten Teil des Fettsuchtsproblems erscheint sie mir unzutreffend, dagegen beweist sie ihre Fruchtbarkeit für die zweite Frage nach der Form und Verteilung des Fettes.

Auch zwei andere Theorien seien hier kurz gestreift. LICHTWITZ[3] denkt an eine Fermentschwäche der Fettzellen, indem er analog, wie LESSER es seinerzeit für Diastase und Glykogen in der Leber annahm, eine verstärkte räumliche Trennung von lipolytischem Ferment und Fett in den Fettzellen des Adipösen annimmt. Es würde das auf eine verminderte Fettzerstörung bei diesen Kranken hinauslaufen. Auch hierfür fehlt vorläufig noch jeder Beweis.

Von einer ganz anderen Seite her sucht FALTA[4] das Problem der Fettsucht zu lösen. Er schreibt dabei dem Pankreas eine besondere

[1] RECHT, G.: Klin. Wschr. 8, Nr 38 (1929).
[2] v. BERGMANN: zitiert auf S. 113.
[3] LICHTWITZ: Stoffwechselkrankheiten, Fortbildungsvorträge Wiesbaden, S. 205, herausg. von HERXHEIMER, Berlin: Karger 1926.
[4] FALTA, W.: Wien. klin. Wschr. 905 (1928).

Rolle zu. Die Beobachtung, daß das Insulin eine ausgezeichnete Mastsubstanz ist und daß bei Zuckerbelastung die Zuckerkurve bei Fettsüchtigen manchmal nach dem Abfall vom Gipfel die Anfangswerte unterschreitet, führte ihn zur Annahme eines primären Hyperinsulinismus als Ursache der Fettsucht. Gegen die entscheidende Bedeutung dieses Faktors spricht aber die Tatsache, daß der geschilderte Kurvenverlauf in keiner Weise für Fettsüchtige charakteristisch ist. Er fehlt bei Fettsüchtigen fast ebensohäufig, wie er bei Nichtfettsüchtigen gefunden wird. Mit der Ablehnung dieser Hypothese soll natürlich nicht geleugnet werden, daß für die Entstehung der Fettsucht ein sehr leistungsfähiges Pankreas von Bedeutung ist, im Gegenteil, die Beanspruchung dieser Inkretdrüse bei der Fettbildung scheint mir durch die Untersuchungen von ALLEN (vgl. S. 136) sogar gesichert zu sein.

So anziehend und geistvoll die genannten Theorien auch sind, irgendwelche zwingenden Argumente zu ihren Gunsten fehlen noch, und wir müssen für die erste Seite des Fettsuchtproblems weiter versuchen, den aussichtsreicheren Weg einer energetischen Analyse zu verfolgen. Zwei große Schwierigkeiten stellen sich uns hier überall entgegen, einmal die Tatsache, daß wir die Kranken fast stets erst zur Untersuchung bekommen, wenn sie schon fett sind und oft schon ihre zur Krankheit führende Lebens- und Ernährungsweise mehr oder weniger stark modifiziert haben, und auch dann nur für eine kurze Zeitspanne, und ferner vor allem das fast hoffnungslose Unternehmen, Einsparungen im Stoffwechsel von z. B. 20 g Fett täglich zu fassen, die gleichwohl pro Jahr einen Gewichtsansatz von 7—8 kg bedingen können (v. NOORDEN[1] und v. BERGMANN[2]). Meine persönliche Meinung ist, daß die oben genannten Faktoren zur Entstehung der Fettsucht theoretisch ausreichend sind, daß aber eine Entscheidung darüber, ob sie praktisch auch für jeden Einzelfall eine restlose Erklärung abgeben, heute noch nicht möglich ist. Ja, wir sind kaum imstande uns vorzustellen, wie sie überhaupt getroffen werden kann, es sei denn durch fortlaufende genaue Verfolgung der wichtigsten Faktoren für die Energiebilanz bei einer experimentell gesetzten Fettsucht bei Tieren (unveröffentlichte Versuche von STRIECK und URRA).

Die Quellen des Körperfettes sind wahrscheinlich alle Nahrungsmittel, an erster Stelle natürlich das Nahrungsfett, das ohne Umbau angesetzt werden kann, in zweiter Linie die Kohlehydrate, die offenbar zunächst als Glykogen abgelagert werden und dann nach den schönen Untersuchungen von WERTHEIMER[3] in loco in Fett sich umwandeln, wobei die Zwischenprodukte noch keineswegs feststehen (Näheres darüber bei ABDERHALDEN[4]), in dritter Linie die Eiweißkörper nach Desamidierung der Aminosäuren und schließlich wahrscheinlich auch der Alkohol.

---

[1] v. NOORDEN, C.: zitiert auf S. 112.
[2] v. BERGMANN, G.: zitiert auf S. 113.
[3] WERTHEIMER: Pflügers Arch., 217, 728, 1927.
[4] ABDERHALDEN: Lehrb. d. physiol. Chem. 5. Aufl. Berlin: Urban und Schwarzenberg, 1923.

Das zweite große Problem der Fettsucht betrifft die Eigentümlichkeiten der Fettablagerungen hinsichtlich Art und Ort. Wie schon oben erwähnt, scheidet hier die energetische Betrachtungsweise völlig aus. Wie könnte sie uns auch etwas darüber aussagen, warum gewisse Körperregionen wie z. B. die Brüste, die Hüftgegend der Frauen, die Bauchdecken, die Eingeweide usw. besonders zur Fettablagerung prädisponiert sind und warum gewisse Formen zumal der endogenen oder endokrinen Fettsucht besondere Prädilektionsstellen besitzen. Für diesen Problemkreis trifft die Annahme einer lipomatösen Tendenz im Sinne von BERGMANN durchaus das Richtige, nur haben wir das Bedürfnis, sie kausal zu erklären.

Vorläufig tappen wir aber dabei noch ganz im Dunkeln. Mit der Annahme konstitutioneller Faktoren, denen J. BAUER[1] eine besonders große Rolle beimißt, ist ja auch für eine tiefer schürfende Betrachtung nicht viel gewonnen, wenn sie auch gewiß für viele Fälle zutrifft. Zu solchen vorläufig noch nicht weiter analysierbaren Faktoren kommen sicher für manche Formen vegetativ-nervöse und hormonale Einwirkungen, wofür die Zuordnung mancher Fettsuchtstypen zu gewissen gesicherten oder wahrscheinlich gemachten inkretorischen Störungen spricht. Schilddrüse, Hypophyse und Ovarien spielen nicht nur für die Energiebilanz, sondern auch für Art und Sitz der Fettablagerung eine entscheidende Rolle, wenn wir sie im einzelnen auch noch keineswegs überblicken können.

So birgt die Pathogenese der Fettsucht trotz jahrzehntelanger Arbeit zahlreicher Physiologen und Kliniker noch viele Rätsel. Wirkliche Fortschritte lassen sich hier, soviel ich sehe, nicht durch neue Hypothesen sondern nur durch mühsame Bilanzversuche einerseits sowie umfassende Untersuchungen des intermediären Stoffwechsels[2] andererseits erhoffen.

2. Die klinischen Erscheinungsformen der Fettsucht.

Das charakteristische Merkmal der Fettsucht ist übergroßes Gewicht, bedingt durch pathologisch große Fettansammlung im Körper. Für die Feststellung der Größe der Gewichtsüberschüsse werden die gleichen Berechnungen und Tabellen herangezogen, wie sie oben (S. 39) zur Abschätzung des Grades der Unterernährung angegeben sind. Die in der französischen Literatur meist verwandten Normalzahlen (Lit. ACHARD[3]) von QUETELET und BOUCHARD gelten wohl nur für die romanische Rasse, denn sie liegen meist niedriger wie unsere deutschen Normalwerte. Die Überschreitung von Normalzahlen kann hunderte von Prozenten betragen. Den Rekord bildet wohl der von v. NOORDEN[4] zitierte Fall von WADD mit 490 kg. Eine gute Abbildung besitzen wir von DANIEL LAMBERT aus Stamford mit 331 kg. Eine Zusammenstellung ähnlicher Abnormitäten aus früherer Zeit findet sich bei

---

[1] Vgl. z. B. Ref. Verh. Ges. Verdgskrkh., S. 116, 1929.

[2] Diesen Weg haben kürzlich v. BERGMANN und seine Mitarbeiter beschritten, vgl. KUGELMANN, ebenda S. 148.

[3] ACHARD: Troubles des échanges nutritifs, Tome II, S. 737, Paris: Masson 1926.

[4] v. NOORDEN, C.: zitiert auf S. 112.

Kisch[1]. In Zeitungen und illustrierten Zeitschriften, sowie auf Jahr-
märkten und in Panoptiken sind auch jetzt noch häufig, wenn
anscheinend auch nicht mehr so oft wie früher, monströse Fettsüchtige mit 200 kg und mehr zu sehen. Bei einer Dienstunbrauchbaren-
Musterung sah ich selbst einen Mann von 180 kg, früher 270 kg,
und kürzlich noch eine nur 161 cm große Frau mit 195 kg.

a) Der Gesamthabitus.

Die Fettanhäufungen können außerordentlich verschieden auf-
treten. Von einer rein lokalen Lipomatose bis zu einer allgemeinen ganz gleichmäßigen Fettansammlung finden sich manche Übergänge. Unter Lipomatosis versteht man mit Günther[2], der darüber eine sehr ausführliche, lesenswerte Monographie geschrieben hat, die auf bestimmte Teile des Körpers scharf beschränkte, pathologische Anhäufung von Fett. Es kommt an einzelnen Stellen des Fettgewebes zu einer fast tumorartigen Wucherung, während im übrigen sogar eine starke Abmagerung bestehen kann. Ein sehr schönes Beispiel dafür bringt folgende eigene Beobachtung[3] (Abb. 10).

Sie würde nach der Einteilung von Günther[2], der eine L. simplex, dolorosa, atrophicans und gigantica unterscheidet,

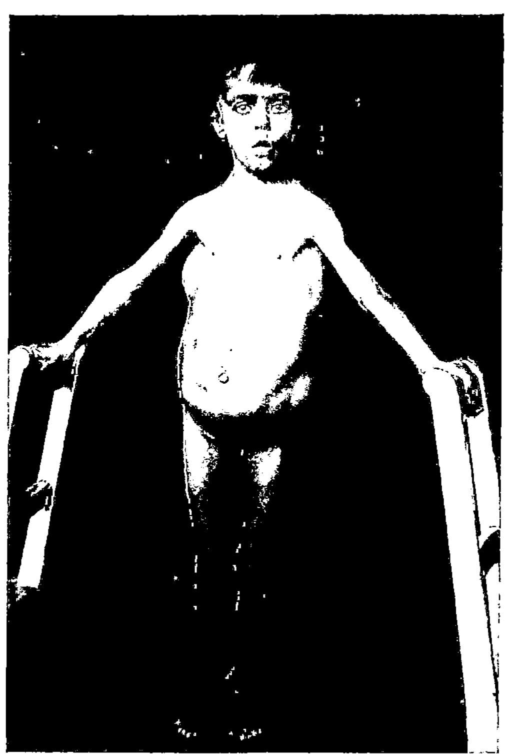

Abb. 10. Lipomatosis atrophicans.
(Eigene Beobachtung.)

der dritten Form zuzurechnen sein. Auch sonst kann sich starke
Abmagerung mit regionärer, aber nicht lipomatöser Fettsucht kombinieren, wie z. B. bei der Lypodystrophia progressiva von A. Simons[4]
(vgl. S. 186).

[1] Kisch, H.: Die Fettleibigkeit, Stuttgart 1888.
[2] Günther, H.: Die Lipomatosis, Jena: Fischer 1920.
[3] Näher beschrieben von F. Strieck: Münch. med. Wschr. 2029 (1926).
[4] Simons, A.: Z. Neur. 5, 29 (1911); 19, 377 (1913).

Die Fettsucht bietet Bilder von außerordentlicher Mannigfaltigkeit.
Von mancher Seite, so z. B. von THANNHAUSER [1] ist versucht worden,
je nach der Genese typische äußere Formen der Fettsucht aufzustellen.
Es gelingt das aber m. E. nur für einen kleinen Teil typischer, schärfer
definierter Formen, während man mindestens 80% aller Fettsüchtigen
die Genese nicht ansehen kann. Von v. NOORDEN [2] ist die Trennung
in eine exogene Mast- (und Faulheits-) Fettsucht und eine endogen
konstitutionelle Fettleibigkeit vorgeschlagen worden. Vom didaktischen
Standpunkte ist ein derartiges Vorgehen auch durchaus berechtigt.
Wie die Ausführungen über die Pathogenese gezeigt haben, ist theoretisch
eine derartig scharfe Trennung aller-
dings nicht möglich, denn es gibt weder
eine Fettsucht ohne Überernährung
noch wahrscheinlich eine solche ohne
jede endogen konstitutionellen Züge.
In praxi hat diese Trennung aber doch
insofern eine Berechtigung, als in vielen
Fällen das exogene, in anderen das
endogene Moment sich durchaus in den
Vordergrund drängt. Dazwischen liegt
aber das Gros der uncharakteristischen,
vorläufig noch nicht näher analysierbaren Fälle. Ein objektives, allgemeines,
zuverlässiges Kriterium zur Unter-
scheidung gibt es überhaupt nicht. Zur
endogenen Form müssen aber von vornherein solche Fälle gerechnet werden,
die eine sichere Herabsetzung des Stoffwechsels haben — wie schon erwähnt
ein sehr seltenes Vorkommnis, ferner
m. E. solche mit abnorm niedriger
spezifisch-dynamischer Steigerung der
Wärmebildung nach Nahrungszufuhr,

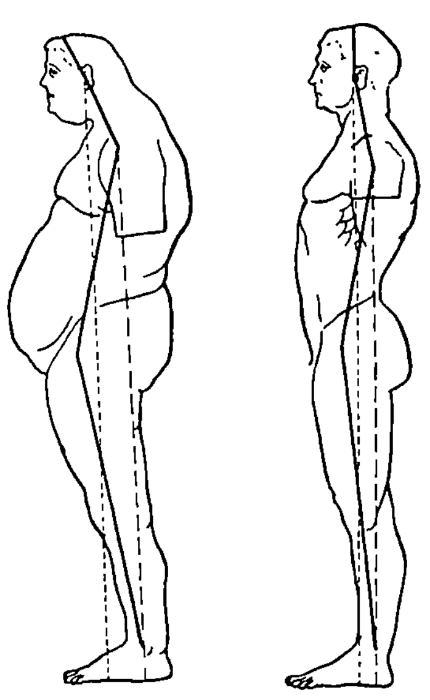

Abb. 11a und b. Folgen der Fettsucht
für die Körperhaltung. (Nach HECHEL.)

und schließlich diejenigen, die sichere Ausfallserscheinungen im Gebiete
innersekretorischer Drüsen (wie die thyreogene und klimakterische Fettsucht sowie die Dystrophia adiposo genitalis) besitzen. Im übrigen
kann nur die genaueste Anamnese, die Analyse der Eß- und sonstigen
Lebensgewohnheiten, am besten mit Unterstützung der Angehörigen
entscheiden, ob mehr exogene oder mehr endogene Ursachen vorhanden sind.

Bei der vorwiegenden Mastfettsucht nehmen durch Fettanlagerung
vor allem die Stellen des Körpers zu, an denen schon normalerweise
der Fettansatz am größten ist, Bauch, Hüftgegend, Thorax und Genick,
während die Extremitäten, vor allem gegen die Peripherie hin wenig
oder gar nicht betroffen sind. Man hat hier nicht mit Unrecht von einem
Falstafftyp gesprochen. Das Bild ist so bekannt, daß es nicht noch ein-

---

[1] THANNHAUSER, S. J.: Karlsbad. ärztl. Vortr. 7, 316 (1926).
[2] v. NOORDEN: zitiert auf S. 112.

mal durch eine Photographie belegt zu werden braucht. Warum bestimmte Stellen des Körpers besonders zum Fettansatz neigen, ist
ebenso unklar wie die Verschiedenartigkeit der Fettansammlungen bei
den verschiedenen Formen der Fettsucht. Hier spielt wohl wahrscheinlich
ein vielleicht nervös gesteuerter Gewebsfaktor mit (v. BERGMANN[1]).

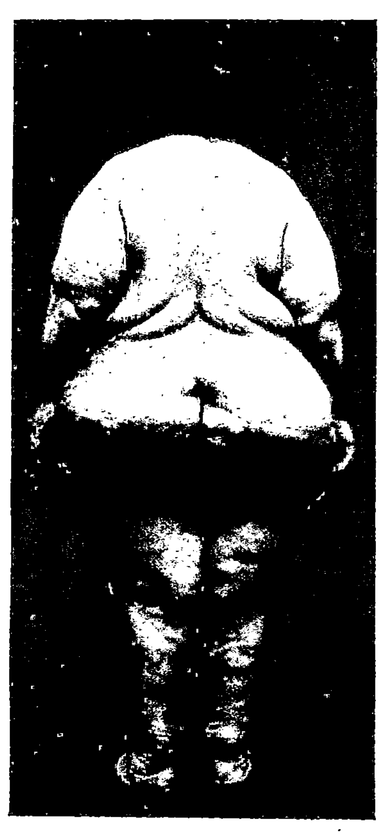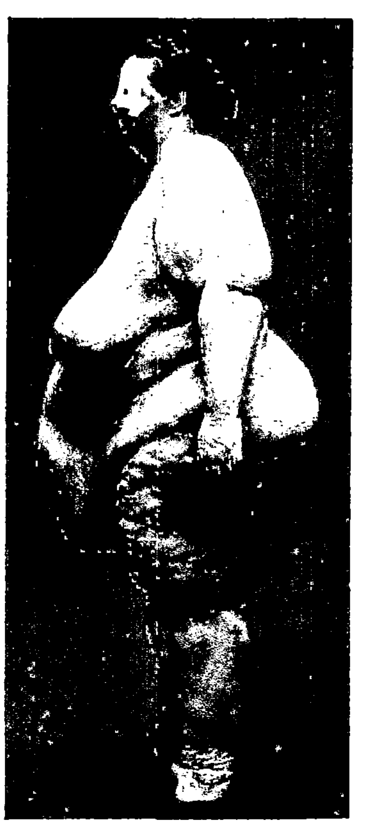

Abb. 12a und b. Hochgradige endogene Fettsucht (195 kg, 1,61 m Größe).
(Eigene Beobachtung.)

Durch die folgenden schematischen Figuren von HECHEL[2] sei nur die
typische Haltung solcher Kranken mit ihren Folgen für die Wirbelsäule
und die Lage der Organe demonstriert.

Wie gewaltig kontrastiert zu diesem Falstafftyp das vorstehende
Bild einer von mir beobachteten Kranken.

Hier findet sich die ganze gewaltige Fettansammlung ganz vorwiegend in der unteren Körperhälfte, besonders sogar an den Beinen.

---

[1] v. BERGMANN, G.: zitiert auf S. 113.
[2] HECHEL, F.: Grandes et petites obésités, Paris: Masson 1926.

Solche Adspekte bringt nur die vorwiegend endogene Fettsucht
fertig, wie man überhaupt sagen kann, je stärker und je auffälliger und
bizarrer das Auftreten abnormer Fettansammlungen ist, um so wahrscheinlicher ist das Vorwiegen endogen konstitutioneller Momente.
Wohl charakterisiert im Aussehen sind hier im übrigen nur zwei Formen

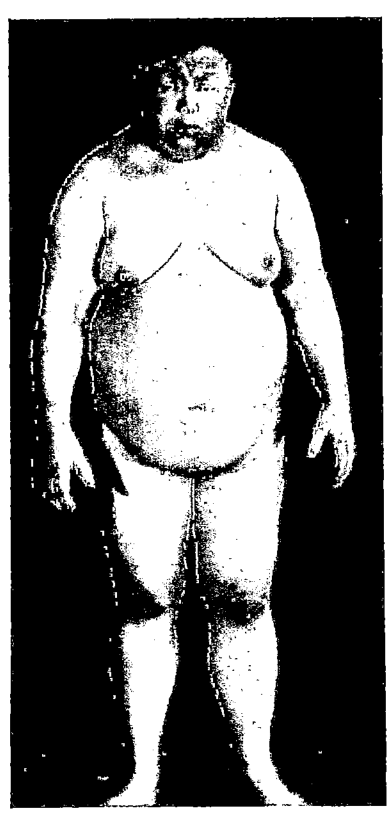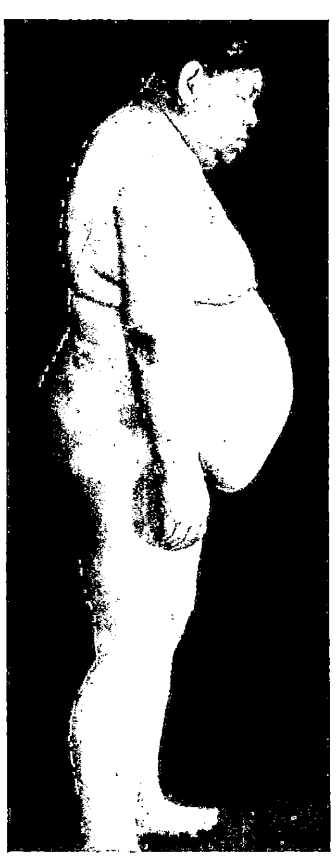

Abb. 13a und b.   Typische thyreogene Fettsucht :mit myxödematösem Einschlag.
53 j. Frau A. K. mit 114,2 kg Gewicht bei 1,57 m Länge. Grundumsatzsenkung: — 32,5%.
(Eigene Beobachtung.)·

innersekretorischer Fettsucht, die *thyreogene* und die *hypophysäre* Form
(Dystrophia adiposo-genitalis von FRÖHLICH) und zwei Formen neuraler
Fettsucht, die *cerebrale* und die *neurale* Form, zu denen noch die *Adi-
positas dolorosa* als Sonderform hinzuzurechnen wäre. Die thyreogene
Fettsucht ist der Prototyp der endogen konstitutionellen Form. Sie
geht stets mit einer Herabsetzung des Grundumsatzes einher. Die
Körperformen sind hier ziemlich gleichmäßig aufgetrieben, auch im
Gesicht und an den Extremitäten. Vorstehende Abb. 13a und b zeigen
das bei einer Kranken eigener Beobachtung ganz besonders schön.

Die Verdickungen in der Peripherie sind hier oft nicht so sehr durch tatsächliche Fettablagerungen als durch die eigentümlich gequollen verdickte aber nicht eigentlich ödematose Beschaffenheit der Haut bedingt, Veränderungen, die in typischer Ausprägung bei Myxödem vorkommen; dieser Name besteht weder hinsichtlich seiner ersten noch seiner zweiten Hälfte zu recht, da es sich wahrscheinlich nur um physikalisch-chemisch bedingte, abnorme Quellungszustände des Unterhautbindegewebes handelt.

Sehr typisch ist der Adspekt eines Kranken mit der FRÖHLICHschen Krankheit (Dystrophia adiposo-genitalis) (vgl. Abb. 14, der Darstellung von ACHARD[1] entnommen).

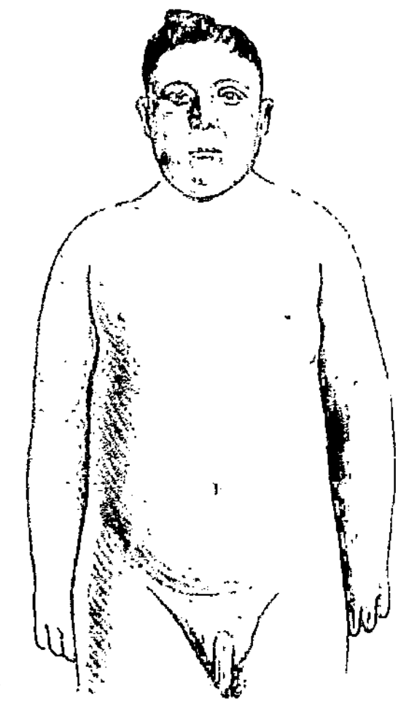

Abb. 14.
Dystrophia adiposo-genitalis
(FRÖHLICH). Nach ACHARD.

Hier betrifft der Fettansatz ziemlich gleichmäßig den ganzen Stamm nebst den Ansätzen der Gliedmaßen. Die Geschlechtsorgane sind atrophisch, die sekundären Geschlechtsmerkmale, vor allem die Haare im Gesicht, in den Achselhöhlen und der Schamgegend sind nicht entwickelt oder wieder verschwunden. Die Frauen sehen viriler, die Männer femininer aus, so daß ein gewisser intersexueller Habitus entsteht. FRÖHLICH[2] fand in seinen Fällen stets Veränderungen an der Hypophyse im Sinne eines Tumors, der dann meist auch andere charakteristische Erscheinungen am Nervensysteme, vor allem am Augenhintergrunde (anfangs Stauungspapille, später meist temporale Ablassung) machte. Darüber hinaus gibt es aber auch Kranke, die klinisch das gleiche Bild bieten, ohne daß entsprechende Hypophysenbefunde vorliegen, so daß man annehmen muß, daß es auch eine rein funktionell bedingte Form dieser Krankheit gibt. Ob dann nicht doch feine histologische Veränderungen vorliegen, kann erst die Zukunft lehren, da derartige Kranke nicht ihrem Leiden zu erliegen pflegen.

Von der echten hypophysären Fettsucht im Sinne FRÖHLICHs hat 1922 BIEDL[3] eine wohldefinierte Sonderform abgetrennt, die sog. *cerebrale* Fettsucht. Sie bietet klinisch keine Hypophysenerscheinungen, über das histologische Verhalten dieses Organs scheinen aber noch keine Untersuchungen vorzuliegen.

Wichtiger aber als dieser, wohl noch nicht endgültig geklärte Befund ist ein Zusammentreffen mit anderen Symptomen, die sich sonst bei keiner anderen Fettsuchtform finden. Es sind das außer der genitaler Dystrophie eine Reihe angeborener Mißbildungen, vor allem Retinitis pigmentosa und geistige Entwicklungsstörungen, ferner Poly-

[1] ACHARD, TH., S. 748: zitiert auf S. 123.
[2] FRÖHLICH: Wien. klin. Rundschau, Nr 47, 48 (1901).
[3] BIEDL, A.: Verh. dtsch. Ges. inn. Med., Wiesbaden 1922.

und Syndaktylie, Schädeldeformitäten, eigenartige Verdauungsstörungen
und sogar Atresia ani, dazu gesellen sich noch in einzelnen Fällen (vgl.
z. B. DEUSCH[1]) Corticalkatarakt, angeborener Nystagmus und Tremoren, Strabismus usw. Für die Diagnose genügen die wohl regelmäßig
vorhandenen zuerst genannten Störungen. Die folgende Abb. 15 (vgl.
THANNHAUSER[2]) gibt einen guten Eindruck von dem somatischen und
physikalischen Habitus solcher Kranken.

In das Gebiet der cerebralen Fettsucht
gehören auch jene seltenen Fälle von Adipositas, die sich an organische Erkrankungen
des Zwischenhirns anschließen. Besonders die
Encephalitis lethargica hat vereinzelt dazu
Anlaß gegeben, auch manche rasche Mäst-
ungen bei progressiver Paralyse gehören vielleicht hierher (M. REICHARDT). Sogar halb-
seitig kann dabei der vermehrte Fettansatz
auftreten (Lit. und eigene Beobachtungen bei
L. R. MÜLLER[3]). Alle diese Befunde werden
verständlich, seit man vor allem durch die
neuesten Untersuchungen von RAAB[4] und
WERTHEIMER[5] weiß, daß es auch eine central
nervöse Steuerung des Fettumsatzes gibt und
daß sich auch vom Zwischenhirn aus experimentell eine echte Fettsucht erzielen läßt
(GRAFE und Mitarbeiter[6]).

Von diesen Fällen cerebraler Fettsucht hebt
sich aber nur die äußerst seltene Halbseiten-
fettsucht charakteristisch heraus, im übrigen
bieten sie keine typischen klinischen Adspekte.

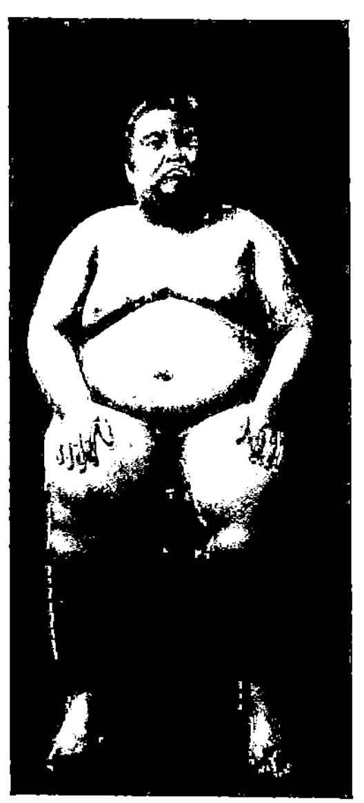

Abb. 15.
Cerebrale Fettsucht.
14 jähr. Knabe. Von frühester
Kindheit an sehr stark.
Geistig minderwertig. Ge-
schlechtlich unterentwickelt.
Stärkstes Schielen, gespal-
tene Uvela, angewachsene
Ohren. Retinitis pigmentosa.
Außerordentlich starker
Appetit. (II. Med. Klinik
München.)

H. ZONDEK[7] hat Kombinationsformen
einer hypophysär-cerebralperipherischen Fettsucht (Salz-Wasser-Fettsucht) beschrieben.
Bei den nahen Beziehungen zwischen Hypophyse und Mittelhirn mag es solche Fälle
geben, aber nur sehr selten ist die doppelte
Genese sicher faßbar (wie im Falle 5 von H. ZONDEK). Weder im Habitus
noch im Verhalten des Stoffwechsels liegt hier eine Sonderform vor.

Als eine besondere neurale Form der Fettsucht wird schließlich
noch die sog. DERCUMsche Krankheit[8] abgetrennt. Sie ist charakterisiert durch die starke Schmerzhaftigkeit der Fettablagerungen,

[1] DEUSCH, G.: Dtsch. Z. Nervenheilk. 87, 117 (1925).
[2] THANNHAUSER: zitiert auf S. 125.
[3] MÜLLER, L. R.: zitiert auf S. 33.
[4] RAAB, O.: zitiert auf S. 64.
[5] WERTHEIMER, F.: zitiert auf S. 64.
[6] GRAFE u. GRÜNTHAL: Klin. Wschr. 1013 (1929) u. GRÜNTHAL, MULHOL-
TANEL, STRIECK, Arch. f. exper. Path. 145, 35 (1929).
[7] ZONDEK, H.: Dtsch. med. Wschr. Nr 31 (1925).
[8] DERCUM: Amer. J. med. Sci. 104, 892 (1888).

besonders bei Druck, verbunden mit starker Adynamie und ausgesprochenen nervös-physischen Störungen. Sie betrifft ganz vorwiegend das weibliche Geschlecht. Ganz typische Fälle sind sehr selten, während das eine oder andere Symptom in mehr oder weniger abgeschwächter Form bei den verschiedensten Arten der Fettsucht vorkommen kann. Insbesondere ist die Druckempfindlichkeit der Fettpolster etwas außerordentlich Häufiges. Die Genese ist noch ganz unklar. Vereinzelt sind Veränderungen an innersekretorischen Drüsen beschrieben. Histologische Untersuchungen des Nervensystems mit den modernsten Methoden fehlen noch ganz.

Vorläufig scheint es mir noch fraglich, ob wir berechtigt sind, lediglich wegen der stärkeren Mitbeteiligung des peripheren Nervensystems hier klinisch oder gar genetisch eine besondere Form der Fettsucht anzunehmen.

β) Das Verhalten der einzelnen Organsysteme.

Es ist selbstverständlich, daß hochgradige Fettanhäufungen für die Organfunktionen auf die Dauer nicht gleichgültig sein können.

Verhalten der Zirkulationsorgane. Die wichtigste und folgenschwerste Beeinträchtigung ist zweifellos die des Herzens und der Zirkulationsorgane. Sie ist zum großen Teil unabhängig vom Sitz der Anhäufungen, wächst aber in dem Grade, als das Herz und seine Umgebung, wie es meist der Fall ist, gleichfalls Ablagerungsstellen von abnormen Fettmassen sind und dadurch schon rein mechanisch behindert werden. Die Mehrbelastung des Herzens darf man sich dabei nicht einfach so vorstellen, daß sie etwa gleichzusetzen wäre dem Plus an Arbeit, welches ein gesundes Herz zu leisten hätte, um das Umhertragen des gleichen Übergewichtes als einfaches Gepäck zu ermöglichen. Man vergißt dabei immer, daß das Fettgewebe außerordentlich blutreich ist und daß mit seiner Zunahme eine enorme Vermehrung mittlerer, kleiner und kleinster Gefäße entsteht. Mit der Vergrößerung der Strombahn und vermutlich der Vermehrung ihrer Widerstände erwächst also dem Herzen über den reinen Gepäckfaktor und die mechanische Behinderung hinaus eine erhebliche Mehrarbeit, deren Größe je nach Menge des Fetts schwankt und im einzelnen kaum zu schätzen ist. Ohne einen derartigen sehr erheblichen Faktor lässt sich m. E. die Häufigkeit und Schwere von Kreislaufstörungen schon bei mäßigen Graden von Fettsucht kaum begreifen.

Den Begriff des Fettherzens hat zuerst STOKES[1] eingeführt. Er hat viel Mißverständnisse und falsche Vorstellungen selbst bei Ärzten hervorgerufen, denn er wurde als Herzverfettung aufgefaßt, während es sich doch nur um Fettum- und Durchwachsungen des Herzens handelt. Deshalb ist es zutreffender, mit v. LEYDEN[2] unter Fettherz die Herzbeschwerden bei Fettleibigen zu verstehen. Diese finden sich bei der Mehrzahl dieser Kranken und fehlen bei starker Zunahme der Fett-

---

[1] STOKES: Die Krankheiten des Herzens und der Aorta, übers. von LINDWURM. Würzburg 1855.

[2] v. LEYDEN, E.: Z. klin. Med. 5, 1 (1882).

sucht fast nie. Vom leichten subjektiven Druckgefühl und Herzklopfen
können sie alle Stufen und Grade durchlaufen bis zu den schwersten
Formen von Herzinsuffizienz. An solchen Herzen kommt es zu Erweiterungen und Hypertrophien, sowie Myokardschädigungen, der Blutdruck ist auch ohne Nierenbeteiligung meist etwas erhöht und fällt
dann rasch nach Entfettungskuren, die vermehrte Herz- und Gefäß-
beanspruchung führt oft zu frühzeitiger Sklerose, vor allem auch der
Koronargefäße. Extrasystolen und Pulsverlangsamungen als Ausdruck
von Myokardschädigungen sind häufig. Ferner besteht eine ausgesprochene Neigung zu Thrombosen und Embolien.

Die Diagnose eines Fettherzens im Sinne v. LEYDENs[1] ist meist
nicht schwer. Nur manchmal stellen sich, wie kürzlich v. ROMBERG[2]
in einem sehr lesenswerten Vortrag auseinandergesetzt hat, schwer zu
entscheidende differentialdiagnostische Erwägungen gegenüber Angina
pectoris und RÖMHELDs[3] gastro-kardialen Symptomenkomplex ein.
Bei älteren Menschen ist eine Klärung oft überhaupt nicht möglich,
aber auch von jüngeren, nicht nervösen Fettleibigen wird manchmal
verstärkter Druck in der unteren Herzgegend mit Ausstrahlungen in
den linken Arm angegeben. Zum Teile handelt es sich dabei wohl um
echte Aortalgien im Sinne von R. SCHMIDT als Folge der Hochdrängung
des Zwerchfells mit Aortenverdrängung und Stauchung nach oben.

Durch dieselben Faktoren kann auch die Beurteilung der Größen-
verhältnisse des Herzens und damit die Entscheidung der Frage, ob
pathologische Veränderungen vorliegen, auf große Schwierigkeiten
stoßen. Die Perkussion kann zur Unmöglichkeit werden, schon wegen
der viel zu großen Brustwanddicke. Dazu kommt die sich meist hoch
hinaufziehende Tympanie von Magen und Darm. Die Herzgrenzen
fallen besonders nach links leicht zu groß aus. In schweren Fällen
bekommt man überhaupt keine sicheren Schallabgrenzungen und
sollte dann lieber auf Zeichnung von Autosuggestionsfiguren verzichten.
Nur das Orthodiagramm oder besser noch die Fernaufnahme führt
hier weiter, obwohl es auch da oft zweifelhaft bleibt, ob und wieweit
die etwas erhöhten Medianabstände durch Querlagerung oder Vergrößerung des Herzens bedingt sind. Erstaunlich ist, daß manchmal
selbst bei stärkster Fettsucht ganz kleine, auch pathologisch-anatomisch
intakte Herzen vorkommen. MARAÑON hat in dieser Beziehung einen
sehr eindrucksvollen Fall beschrieben.

Verhalten der Atemorgane. Dieselben Momente, welche rein mechanisch
das Herz in seiner Funktion beeinträchtigen, können auch die Atmung
behelligen. Sie tun es sogar oft schon sehr frühzeitig, in schweren Fällen
regelmäßig. Vielfach ist die dann auftretende, vor allem im Liegen mit
vollem Magen störende Atemnot kardialer Natur, aber im Anfange und
bei jüngeren Individuen, zumal wenn sie rasch dicker werden, ist doch
sicher meist der ungewohnte Hochstand des Zwergfells und die sonstige
Raumbeengung der Lungen die Ursache. Aus der erschwerten und

---

[1] v. LEYDEN, E.: zitiert auf S. 130.
[2] v. ROMBERG, E.: Klin. Wschr. Nr 42, 1977 (1927).
[3] RÖMHELD: Z. physik. u. diät. Ther. Nr 16 (1912).

verminderten Extensionsfähigkeit der Lungen resultiert außer den subjektiv Beschwerden die Neigung zu Bronchitiden, die mit lästigem Hustenreiz und erschwerter Expektoration verbunden besonders hartnäckig sind, leicht chronisch werden und dann schließlich meist zum Emphysem führen. Beides zusammen verstärkt die Neigung vor allem zu Broncho- aber auch echten croupösen Pneunomien, die bei Fettsucht stets viel ernster zu nehmen sind als bei nicht fetten Gleichaltrigen. Ob die Fettsucht tatsächlich einen gewissen Schutz gegen die Ansiedlung einer Lungentuberkulose bietet, ist noch umstritten (vgl. über diese Frage QUEYRAT[1]). Sicher ist aber v. NOORDEN[2] darin zuzustimmen, daß eine eingetretene Infektion sehr oft bei Fettsüchtige nen besonders schweren Verlauf nimmt, weil vermutlich die ungünstigen Ventilationsverhältnisse der Lungen der Ausbreitung des Prozesses Vorschub leisten.

Verhalten der Verdauungsorgane. Auch Magen und Darm sowie ihre Anhangsdrüsen sind oft, wenn auch nicht in einer charakteristischen Weise, von der Fettsucht in Mitleidenschaft gezogen. Die Raumbeengungen durch abnorme Fettansammlungen wirken sich überall ungünstig aus. Der Appetit kann selbst auf der Höhe einer typischen Mastfettsucht leiden, bei ihrem Zustandekommen war er natürlich stets da. Immerhin gibt es vereinzelte Fälle meist sog. endogener Form, die auch nach Angaben ihrer Angehörigen niemals stärkeren Appetit gehabt haben. Häufiger als bei anderen Kranken besteht bei Fettsüchtigen unter reduzierter Nahrung eine starke Neigung zu Flauheit, Gefühl der Schwäche im Magen, mit Heißhunger und Schwindel kombiniert, subjektive Beschwerden, die manchmal die Durchführung von Entfettungskuren sehr erschweren.

Objektiv findet man am Magen gewöhnlich nicht viel, es sei denn, daß übermäßiger Genuß von Alkohol und sehr scharf gewürzter Speisen eine chronische Gastritis gezeitigt hat. Hypaciditäten sind nach v. NOORDEN[2] häufiger wie das Gegenteil.

Von Seiten des Darms wird am häufigsten über Obstipation geklagt, in deren Genese eine gewisse mechanische Erschwerung der Darmpassage durch abdominelle Fettmassen eine große Rolle spielt, vielfach allerdings auch der große Fleischgenuß. Die Folge davon sind oft Hämorrhoiden. Die resorptive Funktion des Darmes scheint in der Regel nicht zu leiden (Lit. und eigene Untersuchungen bei JACOBY[3]). Die RUBNERsche[4] Beobachtung bei einem fettsüchtigen Kinde über verschlechterte Fett- und Eiweißresorption steht so vereinzelt da, daß hier wohl von der Fettsucht unabhängige Besonderheiten vorliegen müssen. Selbstverständlich leidet die Resorption bei Durchfällen, aber diese kommen eigentlich fast nur bei interkurrenten Krankheiten vor. Schließlich leistet die Fettsucht durch die Steigerung des intraabdominellen Drucks infolge Fetteinwachsungen der Ausweitung von Ausstülpungen der Peritonealhöhlen und damit der Entstehung von

---

[1] QUEYRAT: Gaz. Hôp. 70 (1897).
[2] v. NOORDEN, C.: zitiert auf S. 112.
[3] JACOBY: Berl. klin. Wschr. Nr 12 (1897).
[4] RUBNER, M.: Die Ernährung im Knabenalter, 68, Berlin 1902.

Brüchen Vorschub. Oft treten diese erst bei der Entfettung in die Erscheinung.

Leberstörungen sind bei Fettsüchtigen auch ohne Konsumtion besonderer Lebergifte wie Alkohol recht häufig, palpatorisch oft durch Vergrößerung, chemisch noch häufiger durch Urobilinurie erkennbar. In unkomplizierten Fällen handelt es sich meist um eine einfache Fettleber. Sehr oft gesellen sich aber bei Entwicklung einer relativen Herzinsuffizienz Stauungen hinzu. Auch echte Cirrhosen sind häufig, meist, wenn nicht immer, spielt dabei der Alkohol die entscheidende Rolle, denn bei den sog. konstitutionellen Formen scheinen Cirrhosen weniger häufiger vorzukommen als. bei anderen Adipösen.

Besonders häufig finden sich bei Fettsüchtigen Gallensteine. Ob dabei, wie Umber[1] es meint, ein abnormer Cholesterinstoffwechsel genetisch anzuschuldigen ist, ist mir noch nicht sicher.. Das mechanische Moment, das den Abfluß der Galle behindert, dürfte hier vor allem in Frage kommen, zumal wenn man an die häufigen, oft ersten Gallensteinanfälle bei Frauen in den letzten Schwangerschaftsmonaten oder kurz nach der Geburt denkt. Ebenso zweifellos ist das erleichterte Auftreten von Pankreasfettgewebsnekrose bei Fettleibigen. Auch die Kriegserfahrungen mit dem Rückgang von Fettsucht und Fettnekrose sprechen in der gleichen Richtung. Auch hier liegt natürlich der Gedanke der Begünstigung durch mechanische Momente nahe, aber die Genese dieser Krankheit ist noch zu unklar, als daß man hier über Vermutungen hinauskäme.

Das Verhalten des Urogenitalsystems. Obwohl die Nieren von der Fettsucht direkt kaum beeinflußt werden, findet man selbst in leichten Fällen ohne Komplikationen oder nachweisbare Nierenfunktionsstörungen gar nicht so selten auch bei jüngeren Individuen hin und wieder, manchmal auch regelmäßig, Spuren von Albumen und vereinzelt auch einen hyalinen Cylinder. Erst recht ist das natürlich dann der Fall, wenn sich allmählich eine gewisse Kreislaufschwäche oder Gefäßveränderungen an den Nieren herausgebildet haben.

Daneben kommen aber, oft wohl unabhängig, manchmal doch irgendwie mit der Fettsucht in einem Zusammenhange stehend, Schrumpfnieren vor. v. Noorden[2] fand das sogar in 20% seiner Fälle, wobei allerdings dahingestellt sein mag, ob es sich dabei wirklich um echte Schrumpfnieren im Sinne der pathologischen Anatomie handelt. Nach meinen eigenen Erfahrungen, vor allem an Sektionen von Fettsüchtigen, scheint mir dieser Prozentsatz viel zu hoch gegriffen zu sein. Immerhin bleibt die Tatsache bestehen, daß bei Fettsüchtigen diese Komplikationen der Nieren häufiger sind, wie bei irgend einer anderen nicht renalen oder zirkulatorischen Krankheit außer der Gicht. Daß etwa in Analogie zu den Gallensteinen Nierensteine bei Fettsüchtigen öfter vorkommen, kann man nach den in Literatur vorliegenden Beobachtungen nicht sagen.

Auch die *Geschlechtsfunktionen* sind bei der Fettsucht manchmal in

---

[1] Umber, S. 121: zitiert auf S. 113.
[2] v. Noorden, C.: Die Fettsucht, zitiert auf S. 112.

Mitleidenschaft gezogen. Daß das bei der endokrinen Fettsucht der Fall ist, versteht sich von selbst, denn hier sind ja, zumal bei der ovariellen und hypophysären Form, die Inkretdrüsen die Ursache der Adipositus. Doch kann auch, wenn gewiß nicht als Regel, bei einer echten schweren Mastfettsucht die Libido frühzeitig erlöschen und bei geeigneter Behandlung wiederkehren, wofür FÜRBRINGER und v. NOORDEN eindeutige Belege gebracht haben. In anderen Fällen mag nicht so sehr die Fettsucht als das fortgesetzte Übermaß im Essen und Trinken zumal alkoholischer Getränke die Ursache sein. In analoger Weise finden sich, offenbar noch häufiger Menstruationsanomalien bei Frauen, vor allem gehäufte Amenorrhöe (näheres bei KISCH[1]).

Das Verhalten der Haut. Daß auch dieses Organ von der Fettsucht nicht nur anatomisch durch reichliche Ablagerungen, sondern auch physiologisch-pathologisch durch Funktionsstörungen betroffen wird, ist leicht verständlich. Fett ist ein sehr schlechter Wärmeleiter, daher fühlt sich auch die Haut eines Fettleibigen meist kalt an. Durch diese abnorme Beschaffenheit wird aber die Rolle der Haut als Vollzugsorgan der physikalischen Wärmeregulation beeinflußt. Ihr Wirkungsbereich wird eingeengt, weil der Wärmeverlust durch Leitung und Strahlung gegenüber der Norm erheblich herabgesetzt ist (vgl. vor allem RUBNER[2] und seine Mitarbeiter WOLPERT und SCHATTENFROH, zuletzt BOHNENKAMP[3] an meiner Klinik). Die Folge davon ist, daß die perspiratio insensibilis der Haut, vor allem aber die sichtbare Wasserabscheidung gewaltig zunehmen kann. So haben die Fettsüchtigen leicht eine feuchte Haut und geraten selbst bei geringen körperlichen Anstrengungen abnorm rasch ins Schwitzen. Aber selbst auf diese Weise kann die Haut ihre Aufgabe oft nicht erfüllen, zumal gerade bei Fettsüchtigen mit Neigung zu Kreislaufstörungen und verschlechtertem Nutzeffekt aller Muskeltätigkeit die physikalische Wärmeregulation viel stärker in Anspruch genommen wird als bei Mageren und Gesunden. Dadurch erklären sich die zahlreichen Wärmestauungen (Hyperthermien) bei diesen Kranken. Bei etwas stärkeren Anstrengungen, zumal in der Wärme, fehlen sie bei sehr Fettleibigen bei rektaler Messung wohl so gut wie nie (vgl. WEINERT[4]). Vielleicht in Abhängigkeit von der vermehrten Schweißbildung und Zersetzung der dabei auf der Haut sich ansammelnden Stoffe finden sich bei Fettsüchtigen oft Entzündungen der Haut in Gestalt von Ekzemen, besonders an solchen Stellen, an denen zwei einander zugekehrte Hautoberflächen sich berühren, wie an den Brüsten und in der Nachbarschaft der Genitalien. Ferner besteht oft Neigung zu Karbunkeln und Furunkeln.

Das Verhalten des Nervensystems. Von den neuralen Formen der Fettsucht, insbesondere der zervikalen und dolorösen Form war schon oben die Rede. Druckempfindlichkeiten des Fettpolsters sind auch

---

[1] KISCH: zitiert auf S. 124.
[2] Zitiert bei RUBNER, M.: Die Gesetze des Energieverbrauchs, zitiert auf S. 3.
[3] BOHNENKAMP: Verh. dtsch. Ges. inn. Med. 532 (1929).
[4] WEINERT, A.: Münch. med. Wschr. 1912.

außerhalb der typischen DERCUMschen Krankheit gar nicht so selten. Die Neurofibromatose von RECKLINGHAUSEN kommt auch, wie UMBER[1] gezeigt hat, in der Abwandlung einer Neurolipomatose vor. Die manchmal auch auf die inneren Organe sich erstreckenden Knötchen bestehen aus Fett, das von sensiblen Nervenfasern durchsetzt ist und besonders auf Druck, aber oft auch spontan Schmerzen hervorruft.

Man könnte erwarten, daß die großen Fettablagerungen auch sonst bei der Fettsucht zu Druckerscheinungen auf große Nervenstämme führen müßten. Das ist aber anscheinend selten, offenbar wegen der Weichheit des Fettgewebes; und die Neuritiden (Ischias) und Neuralgien, die manchmal Fettsüchtige quälen, haben damit wohl kaum etwas zu tun. Ihre Genese ist auch bei der Fettsucht gerade so dunkel wie sonst. Vielleicht spielt die vermehrte Erkältungsgefahr als Folge der übermäßigen Schweißsekretion eine gewisse Rolle.

Ganz eigenartig und charakteristisch ist oft die Psyche der Fettleibigen. Der ängstliche Caesar verlangte mit Recht, nach SHAKESPEARE: Laßt wohlbeleibte Männer um mich sein! Die Fettleibigen haben gewiß keine starken Affekte, ihnen fehlt oft die Initiative. Sie sind meist gutmütig und wohlwollend, Leben und Lebenlassen ist ihre Devise. Auch geistige Stumpfheit und Einengung der intellektuellen Interessensphäre kann sich hinzugesellen. Gewiß sind das alles charakterologische Eigentümlichkeiten, die vielfach, wenn auch in verminderter Ausprägung schon vorher bestanden haben und Mitursache der Fettsucht gewesen sind. Sehr häufig, vor allem bei den inkretorischen Formen, am stärksten wohl bei der thyreogenen Form und Fröhlichschen Krankheit, stellen sie sich gleichzeitig quasi als psychisches Äquivalent mit der Fettleibigkeit ein.

Die psychische Sphäre solcher Menschen kann dabei so grundstürzend verändert sein, daß sie charakterologisch kaum noch wiederzuerkennen sind und daß hin und wieder der natürlich unrichtige Verdacht einer geistigen Störung auftaucht. Selbstverständlich braucht das nicht zu sein. Unter den Fettleibigen gibt es auch Riesen an Leidenschaften, Willen und Intelligenz. Es braucht ja nur an Bismarck erinnert zu werden.

Begleitkrankheiten. Es ist eine bekannte Erscheinung, daß die drei Hauptstoffwechselkrankheiten sehr oft vereint miteinander auftreten, vor allem Fettsucht mit Diabetes, seltener Gicht mit Diabetes, manchmal auch Fettsucht mit beiden. Die hereditäre Anlage zu Stoffwechselschädigungen ist das gemeinsame Band, das sie verbindet. Man kann sich diese Zusammenhänge sowohl auf endokriner wie centralnervöser Grundlage zurechtlegen, vor allem gilt dies für die Kombination von Fettsucht und Diabetes. Die Anomalie eines innersekretorischen Organes ist sehr oft, teils koordiniert teils kausal verbunden, mit Funktionsstörungen einer anderen Inkretdrüse, die unter Umständen auch sekundär durch vermehrte Belastungen in Mitleidenschaft gezogen und ihnen nicht gewachsen ist. Dann stellen sich sog.

---

[1] UMBER, F., S. 116: zitiert auf S. 113.

polyglanduläre Insuffizienzen ein. Dazu kommt aber gerade für die Beziehungen zwischen Fettsucht und Diabetes noch eine direktere Verbindung. Es kann keinem Zweifel unterliegen, daß auch die vermehrte Fettbildung vermehrte Anforderungen an den Inselapparat mit sich bringt. Die schönen Tierexperimente von ALLEN[1] und manche Beobachtungen aus der Insulinphysiologie zeigen das deutlich. So werden auch manche klinische Erfahrungen verständlich. Ich habe mehrfach beobachtet, daß Fettsüchtige beim Überschreiten eines bestimmten Gewichtes mit Sicherheit Glykosurien bekommen, die bei Unterschreitungen dieses kritischen Punktes auch ohne besondere Diät wieder verschwinden.

Dunkler sind wohl die Zusammenhänge zwischen Fettsucht und Gicht. Zum großen Teil ist daran wohl unsere Unkenntnis vom Wesen der letzteren Krankheit schuld. Die Tatsache, daß die Gicht bei der typisch exogenen Fettsucht außerordentlich viel häufiger ist als bei der sog. endogenen Form, läßt immer daran denken, daß die chronische Überernährung oft auch eine Überbelastung des Purinhaushaltes mit sich bringt.

Auch eine gemeinsame centralnervöse Wurzel wäre möglich, da Zucker-, Harnsäure- und Fettcentrum im Zwischenhirn eng benachbart liegen.

3. Die Prognose.

Die Fettsucht ist im allgemeinen eine Krankheit, die das Leben verkürzt und zwar anscheinend je stärker sie ist, um so mehr. Zwar ist es glücklicherweise nicht ganz so schlimm, wie es SHAKESPEARE in seinem Heinrich IV. darstellt:

Laß ab vom Schlemmen, wisse, daß das Grab
Dir dreimal weiter gähnt, als anderen Menschen,

aber die großen, auf ein gewaltiges Zahlenmaterial sich stützenden Statistiken der amerikanischen Lebensversicherungsgesellschaften errechnen, daß der Fettsüchtige im Durchschnitt zirka sieben Jahre früher stirbt wie der Nichtfettsüchtige.

Wird als Basis das 30. Lebensjahr genommen, so ist bei 40 Jahren noch kein sicherer Unterschied in der Mortalität vorhanden, das 60. Lebensjahr erreichen nur noch 60% der Fettleibigen gegenüber 90% der Mageren, die entsprechenden Zahlen für das 70. Lebensjahr sind 30% bzw. 50%; und für das 80. Jahr gilt tatsächlich die SHAKESPEAREsche Relation 3:1, nur 10% der Fettleibigen gegenüber 30% der Mageren kommen in das hohe Alter. In diesen Zahlen großer Statistiken kommt das exakt zum Ausdruck, was schon lange Ärzten und vielen Laien bekannt ist. Nach den Ausführungen des vorigen Abschnittes ist das auch ohne weiteres verständlich. Die Fettsucht bringt auf die Dauer eine Überlastung der lebenswichtigsten Organe und Organsysteme, vor allem der Zirkulations- und Atemorgane mit sich. Diese erkranken daher oft früh und schwer und versagen dann besonders rasch, wenn noch Extrabeanspruch-

---

[1] ALLEN, F.: J. metabol. Res. 1923.

ungen an sie herantreten, wie das bei interkurrenten Erkrankungen, vor allem Infektionen, der Fall ist, zu denen Fettleibige anscheinend vermehrt neigen, obwohl ich zuverlässiges statistisches Material darüber nicht finden konnte. Am eindrucksvollsten ist die Verschlechterung der Prognose Fettsüchtiger bei Erkrankung an Pneumonien. Durch die verschlechterten Atmungsverhältnisse scheint diese Krankheit sich auch leichter zu entwickeln. Auch die Tuberkulose hat bei Fettsüchtigen im allgemeinen eine ungünstigere Prognose als bei normal Ernährten. Der vermehrten Thrombosen und Embolien wurde schon gedacht.

So sehr man die heutige Mode des Schlankseins in ihren Auswüchsen zumal beim weiblichen Geschlecht belächeln mag und in einzelnen Fällen auch bei Übertreibungen gesundheitliche Schäden sieht, im ganzen ist sie doch vom ärztlichen Standpunkte als wünschenswert zu begrüßen, weil sie vielleicht mit dazu beiträgt, unserer heutigen Generation zu einem längeren Leben zu verhelfen.

4. Die Behandlung der Fettsucht.

Da die Fettleibigkeit ein lebensbedrohender und lebensverkürzender Zustand ist, so muß sein Zustandekommen nach Möglichkeit verhindert, sein Bestehen beseitigt werden.

α) Prophylaxe und allgemeine Gesichtspunkte.

Das „principiis obsta‘‘, die Prophylaxe, ist hier das erste und wichtigste. Es ist viel leichter, nicht fett zu werden, als sein übermäßiges Fett wieder zu verlieren. Leider ist in Laienkreisen die Unkenntnis über die Normalgewichte oft ebenso groß, wie diejenige über die Gefahren der Fettsucht. Der Arzt muß hier aufklärend eingreifen. So unerfreulich die Propaganda der Industrie für ihre Entfettungsmittel selbst in der Tagespresse an sich ist, so hat sie doch oft das Gute, das Publikum zu vermehrten Wägungen zu veranlassen und darauf aufmerksam zu machen, daß der Appetit nicht immer schrankenlos walten darf. Das gilt vor allem für diejenigen, die erblich mit Fettsucht belastet sind oder in Betrieben stehen, die der Entstehung einer exogenen Form Vorschub leisten, wie das Nahrungsmittel-, Brauerei- und Gastwirtgewerbe.

Nur die Kenntnis der Normalgewichte und die häufige Gewichtskontrolle, aus der sofort die nötigen Konsequenzen für die Diät gezogen werden müssen, bildet die wirksame Prophylaxe. Nichts ist schlimmer als die Vogelstraußpolitik vieler Fettleibigen, die aus Scheu vor unerfreulichen Feststellungen die Wahrheit nicht erfahren wollen und so immer mehr der Fettsucht verfallen.

Im übrigen sind natürlich die prophylaktischen Maßnahmen in milderen Formen die gleichen wie bei der Behandlung der Fettleibigkeit, nur die medikamentöse Therapie muß ausscheiden. Es ist ein heutzutage nicht ganz seltener Unfug, daß zur Fettsucht neigende Menschen, nur um ungestraft mehr essen zu können, zu differenten Schilddrüsenpräparaten greifen und dafür vereinzelt sogar ärztliche Hilfe finden.

Vor Durchführung einer Entfettungsbehandlung ist stets die Frage zu prüfen, ob eine solche wirklich angezeigt ist. Es wäre durchaus falsch, jeden ausgesprochenen Gewichtsüberschuß schematisch wegbehandeln zu wollen. Darin stimme ich v. NOORDEN[1], UMBER[2], LICHTWITZ[3] u. a. durchaus bei. Auszuschließen sind solche Kranke, bei denen ein reichliches Fettpolster wünschenswert ist, wie Tuberkulöse, Basedowkranke, nervöse und alte hinfällige Leute ohne Störungen der Zirkulationsorgane. Schwieriger zu entscheiden ist die Frage, wie man sich bei Menschen mit Übergewichten von 10—20% verhalten soll, die keinerlei Beschwerden und Einbußen ihrer Leistungsfähigkeit haben. Man kann bei ihnen fast nur von Übergewichtigkeit, nicht von einer Fettleibigkeit als Krankheit sprechen. Wiewohl ich sehr gut verstehen kann, wenn hier Ärzte prophylaktisch zur Vermeidung späterer Funktionsstörungen doch therapeutisch eingreifen, neige ich persönlich doch mehr dazu, da, wo ein längerer stationärer Zustand ohne Tendenz zur Verschlimmerung bei vollkommenem Wohlbefinden besteht, abzuwarten. Der Mittelwert der Normalgewichte ist nicht gleichzeitig für jeden Menschen der für den Lebensablauf optimale Ernährungszustand, ganz abgesehen davon, daß die einzelnen Methoden zur Errechnung des Normalwertes schon bis fast 10% differieren können. Das Wohlbefinden und die volle Leistungsfähigkeit sind, soweit man darüber wirklich zuverlässige Angaben erhält, da m. E. oft bessere Indicatoren.

Geht dagegen der Gewichtsüberschuß über 20—25% hinaus, so würde ich mit Ausnahme der wenigen erwähnten Fälle stets die Indication für eine Entfettungskur als gegeben ansehen, auch wenn noch keine Beeinträchtigungen vorhanden sind.

Das gleiche gilt für die Fälle, in denen trotz sehr geringer oder überhaupt nicht vorhandener Fettvermehrung bereits charakteristische Beschwerden sich eingestellt haben (relative Fettsucht v. NOORDENs). Auch bei solchen Menschen fällt das Gewichtsoptimum nicht mit dem Durchschnittswert der Norm zusammen, es liegt hier vielmehr tiefer, zumal dann, wenn die Kreislauforgane nicht mehr intakt sind.

Die therapeutischen Mittel, die wir gegen die Fettsucht ins Feld führen können, sind sehr zahlreich. Durch Überernährung ist jede Fettleibigkeit entstanden, nur durch Unterernährung kann sie beseitigt werden. War früher die Bilanz der gesamten energetischen Einnahmen des Organismus gegenüber den gesamten energetischen Ausgaben positiv, so muß sie jetzt negativ gestaltet werden. Das ist das Leitmotiv aller Behandlungsmethoden. Sie unterscheiden sich im

---

[1] v. NOORDEN, C.: Fettsucht, zitiert auf S. 112.

[2] UMBER, F.: zitiert auf S. 113.

[3] LICHTWITZ: Fettsucht, G. v. BERGMANN u. R. STAEHELIN, Handb. d. inn. Med., 2. Aufl., Bd. IV/1, S. 892, Berlin: Julius Springer 1926.

wesentlichen nur dadurch, daß sie bald auf die eine, bald auf die andere
Seite der Bilanz wirken, d. h. einnahmevermindernd oder abgabe-
vermehrend. Im gleichen Sinne wie die Energiebilanz ist auch die
Wasserbilanz zu beeinflussen.

β) Die diätetische Therapie.

An erster Stelle steht naturgemäß das Bestreben, den Hauptfaktor unter den Einnahmen des Körpers, die Nahrung, in zweckmäßiger
Weise herabzusetzen, d. h. die diätetische Therapie.

Entscheidend ist hier in erster Linie der Caloriengehalt der Kost
und erst in zweiter Linie ihre chemische Zusammensetzung.

Die Reduktion des Brennwertes der Nahrung ist abhängig von dem
Grade der Fettsucht und dem Tempo der Entfettungskuren. So sehr man
in Krankenhäusern und Sanatorien geneigt ist, letzteres zu beschleunigen
und mit starken Gewichtssenkungen in kurzer Zeit aufzuwarten, zumal
weil Zeit und Mittel für längere Kuren außerhalb des Hauses fehlen,
so kommt man doch m. E. in der Mehrzahl der Fälle bei einsichtigen
Patienten mit einem etwas langsameren Tempo im Endeffekt weiter,
in anderen werden rigorose Nahrungseinschränkungen überhaupt nicht
vertragen.

Man muß stets bedenken, daß eine klinische Entfettungskur nur
selten in wenigen Wochen den gewünschten Erfolg erzielt, es sei denn,
daß nur geringe Gewichtsüberschüsse und Beschwerden da waren. Sie
ist vielmehr gewöhnlich nur der erste mehr oder weniger weit reichende
Anfang, der vor allem dem Kranken den geeigneten Weg zeigen soll, wie
er zu Hause weiter zu verfahren hat. Die Hauptsache muß er hier
selber durchführen. Bei stärkeren Graden der Fettsucht helfen nicht
Kuren, sondern nur radikale Änderungen der Eß- und Lebensgewohnheiten auf lange Zeit hinaus, evtl. bis ans Lebensende, und die lernen
viele Menschen nur in Anstaltsbehandlung.

Die Diätvorschriften müssen daher auf lange Sicht eingestellt
werden.

So muß man in schweren Fällen eine initiale und eine Dauerdiät
unterscheiden. Die erstere ist manchmal, zumal bei unvernünftigen
Kranken nur in Krankenhäusern oder Sanatorien in zweckmäßiger
Weise durchzuführen. Die Dauerdiät gilt für das tägliche Leben.

Die Einschränkungen der Nahrung können bei der Anfangsdiät
natürlich viel stärker ausfallen als bei der Dauerdiät.

Als allgemeine Regel kann hier gelten[1], daß die Calorienmenge
der Nahrung gegenüber dem Bedarf um so viel Prozent zu reduzieren ist,
wie der Gewichtsüberschuß beträgt, d. h. also bei einem Übergewicht
von 30% um ca. $1/_3$. Es gilt dies natürlich nur für Übergewichte bis
75%, da man auch bei Sanatoriumskuren für längere Zeit lieber nicht
unter 25% des Bedarfs herabgehen sollte. Selbstverständlich darf dieser
Satz nicht zum Schema erstarren, da Komplikationen manchmal Abweichungen nach der einen oder anderen Seite nötig machen. So

---

[1] GRAFE, E.: Med. Klin. Nr 10 (1929).

empfiehlt sich bei gleichzeitig bestehender Herzinsuffizienz oder akuter Dyspepsie oft eine weit stärkere Restriktion bis zu einer kaschierten oder tatsächlichen Hungerkur, während bei hinfälligen, nervös und vasomotorisch sehr labilen Menschen die Nahrungsverminderung gelinder vorgenommen werden muß[1].

Die *Berechnung der jeweils nötigen Nahrungszufuhr* gestaltet sich nach dem Angegebenen leicht, wenn man den Normalbedarf des betreffenden Kranken, sein Normalgewicht und sein tatsächliches Gewicht kennt.

Der erste Faktor ist nach den Ausführungen auf S. 3 zu berechnen oder direkt zu bestimmen, das Normalgewicht aus der Tab. 4 auf S. 39 und nach den Angaben S. 10 zu ersehen. Aus dem festgestellten tatsächlichen Gewicht ergibt sich dann ohne weiteres der Prozentsatz der Übergewichtigkeit.

Beispiel: Ein 170 cm großer, 50jähriger Mann von kräftiger Konstitution und ohne Herzinsuffizienz wiegt 98 kg, gegenüber dem Normalgewicht von durchschnittlich 70,0 kg, bedeutet das ein Plus von 40%. Nach den auch bei SCHALL-HEISSLER abgedruckten Tabellen für den Normalbedarf Gesunder von BENEDICT und CARPENTER würde der Nüchternbedarf eines Normalen von gleicher Konstitution und gleichem Alter und Gewicht 1927 betragen, bei leichter Bewegung im Zimmer erhöht sich diese Zahl um + 30% auf ca. 2500 Calorien Tagesbedarf. Bei der Übergewichtigkeit von 40% wäre mithin der Caloriengehalt der initialen Entfettungskost um 40% von 2500, d. h. um 1000 Calorien zu erniedrigen, also auf 1500 Calorien festzusetzen.

Bei Körpergewichten über 125 kg versagen natürlich die Normaltabellen.

Wie soll z. B. die Diät bei einer 37jährigen Frau von 1,61 m Größe und 195 kg Gewicht, wie ich sie vor einiger Zeit zu behandeln hatte, festgesetzt werden?

In solchen Fällen bestimmt man, wenn es irgend geht, den Bedarf direkt durch einen Respirationsversuch. Leider gelingt das nicht immer mit kurzfristiger Methodik, da wegen der behinderten Atmung leicht zu hohe Werte erhalten werden. So ergab bei der genannten Kranken die KROGsche Methode einen Wert von 3059 Cal., während er in meinem Universalrespirationsapparat nur 2166 Cal. betrug. Dieser Wert liegt nicht weit entfernt von der Zahl, welche man erhält, wenn man unter Berücksichtigung der gleichen Intervalle die Gewichtstabelle von BENEDICT über ihren Endpunkt hinaus verlängert. Man erhält so die Zahl 2415 Cal. Hinzu kommt für Bettruhe und Aufstehen für einige Stunden ein Zuschlag von 20%, so daß der Tagesbedarf auf 2900 Cal. zu veranschlagen wäre. Der Calorienwert der Kost wurde auf 6—700 festgesetzt (vgl. S. 166). Auch in anderen Fällen schwerer Fettsucht waren die in der gleichen Weise nach BENEDICTs Tabellen errechneten Zahlen in so annähernder Übereinstimmung mit den tatsächlich gefundenen Werten, daß ich sie da, wo ein zuverlässiger Respirations-

---

[1] Zusammenfassendes bei H. GÜNTHER, Die wissenschaftlichen Grundlagen der Hunger- und Durstkuren. Leipzig: S. Hirzel, 1930.

versuch nicht durchführbar ist, doch als Grundlage der Kostberechnung empfehlen möchte.

An dieser starken Diäteinschränkung kann für die initiale Kur je nach Schwere der vorliegenden Fettleibigkeit vier bis höchstens zehn Wochen festgehalten werden. Für die Dauerbehandlung zu Hause rate ich, zumal wenn die Fettleibigen wieder ihren Pflichten nachgehen sollen, die oben genannten Sätze zu halbieren, d. h. bei einem Übergewicht von 50% den Calorienwert der Kost nur um 25% zu kürzen. Mit weiter fallendem Gewicht sinkt automatisch der Grad der Unterernährung, doch genügt es, wenn die Neufestsetzung der Kost nur für Intervalle von 5—10 kg jeweils vorgenommen wird. Es genügt dann durchaus, wenn die wöchentliche Gewichtsabnahme 1—2 Pfund beträgt.

Nachdem in der geschilderten Weise im Einzelfalle der Caloriengehalt der Entfettungsdiät berechnet worden ist, muß entschieden werden, wie der Brennwert der Nahrung auf die einzelnen Nahrungsmittel verteilt werden soll. Diese Frage tritt an Bedeutung hinter der calorischen weit zurück. Ihre zweckmäßige Beantwortung ist aber für die Durchführung der Ernährungstechnik im einzelnen wichtig. Folgende allgemeine Gesichtspunkte sind hier maßgebend: Zu bevorzugen sind solche Nahrungsmittel, die den Organismus zu vermehrten Ausgaben zwingen, einzuschränken diejenigen, welche nahezu ohne Abzüge zum Ansatz kommen können. Außerdem muß die Kost trotz ihrer calorischen Insuffizienz ein gewisses Sättigungsgefühl erzielen und darf auch in ihrem Wassergehalt nicht über 1—1½ Liter hinausgehen. Denn ch gehört an die Spitze der Nahrungsstoffe das Eiweiß, den es hat die größte spezifisch-dynamische Wirkung, wird bei unzulänglichem Caloriengehalt der Nahrung quantitativ zersetzt und ist hinsichtlich seines Geschmacks den meisten Menschen in Form von Fleisch, Fisch, Geflügel usw. sowie Eier die liebste Speise.

An zweiter Stelle stehen die Kohlehydrate. Da sie auch Fettbildner sind, kommen sie nur in mittleren Mengen in Betracht, zum kleinen Teil in konzentrierterer Form als Zucker, Mehl, Reis, Grieß, Maizena, Hafer, Kartoffeln, zum größeren Teil als frische oder eingemachte Gemüse und Obst. Das Fett gehört, wie zuerst OERTEL[1], dann v. NOORDEN[2] es verlangten, an die letzte Stelle, es ist der konzentrierteste Nährstoff, dessen Umarbeitung dem Körper keine Ausgabenvermehrung auferlegt. Eine größere Anzahl von Autoren haben für hochgradige Fälle von Fettleibigkeit besondere nach ihnen benannte Kuren zur Entfettung angegeben und die hier vorliegenden Probleme auf ihre eigene Weise zu lösen versucht. Wie sie dabei im einzelnen vorgingen, zeigt folgende etwas erweiterte der Darstellung von v. NOORDEN und SALOMON[3] entlehnte Tabelle 15, in welcher die Werte auf mittlere Körpergröße umgerechnet wurden.

---

[1] OERTEL: Obesity, New York 1895.
[2] v. NOORDEN, C.: zitiert auf S. 112.
[3] v. NOORDEN, C. u. SALOMON, S. 1008: zitiert auf S. 47.

Tabelle 15.
Zusammensetzung von Entfettungsregimen.

Diät nach	Eiweiß g	Kohle-hydrat g	Fett g	Alkohol g	Calorien
Banting	172	81	8	(75)	1100 (1600)
Oertel: Maximum . .	170	120	45	(60)	1600 (2000)
Oertel: Minimum . .	156	75	25	—	1180
Ebstein	102	47	85	(20)	1300 (1450)
Hirschfeld: Maximum	137	63	67	—	1400
Hirschfeld: Minimum	100	53	41	—	1000
Kisch: Maximum . .	200	100	12	—	1116
Kisch: Minimum . .	160	80	11	—	1086
v. Noorden: a) . .	120	118	35	—	1300
b) . .	90	148	35	—	1300
Moritz (Milchkur): im Mittel 1600 ccm . .	51	72	54	—	1010
Umber	95,7	107	8	—	1008
Dujardin-Beaumetz [1].	116	125	50	—	1457
Bouchard [2]	83	55	70,7	—	1250

Die meisten Regime werden den angegebenen Gesichtspunkten
gerecht, wenn auch die Zahlen im einzelnen recht erheblich schwanken.
Aus dem Rahmen heraus fällt eigentlich nur EBSTEINS[3] Vorschrift, die
relativ wenig Eiweiß und Kohlehydrate, dagegen unverhältnismäßig große
Mengen von Fett, die sogar über das VOITsche Kostmaß hinausgehen,
vorsieht. Auch der Fettreichtum der französischen Diäten vor allem von
BOUCHARD[2] ist recht hoch. Maßgebend für die Vorliebe EBSTEINS für
Fett ist die Eigenschaft dieses Stoffes, bei manchen Menschen ein früh-
zeitiges Sättigungsgefühl, unter Umständen sogar einen Ekel am Essen
zu erzeugen. Er beruft sich dabei auf Hippokrates. Für manche Menschen
mag das zutreffen, im allgemeinen sind dafür die von ihm gestatteten
Mengen noch nicht groß genug. Die EBSTEINsche Diät hat denn auch,
soviel ich sehen kann, heute wenig Anhänger mehr, wenn auch zugegeben
ist, daß trotz ihrer falschen Konstruktion ihre Erfolge nicht hinter denen
anderer Regime wesentlich zurückstehen. Ich benutzte sie nur noch in
den relativ sehr seltenen Fällen, in denen schon diese dafür relativ
kleinen Mengen Fett die Freude am Essen verderben. Als allgemeines
Ernährungsregime kommt die EBSTEINsche Kur m. E. nicht in Betracht.
Der relativ hohe Fettgehalt der MORITZschen Kur ist als solcher nicht
beabsichtigt, sondern die außerordentlich einfache und bequeme und
oft gut sättigende Milchkur bringt ihn mit sich. Die Fettmengen in
manchen Schemata sind so niedrig gehalten, daß dagegen küchentech-

---

[1] DUJARDIN-BEAUMETZ: Näheres bei LE GENDRE, Obésité, in Nouveau
traité de médecine, 2. Aufl., Bd. 7, S. 331, Paris: Masson 1924.
[2] BOUCHARD: zitiert auf S. 332 ebenda.
[3] EBSTEIN, W.: Die Fettsucht und ihre Behandlung, 8. Aufl. Wiesbaden 1904.

nische Bedenken bestehen, so daß v. NOORDEN und SALOMON[1] wohl nicht Unrecht haben, wenn sie meinen, daß diese Zahlen wohl nur auf dem Papier stehen.

UMBER[2] sowie v. NOORDEN und SALOMON[1] haben recht zweckmäßige Kostgerüste angegeben, die ich im folgenden mitteile:

Tabelle 16.
Kostgerüst von UMBER.

		Eiweiß	Fett	Kohlehydrat	Calorien
Morgens	Tee mit Citronensaft .	—	—	—	—
	2 Eier	11,8	10,4	—	rd. 145
	25 g Weizenschrotbrot	2,0	0,2	12,0	59
Mittags	200 g Fleischbrühe (ohne Fett) . .	1,2	1,0	—	14
	200 g mageres Fleisch (Rohgewicht) .	40,0	3,0	0,4	194
	100 g Kartoffeln . .	2,0	0,3	20,0	93
	200 g Gemüse (Rohgewicht) . . .	4,0	0,4	9,0	57
	100 g Gurke (mit Essig ohne Öl) .	1,1	0,1	2,2	14
	200 g zuckerarmes Obst	1,0	—	13,0	57
	Schwarzer Kaffee . .	—	—	—	—
Nachmittags	Tee mit Citronensaft .	—	—	—	—
Abends	Tee	—	—	—	—
	200 g mageres Fleisch (Rohgewicht) .	40,0	3,0	0,4	194
	100 g Kartoffeln . .	2,0	0,3	20,0	93
	200 g Sauerkraut . .	2,4	1,0	5,4	34
	100 g Tomaten (oder Radies)	0,9	0,2	4,0	22
	200 g Äpfel	0,8	—	24,0	131
Für den ganzen Tag	20 g Butter	—	16,4	—	153
		109,2 g	37,0 g	110,0 g	
	Calorien	448	344	451	= 1243
	Prozent der Calorien .	36,0	27,7	36,3	

Als Getränk Wasser oder Citronensaft mit Wasser (süßen mit Saccharin); Wein nur bei ärztlich anerkanntem Bedarf. Gesamtgetränkmenge ärztlich vorzuschreiben; in der Regel nicht mehr als 1500 ccm, meist weniger, d. h. etwa $1^{1}/_{4}$ Liter.

---

[1] v. NOORDEN, C. u. H. SALOMON: Allg. Diätetik, S. 1016, 1920.
[2] UMBER, F.: Ernährung u. Stoffwechsel, 2. Aufl., S. 131, 1925.

Tabelle 17.
Kostgerüst von v. Noorden und Salomon[1].

		N	Eiweiß	Fett	Kohlehydrat	Calorien
Morgens	200 ccm Kaffee oder Tee	0,1	—	—	—	—
	20 ccm Milch . . .	0,1	0,6	0,7	0,9	13
	50 g Simonsbrot od. Schrotbrot . .	0,5	3,0	0,25	25,0	117
	30 g Weißbrot (Semmel) . . .	0,3	2,1	0,14	17,0	80
Vormittags	200 g Obst (Äpfel) . .	—	0,36	—	12,0	100
Mittags	200 g Fleisch, gebraten	8,4	52,8	4,0	—	254
	200 g Gemüse, in Salzwasser gekocht, oder Salat . . .	0,6	4,0	—	10,0	58
	80 g Obst	—	0,28	—	9,6	41
Nachmittags	150 ccm Kaffee . . .	0,07	—	—	—	—
	20 ccm Milch. . . .	0,1	0,6	0,7	0,9	13
Abends	100 g Fleisch	4,2	26,4	2,0	—	127
	200 g Gemüse oder Salat	0,6	4,0	—	10,0	58
	20 g Simonsbrot . .	0,2	1,2	0,1	10,0	47
Vor dem Schlafen	200 ccm Tee.	0,1	—	—	—	—
	200 g Obst	—	0,36	—	12,0	100
		15,27	95,70	7,89	107,4	1008

Unterschiede finden sich eigentlich nur hinsichtlich des Fettes, das bei Umber wohl reichlich niedrig gehalten ist. Diese Gerüste sind so einfach, daß nach Bedarf und Geschmack mancherlei daran geändert, weggenommen und eingefügt werden kann.

Wenn ich meinerseits trotzdem noch ein eigenes Kostgerüst mitteile, so geschieht es nur aus dem Grunde, weil meiner Ansicht nach beide Schemata noch zuviel Kohlehydrate enthalten, während das Bouchardsche Schema sicher zu wenig Kohlehydrate vorschreibt. Der Schwerpunkt kann ruhig noch mehr nach dem Eiweiß hin verlegt werden. Die Grenze der Acidose (nach Zeller[2] bei 10% Calorien aus Kohlehydraten) ist noch fern, und das auch bei der Fettsucht oft stark in Anspruch genommene Pankreas wird weiter entlastet.

Nachstehendes Kostgerüst, das in seinem Caloriengehalt noch unter das letzte Umbersche herabgeht, stellt m. E. die Minimalzufuhr dar, die bei der initialen Behandlung nur selten und vorübergehend, bei der Dauerbehandlung nie unterschritten werden sollte. Die Nachteile einer so weiten Reduktion der Nahrung schätze ich weit niedriger ein wie

---

[1] v. Noorden, C. u. H. Salomon, S. 1016: zitiert auf S. 143.
[2] Zeller: Arch. f. Physiol. 213 (1914).

Tabelle 18.
Nr. 1. Kostgerüst von E. GRAFE.

Mahlzeit	Zusammensetzung der Mahlzeit	Gehalt an Eiweiß	Gehalt an Fett	Gehalt an Kohle-hydrat	Gehalt an Ca-lorien
1. Frühstück	250g Tee oder Kaffee	—	—	—	—
	20g Milch	0,6	0,7	0,9	13
	30g grobes Brot . .	2,5	0,2	16,0	70
	5g Marmelade . .	—	—	3,0	12
	1 Ei	5,6	5,3	0,3	74
2. Frühstück	100g Obst (gerechnet als Äpfel) . . .	3,0	—	13,3	60
Mittagessen	250g fettarmes Fleisch (roh) gebraten oder gekocht (= 160g zubereitet)	54,0	8,0	1,3	300
	200g Gemüse (roh) in Bouillon gekocht	4,0	0,4	0,9	60
	50g Kartoffeln (roh)	1,0	0,2	10,0	45
	10 Fett zu der Nahrung . . .	—	8,4	—	78
	100g Obst	3,0	—	13,3	60
	150g Wasser oder schwarzer Kaffee	—	—	—	—
Nachmittags	150g Tee oder Kaffee	—	—	—	—
	15g Milch	0,5	0,5	0,7	10
	5g Marmelade . .	—	—	3,0	12
	10g Toast	0,9	1,0	6,7	40
Abendessen	200g Tee	—	—	—	—
	100g fettarmes Fleisch (kalt) z.B. Lachs-schinken . . .	25,0	4,0	—	140
	200g Salat	2,8	0,6	3,8	32
	100g Obst	0,8	—	7,0	40
Gesamtzahlen		103,7	29,3	80,2	1046
Nach Fortfall der Nachmittags-Mahlzeit		—1,4	—1,5	—10,4	—62
bleibt		102,3	27,8	69,8	984

Extrafett darf nicht verwendet werden, möglichst wenig salzen.

v. NOORDEN[1] und UMBER[2]. Es ist durchaus richtig, daß dabei unter
Umständen, wie HIRCHFELD, MORITZ und HEDINGER (Lit. bei v. NOORDEN
und SALOMON[3]) es fanden, erhebliche Einbußen an Körpereiweiß
resultieren. Es wäre aber falsch, anzunehmen, daß diese ganz oder auch
nur zum großen Teil wertvollem Protoplasmaeiweiß entsprechen. Wie
schon oben (vgl. S. 49) auseinandergesetzt, handelt es sich wahrscheinlich zum großen Teil um eine minderwertige Mastsubstanz, deren
Einschmelzung den Organismus biologisch nicht belastet. Ebenso wie
ihre Anhäufung im Körper keine Vermehrung der Oxydationen bedingt
(MAYER und DENGLER, vgl. S. 50 u. a.), bedeutet ihr Verschwinden

---

[1] v. NOORDEN, C.: zitiert auf S. 112.
[2] UMBER, F.: zitiert auf S. 143.
[3] v. NOORDEN, C. u. H. SALOMON: zitiert auf S. 143.

in der Regel auch keine Verminderung der Verbrennungen. Gerade bei hochgradiger Fettsucht, für die ja nur solche Restriktionen in Betracht kommen, haben zuerst DAPPER[1] unter v. NOORDEN und andere den Nachweis erbracht, daß hier trotz hochgradiger Unterernährung, selbst bei niedrigem Eiweißgehalt (unter 80 g) sogar ein N-Gleichgewicht aufrecht erhalten werden kann. Das ist erst recht dann der Fall, wenn man den Eiweißgehalt der Kost sehr hoch ansetzt, wie ich es selbst für die Minimalkost vorschlage. Je nach Bedarf läßt sich diese leicht erweitern.

Folgende etwas modifizierte UMBERsche Tabelle bringt die Zulagemöglichkeiten entsprechend 100 Calorien.

Tabelle 19. Zulagen. (Nach F. UMBER.)

100 Calorien sind enthalten in:	
a) eiweißreiche Nahrungsmittel:	b) kohlehydratreiche Nahrungsmittel
100g Kalbfleisch, gebraten, mager	25g Zucker
80g Roastbeef, mager	40g Weißbrot, Grahambrot, Schwarzbrot
50g Hammelkotelett, mager	50g Pumpernickel
40g Schweinskotelett, mager	30g Zwieback
40g Schinken, fettfrei	20g Leibniz-Keks, Kuchen
25g geräucherte Ochsenzunge	300—400g Gemüse
100g Kalbsmilch, gekocht	500g Salat
70g Kalbshirn, gekocht	100g Kartoffeln
50g Leber	20g Erbsen, Linsen, Bohnen, trocken
30g Niere	30g Mehl, Grieß, Reis, Maismehl, Hafermehl
100g Hasenbraten	150—200g Apfelsinen, Äpfel, Birnen, Aprikosen, Kirschen, Reineclauden, Mirabellen, Pflaumen, Erdbeeren, Heidelbeeren, Himbeeren, Preiselbeeren, Stachelbeeren, Ananas
90g Hirschbraten	125g Weintrauben
60g Rehbraten	100g Bananen
25g Gans, gebraten	30g trockene Datteln oder Feigen
60g Huhn, gebraten	
90g Backhuhn	
30g Taube	
ca. 100g Forelle, Hecht, Schellfisch, Kabeljau, Lachsforelle, Rotzunge, Seezunge, Schleie, Zan-	
40g Ölsardinen [der, gekocht	
40g Kaviar	
125g Austern	
130g Hummer	
25g Wurst	
150g Kuhmilch, Dickmilch	
200g Kefir, Joghurt	
225g Magermilch	
12g Butter	
25g Schweizer-, Holländerkäse, Chester	
30g Camembert, Brie, Gorgonzola, Roquefort, Parmesankäse	
50g Magerkäse	
200g Quark	

Sie läßt sich an Hand der Tabellen von SCHWENKENBECHER sowie SCHALL-HEISSLER beliebig noch weiter ergänzen.

Auch der Wassergehalt der Kost muß bei der diätetischen Entfettung genau festgestellt werden. Die Annahme OERTELs[2] und

---

[1] DAPPER, C.: Z. klin. Med. 23, 113 (1893). — [2] OERTEL: zitiert auf S. 141.

Schwenningers[1], daß Wasser den Fettansatz begünstige, Wasserentziehung die Einschmelzung befördere, ist allerdings durch Salomon[2] als falsch erwiesen. Es waren das falsche Schlüsse, die lediglich aus Gewichtskurven gefolgert wurden. Es handelte sich bei den Gewichtsänderungen nicht nur um Änderungen im Fettgehalt, sondern vor allem um solche im Wasserhaushalt. Es ist, wie schon erwähnt, eine unbestrittene Tatsache, daß die Tendenz zum Wasseransatz zumal bei den vorwiegend endogenen Formen oft ganz gewaltig ist.

Besonders eindrucksvoll zeigt das folgende eigene Beobachtung[3] bei einer 44jährigen Frau von 158 cm Größe und 105 kg Gewicht mit typischer Kastrationsfettsucht nach Ovariotomie wegen Osteomalacie. Der mehrfach in langfristigen Respirationsversuchen festgestellte Bedarf schwankte in der langen Behandlungszeit von fast vier Monaten zwischen 2083,8 Calorien maximal und 1942,0 minimal, entsprechend 19,7—21,2 Cal. pro Kilogramm. Der tatsächliche Tagesbedarf dürfte bei ca. 2700 Calorien gelegen haben. In den ersten 16 Tagen gelang bei einer Unterernährung von ca. 50 % des Bedarfs auch schon relativ langsam eine Gewichtsabnahme von 4 kg. Dann aber stand das Gewicht trotz einer weiteren Reduktion der Nahrung ohne sonstige Therapie auf fast $^1/_3$ des Bedarfs vollkommen still, wie aus folgender Tabelle 20 hervorgeht.

Tabelle 20.

Gewichtsstillstand trotz hochgradiger Unterernährung.

Datum 1912	Zusammensetzung der Nahrung						Brutto-ca-lorien-einfuhr	Cal. pro kg	Ge-wicht kg
	Suppe g	Milch g	Fleisch g	Ge-müse g	Bröt-chen g	Kom-pott g			
25. VII.	—	150	200	400	50	100	865	8,5	101
26. VII.	—	150	200	400	50	200	862	8,5	—
27. VII.	—	150	200	400	50	100	965	9,5	—
28. VII.	400	150	200	400	150	150	993	9,6	101
29. VII.	200	150	230	500	100	200	989	9,6	—
30. VII.	400	150	200	400	100	200	979	9,5	—
31. VII.	200	150	100	250	50	150	632	6	101
1. VIII.	200	150	200	550	100	300	1055	10,2	—
2. VIII.	400	150	300	380	150	240	1159	11,2	—
3. VIII.	400	150	200	500	150	200	1127	11,0	100,5
4. VIII.	200	150	200	550	150	250	1160	11,2	—
5. VIII.	400	150	200	500	150	200	1157	11,2	—
6. VIII.	400	150	150	500	100	200	1005	10	101
7. VIII.	200	150	280	400	100	200	1030	10	—
8. VIII.	200	150	200	400	150	200	1002	10	—
9. VIII.	200	150	200	400	150	200	1032	10	101
10. VIII.	—	150	220	400	150	120	1004	10	—
11. VIII.	200	150	250	350	150	200	1010	10	—
12. VIII.	400	150	200	400	150	150	1083	10,6	100,5
13. VIII.	200	150	200	400	150	200	1126	11	—
14. VIII.	200	150	200	400	150	200	1082	10,6	—
15. VIII.	200	150	200	400	150	150	1035	10	101
16. VIII.	—	—	—	—	—	—	—	—	101

[1] Schwenninger: Lit bei *H. Salomon*[2].

[2] Salomon, H.: Über Durstkuren in v. Noordens Klin. Abhandl. S. 6, Berlin 1905.

[3] Grafe, E.: Dtsch. Arch. klin. Med. **133**, 51 (1920).

Es besteht also ein tägliches Defizit von ca. 1600 Calorien, so daß in den angeführten 22 Tagen der Körper allein an Trockensubstanz ca. 3300 eingebüßt haben muß. In gleicher Höhe muß also Wasser retiniert sein. Auch in den folgenden 47 Tagen sank das Gewicht bei gleich starker Unterernährung nur noch um 4,5 kg ab.

Gewiß ist die Tendenz zur Wasserretention nicht immer so groß, nach meinen Erfahrungen auch ganz unabhängig von Störungen der Zirkulationsapparate, im allgemeinen um so stärker, je hochgradiger die Fettsucht ist.

Wie schon früher (vgl. S. 8) auseinandergesetzt, entspricht das Gesamtgewicht der Nahrung ungefähr dem Wassergehalt $+$ dem Oxydationswasser der Nahrung. In dem gegebenen Kostgerüst sind es 2015 g, davon 785 g als reine Flüssigkeit. Auch dies sind Minimalzahlen, die aber in ganz seltenen Fällen, sofern nicht Kontraindikationen von anderer Seite bestehen, nicht überschritten werden sollten. Für die Dauerbehandlung sind gewisse Konzessionen bis höchstens 1½ Liter manchmal nicht zu umgehen. Unkontrolliertes Trinken von Flüssigkeit ist streng zu verbieten.

Schließlich ist auch der *Salzgehalt* der Kost nicht zu vernachlässigen. Salzreichtum befördert den Wasseransatz und muß daher in hydrophilen Fällen auf ein mit der Schmackhaftigkeit noch eben verträgliches Minimum herabgesetzt werden, evtl. kann der Kost Hosal zugesetzt werden.

Bei der Dauerbehandlung werden in schweren Fällen, wenn möglich wöchentlich ein Gemüse-, Obst- oder Milchtag (KISCH[1] und RÖMHELD[2]) eingeschoben, in denen man aber beim Frühstück vielleicht noch 20 g Toast und ein Ei gestattet, im übrigen aber nur Gemüse und Obst bzw. Milch gibt in Mengen, die etwa 1000 Calorien insgesamt entsprechen. Vielfach ist an diesen Tagen Schonung hinsichtlich körperlicher Arbeiten geboten.

Von *besonderen Entfettungskuren* seien außer den genannten noch die Milchkur von MORITZ[3], die Kartoffelkur von ROSENFELD[4], die rein vegetarischen Kuren, zu denen heute noch die sog. Rohkost hinzukommt, kurz erwähnt. Die ursprünglich nur für Fettsüchtige mit Kreislaufstörungen empfohlene CARELLsche Milchkost hat MORITZ ganz allgemein für die Behandlung der Fettleibigkeit empfohlen. Er riet, so vielfach 25 ccm Milch täglich zu geben, als in Zentimeter die Körperlänge über 100 cm hinausgeht, also bei 180 cm $80 \times 25 = 2000$ ccm.

Die großen Vorzüge solcher Milchdiäten, ihre Einfachheit und Billigkeit, sowie der für eine Entwässerung sehr zweckmäßige niedrige Salzgehalt, liegen auf der Hand und haben ihr rasch Eingang verschafft. Als Dauerbehandlung stößt sie jedoch auf Schwierigkeiten. Die N-Verluste können dabei, wie schon MORITZ[3] selbst und später HEDINGER[5], UMBER[6],

---

[1] KISCH: Entfettungskuren, Berlin 1901.

[2] RÖMHELD: Münch. Med. Wschr. 1496 (1908).

[3] MORITZ, F.: Ebenda Nr 30 (1908).

[4] ROSENFELD, G.: Dtsch. Ärzteztg. Nr 9 (1904), zuletzt die Diätkuren, Berlin: Fischers med. Buchh. 1927.

[5] HEDINGER: Dtsch. Arch. klin. Med. 96, 328 (1909).

[6] UMBER: zitiert auf S. 143.

Jacob[1] u. a. zeigten, recht beträchtlich werden. Ich selbst sehe darin, wie schon oben erwähnt, keinen so großen Fehler, zumal er nach Hedinger[2] durch Zulagen von 50 g Kohlehydraten leicht herabgemindert werden kann. Wichtiger ist, daß auf die Dauer fast stets subjektive Beschwerden eintreten, wie Schwächegefühl, Schwindel, Herzklopfen, herabgesetzte körperliche und geistige Leistungsfähigkeit. Auch erzeugt die Eintönigkeit und Fadheit des Geschmackes oft eine kaum noch zu überwindende Aversion gegen dies Nahrungsmittel.

Für die initiale Behandlung und als Einlage in die Dauerbehandlung besitzt die Milchkur aber zweifellos einen hohen Wert.

Von dem großen Volumen, dem starken Kohlehydratgehalt und Sättigungswert der Kartoffel ausgehend empfahl Rosenfeld[3] seine Kartoffelkur, die ursprünglich außerdem nur noch 200 g mageres Fleisch, etwas Käse und Bouillon vorsah. Später hat er sie dann allerdings durch Einbeziehung von anderen Nahrungsmitteln so erweitert, daß kaum noch der Name übrig geblieben ist. Die letzte Form, die er ihr gegeben hat, zeigt das deutlich.

Einzelne Kartoffeltage analog den Milchtagen haben H. Salomon und v. Jagić[4] empfohlen.

Vegetarische Entfettungskuren rieten schon vor Jahrzehnten F. A. Hoffmann[5] und Kolisch[6]; durch Albu, R. Berg u. a. sind sie wieder modern geworden. Das große Volumen bei geringem Brennwert, der relativ hohe Kohlehydrat- und Vitamingehalt, die den Darm anregende Wirkung sowie die Möglichkeit reicher Abwechslung sprechen durchaus für sie. Ein gewisser Nachteil besteht in der Eiweißarmut einerseits und dem hohen Gehalt an Wasser und Salzen auf der anderen Seite. Auch hier stößt die Dauerbehandlung wegen der Reizlosigkeit meist auf Schwierigkeiten, es sei denn, daß es sich um Vegetarianer handelt, die aber nur ein minimales Kontingent zur Fettsucht stellen.

Sehr zweckmäßig und angenehm dagegen sind in die Dauerdiät eingeschaltete, rein vegetarische Tage.

Auch eine besondere Art des Vegetarianismus, die sog. *Rohkost*, kann, in der Diät der Fettsüchtigen, zeitweise dargereicht, sehr nützlich sein. Bei der Bedeutung, welche diese Ernährungsform durch eine Modeströmung, wie wir sie oft auch auf diätetischem Gebiete immer wiedersehen, in der Gegenwart gewonnen hat, muß auch an dieser Stelle kurz darauf eingegangen sein.

Wenn wir hier von der *Rohkost*[7] als einer Diätform sprechen, so darf uns das nicht darüber hinwegtäuschen, daß sie ihren Anhängern

---

[1] Jacob: Arch. klin. Med. **103**, 124 (1911).
[2] Hedinger: Dtsch. Arch. klin. Med. **96**, 328 (1909).
[3] Rosenfeld, G.: Diätkuren, Nr 4, zitiert auf S. 148.
[4] Salomon, H. u. v. Jagić: Wien. klin. Wschr. Nr 18 (1917).
[5] Hoffmann F.: v. Leydens Handb. d. Ernähr. Bd. 1, S. 437 1903.
[6] Kolisch: Lehrb. d. diät. Ther., Wien 1904.
[7] Vgl. dazu z. B. die Referate von Friedberger, Scheunert, Stepp über die Bedeutung der Rohkost und die anschließende Diskussion, 8. Verh. Ges. Verdgskrkh. 1928, 156 u. f.; ferner die Rohkoststudien von K. Eimer u. W. Voigt: Z. exper. Med. **69**, 679 (1930) u. Z. klin. Med. **112**, 477 u. **113**, 224 (1930).

weit mehr ist als ein besonderes Ernährungsregime für einzelne Krankheiten, vielmehr eine Lebensweise, für manche Ärzte sogar ein Teil ihrer ärztlichen Weltanschauung. Unter Rohkost versteht man die Aufnahme ungekochter und auch sonst nicht chemisch oder physikalisch veränderter Nahrungsmittel. Es ist zweifellos die älteste Ernährungsweise, die ganz primitive Volksstämme z. T. auch heute besitzen. Wenn der Säugling an der Mutterbrust trinkt oder der Eskimo rohes Fleisch verzehrt, so sind sie schließlich auch Rohköstler; im allgemeinen wird aber heute unter Rohkost in erster Linie die Aufnahme ungekochter vegetabilischer Nahrung (Gemüse und Obst usw.) verstanden. Der wirksamste, ärztliche Vorkämpfer der Rohkost, der seit 30 Jahren immer wieder in Wort und Schrift sowie vor allem in seinem Sanatorium bei Zürich für diese Lebensweise eintritt, ist BIRCHER-BENNER[1], der in H. LAHMANN einen großen Vorgänger hatte. Er hat sie in eigenartiger Weise theoretisch unterbaut, indem er sich vorstellt, daß die Sonnenenergie in Früchten und Samen sich in eine Lebenssubstanz verwandelt, die sich nicht in Calorien ausdrücken läßt. Durch den Kochprozeß geht diese angeblich besonders wichtige Energie verloren. Es erübrigt sich, hier auf die geistreiche, den Begriff der freien Energie (2. Wärmesatz) heranziehende theoretische Begründung der BIRCHER-BENNERschen Anschauungen einzugehen, da sie wissenschaftlich vom medizinischen wie vom theoretisch-physikalischen Standpunkte kaum haltbar sind. Daß der Kochakt die Nahrung erheblich verändert, unterliegt keinem Zweifel, sie büßt dabei auch ihre Fermente ein: R. O. NEUMANN[2] hat den Verlust bei der küchentechnischen Bereitung näher untersucht. Auch für die Vitamine sind Schädigungen behauptet worden. Aber nach SCHEUNERTs[3] Untersuchungen trifft das für die Vitamine A, B, D überhaupt nicht zu, und für C nur zum Teil. Die Beanspruchung des Magendarmkanals sowohl in motorischer wie in sekretorischer Richtung wird durch diese Rohkost geändert, höchstwahrscheinlich erhöht. Ob das etwa im Sinne einer Gymnastik als ein Vorteil anzusehen ist, scheint mir zweifelhaft. Das Sättigungsgefühl ist dem längeren Verdauungsakt entsprechend, vor allem infolge der längeren Verweildauer der Speisen im Magen, bei unverhältnismäßig viel kleineren Nahrungsmengen erreicht wie sonst und hält auch manchmal länger an. Gerade diese Eigenschaften sind es, welche die Anwendung der Rohkost für Fettsüchtige empfehlen.

Am wichtigsten für die Beurteilung der Brauchbarkeit der Rohkost sind natürlich exakte Ausnutzungs- und Stoffwechselversuche. Soweit Beobachtungen über die Resorbierbarkeit vorliegen (Lit. z. B. bei FRIEDBERGER[4]) zeigen sie, daß diese jedenfalls im allgemeinen nicht nennenswert schlechter ist, wie bei den gleichen Nahrungsmitteln in

---

[1] BIRCHER-BENNER, M.: Grundzüge der Ernährungstherapie, 4. Aufl., Berlin: O. Salle 1926.

[2] NEUMANN, R. O.: Die animalischen und vegetabilischen Nahrungsmittel und ihr Verlust bei der küchentechnischen Zubereitung. Ergebn. d. Hygiene 10 (1929).

[3] SCHEUNERT: zitiert bei FRIEDBERGER: zitiert auf S. 149.

[4] FRIEDBERGER, E.: zitiert auf S. 149.

gekochtem Zustande. Ob das mit der Intaktheit katalytischer und sonstiger Fermente zusammenhängt, bleibe dahingestellt. Bemerkenswert — und das ist zweifellos als ein Aktivposten zu betrachten — läßt sich bei Rohkost der Eiweißumsatz auf sehr niedrige Werte, die fast die Abnützungsquote erreichen, herunterdrücken (RUBNER[1] u. a.). Die Tatsache, daß dies sogar manchmal bei ungenügendem Caloriengehalt gelingt, ist für die Verwendung zumal bei Fettsüchtigen bedeutungsvoll, auch sonst ermöglichen diese Eigenschaften die Verwendung bei gewissen Krankheitszuständen wie Gicht, Diabetes, Nieren- und Zirkulationserkrankungen, auch Arthritiden. Voraussetzung ist aber stets die Einstellung des Patienten und die Verträglichkeit für den Magendarmkanal. Rohkost aufzuzwingen halte ich in jedem Fall für falsch, da die Überlegenheit der ungekochten gegenüber der gekochten Nahrung für den Stoffwechsel bisher nicht einwandfrei bewiesen ist. Darüber hinaus — etwa als Volksernährung — kommt der Rohkost keinerlei Bedeutung zu. Darüber sind sich alle großen Ernährungsphysiologen und Kliniker einig, sie bedeutet sogar in extremer Anwendung eine Gefahr. DURIG[2] spricht von einer „Verwirrung extrem vegetarischer Bestrebungen" und RUBNER[3] prophezeit „die strikte und streng durchgeführte Rohkost wäre eine Dienerin der Mode und wird mit deren Wechsel auch wieder als Sekte verschwinden". Auch SCHEUNERT[4] und STEPP[5] äußern sich in ihren Referaten auf der Stoffwechseltagung durchaus kritisch und ablehnend. Dazu kommt, daß die Rohkost, wenn sie einigermaßen calorisch ausreichend ist, unverhältnismäßig teuer sich stellt.

Darüber hinaus stellt sie — und das gilt natürlich auch gerade für die Verwendung an Kranken — außerordentlich große Anforderungen an die Küchentechnik hinsichtlich einer schmackhaften Zubereitung vor allem der Gemüse. Die von M. BIRCHER-BENNER und seinen Mitarbeitern herausgegebenen Wendepunktbücher[6] enthalten darüber sehr wertvolle und brauchbare Vorschriften und Rezepte, von denen wir auch in unserer Diätküche verschiedentlich mit Nutzen Gebrauch machen.

γ) Die Bewegungstherapie.

Hat die diätetische Behandlung den Hauptzweck, die calorischen und chemischen Einnahmen des Fettleibigen zu vermindern, so soll die Bewegungstherapie die entsprechenden Ausgaben vermehren. Ich verstehe darunter sämtliche Maßnahmen, welche durch Steigerung der Umsätze im Muskel die Gesamtverbrennungen erhöhen. Die hier vorliegenden Möglichkeiten sind außerordentlich zahlreich, Spaziergänge, Sport jeder Art, gymnastische Übungen, Bewegungen an Apparaten,

---

[1] RUBNER, M.: Arch. Physiol. 1919, 135.

[2] DURIG, A.: Ernährungsprobleme, Vortrag in d. Akad. d. Wissensch. (4. 5. 1929), Wien: Hölder-Pichler-Tempsky 1929.

[3] RUBNER, M.: Alte und neue Irrwege auf dem Gebiete der Volksernährung, Sitzgsber. preuß. Akad. Wiss., Physik.-math. Kl. 22 (1929).

[4] SCHEUNERT, A.: zitiert auf S. 149.

[5] STEPP, W.: zitiert auf S. 149.

[6] Wendepunktbücher, herausg. von M. BIRCHER-BENNER u. a., Zürich u. Leipzig: Wendepunktverlag 1928.

Massage in jeder Form, Elektrisieren kommen in Betracht und lassen sich durch die Möglichkeit weitgehendster Variabilität in jedem Zweig sehr fein in ihrem Optimum für den Einzelfall dosieren, wobei natürlich auch die individuell verschiedenen Liebhabereien ein großes Wort mitzusprechen haben. Die Hauptsache ist, daß der Fettsüchtige, der ja meist durch seine Fettleibigkeit träge wird, überhaupt zu vermehrter Muskeltätigkeit sich aufrafft. Art und Stärke wird bestimmt von der Leistungsfähigkeit der Zirkulationsorgane und der Höhe der Fettleibigkeit. Daß an insuffiziente oder an der Grenze der Kompensation stehende Herzen hier überhaupt keine besonderen Forderungen gestellt werden können, ist selbstverständlich.

Die einfachste Bewegungstherapie ist der Spaziergang. Er beansprucht der Hauptsache nach zwar nur die untere Extremität, vermag aber bei raschem Tempo und ansteigenden Wegen sehr erhebliche Stoffwechselsteigerungen auszulösen. OERTEL[1] hat hier durch Anlage von Terrainkurwegen mit genau bekannten Steigungen eine sehr feine und exakte Dosierung der Steigarbeit ermöglicht. Die bekannten Untersuchungen von ZUNTZ und KATZENSTEIN[2] zeigten schon für den Gesunden, daß die Anforderungen an die Oxydationen pro 1 kg/m Steigarbeit über 1000% größer sind als pro Meter Weglänge in der Ebene. ZUNTZ[2] hat in folgender Tabelle für einige körperliche Leistungen bei einem Mann von 70 kg den Fettverbrauch berechnet. Bei Fettsüchtigen

Tabelle 21.

Bis 3,6 km Marschleistung, horizontal	16 g
Bis 6,0 km Marschleistung, horizontal	30 g
Bis 8,4 km Marschleistung, horizontal	70 g
Ersteigung von 300 m Höhe, bequemer Weg	169 g
Ersteigung von 300 m Höhe, steiler Weg, 32—68 % Steigung	280 g
3 km Weg bei 10 % Steigung.	376 g
9 km Radfahren, horizontal	231 g
22 km Radfahren, horizontal	722 g
9 km Radfahren, horizontal bei 3 % Steigung	384 g

sind hier a priori noch größere Ausschläge zu erwarten. Leider gibt es nur wenige Untersuchungen darüber (JAQUET und SVENSON[3], HAUSSLEITER[4]) und auch diese gestatten wegen der wenig exakten Anlage und Berechnung keine Schlüsse. GESSLER[5] hat zwar für die Dreharbeit die schon oben erwähnte wichtige Feststellung machen können, daß der Fettleibige hier sogar mit größerem Nutzeffekt arbeitet als der Gesunde, die Berechtigung einer Übertragung auf die Steigarbeit, bei der der Gewichtsfaktor ganz anders zur Geltung kommt, erscheint mir aber sehr fraglich. Daß bei bestehender oder durch die Steigarbeit ausgelöster

[1] OERTEL: zitiert auf S. 141.
[2] ZUNTZ u. KATZENSTEIN: Lit. bei ATZLER, Handbuch der Arbeitsphysiologie Leipzig: 1927.
[3] JAQUET u. SVENSON: Z. klin. Med. 41, 375 (1900).
[4] HAUSSLEITER: Zit. bei GESSLER.
[5] GESSLER: Dtsch. Arch. klin. Med. 157, 36 (1927).

Zirkulationsstörung der Nutzeffekt rapider sinkt, ist selbstverständlich und für einen Fall auch von JAQUET und SVENSON[1] zahlenmäßig nachgewiesen.

Der Einfluß der verschiedensten Sportarten auf den Stoffwechsel der Gesunden ist in den letzten Jahren in steigendem Maße studiert worden (Zusammenfassung in dem ausgezeichneten Handbuch der Arbeitsphysiologie, herausgegeben von E. ATZLER[2]).

Für die analogen Verhältnisse bei Kranken, insbesondere Fettsüchtigen, fehlen hier noch alle exakten Grundlagen. So ist es der intuitiven Schätzung des Arztes überlassen, was er im Einzelfall erlauben oder verbieten soll, in vielen Fällen bleibt nur das unter Umständen risikoreiche Ausprobieren übrig. Gerade beim Sport sind die Gefahren besonders groß, da er bewußt oder unbewußt zum Wettbewerb führt und damit so sehr Affekt und Willen engagiert, daß manchmal schon Gesunde das Maß ihrer Leistungsfähigkeit überschreiten. Daher ist im Zweifelsfalle der Verzicht bei Fetten das beste. Am empfehlenswertesten und harmlosesten auch für schwere Fälle ist die Hausgymnastik, für die SCHREBER[3], MÜLLER[4] u. a. sehr zweckmäßige Vorschriften gegeben haben. BIER[5] hat in neuerer Zeit vor allem Nacktübungen empfohlen, um auch das ästhetische Bedürfnis nach harmonischen Körperformen in den Dienst der Therapie zu stellen.

Die Massage kann sowohl eine passive wie eine aktive sein. Der Wert der ersten ist abgesehen von dem gewissen wohligen Gefühle, das sie meist erzeugt, recht problematisch. STÜVE und LEBER[6] haben auf v. NOORDENs Veranlassung den Einfluß der passiven Massage auf den Gasstoffwechsel untersucht und dabei nur minimale Steigerungen gefunden. Es ist möglich, daß die auf faradischem Wege (nach BERGONIÉ, SCHNEE, LEDUC, NAGELSCHMIDT u. a.) erzeugten Muskelkontraktionen sich da anders verhalten. Für den isolierten Muskel in seiner Gesamtheit gilt das Alles- oder Nichtsgesetz anscheinend nicht, denn wie WINTERSTEIN und v. LEDEBUR zeigten, läßt sich durch gesteigerten Strom noch ein Plus an Energie herausholen. Ob das aber auch für die geschilderten Verfahren gilt, bleibt noch zu erweisen.

Unter den elektrischen Verfahren hat zumal in Frankreich die BERGONIÉsche[7] Methode weite Verbreitung gefunden. Ihr Prinzip besteht darin, daß durch einen schwachen, gleichmäßigen, faradischen Strom (8—10 Volt), der rhythmisch unterbrochen den ganzen Körper durchfließt, gleichzeitig sämtliche Körpermuskeln periodisch kräftig kontrahiert werden. Die Sitzungen betragen durchschnittlich eine Stunde täglich. Der Stoffwechsel wird tatsächlich gesteigert (WOLF[8]) und

---

[1] JAQUET u. SVENSON: Z. klin. Med. 41, 375 (1900).

[2] ATZLER: Handbuch der Arbeitsphysiologie: zitiert auf S. 10.

[3] SCHREBER: Zimmergymnastik.

[4] MÜLLER: Mein System.

[5] BIER, A.: Klin. Wschr. Nr 4 u. 7 (1923).

[6] STÜVE u. LEBER: Berl. klin. Wschr. Nr 16 (1896).

[7] BERGONIÉ: Acad. des sciences (19. 7. 1909). — Weitere Angaben bei L. PERRIN-MATTHIEU, Obésité, Paris: Flammarion 1925.

[8] WOLF, G.: Fortschr. Ther. 2, 286 (1926).

zwar entspricht 20 Minuten Bergonisieren einer Stoffwechselsteigerung wie bei 1 km Marsch. Von verschiedenen Seiten wird über günstige Erfolge berichtet. Am meisten eignen sich für diese Methoden solche Fettleibige, die infolge von Kreislaufstörungen, Nerven- oder Gelenkerkrankungen auf aktive Muskeltätigkeit mehr oder weniger weitgehend verzichten müssen. Bei dem geringen oxydativen Effekt ist der Einfluß auf die Fettsucht natürlich nur gering. Hochfrequenzströme lassen nach DURIG und GRAU[1] die Oxydationen unbeeinflußt. Etwas anders liegt die Frage für die aktive, d. h. die Selbstmassage, die heute in Form der Punktroller allzu aufdringlich angepriesen wird. Leitend ist auch hier wie bei jeder Form der Massage der Gesichtspunkt, daß stärkerer rhythmischer Druck auf Unterhautgewebe und Muskulatur eine vermehrte Durchblutung und einen vermehrten Abtransport des Fettes zur Folge hat. An und für sich ist das auch möglich, aber meines Wissens bisher noch nie bewiesen. Sicher scheint mir nur das eine, daß eine energisch durchgeführte Selbstmassage wie jede intensive Muskeltätigkeit zu recht erheblichen Stoffwechselsteigerungen Anlaß geben kann. Wir hätten hier also nur eine besondere Variante der Zimmergymnastik vor uns. Das gleiche gilt für die Rollmassage, die in Amerika viel zur Anwendung kommt und auch bei uns manche Anhänger gefunden hat. Auch hier dürfte, wenn überhaupt die Pressung der subcutanen Fettpolster nur von untergeordneter Bedeutung sein.

δ) Die Behandlung mit Trink- und Badekuren.

Der Einfluß isolierter *Trinkkuren* auf den Gesamtumsatz ist außerordentlich gering. v. NOORDEN schätzt ihn in günstigsten Fällen (bei großen Wassermengen, sehr niedriger Temperatur und kräftiger Darmwirkung) auf ca. 100 Calorien = ca. 12 g Fett pro die (vgl. Lit. bei v. NOORDEN und C. DAPPER[2]).

In Betracht kommen die glaubersalzhaltigen Mineralquellen in Karlsbad, Marienbad, Mergentheim, Neuenahr, Tarasp, die Bitterwässer Apenta, Hunyadi-Janos, Eau de Rubinat sowie die Kochsalzthermen Homburg, Kissingen, Vichy, Wiesbaden. SALOMON fand nach Genuß von $\frac{3}{4}$ l Rakoczy-Brunnen nur eine Steigerung von 15,5—23,8 Cal. Eine regelmäßige sichere Stoffwechselsteigerung (bis 25%) beobachteten STRIEK und GRAUL an meiner Klinik schon bei mäßigen, nicht zu Durchfällen führenden Dosen der neuen Karlsquelle in Mergentheim. An welchen Bestandteil diese bemerkenswerte Wirkung geknüpft ist, wissen wir noch nicht.

Ein großer Vorteil der genannten Mineralwässer ist die Anregung der Darmtätigkeit, die bei Fettleibigkeit aus den verschiedensten Gründen (geringe mechanische Behinderung, eiweißreiche Kost, verminderte Körperbewegungen usw.) ja meist darniederliegt. Nur müssen sie dann in solchen Mengen gegeben werden, daß ihr Stuhl eben dickbreiig wird. Wegen der damit oft verbundenen Beschwerden wird aber vielfach diese

---

[1] DURIG u. GRAU: Biochem. Z. Nr 48, 430 (1913).
[2] v. NOORDEN, C. u. DAPPER: In v. Noordens Handbuch der Pathologie des Stoffwechsels. 2. Aufl. Bd. 2, S. 505, 1907.

Grenze nicht erreicht. Die verminderte Resorption calorisch wirksamer
Substanzen scheint bei der üblichen Dosierung nur sehr gering zu sein.
v. Noorden[1] veranschlagt sie auf höchstens 2 g Eiweiß und 1—2 g
Fett. Wichtiger ist bei stärkerer abführender Wirkung, am besten
bei Apenta, die Wasserentziehung. Wählt man aber hier die Dosen
nicht richtig, so kann bei hydrophilen Fettsüchtigen genau der gegenteilige Effekt eintreten. Manche Badekur hat aus diesem Grunde mit
einer Enttäuschung hinsichtlich des Gewichtes geschlossen.

Wenn ich demnach auch die direkten Einwirkungen der Trinkkuren
in den genannten Badeorten nicht sehr hoch veranschlage, so ist doch
unter Leitung guter Ärzte die Kombination von vielen zweckmäßigen
Maßnahmen bei den ihrem Milieu entzogenen Kranken so zweckmäßig,
daß Entfettungskuren an solchen Orten zumal als initiale nur dringend
empfohlen werden können, besonders wenn ihre Undurchführbarkeit
zu Hause sich erwiesen hat.

Auch die *Hydrotherapie von außen*[2] muß hier Erwähnung finden.
Jedes unterhalb der kritischen Temperatur gelegene Bad entzieht dem
Körper Wärme. Die Steigerungen des Fettumsatzes, die Rubner
für fallende Temperaturen eines einstündigen Bades berechnet, sind
zweifellos zu hoch gegriffen, da die Liebermeisterschen Zahlen keine
geeignete Grundlage für die Berechnung bilden und die Glykogen-
verbrennung, welche sicher den Hauptteil der Steigerung bestreitet,
nicht berücksichtigt wurde.

Trotzdem ist der Gesamteffekt hinsichtlich der Calorienmehr-
produktion infolge Anspannung der chemischen Wärmeregulation ein
beträchtlicher. Bei kalten Duschen von 16° C kann die Steigerung, allerdings auf kurze Zeit zusammengedrängt, sogar 110% betragen. Leider
fehlen auch hier wieder entsprechende Versuche bei Fettsüchtigen, die
doch hinsichtlich ihrer Wärmeregulation ganz anders gestellt sind als
Gesunde. Wichtiger als die oxydative Wirkung sind die subjektiven
Wirkungen des Bades. Auch den Fettleibigen kommen sie zugute, so
daß Winternitz, v. Noorden u. a. mit vollem Rechte der Kaltwasser-
behandlung das Wort reden.

Durch heiße Bäder lassen sich bei Fettsüchtigen leichter noch wie
bei Normalen Wärmestauungen mit Hyperthermie und Stoffwechselsteigerungen erzielen, wenn sie genügend lang ausgedehnt werden. Der
oxydative Effekt kann bis 110% ansteigen und länger andauern.

Beliebt sind die römisch-irischen Bäder, welche intensive Tem-
peraturschwankungen in rascher Folge mit Massage verbinden und oft
vor allem infolge profuser Schweiße gewaltige Gewichtsstürze hervorrufen können. Leider stellen sie sehr erhebliche Anforderungen an
Herz und Gefäßsystem, so daß Fettleibige über 50 Jahren unter allen
Umständen, Kranke mit Neigung zu labilem Hochdruck oder Herzstörungen schon viel früher solche Gewaltkuren, die oft genug mit
Apoplexien oder Herzschwächen endigen, unterlassen müssen.

---

[1] v. Noorden, C. u. Dapper: zitiert auf S. 154.
[2] Matthes, M.: Zusammenfassung. Lehrbuch der klinischen Hydrotherapie, Jena: Gustav Fischer 1900.

Ein besonderes Kapitel bildet die Bäderbehandlung bei Fettsüchtigen mit Zirkulationsstörungen. Sie richtet sich nach den allgemeinen Grundsätzen bei Herzkranken überhaupt (vgl. die Lehrbücher von KREHL[1], ROMBERG[2] u. a.). Kohlensäurebäder von geeigneter Temperatur und Dauer setzen, wie vor allem O. MÜLLERs[3] schöne Arbeiten zeigen, durch Erweiterung der Hautgefäße den Blutdruck herab. Auch gibt es zweifellos Fälle, in denen leichte Herzinsuffizienzen günstig beeinflußt werden, doch sollte man im allgemeinen derartige Kranke von der Bäderbehandlung ausschließen und höchstens nach erfolgreicher Digitalisierung ihr vorsichtig unterwerfen.

Ebenso ist bei Nierenkomplikationen, zumal Schrumpfniere äußerste Vorsicht am Platze. Heiße Bäder sind hier unter allen Umständen streng kontraindiziert, da die kaum vermeidbaren Steigerungen des schon überhohen Blutdruckes starke Lebensgefahren involvieren. Auch Wärmeapplikation in anderer Form darf hier nur unter Blutdruckkontrolle lokal vorgenommen werden.

Alles in allem sind hydrotherapeutische Maßnahmen sowohl oraler wie kutaner Art für sich allein wenig wirksam, haben aber im Gesamtgefüge der Fettsucht ihren berechtigten Platz als mithelfende Prozeduren.

ε) Die medikamentöse Behandlung.

Ganz allgemein gilt der Grundsatz, daß wir bei der Behandlung von Fettleibigen nur dann zu Medikamenten greifen sollten, wenn die diätetische Behandlung auf große Schwierigkeiten stößt oder nicht den erwünschten Erfolg hat. Sie können wohl eine Verstärkung, aber nie einen Ersatz für die Unterernährung bringen. Auch sie wirken entweder auf die Einnahmen- oder die Ausgabenseite der Energiebilanz der Kranken.

αα) Die Behandlung mit hormonalen Präparaten.

An der Spitze der Medikamente in der Behandlung der Fettsucht stehen die *Präparate oder wirksamen Stoffe der Schilddrüse.* Hier liegt für viele Fälle eine streng kausale und spezifische Therapie vor. Wie im Kapitel über Pathogenese auseinandergesetzt wurde, ist verminderte Schilddrüsentätigkeit sehr oft die Ursache für das Entstehen der Fettleibigkeit. Es gilt das nicht nur für die sehr seltenen Fälle, in denen die verminderte Thyreoideafunktion schon im Grundumsatzversuch im Sinne einer deutlichen Herabsetzung der Wärmeproduktion zum Ausdruck kommt. Viel häufiger dürfte funktionelle Minderwertigkeit dieser inkretorischen Drüse in der spezifisch-dynamischen Wirkung sich äußern. Wie ECKSTEIN und GRAFE (vgl. S. 117) zeigten, führt die Exstirpation der Schilddrüse nicht nur zur Verminderung des Grundumsatzes, sondern auch der Oxydationssteigerungen nach Nahrungszufuhr. Tiere, die vorher eine starke Vermehrung der Nahrungszufuhr mit einer

---

[1] KREHL, L.: Die Krankheiten des Herzmuskels, 2. Aufl. Wien: Hölder 1913.

[2] ROMBERG, E.: Krankheiten des Herzens und der Blutgefäße 4./5. Aufl. Stuttgart: F. Enke 1925.

[3] MÜLLER, O.: Lit. bei ROMBERG, S. 518.

starken Luxuskonsumtion, d. h. einer gewaltigen, progressiv bis zu einem
gewissen Maximum sich steigernden, sekundären spezifisch-dynamischen
Oxydation beantworten und so der Entwicklung einer Fettsucht ent-
gegenarbeiteten, verlieren nach Beseitigung der Schilddrüse diese
Fähigkeit und werden fett. So konnte die Hypothese aufgestellt werden,
daß die Ursache der Fettsucht in manchen Fällen in einer relativen
Schilddrüseninsuffizienz gelegen sei. In welchem Umfange das zutrifft,
läßt sich schwer beweisen, doch dürfte der größte Teil der mit abnorm
niedriger dynamischer Wirkung einhergehenden Formen hierher gehören.
v. Noorden[1] meint, daß letzten Endes jede sog. endogene Fettsucht
thyreogen bedingt sei, indem selbst bei primären Anomalien anderer
Inkretdrüsen wie z. B. der Ovarien oder der Hypophyse eine Thyreoidea-
schwäche in dem Sinne vorliege, daß diese Inkretdrüse nicht imstande
ist, kompensatorisch die Defekte der anderen hinreichend auszugleichen.
Theoretisch ist das sehr wohl möglich, für den einzelnen Fall aber schwer
nachzuweisen, es sei denn, daß Stoffwechselverlangsamungen, Blut-
zuckererniedrigungen usw. nachgewiesen werden können, was aber
immer nur in einem kleinen Bruchteil gelingt.

Wie so oft in der Medizin ist auch hier die Praxis der Theorie
wegbereitend vorausgeeilt. Es war ein wichtiges Ereignis in der Geschichte der Therapie, als 1893/94 gleichzeitig und unabhängig voneinander Putmann[2] in Amerika, Yorke-Davies[3] in England und
H. Wendelstadt[4] in Deutschland die Wirksamkeit der Schilddrüsen-
extrakte entdeckten und sofort die therapeutischen Konsequenzen zogen
bzw. dazu Veranlassung gaben (vgl. vor allem Leichtenstern[5], Ewald[6]
und Magnus-Levy[7]). Es zeigte sich, daß hier ein hochwirksames
Stimulanz für den gesamten Zellstoffwechsel, insbesondere den Gesamtumsatz, den Eiweißstoffwechsel und Wasserhaushalt, vorliegt.

Die Reaktionen auf alle diese Teilfaktoren fielen in den zahlreichen
darüber angestellten Untersuchungen (Lit. bei E. Grafe[8]) außerordentlich wechselnd aus. Zwischen fehlenden, unsicheren und starken
Einwirkungen finden sich alle Zwischenstufen. Das gilt sowohl für
Normale wie für Fettsüchtige. Die Ursache für dies individuell so verschiedene Verhalten scheint mir, wie ich an anderer Stelle ausgeführt
habe, abgesehen von der Dosierung und der Ungleichmäßigkeit der
Präparate, in der wechselnden Leistungsfähigkeit der Schilddrüse des
jeweils Untersuchten zu liegen. Maximale Wirkungen von größter
Regelmäßigkeit zeigen Myxödemkranke, so gut wie keine Wirkungen
Basedowkranke (Plummer und Boothby[9]).

---

[1] v. Noorden, C.: zitiert auf S. 112.
[2] Putmann: Amer. transact., Bd. 8, 1893.
[3] Yorke-Davies: Brit. med. J. 7. Juni 1894.
[4] Wendelstadt: Dtsch. med. Wschr. Nr 50 (1894)
[5] Leichtenstern: Ebenda.
[6] Ewald: Die Erkrankungen der Schilddrüse, Wien, 1909.
[7] Magnus-Levy: v. Noordens Handb. d. Pathologie des Stoffwechsels.
2. Aufl. Bd. 2, S. 300. 1907. (Zusammenfassung.)
[8] E. Grafe, Monographie: zitiert auf S. 115.
[9] Plummer u. Boothby: J. Jova State med. soc. 14, 66 (1924).

Die prinzipiellen Tatsachen wurden schon sämtlich bei der oralen Zufuhr getrockneter tierischer Schilddrüse festgestellt. Da diese Präparate aber vielfach sehr ungleich in ihrem Gehalt an der wirksamen Substanz waren und daher gerade in therapeutischer Hinsicht große Unsicherheiten mit sich brachten, stellte sich immer mehr die Notwendigkeit heraus, die Präparate zu standardisieren oder möglichst durch die wirksame Substanz in reiner Form zu ersetzen. Beide Wege sind mit Erfolg beschritten und haben daher die Schilddrüsentherapie der Fettsucht in den letzten Jahren auf eine viel zuverlässigere Basis gestellt wie früher. Für die Eichung stehen drei Methoden zur Verfügung: (Zusammenfassung bei TRENDELENBURG[1]) die Bestimmung des Jodgehaltes, die Acotonitrilreaktion (nach REID HUNT[2] sowie STRAUB[3]) und der Respirationsversuch. Die erste, in den meisten Pharmakopoen vorgeschriebene Methode ist am einfachsten, sichert aber nicht ganz gegen Verfälschungen mit unwirksamen Jodpräparaten. Die Acotonitrilprobe beruht darauf, daß nach REID HUNT Thyreoideafütterung bei Mäusen in ganz spezifischer und quantitativ verwertbarer Weise die Resistenz gegen das giftige Acotonitril steigert. Die Prüfung der stoffwechselsteigernden Wirkung im Respirationsversuch ist zwar besonders wichtig, da wir ja gerade diesen Effekt therapeutisch benutzen wollen, eignet sich aber wegen der großen individuellen Reaktionsverschiedenheiten wenig zur quantitativen Prüfung. Auch Versuche über Wachstum und Metamorphose von Froschlarven sind als Testobjekt verwandt worden (ABDERHALDEN und Mitarbeiter[4]). Für die Thyreoideabehandlung sollte man heute ähnlich wie bei der Digitalistherapie am besten in der geschilderten Weise standardisierte Präparate wie das Inkretan der Promontawerke oder das Thyreoiddispert der Krause-Medik.-Gesellschaft u. a. benutzen.

Noch einen Schritt weiter, vielleicht auch in therapeutischer Richtung, führte die Isolierung der wirksamsten Substanz der Schilddrüse, des Thyroxins, durch KENDALL[5]. Wenn die von ihm gefundene Konstitutionsformel sich auch nicht als richtig erwies, so sind seine Arbeiten doch bahnbrechend gewesen. Die letzte Krönung der durch Jahrzehnte sich hinstreckenden Untersuchungen über die wirksame Schilddrüsensubstanz brachte dann die richtige Konstitutionsformel (Dijodoxyphenyläther des Dijodthyrosins) und Synthese des Thyroxins durch HARINGTON und BARGER[6] im Jahre 1926. Auf diesem Verfahren, das großzügig der Technik zur Verfügung gestellt wurde, fußend bringen die chemischen Werke von Hoffmann-Laroche in Basel und von Hennings in Berlin Thyroxin in den Handel. Ein davon unabhängige Verfahren benutzen Schering-Kahlbaum. Der große Vorteil dieser reinen Präparate beruht darin, daß sie intravenös oder subcutan

[1] TRENDELENBURG, P.: Dtsch. med. Wschr. Nr 1, 27 (1926).
[2] HUNT, R.: Arch. int. Med. 35, 671 (1925).
[3] STRAUB, W.: Dtsch. med. Wschr. 4 (1925).
[4] ABDERHALDEN, E. u. SCHIFFMANN: Pflügers Arch. 183; 195; 198; 201; 206 (1920—24).
[5] KENDALL: J. amer. med. Assoc. 64, 2042 (1915).
[6] HARINGTON, CH. R. u. G. BARGER: Biochem. J. 21, Nr 1 (1927).

injiziert mit voller Sicherheit bei jedem Gesunden und Fettsüchtigen eine Steigerung des respiratorischen Gaswechsels hervorrufen. Nach den sehr ausgedehnten, systematischen Untersuchungen vor allem von PLUMMER und BOOTHBY[1] steigert 1 mg subcutan den Stoffwechsel um $2-3^0/_0$, 2 mg intravenös um $20-30^0/_0$, 3 mg sogar um $50^0/_0$. Der orale Effekt ist weit geringer. Gaben von 1 mg pro die sind beim Gesunden selbst bei längerer Darreichung meist unwirksam, während 1,6 mg den erniedrigten Umsatz von Myxödemkranken und endogen Fettsüchtigen auf normale Höhe bringen können, ein Effekt, der bei dieser Form der Darreichung ähnlich wie bei den älteren Präparaten nicht sofort, sondern erst nach Tagen auftritt. So klar die theoretischen Vorteile des Thyroxins auf der Hand liegen, so läßt sich über die praktische Bedeutung heute noch nichts Abschließendes sagen. v. NOORDEN[2] äußerte sich kürzlich etwas skeptisch, da die wirksame und toxische Dose ihm zu nahe beieinander zu liegen scheinen. SCHITTENHELM und EISLER[3] fanden im Gegensatz dazu mit dem SCHERINGschen Präparate eine mildere Wirkung bei Fettsüchtigen gegenüber den üblichen Organpräparaten.

Die Erfahrungen unserer Klinik, über die demnächst Herr STRIECK berichten soll, mit dem Thyroxin von La Roche und Henning waren durchaus günstig, die oralen Dosen liegen, wie wir in Übereinstimmung mit SCHITTENHELM und EISLER fanden, bei 4—8 mg pro die, nur einmal sahen wir nach 1 mg subcutaner Zufuhr Zittern und Unruhe. Wir verglichen die Wirkungen mit Thyreoglandol und konnten sichere Unterschiede dabei nicht finden.. Es wird noch mancher Erfahrungen bedürfen, bis die entscheidende Frage, ob das Thyroxin in jeder Beziehung einen vollwertigen Ersatz der Thyreoideagesamtsubstanzen darstellt, beantwortet werden kann. Eine Überlegenheit scheint mir vorderhand nur für die subcutane und intravenöse Therapie zu bestehen. Letztere kommt immer nur für einzelne Fälle vorübergehend in Betracht und kann manchmal zu unangenehmen Nebenerscheinungen wie Übelkeit Kopfschmerzen, Zittern, Schwindel, sogar Fieber führen. Nebenwirkungen können überhaupt bei Darreichung jeder Art von Schilddrüsenpräparaten vorkommen. Es ist das von vornherein zu erwarten, da hier ein sehr differentes Mittel zur Verfügung steht. Die Störungen liegen alle in der Richtung der thyreotoxischen Symptome, Herzklopfen, nervöse Unruhe bis zum Zittern, Schwitzen, Glykosurie, vermehrter Eiweißzerfall usw.

Diese Nachteile waren es, welche zu Anfang die Schilddrüsenpräparate in Mißkredit gebracht haben, weil die Laienwelt sich damals auf sie stürzte und sie z. T. in viel zu großen Mengen konsumierte. Bei älteren Ärzten, die diese Schädigungen miterlebten, besteht auch heute vielfach eine große Scheu vor diesem Mittel. Diese Angst ist aber unbegründet. Richtig dosiert haben wir hier eine Substanz von höchster

---

[1] PLUMMER u. BOOTHBY: J. Jova State med. soc. 14, 66 (1924).
[2] v. NOORDEN, C.: Klin. Wschr. Nr 27 (1926).
[3] SCHITTENHELM, A. u. EISLER: Ebenda Nr 41 (1927).

Wirksamkeit vor uns, die auch für die Behandlung Fettsüchtiger nicht mehr entbehrt werden kann. Ich halte es nicht für richtig, sie nur, wie v. Noorden[1] es will, für die sog. endogene Fettsucht zu reservieren, wenn sie da sicher auch am meisten angebracht und am sichersten wirkt. Da die Grenzen zwischen exogener und endogener Form durchaus fließend sind, eignen sich m. E. alle Fälle von Fettsucht dafür, sofern eine gewissenhaft durchgeführte, richtige diätetische Behandlung allein nicht Genügendes erreicht.

Mir hat sich für schwere Fälle am besten folgende an- und abschwellende Behandlung bewährt:

1. Woche: 1 mal täglich 0,3 Thyreoidin (oder 3 mal 0,1 g)
2. „ 2 „ „ „ „
3. „ 3 „ „ „ „
4. „ 4 „ „ „ „
5. „ 3 „ „ „ „
6. „ 2 „ „ „ „
7. „ 1 „ „ „ „

v. Romberg[2] empfiehlt neuerdings eine stoßweise Behandlung (3—6 × 0,3 Thyreoidin) einen Tag, um thyreotoxische Erscheinungen zu vermeiden. Die Erfahrung zeigt, daß je schwerer die Fettsucht ist, um so größere Dosen vertragen werden können. Selbstverständlich müssen die Kranken auf die Möglichkeit und Art unangenehmer Nebenwirkungen (Herzklopfen, Tremor, sonstiges Zittern, Wallungen, Schwitzen, Neuralgien, Migräneanfälle usw.) aufmerksam gemacht werden und dann behufs Revision der Verordnungen und Urinkontrolle sich wieder beim Arzte einfinden. Unter diesen Kautelen kann aber m. E. kein Schaden angerichtet werden. Allerdings ist es richtig, daß nicht in allen Fällen von Fettsucht eine Steigerung des Umsatzes mit Thyreoideapräparaten bewirkt wird. Das hat schon Magnus-Levy gezeigt. Zum Teil sind auch die Untersuchungen nicht zweckmäßig angelegt. Eine besondere Frage ist, ob bei Thyreoidinbehandlung eine Änderung der diätetischen Vorschriften vorgenommen werden soll. v. Noorden[3] rät von gleichzeitiger Nahrungsbeschränkung ab, da sonst die N-Verluste des Körpers zu groß werden. Umber[4] und Lichtwitz[5] nehmen einen vermittelnden Standpunkt ein, indem sie eine nur mäßige calorische Einschränkung mit mindestens 100 g Eiweiß bis auf $^2/_3$ des Bedarfs gestatten. Ich beurteile die Eiweißverluste, wie schon oben erwähnt, wesentlich anders und rate in schweren Fällen stets dazu, die Unterernährung sowohl bei der initialen wie bei der Dauerdiät, wenn möglich, in voller Stärke mit dem Thyreoidin zu kombinieren. Tut man das nicht, so beraubt man sich aller Erfolge dieser kombinierten Behandlung. Was hat es für einen Zweck, so viel Calorien wieder zuzulegen, wie das Thyreoidin günstigstenfalls mehr zersetzt. Es kommt das einem Verzichte auf eine wirksame Behandlung gleich. Gewiß wird nicht in allen Fällen die Kombinationstherapie in ihrer vollen Stärke auf die Dauer

---

[1] v. Noorden, C.: Klin. Wschr. Nr 27 (1926).
[2] v. Romberg: zitiert auf S. 131.
[3] v. Noorden, C.: zitiert auf S. 112.
[4] Umber, F.: Ernährung usw.: zitiert auf S. 113.
[5] Lichtwitz, L.: zitiert auf S. 169.

durchführbar sein. Da sie aber nur unter ärztlicher Aufsicht durchgeführt
werden soll, so besteht beim Auftreten von Beschwerden jederzeit die Möglichkeit, nach der einen oder anderen Seite Abänderungen vorzunehmen.

Da Fettsucht auch hypophysären und ovariellen Ursprungs sein
kann, lag es nahe, in entsprechenden Fällen auch die Hormone dieser
Inkretdrüsen therapeutisch heranzuziehen. KESTNER[1] und seine
Mitarbeiter vertreten den Standpunkt, daß für die dynamische Wirkung
der Nahrung die Hypophyse wichtiger sei wie die Schilddrüse. In
diesem Sinne sprach auch eine Umsatzsteigerung durch *Hypophysenpräparate*. Die Richtigkeit dieser Vorstellungen ist vielfach bestritten
worden, vor allem von BIEDL[2]. Gleichwohl ist zugegeben, daß Hypophysenpräparate (Pituitrin, Hypophysin, Pituglaudol usw.) in einzelnen
Fällen stoffwechselsteigernd wirken. Daher kombiniere ich, ähnlich
wie auch LICHTWITZ[3] in Fällen, in denen auch die kombinierte Diät-
Thyreoidintherapie nicht genügend weiterführt, diese mit Hypophysen-
präparaten und glaube dadurch manchmal weiter gekommen zu sein.

Die Bedeutung der Ovarien für den Gesamtstoffwechsel und die
Genese der klimakterischen Fettsucht ist über jeden Zweifel erhaben.
Es fehlt auch nicht an Präparaten, die die wirksame Substanz der Keimdrüsen enthalten sollen. Die Technik ist aber hier anscheinend noch weit
zurück gegenüber den Fortschritten bei anderen Inkretdrüsen. Stoffwechselsteigerungen sind für einzelne Präparate wie Biovar, Oophorin,
Luteoglandol, Ovowop (Lit. bei GRAFE[4]) in einzelnen Fällen beschrieben.
Ein sicheres Urteil für die Wirkungsweise bei Fettsüchtigen vermochte ich
weder aus eigener Beobachtung noch aus der Literatur zu gewinnen. Es
hat mich das aber nicht abgehalten, bei schwerer Kastrationsfettsucht,
auch von diesem Hormone neben den anderen beiden Gebrauch zu machen.
Sehr zweckmäßig scheint neuerdings das Progynon (SCHERING) zu sein.

Darüber hinaus gibt es auch Kombinationspräparate, welche mehrere
wirksamen Hormone zusammen enthalten wie das *Lipolysin*[5] und das
Lepthormon[6]. In einzelnen Fällen hatte auch ich den Eindruck, daß
man mit Kombinationen weiterkommt wie mit Thyreoideapräparaten
allein, doch wird sich das im Einzelfalle schwer exakt beweisen lassen.

Das Bedenken von LICHTWITZ, daß fertige Kombinationspräparate
dem Arzte die Initiative aus der Hand nehmen, hat eine gewisse Berechtigung. Für ernster halte ich angesichts der traurigen Erfahrungen von
TRENDELENBURG und JANSSEN[7] mit der Wirksamkeit der Hormon-
präparate des Handels den Einwand, daß bei den Mischpräparaten so
schwer zu entscheiden ist, ob sie die einzelnen Hormone wirklich in
optimal wirksamer Form enthalten.

---

[1] KESTNER, O., LIEBESCHITZ-PLAUT u. SCHADOW, Klin. Wschr. Nr 36
(1926).
[2] BIEDL, A.: Verh. Ges. f. Verdgskrkh., 5. Tag., 39, Wien 1925.
[3] LICHTWITZ: zitiert auf S. 169.
[4] GRAFE, E., Monographie: zitiert auf S. 169.
[5] Vgl. z. B. LEVY: Fortschr. Med. Nr 10 (1923). — A. ALEXANDER:
Dtsch. med. Wschr. Nr 10 (1924).
[6] Vgl. z. B. BLUMENFELD u. KASTAN: Med. Klin. 1925.
[7] JANSSEN, S.: Klin. Wschr. 1930, 1853.

ββ) Die Behandlung mit nichtinkretorischen Substanzen.

Die Verwendung nicht hormonaler Substanzen in der Therapie der Fettsucht steht an Bedeutung weit hinter derjenigen des Thyreoidins und der anderen Inkrete zurück. Selbst im günstigsten Falle sind die Wirkungen viel schwächer und unsicherer.

An erster Stelle ist das *Jod* zu erwähnen. Schon alte chinesische Ärzte verordneten jodhaltige Drogen als Entfettungsmittel; erst recht war es seit der Entdeckung des reinen Metalls durch Courtois (1811) der Fall. Nach unzähligen klinischen Erfahrungen kann es auch keinem Zweifel unterliegen, daß bei einzelnen Fettsüchtigen große und lange genommene Joddosen zur Abmagerung führen. Es fragt sich nur, wie das zustande kommt. Zunächst könnte man an eine oxydationssteigernde Wirkung denken. Schon ältere Versuche von MAGNUS-LEVY[1] fanden keinen Einfluß bei normalen Menschen. Zu Stoffwechselsteigerungen kommt es anscheinend nur dann, wenn kleine Strumen vorhanden sind, dann scheinen sie auch die Regel zu sein. Diese Tatsache steht in einem gewissen Gegensatz zu den Untersuchungen von PLUMMER[2] und anderen amerikanischen Forschern, daß hohe Joddosen die oft sehr beträchtliche Stoffwechselerhöhung bei M. Basedow herabzusetzen vermögen. In Amerika und vielfach auch in Deutschland wird eine energische Jodtherapie geradezu als Vorbereitung für die Operationen Basedow-Strumen empfohlen. Wir können dies nur bestätigen und vermissen selten ein Absinken (vgl. MARK[3]). In Süddeutschland und in der Schweiz sieht man im Gegenteil oft genug eine Basedowsche Krankheit unter Jodbehandlung entstehen, während nach meinen Rostocker Erfahrungen die Jodempfindlichkeit in Norddeutschland viel geringer ist und nach Mitteilung von PETRÉN[4] und anderen skandinavischen Ärzten in den nordischen Ländern minimal wird. Jodstoffwechsel und -Wirkung einerseits und die regionär verschiedene Schilddrüsenbeschaffenheit andererseits sind so nahe und kompliziert miteinander verknüpft, daß hier noch viele Rätsel zu lösen sind. Theoretisch und praktisch von großem Interesse dürfte das neuerdings von den Promontawerken in den Handel gebrachte *Jodgorgon* sein, ein Dijodtyrosin, das nach HARRINGTON[5] nahe Beziehungen zum Thyroxin hat. Vielleicht liegt hier ein Präparat vor, das Jod und Schilddrüsenwirkung in milder Form miteinander kombiniert. Über genügend eigene Beobachtungen verfüge ich nicht. Die Tatsache, daß nur Menschen mit Strumen auf Jod mit Oxydationssteigerungen reagieren, spricht dafür, daß in diesen Fällen das Jod Thyroxin mobilisierend wirkt. Es würde also in diesen Fällen letzten Endes eine Autothyreoidintherapie vorliegen. Aus diesen Erfahrungen heraus empfehle ich eine vorsichtige Jodtherapie bei allen Fettsüchtigen mit

[1] MAGNUS-LEVY, A.: Z. klin. Med. **60**, 217 (1906).
[2] PLUMMER: J. amer. med. Assoc. **80**, 1955 (1923).
[3] MARK, R.: Unveröffentlichte Untersuchungen.
[4] PETRÉN: Diskuss. Bemerk. auf Nordwest. Gesellsch. f. inn. Med. Hamburg 1926.
[5] HARRINGTON, CH. R.: Biochem. J. **20**, 300 (1926).

Struma. Unter ärztlicher Kontrolle und bei vernünftigen Kranken lassen sich die Gefahren einer Basedowisierung, die nach v. NOORDEN[1] im höheren Alter offenbar größer sind, vermeiden. Jodpräparate (Jodglidin, Jodipin, Dijodyl usw.) 1—3 Tabletten täglich werden meist gut vertragen. Wegen der Verzögerung der Ausscheidung bestehen Kontraindikationen bei Komplikationen mit Nephritis und Schrumpfnieren (v. NOORDEN, v. ROMBERG u. a.). Stärkere Reizerscheinungen von seiten der Atemwege und der Haut zwingen häufig zur Einstellung der Jodmedikation, während leichte dyspeptische Beschwerden, soweit sie vor allem nur den Appetit beeinträchtigen, gerne in Kauf genommen werden, weil sie die diätetische Therapie, die stets mit der Jodbehandlung kombiniert werden sollte, erleichtern.

Jodhaltig ist auch der zuerst von DUCHESNE-DUPARI[2] für die Fettsuchtbehandlung empfohlene Blasentang (Fucus vesiculosus), offenbar ein uraltes Heilmittel, das als getrocknetes Pulver oder wässrig alkoholischer Extrakt gegeben wurde. In Verbindung mit Abführmitteln kam er Anfang des Jahrhunderts als „Corpolin" in den Handel. H. SALOMON (unter v. NOORDEN) beobachtete auch starke Gewichtsabnahmen ohne Veränderung des Ernährungsregimes. Der Gasstoffwechsel war deutlich gesteigert, noch mehr der Eiweißumsatz, so daß von SALOMON und v. NOORDEN[3] die Möglichkeit einer Beimischung von Schilddrüsenpräparaten erörtert wird, um so mehr, als selbst hergestellte Extrakte und das reine Präparat keinen Einfluß zeigten.

In neuerer Zeit bringt die Firma R. u. O. Weil Fukus in Kombination mit mildwirkenden Abführmitteln unter dem Namen Vesculan mite und forte auf den Markt. Es wird über günstige Erfolge berichtet, doch liegen m. W. exakte klinische Beobachtungen nicht vor. DAVID[4] hat in letzter Zeit das Vesculan mit den wirksamen Hormonen der Hypophyse, der Testes bzw. des Ovariums, des Thymus und einem vom Darm aus angeblich wirksamen Proteinkörper kombiniert unter dem Namen Hormovesculan. Es sollen dreimal täglich 1—3—2 Tabletten genommen werden, am besten in Verbindung mit einer intramuskulären Injektion des gleichen Präparates jeden zweiten Tag. Die von DAVID beschriebenen Fälle zeigen eine günstige Wirkung, sind aber zur Beurteilung der Wirkung ungeeignet, da gleichzeitig starke Diäteinschränkungen, evtl. Terrainkuren verordnet wurden, so daß es völlig unmöglich ist, zu sagen, worauf die zu dem recht langsame Gewichtsabnahme zurückzuführen ist.

Ein Entfettungsmittel bedeutet nur dann einen wirklichen Fortschritt, wenn entweder im Respirationsversuch seine oxydationssteigernde Wirkung auf Grundumsatz bzw. dynamische Wirkung nachgewiesen werden kann oder gezeigt wird, daß das bei gleichem diätetischen und motorischen Verhalten konstant gebliebene Gewicht nach Applikation des neuen Mittels absinkt.

Auch das *Bor* und seine Derivate sind für die Therapie der Fettleibigkeit herangezogen worden, anscheinend zuerst von C. GERHARDT[5].

---

[1] v. NOORDEN, C.: zitiert auf S. 112.
[2] DUCHESNE-DUPARI: Gaz. Hôp. 1862—63.
[3] SALOMON, H.: Ztbl. f. Stoffw. u. Verdauungskr. Bd. 2, S. 205, 1901.
[4] DAVID, O.: Med. Klin. 1925. — Dtsch. med. Wschr. 1926.
[5] GERHARDT, C.: Ther. Gegenw. 241 (1902).

Maßgebend dafür waren ältere Tierversuche von TH. FORSTER, CHITTEN-
DEN und CLES, sowie der Nachweis einer Stoffwechselsteigerung durch
ROST[1] und RUBNER[2], die LOEWY allerdings für kastrierte Tiere nicht
bestätigen konnte. Günstig ist die abführende Wirkung des Bor mit
ihrer konsekutiven Verminderung der Resorption. Obwohl die Bor-
therapie wegen ihrer theoretischen Grundlagen, die allerdings wohl
noch weiter vertieft werden müßten, in mancher Beziehung recht
aussichtsreich erscheint, ist sie heute fast in Vergessenheit geraten.
Ich kenne aus neuerer Zeit nur das Adiposan, von dem ich in manchen
Fällen Gutes sah, hin und wieder allerdings auch stürmische Durchfälle.
Günstig ist auch hier die Beeinträchtigung des Appetits.

Zur Unterdrückung des lästigen Hungergefühls und zur Erzielung
einer gewissen Sättigung trotz calorienarmer Nahrung ist neuerdings von
Schering - Kahlbaum ein Präparat mit Namen *Dekorpa* eingeführt. Es
ist ein getrockneter Pflanzenschleim mit hoher (bis 20facher) Quellbarkeit.
Vor der Nahrung in Mengen von 1—2 Kaffeelöffeln mit etwas Wasser
heruntergeschluckt, nimmt es im Magen und Darm ein großes Volumen
ein, ohne selbst der Verdauung zu unterliegen. Es entzieht dem Körper
Wasser und übt ähnlich wie das Regulin eine geringe laxierende Wirkung
aus. FISCHL[3] berichtete über gute Erfolge. Auch die an unserer Klinik
gemachten Erfahrungen waren manchmal durchaus günstig, so daß Dekorpa
da, wo starkes Hungergefühl die Durchführung von Unterernährungskurven
erschwert, empfohlen werden kann. Manchmal treten allerdings unangenehme
Druckgefühle im Abdomen auf. Selbstverständlich kommt dem Medikamente
keinerlei direkte Wirkung auf den Fetthaushalt zu

Ein weiteres, besonders wertvolles Unterstützungsmittel bei der
Diät ist wegen seiner außerordentlichen starken Wirkung auf Wasser-
und Salzhaushalt *Novasurol bzw. Salyrgan*, eine komplexe Hg-Ver-
bindung des Salicylallylamidoessigsauren Natriums, die in $10^0/_0$iger
steriler Lösung in Ampullen in den Handel kommt. Die diuretische,
selbst dem Thyreoidin überlegene Wirkung dieser Mittel, insbesondere
des Salyrgans ist so groß, daß sie in der Regel schon nach intravenöser
oder intramuskulärer Injektion von 1 ccm selbst beim Gesunden im
Wassergleichgewicht eintritt. Erst recht groß sind die Erfolge bei Herzinsuffizienzen; ja selbst bei Ergüssen, die wie Ascites und Exudate
der großen Körperhöhlen nicht auf Stauungen beruhen, kann die
Diurese mehrere Liter betragen. Auch bei Fettleibigen sieht man die
besten Wirkungen, aber auch in anderen Fällen sind, wie EPPINGER[4]
zuerst gezeigt hat und ich bestätigen kann, die Gewichtsabnahmen oft
sehr erheblich, zumal wenn an den Tagen noch eine besondere Wasser-
und Salzzufuhreinschränkung vorgenommen wird. Ein Nachteil ist nur,
daß, sofern letztere Bedingungen nicht noch an den folgenden Tagen
weiter eingehalten werden, die Gewichtsverluste sich manchmal rasch
wieder ausgleichen.

Der Mechanismus der oft verblüffenden Diurese ist noch nicht
klar. Während NONNENBRUCH[5] in erster Linie an den Verschiebungen

---

[1] ROST: Arb. ksl. Gesdh.amt 19 (1902).
[2] RUBNER: Ebenda 70.
[3] FISCHL, L.: Med. Klin. Nr 13 (1927).
[4] EPPINGER, H.: Wien. klin. Wschr. April 1925.
[5] NONNENBRUCH: Münch. med. Wschr. Nr 40 (1921).

im Kochsalzhaushalt denkt, verlegen SAXL und HEILIG[1] den Hauptangriffspunkt in die Gewebe.

γγ) Die Proteinkörpertherapie.

In der Ära der Proteinkörpertherapie, die ebenso leidenschaftlich
empfohlen wie bekämpft wird, ist es selbstverständlich, daß auch von
dieser Seite her Waffen zur Bekämpfung der Fettsucht herangeholt
worden sind. Unabhängig voneinander haben R. SCHMIDT[2] (Prag)
und ZIMMER[3] (unter BIER) sie empfohlen und zwar meist in Kombination
mit dem Thyreoidin. Der Heilfaktor soll nach R. SCHMIDT das Fieber
mit seiner Steigerung der vitalen Funktionen wahrscheinlich auch bei
den Inkretorganen sein, wozu vielleicht noch eine gewisse Sensibilisierung für die zugeführte Schilddrüsensubstanz käme. Er empfiehlt
sterile Milchinjektionen (4—7 ccm intragluteal) 2—3mal wöchentlich
3 Monate hindurch. Temperaturanstiege oder lokale Reizerscheinungen
waren gering oder fehlten ganz. Als Proteinkörper kommt nach LORANT[4]
auch das Hypertherman in Betracht, ein Milcheiweißkörper mit einem
abgetöteten Kolistamm (Mengen $^1/_2$—5 ccm subcutan jeden 2. bis 4. Tag).
ZIMMER[3] verwandte als Reizkörper Yatrenkasein (0,2—1,0 ccm 2 mal
wöchentlich) oder kolloidale Kohle, Terpentin, Ameisensäurepräparate,
kolloidale Siliciumsalze usw.). Am sichersten wirksam und fein abstufbar
ist das *Pyrifer*, das ich allen anderen erheblich vorziehen möchte. Um
einen Schüttelfrost mit seinen unangenehmen Nebenerscheinungen zu
vermeiden, kommen vor allem zu Anfang nur die schwächeren Dosen
in Betracht. Komplizierende Herzkrankheiten und Hypertonien bilden
eine strenge Kontraindikation.

UMBER[5] berichtet über wechselnde Resultate der Proteinkörpertherapie, z. T. sehr stürmische Reaktionen besonders bei Hypertherman.
Das Gewicht sank in den letzteren Fällen fast stets ab, stieg aber hinterher meist wieder auf den Ausgangswert. So empfiehlt er, nur in ganz
hartnäckigen Fällen von endogener Fettsucht bei gleichzeitiger starker
Calorieneinschränkung mit der Proteinkörpertherapie einen Versuch
zu machen. In die Gruppe der Reizstoffe gehört wohl auch das von
KAUFMANN[6] empfohlene *Leptynol*, eine kolloidale Palladiumlösung.
UMBER sah keinerlei Erfolge und riet wegen unangenehmer Nebeneinwirkungen dringend davon ab.

Ausser den genannten Substanzen gibt es noch eine Fülle von sogenannten Entfettungsmitteln bekannter und unbekannter Zusammensetzung. Zum Teil sind es nur Kombinationen von Abführmitteln. ZER
NICK[7], KUHN[8] und UMBER[9] bringen eine lange Liste. Die harmlosen
davon sind freigegeben, die Drastika enthaltenden sind nur gegen ärztliches
Rezept zu beziehen. Einwandfreie günstige Wirkungen sind von zuver

---

[1] SAXL u. HEILIG: Ther. Gegenw. 37 (1922).
[2] SCHMIDT, R.: Ther. Gegenw. Mai 1923.
[3] ZIMMER u. SCHULZ: Münch. med. Wschr. Nr 7 (1923); Nr 25 (1924).
[4] LORANT: Wien. Arch. inn. Med. 9, 341.
[5] UMBER: zitiert auf S. 113.
[6] KAUFMANN: Münch. med. Wschr. Nr 10 u. 23 (1913).
[7] ZERNICK: Dtsch. med. Wschr. 1195 (1906).
[8] KUHN, O.: Med. Klin. 1907, 1366.
[9] UMBER, F., S. 149: zitiert auf S. 113.

lässiger Seite nie beschrieben, dafür oft sehr unangenehme Nebenerscheinungen. Arzt und Patient sollten daher lieber prinzipiell auf die Verschreibung bzw. Anwendung solcher Mixta composita verzichten. .

ζ) Die Leistungsfähigkeit der internen Therapie.

Wie steht es mit den Erfolgen der kombinierten diätetisch-medikamentösen Therapie der Fettleibigkeit? Theoretisch ist zu erwarten, daß bei einem sicheren Defizit zwischen den gesamten calorischen Ein- und Ausgaben, wie es durch diese Behandlung gesetzt werden soll, unter allen Umständen eine Fetteinschmelzung zustande kommen muß, um so größer, je stärker das Caloriendefizit. Trotzdem sind in der Literatur Fälle verzeichnet, die anscheinend auf die geschilderte Behandlung überhaupt nicht reagierten. Umber[1] hat z. B. einen solchen, sehr lange beobachteten Fall beschrieben, auch die oben geschilderte eigene Beobachtung könnte dahin gerechnet werden. Meist handelt es sich um schwere Formen endogener Fettsucht, bei denen nach kurzen Anfangserfolgen das Gewicht still steht. Umber[1] hat geglaubt, daß es sich dabei um ganz abnorm niedrige Calorienbedürfnisse handelt. In meinen eigenen Beobachtungen, in denen stets der Bedarf respiratorisch festgestellt wurde, lag eine stärkere Erniedrigung entweder gar nicht vor oder wurde bei der Kostzumessung berücksichtigt. Wie ungeheuer schwer es nach initialen Erfolgen sein kann, das Gewicht herabzudrücken, zeigt folgende eigene Beobachtung an einem Falle ungewöhnlich hochgradiger Fettsucht (172 kg später sogar 195 kg bei 161 cm Größe · bei einer 38jährigen Frau, F. Schl.).

Mit Fettsucht mütterlicherseits schwer belastet, Beginn der eigenen Fettsucht schon mit 10 Jahren. Mit $20^1/_2$ Jahren verheiratet mit ca. 80 kg, 4 Geburten, nach jeder zunehmend dicker, besonders stark nach der letzten 1924, genauere Angaben über das Gewicht sind nicht zu erhalten, da die Kranke sich seit Jahren nicht mehr gewogen hat. Klagen über starke Schweiße, wenig Hunger und Durst, in letzter Zeit schwere Krampfaderbildung und Verstauchung im linken Fuß. Vom 10. Mai bis 18. Juli 1926 in der Klinik.

Bei der Aufnahme 172 kg Gewicht bei 161 cm Größe, enorme Fettsucht des Stammes, der Beine und der Oberarme bei fast zierlichem Kopf und schmalen Händen (vgl. Abb. auf S. 126 bei 195 kg Gewicht). Umfangmaße nach 16,5 kg Gewichtsabnahme an den Oberarmen 49,5 cm, an der Taille 137, an den Hüften 183 (!!) cm. Herz und Lungen normal, Blutdruck anfangs etwas erhöht (160 mm Hg). Im Urin zeitweise Alb., sonst o. B. Periode ganz regelmäßig und stark. Grundumsatz im Anfang leider nur mit Krogh bestimmt 3059 Cal. (gegenüber interpoliertem Benedict von 2353) sicher zu hoch. Am 11. Juni in meinem Universalapparat: 2166, am 26. Juni 2270, am 10. Juli 1906 Cal. Dynamische Wirkung von Fleisch etwas herabgesetzt. Im ersten Monat bei durchschnittlich 600 Brutto-Cal. und eingeschobenen maskierten Hungertagen (2—300 Cal.), 3—9mal 0,1 g Thyreoidin abwechselnd mit Inkretan (bis 9 Tabletten! täglich) und Ovowop (bis 9 Tabletten täglich) und starker Flüssigkeitsbeschränkung auf täglich nur $^1/_2$ Liter Extraflüssigkeit eine Gewichtsabnahme von 172 auf 158,5 kg, in der Zeit vom 11. Juni bis 2. Juli verlangsamte sich dann bei annähernd gleicher diätetischer und medikamentöser Behandlung die Gewichtsabnahme von 158,5 auf 155 kg. In den weiteren 14 Tagen blieb das Gewicht dann stehen. Die folgende Tabelle 22 gibt über diesen letzten Abschnitt der Behandlung zugleich mit den Angaben über Zusammensetzung der Nahrung, Wasserbilanz und medikamentöse Beeinflussung Auskunft.

---

[1] Umber, F.: Ernährung und Stoffwechsel, 3. Aufl., 1925.

Tabelle 22. Gewichtsstillstand trotz rigorosester diätetisch-medikamentös-physikalischer Behandlung bei hochgradiger Fettsucht (172 kg).

Datum 1926	Körpergewicht (nackt) kg	Brutto-Calorien-Zufuhr	Gesamtgewicht der Nahrung g	Extra-flüssigkeit ccm	Urin-menge ccm	Spez. Gewicht	Medikamentöse Therapie	Bemerkungen
2.—3. VII.	155,0 kg am am Anfang des Tages	544	280	400	300	1032	3 mg Thyroxin	Kost ganz salzarm c 4 g
3.—4. VII.	155,0	861	350	300	250	1032	6 ,, ,,	
4.—5. VII.	155,2	971	400	600	250	1033	6 ,, ,,	
5.—6. VII.	155,2	565	450	600	900	1010	{ 6 ,, ,, 1,0 Salyrgan intramuskulär	
6.—7. VII.	154,8	607	550	600	300	1027	{ 8 mg Thyroxin $^{1}/_{4}$ 1 Apenta	1 Std. Schwitzkast.
7.—8. VII.	155,5	591	550	600	600	1013	{ 8 mg Thyroxin 4 g Natr. salicyl.	desgl.
8.—9. VII.	155,5	496	800	600	800	1012	{ 8 mg Thyroxin 1,0 Salyrgan intramuskulär	
9.—10. VII.	—	669	550	400	400	1019	8 mg Thyroxin	
10.—11. VII.	155,6	693	760	400	400	1021	8 ,, ,,	
11.—12. VII.	155,5	661	510	300	300	1026	8 ,, ,,	
12.—13. VII.	155,5	605	510	600	1100	1010	{ 8 ,, ,, 4 g Natr. salicyl 1,0 Salyrgan intramus-	1 Std. Schwitzkast.
13.—14. VII.	155,0	475	460	1000	300	1026	{ 8 mg Thyroxin [kulär 4 g Natr. salicyl	desgl.
14.—15. VII.	156,0	656	540	400	300	1032	{ 8 mg Thyroxin 4 g Natr. salicyl	desgl.
15.—16. VII.	155,5	663	540	400	700	1020	{ 8 mg Thyroxin 1,0 Salyrgan intra-	desgl.
16. VII.	155,2	—	—	—	—	—	— [muskulär	

In diesem, 10 Wochen hindurch genau beobachteten Falle hochgradigster endogener Fettsucht, wurde die diätetisch-medikamentös-physikalische Behandlung mit einer kaum noch zu überbietenden Rigorosität durchgeführt. Die durchschnittliche Bruttocalorienzufuhr betrug dauernd unter $25^0/_0$ des Bedarfs, die Flüßigkeitszufuhr war minimal, die Schilddrüsenzufuhr maximal. Ohne die große Energie der völlig appetitlosen Frau, die streng isoliert war (damals Privatpatientin) und alles aufbieten wollte, um die Operation ihrer Krampfadern zu vermeiden, wäre diese Gewaltkur, die gleichwohl unverhältnismäßig gut vertragen wurde, gar nicht durchführbar gewesen und trotzdem stand bei weiterer Steigerung aller zur Entfettung geeigneten Maßnahmen die letzten 14 Tage das Gewicht still. Wie ist das möglich? Bei einer durchschnittlichen Bruttocalorienzufuhr von 647 Cal. pro die und einem Grundumsatz von ca. 2000 Cal. errechnet sich ein tägliches Caloriendefizit von ca. 2000 Cal., in Fett ausgedrückt 250 g. Rein bilanzmäßig müßte der Körper vom Eiweiß abgesehen 3500 g an Trockengewicht in den letzten 14 Tagen verloren haben, tatsächlich nahm er aber gar nicht ab. Wenn überhaupt, so könnte man hier hinsichtlich der Therapie von einem hoffnungslosen Fall von Fettsucht reden. Trotzdem kann es keinem Zweifel unterliegen, daß auch in den letzten 2 Wochen noch große Fettmengen eingeschmolzen sind. Die Fettpolster waren dem Volumen nach annähernd gleich, fühlten sich aber weicher an. Trotz der hochgradigen Flüssigkeitseinschränkung (Gesamtgewicht der Nahrung + Extraflüssigkeit), die im heißen Sommer nicht mehr gesteigert werden konnte, retinierte der Körper Wasser, wie die abgesehen von den Salyrgantagen minimalen Urinmengen zeigen. Nur an einem besonders heißen Tage konnte die Kranke der Versuchung mehr zu trinken nicht widerstehen (13/14. Tag). Der Effekt war ein Gewichtsanstieg von 1 kg bei gleich niedriger Harnausscheidung wie vorher.

Jede Unterernährung steigert die Neigung zur Wasserretention, beim Fettsüchtigen erreicht sie aber exzessive Grade. Ist diese Deutung der Gewichtskonstanz in den sog. hoffnungslosen Fällen richtig, so muß über kurz oder lang das im Übermaß retinierte Wasser wieder erscheinen. Das war auch bei der geschilderten Kranken der Fall. Sie setzte auch zu Hause mit der ihr eigenen Energie in etwas abgeschwächtem Maße (ca. 800 Cal.) die Behandlung fort und nahm in den nächsten Wochen noch weitere 3 kg ab. Eine plötzliche Verschlechterung ihrer wirtschaftlichen Lage zwang sie dann die teuere Thyreoidin- und Salyrgan-Kur abzubrechen und nur die diäteinschränkende Wirkung beizubehalten, mit dem Erfolge, daß sie zunächst wenigstens nicht wieder zunahm. Zwei Jahre später allerdings kam sie mit einer Schwangerschaft im 7. Monat und 195 kg Gewicht wieder in die Klinik.

Es wäre grundfalsch, in derartigen gewiß sehr seltenen Fällen die Behandlung als aussichtslos abzubrechen. Wenn eine Abnahme von 20 kg gegenüber 172 kg auch keinen allzugroßen Fortschritt bedeutet, so bringt das doch meist schon eine sehr erhebliche Erleichterung für die Kranken. Der Arzt darf unter keinen Umständen die Geduld und Energie verlieren. Leider ist das aber sehr oft, man kann fast sagen in der

Regel der Fall bei den Kranken, die ärztlichen Vorschriften werden nicht mehr eingehalten. Das ist der Grund, warum viele diätetisch-medikamentöse Entfettungskuren nicht den gewünschten Erfolg haben.

Ob richtig und ohne Beschwerden durchgeführte Entfettungskuren nachträglich noch Schaden anrichten können, ist unwahrscheinlich. CURSCHMANN[1] hat kürzlich über drei Fälle von Leukämie berichtet, die zeitlich sich an sehr rigorose Entfettungskuren anschlossen. Die Möglichkeit kausaler Beziehungen ist gegeben, von einer Wahrscheinlichkeit des Zusammenhanges kann bei der Rarität solcher Fälle wohl vorläufig nicht gesprochen werden.

η) Die chirurgische Behandlung.

Auch chirurgische Maßnahmen sind für die Behandlung der Fettsucht empfohlen worden. Für große Lipome ist sie auch durchaus am Platze, da diese erfahrungsgemäß der internen Therapie ganz besonders schwer zugänglich sind. Darüber hinaus gibt es aber auch Fettleibige, besonders Frauen, die anläßlich anderer operativer Eingriffe oder ad hoc sich an den besonderen Prädilektionsstellen des Fettansatzes, besonders am Bauch subcutanes Fett entfernen lassen. Um einen Erfolg zu erzielen, müssen schon einige Kilogramm entfernt werden. JOLLY hat viele derartige Operationen ausgeführt und über gute Erfolge berichtet. Die Notwendigkeit dazu wird selten gegeben sein. Nur bei monströsen lokalen Fettanhäufungen in der unteren Bauchgegend, die wie Schürzen über die Genitalien herabhängen oder in ähnlichen Fällen nicht lipomatöser Fettsucht wäre dazu zu raten.

Neuere Darstellungen über die Fettsucht und ihre Behandlung.

v. NOORDEN, C.: Die Fettsucht, 2. Aufl., Wien u. Leipzig: Hölder 1910.

MATTHES, M.: Erg. inn. Med. **13**, 82 (1914).

BRUGSCH, TH.: Die Fettsucht, in Pathol. u. Ther. innerer Krankheiten, herausg. von F. Kraus u. Th. Brugsch, Bd. I, S. 297, 1919.

HECKEL, F.: Grandes et petites obésités, Paris: Masson 1920.

VON NOORDEN, C. u. H. SALOMON: Allgem. Diätetik, Bd. 1, Berlin: Julius Springer 1920.

PERRINE, M. u. P. MATHIEU: L'obésité, Paris: Flammarion 1923.

GRAFE, E.: Die pathol. Physiol. des Gesamtstoff- u. Kraftwechsels bei der Ernährung des Menschen, München: J. F. Bergmann 1923.

LE GENDRE: Obésité in Nouveau traité de Médecine, 2. Aufl., Tome 7, S. 295, Paris: Masson.

TILESTON, W.: Endocrinoly and Metabolism, herausg. von BARKER, Bd. IV, S. 29, 1924.

ISAAC: Wesen und Behandlung der Fettsucht, Würzburger Abhandl., Neue Folge, Bd. 1, S. 6, 1924.

UMBER, F.: Ernährung u. Stoffwechselkrankheiten, 3. Aufl., Berlin: Urban u. Schwarzenberg 1925.

LICHTWITZ, L.: Die Fettsucht im Handbuch der inneren Medizin, 2. Aufl., herausg. von G. v. BERGMANN u. R. STAEHELIN, Bd. IV/1, S. 892, 1926.

ACHARD, Ch.: Troubles des échanges nutritifs, II, Paris: Masson 1926.

v. BERGMANN, G. und STROEBE: Die Fettsucht in Oppenheimers Handb. der Biochemie, Bd. 7, 562, 1927.

THANNHAUSER, S.: Lehrb. d. Stoffw. u. der Stoffwechselkrankheiten, München: J. F. Bergmann 1929.

---

[1] CURSCHMANN: Klin. Wschr. 1927, Nr 6.

II. Die Magersucht.

Seit ca. einem Jahrzehnt hat sich in steigendem Maße in der klinischen Literatur, vor allem von Österreich und Deutschland, das Bedürfnis herausgebildet, aus dem großen Gebiete der Unterernährung und Abmagerung bestimmte Gruppen von Formen abzugrenzen und als sog. Magersucht in Parallele zur endogenen Fettsucht zu setzen. Unter Magersucht wird demgemäß eine aus endogener Ursache entstandene Abmagerung verstanden. Gegenüber der sekundären Unterernährung bei Krankheiten der verschiedensten Art, vor allem Infektionskrankheiten, Tumoren, Verdauungskrankheiten, Blutstörungen, Nierenleiden könnte man auch von einer primären Magerkeit sprechen, doch scheint mir dieser Ausdruck ebenso wie bei der perniziösen Anämie nicht glücklich zu sein, da die tieferen Ursachen der endogenen Magersucht in einem Teile der Fälle schon erkannt, im anderen noch ungenügend erforscht ist. Um die sog. Magersucht unter den Ernährungsanomalien anderer Genese aber gleichen Effektes schärfer hervorzuheben, ist der Begriff endogen enger zu fassen, wie es gewöhnlich der Fall ist. Es sei darunter lediglich der Einfluß solcher Faktoren verstanden, die aufs nächste für Wachstum und intermediären Stoffwechsel maßgebend sind, also konstitutionelle, innersekretorische und nervöse Einflüsse.

. Ebenso wie die endogene Fettsucht im klinischen Bilde vielfach durch ein auffallendes Mißverhältnis von Nahrungsaufnahme und Gewichtsansatz charakterisiert ist, kontrastieren bei manchen Formen der endogenen Magerkeit Größe der Nahrungsaufnahme und Mangel des Ansatzes.

Diese letzteren Beobachtungen dürfen uns aber nicht darüber hinwegtäuschen, daß ebenso wie eine Fettsucht nur durch eine positive Energiebilanz zustande kommt, die Magersucht ebenso wie jede andere Form der Abmagerung auf die Dauer nur durch ein Defizit der Einnahmen gegenüber den Ausgaben des Organismus bedingt sein kann. Für kürzere Zeiten können allerdings ganz analog wie bei der Fettsucht aber auch hier, allerdings mit entgegengesetztem Vorzeichen Änderungen im Wasserhaushalt, in diesem Falle starke Wasserabgaben, die Gewichtskurve entscheidend beeinflussen.

Bei der Forschung über die Genese der Magersucht gilt es in erster Linie den negativen Betrag der Stoffwechselbilanz zu eruieren; alle die Faktoren, die bei der Fettsucht analysiert werden, müssen hier auf ein entgegengesetztes Verhalten hin geprüft werden. Im Gegensatz zur Fettsucht stehen wir aber hinsichtlich vieler und zwar gerade der interessantesten Formen der Magersucht noch im Anfange des Studiums. Bei der Seltenheit gerade der wichtigsten Fälle handelt es sich meist um verstreute Beobachtungen; über ein größeres systematisch durchgearbeitetes Material verfügen nur FALTA[1], H. ZONDEK[2] und THANNHAUSER[3].

---

[1] FALTA, W.: Die Erkrankungen der Blutdrüsen. 2. Aufl. Berlin und Wien: Julius Springer 1928.

[2] ZONDEK, H.: Die Erkrankungen der endokrinen Drüsen. 2. Aufl. Berlin: Julius Springer 1926.

[3] THANNHAUSER, S. J.: Lehrbuch des Stoffwechsels und der Stoffwechselkrankheiten. München: J. F. Bergmann 1929.

Wie es bei einem neubeackerten Gebiete verständlich ist, besteht über die Abgrenzung der einzelnen Unterformen der Magersucht noch keine Übereinstimmung. THANNHAUSER[1] hat kurz vor der Drucklegung dieses Buches in seinem ausgezeichneten Lehrbuche des Stoffwechsels und der Stoffwechselkrankheiten versucht, eine bis ins einzelne gehende Einteilung zu geben, dabei aber m. E. die gewiß sehr wichtige hypophysäre Genese etwas zu gewaltsam in den Vordergrund gestellt und zu stark aufzuspalten gesucht. Angesichts der bisherigen Dürftigkeit unserer tatsächlichen Kenntnisse scheint es mir vorläufig richtiger, folgende vier Hauptformen der Magersucht zu unterscheiden: 1. Magersucht durch primäre, nicht endokrine Anorexie, 2. endokrine Magerkeit, 3. neurogene Magersucht und 4. konstitutionelle Magersucht vorläufig noch unklarer Genese. Die Möglichkeit, daß auch bei der ersten und vierten Form endokrine Einflüsse irgendwelcher Art mit im Spiele sind, sei durchaus zugegeben, aber faßbar und bewiesen sind sie vorläufig noch nicht. Anhangsweise soll noch kurz über eigenartige Formen cirkumscripter Magersucht berichtet werden, deren Stellung noch umstritten ist.

Für die Therapie der endogenen Magersucht gelten, soweit eine Behandlung überhaupt notwendig oder wünschenswert erscheint, die gleichen Gesichtspunkte und Vorschriften wie für die Abmagerung überhaupt (vgl. die Ausführungen auf S. 46).

1. Magersucht infolge primärer, nicht endokriner Anorexie.

Diese von FALTA[2] näher charakterisierte Gruppe stellt wohl das größte Kontingent unter den Magersüchtigen dar. Das Charakteristikum ist der Appetitmangel. Wir haben hier das Gegenstück zu der mit entgegengesetztem Vorzeichen versehenen Appetitstörung Fettsüchtiger, der Hyperappetenz (v. BERGMANN). Bei dem komplizierten Mechanismus des Hungergefühls und der Menge von Faktoren, die darauf Einfluß haben, können die Ursachen sehr verschiedenartig sein (vgl. S. 113). An dieser Stelle kommen natürlich nur primäre Appetitanomalien in Betracht, nicht etwa solche im Gefolge körperlicher oder seelischer Leiden. In erster Linie sind hier zu erwähnen die recht zahlreichen Menschen, vor allem weiblichen Geschlechts, die ihr Leben hindurch einen abnorm geringen Nahrungsbetrieb besitzen, eine Art Hungerhypästhesie. Sie sind abnorm untergewichtig und würden es noch mehr sein, wenn nicht durch Schulung der Vernunft eine gewisse Korrektur der Nahrungsaufnahme stattfände. Man findet diese Form der Appetitstörung besonders ausgesprochen bei Menschen von asthenischem Typ, dem sog. Stillerschen Habitus, daneben aber auch häufig bei Menschen anderer Konstitution, meist handelt es sich um große Menschen, doch können auch sehr kleine grazile Personen ihn aufweisen.

Neben diesen habituellen Schlechtessern gibt es Menschen, die ohne erkennbaren Grund in gewissen Zeiten ihres Lebens, vor allem in der Kindheit und während der Pubertät, einen abnorm geringen Appetit

---

[1] THANNHAUSER, S. J.: zitiert auf S. 170.
[2] FALTA, W.: zitiert auf S. 170.

zeigen, während er sich vorher oder nachher in normalen Grenzen bewegen kann.

In diese Gruppe gehören auch manche Fälle von Hysterie, deren hervorstechendstes Symptom, der Appetitmangel, ja der Widerwillen gegen das Essen ist, oft in habituellem Erbrechen sich äußernd. Nach meinen Erfahrungen begegnen wir hier den hochgradigsten Fällen von Abmagerung, die es überhaupt gibt, abgesehen vielleicht von dem Endstadium der SIMMONDSschen Krankheit.

Ich verfüge über zwei derartige, besonders eindrucksvolle Beobachtungen, die in folgender Tabelle mit den wichtigsten Angaben über den Körperstatus und Stoffwechsel mitgeteilt seien.

Tabelle 23.

Das Verhalten des Stoffwechsels von zwei Kranken
mit primärer psychogener Anorexie.

Datum	Name	Geschlecht, Alter, Länge, Pulsfrequenz, Atmung	Gewicht kg	Ursache der Unterernährung	Versuchsdauer	ccm CO_2 pro kg u.St.	ccm O_2 pro kg u.St.	Cal. Prod. in 24 St.	Cal. pro kg	Cal. pro m^2
27.11. 1912	F. Mü.	w., 38 J. alt, 148 cm lang, P. = 64, R. = 18, T. = 36,8°	23,7	Schwere Hysterie mit dauerndem Erbrechen	$3^1/_2$ St.	5,39 ccm	7,25 ccm	1163	49,1	1′,4 = 49,6 Cal. pro kg
6.11. 1920	Cl. Le.	w., 30 J. alt, 151 cm lang, P. = 52, R. = 20, T. = 36,3°	30,0	Schwere Hysterie mit Verweiger. genügender Nahrungsaufnahme	$3^1/_4$ St.	4,06 ccm	4,60 ccm	906,7	32,4	834 = 35,8 Cal. pro St.

Bei der Kranken F. Mü. haben wir einen der außerordentlich seltenen Fälle, in denen das Körpergewicht mit 23,7 kg erheblich unter $50^0/_0$ des Solls herabgesunken ist. Nach Ansicht vieler Physiologen ist ein solches Untergewicht nicht mehr mit dem Leben vereinbar.

In beiden Fällen handelt es sich um schwere Hysterien, bei denen fast ausschließlich die Magensphäre betroffen war. Bei der zweiten wirkte sich die eigene völlige Appetitlosigkeit insofern tragisch aus, als die Kranke auch ihre Mutter in jeder nur erdenklichen Weise am Essen zu verhindern suchte und dadurch erheblich schädigte.

So schwer es auch ist, den Mechanismus der Appetitstörung bei diesen Fällen von primärer Anorexie aufzuklären, so wenig problematisch ist hier die Entstehung der Magersucht. Das Mißverhältnis zwischen Nahrungsaufnahme und Nahrungsbedarf ist ebenso evident wie bei der Überernährungsfettsucht. Daß jedenfalls im Grundumsatz keine

sicheren Anomalien bei den beiden von mir beobachteten Fällen vorzuliegen brauchen, zeigen die beiden letzten Stäbe der Tabelle 23. Der
erste Wert mit 49,1 Cal. pro kg könnte auf den ersten Blick als abnorm
hoch erscheinen, doch ist zu bedenken, daß bei einem so exzessiv
niedrigen Gewichte alle normalen Maßstäbe im Stiche lassen. Die
Zahlen bei der zweiten Kranken liegen an der unteren Grenze der Norm.

2. Die endokrine Magersucht.

Diese Gruppe von Magersüchtigen umfaßt solche Fälle von Abmagerung, die sich als Teilerscheinung oder als Folge einer Krankheit
innersekretorischer Drüsen entwickelt. Die Magersucht ist hier nur
genetisch, nicht in ihrem Mechanismus von den anderen Formen unterschieden. In den meisten Fällen ist auch die abnorm geringe, durch
Appetitstörung bedingte Nahrungsaufnahme die Ursache, wobei der
Bedarf sowohl normal wie gesteigert oder sogar herabgesetzt sein kann.
Daneben gibt es aber sehr seltene Fälle, in denen trotz hochgradiger
Überernährung allein kein Gewichtsansatz zu erzielen ist. Ein sehr
eindrucksvolles Beispiel dafür wird auf Seite 180 gegeben werden.

Magersucht kann sich bei nahezu sämtlichen innersekretorischen
Krankheiten einstellen, zwangsläufig aber meist nur im Endstadium
und dann stets durch ein völliges Darniederliegen des Appetits bedingt.

a) Magersucht mit thyreogener Genese.

Diese Form ist am längsten bekannt, am besten studiert und in
ihrem Mechanismus am klarsten. Es handelt sich um den *M. Basedowi*.
Diese gut charakterisierte Krankheit, auf deren klinisches Bild hier
nicht näher eingegangen werden kann (vgl. die neuesten Darstellungen
von CHVOSTEK[1], FALTA[2], H. ZONDEK[3], BAUER[4] u. a.), ist nach der heute
am besten gestützten Theorie durch eine Überproduktion von Thyroxin,
der wirksamen Substanz der Schilddrüse, bedingt. Thyroxin ist der
größte Motor im Stoffwechsel. Seine Injektion bewirkt Oxydationssteigerungen, von denen therapeutisch ja bei der Behandlung der
Fettsucht weitgehend und erfolgreich Gebrauch gemacht wird (vgl.
S. 156). Das Hauptcharakteristikum der Basedowschen Krankheit
oder wie wir, um seine Abortivformen mit zu umfassen, heute richtiger
sagen, des Hyperthyreodismus ist die Stoffwechselsteigerung, die nur
ganz ausnahmsweise in unbehandelten Fällen einmal vermißt wird.
Fast immer ist sie schon im Grundumsatz faßbar, im Gesamtverbrauch
des Tages dürfte sie wohl nie fehlen, da alle stoffwechselsteigernden
Faktoren beim Hyperthyreotiker vermehrt wirksam sind.

Während ein großer Teil der Leichtkranken diesen vermehrten
Verbrauch des Organismus durch eine gesteigerte Nahrungsaufnahme

---

[1] CHVOSTEK: Morbus Basedowi und die Hyperthyreosen, Berlin: Julius
Springer 1917.
[2] FALTA, W.: zitiert auf S. 170.
[3] ZONDEK, H.: zitiert auf S. 170.
[4] BAUER, J.: Die Erkrankungen der inneren Sekretion. Berlin:
Julius Springer, 1928.

zu kompensieren vermag, hält in den schweren Fällen in der Regel der
Appetit nicht mit dem Bedarf Schritt, und der Organismus muß infolge
einer an sich noch normalen, aber für die durch die Krankheit gesteigerten Anforderungen des Körpers ungenügenden Nahrungszufuhr
das Caloriendefizit den Beständen des Körpers entnehmen und infolgedessen abmagern. Zu diesen Gewichtsabnahmen braucht es nicht notwendig zu kommen, denn sie bleiben aus oder kehren sich in ihr Gegenteil
um, wenn es gelingt, den Appetit zu heben oder die Nahrungszufuhr
durch zweckmäßige diätetische Maßnahmen auf die Höhe des Bedarfs
oder darüber hinaus zu heben. Die Entstehung der Magerkeit bei dieser
Krankheit hat also nichts Problematisches an sich.

β) Die Magersucht epirenaler Genese.

Auch diese Form der Magersucht bietet dem Verständnis keine
Schwierigkeiten. Sie wird hervorgerufen durch den Mangel an Adrenalin-
produktion und dokumentiert sich klinisch im Bilde der sog. *Addisonschen Krankheit*. Zu einer stärkeren Abmagerung kommt es in der
Regel erst im letzten Abschnitte der Krankheit, wenn mit Zunahme
der Adynamie, der dyspeptischen, insbesondere der intestinalen Erscheinungen der allgemeine Kräfteverfall einsetzt. Appetitlosigkeit
und evtl. Durchfälle liegen als Ursache hier klar zutage, für einen vermehrten Stoffbedarf des Organismus spricht nichts, im Gegenteil, im
Endstadium pflegt der Grundumsatz meist herabgesetzt zu sein (Lit.
bei GRAFE[1] und FALTA[2]). Die Genese der Abmagerung, die zwar sehr
häufig, aber keineswegs gesetzmäßig eintritt, ist keineswegs eindeutig
inkretorischer Natur. Vielfach läßt sich nicht entscheiden, wie weit
der die Nebennieren zerstörende Tumor oder gleichzeitig sonst im
Körper vorhandene tuberkulöse Herde die Ursache sind. Trotzdem
möchte ich glauben, daß es eine Magersucht allein durch Nebennieren-
insuffizienz gibt, denn es gibt Fälle, in denen die tuberkulösen Herde der
Nebennieren so klein und so einziges Zeichen einer aktiven spezifischen
Erkrankung sind, daß es gezwungen erscheint, eine gleichzeitig bestehende Abmagerung diesen geringfügigen Veränderungen direkt zur
Last zu legen.

γ') Magersucht insulärer Genese.

Der Vollständigkeit halber sei an dieser Stelle auch der Diabetes
mellitus erwähnt, weil er oft mit sehr rasch einsetzenden und häufig
besonders starken Abmagerungserscheinungen einhergeht. Der Mechanismus ist hier ganz besonders geartet und nicht einheitlich (vgl. auch
S. 258).

Meist sind es zwei Faktoren, die zugleich wirken, immer eine
relativ unzureichende Nahrungsaufnahme und daneben oft ein abnormer
Wasserverlust des Körpers. Mit den Zuckerausscheidungen im Urin
verliert der Körper normalerweise nutzbare Calorien der Nahrung,
pro 1 g Zucker 4,2 Cal., bei großen Harnzuckermengen unter Umständen

---

[1] GRAFE, E., Monographie: zitiert auf S. 169.
[2] FALTA, W.: zitiert auf S. 170.

20—30⁰/₀ des Brennwertes der aufgenommenen Speisen. In vielen
Fällen wird zur Deckung des Defizits reflektorisch der Appetit gesteigert, es kommt zu dem bekannten Heißhunger mancher Diabetiker,
der aber keineswegs immer so groß ist, daß nun um so viel mehr Nahrung
aufgenommen wird, als im Harn an Brennwert zu Verlust geht. Daneben
aber gibt es zahlreiche Kranke, bei denen der Appetit sich nicht gegenüber dem Normalzustand ändert oder sogar, wie oft in schweren Fällen,
nachläßt. Besonders starke Gewichtsabnahmen sind dann natürlich
unausbleiblich.

Jede Einschmelzung von lebendiger Substanz und von Reserve-
stoffen ist mit Wasserverlusten für den Organismus verknüpft; gewöhnlich betragen sie das vier- bis fünffache der eingeschmolzenen
Trockensubstanzmenge, manchmal wird aber ein Teil dieses Wassers
vom Körper retiniert. Beim Diabetiker sind aber häufig, vor allem
bei Diabète maigre, die Wasserausscheidungen unverhältnismäßig groß.
Das Gewebe verliert abnorm Wasser aus zwei Gründen: einmal zur
Verdünnung des Harnzuckers, dessen konzentrierte Ausscheidung eine
gewaltige Beanspruchung der Nieren bedeutet, dann aber infolge einer in
seinen Einzelheiten noch nicht befriedigend aufgeklärten Entquellungs-
tendenz des diabetischen Gewebes (näheres vgl. darüber S. 265).

Auch hier liegen keine unabwendbaren Zwangsläufigkeiten vor,
denn ebenso wie Gewichtsabnahmen nicht gesetzmäßig auftreten, so
sind sie da, wo es dazu kommt, jederzeit reparabel, selbst ohne tiefgreifende Änderung in der Stoffwechsellage.

δ) Magerkeit hypophysärer Genese.

Der Hypophyse kommt zweifellos eine besondere Bedeutung für
Wachstum und Ernährungszustand zu. CASELLI, CUSHING und seine
Mitarbeiter, ASCHNER u. a. (Lit. bei P. TRENDELENBURG[1]) zeigten eindeutig die Wachstumshemmung bei hypophyseopriven Hunden, sie ist
um so stärker, je früher die Entfernung vorgenommen wird. Viel
widerspruchsvoller ist die Einwirkung auf den Stoffwechsel. Während
ältere Autoren nach Entfernung der Hypophyse das Bild des sog.
Apituitarismus mit zunehmender Apathie, Nahrungsverweigerung,
Pulsschwäche, Adynamie der Muskeln, Temperatursenkung und Koma
innerhalb weniger Tage sich entwickeln sahen, sind mit Verbesserung
der Technik die Einwirkung der Hypophysenentfernung auf Gesundheit
und Stoffwechsel immer geringer geworden. So fand SATO[2] (unter
TRENDELENBURG) unter 40 hypophysenlosen Hunden niemals eine
Kachexie. Da, wo Veränderungen im Ernährungszustand beobachtet
wurden, handelte es sich meist um eine Neigung zur Verfettung, die
zuerst CUSHING, ASCHNER und LEWIN beschrieben. Ratten verhalten sich
gewöhnlich ebenso, doch sind bei erwachsenen Tieren von FOSTER und
SMITH[3] nach Entfernung der Hypophyse auch starke Gewichtsverluste

---

[1] TRENDELENBURG, P.: Die Hormone. Bd. 1, S. 98. Berlin: Julius
Springer 1928.
[2] SATO: Arch. f. exper. Path. **131**, 45 (1927).
[3] FOSTER, L. G. u. P. E. SMITH: J. of. biol. Chem. **67**, 30 (1926).

und hochgradige Kachexie beschrieben worden. Immer scheint es zu Störungen der Genitalentwicklung zu kommen. Partielle Exstirpationsversuche zeigten, daß die Einwirkung auf Wachstum und Stoffwechsel vom Vorderlappen ausgeht. Ihm schreiben KESTNER und seine Mitarbeiter auch eine besondere Bedeutung für die Größe der spezifischdynamischen Wirkung zu. Die kurz skizzierten Tierexperimente zeigen mithin, daß die Hypophyse den Ernährungszustand in entgegengesetzter Richtung beeinflussen kann, aber es ist noch nicht gelungen, die Ursache des kontr016ären Verhaltens aufzudecken. Vielleicht spielt dabei die Funktion des Zwischenhirns eine Rolle. Daß es eine Zwischenhirnfettsucht gibt, wurde durch die schon erwähnten Untersuchungen unserer Klinik auch experimentell sicher gestellt, aber es ist uns bisher noch nicht gelungen, eine cerebrale Magersucht zu erzielen.

Die klinischen Beobachtungen am Menschen stimmen sehr gut mit den experimentellen Ergebnissen überein. Hypophysenerkrankungen lassen in der Regel den Ernährungszustand unverändert oder führen zur Fettsucht, der sog. Dystrophia adiposogenitalis (vgl. S. 128). Daneben aber gibt es in sehr seltenen Fällen genau das Analogon des Apituitarismus in Form der wohl charakterisierten hypophysären Kachexie. Hier steht die hypophysäre Genese der Magersucht außer allem Zweifel. Noch hypothetisch ist die Rolle der Hypophyse bei gewissen nicht zur Atrophie führenden Formen von Magersucht, von denen in der zweiten Unterabteilung zu sprechen ist.

αα) Die hypophysäre Kachexie (M. SIMMONDS).

Nachdem FALTA[1] 1913 an der Hand einer einschlägigen Beobachtung schon die Vermutung ausgesprochen hatte, daß eine Erkrankung der Hypophyse nicht nur zur Dystrophia adiposo-genitalis, sondern in seltenen Fällen auch zu einer Kachexie führen könne, hat in den folgenden Jahren SIMMONDS-Altona[2] in mehreren Arbeiten das Bild der von ihm als „hypophysäre Kachexie" bezeichneten Krankheit klinisch und anatomisch genau studiert und umrissen.

Charakteristisch für dies auch als SIMMONDSsche Krankheit bezeichnete Leiden ist eine allmählich unter starker Abmagerung, Anämie und Greisenhaftigkeit (Haar und Zahnausfall, Genitalatrophie) sich entwickelnder Kräfteverfall, der als pathologisch anatomische Grundlage schwere Veränderung des Hypophysenvorderlappens aufweist.

Es liegt hier durchaus das Analogon des experimentellen Apituitarismus vor.

Welche Ruinen durch diese furchtbare Erkrankung aus blühenden Menschen werden können, zeigen besonders eindrucksvoll die folgenden, der ausgezeichneten Darstellung der Krankheiten der endokrinen Drüsen von H. ZONDEK[3] entnommenen Bilder.

---

[1] FALTA, W.: Erkrankungen der Blutdrüsen, 1. Aufl., Berlin: Julius Springer 1913.

[2] SIMMONDS: Virchows Arch. 217, 226 (1914). — Dtsch. med. Wochr. Nr 7 (1916); 1918, 852.

[3] ZONDEK, H.: zitiert auf S. 170.

Die außerordentlich seltene Krankheit entwickelt sich meist ganz allmählich im Laufe vieler Jahre. Es sind Krankheitsdauern bis zu 18 Jahren beschrieben worden. Betroffen sind ganz vorwiegend, wenn auch nicht ausschließlich, erwachsene Frauen, vielfach nach der Geburt. Sehr selten ist das Auftreten in der Pubertätszeit, nie beschrieben beim Kleinkind.

Die Krankheit drückt dem ganzen Körper nach und nach ihren verhängnisvollen Stempel auf. Die Haut wird welk, blaß, runzelig, verliert ihren Turgor, die Haare fallen aus, zuerst gewöhnlich am Kopf und an den Augenbrauen, dann an allen anderen behaarten Stellen des Körpers. Das Fett- und Muskelgewebe wird atrophisch und zwar nicht nur wie bei den meisten Abmagerungen am Stamm und den Extremitäten, sondern sehr frühzeitig und sehr ausgesprochen auch im Gesicht.

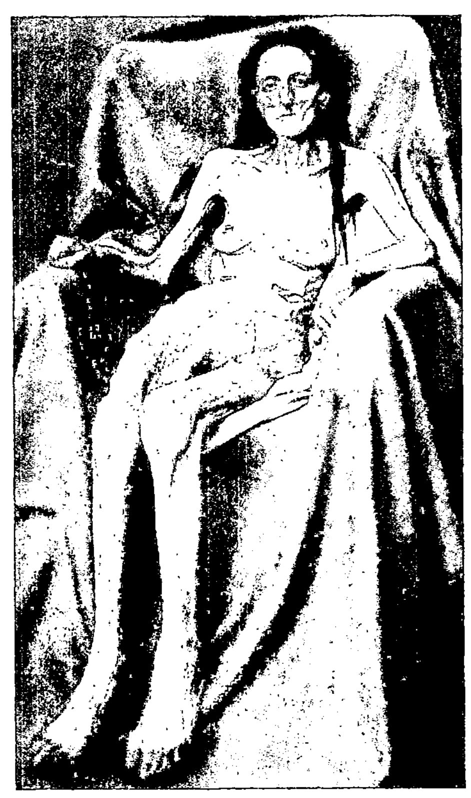

Abb. 16a. 42j. Patientin mit Cachexia hypophysipriva. (Aus H. ZONDEK, Die Krankheiten der endokrinen Drüsen, 2. Aufl., Berlin: Julius Springer 1926.)

In Verbindung mit den zahnlosen und z. T. gleichfalls atrophischen Kiefern entsteht dann das charakteristische greisenhafte Aussehen, wie es auch die Kranke in Abb. 16a in sehr ausgesprochenem Maße zeigt. An der allgemeinen Rückbildung nehmen aber auch die inneren Organe teil, vor allem in der Bauchhöhle, so daß SIMMONDS mit Recht von einer Splanchnomikrie gesprochen hat.

Besonders stark ist die Mitbeteiligung anderer innersekretorischer Drüsen, insbesondere der Genitalien. Es gilt das sowohl für die Keimdrüsen und ihre Funktionen wie die äußeren Genitalien und die

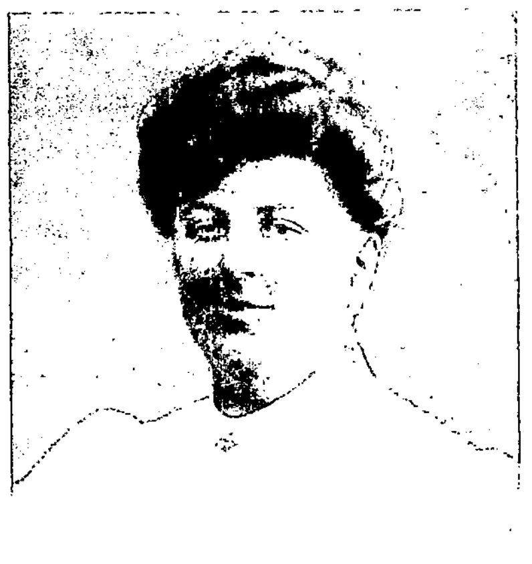

Abb. 16 b. Dieselbe Patientin, 34 jährig, vor Beginn des Leidens. (Nach H. ZONDEK.)

sekundären Geschlechtszeichen. Es entwickelt sich eine hochgradige Atrophie auf der ganzen Linie, die bei der Frau zum Ausfall der Periode, beim Manne zum Erlöschen der Potenz führt. Meist ist auch die Schilddrüse verkleinert; frei bleiben, vom letzten Stadium abgesehen, meist Nieren und Zirkulationsorgane sowie die Lungen.

Auf dem Gebiete des Nervensystems sind von Anomalien eine mechanische Übererregbarkeit der Muskeln, vereinzelt sogar·epileptische Anfälle, psychisch allgemeine Energielosigkeit, Neigung zu Depressionen und Verwirrungszuständen zu nennen. In den letzten Lebenstagen entwickelt sich meist ein komatöser Zustand, der z. T. wenigstens als Vorbote des Hungertodes aufzufassen ist.

Es ist verständlich, daß eine so schwere Schädigung der Gesamtvitalität des Organismus auch den Stoffwechsel in Mitleidenschaft zieht. In ausgesprochenen Fällen kommt es immer zu einer z. T. sehr erheblichen Herabsetzung des Grundumsatzes (vgl. vor allem PLAUT[1] und ZONDEK[2]) und im Gefolge davon sehr oft zu Untertemperaturen, dagegen sind merkwürdigerweise spezifisch-dynamische Wirkung und Blutzucker bisher immer als normal befunden worden. In den Fällen, in denen Tumoren der Krankheit zugrunde liegen, finden sich natürlich je nach dem Sitze entsprechende Lokalsymptome, bei Hypophysentumoren neben der Stauungspapille bitemporale Hemianopsien, oft auch Polyurien, sehr selten auffallenderweise ein echter Diabetes insipidus.

Außerordentlich charakteristisch ist der pathologisch-anatomische Befund[3]. Ausnahmslos werden Veränderungen am Vorderlappen der Hypophyse gefunden, von bindegewebigen Durchwucherungen und einfachen Atrophien bis zu schweren Nekrosen und tumorösen Zerstörungen. Als ätiologisches Moment kommen außer malignen Geschwülsten, Traumen (Schädelbasisfrakturen), akute (vor allem Sepsis) und chronische Infektionen (Tuberkulose und Lues), ferner Embolien und Thrombosen in Betracht.

Das klinische Bild der hypophysären Kachexie ist so charakteristisch, daß in ausgeprägten Fällen differentialdiagnostische Schwierigkeiten selten entstehen. In zweifelhaften Fällen ist das Verhalten der Genitalien und des Grundumsatzes wegweisend.

Die *Therapie* ist leider vorläufig sehr wenig aussichtsreich, nur bei luetischer Genese ist durch eine energische, antisyphilitische Behandlung hin und wieder ein guter Erfolg zu erzielen (z. B. FALTA). Hypophysenvorderlappenpräparate, theoretisch die kausale Therapie, haben bisher wohl vorübergehend Besserungen, Hebungen des Appetits, des Körpergewichts, auch des Grundumsatzes erzielt, aber niemals dauernde Stillstände oder Heilungen. Ob die Substitutionstherapie an sich versagt oder ob wir z. Z. noch zu wenig wirksame Präparate besitzen (vgl. die vernichtende Kritik von P. TRENDELENBURG[4]), kann erst die Zukunft

---

[1] PLAUT, R.: Dtsch. Arch. klin. Med. 139, 285 (1922).

[2] ZONDEK, H.: zitiert auf S. 170.

[3] Eingehende Besprechung der Literatur unter Mitteilung eines eigenen Falles bei W. GRAUBNER, Dtsch. klin. Med. 101, 249 (1925).

[4] TRENDELENBURG, P.: Klin. Wschr. Nr 10 (1925).

entscheiden. Vielleicht bewährt sich auch hier das Anteron von Schering-Kahlbaum (vgl. S. 181).

$\beta\beta$) Hypophysäre, nicht zur Kachexie führende Magersucht.

Bei der Simmondschen Krankheit ist die Hypophysenschädigung als Ursache schwerster Abmagerung klar bewiesen, aber es entsteht die Frage, ob nicht leichtere Veränderungen der Hypophyse auch eine Magersucht hervorrufen können, ohne daß es schließlich zu einer schweren Kachexie kommt. Theoretisch müssen wir diese Frage bejahen schon im Hinblick auf gewisse Fälle von Dystrophia adiposogenitalis mit dem abgeschwächten klinischen Bilde ohne anatomische Hypophysen-befunde. THANNHAUSER[1] hat kürzlich versucht, den Stillerschen Habitus auch als eine hypophysäre Magerkeit mit genitalhypophysären Zeichen (Skopzentypus) anzusprechen. Zum Beweise verweist er dabei auf den disproportionierten Hochwuchs beider Gruppen. Beim Stillerschen Habitus kann das der Fall sein, braucht es aber nicht. Wegen der Unbeweisbarkeit eines hypophysären Faktors und der Tat-sache, daß die Magerkeit dieser Personen nicht auf einem Mißverhältnis von Ansatz und Nahrungsaufnahme beruht, sondern auf einer primären Appetitstörung, scheint es mir vorläufig mit FALTA richtiger, derartige Schlechtesser in die Gruppe der Magersucht infolge primärer, nicht endokriner Anorexie einzureihen (vgl. S. 171). Bei den Skopzen, die nach der ersten Kohabitation kastriert werden, handelt es sich zunächst um primär genitale Ausfallserscheinungen. Es ist möglich oder sogar wahrscheinlich, daß es von der Hypophyse abhängt, ob nach der Kastration der Habitus unverändert bleibt, oder eine Dystrophia adiposogenitalis oder ein magerer Hochwuchs entsteht, aber ein sicherer Beweis dafür ist bisher weder röntgenologisch noch autoptisch erbracht, da gesetzmäßige Beziehungen zwischen Hypophysenbeschaffenheit und Ernährungshabitus anscheinend nicht bestehen. Da häufig beim Kastratenhochwuchs die Hypophysen z. B. die Sella turcica vergrößert gefunden werden (vgl. z. B. W. KOCH[2]), ist es jedenfalls unmöglich, die Magerkeit wie bei der hypophysären Kachexie auf eine Unterfunktion des Hypophysenvorderlappens zurückzuführen. Somit scheint mir die hypophysäre Natur der beiden genannten Formen von Magerkeit noch sehr hypothetisch zu sein.

Auch folgenden bemerkenswerten eigenen Fall von Magersucht möchte ich nur mit einem gewissen Vorbehalt für hypophysärer Natur halten.

Da der Kranke sehr eigenartige Verhältnisse bietet und bisher noch nicht anderweitig beschrieben worden ist, möchte ich die Krankengeschichte und das Stoffwechselverhalten etwas eingehender mitteilen.

---

[1] THANNHAUSER, S. J.: zitiert auf S. 169.

[2] KOCH, W.: Über die russisch-armenische Kastratensekte der Skopzen, Jena: Fischer 1921.

15 j. Alb. L. vom 15. Oktober bis 21. Dezember 1929 in klinischer Beobachtung, aus durchaus gesunder Familie ohne jede Erbleiden. Als Kind normal entwickelt. Vom 7. Jahre an allmählich sehr mager geworden, wuchs nur langsam und nahm trotz sehr guten Appetits und normaler Verdauung nur wenig zu (Angaben der Eltern, die keine Erklärung für die Magerkeit wissen). Keinerlei Beschwerden.

Befund bei der Aufnahme: 1,50 m großer, nur 36,8 kg schwerer Junge. Auffallend geringes Fettpolster am ganzen Körper, besonders im Gesicht und an der Brust, an den Beinen mehr als an den Armen (vgl. die Abb. 17).

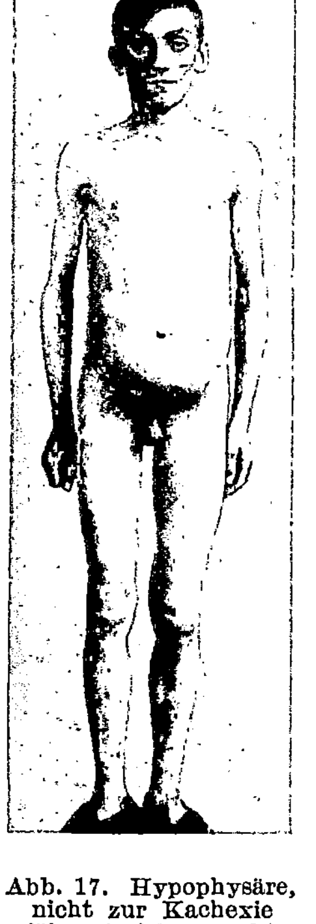

Abb. 17. Hypophysäre, nicht zur Kachexie führende Magersucht. (Eigene Beobachtung.)

Das Gesicht ausgesprochen alt, greisenhaft, auffallend das Vorspringen der M. zygomatici beiderseits. Haut welk und trocken, in Falten abhebbar, auch Muskulatur dürftig entwickelt, nur an den Beinen normal. An den inneren Organen auch röntgenologisch normaler Befund. Hoden für das Alter auffallend klein, Haare, besonders in der Schamgegend fehlen fast ganz. Schilddrüse in normaler Größe und Härte tastbar. Mäßige sekundäre Anämie (75 % Hb., 4,0 Mill. rote, 10000 weiße Blutkörperchen mit normaler Verteilung der einzelnen Formen). Blutkörperchensenkungsgeschwindigkeit = 15 mm pro St. Am Schädel fällt die auffallend kleine Hypophyse auf (vgl. Abb. 18, Röntgenaufnahme des Schädels). Nervensystem völlig normal, insbesondere auch Augenhintergrund und Sehvermögen. Psychisch aufgeweckt, gut orientiert und gleichmäßig in der Stimmung, die eher zum Frohsinn wie zur Depression neigt, keinerlei Zeichen einer Psychopathie.

Grundumsatz normal 1290 (—3,8 % des Solls) (BENEDICT, HARRIS), spezifisch-dynamische Wirkung (mit 250 g Fleisch) etwas herabgesetzt, Blutzucker normal (0,10 %), normale Kurve nach Belastung mit 50 g Traubenzucker (höchster Anstieg bis 0,150%, nach 2 Stunden wieder Ausgangswert).

Sehr merkwürdig war die Wirkung der Überernährung, die bei dem glänzenden Appetit des Jungens unter Zuhilfenahme der Diätküche sehr hoch getrieben werden konnte (vgl. Abb. 19).

Man sieht daraus das Mißverhältnis von Nahrungsaufnahme und Körpergewichtsentwicklung zu Anfang und seine günstige Beeinflussung durch Anteron (Hypophysenvorderlappenpräparat). In der Kurve sind die Rechtecke bis zur Höhe des Nettobedarfes (Grundumsatz) schwarz, darüber hinausgehend bis zur Höhe der Bruttocalorienzufuhr weiß gezeichnet; die gestrichelte Kurve zeigt das Verhalten des Gewichts an.

Die Rechtecke für die Nahrungszufuhr zeigen, daß die Überernährung ca. 250% des Grundumsatzwertes betrug, den Bedarf also um mindestens 100% überstieg.

Im auffallenden Mißverhältnis zu dieser gewaltigen Überernährung steht die Gewichtskurve. In den ersten drei Wochen wurde nur ein Gewichtsansatz von 0,7 kg erzielt. Dies Verhalten änderte sich be-

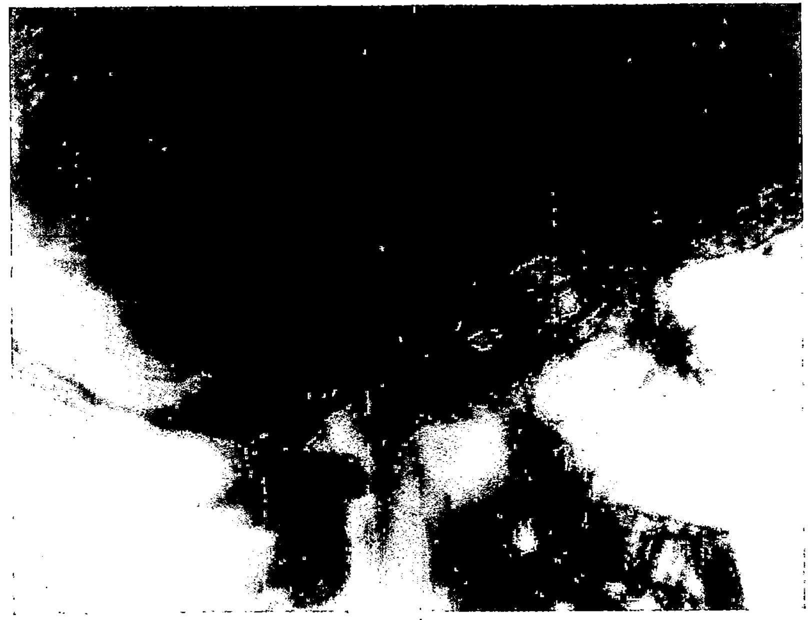

Abb. 18. Schädelaufnahme bei dem in Abb. 17 photographierten Kranken.

merkenswerterweise prinzipiell, als am 29. November zu der gleichbleibenden Überernährung ein anscheinend besonders wirksames Hypo-

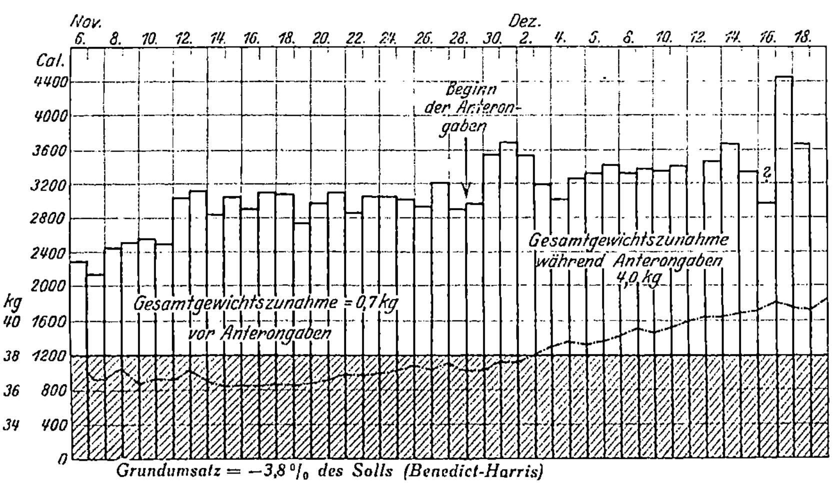

Abb. 19. Wirkung starker Überernährung ohne und mit Hypophysenvorderlappensubstanz bei einem 15jährigen Jungen mit hypophysärer Magersucht.

physenvorderlappenpräparat Anteron, das uns freundlicherweise zuerst Professor GAUSS-Würzburg, dann die Firma Schering zur Verfügung stellte. Sofort beginnt die Gewichtskurve anzusteigen und in den weiteren drei Wochen hat das Gewicht um 4,0 kg zugenommen.

Wir haben hier also einen Fall von Magersucht mit glänzendem Appetit vor uns, der selbst auf hochgradige Überernährung nicht reagiert, aber sofort mit erheblichen Gewichtsgewinnen anspricht, als der gleich starken Überernährung wirksames Hypophysenvorderlappenhormon zugesetzt wurde.

Dieser therapeutische Effekt in Verbindung mit der abnorm kleinen Sella turcica legt doch den Schluß sehr nahe, daß hier eine Anomalie bzw. Unterfunktion des Hypophysenvorderlappens die Ursache der Magerkeit war. Gegen das Vorliegen einer beginnenden hypophysären Kachexie spricht der frühe Beginn (mit 7 Jahren) und die lange Dauer, der glänzende Appetit, das Fehlen jeder Kachexie und der normale Grundumsatz. Die endgültige Entscheidung, ob hier tatsächlich eine besondere Form hypophysärer Magerkeit vorliegt, wie ich vorläufig annehmen möchte, oder doch eine ganz atypische Form der Simmondsschen Krankheit kann natürlich nur die weitere Entwicklung des Prozesses bringen. Das Aussehen des Gesichtes erinnert sehr an die Lipodystrophie von SIMONS (vgl. S. 186). Im Vergleich mit dessen Schilderung fällt aber die Mitbeteiligung der Genitalien und die allgemeine Abmagerung auf. Auf die Frage der Zugehörigkeit der Simonsschen Krankheit zur hypophysären Fettsucht soll erst später (S. 186) eingegangen werden. Hier sei nur so viel bemerkt, daß die Übergänge von der echten Simmondsschen Krankheit zum echten Simonsleiden in allen Fällen so fließend sind, daß wir wahrscheinlich nur graduelle Unterschiede in der Funktionsstörung der Hypophyse vor uns haben.

3. Neurogene und primär muskuläre Magersucht.

Es kann heute keinem Zweifel mehr unterliegen, daß das Fettgewebe auch in hohem Maße unter dem Einflusse des Nervensystems steht. Der Nachweis zahlreicher, die Fettzellen umspinnender Nervenfasern (v. DOGIEL[1]), die Möglichkeit, durch Brustmarkdurchschneidung die Fettdepots zu beeinflussen (WERTHEIMER[2]) eine cervikale Fettsucht (WERTHEIMER[2]) sowie eine Zwischenhirnfettsucht (GRAFE und Mitarbeiter[3]) experimentell herbeizuführen sowie eine große Menge klinischer Beobachtungen, lassen kaum eine andere Erklärung zu. Der Haupteinfluß kommt dabei zweifellos dem autonomen Nervensystem zu (vgl. z. B. L. R. MÜLLER[4], SPIEGEL[5] u. a.). Anatomisch-histologisch ist die Frage der trophischen Nerven noch nicht geklärt. Meist wird

---

[1] v. DOGIEL: Arch. mikrosk. Anat. u. Entw.mechan. 52, 44 (1928).
[2] WERTHEIMER: Pflügers Arch. 213, 262 (1926).
[3] GRAFE u. GRÜNTHAL: Klin. Wschr. 1013 (1929). — GRÜNTHAL, MULHOLLAND u. STRIECK, Arch. f. exper. Path. 145, 35 (1929).
[4] MÜLLER, L. R.: Die Lebensnerven, 2. Aufl., Berlin: Julius Springer 1924.
[5] SPIEGEL, E. A.: Die Zentren des autonomen Nervensystems, Berlin: Julius Springer 1928.

wohl angenommen, daß sie in sympathischen Bahnen verlaufen. Auch das Nervengeflecht des Fettgewebes ist marklos.

Experimentell vom Nervensystem aus eine Magersucht zu erzeugen, ist bisher in einwandfreier Weise noch nicht gelungen. Auch vom Zwischenhirn aus war bisher in den Versuchen von GRAFE und seinen Mitarbeitern[1], wenn überhaupt eine Änderung des Ernährungszustandes eintrat, nur eine solche im Sinne der Fettsucht bisher zu erzielen. Eine cerebrale Adipositas (vgl. S. 129) bei Mitbeteiligung des Zwischenhirns, z.B. im Gefolge einer Encephalitis lethargica, ist verschiedentlich beschrieben worden. THANNHAUSER gibt an, einen Fall von cerebraler Magerkeit gesehen zu haben, ohne ihn zu beschreiben. CURSCHMANN[2] hält sie sogar für gar nicht so selten. Er ist geneigt, manche Abmagerungserscheinungen bei Tabes, Hirnlues und myotonischer Dystrophie so zu deuten. Mir selbst sind sichere Beobachtungen dieser Art weder aus der Literatur noch aus eigener Erfahrung bekannt. Allgemeine Eindrücke können in Fragen des Stoffwechsels, der einer exakten Analyse zugänglich ist, so leicht irre führen. Es geht natürlich nicht an, z. B. bei einem Encephalitiker mit hochgradigem Zittern und schlechter Nahrungsaufnahme eine dann sich entwickelnde Abmagerung als cerebrale Magersucht anzusehen. Trotzdem möchte ich die Möglichkeit des Vorkommens einer echten Magerkeit dieser Art nicht bestreiten, bewiesen ist sie aber bisher m. E. noch nicht. Nur in einer Beziehung gibt es eine sichere cerebrale Magersucht, nämlich wenn man auch die psychischen Störungen hinzurechnet. Die schweren Beeinträchtigungen des Ernährungszustandes bei Neurosen und Psychosen, vor allem bei solchen depressiver Art (Melancholien, depressive Phase des manisch-depressiven Irreseins) und bei Dementia praecox sind wohlbekannt. Bei progressiver Paralyse finden sich manchmal besonders stürmische Gewichtsabnahmen, so daß ein so guter Kenner der Materie wie REICHARDT hierfür Zwischenhirnprozesse, die z. T. auch anatomisch gefunden sind, verantwortlich machen möchte. Da aber gleichzeitig ebenfalls die Nahrungsaufnahme schwerst darniederliegt und genaue Stoffwechseluntersuchungen bei solchen Kranken ganz fehlen, so ist ein Beweis auch hier vorläufig schwer zu erbringen.

Am klarsten scheint mir der centralnervöse Charakter der Magerkeit bei der Hemiatrophia faciei und den seltenen Fällen von halbseitigem Fettschwund, wie L. R. MÜLLER[3] sie beschrieb.

Bei Erkrankungen der peripheren Nerven, vor allem bei der spinalen progressiven Muskelatrophie, aber auch bei der neuralen Muskelatrophie, bei der ja neben den Anomalien an den peripheren Nerven meist auch im Rückenmark Veränderungen gefunden werden, sehen wir außer der Muskulatur gleichzeitig auch das Fettgewebe darüber oft in erheblichem Maße schwinden, so daß der Gedanke hier sehr nahe liegt, daß zugleich mit den Nerven für die Muskulatur auch die trophischen Nerven für

---

[1] GRAFE u. GRÜNTHAL: zitiert auf S. 182. — GRÜNTHAL, MULHOLLAND u. STRIECK: zitiert auf S. 182.
[2] CURSCHMANN, H.: Vgl. z. B. Verh. 9. Ges. Verdgskrkh. 155 (1929).
[3] MÜLLER, L. R.: zitiert auf S. 182.

das Fettgewebe durch den Krankheitsprozeß mitgeschädigt sind. Ich würde das sogar für sicher halten, wenn wir nicht Ähnliches manchmal auch bei der Dystrophia musculorum progressiva, die doch trotz vereinzelter pathologischer Rückenmarksbefunde ganz allgemein als eine primäre Myopathie aufgefaßt wird, in den atropischen Bezirken fänden. Der Parallelismus von Muskel- und Fettatrophie ist oft ganz unabhängig vom Sitze der Läsion, so groß, daß irgend eine gemeinsame Grundlage wahrscheinlich ist. Ob dabei immer das Nervensystem das Entscheidende ist, möchte ich bezweifeln, für manche Fälle liegt jedenfalls die Annahme einer verschlechterten Blutversorgung, die als Folge der Muskelatrophien neben der Muskulatur auch das Fettgewebe trifft, als auslösendes Moment näher.

4. Konstitutionelle Magersucht unklarer Genese.

Neben den geschilderten Formen von Magersucht gibt es eine große Gruppe von Menschen, die trotz vollster Gesundheit und oft sogar sehr großer Leistungsfähigkeit, durch ihre Magerkeit auffallen. Charakteristisch ist für diese Gruppe ein auffallendes Mißverhältnis zwischen Nahrungsaufnahme und Gewicht. Obwohl die gewohnheitsgemäß aufgenommenen Nahrungsmengen übernormal groß sind, kommt es zu keinem Gewichtsansatz. Manche sind sogar abnorm untergewichtig. Am häufigsten findet man diese Paradoxien im 2.—4. Lebensjahrzehnte. Manchmal gleichen sie sich im späteren Lebensalter aus, vielfach bestehen sie das ganze Leben hindurch. Auch als familiäre, konstitutionelle Eigentümlichkeit sah ich vereinzelt solches Verhalten. Weil immer wieder bei ängstlichen Menschen, vor allen ihren Angehörigen, der Verdacht einer geheimen zehrenden Krankheit trotz Fehlens irgend welcher positiver Anzeichen dafür auftaucht, wird häufig ärztliche Untersuchung und Beratung gewünscht. Stets ist abgesehen von dem unternormal entwickelten Fettpolster der Untersuchungsbefund negativ. Obwohl solche Menschen, die vielfach schon seit langem als Luxuskonsumenten bezeichnet werden, den meisten Laien und allen Ärzten wohlbekannt sind, sind Stoffwechseluntersuchungen an solchen Leuten nur in sehr spärlichem Maße vorhanden. Nach den wenigen vorliegenden Beobachtungen von GRAFE[1], PLAUT[2] und LAUTER[3] bewegen sich die Werte des Grundumsatzes in physiologischer Breite von $+ 15\%$, manchmal sowohl der obersten wie der unteren Grenze nahe. Über die spezifischdynamische Wirkung der Nahrung wechseln die Angaben. Während PLAUT[2] in drei Fällen sichere Erhöhungen fand, waren die Zahlen von LAUTER in zwei Fällen ganz normal. Daß im Durchschnitt die dynamische Wirkung beim Magern größer ist wie bei Normalen, geht aus den S. 118 mitgeteilten Kurven von CHE CHU WANG, STROUSE und SAUNDERS[4] klar hervor. Viel klarer liegen nach den Untersuchungen von

[1] GRAFE, E.: Monogr. 173.
[2] PLAUT, R.: zitiert auf S. 118.
[3] LAUTER, S.: Dtsch. Arch. klin. Med. 150, 315 (1928).
[4] WANG, CHE CHU, STROUSE u. SAUNDERS: zitiert auf S. 118.

HELMREICH[1] die Verhältnisse bei Kindern, da hier der dynamische Effekt
der Nahrung in analogen Fällen sehr ausgesprochen ist und den Nüchtern-
umsatz mit beeinflußt. Wenn hier somit gewisse Erklärungsmöglichkeiten gegeben sind, so reichen sie doch m. E. nicht aus, das auffallende
Mißverhältnis zwischen Nahrungsaufnahme und Ernährungszustand
restlos zu erklären. Ob das der Fall ist, wenn man gesteigerte Motilität
und psychische Lebhaftigkeit mit hinzunimmt, bleibt angesichts der
spärlichen Untersuchungen und der großen Schwierigkeiten solcher
Bilanzfragen vorläufig unklar. Erst recht gilt das für die Frage, wie weit
hormonale und nervöse Einflüsse dabei genetisch eine Rolle spielen.
Wir wissen, daß die dynamische Wirkung der Nahrung sehr weitgehend
von der Schilddrüse (EBSTEIN und GRAFE) und der Hypophyse (PLAUT
u. a.) abhängt, aber der Nachweis, daß hier tatsächlich Funktions-
anomalien vorliegen, hat sich bisher nicht erbringen lassen. Mit aus
diesem Grunde schien es mir richtig, diese Gruppe von Magersüchtigen
gesondert zu betrachten. Vielleicht sind analog dem erwähnten Falle
einer sehr wahrscheinlich hypophysären Magersucht von Substitutions-
versuchen weitere Aufklärungen zu erhalten.

Im übrigen sind solche Menschen, soweit sie sich völlig gesund
fühlen und leistungsfähig sind, nicht Gegenstand therapeutischer
Maßnahmen.

A n h a n g .

Formen circumscripter Magersucht.

Neben einer generalisierten oder jedenfalls große Gebiete des
Körpers betreffenden Magersucht, wie sie bisher skizziert wurde, gibt
es Formen von Abmagerung, die ganz bestimmte, gewöhnlich eng umschriebene Gebiete des Körpers ergreifen. Wir haben hier das Analogon
zur Lipomatosis, aber mit entgegengesetztem Vorzeichen und anderer
Anordnung vor uns. Daß beides miteinander zur sog. Lipomatosis
atrophicans sich vereinigen kann, wurde S. 124 an der Hand eines sehr
charakteristischen Falles gezeigt.

Die wichtigsten Formen circumscripter Magersucht sind die
Hemiatrophia faciei, die Lipodystrophia progressiva (SIMONS) und die
Lipatrophia circumscripta (Cutis laxa).

Die *Hemiatrophia faciei* wurde bereits bei der Abmagerung neuro-
gener Genese erwähnt, da hier die nervöse Auslösung nicht zu verkennen
ist. Außerdem ist hier das Fettgewebe nicht allein, sondern gleichzeitig
die Muskulatur und meist auch das Knochensystem mitbeteiligt. Demgegenüber ist bei den beiden anderen Formen das Fettgewebe allein
ergriffen. Auch hier sind Beziehungen zu primären Nervenerkrankungen wahrscheinlich, aber noch nicht so gesichert, daß es richtig
wäre, die Sonderstellung dieser auch klinisch scharf sich abzeichnenden
Krankheitsbilder aufzugeben.

---

[1] HELMREICH: zitiert auf S. 116.

1. Lipodystrophia progressiva.

A. SIMONS[1] beschrieb, nachdem in Frankreich bereits PIC-GARDÉRE und BARRAQUER ähnliches sahen, in Deutschland zuerst 1911 einen eigenartigen Fettschwund, der ausschließlich das Gesicht, daneben in abgeschwächtem Maße auch Oberkörper und Arme betrifft, während

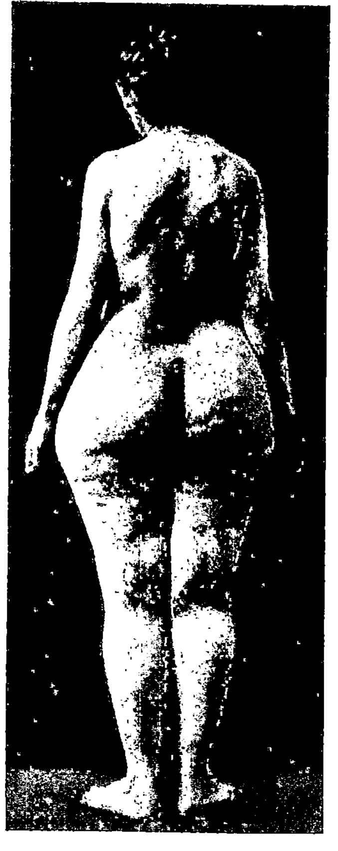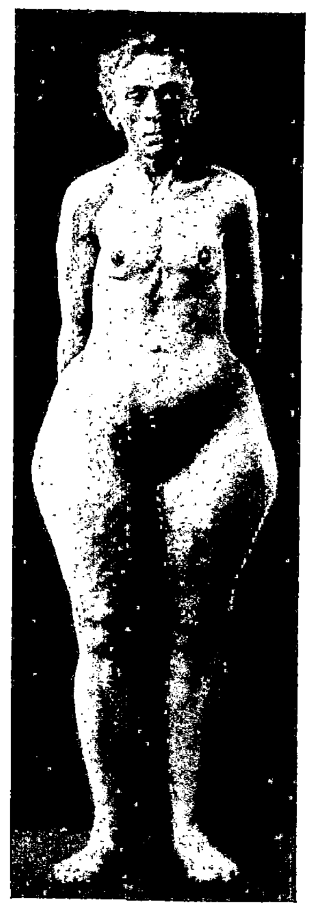

Abb. 20 a u. b. Lipodystrophia progressiva. (Beobachtung von O. B. MEYER.)

er an der unteren Körperhälfte ganz fehlt. Die Kasuistik der Erkrankung ist noch sehr klein (Lit. bei SCHLAU[2]). Einen besonders charakteristischen Fall teilte O. B. MEYER[3] mit. Die vorstehenden Abbildungen[4] ist seiner

---

[1] SIMONS, A.: Z. Neur. 5, 29 (1911).
[2] SCHLAU, H.: Klin. Wschr. 1031 (1929).
[3] MEYER, O. B.: Dtsch. Z. Nervenheilk. 74, 204 (1922).
[4] Herrn Dr. MEYER bin ich für Überlassung eines Abzuges der Originalaufnahme zu großem Dank verpflichtet.

Arbeit entnommen. Sie zeigt bei einer damals 40jährigen Frau in geradezu grotesker Weise den Gegensatz zwischen dem hexenhaften Oberkörper und der „unteren Körperhälfte einer Venus im ultra-Rubensschen Stil" (PARKES WEBER).

Die Krankheit kommt vorwiegend, aber keineswegs ausschließlich beim weiblichen Geschlechte vor. Der Schwund des Fettpolsters im Gesicht läßt dieses auffallend alt erscheinen, die fein differenzierte Muskulatur des Gesichtes zeichnet sich, wie bei einem anatomischen Muskelpräparat durch die dünne Haut hindurch ab, besonders gilt das für den M. zygomaticus. Ein Fettansatz in den betroffenen Gebieten läßt sich auf keine Weise erzielen, dagegen bei Überernährung Gewichtsgewinne des Gesamtorganismus sehr leicht, doch wandert das gesamte Fett in die untere Körperhälfte, wie die Abbildung S. 186 es so charakteristisch zeigt.

In der Folgezeit wurde das von SIMONS beschriebene Bild wesentlich erweitert und eine Reihe von neuen Zügen eingezeichnet, die ihm ursprünglich ganz fremd waren, schon die Adipositas der unteren Körperhälfte gehört dazu, das Fehlen des progressiven Charakters des Leidens, hyperkinetische Symptome wie Tremoren und in letzter Zeit auch Genitalhypoplasien (vgl. z. B. SCHLAU). Das gemeinsame Band, das diese Beobachtungen verknüpfte, ist schließlich nur noch die Abmagerung der oberen Körperhälfte, insbesondere des Gesichts. Das ursprüngliche Bild der SIMONSschen Krankheit ist damit so verändert, daß es mir fraglich erscheint, ob es berechtigt ist, solche komplizierten Fälle ihr noch zuzurechnen. Ich möchte das verneinen, doch ist das schließlich eine Frage der Definition. Die genannten Beobachtungen haben aber ein großes Interesse, weil sie die Verbindungen des Simonsschen Bildes einerseits mit Anomalien des Nervensystems, andererseits mit endokrinen Störungen herstellen. SIMONS selbst dachte wegen der Lokalisation der Fettschwunde an segmentale Trophoneurosen, obwohl er selbst lokal keine Veränderungen an den Nerven finden konnte. In der Folgezeit ist dann der cerebralen und der dyshormonalen bzw. hypophysären Genese das Wort geredet worden. LESCHKE[1] hatte eine Erkrankung des funktionellen Zwischenhirnsystems: Hypophyse-Zwischenhirn-Epiphyse angenommen. Pathologisch-anatomische Befunde, die hier vielleicht eine Entscheidung bringen könnten, liegen m. W. nicht vor. Trotzdem möchte ich glauben, daß die LESCHKEsche Annahme das Richtige trifft und daß es kaum noch gerechtfertigt erscheint, der SIMONSschen Krankheit lediglich wegen der Anordnung der Abmagerung eine Sonderstellung einzuräumen. Vermutlich wird sie später teils in der hypophysären, nicht zur Kachexie führenden, teils in der cerebralen Magersucht aufgehen.

2. Lipatrophia circumscripta (Cutis laxa).

In der dermatologischen Literatur ist unter der Bezeichnung Cutis laxa ein circumscripter Fettgewebsschwund beschrieben worden,

---

[1] LESCHKE, E.: Erkrankungen des vegetativen Nervensystems in Max Hirsch, Handbuch der inneren Sekretion, 3. Bd. 1928.

der sich dadurch zu erkennen gibt, daß die Haut darüber große Falten bildet, die wie Gummimembranen vom Körper sich abheben lassen. Betroffen sind meist symmetrisch vor allem die dem Druck ausgesetzten Hautpartien (Schultern, Ellenbogen, Schulterblätter, Gesäß, Hals usw.). Die Atrophie betrifft anscheinend nicht nur das Fettgewebe, sondern das gesamte Unterhautzellgewebe, und die Epidermis. Die Haut ist abnorm dünn und reißt leicht ein. THANNHAUSER[1], der eine sehr charakteristische Eigenbeobachtung mitteilt, hat kürzlich vorgeschlagen, die Krankheit in Lipatrophia circumscripta umzutaufen, eine sehr zweckmäßige Namengebung. Die Krankheit scheint rein lokaler Natur zu sein. Weder finden sich allgemeine Störungen, noch Veränderungen am Nervensystem oder im Stoffwechsel. Die Ätiologie ist vorläufig ganz unklar. Die Tatsache, daß in der Regel nur dem Druck vermehrt ausgesetzte Hautpartien in dieser eigentümlichen Weise erkranken, deutet darauf hin, daß diesem Faktor besondere Bedeutung zukommt. Zur Erklärung dieser eigenartigen und sehr seltenen Reaktionen müssen aber noch unbekannte, besondere Gewebseigentümlichkeiten herangezogen werden. Der Nachweis fibromatöser Entartungen der Hautnerven der betreffenden Partien durch M. BIELSCHOWSKY[2] spricht für eine lokale Mitbeteiligung des Nervensystems, doch bleibt es zweifelhaft, ob diese primärer oder sekundärer Natur ist.

III. Der Diabetes mellitus.

Mit weit größerem Rechte wie man die Fettleibigkeit die Krankheit des Fettstoffwechsels nennt, gilt der Diabetes mellitus als die Krankheit des Kohlehydratstoffwechsels. Hier haben wir gleichzeitig die wichtigste qualitative Stoffwechselkrankheit vor uns. Sie betrifft in erster Linie den Umsatz der Kohlehydrate, in schweren Fällen wird aber stets auch der Fett- und Eiweißstoffwechsel in einer charakteristischen Weise in die Schädigungen mit einbezogen, vielleicht gilt das in geringem Umfange auch für die leichteren Formen.

A. Allgemeine Pathologie des Kohlehydratstoffwechsels.

Der Diabetes ist keineswegs die einzige Anomalie des Kohlehydratstoffwechsels, wenn auch zweifellos die schwerste und praktisch bedeutungsvollste. Sein Verständnis wird erleichtert, wenn man ihn im Rahmen der gesamten Störungen auf diesem Gebiete betrachtet und von einer Reihe anderer, ihm verwandter, wenn auch keineswegs gleichartiger klinischer oder experimentell erzeugter Anomalien des Kohlehydratstoffwechsels ausgeht.

---

[1] THANNHAUSER, S. J.: zitiert auf S. 125.
[2] BIELSCHOWSKY, M.: D. Arch. f. Klin. Med. **166**, 96, 1930.

I. Physiologische und physiologisch-chemische Vorbemerkungen.

a) Die Chemie der wichtigsten Kohlehydrate.

Die Gruppen von Körpern, die diese wichtige Nahrungsmittelart bilden, haben ihren Namen dadurch erhalten, daß ihre einfachen Vertreter, die Monosaccharide, gewissermaßen Hydrate des Kohlenstoffs darstellen, charakterisiert durch die Gruppe CH_2O.

Je nach der Länge der Ketten mit solcher Gruppe werden Triosen, Tetrosen, Pentosen, Hexosen usw. unterschieden. Zwei solcher Monosaccharide können, meist unter Wasseraustritt sich zu Disacchariden vereinigen, wie z. B. der Rohrzucker. Größere Reihen, bei deren Zusammenfügung allerdings viel kompliziertere Vorgänge sich abspielen, heißen Polysaccharide. Zu ihnen gehört die Stärke, die wichtigste Form, in der wir Kohlehydrate in den Körper aufnehmen und das Glykogen, die Reserveform, in der im Körper Kohlehydrate gespeichert werden.

Nur die biologisch wichtigsten Stoffe sollen hier kurz aufgeführt werden.

Der Hauptbestandteil des Zuckers der Nahrung und gleichzeitig die Transportform der Kohlehydrate im Körper ist die Glykose, der Traubenzucker von der empirischen Formel $C_6H_{12}O_6$ und der Strukturformel

$$
\begin{aligned}
&1)\ C \underset{\diagup H}{=} O \\
&2)\ CHOH \\
&3)\ CHOH \\
&4)\ CHOH \\
&5)\ CHOH \\
&6)\ CH_2OH
\end{aligned}
$$

Er kommt in zwei stereoisomeren Formen vor, die leicht ineinander übergehen und als α- und β-Glykose bezeichnet werden.

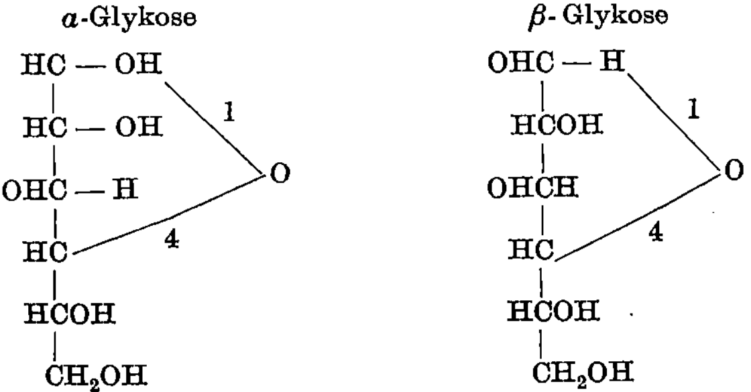

Von einzelnen Autoren wird noch eine besonders labile dritte Form, eine γ-Glykose angenommen, doch ist das eine Hypothese, die wenig

Anhänger hat und hier nicht diskutiert zu werden braucht. Die Glykose reduziert, dreht rechts und vergärt. Neben der Aldose Glykose ist der Ketozucker Fruktose oder Lävulose zu nennen mit der gleichen empirischen Formel, aber einer anderen Struktur.

$$\mathrm{CH_2OH}$$
$$|$$
$$\mathrm{CO}$$
$$|$$
$$\mathrm{CHOH}$$
$$|$$
$$\mathrm{CHOH}$$
$$|$$
$$\mathrm{CHOH}$$
$$|$$
$$\mathrm{CH_2OH}$$

Die Lävulose vergärt und reduziert gleichfalls, dreht aber die Ebene des polarisierten Lichtes nach links. Auf dem Wege über die sog. Enolform, die anscheinend besonders labile Oxydationsform des Zuckers (vgl. die Zusammenfassung von LAQUER[1]) mit der Formel

$$\mathrm{HCHO}$$
$$\|$$
$$\mathrm{COH}$$
$$|$$
$$\mathrm{OHC-H}$$
$$|$$
$$\mathrm{H-COH}$$
$$|$$
$$\mathrm{H-C-OH}$$
$$|$$
$$\mathrm{CH_2OH}$$

die anscheinend eine neutrale Zwischenstufe darstellt, können vor allem im alkalischen Milieu Glykose und Fruktose ineinander übergehen.

Zu gleichen Teilen verbinden beide sich unter Wasseraustritt zu dem Disaccharid Rohrzucker ($C_{12}H_{22}O_{11}$). Seine Strukturformel wird gewöhnlich (vgl. z. B. neuerdings auch PRINGSHEIM[2]) folgendermaßen angegeben:

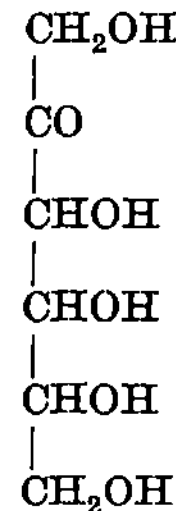

[1] LAQUER, F.: Klin. Wschr. 4, Nr 13.
[2] PRINGSHEIM, H.: Die Chemie der Zuckerarten, Berlin: Julius Springer 1927.

Rohrzucker ist die Hauptzuckerform unserer Nahrung. Zu erwähnen ist noch die Laktose, der Milchzucker, ein Disaccharid aus Dextrose und Galaktose mit der Formel:

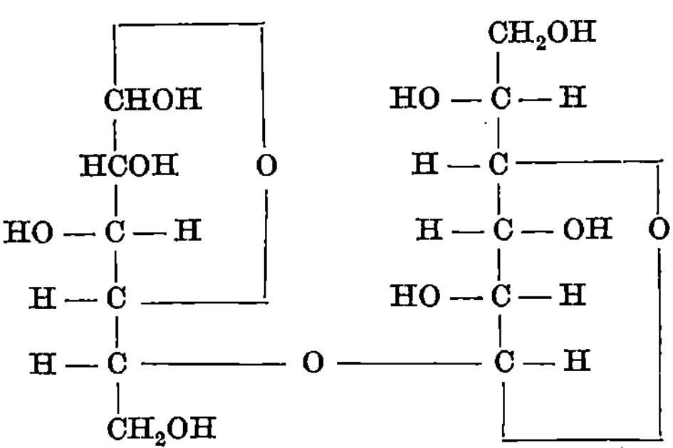

Die Konstitution der Stärke ist trotz der ausgezeichneten Arbeiten von PRINGSHEIM, KARRER u. A. noch nicht geklärt. Der Annahme KARRERs, daß die Stärke aus Maltoseanhydrid-(=Diamylose)elementen sich zusammensetzt, steht die Theorie von PRINGSHEIM von der Verkettung labiler Glykosereste mit besonderer Sauerstoffbrücke gegenüber. Stärke und Glykogen zeigen nach Ansicht aller Chemiker im Prinzip den gleichen Abbau.

b) Die Verdauung der Kohlehydrate.

Traubenzucker wird als solcher resorbiert, vielleicht schon z. T. vom Magen aus. Rohrzucker wird erst im Magen angegriffen, d. h. unter dem Einfluß der Salzsäure invertiert, die Hauptspaltung geht aber wohl auch hier im Darme vor sich. Im allgemeinen gelangen nur die einfachsten Bausteine der Kohlehydrate, die Monosaccharide zur Resorption, doch scheinen bei großem Angebot auch kleine Mengen Disaccharide in die Pfortader übertreten zu können. Ob das auch für höhere Komplexe (z. B. Dextrine?) gilt, ist möglich, aber noch nicht sichergestellt. GABBEs[1] neue Versuche über die Zunahme der Reduktionskraft des Blutes nach Einwirkung von Takadiastase und Emulsin sprechen dafür, allerdings liegen beim Pfortaderblut noch keine entsprechenden Untersuchungen vor.

Am schwierigsten und daher auch am kompliziertesten ist die Verdauung der Stärke. Sie setzt bereits im Munde ein, nachdem ihre Verarbeitung in der Küche (durch Quellen, Backen usw.) eine gewisse Vorbereitung gebracht hat. Der Kauakt ist im wesentlichen ein physikalischer Aufschließungsakt. Er besorgt die mechanische Auflockerung der Nahrung und ihre Durchtränkung mit dem wirksamen, kohlehydratspaltenden Fermente des Speichels, dem Ptyalin. Dieser erste chemische Angriff, der je nach der Dauer des Kauaktes mehr oder weniger kurz dauert, kommt durch die saure Reaktion des Magensaftes ziemlich rasch und bei hoher Acidität wohl ziemlich vollständig zum Stillstand. Er ist im Prinzip der gleiche wie im Darm. Die Haupt-

---

[1] GABBE, E.: Biochem. Z. 187, 57 (1927).

aufspaltung erfolgt erst unter dem Einfluß der energisch wirkenden Pankreasamylase im Duodenum und oberen Dünndarm. Als Endprodukte entstehen Maltose und Traubenzucker. Welche Stadien auf dem großen Wege des Abbaus durchlaufen werden, ist im einzelnen noch unbekannt und wird auch vor Aufklärung der Konstitution der Stärke dunkel bleiben. Mit einer gewissen Wahrscheinlichkeit läßt sich (Zusammenfassung bei OPPENHEIMER[1]) wohl nur folgendes sagen. Das erste Stadium ist die Verflüssigung der kolloidalen Amylose, dann kommt es zu einer Elektrolytabspaltung und Überwindung von Kohäsivkräften mit anschließender Aggregatverkleinerung (Bildung von Erythroamylose). In der folgenden, rasch vor sich gehenden Aufspaltung treten dann nacheinander, durch ihr verschiedenes färberisches Verhalten gegenüber Jod charakterisiert, Amylodextrin, Erythrodextrin und Achroodextrin auf. Es folgen dann Aufspaltung von Anhydridringen und Glykosidbindungen sowie verschiedene Umlagerungen mit dem Effekte des Auftretens von Di- und Monosacchariden. Alle diese Vorgänge verlaufen hinsichtlich der Gesamtmenge nicht zeitlich hintereinander, sondern nebeneinander her, d. h. in den einzelnen Teilen des Nahrungsgemisches verschieden rasch. So kommt es, daß schon von Anfang an Maltose erscheint. Die Durchsichtigkeit der Vorgänge ist dadurch erst recht erschwert.

c) Intermediärer Umsatz der Kohlehydrate (Speicherung, Umlagerung und Verbrennung).

Die im Verdauungskanal abgebauten und resorbierten Kohlehydrate strömen hauptsächlich in Form des Traubenzuckers, bei besonders gearteten Kohlehydraten und großen Mengen, wie z. B. Lävulose und Galaktose auch in anderer Form durch die Pfortader der Leber zu. An dem Anstiege der reduzierenden Substanzen, über deren Natur in besonderen Fällen noch keine genügende Klarheit besteht, läßt sich das im Pfortaderblut leicht nachweisen.

Die Schicksale des Zuckers in der Leber sind ja nach den Bedürfnissen des Gesamtorganismus oder den augenblicklichen Aufgaben der Leber sehr verschieden. Im wesentlichen bestehen vier Möglichkeiten: 1. unverändertes Abströmen in das periphere Blut durch die Lebervenen, 2. Aufbau zu Glykogen, 3. Abbau zu CO_2 und H_2O und 4. Umbau zu Fett und evtl. zu Eiweißbausteinen. Die erste Möglichkeit soll im nächsten Abschnitte gesondert ins Auge gefaßt werden, da sie zusammenfällt mit dem wichtigen Probleme der Blutzuckerregulation. Unklar und schwer lösbar ist die Frage, ob der der Leber zuströmende Zucker direkt oder erst indirekt auf dem Umwege über das Glykogen den Lebervenen zufließt. Es ist die gleiche Frage, wie sie PFLÜGER für das Eiweiß aufgeworfen hat. Er vertrat hier die sicher nur z. T. zutreffende Anschauung, daß nur solches Nahrungseiweiß verbrannt werden kann, das zu lebendiger Protoplasmasubstanz geworden ist. Da artfremde

---

[1] OPPENHEIMER, C.: Die Fermente, 4. Aufl., 1926/27 u. Lehrbuch der Enzyme, Leipzig: G. Thieme 1927.

Zuckerarten auch da, wo, wie bei der Lävulose die Glykogenbildung nachgewiesen ist, direkt ins Venenblut übertreten, so ist es sehr wahrscheinlich, daß das gleiche auch für die Glykose gilt.

Das Glykogen ist die Speicherungsform der Kohlehydrate. Es gilt das nicht nur für die Leber, sondern auch für die Muskeln, die ihren allerdings recht niedrigen Gehalt an diesem Stoffe sehr zähe festhalten. Die Glykogenbildung aus dem Nahrungszucker erkannte schon CL. BERNARD, der Entdecker der tierischen Stärke. Das Glykogen kommt teils in Schollen, teils gebunden an organische Trägersubstanzen (Plasmasomen und Granula) in den Leberzellen zur Ablagerung und ist dadurch färberisch leicht nachweisbar. Die einzelnen Stadien der Glykogenbildung aus Zucker sind noch völlig in Dunkel gehüllt, ebenso wie der Aufbau und fermentative Abbau der Stärke. Sehr wahrscheinlich handelt es sich um Polymerisierung von Monosen unter Wasserabspaltung, an welchen Stellen dies aber erfolgt und welche O-Brücken zur Verbindung der einzelnen Moleküle benutzt werden, ist vorläufig noch ganz unklar. KARRER hat auch für die Glykogenbildung Polyamylosen (Maltose und ihre Anhydride) als Elementarbausteine angesehen, dem widerspricht aber die Tatsache, daß nach den Untersuchungen von H. v. HOESSLIN[1] und PRINGSHEIM diese Körper keine Glykogenbildner sind. KERB[2] sieht die Glykosane, die inneren Anhydride des Zuckers, als Zwischenstufen zwischen Traubenzucker und Glykogen an. Vorläufig spricht dafür aber nur die Tatsache, daß Glykosane Glykogenbildner sind.

Merkwürdigerweise ist Stärke und Grad der Glykogenbildung von der Menge des in den Zellen bereits vorhandenen Glykogens abhängig, so daß umgekehrt, wie man es eigentlich erwarten sollte, gerade beim Hungertiere die Glykogenablagerung am schwersten vor sich geht (BARRENSCHEEN[3]).

Glykogensynthese ist an die Intaktheit der Struktur gebunden. Überlebende Leber vermag nur bei maximaler Sauerstoffversorgung und unter Insulinzusatz (GRAFE, REINWEIN und SINGER[4]) Glykogen zu bilden, Leberbrei überhaupt nicht mehr (LESSER[5]). Eine weitere Voraussetzung für die Glykogenbildung ist die Anwesenheit von Insulin (vgl. darüber S. 267). Das geht einerseits mit aller Sicherheit aus dem Glykogenmangel der Leber eines total pankreasdiabetischen Hundes und andererseits der Möglichkeit einer Glykogenmästung durch Insulininjektion beim gleichen Tiere hervor. Der Glykogengehalt der Leber läßt sich auch beim normalen Tiere, selbst bei maximaler Kohlehydratzufuhr nicht über ein gewisses Maximum, das bei etwa 14% liegt, hinaustreiben. Der Durchschnittsgehalt bei normaler Ernährung liegt bei 4—5%.

<hr>

[1] v. HOESSLIN, H. u. H. PRINGSHEIM: Münch. med. Wschr. 95 (1927).

[2] KERB, J. u. E.: Biochem. Z. 144, 60 (1924). — Z. exper. Med. 43, 402 (1924).

[3] BARRENSCHEEN: Biochem. Z. 58, 303 (1913).

[4] GRAFE, E., H. REINWEIN u. H. SINGER: Arch. f. exper. Path. 119, 91 (1926).

[5] LESSER, E. J.: Biochem. Z. 191, 175 (1927).

Die Hauptaufgabe des Zuckers ist zweifellos als Calorienspender zu dienen, wozu sich der Zucker wegen seiner leichten Oxydationsfähigkeit auch besonders eignet. Eine Wärmeentwicklung ist dabei auf zweierlei Weise möglich, einmal durch Oxydation bis zu den Endprodukten CO_2 und H_2O, wobei pro 1 g 4,4 Calorien gebildet werden, oder durch Zerfall des Moleküls auf anärobem Wege, wobei nur sehr kleine Wärmemengen frei werden. In beiden Fällen entstehen Triosen, d. h. dreigliedrige Ketten. Beim anäroben Abbau ist es sicher, beim äroben möglicherweise die Milchsäure. Sie ist das wichtigste, am leichtesten und in größter Menge nachweisbare Abbauprodukt. Es ist in allen Körpersäften und Geweben, auch im Harne nachweisbar. Wenn normalerweise die Mengen auch klein sind, so kommt das daher, daß die ins Blut gelangende Milchsäure bei intakter Leber sehr rasch wieder zu Kohlehydrat aufgebaut wird.

Das von EMBDEN angenommene Auftreten von Milchsäure auch beim oxydativen Abbau der Kohlehydrate wird allerdings bestritten, so von C. NEUBERG, der den Weg über Methylglyoxaldol ($C_6H_8O_4$) und Methylglyoxal ($C_3H_4O_2$) für den wahrscheinlicheren hält nach den Gleichungen $C_6H_{12}O_6 - 2\,H_2O = C_6H_8O_4$ (Methylglyoxaldol) $= 2\,(CH_8.CO.COH)$ (Methylglyoxal). Nach ihm soll die Milchsäure keine Durchgangsstufe, sondern ein Stabilisierungsprodukt des Methylglyoxals sein. Für den geschilderten Abbau ist in letzter Zeit auch FISCHLER[1] sehr energisch eingetreten. Er konnte mit seinen Mitarbeitern zeigen, daß bei der Destillation der verschiedensten Kohlehydrate in schwach alkalischer Lösung Methylglyoxal in erheblichen Mengen entsteht. Auch im lebenden und überlebenden Organismus ist Methylglyoxal gefunden worden (TOENNIESSEN und FISCHER[2]).

Methylglyoxal und Milchsäure stehen einander chemisch so nahe, daß sie durch Wasserabspaltung bzw. Wasseraufnahme direkt ineinander übergehen können:

$$\begin{array}{ccc}
CH_3 & & CH_3 \\
| & & | \\
C = O & & | \\
| \quad \diagup O \longrightarrow\ +\,H_2O \longrightarrow & & CHOH \\
C \diagdown \quad H \longleftarrow\ -\,H_2O \longleftarrow & & COOH
\end{array}$$

Somit lassen sich m. E. die erwähnten Theorien bis zu einem gewissen Grade miteinander vereinigen.

Die weitere Abbaustufe ist die Brenztraubensäure $CH_3\,COCOOH$. Darüber herrscht Übereinstimmung. Sie läßt sich sowohl aus der Milchsäure durch Wasserstoffabspaltung ableiten:

$$\begin{array}{ccc}
CH_3 & & CH_3 \\
| & & | \\
CHOH\,-\,H_2\,= & & CO \\
| & & | \\
COOH & & COOH
\end{array}$$

[1] FISCHLER, F.: Z. f. physiol. Chem. 157, 1 (1926); 165, 53, 68 (1927).
[2] TOENNIESSEN, E. u. W. FISCHER: Ebenda 161, 254 (1926).

wie etwas komplizierter durch Cannizarossche Umlagerung (Bildung von
1 Mol. Alkohol und 1 Mol. Säure aus 2 Mol. Aldehyd) neben Glycerin
aus Methylglyoxal.

Aus Brenztraubensäure entsteht mit voller Sicherheit wieder unter
CO_2-Abspaltung das gleichfalls im Körper leicht nachweisbare, vor allem
beim Diabetes gehäuft vorkommende Acetaldehyd (EMBDEN, NEUBERG,
STEPP):

$$\begin{array}{ccc}
CH_3 & & CH_3 \\
| & & | \\
CO & -CO_2 = & C{<}^{O}_{H} \\
| & & \\
COOH & &
\end{array}$$

Wahrscheinlich folgt dann die Essigsäure, vielleicht auf dem
Umwege über Äthylalkohol. Wie es dann weiter geht, ist merkwürdiger-
weise immer noch völlig unklar, sicher ist nur, daß am Ende der ganzen
Reihe Kohlensäure und Wasser stehen.

Folgendes Schema, das sich an EMBDEN[1] anlehnt, in Klammern
aber die divergierende Ansicht wiedergibt, soll den vermutlichen Abbau-
weg der Glykose nach dem Stande der heutigen Forschung illustrieren
(Vgl. auch das Schema von GOTTSCHALK[2]):

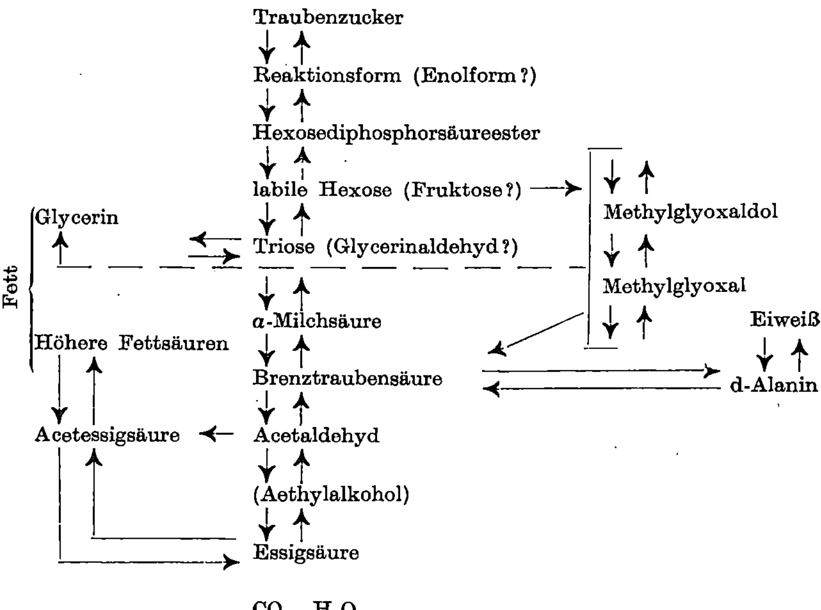

CO_2, H_2O

Die Doppelpfeile mit entgegengesetzten Spitzen sollen andeuten, daß
es sich um Gleichgewichtszustände, d. h. reversible Reaktion zwischen

[1] EMBDEN, G. u. seine Mitarbeiter: Zahlreiche Arbeiten in Hofmeisters
Beiträgen, Z. physiol. Chem. u. Biochem. Z. 1906—1914.
[2] GOTTSCHALK, A.: Der Kohlehydratumsatz in tierischen Zellen, Jena:
Fischer 1925.

den beiden durch die Pfeile verbundenen Stoffen handelt. Die horizontal gerichteten Pfeile weisen auf die nahen chemischen Beziehungen zu den beiden anderen Hauptnahrungsstoffen hin (vgl. darüber S. 198).

Unsere Kenntnis über den oxydativen Zuckerabbau ist fast ausschließlich an der Leber gewonnen, da hier die aërobiotischen Prozesse offenbar ganz im Vordergrunde stehen, aber mancherlei spricht dafür, daß sich die Vorgänge in anderen Organen, soweit sie unter O_2-Zutritt verlaufen, ebenso abspielen, auch der Muskel wird dabei kaum eine Ausnahme machen.

Notwendig ist für den oxydativen Abbau vor allem die Gegenwart des Atmungsfermentes, das WARBURG[1] kürzlich in sehr ingeniösen Versuchen als ein Hämatinderivat erkannt hat, dann aber auch des vom Pankreas gelieferten Insulins. Fehlt dieses letztere, so ist wohl die Zuckerverbrennung nicht völlig aufgehoben, aber der Kohlehydratstoffwechsel verläuft, wie der Diabetes zeigt, quantitativ und qualitativ abnorm. Auch für die synthetischen Prozesse im Kohlehydratstoffwechsel, welche die Richtung der nach oben weisenden Pfeile im Schema auf S. 195 einschlagen, ist das Insulin notwendige Voraussetzung: ohne Insulin keine Glykogenbildung in der Leber.

d) Der Blutzucker und seine Regulation.

Der Blutzucker des Menschen — und der Wirbeltiere überhaupt — hat einen außerordentlich konstanten Wert. Er liegt bei 0,09—0,1%, je nach den angewandten Methoden zu seiner Bestimmung wechseln die Zahlen etwas, sind aber für das gleiche Individium unter gleichen Bedingungen beim gleichen analytischen Verfahren immer annähernd die gleichen. Der Zucker ist ganz vorwiegend Traubenzucker und verteilt sich normalerweise in der Ruhe zu annähernd gleichen Teilen auf Blutkörperchen und Serum. Der in der Vene gefundene Wert liegt um ca. $0,04^0/_{00}$ tiefer wie der in der Arterie, es hängt das mit dem Zuckerverbrauch der dazwischen geschalteten Organe zusammen. Wenn unter gewissen, später noch zu besprechenden physiologischen und pathologischen Einflüssen diese Konstanz durchbrochen wird, so handelt es sich fast immer nur um vorübergehende Abweichungen, denn der normale Organismus verfügt über Einrichtungen, das verlorengegangene Gleichgewicht und damit die anscheinend für den ungestörten Ablauf der Lebensvorgänge optimale Konzentration von 0,1% wieder herzustellen. Höhere Werte führen zu schädlichen Hyperglykämien und konsekutiven Glykosurien, niedrige zu Vergiftungserscheinungen (glykoprive Intoxikation [FISCHLER], Hypoglykämie). Wenn man bedenkt, daß die Intensität des Kohlehydratstoffwechsels des Körpers im ganzen und erst recht in seinen Organen ständig wechselt, so muß schon ein außerordentlich feiner und komplizierter Mechanismus zur Regulation des Blutzuckers vorhanden sein (ausgezeichnete Darstellung bei POLLAK[2]). Zuckerverbrauch und Zuckerbildung müssen auf das engste miteinander Schritt halten. Zuckerverbraucher sind sämtliche

---

[1] WARBURG, O.: Naturwiss. 16, 345 (1928).
[2] POLLAK, L.: Erg. inn. Med. 23 (1923).

Körperorgane, voran die Muskulatur und die Leber, Zuckerproduzent im wesentlichen nur die letztere. In der Leber befindet sich das große Kohlehydratreservoir. Jeder über den jeweiligen Bedarf hinaus der Leber zufließende Nahrungszucker wird in die Reserveform des Zuckers, das Glykogen umgewandelt und je nach den Ansprüchen der Leber selbst, vor allem aber der Peripherie, wird das Glykogen in die Transportform des Zuckers, die Glykose umgewandelt und den Lebervenen zugeführt. Ein assimilatorisches Ferment, das vom Pankreas gebildete, durch die Pfortader ständig zufließende Insulin (näheres darüber S. 267) und ein dissimilatorisches Enzym, die Leberdiastase, besorgen diese Aufgaben. Wie diese Regulation durch die Leber im einzelnen erfolgt, ist noch nicht bekannt. Für die Bildung beider Fermente stehen direkte wie indirekte Einflüsse zur Verfügung. Die ersteren benutzen die Blutwege, die letzteren die Nervenbahnen, die wohl den Umweg über das Centralnervensystem mit seinen zahlreichen Centren nehmen.

Der einfachste Mechanismus wäre zweifellos der, daß der Blutzucker selbst die Regulation besorgt, d. h. die Reaktion Glykogen $\rightleftharpoons$ Glykose nach der Seite des jeweiligen Bedarfs verschiebt, eine abnorm niedrige Konzentration automatisch nach rechts, eine abnorm hohe automatisch nach links. Für die Leber hat das POLLACK schon vermutet, doch liegen in dieser Richtung noch keine entscheidenden Versuche vor. Daß für die Insulinproduktion im Pankreas die Dinge höchstwahrscheinlich so liegen, ließ sich schon gewissen Beobachtungen von STAUB entnehmen. Den experimentellen Beweis dafür, daß tatsächlich der Traubenzucker das adäquate Hormon für die innere Sekretion des Pankreas ist, erbrachten die Untersuchungen von GRAFE und MEYTHALER[1] sowie LA BARRE[2]. Durch Untersuchungen von GAYET u. a.[3] ist für das Pankreas sicher erwiesen, daß das Nervensystem für die Insulinproduktion nicht notwendig ist. Daraus folgt selbstverständlich nicht, daß nicht auch vom Nervensystem aus sich regulatorische Einflüsse geltend machen. Nach dem Prinzipe der doppelten und dreifachen Sicherung, das wir so oft bei den lebenswichtigen Vorgängen im Organismus beobachten, gehen hormonale und nervöse Steuerung wahrscheinlich nebeneinander her und durchflechten sich in einer kaum zu entwirrenden Weise. Die Dinge werden noch wesentlich dadurch kompliziert, daß auch von anderen innersekretorischen Organen, insbesondere den Nebennieren Einflüsse auf den Blutzucker ausgeübt werden können. Der Antagonismus Insulin-Adrenalin ist bekannt. So nimmt z. B. FALTA[4] an, daß jede Unterzuckerung des Blutes automatisch auf dem Wege einer vermehrten Adrenalinausschüttung die Zuckerabgabe in der Leber steigern soll. Daneben wird von ihm noch ein peripherer Angriffspunkt, eine Herabsetzung der Acidität der Zellen vermutet.

---

[1] GRAFE u. MEYTHALER: Arch. f. exper. Path. **125**, 181 (1927); **131**, 80 (1928).
[2] LA BARRE: Americ. Il. of Phys. **90**, Nr 2 (1929).
[3] GAYET, R. u. GUILLAUME: C. r. Soc. Biol. Paris **97**, Nr 35 (1927).
[4] FALTA, W.: Klin. Wschr. Nr 18 (1927).

Zu diesen schon länger bekannten Faktoren kommt neuerdings noch — die Lage komplizierend — die Glykäminhypothese von LOEWI[1] hinzu. L. schloß aus gewissen Reagenzglasversuchen über die Zuckeraufnahme der Erythrocyten in Zuckerlösungen, daß in der Leber eine Art Inkret gebildet wird, das, mobilisiert vom Adrenalin, stark glykogenolytisch wirken und die Permeabilität der Körperzellen für Glykose stark herabsetzen soll. Später konnte LOEWI[2] jedoch seine eigene Versuche nicht wieder reproduzieren, so daß es nicht nötig ist, auf die Glykäminfrage hier einzugehen.

e) Der Kohlehydratstoffwechsel in seinen Beziehungen zum Eiweiß- und Fettstoffwechsel.

Während die ältere Stoffwechselforschung die einzelnen Nahrungsstoffe weitgehend isoliert betrachtete, wissen wir heute, daß dank der außerordentlichen chemischen Aktionsfähigkeit der Körperzellen sowohl in dissimilatorischer wie in assimilatorischer Hinsicht die Umsetzungen der drei wichtigsten organischen Nährstoffe in engster Beziehung zueinander stehen, so daß vielfache Brücken bestehen. Aus dem auf Seite 195 mitgeteilten Schema geht das deutlich hervor. Am längsten bekannt, wenn auch noch nicht im einzelnen klar ist die Umwandlung von Kohlehydraten in Fett. Das Fett ist die zweite, allerdings viel stabilere Reservedepotform der Kohlehydrate. Wie schon eben erwähnt, läßt sich der Glykogengehalt der Leber nur bis zu einem gewissen Maximum in die Höhe treiben. Schon weit früher geht die Umwandlung in Fett vor sich, und zwar nicht nur in der Leber, sondern, vielleicht sogar der Hauptsache nach in den Fettdepots selbst. Von anatomischer Seite war das schon nach gewissen Farbreaktionen vermutet, aber WERTHEIMER[3] hat das Glykogen im Fettgewebe auch analytisch sicher festgestellt. Sehr schwierig zu beantworten ist die Frage, ob der Organismus auch den umgekehrten Weg beschreiten kann, d. h. Fett wieder in Kohlehydrate zurückverwandeln kann. Daß das nicht in größerem Umfange der Fall ist, kann wohl als sicher gelten. Dagegen besteht die Möglichkeit, wenn nicht Wahrscheinlichkeit, daß in kleinerem Umfange, vielleicht nur unter besonderen Bedingungen solche Umwandlungen vorkommen. Zuerst haben EPPINGER, FALTA und RUDINGER[4] das aus einer klinischen Beobachtung geschlossen. In letzter Zeit sind vor allem GEELMUYDEN[5] sowie v. NOORDEN und ISAAC[6] sehr für diese Ansicht eingetreten. Sicher beweisende Untersuchungen liegen allerdings dafür m. E. bisher noch nicht vor (vgl. auch THANNHAUSER[7] und LUSK[8]).

[1] LOEWI, O.: Klin. Wschr. 2169 (1927). — Mit DIETRICH ebenda 625 (1928).
[2] LOEWI, O.: Klin. Wschr. Nr 9, 391 (1929).
[3] WERTHEIMER, E.: Pflügers Arch. 219, 190 (1928).
[4] EPPINGER, FALTA u. RUDINGER: Z. klin. Med. 66, 1 (1908).
[5] GEELMUYDEN, J. C.: Erg. Physiol. 21, 274; 22, 1 (1923) u. 30, 1 (1930).
[6] v. NOORDEN, C. u. S. ISAAC; Die Zuckerkrankheit und ihre Behandlung, 8. Aufl. Berlin: Julius Springer 1927.
[7] THANNHAUSER, S.: Dtsch. med. Wschr. 1927.
[8] LUSK, G.: Science of nutrition, 4. Aufl., Philadelphia and London: W. B. Saunders 1928.

Die beste Stütze waren bisher die Untersuchungen von CHAIKOFF und J. J. WEBER[1], die nach Epinephrininjektionen beim hungernden maximal pankreasdiabetischen Hunde so große Zuckerausscheidungen erzielen konnten, daß wahrscheinlich weder die kleinen Kohlehydratvorräte noch das umgesetzte Eiweiß deren Quelle war. Nachprüfungen von CHAMBERS[2] (unter LUSK) zeigten allerdings, daß es nicht notwendig ist, eine Neubildung von Zucker anzunehmen, sondern daß es sich wahrscheinlich um nachträgliche Ausscheidungen vorher retinierten Zuckers handelt.

Daß Kohlehydrate aus Eiweiß, d. h. aus den Ketonsäuren einzelner Aminosäuren nach ihrer Deamidierung nicht nur fakultativ, sondern in kleinen Mengen wohl obligatorisch gebildet werden, ist ganz sicher. Ebenso können in Gegenwart von Ammoniak einzelne Eiweißbausteine, vor allem Alanin, Glykokoll, aus Kohlehydraten entstehen. Die Wege die der Organismus hier einschlägt, sind aus den Pfeilen in Schema S. 195 gut ersichtlich.

II. Experimentelle Hyperglykämien und Glykosurien.

Die oben geschilderte Konstanz des Blutzuckers wird auch abgesehen vom Diabetes vereinzelt durchbrochen. Physiologisch geschieht das immer nur vorübergehend, experimentell- oder spontanpathologisch nur so lange, als die gesetzte oder durch einen Krankheitsprozeß hervorgerufene Schädigung andauert.

a) Hyperglykämien und Glykosurien nach Nahrungszufuhr und Muskeltätigkeit.

Beim nüchternen, ruhenden, normalen Menschen liegt der Blutzucker stets um den Wert von ca. 0,1%, Zucker im Harn ist nur in so minimalen Mengen (unter 0,01%) vorhanden, daß er mit den gewöhnlichen klinischen Methoden nicht nachgewiesen werden kann. Setzen aber die beiden wichtigen physiologischen Prozesse ein, welche in den Stoffwechsel so tief eingreifen wie Nahrungsaufnahme und Muskelarbeit, so geht vorübergehend die Konstanz verloren, und der Blutzucker steigt mehr oder weniger an.

Am stärksten und regelmäßigsten ist das bei der *Nahrungsaufnahme* der Fall, aber auch hier nur nach Verzehren von gewissen Kohlehydraten. Polysaccharide können in nahezu unbegrenzten Mengen vom gesunden Menschen genossen werden, ohne daß es zur Glykosurie kommt. Trotzdem kann dabei eine Hyperglykämie auftreten, die nur wenig geringer ist wie nach Aufnahme einer entsprechenden Menge Glykose (WELZ und JACOBSEN).

Bei Mono- oder Disacchariden genügen schon relativ kleine Mengen (20 g), um den Blutzucker in die Höhe zu treiben. Der Effekt ist aber so gering und flüchtig, daß es nicht zum Übertritt von Zucker in den Urin kommt.

---

[1] CHAIKOFF, J. L. u. J. J. WEBER: J. of biol. Chem. **76**, 813 (1928).
[2] CHAMBERS: Amer. J. Physiol. **90**, Nr 2 (1929).

Wird aber die Zuckerzufuhr über gewisse Beträge erhöht, so wird die sog. Toleranzgrenze, d. h. die Grenze, bis zu der Kohlehydrate ohne Auftreten von Glykosurie vom Organismus verarbeitet werden, überschritten und es erscheint Zucker im Harn.

Diese Toleranzgrenze liegt für die einzelnen Zuckerarten verschieden hoch,

für	Traubenzucker bei ca.		150—180 g
,,	Fruchtzucker	,, ,,	120—150 g
,,	Rohrzucker	,, ,,	150—200 g
,,	Milchzucker	,, ,,	120 g

Voraussetzung ist dabei, daß die Zuckermengen rasch hintereinander in den nüchternen Magen gebracht werden. Der Blutzucker steigt bei Gaben jenseits der genannten Werte in der Weise an, daß $\frac{1}{2}$—1 Stunde hinterher für kurze Zeit (meist nur 2 Stunden) Zucker im Harn erscheint in einer Konzentration, die maximal 5% erreicht und keinen Parallelismus zur aufgenommenen Zuckermenge zeigt. Der Blutzuckerwert, bei dem eben Harnzucker erscheint, wird als Schwellenwert bezeichnet. Dieser liegt normalerweise bei 0,150—0,160%, im Alter noch etwas höher, bei Nierenkranken kann er bis 0,18—0,2% ansteigen. Außer der absoluten Höhe des Blutzuckerwertes ist auch die Dauer seines Bestehens von Einfluß. Sehr flüchtige, selbst beträchtliche Hyperglykämien machen oft gar keine Glykosurie. Der unter den geschilderten Verhältnissen beim Gesunden auftretende Zucker ist stets Glykose.

Die Deutung dieser alimentären Hyperglykämie ist nicht leicht und auch heute noch umstritten. Ursprünglich wurde ziemlich allgemein angenommen, daß der resorbierte Zucker, soweit die Leber ihn nicht verwendet, ins Lebervenenblut im Überschuß übertritt und dann nach und nach im Gewebe verbraucht wird. Dieser älteren Anschauung ist neuerdings die Reiztheorie gegenübergestellt worden, die vor allem von STAUB[1] und UMBER[2] vertreten wird. Nach ihr soll der Nahrungszucker einen Reiz auf die Leber ausüben, die in einer verstärkten Glykogenolyse sich äußert. Der abfließende Zucker wäre demnach nicht Nahrungs-, sondern Leberzucker. Diese Anschauung stützt sich vor allem auf die Tatsache, daß die Hyperglykämie bereits 3—5 Minuten nach der Zuckeraufnahme beginnt. Neuerdings hat POLLACK[3] in einer interessanten Studie in etwas modifizierter Weise die alte Auffassung m. E. zu Recht wieder zu Ehren gebracht, indem er die Sperrung eines nervös gesteuerten Mechanismus der Leber annimmt, welche die quantitative Retention von Nahrungszucker in der Leber ermöglicht. Die Folge dieser Sperrung wäre dann die Hyperglykämie mit Nahrungszucker.

Für die Gestaltung des absteigenden Schenkels der Blutzuckerkurve kommen zwei Faktoren in Betracht, einmal das Absinken der Zuckerkonzentration in der Pfortader und dann die vermehrte Insulinproduktion, die POLLACK[3] viel zu kompliziert auf die Reizung eines hypothetischen Insulincentrums oder ein noch hypothetischeres Darm-

[1] STAUB: Z. klin. Med. 93, 125 (1922).
[2] UMBER: Ernährung u. Stoffwechselkrankheiten. 3. Aufl., S. 178. 1925.
[3] POLLACK, L.: Klin. Wschr. 1942 (1927).

wandhormon zurückführt. Tatsächlich löst die Steigerung der Zuckerkonzentration selbst automatisch die Mehrsekretion von Insulin aus
(GRAFE und MEYTHALER[1]).

Daß das Insulin sehr wesentlich beim Zustandekommen des Zucker-
abfalls im peripheren Blute beteiligt ist, geht am besten aus der oft
auftretenden terminalen Hypoglykämie hervor, die kaum eine andere
Deutung zuläßt.

Sehr interessant ist die Tatsache, daß der hyperglykämische Effekt
einer zweiten oder gar dritten anschließenden Zuckerzufuhr immer
schwächer ausfällt wie derjenige der ersten. STAUB[2] hat dies Phänomen
entdeckt und es wird nach ihm vielfach als „Staubeffekt" bezeichnet.

Diese schwächeren Reaktionen können wohl nur auf eine vermehrte
Insulinsekretion zurückgeführt werden (STAUB, POLLACK u. a.).

Die *Muskeltätigkeit* steht an Bedeutung für den Blutzucker weit
hinter dem Einflusse der Nahrungszufuhr zurück. Das ist verständlich,
denn die Einwirkung der Produktionsstätten ist gewöhnlich größer als
die der Verbrauchsstätten. Trotzdem muß auch auf diese Dinge hier
kurz eingegangen werden, da der Diabetiker sich auch hier oft wesentlich
anders verhält wie der Normale. Im allgemeinen wurde seit CHAUVEAU
und KAUFFMANN angenommen, daß starke körperliche Arbeit den Blutzucker erniedrigt. Das ist aber generell nicht richtig, denn vielfach sind
auch unveränderte oder erhöhte Werte gefunden worden, letzteres gilt
vor allem für den Anfang (Lit. und eigene Versuche bei BÜRGER[3]). Es
gibt also zweifellos auch beim Gesunden eine Arbeitshyperglykämie.

b) Experimentelle Formen der Hyperglykämie.

Bei der großen Kompliziertheit der Regulation des Blutzuckers und
des Kohlehydratstoffwechsels überhaupt ist es selbstverständlich, daß
von verschiedensten Angriffspunkten aus die Konstanz des Blutzuckers
durchbrochen und Glykosurie erzeugt werden kann. Diesen zahlreichen
Experimenten verdanken wir entscheidende Aufklärungen über Physiologie und Pathologie des Kohlehydratstoffwechsels. Wir wissen, daß
der Kohlehydratumsatz in erster Linie von gewissen Organen mit
innerer Sekretion beeinflußt wird, daß daneben aber auch starke nervöse
Einwirkungen bestehen und daß schließlich eine große Menge von
Pharmaca und Giften in z. T. sehr charakteristischer Weise wirksam ist.

1. Die hormonale Auslösung.

Von fast allen innersekretorischen Organen aus lassen sich Anomalien des Kohlehydratumsatzes auslösen, von keinem aber in so
tiefgreifender und entscheidender Weise wie von der Bauchspeicheldrüse.

α) Der Pankreasdiabetes.

Die Bauchspeicheldrüse nimmt im Kohlehydratstoffwechsel die
dominierende Stellung ein. Ihr Fortfall löst so grundlegende Störungen
aus, daß mit Recht von einem Pankreasdiabetes gesprochen werden

---

[1] GRAFE u. MEYTHALER: zitiert auf S. 197.
[2] STAUB: Z. klin. Med. 104, 587 (1926).
[3] BÜRGER, M.: Arch. f. exper. Path. 87, 233 (1920).

muß. J. v. Mering und O. Minkowski[1] gelang 1890 die für die Theorie und Therapie des Diabetes wichtigste und folgenreichste Entdeckung, daß nach totaler Entfernung des Pankreas bei Hunden ein maximaler, vor der Insulinära mit Sicherheit in kurzer Zeit zum Tode führender Diabetes entsteht. Er ist klinisch gekennzeichnet durch hochgradige Abmagerung und Hinfälligkeit trotz manchmal gesteigerter Nahrungs- und Flüssigkeitsaufnahme, Neigung zu Infektionen vor allem septischer Art und einen Tod unter dem Bilde schwerer Vergiftung oder hochgradiger Erschöpfung. Parallel damit und als auslösende Ursache dieses klinischen Bildes gehen schwere Veränderungen des Stoffwechsels. Sie betreffen vor allem den Kohlehydratumsatz. Hochgradigste Hyperglykämie mit Werten bis zu 0,5 $^0/_0$ und mehr und maximale Glykosurie, deren Quelle nicht nur die Kohlehydrate der Nahrung und des Körpers, sondern sogar die Ketonsäuren der Eiweißbausteine sind. Die Kohlehydratbildung aus Eiweiß scheint beim kompletten Pankreasdiabetes maximal zu sein. Der Minkowskische Quotient $\dfrac{D}{N}$ *(Dextrose)* im Harn beträgt 2,8, ganz unabhängig von Art und Menge der Ernährung oder Hungerzustand. Neben diesen qualitativen Veränderungen des Eiweißumsatzes bestehen quantitative Anomalien. Der Umsatz dieses Nährstoffes ist auch im Hunger auf das Doppelte bis Dreifache gesteigert (Falta, Grote und Staehelin[2]). Zum Teil mag das auf die in den früheren Versuchen wohl meist bestehenden, z. T. mit hohem Fieber einhergehenden Infektionen zurückzuführen sein, der Hauptsache nach dürfte aber die schwere Störung des Kohlehydratstoffwechsels daran schuld sein, indem dem Organismus die Fähigkeit, diesen wichtigen, sonst besonders leicht verbrennlichen Nährstoff zu zersetzen, weitgehend verloren geht. Für diese schwere oxydative Schwäche, die aber isoliert bleibt, sprechen vor allem die Respirationsversuche. Der respiratorische Quotient, d. h. das Verhältnis der ausgeschiedenen Kohlensäure zum aufgenommenen Sauerstoff (vgl. S. 2) ist auf den niedrigsten Werten von 0,72 oder noch etwas darunter fixiert, ein Zeichen, daß außer etwas Eiweiß fast nur Fett verbrennt, Kohlehydrate höchstens in kleinen Beträgen von ca. 10—20 g. Auch der Gesamtumsatz ist erhöht, wenn auch in verschieden hohem Grade und selten über 100% hinausgehend.

Die Steigerungen von Eiweißumsatz und Gesamtstoffwechsel fallen viel geringer aus (bis maximal 66 $^0/_0$ bzw. 28 $^0/_0$, im Mittel 45 $^0/_0$ bzw. 12 $^0/_0$), wenn Komplikationen mit Fieber und Infektion vermieden werden, wie in den neuesten Versuchen von Enderlen, Glatzel und Pù[3].

Die Frage, wieweit hieran die Grundstörung beteiligt ist, wieweit Komplikationen mit Fieber und Infektion, ist noch nicht definitiv

---

[1] v. Mering, J. u. O. Minkowski: Zbl. klin. Med. 393 (1889). — Arch. f. exper. Path. **26**, 371 (1889).
[2] Falta, Grote u. Staehelin: Hofm. Beiträge, Bd. 10, 199 (1907).
[3] Enderlen, H. Glatzel u. Pù: Arch. f. exp. Path. u. Pharm. **139**, 20 (1929).

entschieden. Auch der Fettstoffwechsel ist in die schwere Störung mit eingezogen. Es äußert sich das in einer wesentlich erhöhten Fetteinschmelzung sowie einer oft sehr erheblichen Lipämie, ferner im Auftreten der Ketonkörper, Oxybuttersäure, Acetessigsäure und Aceton. Allerdings handelt es sich dabei meist nur um geringe Mengen, die über wenige Gramm kaum je hinausgehen. Erst Kombination mit Phlorizin- oder Phosphorvergiftung treibt sie in die Höhe.

Wenn die meisten Untersuchungen auch bei Hunden angestellt wurden, so verhalten sich doch alle bisher daraufhin geprüften Wirbeltiere genau so, selbst die Kaltblüter.

Die Entwicklung des klinisch und stoffwechselpathologisch so wohlcharakterisierten Bildes des Pankreas ist allerdings an eine Voraussetzung geknüpft, deren unvollständige Erfüllung wohl die Ursache war, daß die große Entdeckung erst relativ spät gemacht wurde. Die Bauchspeicheldrüse muß quantitativ entfernt werden, es dürften nicht einmal mikroskopisch kleine Reste stehen bleiben. Ist letzteres der Fall, so kommt es auch zunächst zu einer Hyperglykämie und Glykosurie, aber beide Störungen sind geringfügig und verschwinden nach kürzerer oder längerer Zeit. Es ist ein abortiver, transitorischer Diabetes entstanden, nach seinem ersten Darsteller, *Sandmeyerscher* Diabetes genannt. Wie ALLEN[1] in sehr schönen, vielfach variierten Untersuchungen gezeigt hat, kann aber diese Form in den echten, maximalen Pankreasdiabetes übergeführt werden und zwar durch Überernährung vor allem mit Kohlehydraten, d. h. durch systematische Überanstrengung und damit Schädigung des Pankreasrestes (ca. $^1/_{10}$—$^1/_{20}$ der Drüse). Er bleibt dann in charakteristischer Form auch im Hungerzustande bestehen. Gerade durch diese Experimente ist das Bild des tierischen Pankreasdiabetes dem der spontanen menschlichen Zuckerkrankheit sehr angenähert. Allerdings bleiben noch genug Differenzen zwischen beiden Krankheitszuständen bestehen, einmal die bei Hunden relativ geringe Ketonurie, dann die gewaltige Eiweißzersetzung, die dem menschlichen Diabetes selbst in seinen schwersten Formen ganz abgeht, und schließlich die beim Menschen meist fehlende Gesamtstoffwechselsteigerung, deren Ausmaß beim Hunde aber wohl sicher zum großen Teil durch Komplikationen bedingt ist. Diese Unterschiede sind gleich wohl m. E. nicht prinzipieller Natur und sicher z. T. durch die verschiedenartige Konstitution von Hund und Mensch bedingt, vor allem ihren verschiedenen Eiweißstoffwechsel. Über diese Schwierigkeiten haben sich auch v. MERING und MINKOWSKI in genialer Intuition hinweggesetzt, indem sie aus ihren epochemachenden Versuchen gleich den Schluß zogen, daß die Bauchspeicheldrüse den zum normalen Ablauf des Kohlehydratstoffwechsels notwendigen Stoff liefern, dessen Fehlen auch die Ursache des menschlichen Diabetes sei. Diese geniale Theorie erfuhr dann ihre endgültige Bestätigung und

---

[1] ALLEN, F. M.: Zahlreiche Arbeiten im J. metabol. Res. u. J. of exper. Med. — Vgl. auch seine große Monographie: Glykosurie u. Diabetes, Boston 1913.

Krönung durch die Auffindung des wirksamen Prinzipes, des Insulins durch Banting und Best.

β) Die Adrenalinglykosurie.

Während die Bauchspeicheldrüse mit ihrem wirksamen Prinzip die Aufgabe hat, den Blutzucker herabzusetzen und eine Glykosurie zu verhindern, besitzen die Nebennieren mit ihrem spezifischen Inkret, dem Adrenalin, den entgegengesetzten Effekt. F. Blum[1] entdeckte ihn 1911 beim Kaninchen, dem er subcutan Nebennierenextrakt einspritzte und dadurch transitorische Glykosurie auslöste. Das Adrenalin wird nur vom Mark der Nebenniere geliefert, ist in seiner chemischen Struktur bekannt und wird als Suprarenin (Stolz) auch synthetisch hergestellt.

Die subcutane Injektion von $1/4$—1 mg Adrenalin (Zusammenfassung bei Trendelenburg[2]) oder Suprarenin erhöht beim gesunden Menschen den Blutzucker um ca. 60—100% des Nüchternwertes, während zum Auslösen von Glykosurien meist höhere Mengen erforderlich sind. Bei therapeutischen Dosen sah Brösamlen[3] unter 34 Fällen nur viermal Glykosurie. Höhe und Verlaufsart der hyperglykämischen Kurve hängen von den Kohlehydratbeständen des Körpers und gewissen individuellen, meist wohl konstitutionell-nervös bedingten Reaktionseigentümlichkeiten ab. Entscheidend ist wohl vor allem der Zustand des sympathischen Nervensystems mit seiner wechselnden Erregung und Erregbarkeit, denn an seinen Nervenendigungen greift das ausgesprochen sympathicotone Adrenalin an. Im Falle der Hyperglykämie sind es vor allem, wenn auch vielleicht nicht ganz ausschließlich die in der Leber liegenden Endapparate, deren Erregung die diastasische Tätigkeit der Leber steigert und damit die Glykogenolyse vermehrt. Der Reiz verläuft dabei auf den Bahnen des N. splanchnicus, dessen Durchschneidung die Adrenalinhyperglykämie ebenso verhindert wie die Injektion des den peripheren Sympathicus lähmenden Ergotamin.

Die hyperglykämische Wirkung tritt auch bei der Hungerleber ein, so daß die Annahme naheliegt, daß neben der Einwirkung auf das Glykogen auch eine vermehrte Bildung von Zucker aus Eiweiß hervorgerufen werden kann. Dafür spricht auch die Tatsache, daß Adrenalin sowohl chemisch wie histologisch nachweisbar den Eiweißumsatz zu steigern vermag.

An der Hungerleber läßt sich interessanterweise bei geeigneter Dosierung auch der gegenteilige Effekt, eine Neoglykogenie erzeugen (Pollack[4]). Ebenso fanden die Geschwister Cori[5] bei Ratten nach Injektionen großer Adrenalinmengen Anhäufung von Glykogen in der Leber und Glykogenschwund im Muskel.

---

[1] Blum, F.: Dtsch. Arch. klin. Med. 71, 146 (1901).

[2] Trendelenburg, P.: Heffters Handbuch der experimentellen Pharmakologie, Bd. II/2, Berlin: Julius Springer 1925, und Die Hormone, Bd. 1, S. 185, Berlin: Julius Springer 1929.

[3] Brösamlen: Dtsch. Arch. klin. Med. 137, 299 (1921).

[4] Pollack, L.: zitiert auf S. 196.

[5] Cori F. C. und G. T. Cori: Il. of biol. Chem. 79, 309 (1928) u. 81, 389 (1929) u. Bioch. Zt. 206, 39 (1929).

γ) Experimentelle Hyperglykämien und Glykosurien durch Schilddrüsen- und Hypophysenstoffe.

Auch Schilddrüsenstoffe, sowohl die einfachen Trockenpräparate wie das Thyroxin selbst, können hyperglykämisch oder glykosurisch wirken. Dieser Effekt tritt allerdings nur bei einem kleinen Teil der injizierten Organismen ein, bei mit Diabetes belasteten Menschen können solche Glykosurien sogar stark und hartnäckig werden, vereinzelt auch in einen echten Diabetes übergehen. Für die therapeutische Praxis ist die Kenntnis solcher Reaktionsmöglichkeiten sehr wichtig, da der Harn von Kranken, die Schilddrüsenpräparate bekommen, überwacht werden muß. Bei Diabetikern, vor allem der leichten Art, vermögen Schilddrüsenpräparate die vorhandene Glykosurie noch zu steigern, das gleiche gilt auch für manche Formen von M. Basedow, während sich bei Kranken mit verminderter Schilddrüsentätigkeit selbst durch große Thyroxindosen so gut wie nie eine Glykosurie erzeugen läßt.

Auch Hypophysenpräparate können Hyperglykämie und Glykosurie auslösen. Die Wirkung ist auch hier durchaus unregelmäßig und hängt neben individuellen Reaktionseigentümlichkeiten vor allem von der Herkunft und Wirksamkeit der Präparate ab. Die Präparate der einzelnen Teile der Hypophyse scheinen verschieden zu wirken, doch kann hier erst eine verbesserte Technik der Herstellung gut wirksamer Präparate der einzelnen Abschnitte Klarheit bringen. Wie es damit vor kurzem bestellt war, ergibt sich aus den deprimierenden Nachprüfungen von TRENDELENBURG[1].

2. Die neurogene Auslösung von Hyperglykämie und Glykosurie.

Daß auch vom Nervensystem aus eine Glykosurie erzeugt werden kann, ist am längsten bekannt. Die erste Großtat auf dem Gebiete des Kohlehydratstoffwechsels, CLAUDE BERNARDs[2] berühmte Piqûre (1851), erbrachte den Nachweis. Durch Einstich in den Calamus scriptorius am Boden des vierten Ventrikels läßt sich bei Säugetieren Hyperglykämie und Glykosurie erzielen. Das gleiche gilt auch, wie H. MARX[3] kürzlich bei einem Kranken bei der Operation eines Hypophysentumors zeigte, für den Menschen. Die feinere Lokalisation wurde von BRUGSCH, DRESEL und LEVY[4] versucht, die zeigen konnten, daß das eigentliche Centrum, dessen Zerstörung stets wirksam ist, die Ursprungskerne sympathischer Natur im dorsalen Vaguskern sind (N. periventricularis). HILLER[5] allerdings steht diesen Lokalisationsversuchen sehr skeptisch gegenüber. Die afferenten Fasern treten vom siebenten Halssegment in den Grenzstrang über und verlaufen dann weiter in den N. splanchnici zu dem Abdominalorgane. Ein gewisser Glykogenvorrat in diesem Organe ist notwendige Voraussetzung für

[1] TRENDELENBURG, P.: Klin. Wschr. Jg. 4, Nr 1, 1925.
[2] BERNARD, CL.: Leçons de phys. expér. au Collège de France, Paris 1855.
[3] MARX, H.: Klin. Wschr. 6 (1927).
[4] BRUGSCH, TH., K. DRESEL u. F. H. LEWY: Z. exper. Med. 21, 358 (1920).
[5] HILLER: Verh. dtsch. Ges. inn. Med. 1929, S. 179.

den Eintritt der Glykosurie, während Hyperglykämie auch bei glykogenarmer oder fast glykogenfreier Leber eintreten kann (FREUND und MARCHAND). Die Wirkung kann auf zwei Weisen zustande kommen, entweder durch einen Reiz, der direkt durch den Splanchnicus der Leber zufließt (CLAUDE BERNARD, ECKHARDT, PFLÜGER u. a.), oder indirekt auf dem Umwege über die Nebennieren, die mit einer vermehrten Adrenalinsekretion antworten, so daß dann der Mechanismus der gleiche ist wie beim Adrenalin. Nach dem Prinzip der doppelten Sicherung, das bei lebenswichtigen Funktionen sich so oft im Bauplane des Organismus findet, führen beide Wege zum Ziele. Wann der Körper den einen, wann den anderen beschreitet und welches der gewöhnlich eingeschlagene ist, läßt sich nicht sagen.

Daß das Zuckercentrum auch beim Menschen quasi experimentell geschädigt werden kann, zeigen die vielen Glykosurien, die im Kriege nach Schädelschüssen beobachtet worden sind. Auch weniger schwere Traumen anderer Art, selbst eine einfache Kommotion, die den Schädel treffen, können so wirken, und noch einige Zeit eine Labilität des Kohlehydratstoffwechsels hinterlassen.

3. Der Phloridzindiabetes.

Die Phloridzinglykosurie, die J. v. MERING[1] im Jahre 1886 entdeckte, nimmt unter allen Glykosurien dadurch eine Sonderstellung ein, daß der Weg hier nicht über die Hyperglykämie führt, vielmehr ist der Blutzucker entweder normal oder unternormal; es kann bei starkem Hunger fast bis zur Aglykämie kommen (FRANK und ISAAC). Der Mechanismus muß also hier von prinzipiell anderer Art wie bei allen anderen experimentellen Glykosurien sein. Seine Kenntnis hat ein besonderes Interesse im Hinblick auf analoge Formen beim Menschen (vgl. S. 211). Ganz allgemein wird beim Phloridzindiabetes der Sitz der Störung in die Nieren verlegt, deren Epithelien unter der Einwirkung des Glykosides die Fähigkeit verloren haben, den Zucker wie in der Norm zu retinieren, ihn vielmehr nach Art einer Sekretion dem Blute entreißen und dem Harne zuführen.

Damit ist aber sicherlich nicht alles erklärt. Erzeugt man beim Hunde durch tägliche subcutane Injektionen von 2—3 g Phloridzin (am besten mit etwas Alkohol gelöst und verteilt in Öl) einen maximalen Diabetes, so erhält man Schädigungen des Kohlehydratstoffwechsels, die, abgesehen vom Blutzucker, in keiner Weise denen des maximalen Pankreasdiabetes nachstehen. Die Glykosurie kann gewaltige Zahlen erreichen, der Eiweißumsatz ist erheblich gesteigert, die Zuckerbildung beurteilt nach dem Quotient $\frac{D}{N}$ mit einem Wert von 3,6 maximal, die Zuckerverbrennung gemäß den ganz niedrigen respiratorischen Quotienten ganz minimal. Auch Acidose und Gesamtstoffwechselsteigerung fehlen nicht. Alle diese Anomalien sind aber reversibel, einige

---

[1] v. MERING, J.: 5. Verh. dtsch. Ges. inn. Med. 185 (1886).

Tage nach der letzten Gabe klingen sie restlos ab, vorausgesetzt, daß die Tiere nicht an Entkräftung zugrunde gehen.

Es ist natürlich ausgeschlossen, daß so schwere Störungen auf eine einfache Nierenundichtigkeit oder Sekretionsanomalie zurückgeführt werden können. Es muß daher wenigstens für die schwere Form auch gleichzeitig eine Schädigung der Leber und vielleicht sogar des Pankreas (vgl. vor allem RINGER) angenommen werden. Damit entfernt sich diese Form des experimentellen Diabetes natürlich vom renalen Diabetes des Menschen. Erwähnt sei, daß Phloridzin auch beim Menschen Glykosurie erzeugt und daß kleine Gaben zur Nierenfunktionsprüfung verwandt werden.

4. Pharmakologisch-toxische und verwandte Formen.

Außer den genannten Eingriffen und Stoffen lassen sich Glykosurie oder Hyperglykämie noch durch zahlreiche andere Pharmaka und Gifte erzeugen. Erwähnt seien vor allem das Morphium und seine Derivate, Äther, Kohlenoxyd, Coffein, Blausäure, Amylnitrit, Choralhydrat, Paraldehyd (vgl. zuletzt BURDI[1]). Ja, man kann verallgemeinernd sagen, daß die schweren Vergiftungen fast sämtlich zu diesen Störungen des Kohlehydratstoffwechsels führen, vor allem, wenn sie mit Asphyxie einhergehen. Alkohol macht Hypoglykämie, ebenso manchmal auch Veronal (BURDI[1]).

Erwähnt seien ferner die Hyperglykämien nach hypertonischen Salzlösungen und Säuren (Näheres bei v. NOORDEN und ISAAC). Entweder handelt es sich um eine Reizung des Zuckercentrums oder eine direkte Leberschädigung.

Auch größere Aderlässe, die streng genommen nicht in diese Gruppe gehören, aber doch hier erwähnt werden mögen, können Hyperglykämien auslösen. CL. BERNARD beobachtete das schon beim Kaninchen, es gilt aber auch für den Menschen, vereinzelt tritt es schon nach 100 ccm, meist aber nach $1/_3$ Liter Blutentzug und mehr, auf. Die Hyperglykämie hat rasch ihr Maximum erreicht, klingt aber erst nach Stunden ab, ohne anscheinend je Glykosurie zu machen.

Auch hier scheint eine direkte Leberwirkung vorzuliegen.

III. Spontane pathologische Hyperglykämien und Glykosurien beim Menschen (außerhalb des Diabetes).

Bei den krankhaften Störungen des menschlichen Kohlehydratstoffwechsels finden wir weitgehende Parallelen zu den experimentell erzeugten Formen. Es ist das verständlich, da die vom Experimentator gesetzten Schädigungen auch spontan als Krankheit auftreten können. Die Übereinstimmungen dabei werden nur selten vollständig sein, da die Verhältnisse in den spontan entstandenen Krankheiten meist komplizierter liegen wie in den Experimenten. Trotzdem haben letztere wesentlich dazu beigetragen, die Verhältnisse im kranken Körper aufzuklären.

---

[1] BURDI, J.: Z. exper. Med. 71, 480 (1930).

a) Hyperglykämien und Glykosurien bei Krankheiten der inneren Sekretion.

Der genuine Pankreasdiabetes soll hier außer Betracht bleiben, da ihm ja die spätere ausführliche Darstellung gilt. Daneben gibt es aber auch noch andere *Pankreaserkrankungen*, die mit Hyperglykämie und Glykosurie einhergehen. Vor allem sind es Cirrhosen, Blutungen, Carcinome, Cysten und Steine. Meist sind sie dadurch charakterisiert, daß die Zuckerausscheidung niedrig und weitgehend von der Kohlehydratzufuhr unabhängig ist. Auch die Hyperglykämie hält sich dabei in engen Grenzen.

Von den anderen Inkretdrüsen steht die *Schilddrüse* wegen ihrer Einwirkungen auf den Kohlehydratumsatz an erster Stelle. Während Unterfunktionszustände mit erniedrigten Blutzuckerwerten und einer besonders geringen Neigung zu Glykosurie einhergehen, alteriert die bei Hyperthyreosen und vor allem bei M. Basedowi vorliegende Überfunktion den Kohlehydratstoffwechsel oft recht erheblich. Während Hyperglykämie und Glykosurie spontan nur relativ selten auftreten, ist die Zuckertoleranz doch meist deutlich herabgesetzt, vor allem soll das nach EPPINGER für die sympathicotonen Formen gelten.

Wie es schon die Wirkung der Hypophysenextrakte erwarten ließ, können auch Erkrankungen dieses innersekretorischen Organs mit Anomalien im Kohlehydratwechsel einhergehen. Das gilt vor allem für die *Akromegalie*, die in ca. 40% der Fälle Hyperglykämie und Glykosurie zeigt. Bei der nahen Nachbarschaft von Hypophyse und Zwischenhirn mit dem Zuckercentrum war natürlich an eine indirekte Einwirkung des letzteren zu denken, für einen Teil der Fälle mag das auch zutreffen, aber auch kleine Tumoren ohne Druckerscheinungen zeigen das gleiche, so daß man annehmen kann, daß auch die Hypophyse allein den Effekt auslösen kann, zumal auch die Extraktversuche sonst unverständlich bleiben. In manchen Fällen mag aber bei der auch pathologisch-anatomisch festgestellten Häufigkeit polyglandulärer Störungen eine Kombination mit echtem Pankreasdiabetes vorliegen. Ob und in welchem Umfange ein rein hypophysärer oder gar hypothalamischer Diabetes, wie ihn BRUGSCH[1] postuliert, vorkommt, muß noch durch weitere klinische und anatomische Analyse geeigneter Krankheitszustände geklärt werden.

Auch die *Nebennierenerkrankungen* müssen hier erwähnt werden. Die in der Klinik zur Beobachtung kommenden Zustände betreffen aber meist Unterfunktionszustände durch Zerstörungen des spezifischen Parenchyms, das Bild des M. Addison. Dieser ist entsprechend charakterisiert durch erniedrigte Blutzuckerwerte. Überfunktionszustände sind im ganzen selten. Die noch am häufigsten vorkommenden Hypernephrome nehmen als maligne, metastasierende Tumoren eine Sonderstellung ein, so daß die in einzelnen Fällen beschriebenen Hyperglykämien, die ja auch bei Carcinomen nicht selten sind, nicht ohne weiteres auf eine Mehrproduktion von Adrenalin zurückgeführt werden können.

---

[1] BRUGSCH, TH.: Z. exper. Path. u. Ther. 18, 269 (1916).

Nichtmaligne Tumoren des chromaffinen Gewebes oder der Rinde sind außerordentlich selten (Lit. bei Falta[1]) und hinsichtlich des Verhaltens ihres Kohlehydratstoffwechsels noch nicht genügend untersucht.

b) Hyperglykämien und Glykosurien bei nervösen Störungen.

Da experimentell von den nervösen Centralorganen Störungen des Kohlehydratstoffwechsels ausgelöst werden können, war von vornherein zu erwarten, daß das gleiche auch bei Nervenkrankheiten der Fall sein müsse.

α) Im Fieber und Infekt.

Unter den centralnervös ausgelösten Hyperglykämien und Glykosurien steht das Fieber an erster Stelle. Im infektiösen Fieber kann daneben natürlich auch an eine hepatogene (Freund und Marchand) oder pankreatogene Entstehung (v. Noorden) gedacht werden, für manche Fälle mag sie sogar wahrscheinlich sein, aber es steht fest, daß auch nichtinfektiöses Fieber zu Hyperglykämie und Glykosurie führen kann. Ja selbst für die einfache Wärmestauung ist das beschrieben worden (Rolly und Oppermann). Da das Fieber ein centralnervöser Erregungszustand ist, so ist es sehr begreiflich, ja fast selbstverständlich, daß die gleiche fiebermachende Noxe auch die benachbarten Centren für den Kohlehydratstoffwechsel alteriert.

Tatsächlich gehen fast alle schweren febrilen Infekte mit einer Hyperglykämie, seltener allerdings mit einer Glykosurie einher (systematische Untersuchungen von Rolly-Oppermann und Freund). Dabei besteht kein strenger Parallelismus zwischen Temperatur- und Blutzuckerhöhe, wenn auch im allgemeinen die höchsten Hyperglykämien bei den ganz hohen Fieberformen gefunden werden. Eher bestehen Beziehungen zur Schwere der Infektion. Letztere kann auch ohne Fieber Hyperglykämie hervorrufen. Es spricht das durchaus nicht gegen eine centralnervöse Auslösung, da auch afebrile Infekte zur Alterierung anderer Stoffwechselcentren führen (Gesamtstoffwechselsteigerung nach Gessler[2]) ebenso febrile Infekte im afebrilen Infektionsstadium, z. B. Malaria (Steigerung von Oxydationen und Eiweißumsatz nach Strieck-Wilson[3]). Die Erniedrigung der Zuckertoleranz bei der afebrilen Diptherie wurde kürzlich von Elkeles und Heimann[4] nachgewiesen, allerdings erscheint mir ihre Deutung, daß eine Schädigung des Kreislaufes die Ursache sei, zweifelhaft und unbewiesen. Im allgemeinen ist die febrile und infektiöse Störung des Kohlehydratstoffwechsels dadurch charakterisiert, daß sie mit dem Abklingen der Grundkrankheit verschwindet. Immerhin kenne ich Fälle, in denen auch ohne diabetische Belastung eine infektiöse Glykosurie noch wochenlang weiter bestand, ohne in Diabetes überzugehen. Anders liegt wahrscheinlich die Situation, wenn im Anschluß an einen febrilen Infekt ein Diabetes sich entwickelt oder

---

[1] Falta, W.: Die Erkrankungen der Blutdrüsen. 2. Aufl. Berlin und Wien: Julius Springer 1928.
[2] Gessler: zitiert auf S. 67.
[3] Strieck-Wilson: zitiert auf S. 67.
[4] Elkeles u. Heimann: Klin. Wschr. 1928, 856.

ein vorhandener sich verschlimmert. In diesen Fällen muß in Übereinstimmung mit v. Noorden wohl an eine gleichzeitig bestehende Pankreasschädigung gedacht werden.

β) Bei Nervenkrankheiten.

Nervenkrankheiten führen im allgemeinen zu keiner Alteration des Kohlehydratstoffwechsels; wohl ausnahmslos gilt dies für Erkrankungen der peripheren Nerven und des Rückenmarks. Auch organische Hirnleiden tun es nur selten, es sei denn, daß sie direkt oder indirekt durch den Druck auf die Regulationscentren für den Kohlehydratstoffwechsel einwirken, wie z. B. Tumoren. Am häufigsten beobachtet man es noch bei der progressiven Paralyse. Meist sitzen auch dann die Herde im Zwischenhirn, aber es scheint eine Glykosurie auch unabhängig davon vorzukommen, vielleicht infolge Affektion der von Dresel und F. H. Lewy[1] beschriebenen afferenten Bahnen der Zuckerregulation im untersten Abschnitt des Kleinhirnwurms.

Von den sog. funktionellen Gehirnkrankheiten zeigen den höchsten Prozentsatz von Hyperglykämien bzw. Glykosurien depressive Störungen, Melancholie, depressive Phase der Cyclothymie, vereinzelt auch Dementia praecox, ferner Alkoholpsychosen.

Bei der traumatischen Neurose spielte eine Zeitlang vor allem in der Unfallbegutachtungspraxis die Prüfung der Zuckertoleranz eine große Rolle. Tatsächlich findet sich auch in einem gewissen Prozentsatz (nach Higgins und Ogden mit 9,43%, Lit. bei Stern[2]) solcher Kranker, zumal wenn ein schweres Schädeltrauma vorgelegen hat, eine vorübergehende, höchstens ein Tag dauernde Glykosurie, in einem noch größeren eine Herabsetzung der Zuckertoleranz; aber es fragt sich doch, ob nicht in einem Teil dieser Fälle tatsächliche traumatische Schädigungen der nervösen Apparate der Zuckerregulation vorgelegen haben. Dann wäre nicht die Neurose, sondern das Trauma selbst die Ursache. Nachgewiesene Störungen des Kohlehydratstoffwechsels würden auch dann noch für die Beurteilung von Bedeutung sein. Auf der anderen Seite scheint es nach den Untersuchungen von M. van Ordt sicher zu sein, daß auch nichttraumatische Hysterien und Neurasthenien eine alimentäre Glykosurie zeigen können, nur ganz ausnahmsweise dagegen die genuine Epilepsie. Nur in ganz seltenen Fällen (Zusammenstellung bei Stern[2]) hat ein echter Diabetes sich unmittelbar an eine schwere Kopfverletzung angeschlossen.

c) Hyperglykämien und Glykosurien bei Leberkrankheiten.

Bei der centralen Stellung der Leber im Kohlehydrathaushalt sollte man häufiger Störungen bei Erkrankungen dieses Organes erwarten. Tatsächlich ist aber das Gegenteil der Fall. Bei den herdweisen Erkrankungen ist es vielleicht verständlich, da sich hier Funktionsstörungen

[1] Dresel u. Lewy: Dtsch. Ges. f. Nervenheilk., Danzig 1923. — Shinosaki, T.: Z. Neur. 106, 483 (1926).
[2] Stern, R.: Über traumatische Entstehung innerer Krankheiten. 3. Aufl., bearb. von R. Stern jun., S. 496. Jena: Gust. Fischer 1930.

der Leber überhaupt so schwer oder gar nicht nachweisen lassen. Aber
selbst bei diffusen Parenchymerkrankungen, die wie z. B. der Ikterus
zu deutlichen Störungen mancher Partialfunktionen des Organs führen,
bleibt der Kohlehydratstoffwechsel in der Regel intakt. Glykogenansatz und Glykogenolyse bewegen sich meist in normalen Bahnen. In
manchen Fällen ist allerdings der nüchterne Blutzucker etwas erhöht
und die alimentäre Hyperglykämie steigt steiler an und zieht sich
länger hin. Man muß schon besondere Belastungsproben anwenden, um
mit großer Regelmäßigkeit Störungen aufzudecken. Eine solche diagnostisch wichtige Reaktion verdanken wir H. STRAUSS[1]. Er fand zuerst,
daß bei parenchymatösen Leberschädigungen, gleichviel welcher Genese,
die Glykogenbildung aus Lävulose leidet. Es kommt nach Einnahme
von 100 g dieses körperfremden, linksdrehenden Zuckers zu einer alimentären Lävulosurie, die bis zu 20% der Einfuhr betragen kann. Diese
Ausscheidung hängt damit zusammen, daß im Gegensatz zur Glykose
Lävulose schon ausgeschieden wird, wenn sie in verhältnismäßig sehr
kleinen Konzentrationen (nach ISAAC schon bei 0,04%) ins Blut kommt.
Wie PETERS[2] an meiner Klinik zeigte, läßt sich die Lävulosereaktion
wesentlich verfeinern, wenn man die Blutzuckerkurve verfolgt. Auch
der Abbau der Galaktose ist oft schwer verändert (R. BAUER[3] u. a.).

Außer der verschlechterten Glykogenbildung scheint nach den
Respirationsversuchen von FEJER und HETENYI aber auch noch eine
verschlechterte Verbrennung der Lävulose bei den genannten Leber-
krankheiten vorzuliegen, — ein Umstand, der auch seinerseits die
Lävulosurie befördern muß.

d) Der sog. renale Diabetes.

Der sog. Nierendiabetes nimmt gegenüber dem gewöhnlichen
Diabetes eine solche Sonderstellung ein, daß er in diesem Zusammenhang
getrennt besprochen werden soll. Charakterisiert ist er ebenso wie die
Phlorizinglykosurie durch Zuckerausscheidung bei normalem oder sogar
erniedrigtem Blutzucker. Er kommt in zwei anscheinend ganz unab-
hängigen Formen vor, einmal als Diabetes innocens vor allem bei
Jugendlichen, und dann als renale Glykosurie bei Schwangeren.

α) Der Diabetes innocens.

LÉPINE[4] und KLEMPERER[5] beschrieben zuerst Glykosurien ohne
Hyperglykämie, die auf eine abnorme Durchlässigkeit der Nieren zurückgeführt wurden. Es handelt sich meist um junge, zarte, oft neuropathische
Leute im zweiten Dezennium, die entweder überhaupt keine Beschwerden
haben oder wegen allgemeiner nervöser Beschwerden den Arzt aufsuchen.

Diese Glykosurie ist durch fünf Merkmale gekennzeichnet: die geringen Mengen des Zuckers (selten über 2,0% in der Einzelportion und
20 g am Tag), die Unabhängigkeit von der Kohlehydratzufuhr, das

[1] STRAUSS, H.: Dtsch. med. Wschr. 1913, 1780.
[2] HEINCKE, E. u. F. PETERS: Klin. Wschr. Nr 29 (1930).
[3] BAUER, R.: Dtsch. med. Wschr. 1505 (1908).
[4] LÉPINE: Berl. klin. Wschr. 20 (1905).
[5] KLEMPERER, G.: Berl. Ver. f. inn. Med., 18. Mai, Berlin 1896.

schon erwähnte Fehlen einer Hyperglykämie, refraktäres Verhalten gegenüber Insulin sowie fehlende oder nur geringfügige Ketonurie. Fälle ohne alle diese Merkmale dürfen m. E. nicht als echter renaler Diabetes bezeichnet werden, wie z. B. kürzlich BONEM und HECHT[1] es tun, z. T. sind es Zwischenstufen zwischen Diabetes renalis und echtem Diabetes.

Folgende Beobachtung unserer Klinik, über die REINWEIN und PAASCH[2] berichteten, illustriert einen typischen Fall:

E. Riez, 39 Jahre, Tischler. Mit 18 Jahren bei der Untersuchung behufs Aufnahme in die Lebensversicherung Zucker festgestellt, deshalb nicht aktiv gedient. 1907 Lungenentzündung. 1915 trotz Zucker im Harn eingezogen, aber nicht an der Front. 1922 Gallenblasenoperation (Verwachsungen), aß seitdem alles, viel Kuchen, dagegen keinen Zucker, bei allen Untersuchungen stets kleine Mengen Zucker. Außer einer gewissen Mattigkeit nie Beschwerden. Vom 15. November bis 3. Dezember 1927 in der Klinik. Ganz unabhängig von der Diät fast stets Zucker bis max. 1,1 % = 9,3 g 2mal bei 400 g Brot zuckerfrei, nie Acetonkörper. Blutzucker schwankt zwischen 0,062—0,088, auf Kalzan, Afenil, Diuretin, Insulin (b s 40 Einheiten) kein Einfluß. Nüchtern 0,085, bei Belastung mit 150 g Brot folgende halbstündliche Blutzuckerwerte: 0,129%, 0,124%, 0,102%, 0,075%, 0,083%.

Bemerkenswert ist an diesem Falle, daß die Krankheit, wenn man bei einer derartigen Glykosurie überhaupt noch diesen Namen gebrauchen will, 18 Jahre hindurch unverändert fortbestanden hat trotz Krieg, Lungenentzündung und Gallensteinleiden. Die Blutzuckerwerte waren stets subnormaler und stiegen auch nach Kohlehydratbelastung zu abnorm niedrigen Werten an.

Die alimentäre Hyperglykämie fällt entweder normal oder wie in unseren Fällen vermindert aus. Der Sitz der Krankheit müssen die Nieren sein, doch läßt sich weder durch Calciumgaben (nach M. LABBÉ) noch durch Diuretin (nach POLLACK) eine Abdichtung der Nieren herbeiführen, auch bestehen in der Regel keine Beziehungen zu anderen Funktionsstörungen oder anatomischen Veränderungen der Nieren; in einzelnen Ausnahmefällen, wie z. B. bei UMBER und ROSENBERG[3] mag es sich um ein zufälliges Zusammentreffen handeln. Die Prognose ist gut, daher auch der Name Diabetes innocens. In einem unserer Fälle bestand die Störung 21 Jahre hindurch unverändert fort. Ein sicherer Übergang eines einwandfrei renalen Diabetes in eine echte hyperglykämische Zuckerkrankheit ist bisher zweimal von UMBER[4] beschrieben.

Damit erhebt sich die wichtige Frage nach den Beziehungen zwischen dem Diabetes renalis und dem echten Diabetes. So sehr es berechtigt ist, hier von einer Sonderform zu sprechen und sie abzugrenzen, so wäre es doch falsch, die Brücken zu übersehen, die beide Arten miteinander verbinden. Zunächst sind es die hereditären Verhältnisse. Wie vor allem die umfassende Studie von HJÄRNE[5] zeigt, kommen oft beide Formen in der gleichen Familie nebeneinander vor. Dann gibt es Fälle, die fast als Übergangsstadien anmuten, wenn z. B. die Nüchtern-

[1] BONEM u. HECHT: Med. Klin. 1928, 1580.
[2] REINWEIN, H. u. PAASCH: Med. Wschr. 1928, Nr 27.
[3] UMBER, F. u. M. ROSENBERG: Z. klin. Med. 100, 655 (1924).
[4] UMBER, F.: zitiert auf S. 166.
[5] HJÄRNE, U.: Acta med. scand. (Stockh.) 67, 422, 495 (1927).

werte des Blutzuckers ganz normal sind, dagegen alimentäre Erhöhungen wie beim echten Diabetes auftreten, und die Zuckerausscheidung auch nicht mehr die weitgehende Unabhängigkeit von der Zufuhr zeigt.

Sollten Beobachtungen wie die von UMBER und ROSENBERG sich häufen, so würde der Zusammenhang inniger sein (vgl. z. B. LICHTWITZ[1]). Vorläufig ist die Frage noch nicht spruchreif, nur eine größere Kasuistik länger beobachteter Fälle dieser in reiner Form doch recht seltenen Anomalie kann die Entscheidung bringen.

Ganz neuerdings hat W. FALTA[2] in einer besonderen Studie den Begriff der renalen Diabetes noch weiter zu fassen gesucht, doch vermag ich ihm darin nicht ganz zu folgen.

β) Die sog. renale Glykosurie der Schwangeren.

Als eine besondere Form des Diabetes renalis ist neuerdings mit Recht (vgl. z. B. v. NOORDEN und ISAAC) die Glykosurie der Schwangeren abgetrennt worden. Sie ist natürlich von dem in diesem Zustand sehr häufigen Auftreten von Milchzucker, einer Laktosurie, zu der keinerlei Beziehungen bestehen, streng zu unterscheiden.

PORGES[3] und seine Mitarbeiter berichteten zuerst über das Vorkommen von spontaner Glykosurie bei normalem Blutzucker bei Schwangeren. Gleichzeitig bestand eine starke Neigung zu Acidose, die bis zu einem gewissen Grade für die Schwangerschaft ganz allgemein charakteristisch ist (PORGES und NOVAK).

Die Sonderstellung solcher Fälle wird nicht mehr so auffällig, wenn man bedenkt, daß bei Schwangeren alimentäre Glykosurie ganz generell viel leichter hervorgerufen werden kann als bei normalen Frauen, und zwar ohne besonders ausgesprochene Hyperglykämie.

E. FRANK[4] hat daraufhin einen latenten Diabetes renalis bei der Schwangerschaft, auch der extrauterinen, angenommen, und die alimentäre Glykosurie geradezu als Unterstützungsmittel der Frühdiagnose der Schwangerschaft empfohlen.

Die Genese dieser Form der Glykosurie ist noch stark umstritten. Die ersten Beobachter nahmen eine Überempfindlichkeit der Niere gegenüber dem Blutzucker an, neuerdings rückt mehr eine dyshormonale Entstehung in den Vordergrund (vgl. z. B. UMBER und ROSENBERG[5]).

ε) Der sog. Hungerdiabetes.

HOFMEISTER[6] fand zuerst bei Hunden, daß nach langem Hungern oder starker Unterernährung schon mäßige Stärkemengen eine erhebliche bis fast 4% betragende Glykosurie auslösen können, und zwar nicht

---

[1] LICHTWITZ: Handb. d. inn. Med., 2. Aufl., Bd. IV/1, S. 677. 1926.

[2] FALTA, W.: Renaler und insulärer Diabetes, Wien: Urban u. Schwarzenberg 1930. (Ein näheres Eingehen war bei der Korrektur nicht mehr möglich.)

[3] PORGES u. NOVAK: Berl. klin. Wschr. 1757 (1911). — Mit STRISOWER: Ebenda Nr 40 (1912). — Z. klin. Med. 78, 413 (1913).

[4] FRANK, E.: Verh. dtsch. Ges. inn. Med. 240 (1921). — Ther. Gegenw. 167 (1921).

[5] UMBER, F. u. M. ROSENBERG: zitiert auf S. 212.

[6] HOFMEISTER: Zit. bei NAUNYN, Der Diabetes mellitus. 2. Aufl., S. 54. Wien: Hölder 1906.

nur vorübergehend, sondern unter geeigneten Bedingungen beliebig lang. Die Genese und die Sonderstellung dieser Form, die sich recht schwer reproduzieren läßt, sind umstritten. Ich möchte noch am ehesten an die Folgen einer primären Leberschädigung denken, die unter der schweren Ernährungsstörung in ihrer Glykogenie geschädigt ist, zumal ja durch BARRENSCHEEN[1] u. a. bekannt ist, daß im Hunger die Glykogenbildung stets erschwert ist.

Zum sog. Hungerdiabetes der Tiere ist die von HOPPE-SEYLER[2] beschriebene Vagantenglykosurie in Parallele gesetzt worden. Da es sich bei diesen Landstreichern meist entweder um Leberkranke oder um Alkoholiker handelte, so wäre es wohl zweckmäßiger, auch diese Formen den hepatogenen bzw. toxischen Glykosurien zuzurechnen. Allerdings tritt die Störung nur im Hungerzustande zutage und verschwindet unter guter Ernährung.

Der sog. Hungerdiabetes erscheint in einem anderen Lichte, seit bekannt ist, daß es auch einen Kohlehydratmangeldiabetes gibt, der als temporäre Glykosurie zutage tritt, sobald zu einer kohlehydratfreien, sonst ausreichenden Kost zum ersten Male Kohlehydrate zugelegt werden. PORGES und ADLERSBERG[3], ODIN[4], FRANK und LEISER[5] haben solche Toleranzschädigungen, die sich stets im Blutzucker, oft auch im Harnzucker zu erkennen geben, mitgeteilt. Hier dürfte es sich wohl sicher um eine erschwerte Glykogensynthese infolge temporärer Inaktivität des Insulinapparates handeln.

B. Der Diabetes mellitus des Menschen.

Eine scharfe Abgrenzung der echten genuinen Zuckerkrankheit gegenüber den bisher besprochenen nichtdiabetischen Glykosurien ist kaum möglich. Für praktische Zwecke, vor allem die Therapie, ist es aber wohl ausreichend, wenn unter Diabetes jede langdauernde mit Hyperglykämie bzw. Glykosurie einhergehende Störung des Kohlehydratstoffwechsels vorwiegend, wenn nicht ausschließlich insulärer Genese verstanden wird.

Das Wort Diabetes, das von dem griechischen *διαβαίνειν* = hindurchgehen sich ableitet, stammt aus dem Altertum und beweist, daß dieses schon die Zuckerkrankheit kannte, ihr Wesen aber in einer Kachexie durch gewaltige Urinmengen erblickte (GALEN u. a.). Erst THOMAS WILLIS (1674) scheint den süßen Geschmack des Harns festgestellt zu haben. Bald hinterher erfolgte dann die Trennung der beiden Hauptformen von Polyurien, des Diabetes mellitus und des Diabetes insipidus, dessen Namen noch an die primitiven Geschmacksproben der damaligen Zeit erinnert.

[1] BARRENSCHEEN: Biochem. Z. 58, 303 (1913).
[2] HOPPE-SEYLER: Zit. bei NAUNYN, S. 54 (zitiert auf S. 213).
[3] PORGES und ADLERSBERG: Med. Klin., 1930, 202.
[4] ODIN: Studien über die Säureproduktion bei Diabetes mellitus. Act. med. scand. Suppl. 18.
[5] FRANK und LEISER: Med. Klin., 1929, Nr 48.

I. Ätiologie.

Während bei Tieren, insonderheit beim Hunde ein spontaner Diabetes offenbar eine sehr seltene Erkrankung ist — bei vielen Hunderten von Stoffwechseluntersuchungen bei Hunden bin ich ihm bisher nie begegnet — kann der menschliche Diabetes heute fast unter die häufigeren Krankheiten gerechnet werden. Er ist in allen Ländern derart in der Zunahme begriffen, daß z. B. JOSLIN[1] für Amerika berechnet hat, daß, wenn dort seine Häufigkeit in dem Maße wächst wie in den Jahren 1880—1910, in weiteren 30 Jahren die Krankenziffern der Zuckerkrankheit mit denen der Tuberkulose rivalisieren werden.

Tatsächlich reden die Zahlen in dieser Richtung eine beredte Sprache, wenn man die für frühere Zeiten allein maßgebenden Mortalitätsziffern ins Auge faßt. Während in Berlin im Anfang der Siebziger Jahre pro 100000 Einwohner nur 2,2 Todesfälle auf Diabetes entfielen, waren es 30 Jahre später fast zehnmal so viel (20,7). In Amerika stiegen nach JOSLIN[1] die entsprechenden Zahlen von 1880—1920 von 2,8 auf 16,1, so daß dort 1,4% der Gesamttodesfälle auf Diabetes entfallen. Merkwürdigerweise sind auch heute noch, selbst in Amerika, trotz des Insulins nicht nur die Morbiditäts-, sondern sogar die Mortalitätszahlen im Steigen (FRIEDENWALD und MORRISON). In der folgenden Abb. 21

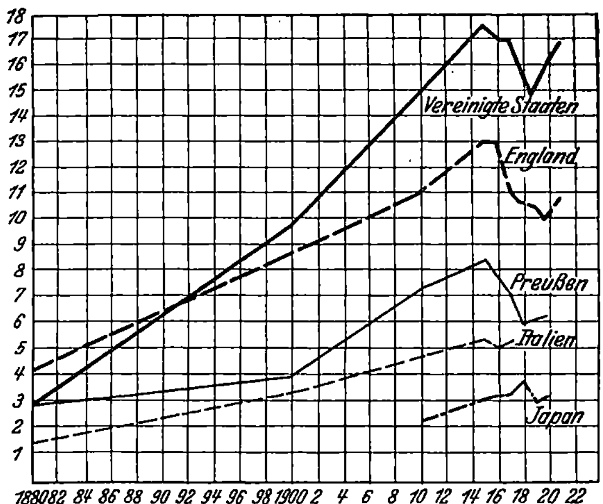

Abb. 21. Anwachsen der Sterblichkeit an Diabetes mellitus. (Nach H. ULLMANN.)

von ULLMANN[2] kommt das Anwachsen der Sterblichkeit in Japan, Italien, Preußen, England und Amerika sehr deutlich zum Ausdruck. Daß auch die Mortalität zunimmt, hängt sicher z. T. damit zusammen, daß die Insulinbehandlung immer noch nicht genügend Gemeingut der

---

[1] JOSLIN, E. P.: The treatment of diabetes mellitus. 3. Aufl. London: Knipton 1924.

[2] ULLMANN, H.: Med. Welt, 1928, Nr 3.

Ärzte geworden ist. JOSLIN, in dessen Buch ein außerordentlich großes Zahlenmaterial zusammengestellt ist, berechnet, daß 2% der amerikanischen Bevölkerung zuckerkrank sind. Genau dieselbe Zahl ergab sich bei BARRINGER auf Grund der Aufnahmeuntersuchungen für eine der größten New Yorker Lebensversicherungsgesellschaften. Für Deutschland gibt es keine entsprechenden Zahlen. Die allgemein beobachtete gewaltige Zunahme der Diabetiker unter den Krankenhausinsassen — an der Würzburger Klinik sind es 5—8% des jeweiligen Krankenbestandes, für die innere Abteilung des städtischen Krankenhauses Dresden-Johannisstadt gibt kürzlich WEIS[1] eine Zunahme von 0,62% im Jahre 1918 auf 2,64% der Gesamtkranken im Jahre 1926/27 an — ist so vieldeutig, daß allgemeine Schlüsse nicht daraus gezogen werden können.

Neuerdings ist versucht worden, durch rechnerische Kunststücke zu zeigen, daß der Diabetes in facto gar nicht im Wachsen begriffen ist. Gewiß ist zuzugeben, daß die tatsächliche Zunahme wohl sicher nicht so groß ist, wie sie zahlenmäßig zum Ausdruck kommt, da die Häufigkeit und Gewissenhaftigkeit der Untersuchungen gegenüber früher erheblich gewachsen und die statistische Erfassung und Verarbeitung des Materials viel zuverlässiger geworden ist. Trotzdem kann aber m. E. an der Tatsache einer Zunahme des Diabetes bis in die letzten Jahre hinein nicht ernstlich gezweifelt werden, wenn auch zu hoffen ist, daß der Höhepunkt wenigstens für die Mortalität jetzt bald erreicht ist. Einer der Gründe dieser Zunahme ist sicher der, daß die Menschen heute älter werden und daher in einem viel höheren Prozentsatz in das höhere Alter mit der größeren Neigung zu dieser Krankheit eintreten. Nach einer sehr interessanten Zusammenstellung von JOSLIN ist das Durchschnittsalter der Gestorbenen von 22,7 im Jahre 1860 auf 41,9 im Jahre 1920 angestiegen.

Tatsächlich ist der Diabetes in den ersten Lebensjahren, die früher das Hauptkontingent der Toten stellten, sehr selten, steigt dann im dritten und vierten Lebensjahrzehnt rasch an bis zu einem Maximum im fünften und sechsten. Dabei wird das männliche Geschlecht mehr betroffen wie das weibliche. Die verschiedenen Rassen neigen anscheinend in verschieden hohem Grade zu dieser Krankheit, wenn auch anscheinend keine ganz verschont bleibt. Mit die niedrigsten Zahlen weist Japan auf (nach JOSLIN). Bekannt ist das gehäufte Auftreten bei den semitischen Rassen, in v. NOORDENs gewaltigem Material von über 27000 Fällen waren es sogar ca. 40%.

Diese Tatsache spricht außerordentlich für die große Rolle konstitutioneller und erblicher und damit endogener Faktoren. Alle neueren Beobachter gaben ziemlich übereinstimmend das hereditäre Moment in 20—25% ihrer Fälle an, das deckt sich auch mit meinen eigenen Erfahrungen.

Wenn man die Lückenhaftigkeit der Angaben der meisten Patienten in Betracht zieht, so sind das natürlich nur Minimalzahlen. Erst recht steigt der Prozentsatz an, wenn man die Heredität auf verwandte

---

[1] WEIS: Dtsch. Arch. klin. Med. 156, 226 (1928).

Krankheiten (Gicht, Fettsucht, innersekretorische Störungen usw.) aus-
dehnt. Schätzungsweise dürfte in diesem Sinne dann fast jeder zweite
Diabetiker belastet sein. v. NOORDEN und ISAAC haben daher wohl mit
Recht die Bereitschaft zu dieser Stoffwechselstörung nur als einen
„Ausschnitt aus vererbter Minderwertigkeit des gesamten endokrinen
Drüsensystems" aufgefaßt.

Im Anschluß an die erblichen Verhältnisse sei des conjugalen
Diabetes, d. h. der Erkrankung beider Ehegatten gedacht, auf die vor
allem R. SCHMITZ[1] hingewiesen hat. Auch ich kenne mehrere solche Fälle,
in denen der später erkrankte Teil angeblich nicht erblich belastet war.
In 1% des Gesamtmaterials soll ein conjugaler Diabetes vorliegen. Es
scheint mir nicht richtig, aus einer so geringen Zahl weitgehende Schlüsse
einer Ansteckungstheorie (METSCHNIKOFF, TEISSIER) zu ziehen. Wenn es
sich hier überhaupt nicht nur um ein zufälliges Zusammentreffen ohne
innere oder äußere Zusammenhänge handelt, so könnte man noch am
ehesten in der Gleichheit der Lebens- und Eßverhältnisse, manchmal
auch in einer Lues beider Partner ein ätiologisches Moment erblicken.
Wenn auch in der Genese der Zuckerkrankheit die rätselhaften, in ihrem
Mechanismus noch nicht näher analysierbaren konstitutionell-heredi-
tären Verhältnisse im Vordergrund stehen und die Krankheitsbereitschaft schaffen, so sind doch an deren Manifestierung exogene Faktoren
sehr wesentlich, manchmal wohl entscheidend beteiligt.

Das gilt vor allem für die Ernährung, d. h. die Stärke der Belastung
des Kohlehydrathaushaltes. Wenn auch die in Laienkreisen manchmal
verbreitete Annahme, daß ähnlich wie die Gicht auch der Diabetes nur
eine Krankheit der Reichen mit ihrer opulenten Essensweise sei, nicht
zutrifft, so unterliegt es doch keinem Zweifel, daß die wohlhabenden
Klassen sehr viel häufiger daran erkranken, nach LÉPINE[2] sogar 20fach
mehr.

Daraus mußte man schon immer schließen, daß die üppige, oft
überreichliche Essensweise ein wichtiges auslösendes Moment darstellt.
Die Kriegserfahrungen haben diese Annahme zur Gewißheit erhoben.
In dem Maße, wie sich die Kriegsernährung in ihrem Gehalte an Calorien
und hochwertigen Kohlehydraten immer mehr verschlechterte, sank die
Morbidität an Zuckerkrankheit immer mehr. Leichtere und sogar manche
mittelschwere Fälle heilten aus, während die schweren allerdings wegen des
Fettmangels zunächst rascher dahinstarben. In den letzten Kriegsjahren
und kurz hinterher aber sank die Mortalität gewaltig, so z. B. für Berlin
von 20,5 auf 10,9 im Jahre 1919/20, berechnet pro 100000 Einwohner,
um dann mit verbesserter Ernährung wieder erneut anzusteigen. Die
Überbelastung des Kohlehydrathaushaltes, deren verhängnisvolle
Rolle ja ALLEN in seinen schönen, schon erwähnten Versuchen bei
Hunden mit SANDMEYERschem Diabetes überzeugend dartun konnte,
ist dabei der entscheidende Faktor, und andererseits erkrankt das
Pankreas um so schwerer, je weniger sein Inselapparat in Anspruch

---

[1] SCHMITZ, R.: Prognose u. Ther. der Zuckerkrankheit. Bonn 1892.
[2] LÉPINE: Le diabète sucré. Paris 1909.

genommen wird. Daß maximale Beanspruchung des Kohlehydrat-stoffwechsels allein, auch ohne konstitutionelle Minderwertigkeit der Langerhansschen Zellen, einen Diabetes auslösen kann, ist möglich, aber schwer im Einzelfalle zu erweisen. In zwei Fällen von jugendlichem Diabetes drängte sich mir ein solcher Zusammenhang auf, weil hereditäre oder sonstige exogene Faktoren nicht nachweisbar waren, dagegen ein gewaltiger Konsum von Kohlehydraten, besonders von Süßigkeiten zugegeben wurde. Beide Fälle verliefen wie eine Infektionskrankheit.

Daß tatsächlich ein Zusammenhang zwischen Zuckerverbrauch und Diabeteshäufung besteht, scheint mir aus dem statistischen Material von ULLMANN[1] deutlich hervorzugehen.

Bei der Rolle der Überernährung in der Ätiologie der Zucker-krankheit ist es verständlich, daß die typische Überernährungskrankheit, die Fettleibigkeit, sich so oft mit dem Diabetes kombiniert. v. NOORDEN gibt dafür einen Prozentsatz von 35%, JOSLIN sogar 40% an. Es gibt Fettleibige, die immer wieder Zucker bekommen, sobald ihr Körper-gewicht eine gewisse Grenze überschritten hat. KISCH[2] hat in der-artigen Kombinationsfällen von „lipogenem Diabetes" gesprochen. Es wäre besser, diesen Ausdruck für jene seltenen, vor allem von WEICHSEL-BAUM beschriebenen Fälle von Fettdurchwachsung des Pankreas zu reservieren und im obigen Sinne durch „Überernährungsdiabetes" zu ersetzen. Bei der Überernährung wirken natürlich vor allem die Kohle-hydrate schädlich, aber aus ALLENs schönen Experimenten wissen wir, daß die Fettbildung an sich, gleichviel aus welchem Nährmaterial, eine Belastung für den Inselapparat bedeutet.

Nächst der Überernährung kommen vor allem akute und chronische Infektionskrankheiten als auslösende Ursachen eines Diabetes in Betracht.

Da fieberhafte und fieberlose Infektionen, wie vorher schon erwähnt, den Kohlehydrathaushalt belasten und gar nicht so selten zu Hyper-glykämien und Glykosurien führen, so ist es verständlich, daß auch ein echter Diabetes auf diese Weise entstehen kann. Voraussetzung dafür dürfte wohl in der Regel ein von Haus aus minderwertiges Pankreas sein, denn der Prozentsatz von infektiös Erkrankten, die einen Diabetes bekommen, ist so minimal, daß der Infekt nur als auslösendes Moment in Betracht kommen kann.

Folgende Krankengeschichte ist ein charakteristischer Beleg dafür, wie selbst eine leichte Infektion (Angina) immer wieder ein diabetisches Krankheitsbild auslöst, das nach einiger Zeit in den Zustand der Latenz übergeht, aber anscheinend doch eine verschlechterte Toleranz hinterläßt:

14jährige Jüdin. Angeblich nicht erblich belastet, häufige Anginen. September 1925 kurz nach einer 14 Tage sich hinziehenden Gingivitis und Angina 1% Zucker. Auf Diät hin Verschwinden des Zuckers, Mai 1926 auch bei Übergang zur vollen Kost Zuckerproben im Urin stets negativ. Januar 1927 erneute Angina, die rasch abklang, im Anschluß daran starker Durst, Glykosurie. Vom 2.—28. Februar in der Klinik. Anfangs 0,188 bis 0,203 % Blutzucker, bis zu 4,8 % Harnzucker und eine hartnäckige, wenn

---

[1] ULLMANN, H.: zitiert auf S. 215.
[2] KISCH: Münch. med. Wschr. Nr 13 (1911).

auch nicht sehr starke Acidose. Auf Diät und kleine Insulingaben zunehmende Besserung, so daß zum Schluß auch ohne Insulin bei 60 g Kohlehydrat im ganzen und 40 g in Brot und Milch Zucker- und Acidosefreiheit bei normalem Blutzucker (0,100 %) bestand. In der Folgezeit bei leichten Erkältungen trotz mäßig strenger Diät vereinzelt wieder Auftreten von Zucker.

Die Gefahr, daß bei weiteren Infektionen sich hier doch eines Tages ein ausgesprochener Diabetes entwickelt, besteht zweifellos. Die Art und Schwere des Infektes scheint in keiner Weise für die Entwicklung eines Diabetes maßgebend zu sein, im Gegenteil bei den leichteren Erkältungskrankheiten, Influenza, Angina und Polyarthritis ist diese Komplikation häufiger als bei ernsten Infektionen wie Sepsis oder Typhus, auch das spricht zugunsten der Annahme, daß weniger der Infekt als die Krankheitsbereitschaft der entscheidende Faktor ist, doch ist es m. E. unrichtig, der Infektion als auslösendem Moment jede Bedeutung abzusprechen, wie z. B. Joslin[1] es tut.

Daß chronische Infekte im Prinzip ähnlich, auf die Dauer vielleicht sogar stärker wirken können, läßt sich von vornherein erwarten. Vor allem spielt hier die Lues eine große, wenn auch gewiß z. T. erheblich überschätzte Rolle. Die Wassermannsche Reaktion war in v. Noordens Material unter Männern in 19%, bei Frauen in 6% der Fälle positiv, während Joslin für sein Material nur einen Durchschnittswert von $1,7\%$ angibt. Es wäre bei der ungeheuren Verbreitung dieser Geschlechtskrankheit natürlich falsch, bei jedem Luetiker einem gleichzeitig vorhandenen Diabetes ohne weiteres eine luetische Genese zuzuschreiben. Sichere Zusammenhänge bestehen nur in den seltenen Fällen einer akuten oder chronischen luetischen Pankreatitis, im übrigen wird es sich wohl, wenn überhaupt, um spezifische Gefäßveränderungen handeln, daneben besteht natürlich auch die Möglichkeit toxischer Einwirkungen. Überzeugendes Material in dieser Richtung liegt allerdings nicht vor.

Da vom Nervensystem aus experimentell eine Glykosurie ausgelöst werden kann und bei Nervenkrankheiten vereinzelt auch Schädigungen des Kohlehydratstoffwechsels sicher beobachtet sind, so ist bei den exogenen Faktoren auch die Entstehung eines echten Diabetes auf neurogenem Wege zu erörtern.

Klar und eindeutig liegen die Beziehungen in den Fällen, in denen eine organische Gehirnerkrankung, sei es ein Tumor, eine Blutung, ein paralytischer oder sonstiger entzündlicher Herd im Zuckercentrum selbst oder in seiner nächsten Nachbarschaft liegen oder die efferenten bzw. afferenten Bahnen der Zuckerregulation (Dresel und Lewy[2]) treffen, im ganzen sehr seltene Vorkommnisse. Aber gerade in diesen Fällen handelt es sich meistens nur um leichte Glykosurien. Ein echter, schwerer Diabetes entwickelt sich hier so extrem selten, daß der Skeptiker an zufällige Koinzidenzen denken könnte. Lewy[3] hat in einzelnen Fällen von sicherem Diabetes feinere Veränderungen in den Zellen des Zuckercentrums beschrieben und ist daraufhin für eine neurogene Ent-

---

[1] Joslin, E. P.: zitiert auf S. 215.
[2] Dresel, K. u. F. H. Lewy: zitiert auf S. 210.
[3] Lewy, F. H.: Verh. dtsch. Ges. inn. Med. 1921.

stehung des Diabetes sehr energisch eingetreten. Andere wie z. B. Falta[1] und Leschke[2] sind ihm darin gefolgt. Aber seine Befunde scheinen nicht sehr überzeugend zu sein, so daß ein so ausgezeichneter Kenner dieser Materie wie L. R. Müller[3] ihnen keine zwingende Beweiskraft zuerkennt. Erst recht ist es bedenklich, allein aus der Tatsache, daß die pathologischen Anatomen öfter, vor allem beim Säuglingsdiabetes, anatomische Veränderungen im Pankreas vermissen, ohne weiteres abnorme Reizzustände in den nervösen Centren und Bahnen des Zuckerstoffwechsels zu postulieren (E. J. Kraus[4]).

Da abgesehen von den erwähnten Fällen keine klaren anatomischen Befunde vorliegen, so ist die Frage des *neurogenen Diabetes* nur von klinischer bzw. statistischer Seite her zu entscheiden. Sie ist praktisch bedeutungsvoll genug, da sie in der *Unfallbegutachtung* eine große Rolle spielt. Während früher die Beurteilung des Einzelfalles sehr schwierig war, haben die Kriegserfahrungen in allen Ländern hier eine weitgehende Klärung gebracht, und zwar durchaus im negativen Sinne. Wenn wirklich körperliche und seelische Strapazen einen Diabetes hervorrufen können, so müßte seine Häufigkeit im Kriege mit seiner chronischen Maximalbelastung des Nervensystems bei den Truppen zugenommen haben. Das ist aber keineswegs der Fall. Umber und Rosenberg[5] berichten, daß in einem großen Berliner Reservelazarett unter 4041 Fällen nur 1,2 $^0/_{00}$ gegenüber 2,3 $^0/_{00}$ in der Charlottenburger Zivilbevölkerung an Diabetes litten und Joslin[6] fand bei der Untersuchung von 40000 Kriegsteilnehmern, die bei der Rückkehr von Frankreich durch seine Hände gingen, nur zwei Zuckerkranke. Deshalb sind alle kompetenten Kenner des Diabetes wie v. Noorden, Joslin, Umber, Lichtwitz u. a. der Ansicht, daß der neurogene Diabetes, wenn es überhaupt einen solchen gibt, eine große Rarität darstellt. Am decidiertesten hat sich C. v. Noorden[7] geäußert: „einen neurogenen Diabetes gibt es überhaupt nicht; die Kriegserfahrungen haben ihn vollends zu Grabe getragen". In seiner neuesten Darstellung mit Isaac äußert er sich allerdings etwas zurückhaltend.

Die skizzierte Stellungsnahme, die auch nach meiner Meinung die allein richtige ist, darf natürlich nicht so verstanden werden, daß niemals ein Diabetes eine neurogene d. h. traumatische Auslösung hat. Für einzelne besonders gelagerte Fälle läßt sich sogar ein solcher Zusammenhang kaum leugnen und es ist immer zu bedenken, daß das bei der Elite eines Volkes gewonnene Zahlenmaterial nicht kritiklos auf alle Mitglieder einer Nation übertragen werden darf. So beobachtete ich einmal, daß bei einer ca. 35jährigen, vorher anscheinend ganz gesunden Jüdin, bei der sich im unmittelbaren Anschluß an die ungeheuren Erregungen, die ein an ihr verübtes Stuprum mit anschließender

---

[1] Falta: zitiert auf S. 209.
[2] Leschke, E.: Z. klin. Med. 108, 410 (1928).
[3] Müller, L. R.: Die Lebensnerven, 2. Aufl., S. 575. 1924.
[4] Kraus, E. J.: Virchows Arch. 247, 1 (1923).
[5] Umber, F. u. M. Rosenberg: Klin. Wschr. Nr 1 (1927).
[6] Joslin, E. P.: zitiert auf S. 215.
[7] v. Noorden, C.: Berl. Mediz. Ges. 13. Dez. 1922.

Schwangerschaft und den darauffolgenden, sich lange hinziehenden Gerichtsverhandlungen mit sich brachten, sich ein außerordentlich schwerer, in wenigen Monaten zum Tode führender Diabetes entwickelte.

In einem solchen Falle erscheint es mir ungerechtfertigt, von einem Zufall zu sprechen. Auch hier lag natürlich ein von Haus aus wohl minderwertiges Pankraes vor, dazu kam noch die Gravidität, aber die Auslösung des schweren Diabetes geschah doch mit größter Wahrscheinlichkeit durch das besonders schwere fortdauernde seelische Trauma. Natürlich bedarf jeder derartige Fall einer besonders kritischen Analyse, ehe bei der geschilderten Sachlage ein Kausalzusammenhang bejaht wird.

Die Praxis der Rechtsprechung beim deutschen Reichsversicherungsamt verlangt daher ganz richtig drei Voraussetzungen für die Annahme eines neurogenen Diabetes:

1. daß keine Tatsachen vorliegen, die für das Bestehen einer diabetischen Stoffwechselstörung vor dem Unfall sprechen,
2. daß die Frist zwischen Unfall und ersten klinischen Erscheinungen der Zuckerkrankheit kurz ist,
3. daß das Trauma, vor allen Dingen, wenn es sich um ein seelisches handelt, sehr schwer ist.

Daß ein bereits vorhandener Diabetes durch ein Trauma verschlimmert werden kann, ist wohl kaum zu bezweifeln. R. STERN[1] führt dafür überzeugende Beispiele aus der Literatur (SPITZER, LENNHOFF, SCHWARZ, GRUBE) an. Entscheidend im einzelnen ist auch hier die Schwere des Traumas und der sichere Nachweis einer Verschlimmerung der Zuckerkrankheit.

Auch andersartige Pankreaserkrankungen können einen echten Diabetes auslösen, wenn das auch in weit geringerem Umfange der Fall ist, als man denken sollte. Tumoren, Blutungen, Cirrhosen, Verletzungen und Entzündungen, vereinzelt auch schwere Gefäßveränderungen können so wirken. Sie tun es aber nur dann, wenn sekundär der Inselapparat schwer in Mitleidenschaft gezogen und in größter Ausdehnung funktionell ausgefallen ist. Wie es von den Tierexperimenten her schon bekannt ist, genügen bereits kleine Gruppen intakter Inseln, um die Funktion des ganzen Organs selbst bei Belastung noch aufrecht zu erhalten. Vielfach sind diese Formen des Diabetes — insbesondere gilt das für die chronische Pankreatitis — dadurch charakterisiert, daß die Glykosurie sich in geringen Grenzen hält und weitgehend von der Kohlehydratzufuhr unabhängig ist, auch auf Insulin manchmal schlechter reagiert. Folgender Fall von Diabetes, der sich an ein ungewöhnlich ausgedehntes Pankreascarcinom anschloß, zeigt diese Eigentümlichkeiten sehr gut:

49jähriger Lehrer, erblich mit Diabetes belastet. 1925 zufällig bei Untersuchung für Lebensversicherung 1 % Zucker gefunden, keine Beschwerden, rasches Schwinden auf Diät. 1927 von neuem Zucker, aber immer nur Spuren, nur einmal 1,4 %, Gewichtsabnahme von 27 Pfund, Mattigkeit, Magen- und Darmerscheinungen.

---

[1] STERN, R.: zitiert auf S. 210.

Vom 16. Januar bis 3. Februar 1928 in der Klinik. Anfangs 4,2 %, später zwischen Spuren bis 1,3 %. An einem Gemüsetag mit 33 g Kh ebenso 0,5 % wie bei 100 g Brot, 200 g Milch und 110 g Kohlehydraten im ganzen, auf Insulin und Synthalin kein Verschwinden des Zuckers, nie Aceton. Blutzucker stets unter 0,09 %, nur zwei Tage vor dem Tode auf 0,12 % ansteigend.

In den letzten Tagen schwere Magenblutungen und zunehmender Ikterus.

Klinische Diagnose: Carcinoma ventriculi mit Leber- und Pankreasmetastasen.

Anatomisch (Pathol. Institut Würzburg): Carcinoma solidum des Pankreas mit Einbruch in Milz und Magen, zahlreiche Metastasen in der Leber.

Pankreas ganz von dem soliden Tumor eingenommen, trotz Untersuchung von zahlreichen Stellen auch mikroskopisch überall Tumorgewebe und nirgends mehr feststellbare Reste eines Pankreasgewebes.

Trotz dieser gewaltigen Zerstörung der Drüse klinisch nur ein leichter, schwer beeinflußbarer Diabetes. Man könnte schwanken, ob man diesen Fall nach seinem klinischen Verhalten nicht unter die pankreatogenen oder nicht insulären Glykosurien rechnen sollte (vgl. S. 304, aber angesichts des pathologisch-anatomischen Befundes geht das nicht an. Trotz des negativen mikroskopischen Befundes muß doch noch so viel intaktes Inselgewebe vorhanden gewesen sein, das vicariierend eintrat und schwere Schädigungen des Kohlehydratstoffwechsels verhinderte.

II. Pathologisch-anatomische Befunde [1].

In Analogie zum experimentellen Pankreasdiabetes sollte man auch beim genuinen, menschlichen Diabetes schwere Veränderungen an der Bauchspeicheldrüse erwarten. Tatsächlich sind sie aber im ganzen so gering, daß es sehr lange gedauert hat, bis man den Sitz der Erkrankung hier annehmen und nachweisen konnte. CAWLEY (1788) scheint der erste gewesen zu sein, der Beziehungen zwischen Diabetes und schweren Pankreasaffektionen beschrieben hat. Festen Boden erhielt die Theorie der pankreatogenen Natur des menschlichen Diabetes erst durch die berühmten Exstirpationsversuche von v. MERING und MINKOWSKI, und seitdem konzentriert sich das Interesse der pathologischen Anatomen gerade auf dieses Organ. OPIE [2] war es dann, der wohl zuerst die Langerhansschen Inseln als den Sitz der Erkrankung ansprach und damit das Schwergewicht der Untersuchungen auf das mikroskopische Gebiet verlegte.

Makroskopisch findet man in den meisten Fällen lediglich eine gewisse Atrophie der Bauchspeicheldrüse, manchmal in Verbindung mit chronischen Entzündungsherden (die Granularatrophie von v. HANSEMANN). Diese Verkleinerungen müssen natürlich im Gewicht zum Ausdruck kommen, aber gerade hier ist die Beurteilung oft schwierig (HEIBERG [3]), weil schon beim normalen Menschen die Gewichte des

---

[1] Neueste zusammenf. Darstellungen bei A. WEICHSELBAUM-E. J. KRAUS im Hdb. d. spez. pathol. Anat. u. Histol. von HENKE-LUBARSCH, 5, 2. T., 1929 und zugleich mit eigenen Untersuchungen bei WARREN, SH.: The Pathology of Diabetes mellitus Lea and Febiger, Philadelphia 1930.

[2] OPIE: Johns Hopkins Bull., 12, 263. (1901.)

[3] HEIBERG: Die Krankheiten des Pankreas. Wiesbaden 1914.

Pankreas so gewaltig schwanken; am stärksten zeigt sich das bei den Philippinos, bei denen CLARK[1] Werte zwischen 46 und 103 g fand. Aber selbst wenn man von so großen Differenzen absieht, müssen beim Kranken Abweichungen durch Unterernährung und Austrocknung, die so oft beim Diabetiker zusammentreffen, die Brauchbarkeit der Organwägungen problematisch machen.

So kommt die Hauptbedeutung den mikroskopischen Veränderungen zu. Diese sind zwar keineswegs ausnahmslos vorhanden, aber immerhin so häufig, daß die besten Kenner der Histologie der Krankheit wie v. HANSEMANN, WEICHSELBAUM, HERXHEIMER, OPIE, HEIBERG, MARCHAND u. a. übereinstimmend der Ansicht sind, daß, wenn überhaupt beim Diabetes pathologische Veränderungen zu finden sind, diese das Pankreas betreffen. Allerdings weichen die Angaben über den Prozentsatz solcher positiver Befunde sehr erheblich voneinander ab. Während WEICHSELBAUM[2] und ALLEN sie in 100% fanden, gaben andere, vielleicht skeptischere Beobachter viel niedrigere Zahlen an. Die Differenzen sind z. T. wohl darauf zurückzuführen, daß die Veränderungen vielfach so geringfügig sind, daß dem subjektiven Faktor des Beurteilers ein weiter Spielraum eingeräumt ist. Dazu kommt, daß die Sektionen meist nicht unmittelbar nach dem Tode vorgenommen werden, so daß das Vorhandensein oder die Möglichkeit postmortaler Schädigungen erst recht die Beurteilung komplizieren.

Die Veränderungen betreffen die LANGERHANSSchen Inseln. Diese stammen vom Epithel der Drüsengänge ab, von dem sie sich abschnüren, so daß sie dann in Gruppen verstreut im exkretorischen Drüsengewebe, mit dem sie wahrscheinlich funktionell gar nichts zu tun haben, eingebettet liegen. Quantitativ kommen diese Gebilde gegenüber der übrigen Drüse kaum in Betracht, ihr Gewicht beträgt schätzungsweise nur 1—3% des Gesamtgewichtes des Pankreas. Die Zahl der Inseln schwankt nach CLARK in der gesunden Bauchspeicheldrüse in sehr weiten Grenzen, was die Beurteilung pathologischer Verhältnisse natürlich sehr erschwert, wenn nicht unmöglich macht. Daher ist auch die Angabe von HEIBERG, einem der besten Kenner der Mikroskopie des Pankreas, daß die Schwere des Diabetes geradezu umgekehrt proportional der Anzahl der intakten Langerhansschen Inseln ist, mit einer gewissen Vorsicht aufzunehmen. CONROY[3] fand bei seinen vergleichenden Serienschnittuntersuchungen an je zwölf normalen und diabetischen Bauchspeicheldrüsen pro Schnittfläche im Diabetes 74 Inseln gegenüber 184 in der Norm.

Wenn somit den quantitativen Verhältnissen auch zweifellos eine gewisse Bedeutung zukommt, so liegen doch die Hauptanomalien auf qualitativem Gebiete, d. h. in den Veränderungen der Inseln selbst. Geschädigt sind vor allem die sog. β-Zellen. Es handelt sich dabei neben sklerosierenden Prozessen vor allen Dingen um mehr oder weniger starke

---

[1] CLARK: Anat. Anz. 43, 81 (1913).

[2] WEICHSELBAUM, A.: Die Veränderungen des Pankreas beim Diabetes mellitus, Wien 1910.

[3] CONROY: J. metabol. Res. 2, 367, 1922.

Degenerationen. Am charakteristischsten ist die zuerst von Weichselbaum und Stangl beschriebene hyaline Entartung, die manchmal Amyloidreaktion gibt. Dazu kommen Vakuolenbildungen und körnige Degeneration sowie die bei klarer Ausprägung sehr charakteristischen hydropischen Schwellungen, die Allen[1] bei seinen Hunden mit partiell exstirpierten Bauchspeicheldrüsen durch Überernährung mit Kohlehydraten auch experimentell erzeugen konnte. Hier konnte auch das schrittweise Eintreten der Schädigungen sehr gut verfolgt werden. Zuerst kommt es zur Verkleinerung der Granula mit anschließender Schwellung der β-Zellen, daran schließt sich mit dem Verschwinden der Granula eine Vakuolenbildung an, dann beginnt auch der Kern zu zerfallen, der Zellleib bricht vollends zusammen, so daß schließlich überhaupt nur noch Schollen übrig bleiben. In den ersten Stadien sind die Schädigungen noch reversibel, in den späteren nicht mehr. Wichtig sind die allerdings sehr spärlichen Befunde, in denen trotz Entwicklung eines typischen Pankreasdiabetes im Anschluß an die Pankreasverkleinerung die Langerhansschen Inseln sich mikroskopisch als intakt erwiesen, denn sie beweisen, daß es entweder anatomische Schädigungen gibt, die wir mit unseren gegenwärtigen Methoden noch nicht fassen können oder daß funktionelle Veränderungen der Drüse allein schon genügen können, schwere Störungen im Kohlehydratstoffwechsel auszulösen. Ich glaube, daß derartige Befunde auch Bedeutung für die menschliche Pathogenese der Krankheit haben und es vielleicht verständlich machen, daß bei einem gewissen Prozentsatz der Kranken von den meisten Pathologen sichere Veränderungen der Drüse vermißt werden.

Wichtig ist die Tatsache, daß sowohl beim experimentellen Diabetes nach Allen wie bei der Zuckerkrankheit des Menschen in den Langerhansschen Inseln Mitosen und Zellneubildungen auftreten, die als Regenerationserscheinungen aufgefaßt werden müssen und anscheinend das anatomische Substrat der sich bessernden Krankheit sind.

Wenn heutzutage auch ganz vorwiegend die Langerhansschen Inseln als die Produzenten des Insulins angesehen werden, so herrscht noch keine Einigkeit darüber, ob und wie weit auch das übrige Drüsengewebe des Pankreas für den Kohlehydratstoffwechsel von Bedeutung ist. Daß ganz vereinzelt sogar den Langerhansschen Inseln noch die führende Rolle abgestritten wird, ist nach dem Gesagten so absurd, daß es nicht nötig ist, auf solche Vorstellungen hier näher einzugehen. Histologisch und entwicklungsgeschichtlich lassen sich Beziehungen zwischen Drüsenacini und Inseln nicht leugnen. Wenigstens gilt das für die höheren Wirbeltiere, während bei einigen niedrigeren Spezies, z. B. den Selachiern, beide Gewebsarten ganz getrennt angelegt sind. Sichere Übergänge der einen Zellart in die andere sind im postembryonalen Leben noch nicht beschrieben. Eine embryonale genetische Verwandtschaft schließt einen späteren vollständigen Funktionswandel natürlich nicht aus, aber endgültig entschieden ist diese Frage noch nicht.

---

[1] Allen, F. M.: J. metabol. Res. 1, 1 (1922).

Weniger für die Genese wie für die Diagnose bedeutungsvoll ist das anatome Verhalten der Nieren bei Diabetikern, makroskopisch die Gelbfärbung der meist etwas vergrößerten Nieren, mikroskopisch die starke Glykogenspeicherung, besonders in den Epithelien der Übergangsstücke.

Schließlich seien noch die Befunde einer auch klinisch meist gut charakterisierten Sonderform des Diabetes, des sog. *Bronzediabetes*, erwähnt. Hier stehen makroskopisch eine ausgesprochene Pigmentierung (Hämochromatose) der Abdominalorgane, meist auch der Haut und eine Splenomegalie im Vordergrunde, mikroskopisch beherrschen cirrhotische Prozesse sowohl in der Leber wie im Pankreas das Bild.

III. Die Stoffwechselpathologie des Diabetes mellitus.

Die Kenntnis der z. T. recht komplizierten Stoffwechselvorgänge bei der Zuckerkrankheit ist notwendige Voraussetzung für die Therapie. Bei der manchmal vorhandenen Symptomarmut gerade dieser Krankheit sind wir auch für die Diagnose und Beurteilung oft ganz allein auf das Studium der nur chemisch erfaßbaren Umsatzanomalien angewiesen.

a) Die Störungen des Kohlehydratstoffwechsels.

Die Veränderungen auf diesem Gebiete sind für den Diabetes natürlich am wichtigsten und charakteristischsten, sie sind oft die einzig nachweisbaren überhaupt.

Faßbar sind sie in den Organen, im Blut und im Harne. Die zur Verfügung stehenden Methoden sind relativ beschränkt, da sie sich im wesentlichen darauf beschränken, die qualitativen und quantitativen Verhältnisse der Glykose, der wichtigsten Transport- und Ausscheidungsform des Zuckers, zu bestimmen. Dazu dienen die Polarisation und die Gärung, die allerdings praktisch nur für den Harn in Betracht kommen, ferner die zahlreichen Reduktionsmethoden mit ihrem weit größeren Aktionsradius. Dafür haftet den letzteren aber auch der Fehler nicht ganz eindeutiger Resultate an, da es sowohl im Harne wie im Blut neben dem Zucker auch andere reduzierende Substanzen gibt, deren Menge allerdings glücklicherweise wenig ins Gewicht fällt. Der mit den üblichen Methoden bestimmte Zucker ist der sog. freie Zucker, der in gleicher Höhe auch durch Dialyse gewonnen wird (ABEL, ROWNTREE und TURNER). R. LÉPINE[1] unterscheidet zwei Formen des Blutzuckers, den sucre immédiat, wie er nach Vorbehandlung des Blutes mit kochendem Natriumsulfat bestimmt wird, und den sucre virtuel. Dieser letztere wird dadurch bestimmt, daß der sucre immédiat von dem Gesamtzucker, der nach vorherigem Erhitzen mit Fluorwasserstoffsäure durch nachfolgende Reduktion ermittelt wird, abgezogen wird. Er beträgt ca. 0,06—0,07 %. Zum Teil ist er an Eiweiß gebunden und wird daher auch kurz als Eiweißzucker bezeichnet. Er läßt sich dadurch bestimmen, daß das Blut im Autoklaven mit konzentrierten Mineralsäuren bei 120° erhitzt wird und von dem so ermittelten Wert der freie Zucker

---

[1] Zusammenfassend bei LÉPINE, R.: Le diabète sucré. Paris 1909.

in Abrechnung gebracht wird. Auch durch Fermenteinwirkungen läßt sich der Gehalt an reduzierenden Substanzen vor allem im Blute steigern, so daß die Gesamtmenge der als Glykose vorhandenen oder in Glykose leicht umwandelbaren Kohlehydrate ermittelt werden kann. Die verschiedenen Methoden ergeben dabei aber verschiedene Zahlen. Daneben gibt es die für klinische Zwecke nicht in Betracht kommende und dafür auch überflüssige Methode der Glykogenbestimmung. Nicht reduzierende Zwischenstufen können wir mangels einer geeigneten Methodik nicht fassen. Glücklicherweise ist aber zu vermuten, daß deren Menge wahrscheinlich nicht groß ist. Bei der Besprechung der Theorie des Diabetes werden wir dieser Frage wieder begegnen.

An den Sitz der Stoffwechselstörungen, die abnorm umsetzenden Organe selbst, können wir im lebenden Organismus natürlich nicht heran. Wir sind angewiesen auf die Vorgänge, die ihren Niederschlag im Blut und Harn finden. In der Regel sind es nur die stabileren Endprodukte, höchstens gewisse, in ganz kleinen, methodisch schwer und unsicher faßbaren Mengen labiler Zwischenformen. So lassen sich Milchsäure, neuerdings auch Methylglyoxal, Dioxyaceton und Glycerinaldehyd quantitativ bestimmen (vgl. z. B. FISCHLER und BAER). Für klinische Zwecke ist dabei allerdings bisher noch nicht viel Brauchbares herausgekommen, so daß für die Praxis der Nachweis und die Bestimmung der Glykose vollkommen ausreichend sind. Wie es mit dem Gehalt an Zucker und Glykogen in den unzugänglichen Geweben bestellt ist, wissen wir in großen Zügen durch die Untersuchungen am rasch verarbeiteten, überlebenden Organe. Der freie, d. h. direkt als Glykose nachweisbare Zucker ist beim Diabetes entsprechend dem erhöhten Blutzucker meist auch erhöht, wenn auch genaue vergleichende Bestimmungen darüber fehlen und methodisch auch nicht leicht durchführbar sind. Ein charakteristisches Verhalten weist das Glykogen auf. Seine Menge in der Leber, nüchtern bestimmt, sinkt ziemlich parallel mit der Schwere der Erkrankung ab. Auf der Höhe des maximalen Pankreasdiabetes ist die Leber praktisch glykogenfrei. Dem gegenüber ändert sich der Glykogengehalt des Muskels fast gar nicht (ca. 1%), sogar Steigerungen können hier vorkommen. Eine Sonderstellung nimmt die Niere ein. Sie hat die Fähigkeit zur Glykogenbildung auch im schwersten Diabetes nicht verloren, sondern reichert sich aus dem überreichlich ihr zufließenden Blutzucker damit an. Da das Glykogen mangels lytisch wirksamer Fermente nur langsam der Aufspaltung unterliegt, so ist es auch länger nach dem Tode gut nachweisbar und liefert dem Pathologen oft wertvolle diagnostische Fingerzeige. Ein reichlicher Glykogengehalt der Nieren ist sogar ein konstanterer Befund wie die geschilderten Pankreasveränderungen. Bisher ist der vermehrte Glykogengehalt der Nieren ganz vorwiegend färberisch nachgewiesen worden. Chemische Analysen in größerer Zahl wären hier dringend wünschenswert, da nach neuesten Untersuchungen von WERTHEIMER[1] tinkturelles und chemisches Verhalten nicht miteinander

---

[1] WERTHEIMER: Pflügers Arch. **219**, 190, 1928.

parallel zu gehen brauchen. Nach unveröffentlichten Untersuchungen von Dr. MAGENDANTZ an meiner Klinik scheint das für die Niere nicht zu gelten.

b) Die Hyperglykämie.

Früher galt die Glykosurie als das wichtigste Zeichen des Diabetes mellitus. Wenn für die klinische Beurteilung und Behandlung auch die Harnuntersuchung aus rein methodischen Gründen immer im Vordergrunde stehen wird, so gestattet doch erst die Untersuchung des Blutzuckers den tieferen, oft den einzigen Einblick in das Vorhandensein von Kohlehydratstörungen. Durch BANG und HAGEDORN-JENSEN stehen uns heute so gute und relativ rasch ausführbare Blutzuckerbestimmungen zur Verfügung, daß hier wirklich brauchbare, klinische Methoden vorliegen, die in zweifelhaften und schweren Fällen immer herangezogen werden sollten, wenn auch der praktische Arzt selten in der Lage sein wird, sie selbst auszuführen. Daß das Verhalten des Blutzuckers ein viel besseres Kriterium für die Art des Krankheitsprozesses ist, liegt auf der Hand. Aller Blutzucker muß erst die Nieren passieren, ehe er zu Harnzucker wird und da es sich dabei nicht um einfache physikalische Vorgänge handelt (vgl. z. B. neuerdings PÜTTER[1]), sondern um biologische Prozesse von großer Kompliziertheit, so können in dieser Zwischenstation sehr erhebliche Störungen der Ausscheidung einsetzen.

Aus diesen Ausführungen ergibt sich von selbst die überragende Bedeutung des Blutzuckers. Seine Erhöhung, die sog. Hyperglykämie, ist das charakteristischste Zeichen des Diabetes. Wir sehen dabei ab vom Diabetes renalis (vgl. S. 211), der mit der echten Zuckerkrankheit nur durch ein lockeres Band verknüpft ist.

Wie schon erwähnt, besteht der Blutzucker beim Normalen fast ausschließlich, beim Diabetiker der Hauptsache nach aus Glykose. Vergleicht man aber beim schweren Diabetiker die Ergebnisse der verschiedenen Zuckeranalysemethoden (Reduktion, Polarisation, Gärung) miteinander, so gehen die beim Normalen sich annähernd deckenden Resultate beim Diabetiker z. T. beträchtlich auseinander (STEPP[2], GRAFE und SORGENFREY[3]) und zwar in dem Sinne, daß die Reduktionsmethoden bis zu 40% höhere Werte liefern, während die beiden anderen Bestimmungsverfahren (Polarisation und Gärung) untereinander kaum differieren. Die höheren Reduktionswerte sind zum kleinen Teil durch auch im normalen Blute kreisende, im schweren Diabetes manchmal etwas vermehrte, gleichfalls reduzierende Nichtkohlehydrate wie Kreatin, Kreatinin, Oxyprotein hervorgerufen, der Hauptsache nach aber wohl durch Acetaldehyd (STEPP), ferner gewisse Zwischenkohlehydrate (GABBE[4]), möglicherweise auch noch durch unbekannte Substanzen. Mit der Besserung des Diabetes, vor allem

---

[1] PÜTTER: Die Drei-Drüsentheorie der Harnbereitung. Berlin: Julius Springer 1926.
[2] STEPP, W.: Erg. Physiol. 20, 108 (1922).
[3] GRAFE, E. und SORGENFREY: Dtsch. Arch. klin. Med. 145, 294 (1924).
[4] GABBE, E.: Biochem. Z. 187, 57 (1927).

unter Insulinwirkung, schieben sich die differierenden Werte wieder zusammen, ein Beweis dafür, daß die pathologisch gebildeten Substanzen aus dem Blute verschwunden sind (GRAFE und SORGENFREY).

Der Blutzucker des Diabetikers zeigt im Gegensatz zur Norm keine annähernd gleiche Verteilung auf Blutkörperchen und Plasma, sondern reichert sich im Serum etwas mehr an (WIECHMANN[1]). Die wichtigen Schlußfolgerungen, die daraus LOEWI[2] für seine Glykämiehypothese zog, wurden schon erwähnt.

Der Blutzucker interessiert vor allem unter zwei Bedingungen, entweder bei völliger Nüchternheit bzw. ohne Insulinzufuhr oder nach Kohlehydratbelastung. Im ersteren Falle genügt eine Doppelbestimmung, im zweiten ist eine Serie von vier bis sechs notwendig.

Während beim Normalen der Blutzucker *nüchtern* 0,09—0,100% beträgt (Variationen nach GRAY[3] unter 431 Fällen zwischen 0,04 bis 0,16%), weist der Diabetiker Steigerungen auf bis zu der Rekordzahl von 1,4%, die OLMSTAEDT beschrieb. JOSLIN[4] berechnet für 722 Zuckerkranke seiner Beobachtung einen Durchschnittswert von 0,21%, doch sind solche Mittelzahlen ohne besondere Bedeutung, da sie von der Zusammensetzung des Materials abhängen.

Die praktisch wichtigste Frage ist natürlich die nach der Bedeutung der Hyperglykämie für die Beurteilung der Krankheit. Im allgemeinen ist die Zuckerkrankheit um so schwerer, je höher der nüchterne Blutzucker zu Beginn der Behandlung ist. GRAY[3] (unter JOSLIN) hat das an 210 tödlichen Fällen aus der Zeit vor der Entdeckung des Insulins in folgender Tabelle sehr überzeugend dargetan.

Tabelle 24.
Beziehungen zwischen Blutzuckerhöhe und Lebensdauer. (Nach GRAY.)

Blutzucker nüchtern in %	Anzahl der Kranken	Durchschnittliche Lebensdauer vom Tage der Untersuchung ab
0,40—0,57	10	0,66 Jahre
0,30—0,39	48	1,13 ,,
0,20—0,29	90	1,23 ,,
unter 0,20	62	1,81 ,,

Für PETRÉN ist 0,25% die kritische Zahl, nach der er schwere und leichte Fälle einteilt und die Prognose stellt. Wenn hier auch zweifellos gewisse Gesetzmäßigkeiten vorliegen, so sind doch, worauf auch v. NOORDEN und ISAAC hinweisen, genug Ausnahmen vorhanden, welche gegen eine strenge Regel sprechen. Erst recht gilt das für unsere

---

[1] WIECHMANN, E.: Zbl. exper. Med. 41, 462 (1924); vgl. dagegen SOMOGYI, M.: Arch. int. Med. 42, 931 (1928).
[2] LOEWI, O.: Klin. Wschr. 6, Nr 46 (1927).
[3] GRAY: Arch. int. Med. 31, 241 (1923).
[4] JOSLIN: zitiert auf S. 215.

heutige Zeit, in der die Prognose des Diabetes weitgehend von der gewissenhaften Durchführung einer zweckmäßigen Behandlung abhängig ist. Größere Statistiken liegen darüber noch nicht vor, daß aber die Zahlen heute ganz anders ausfallen würden wie in der Tabelle von GRAY läßt sich wohl mit Sicherheit voraussagen.

Mit zunehmender Dauer der Krankheit pflegt der Blutzucker etwas anzusteigen, jedoch nur in geringem Grade, nach JOSLIN von 0,18% bis 0,23% im Durchschnitt.

Bei der Beurteilung der Nüchternwerte des Blutzuckers ist immer zu bedenken, daß außer dem Charakter der Krankheit selbst noch andere Faktoren auf ihn von Einfluß sind, vor allem Art und Menge der voraufgegangenen Ernährung, Insulininjektionen, das Lebensalter, der Blutdruck und das Verhalten der Nieren. Liegt die nächste Nahrungsaufnahme länger als 12 Stunden zurück, so ist der Nüchternwert tiefer, weil der Blutzucker auch in den späteren Hungerstunden meist weiter absinkt, wenn auch nicht in dem Ausmaße wie in den ersten 6 Stunden. Die Kurve verläuft asymptotisch, so daß erst nach zweimal 24 Stunden sicher die Minimalwerte erreicht werden. Unter den vorher aufgenommenen Nahrungsmitteln sind die Kohlehydrate für die Gestaltung der Zuckerkurve am folgenden Tage am wichtigsten. Ihre Wirkung ist auch nach 24 Stunden noch nicht abgeklungen, und erst recht macht sich ein hoher Kohlehydratgehalt der Kost der ganzen voraufgehenden Tage noch einige Zeit geltend. Selbst bei einer kohlehydratarmen Nahrungszufuhr kann die morgendliche Senkung sich fortsetzen, so daß abends niedrigere Werte erhalten werden wie morgens. Diesen Typus hat vor allem PETRÉN beschrieben. Auch wir sahen ihn häufig, er ist therapeutisch sehr wichtig, denn er leistest natürlich einer Insulinhypoglykämie Vorschub.

Um ein Urteil über die Schwere des Diabetes zu gewinnen, ist es zweckmäßig, die Kranken ohne vorherige diätetische Einschränkung zu untersuchen. Erst recht gilt das natürlich hinsichtlich der Insulindarreichung und zwar nicht nur für Injektionen am Morgen des Untersuchungstages, die natürlich unter allen Umständen unterbleiben müssen, sondern auch für die Maßnahmen an den Vortagen.

Die Tendenz zur Blutzuckererhöhung nimmt parallel mit der sich verschlechternden Toleranz weiter mit dem Alter zu. v. NOORDEN nimmt ein Maximum im 3. Lebensjahrzehnt an, jedoch ist gerade für diesen Zeitabschnitt sein Zahlenmaterial relativ klein.

Bei den Kranken kommt der Altersfaktor für die Höhe des Blutzuckers weniger zur Geltung, als man denken sollte. So gibt JOSLIN für Kranke aus den Jahren 1922 und 1923 für das 1. Lebensjahrzehnt 0,19%, für das siebente 0,24%, für das achte 0,22% als Durchschnittszahlen an.

Sehr merkwürdig und unaufgeklärt sind die Beziehungen zwischen Blutzucker und Blutdruck. Es ist eine Tatsache, daß Hypertoniker sehr häufig erhöhte Blutzuckerwerte zeigen, zumal bei der essentiellen Hypertonie. Eher verständlich ist das schon bei Blutdrucksteigerungen renaler Genese und bei Nierenkrankheiten ohne Hypertonie, wenn auch hier der Mechanismus noch keineswegs klar ist. Die Abdichtung des

Nierenfilters, von der v. NOORDEN sprach, ist natürlich nur ein bildlicher Ausdruck für das Endresultat. Diesen oft ganz isoliert vorkommenden Ausscheidungsstörungen müssen wohl sehr komplizierte Vorgänge zugrunde liegen.

Sehr charakteristisch ist die *Blutzuckerkurve nach Glykosebelastung*, sie ist der feinste Indikator der diabetischen Stoffwechselstörung, der die Krankheit auch da anzeigt, wo die Nüchternwerte normal sind.

Der Vergleich zwischen normaler und diabetischer Blutzuckerkurve nach Belastung mit 100 g Glykose ergibt sich sehr gut aus folgender, etwas abgeänderter Tabelle von JOSLIN[1], welche die Durchschnittswerte eines sehr großen Materials (400) verzeichnet.

Tabelle 25.
Durchschnittliche Blutzuckerwerte nach Belastung mit 100 g Glykose. (Nach JOSLIN.)

Art der Unter- suchten	Nüchtern- werte	Blutzuckerwerte nach 100 g Glykose				
		nüch- tern	nach $^{1}/_{2}$ Std.	nach 1 Std.	nach 2 Std.	nach 3 Std.
Gesunde	—	0,09	0,14	0,12	0,11	0,09
Diabetiker	mit normal. Nüchtern- wert	0,09	0,18	0,20	0,15	0,10
„	mit Blutzucker über 0,12%	0,17	0.25	0,27	0,25	0,21

Vergleicht man die Zahlenreihen miteinander, so ergeben sich zwei Charakteristika für die diabetische Blutzuckerkurve, einmal der viel höhere Anstieg und dann das viel langsamere Absinken. Leichte und schwere Fälle verhalten sich dabei im Prinzip gleich, nur graduell etwas verschieden. Während bei Normalen das Maximum nach $\frac{1}{2}$ Stunde mit 0,14% schon erreicht ist, kommt beim leichten Diabetes der höchste Gipfel mit 0,20%, beim schweren mit 0,27% erst nach einer Stunde. Nach 3 Stunden ist beim Gesunden der Ausgangswert schon wieder erreicht, beim leichten Diabetes noch etwas (+ 0,01%), beim mittel- schweren und schweren noch erheblich (+ 0,05%) überschritten.

Der hyperglykämische Grenzwert der Norm bei Zuckerbelastung liegt bei ca. 0,16%. Werte darüber hinaus, die auch bei wiederholter Unter- suchung wiederkehren, sind immer auf beginnenden Diabetes verdächtig.

Noch in zwei weiteren Punkten unterscheidet sich die alimentäre Blutzuckerkurve des Diabetikers von der des Normalen, im Endverlauf und bei einer rasch folgenden, zweiten Injektion.

Außerordentlich oft, wenn auch nicht gesetzmäßig, sinkt die hyper- glykämische Kurve zum Schluß unter den Ausgangswert zurück, erreicht also für kurze Zeit subnormale Werte. Man hat das wohl mit Recht auf eine überschießende Insulinproduktion zurückgeführt und

---

[1] JOSLIN: zitiert auf S. 215.

daraus z. T. etwas zu weitgehende, diagnostische Schlüsse auf die Stärke der Insulinsekretion gezogen (DEPISCH und HASENÖHRL[1]). Diagnostisch und prognostisch wichtiger ist die zweite Abweichung von der Norm, das Fehlen des sog. *Staubeffektes*[2], d. h. des Ausbleibens eines Neuanstiegs der Glykämiekurven nach erneuter Glykosezufuhr.

Der Unterschied im Kurvenverlauf gegenüber der Norm oder gegenüber der renalen Glykosurie geht aus folgendem Kurvenbild, das dem Buche von v. NOORDEN und ISAAC[3] entlehnt ist, deutlich hervor.

Je höher und länger andauernd dieser zweite Anstieg ausfällt, um so schwerer ist im allgemeinen der Diabetes.

Die geschilderte alimentäre Hyperglykämie steht natürlich in engster Beziehung zum Glykogengehalt der Leber. Je niedriger der Glykogengehalt der Leber, desto höher der Anstieg, weil die glykogenarme Leber merkwürdigerweise schwerer Glykogen ansetzt wie die glykogenreiche. Dazu kommt natürlich als zweiter und vielleicht noch wirksamerer Faktor die verminderte Sekretion des die Glykogenbildung fördernden Insulins.

Gegenüber den Kohlehydraten treten die anderen Nahrungsmittel hinsichtlich des Blutzuckereffektes weit zurück. Fett ist völlig ohne Einfluß,

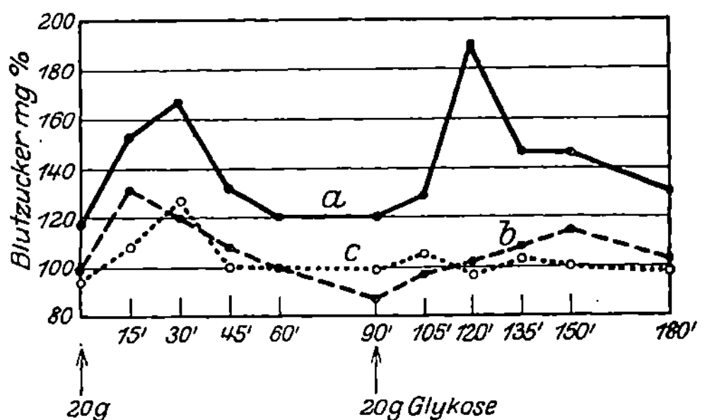

Abb. 22. Verhalten des Blutzuckers nach mehrfachen Zuckergaben. a leichter Diabetes, b Schwangerschaftsglykosurie, c Gesunder. (Nach C. v. Noorden und S. Isaac: Die Zuckerkrankheit. 8. Aufl., S. 158. Berlin: Julius Springer 1928.)

selbst wenn man es beim schwersten Diabetiker in großen Mengen gibt. Die Wirkung des Eiweißes hängt von der Schwere der Erkrankung ab; der leichte und vielfach auch der mittelschwere Diabetiker reagiert überhaupt nicht darauf, der schwere mit einem deutlichen, aber nur selten starken Anstieg der Kurve. Während chronische Alkoholzufuhr beim Gesunden Hyperglykämie machen kann, ist beim Diabetiker, der nicht Potator ist, auch eine große einmalige Alkoholdose ohne Einfluß.

Von anderen Faktoren, welche beim Diabetiker den Blutzucker in die Höhe treiben können, seien starke psychische Erregungen, zu denen auch Schmerzen gehören, sowie die Muskelarbeit (näheres S. 238) erwähnt, es sind die gleichen Ursachen, die schon beim Nichtdiabetiker auf den Blutzucker steigernd einwirken, nur sind im allgemeinen, wie leicht verständlich, die Ausschläge beim Zuckerkranken häufiger und stärker.

---

[1] DEPISCH u. R. HASENÖHRL: Z. exper. Med. 58, 81 (1927). — Klin. Wschr. 1928, 1631.

[2] STAUB: zitiert auf S. 199.

v. NOORDEN, C. u. S. ISAAC: zitiert bei Abb. 22.

1. Die Glykosurie.

Die Glykosurie ist die Folge der Hyperglykämie. Zur Zuckerausscheidung im Harne kommt es, wenn der sog. Schwellenwert des Blutzuckers (K. Faber und Norgaard[1]) gerade eben überschritten wird. Eine bestimmte Zahl läßt sich dafür nicht angeben. Selbst beim Nichtdiabetiker schwanken die Werte in einer Breite von 0,15—0,19%. Wenn wir den Diabetes renalis mit einbeziehen, ist beim Diabetiker die Spielbreite 0,08—0,20%, für den echten Diabetes 0,15—0,20%, doch sah ich vereinzelt noch weit höhere Werte (bis 0,33%) ohne gleichzeitige Glykosurie. Die große Variabilität ist noch keineswegs klar, obwohl vor allem nordische, (vgl. zuletzt Malmros[2]) und französische Kliniker, insbesondere M. Labbé viel scharfsinnige Untersuchungen zur Klärung dieser Frage verwandt haben. Man kennt nur einige wirksame Faktoren, das ist neben der absoluten Höhe vor allem auch die Dauer der Hyperglykämie. Bei flüchtigen, recht beträchtlichen Erhöhungen kann Glykosurie ausbleiben, während sie bei länger dauernden, mäßigen Steigerungen beim selben Individuum in die Erscheinung tritt. Maßgebend ist wohl in jedem Falle der jeweilige Zustand der Nieren, den wir noch nicht näher analysieren können. Eine experimentelle Beeinflussung der Nierendurchlässigkeit ist bisher nur mit Diuretin möglich gewesen (Pollak), aber auch das gilt anscheinend nur für das Tier, nicht für den Menschen.

a) Grade und Schwankungen der Glykosurie im allgemeinen.

Die Stärke der Glykosurie schwankt zwischen feinen Spuren und 12 und mehr Prozent. Zahlen über 8% sind ziemlich selten, da zur Ausscheidung erheblicher Zuckermengen gewöhnlich große Wasservorräte mobilisiert werden, um einer Überbelastung und Schädigung der Nieren, die auch so schon oft genug in Gestalt geringfügiger Albuminurien in die Erscheinung tritt, entgegen zu wirken.

Aus den Beziehungen zwischen Gesamturinmenge und spezifischem Gewichte lassen sich gewisse, allerdings nur ganz oberflächliche Schätzungen über den prozentualen Zuckergehalt herleiten, wie folgende Zahlenreihen von v. Noorden und Joslin zeigen:

Tabelle 26.
Beziehungen zwischen Urinmenge, spezifischem Gewichte und prozentualem Zuckergehalt.

Urinmenge ccm	v. Noorden		Joslin	
	s =	Zucker in %	s =	Zucker in %
1500— 2500	1025—1030	2—3	1014—1038	2—8
2500— 4000	1030—1036	3—5	1010—1044	2—6
4000— 6000	1032—1040	4—7	1014—1036	2—8
6000—10000	1030—1046	6—9	1006—1036	0,3—7

[1] Faber, K. u. A. Norgaard: Acta med. scand. (Stockh.) 54, 289 (1921).
[2] Malmros H.: Ebenda Suppl. 27 (1928).

Die spezifischen Gewichte sind für die Beurteilung noch am brauchbarsten in den Fällen, in welchen hohe Urinmengen und hohe spezifische Gewichte zusammentreffen.

Trotz solcher Fingerzeige darf man sich bei der Beurteilung von Zuckerkranken niemals mit den Bestimmungen der Urinmenge und des spezifischen Gewichtes begnügen, sondern muß, sofern es sich nicht um minimale Spuren handelt, den Zucker quantitativ bestimmen. Auf das Methodische kann hier im einzelnen nicht eingegangen werden. Die Polarisationsbestimmung wird immer wegen der Raschheit und Einfachheit ihrer Anwendung an erster Stelle stehen, vor allem für den praktischen Arzt. Sie ist auch unter Verwendung eines guten Apparates für die leichten Fälle genügend genau. Sobald aber Substanzen im Urin auftreten, die gleichfalls auf die Ebene des polarisierten Lichtes einwirken, wie z. B. die links drehende β-Oxybuttersäure bei der Acidose des schweren Diabetikers, müssen notwendig die Drehungszahlen zu falschen Schlüssen auf den Zuckergehalt führen, und es kann der paradoxe Fall eintreten, daß trotz stark positiver Reaktion bei den gewöhnlichen qualitativen Reduktionsproben polarimetrisch kein Ausschlag zu finden ist.

Aber auch die anderen quantitativen Methoden haben ihre Nachteile. Sehr exakt und einfach ist zweifellos die Bestimmung durch Gärung, wenn gut wirksame Hefe und ein gutes Saccharometer (von LOHNSTEIN und seine Modifikationen) verwandt wird, denn hier wird wirklich nur der Stoff bestimmt, auf den allein es ankommt, nämlich die Glykose. Der Nachteil besteht außer in der Beschaffung eines wenn auch primitiven Thermostaten vor allem darin, daß die Analysen für die Kostfestsetzung des gleichen Tages nicht mehr benutzt werden können, da die Vergärung erst nach frühestens 6—8 Stunden, meist noch viel später, vollständig ist. Eine Menge störender Einflüsse wie Acetonkörper, anderweitige Kohlehydrate fallen hier fort.

Gegen die Reduktionsmethoden in ihren zahlreichen Modifikationen spricht für den Praktiker, daß sie auch in ihren einfachsten Formen noch zu umständlich und zeitraubend sind. Theoretisch besteht der Einwand, daß nicht nur die Glykose allein, sondern alle reduzierenden Substanzen im Harne, vor allem andersartige Kohlehydrate (aus Milch, Gemüsen, Früchten und anderen Nahrungsmitteln) und Glukuronsäure gefaßt werden. Praktisch spielt das aber nur bei ganz schwach positiven Reaktionen eine große Rolle; je größer der Glykosegehalt des Urins, um so weniger fällt diese Fehlerquelle ins Gewicht.

Die Tatsache, daß entsprechend der meist verwendeten polarimetrischen Bestimmung der Zuckergehalt des Harns gewöhnlich in Prozenten angegeben wird, darf nicht zu der Annahme führen, daß diese Angabe die wichtigste ist. Zur Beurteilung der Einzelprobe mag sie genügen, für die Kontrolle der Behandlung bedarf es aber der Kenntnis der pro die ausgeschiedenen absoluten Zuckermengen, die bei bekannter Urinmenge und bekanntem Prozentgehalt ja ohne weiteres sich ergibt. Bezüglich der diagnostischen Bedeutung der Stichprobenuntersuchungen sei auf S. 283 verwiesen.

Nach dem Vorgange von Seegen-Traube, v. Noorden u. a. lassen sich drei Grade von Glykosurie unterscheiden:

1. die leichte Glykosurie, die nach Fortlassen der Kohlehydrate (abgesehen von Gemüsen mit niedrigem Kohlehydratgehalt) schon bei gemischter Kost verschwindet,
2. die mittelschwere Glykosurie, zu deren Beseitigung es auch gleichzeitig einer erheblichen Einschränkung des Eiweißes in der Nahrung bedarf,
3. die schwere Form, die entweder überhaupt nicht auf rein diätetischem Wege zu beseitigen ist oder nur unter völliger Ausschaltung des animalischen Eiweißes und gleichzeitiger Herabsetzung des Caloriengehaltes der Nahrung.

Die Beurteilung im Einzelfalle wird meist erst einige Tage nach der entsprechenden Diätfestsetzung möglich sein. Die geschilderte Einteilung hat mit der Einführung der Insulinbehandlung wesentlich an praktischer Bedeutung verloren, da Untersuchungen über den Grad der Glykosurie dadurch meist überflüssig werden.

β) Faktoren, welche die Glykosurie beeinflussen.

Auftreten und Ausmaß der Glykosurie ist natürlich im wesentlichen von den gleichen Einwirkungen abhängig wie die Hyperglykämie. Der Hauptfaktor, der ja auch der Orientierung über die verschiedenen Stärkegrade der Glykosurie zugrunde liegt, ist die Ernährung und hier wieder in erster Linie ihr Gehalt an Kohlehydraten. Diese sind aber hinsichtlich ihrer glykosurischen Wirkung keineswegs gleichwertig, sondern rangieren in absteigender Linie folgendermaßen:

Zucker (Glykose, Laktose, Saccharose, Lävulose), Cerealien (Mehl, Brot, Kartoffeln, Grieß, Maizena, Hafer usw.), Obst, Gemüse.

Die Therapie macht von diesen sehr erheblichen Unterschieden des glykosurischen Effektes weitgehenden Gebrauch. Die einzelnen Zuckerarten ordnen sich dabei naturgemäß auch beim Diabetiker nach der Toleranz beim Normalen. Während aber der Normale nach reichlicher Stärkeaufnahme zwar eine leichte Hyperglykämie, niemals aber eine deutliche, stets wiederkehrende Zuckerausscheidung bekommt, ist gerade die Glycosuria ex amylo für den Diabetiker charakteristisch und daher von Naunyn als entscheidendes Kriterium in den Vordergrund gestellt worden.

Die Empfindlichkeit gegenüber den Mehlarten ist beim Zuckerkranken manchmal kaum geringer als gegenüber der Glykose, verschieden nur bei Untersuchungen in stündlichen oder zweistündlichen Fraktionen durch einen etwas anderen Kurvenverlauf. Während die Harnzuckerausscheidung nach Glykose sich auf einige Stunden mit steilem Gipfel zusammendrängt, verläuft nach Stärkenahrung die Glykosurie protrahierter. Es hängt das wohl mit der verlangsamten Resorption der erst der fermentativen Spaltung im Darm unterliegenden Polysaccharide zusammen, obwohl die Hyperglykämiekurven nach Glykose und Stärke oft keine wesentlichen Unterschiede zeigen.

Zwischen den einzelnen Mehlarten bestehen für die meisten Zuckerkranken keine sicheren Unterschiede in der Verträglichkeit, wenn man sie in gleicher Zubereitung gibt, immerhin gilt das auch, abgesehen vom Hafer, dessen gewisse Sonderstellung später noch zu besprechen ist, nicht generell.

Die geringere glykosurische Wirkung von Obst und Gemüsen erklärt sich nicht nur aus ihrem geringeren Kohlehydratgehalt überhaupt, sondern vor allem aus der Verschiedenartigkeit der in ihnen enthaltenen Kohlehydrate. Nur ein Teil ist gewöhnliches Polysaccharid, der Hauptteil besteht oft aus Inulin, Pentosen, Pentosanen, Pektinstoffen, Lignin usw., dazu kommt die Zellulose, die bei den Analysen aber gewöhnlich nicht mitgerechnet wird, da sie im Darme entweder gar nicht oder nur zum kleinsten Teil (durch Bakterienwirkung) gespalten wird.

Die in den letzten Jahren in zunehmendem Maße in die diätetische Therapie eingeführten Anhydrozucker (Karamel, Mellitose, Salabrose usw.) machen in den angewandten Dosen keine oder nur ganz geringfügige Glykosurien.

Während Eiweiß selbst in massiven Dosen niemals beim Gesunden zum Zuckerbildner wird, kann es beim Diabetiker ausgesprochen glykosurisch wirken, allerdings nur in schweren Fällen. Hier besteht ein ausgesprochenes Analogon zum experimentellen Diabetes der Hunde, sowohl dem pankreatogenen wie dem Phloricindiabetes, wenn auch die dort auf der Höhe der Schädigung stets vorhandene, maximale Zuckerbildung aus Eiweiß beim genuinen menschlichen Diabetes sich nur sehr selten findet.

Gerade die Beobachtungen am experimentellen und am genuinen menschlichen Diabetes sind es gewesen, welche die lange umstrittene Frage der Zuckerbildung aus Eiweiß (vgl. vor allem Lüthjes Arbeiten) definitiv im positiven Sinne entschieden haben und schließlich auch E. Pflüger, der lange Zeit mit seiner großen Autorität diese Möglichkeit bestritt, veranlaßten, sein Urteil zu revidieren. Die Wege der Umwandlungen von Eiweiß in Zucker sind im einzelnen noch keineswegs klar. Den Ausgangspunkt bilden natürlich die durch Desamidierung der Aminosäuren entstehenden Ketosäuren. Aber sicherlich sind nicht alle diese Zuckerbildner. Die Prüfungen sind meist am maximal diabetischen Tiere, vor allem durch Lusk, vorgenommen. Sicher festgestellt ist die Glykosebildung vorläufig nur für Alanin und Tyrosin, wahrscheinlich für Glykokoll, Leucin und vielleicht auch Histidin, unwahrscheinlich oder jedenfalls völlig unbewiesen für alle anderen (vgl. darüber Dakin[1]). Merkwürdigerweise hat sich bei Leberdurchblutungsversuchen für keine Aminosäure eine sichere Zuckerbildung feststellen lassen. Diese Resultate lassen sich mit dem Ergebnis der Harnuntersuchungen nur schwer in Einklang bringen. Der *Minkowskische* Quotient $\frac{D}{N}$, der am praktisch glykogenfreien Tier ohne jede Kohle-

---

[1] Dakin: Oxydations and reductions in animal body. 2. Aufl. London: Longmans, Green & Co. 1922.

hydratzufuhr als Maß der Zuckerbildung aus Eiweiß betrachtet wird, liegt im maximalen Diabetes ziemlich konstant zwischen 2,8—3,6, für den Menschen liegen sogar Angaben bis 6,0 vor (GIGON, LANDERGREEN u. a.). Das würde bedeuten, daß ca. 40 und mehr Prozent des Eiweißes in Zucker übergehen können, wobei selbstverständlich vorausgesetzt wird, daß der im Körper entstandene Zucker quantitativ ausgeschieden wird und andere Zuckerquellen nicht in Betracht kommen, zwei Bedingungen, deren einwandfreie Erfüllung niemals zuverlässig zu kontrollieren ist. Daher stehen auch manche Autoren wie z B. v. NOORDEN Schlüssen aus dem Quotienten $\frac{D}{N}$ ziemlich skeptisch gegenüber.

Die Untersuchungen bei Verfütterung der einzelnen Aminosäuren und die Folgerungen aus $\frac{D}{N}$ lassen sich nur dann miteinander vereinigen, wenn zum mindesten das Leucin, der Hauptbestandteil der Eiweißkörper (bis 29,0 % im Globin enthalten), wahrscheinlich aber noch eine Reihe anderer Aminosäuren z. B. Glutaminsäure quantitativ in Zucker übergehen. Daß mehr wie höchstens 50 % Zucker aus Eiweiß entstehen kann, halte ich trotz der erwähnten Befunde von GIGON und LANDERGREEN für völlig ausgeschlossen.

Da Art und Menge der Aminosäuren zweifellos für die glykosurische Wirkung der einzelnen Eiweißkörper maßgebend ist, steht zu erwarten, daß die einzelnen Eiweißkörper verschieden wirken. Das ist auch tatsächlich der Fall. Insbesondere wirken die pflanzlichen Eiweißkörper sämtlich geringer wie die animalischen.

Für die letzteren hat FALTA auf Grund klinischer Beobachtungen folgende Reihe mit abfallender glykosurischer Wirkung aufgestellt: Casein, Serumalbumin, koaguliertes Ovalbumin, Blutglobulin, genuines Fischeiweiß. Diese Skala hat natürlich therapeutisch die größte Bedeutung.

Die Deutung dieser recht erheblichen Unterschiede in der biologischen Wertigkeit im diabetischen Organismus stößt auf große Schwierigkeiten. Sie lassen sich nicht in einfacher Weise in Beziehung zu den als sichere oder wahrscheinliche Zuckerbildner nachgewiesenen Aminosäuren setzen.

TESHIO-IDES[1] hat die interessante Feststellung gemacht, daß die einzelnen Eiweißkörper sich in dieser Frage annähernd ihrem Tryptophangehalt gemäß ordnen (0,13 % bei Weizen bis 4,4 % bei Eieralbumin).

Sollte es sich dabei nicht um ein zufälliges Zusammentreffen, sondern um kausale Beziehungen handeln, so könnten diese nur indirekter Natur sein, denn selbst vorausgesetzt, daß das Tryptophan wirklich ein Zuckerbildner ist, was bisher noch nicht bewiesen wurde, so ist selbst im Eieralbumin der Gehalt daran so gering, daß er für dem glukosurischen Effekt des ganzen Eiweißkörpers quantitativ nicht in Betracht kommt. Man müßte also Reizwirkungen unbekannter Art annehmen, beim

---

[1] TESHIO-IDES: zitiert bei LICHTWITZ: zitiert auf S. 213.

maximalen Diabetes, bei dem ohnedies alle Quellen der Glykose-produktion fließen, eine etwas problematische Annahme.

In gewissem Sinne können allerdings bei der Eiweißwirkung indirekte Einwirkungen auf den Kohlehydratumsatz eine Rolle spielen, denn der glykosurische Effekt dauert manchmal, wenn auch nicht als Regel, über den Tag der Verabreichung hinaus; auch hinsichtlich der Acidose kann sich diese Nachwirkung geltend machen.

Wie man diese Einflüsse sich im einzelnen auch vorstellen mag, ihre Existenz ist für manche besonders schwere Fälle erwiesen und hat therapeutisch zu einer m. E. etwas zu weitgehenden Reaktion auf die früher so beliebte Fleischüberernährung der Diabetiker geführt. Schon NAUNYN hatte vor ihr gewarnt, aber ein radikales Verdammungs-urteil über dieses Nahrungsmittel haben in den letzten 1—2 Dezennien erst ALLEN, FALTA und vor allem PETRÉN ausgesprochen und zum Grund-pfeiler ihrer diätetischen Regime gemacht.

Die Frage, ob auch *Fette* beim Diabetiker glykosurisch wirken können, ist natürlich identisch mit der Möglichkeit der Zuckerbildung aus Fett überhaupt (vgl. S. 198). Gerade zu diesem jetzt wieder viel erörterten und im ganzen nach der Seite einer positiven Beantwortung sich zuneigenden Probleme sollte man beim Diabetiker wertvolle Auf-schlüsse erwarten. Natürlich können diese nur ganz schwere Kranke bringen. Die Fälle mit extrem hohen Quotienten von $\frac{D}{N}$, die ich z. T. auch selbst beobachtet habe (GRAFE und WOLFF) sind dafür ins Feld geführt worden und sie wären auch wohl beweisend, wenn diese hohen Werte bei entsprechender Kost längere Zeit bestehen würden und durch Fettzulagen sich noch weiter erhöhen ließen. Aber beides ist nicht der Fall. Zwar sind sog. fettempfindliche Fälle beschrieben, so von BERN-STEIN, BOLAFFIO und v. WESTENRYK, die auf Fettzulagen anscheinend mit einer vermehrten Glykosurie reagiert haben, aber es sind derartige Raritäten, daß sie seit 20 Jahren trotz eifrigsten Suchens nie wieder beschrieben sind und daher m. E. keinerlei zwingende Beweiskraft besitzen.

Für die praktisch klinische Seite scheiden sie sicher aus, so daß wir von diesem Standpunkte aus daran festhalten müssen, daß beim Diabetiker Fett keine nachweisbare Glykosurie macht. Diese Tatsache räumt dem Fett seine Vorzugsstellung in der Diät ein.

Ähnlich wie dieser Nährstoff verhält sich der *Alkohol*. Er wurde deshalb früher in sehr schweren Fällen in großen Mengen als reicher Calorienspender gegeben. Wie beim Gesunden wird er auch vom Dia-betiker sehr rasch zersetzt, was aus dem Herabgehen des respiratorischen Quotienten, der bei reiner Alkoholverbrennung bei 0,67 liegt, klar er-sichtlich ist. Ohne einen ausgesprochen dynamischen Effekt auf die Höhe der Gesamtzersetzungen, der Glykosurie oder Acidose zu machen, verdrängt er die anderen Energieträger aus der Oxydation. Die Keton-körperausscheidung wird sogar sehr oft günstig beeinflußt. Dies gilt allerdings nur für kleine oder mittlere Menge, während größere oder sogar toxisch wirkende Dosen sowohl Glykosurie wie Acidose verschlimmern können. Auch scheint der Alkohol weniger günstig zu wirken, wenn gleichzeitig eine Überernährung besteht.

Damit kommen wir zur Frage nach der *Bedeutung des Caloriengehaltes der Kost* ganz unabhängig von ihrem Gehalt an den einzelnen Nahrungsmitteln. Dieser Faktor spielt hinsichtlich der Beeinflussung der Zuckerausscheidung einen weit größeren Effekt, als vielfach noch in Ärztekreisen angenommen wird. Er ist, von den ganz schweren Formen abgesehen, meiner Ansicht nach sogar wichtiger wie der des Fleischeiweißes. Der Effekt einer starken Calorienreduktion bei gleichbleibender Kohlehydratzufuhr auf die Zuckerausscheidung tritt oft schon am ersten Tage in die Erscheinung, stets aber bei längerer Unterernährung. Die Glykosurie geht herab, während umgekehrt Überernährung, vor allem bei langer Fortsetzung die Zuckerausscheidung allmählich in die Höhe treibt. Daher spielt ja auch die chronische Überernährung und ihre Gefolgskrankheit, die Fettleibigkeit, in der Pathogenese des Diabetes eine so außerordentliche Rolle, und die steigende Zunahme des Diabetes vor allem in Amerika wird daher von manchen Autoren damit in Beziehung gebracht. Auf der anderen Seite hatte die Unterernährung des Krieges den Diabetes in den letzten Kriegsjahren in Deutschland zu einer seltenen Krankheit gemacht. Auch die experimentellen und klinischen Beobachtungen von ALLEN, insbesondere die günstigen Erfolge seines Hunger- und Unterernährungsregimes, das in seiner Strenge heute allerdings nur noch von historischem Interesse ist, sprechen wie zahllose andere klinische Erfahrungen durchaus im gleichen Sinne. Die praktischen Konsequenzen, die auch heute noch in der Insulinära für einen rationellen Aufbau der Diät gezogen werden, sollen später besprochen werden.

Die *Wirkung der Muskeltätigkeit* prägt sich nicht nur im Blutzucker, sondern auch, wenn auch meist schwächer in der Glykosurie aus. Während intensive Muskelarbeit beim Gesunden niemals glykosurisch wirkt, tritt dieser Effekt beim Diabetiker gar nicht so selten ein. Er ist geknüpft an zwei Voraussetzungen: schwere Form der Erkrankung und Erschöpfung durch die Arbeit. Beide Faktoren sind insofern eng miteinander verknüpft, als die muskuläre Leistungsfähigkeit um so geringer ist, je schwerer der Diabetes. Deshalb wird auch der Ermüdungspunkt viel rascher und auch viel häufiger erreicht, wie bei den leichten Formen.

Im Gegensatz dazu läßt eine nicht erschöpfende Muskeltätigkeit auch bei Schwerkranken, sofern sie bei ihnen überhaupt durchführbar ist, die Glykosurie unverändert oder setzt sie herab. In leichten Fällen kann Muskelarbeit den Harnzucker überhaupt zum Verschwinden bringen. Die Ursache für diese günstige Einwirkung ist in den durch die Muskeltätigkeit bedingten vermehrten Anforderungen des Kohlehydratstoffwechsels zu erblicken. Auch der diabetische Muskel vermag (vgl. S. 279) noch Kohlehydrate zu oxydieren, wenn auch vielleicht in geringem Maße wie der normale. Bei vermehrter Tätigkeit kann auch der Zuckerverbrauch, wie GRAFE und SALOMON[1] durch Respirationsversuche nachweisen konnten, steigen. Da die aus dem Harne verschwindenden Zuckermengen manchmal größer sind als die vermehrt zersetzten Zuckermengen, so kommt wohl noch ein anderer Faktor mit hinzu, wahrscheinlich eine vermehrte Glykogenbildung (EMBDEN), die gleichfalls als ein günstiges Moment anzusehen ist. Die vorteilhafte Beeinflussung des Kohlehydratumsatzes überdauert die Arbeit einige Zeit, wie aus der verminderten Glykosurie auf eine anschließende intravenöse Dextroseinjektion hervorgeht (BÜRGER[2]).

Bei dem großen Einflusse, den das Nervensystem auf den Zucker stoffwechsel hat, ist es selbstverständlich, daß *nervöse Faktoren* auch auf die Glykosurie bestimmenden Einfluß gewinnen können, allerdings gewöhnlich nur vorübergehend.

Es gilt das weit mehr für psychisch-nervöse wie somatisch-nervöse Faktoren. Auch auf diesem Gebiete beweist sich der Affekt, vor allem der depressive, als besonders wirksam. Es ist bei Diabetikern mit labilem Nervensystem, erst recht bei Psychopathen, eine alltägliche Erfahrung, daß ein aufregender Brief, eine erregte Auseinandersetzung oder eine Schreckensnachricht einen Sprung in der Glykosurie und daneben auch manchmal in der Ketonurie zeitigt. Glücklicherweise hält die Verschlechterung meist nur 1—2 Tage an, auch wenn das seelische Trauma selbst noch in stärkster Weise nachwirkt. Allerdings kommen vereinzelt auch progressive Verschlimmerungen vor, wie aus dem S. 218 gegebenen Beispiele hervorgeht.

Auf der anderen Seite kann seelisches Wohlsein, insbesondere das Fernbleiben von Alterationen jeder Art, die Glykosurie herabsetzen, bzw. ganz zum Verschwinden bringen. Gerade bei abgehetzten, beruflich stark in Anspruch genommenen Großstadtmenschen in verantwortlichen Stellen wirkt das procul negotiis allein schon Wunder, und die günstige Wirkung mancher Erholungsreise, sei es an die See oder in das Gebirge, oder auch einer Bade- oder Sanatoriumskur ist oft in erster Linie diesem Faktor zuzuschreiben. Wir erleben hier in leichteren Fällen schon bei gewöhnlicher Kost Entzuckerungen, die zu Hause im Vollbetriebe der Arbeit nur mit sehr erheblicher Diäteinschränkung zu erzielen waren.

Die große *Rolle der Infekte* für Entstehung und Verschlimmerung des Diabetes wurde schon im Kapitel Pathogenese erwähnt. Sie markiert sich natürlich auch sehr oft im Verlauf des Einzelfalles. Alle drei Möglichkeiten kommen vor, Abschwächung, Verstärkung und Gleichbleiben der Glykosurie. Für die jeweilige Wirkung sind vor allem maßgebend die Schwere der Krankheit und dann die Stärke des febrilen Infektes, dazu kommen individuelle Reaktionsweisen, die schwer näher zu analysieren sind. Im allgemeinen kann man mit BRASCH sagen, daß, je schwerer der Diabetes ist, desto schwerer wird der Kohlehydratstoffwechsel durch einen Infekt geschädigt, während in leichten Fällen die Glykosurie überhaupt nicht tangiert wird oder sogar absinkt. Der Mechanismus in letzterem Falle ist ein analoger wie bei der gleich-

---

[1] GRAFE, E. u. H. SALOMON: Dtsch. Arch. klin. Med. 139, 369 (1922).
[2] BÜRGER, M.: Ther. Halbmh., Nr 20, 622 (1921).

sinnigen Wirkung einer nicht erschöpfenden Muskelarbeit. Die durch Fieber und Infektion bedingte Steigerung des Gesamtstoffwechsels facht auch die Oxydationen der Kohlehydrate an, während Glykogenbildung, wenn überhaupt, hier wohl kaum eine Rolle spielt. In den schweren Fällen schlägt dieser Reiz ganz wie bei der erschöpfenden Arbeit in das Gegenteil um, er verschlechtert die Stoffwechsellage. Der primäre Angriffspunkt läßt sich dabei schwer eruieren. In Analogie zu den Schädigungen anderer Gehirncentren könnte man in erster Linie an eine centralnervöse Auslösung denken, doch kann die schädigende Noxe ebenso auch primär die Insulinproduktion herabsetzen oder die diastatische Tätigkeit der Leber steigern. Eine Entscheidung wird durch Beobachtungen am Menschen nie möglich sein, dagegen läßt sie sich auf experimentellem Wege unschwer herbeiführen.

Die Infektschädigungen des diabetischen Organismus können so schwer sein, daß der Insulinbedarf gewaltige Dimensionen annimmt. In einzelnen Fällen, für die später zwei Beispiele angeführt werden, kommt es geradezu zu einem refraktären Verhalten gegenüber massierter Zufuhr dieses sonst so wirksamen Inkretes.

Unter den akuten Infektionen selbst sind Sepsis, Erysipel, Anginen, Polyarthritis, Influenza usw. am verhängnisvollsten, vor allem, wenn sie sich in die Länge ziehen, während beispielsweise der Typhus selbst in schwerer Form und bei langer Dauer nur sehr selten zur ernstlichen Gefahr wird. Chronische Infektionen, vor allem die Lues, stehen an Bedeutung zurück. Gewöhnlich gilt das auch für die Tuberkulose, die in leichteren Formen sogar günstig wirken kann, jedoch gibt es auch hier fortgeschrittene Fälle, die einen anfangs leichten Diabetes in schwerster Weise komplizieren, so daß sich schwer entscheiden läßt, welche von beiden Krankheiten durch dies unglückselige Zusammentreffen die größere Verschlimmerung erfahren hat (vgl. S. 298).

Die Einwirkung kurz dauernder Infekte pflegt im allgemeinen ziemlich rasch abzuklingen, kann aber, wie das S. 218 gegebene Beispiel zeigt, auch noch Wochen sich hinziehen, oder noch seltener zu einer dauernden Verschlechterung der Krankheit führen.

IV. Das Auftreten anderer Kohlehydrate im Harne (außer Glykose).

Der echte Diabetes mellitus ist charakterisiert durch das Auftreten von Glykose im Harne. Daneben finden sich manchmal auch noch andere Kohlehydrate im Urine, am häufigsten nächst der Glykose die *Lactose* und zwar als ein fast physiologischer Vorgang in den letzten Schwangerschaftsmonaten oder nach der Geburt, vor allem bei stillenden Frauen. Der Milchzucker wird normalerweise in den Milchdrüsen gebildet und gelangt von hier, zumal wenn der Abfluß nach außen behindert ist (Milchstauung), leicht in die Blutbahn. Da er körperfremd ist, kann er parenteral anscheinend nicht gespalten werden und tritt daher in kleinen Mengen (bis maximal ca. 20 g) in den Harn über. Ein sehr niedriger Schwellenwert der Niere für Lactose begünstigt das.

Außerdem können noch Lävulose, Pentose, als Raritäten Rohrzucker, Maltose, Galaktose und Heptose im Harne erscheinen. In jedem dieser Fälle handelt es sich um sehr seltene Anomalien des Kohlehydratstoffwechsels, die mit dem echten Diabetes nichts zu tun haben.

Die *Lävulose* läßt sich durch Linksdrehung der Ebene des polarisierten Lichtes von der Dextrose leicht unterscheiden, vergärt und reduziert im übrigen wie diese.

Linksdrehung des reduzierenden Harns bei fehlender Ketonurie ist immer auf das Vorhandensein von Fruktose verdächtig, Verschwinden von Reduktion und Linksdrehung nach Vergärung erheben die Vermutung zur Gewißheit. Für die quantitative Bestimmung ist zu bedenken, daß die Lävulose fast doppelt so stark nach links dreht wie die Glykose nach rechts. Für die Feststellung neben Dextrose stehen besondere Reaktionen z. B. von SELIWANOFF zur Verfügung, doch scheinen sie nicht immer eindeutig zu sein (O. ADLER[1]).

Der normale Organismus vermag Lävulose nicht nur im Rohrzucker, sondern auch in freier Form bis zu einem gewissen Grenzwert (S. 200) zu oxydieren. Tritt trotzdem dieser Zucker in den Harn über, so spricht das für eine diffuse Leberschädigung. H. STRAUSS hat darauf eine Funktionsprüfung der Leber aufgebaut, die aber nur bei generellen Parenchymschädigungen brauchbare Resultate ergibt. Sie läßt sich durch Blutzuckerkontrolle wesentlich verfeinern (vgl. S. 211).

Nach ROSIN, UMBER u. a. soll bei Diabetikern eine Lävulosurie relativ häufig sein, so daß UMBER geradezu von einer diabetischen Fructo-Glykosurie spricht. BORCHARDT, LICHTWITZ u. a. stehen dem allerdings sehr skeptisch gegenüber, wie mir scheint mit Recht. Vor allem ist in alkalischen Harnen, die gerade bei dem schweren Diabetiker unter dem Einfluß der Alkalitherapie früher meist zur Untersuchung kamen, ein Lävulosenachweis nur mit großer Vorsicht auf eine echte Lävulosurie zu beziehen, seit LOBRY DE BRUYN und v. ECKENSTEIN[2] zeigten, daß der Traubenzucker bei Körpertemperatur im schwach alkalischen Milieu sich leicht in die linksdrehende Modifikation umlagert. Spontane Lävulosurie kommt nur in ganz seltenen Fällen vor. SEEGEN[3] beschrieb sie zuerst, auch später ist ihre Zahl, sofern nur ganz einwandfreie Beobachtungen mitgerechnet werden, kaum über $1\frac{1}{2}$ Dutzend Fälle angestiegen (neue Beobachtungen und eingehende Literatur bei ANSCHEL[4]).

Die Lävulosurie dieser Kranken tritt natürlich nach Lävulosezufuhr verstärkt in die Erscheinung, in einem Falle NEUBAUERs waren es 15—17% der Lävulosezufuhr, ganz unabhängig von deren Höhe. Auch im Blut solcher Kranken ist die Lävulose nachgewiesen. Da sich die Fructose der Glykose addiert, entstehen etwas erhöhte Blutzucker-

---

[1] ADLER, O.: Pflügers Arch. **139**, 93 (1911).

[2] DE BRUYN, LOBRY u. v. ECKENSTEIN: Ber. dtsch. chem. Ges. **28**, 3078 (1895).

[3] SEEGEN: Zbl. med. Wiss. 756 (1884).

[4] ANSCHEL: Klin. Wschr. Nr 30, 1400 (1930).

16

werte (0,11—0,12%). Im Gegensatz zur Lävulosebelastung verläuft die Glykose-Blutzuckerkurve nach Traubenzuckerzufuhr ganz normal. Lävulose entsteht auch aus d-Sorbit (Sionon).

Bei der spontanen Lävulosurie kann kaum von einer Krankheit gesprochen werden. Es handelt sich um eine Kohlehydratstoffwechsel-anomalie harmloser Art, die in praxi höchstens die eine Berücksichtigung verdient, daß man solchen Kranken fruchtzuckerhaltige Nahrungsmittel wie Rohrzucker, Honig und Obst verbietet.

Auch fünfgliedrige Zucker können im Harne auftreten: sogenannte *Pentosurie*. SALKOWSKI[1] führte 1892 zuerst den Nachweis bei Unter-suchung des Harns eines Morphinisten. Die Pentosen reduzieren, und zwar etwas verzögert, dann aber stark, vergären nicht bei Anwendung reiner Hefe. Die Drehung des Harns hängt von der Natur der im Körper kreisenden Pentose ab. Bei der spontanen, d.h. nicht durch Verfütterung erzeugten Pentosurie handelt es sich meist um einen optisch inaktiven, fünfgliedrigen Zucker, eine racemische Arabinose (C. NEUBERG). AF KLERCKER[2] konnte bis 1912 nur 37 Fälle aus der Weltliteratur sammeln, CAMMIDGE und HOWARD beobachteten später allerdings sieben in einem Jahre. Wegen des gehäuften Auftretens in einzelnen Familien handelt es sich zweifellos um eine Konstitutionsanomalie, die meist zufällig entdeckt wird. Beziehungen zum echten Diabetes mellitus scheinen nur insofern vorhanden zu sein, als in den Pentosuriker-familien häufig auch echte Zuckerkrankheit vorkommt. Selten kombiniert sich beides miteinander, nie sind bisher Übergänge beobachtet. Wenn auch die spontane Pentosurie offenbar nie verschwindet, so kommt ihr doch praktisch therapeutisch keine besondere Bedeutung zu, da sie sich immer in engen Grenzen hält, nie zu Komplikationen führt und auf keine Weise beeinflußt werden kann.

Von der spontanen Pentosurie ist die alimentäre durchaus zu unterscheiden. Sie ist nach eingehenden, noch unveröffentlichten Untersuchungen unserer Klinik ein physiologischer Vorgang. Die kleinen Mengen von Pentosen und Pentosanen, welche manche Gemüse- und Obstarten unserer Nahrung enthalten, scheinen vom Körper verarbeitet zu werden, ohne in den Harn überzutreten. Werden aber reine Pentosen, in unseren Untersuchungen die sehr wohlschmeckende, süße d-Xylose verfüttert, so erscheinen ziemlich unabhängig von der absoluten Größe der Zufuhr 40—50% wieder im Harne. Der Rest wird verbrannt, wofür sowohl die Respirationsversuche wie die Eiweißersparnis sprechen. Der Diabetiker verhält sich dabei prinzipiell genau so wie der Normale. Obwohl Xylose ein Stimulans für die Insulinproduktion ist (GRAFE und MEYTHALER), sahen wir niemals eine vermehrte Glykosurie, so daß Xylose bei Diabetikern wegen ihres süßen Geschmacks als Zucker-ersatz empfohlen werden kann. (vgl. S. 345).

Von ROSENBERGER[3] ist einmal (1906) bei einem Diabetiker auch ein siebengliedriger Zucker, eine Heptose, neben der Glykose elementar-

---

[1] SALKOWSKI u. JASTROWITZ: Zbl. med. Wiss. 756 (1884).
[2] AF KLERCKER: Dtsch. Arch. klin. Med. 108, 277 (1912).
[3] ROSENBERGER, F.: Dtsch. Arch. klin. Med. 88, 603 (1907).

analytisch und nach dem Schmelzpunkt der Osazone festgestellt. Er verhielt sich objektiv inaktiv und hat vielleicht Beziehungen zum sog. LEOschen Zucker (Laiose ?). Auffallenderweise steht bis heute dieser Befund ganz isoliert da.

Schließlich sei noch erwähnt, daß die schon im normalen Harne in ganz geringen Mengen vorkommenden Polysaccharide (kolloidale Kohlehydrate, anscheinend hauptsächlich Dextrine) beim Diabetiker anwachsen und im Koma sogar erhebliche Beträge (bis maximal 27 g) (v. NOORDEN) erreichen können.

V. Die Acidose.

Unter spontaner, diabetischer Acidose versteht man eine vermehrte Bildung und Anhäufung von sauer reagierenden intermediären Stoffwechselprodukten. Dabei kommt es nur ganz ausnahmsweise zu einer totalen Übersäuerung des Organismus, wie sie in der Verschiebung von p_H zu pathololigisch erniedrigten Werten zum Ausdruck gelangt, dagegen in ausgeprägten Fällen immer zur Abnahme der Alkalireserve (vgl. S. 251). Ähnliche Verhältnisse lassen sich experimentell durch Zufuhr großer Mengen von Mineralsäuren erzeugen.

Auch sonst ist die Acidose als solche nichts absolut Charakteristisches für die Zuckerkrankheit, da die sie erzeugenden Körper auch im reinen Hunger oder bei isolierter Fetternährung des gesunden Organismus entstehen, jedoch geben die Bedingungen und das Ausmaß der Bildung saurer Substanzen, der sog. Ketonkörper, und vor allem ihre Folgeerscheinungen für den Körper der diabetischen Acidose ihre klinisch bedeutungsvolle Sonderstellung.

a) Art und Herkunft der Ketonkörper.

Die Säuerung im Hunger und vor allem im Diabetes wird durch die drei sog. Ketonkörper hervorgerufen, β-Oxybuttersäure, Acetessigsäure und Aceton, nur die beiden ersteren reagieren sauer. Ihre Anhäufung im Körper heißt Acidose, ihre Ausscheidung im Harne Ketonurie.

Die Strukturformeln dieser drei Substanzen sind folgende:

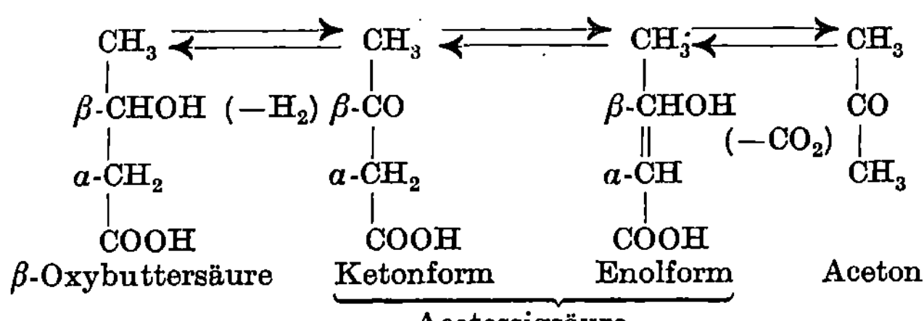

Die β-Oxybuttersäure leitet sich von der Buttersäure ab, indem eine Oxydation am zweiten, dem sog. β-C-Atom (orientiert nach der Säuregruppe COOH) erfolgt ist. Aus der β-Oxybuttersäure entsteht unter Dehydrierung (d. h. H_2-Austritt nach WIELAND) die O_2-reichere Acetessigsäure, die ihren Namen wegen der Verkoppelung von zwei Essigsäureradikalen hat. Sie kommt in zwei isomeren Formen vor, der beständigen Ketonform (CO-Gruppe am oxydierten β-C-Atom) und der labileren Enolform, charakterisiert durch die doppelte Bindung zwischen α- und β-C-Atom. Die Acetessigsäure geht dann unter CO_2-Austritt und Gliedverkürzung in das dreigliedrige Aceton über.

Die Pfeile mit entgegengesetzten Spitzen sollen anzeigen, daß Gleichgewichtszustände zwischen den drei Substanzen bestehen, so daß sie nach beiden Richtungen leicht ineinander übergehen können, wenn auch die Umwandlungen im Sinne der oberen Pfeile überwiegen. Während die beiden ersten Ketonkörper nur im Harn zur Ausscheidung gelangen, ist Aceton auch gasförmig und wird daher zu einem kleinen Teil durch die Lungen ausgeschieden und verleiht durch seinen feinen obstartigen Duft der Atemluft den charakteristischen Geruch, der manchmal schon beim Betreten eines Raumes sofort die Anwesenheit eines schweren Diabetikers anzeigt. Normalerweise verlassen nur sehr kleine Mengen den Körper, ca. 10—30 mg im Harn, ca. 20—80 mg in der Atemluft pro die. Im ganzen kann man das Aceton als die ihres Säurecharakters entkleidete Ausscheidungsform der Ketonkörper ansehen, die wahrscheinlich der Hauptsache nach erst in den Nieren gebildet wird und im Blute nur in ganz minimalen Mengen kreist. (E. M. Widmark[1]).

Von den Ketonkörpern erscheint das Aceton zuerst und in leichten Fällen allein. Durch die Legalsche Natriumnitroprussidprobe, vor allem in Form der Schichtprobe mit Ammoniak, und die Liebensche Jodoformprobe, deren Prinzip auch der quantitativen Bestimmung zugrunde gelegt ist, läßt es sich leicht nachweisen. Die im Harne ausgeschiedenen Mengen halten sich in relativ engen Grenzen, die nur ausnahmsweise 5—6 g überschreiten. Mit Verstärkung der Acidose erscheinen dann in zunehmenden Beträgen die beiden Säuren, zuerst die Acetessigsäure und dann mit oft gewaltigen Zahlen die β-Oxybuttersäure. Charakteristisch für die Acetessigsäure ist die mahagonibraunrote bis blauschwarze Farbe des Harns nach Zusatz von Eisenchlorid (Gerhardtsche Probe). Da viele Benzolderivate, vor allem die Salicylsäure und ihre Abkömmlinge ähnliche Farbentöne erzeugen, so muß diese Fehlerquelle ausgeschaltet werden. Dies gelingt nur z. T. durch Erhitzen, wobei mit der Zerstörung der Acetessigsäure auch die charakteristische Farbe verschwindet. Wie Lichtwitz gezeigt hat, gibt nur die Enolform die Eisenchloridreaktion, während die Ketoform durch die Legalsche Probe mit angezeigt wird. Im allgemeinen ist die Gerhardtsche Reaktion nur dann positiv, wenn Aceton stark vermehrt ist.

Auch bei der Acetessigsäure handelt es sich gewöhnlich nur um einige Gramm, während die Zahlen für die β-Oxybuttersäure im Harn zu Werten von 200 g und mehr ansteigen können. Da dieser Körper somit der wichtigste Indikator für die Schwere der Acidose ist, so wäre seine Bestimmung von besonderer Bedeutung. Leider ist er aber direkt qualitativ gar nicht und quantitativ nur umständlich bestimmbar, bei den meisten Methoden wird er erst in Aceton übergeführt. Schätzungen

---

[1] Widmark, E. M. P.: Bioch. J. 13, 430 (1919) u. 14, 364, 379 (1920).

sind durch Vergleich der vermittels der Polarisation einerseits und der durch Reduktionsmethoden andererseits ermittelten Zuckerwerte möglich. Während diese Werte sich beim Fehlen einer Ketonurie annähernd decken, gehen sie mit zunehmender Menge der β-Oxybuttersäure immer mehr auseinander. Es hängt das mit der Linksdrehung der Säure zusammen, welche die Rechtsdrehung der Glykose vermindert oder ganz verdeckt. Da die Linksdrehung der β-Oxybuttersäure jedoch ca. 2,2 $\left(\dfrac{+\,52,5^0}{-\,24,1^0}\right)$ mal schwächer ist wie die Rechtsdrehung der Glykose, muß der Differenzwert zwischen polarimetrischem und Reduktionswert des Zuckers mit dem Faktor 2,2 multipliziert werden, um die vorhandene Säuremenge zu ermitteln. Unter Anwendung der gleichen Zahl läßt sich auch im vollständig vergorenen Harne die Linksdrehung direkt zur Ausrechnung benutzen.

Eine andere Methode, um einen Anhaltspunkt für die Menge der sauren Ketonkörper zu gewinnen, ist die Bestimmung des Neutralisationsammoniaks, d. h. der Menge NH_3, welche zur Abstumpfung der Säuren bei der Desamidierung der Aminosäure der Harnstoffsynthese entzogen wird. Mit einer kleinen Wasserstrahlpumpe läßt sich nach Folin aus dem alkalisch gemachten Urine das dadurch in Freiheit gesetzte NH_3 leicht in eine Vorlage mit $\dfrac{n}{10}$-H_2SO_4 übertreiben und darin titrimetrisch bestimmen. Voraussetzung für die Brauchbarkeit der Resultate ist natürlich, daß kein Extraalkali den Kranken gegeben wird. Kompliziertere Methoden, deren es eine größere Menge auch für Mikrobestimmungen gibt, kommen für den Praktiker kaum in Betracht (vgl. darüber die Lehrbücher der klinischen Untersuchungsmethoden).

Im allgemeinen genügt heute zur Beurteilung vor allem für therapeutische Zwecke der stärkere oder schwächere Ausfall der Aceton- und Acetessigsäureproben. Die Insulintherapie hat auch hier vereinfachend gewirkt, da sie nicht nur quantitative Verbesserungen der Ketonurie, sondern deren völlige Beseitigung ermöglicht.

Die Quellen der Acetonkörper sind die Fette, speziell die Fettsäuren und das Eiweiß, d. h. einzelne seiner Aminosäuren (vgl. die Tabelle von Lichtwitz[1]).

Der Abbau der körpereigenen Fettsäuren, die stets eine gerade Anzahl von C-Atomketten haben, geht nach Knoops grundlegenden Arbeiten normalerweise so vor sich, daß die Oxydation am β-C-Atom einsetzt und durch Austritt von je zwei C-Ketten die Kette bis zur viergliederigen Buttersäure kürzt, aus der dann durch weitere Oxydation die β-Oxybuttersäure hervorgeht. Während aber dann beim Gesunden die Verbrennungen rasch bis zu den Endprodukten CO_2 und H_2O weiterschreiten, z. T. auf unbekannten Wegen, bleibt die Verbrennung im schwer diabetischen Organismus zum großen Teil auf der Ketonkörperstufe stehen. Auf diese Weise könnte aus jedem Fettsäure-

---

[1] Lichtwitz, L.: Klinische Chemie. 2. Aufl., S. 326. Berlin: Julius Springer 1930.

molekül nur ein Ketonkörpermolekül entstehen, aus 16—18 Fettsäure-C also nur vier Keton-C. Da die Ketonurie aber in schweren Fällen manchmal mehr wie 25% des umgesetzten Fettes beträgt, müssen entweder noch andere Quellen der Acetonkörperbildung außerhalb des Fettes fließen oder noch andere C-Moleküle der Fettsäuren zu Buttersäure werden. Lichtwitz[1] hat daher die ansprechende Hypothese aufgestellt, daß die doppelten C-Ketten, die beim Abbau der Fettsäure entstehen und gewissermaßen Essigsäureradikale darstellen, auch ihrerseits ganz oder z. T. zu Acetessigsäuremolekülen werden können. Dafür spricht, daß bei der Durchblutung glykogenarmer Leber tatsächlich aus Essigsäure Acetessigsäure entsteht. So könnte rein rechnerisch der Fettsäuren-C quantitativ in Keton-C übergehen. Dieser Abbau gilt nur für die körpereigenen, aliphatischen Fettsäuren mit gerader Anzahl von Kohlenstoffgliedern. In unseren hauptsächlichsten fetthaltigen Nahrungsmitteln, die ja sämtlich tierischer Herkunft sind, handelt es sich nur um diese Form der Fettsäuren. Fettsäuren mit verzweigter Kette bilden nur dann Acetonkörper, wenn sie 4 C in gerader Kette enthalten. Anders liegen die Verhältnisse bei den Fettsäuren mit ungerader Gliederzahl. Wie der Abbau hier im einzelnen vor sich geht, ist noch unbekannt. Vielleicht ist er in den Anfangsstadien der gleiche, doch führt dann die Kürzung der Glieder nicht zur Buttersäure und daher auch nicht den Weg über die Acetonkörper. Aus diesem Grunde erschien es zur Verminderung der Acidose theoretisch aussichtsreich, derartige Fette an Diabetiker zu verfüttern. Ringer scheint zuerst diesen Gedanken ausgesprochen zu haben. Da die Natur sie merkwürdigerweise auch im Pflanzenreich nicht bietet, mußten sie synthetisch hergestellt werden. So entstand nach mancherlei gescheiterten Versuchen das Intarvin mit der Formel $C_{16}H_{33}COOH$, das Max Kahn[2] herstellte. Es wird zu 95% resorbiert und scheint im allgemeinen nicht acidotisch zu wirken, in einzelnen Fällen sogar die Acidose herabzusetzen. Aber die Wirkung ist zu unsicher und der Geschmack so wenig angenehm, daß das zudem sehr teure Präparat sich auch in Amerika in der Ernährung der Diabetiker nicht einzubürgern vermochte. Auch Joslin verhält sich überwiegend ablehnend.

Das gleiche gilt nach unseren eigenen Erfahrungen auch für ähnliche in Deutschland hergestellte Präparate, wie z. B. das Diafett der Farben I. G. Abteilung Bayer (vgl. darüber Ullmann[3]), so interessant sie auch theoretisch sind.

Die zweite Quelle der Acetonkörper sind bestimmte Aminosäuren wie Leucin, Phenylalanin und Tyrosin, vielleicht auch Histidin. Die theoretisch naheliegende und auch früher vielfach geäußerte Anschauung (vgl. z. B. Dakin[4]), daß nur solche Aminosäuren acidotisch wirken, die nicht Zuckerbildner sind, dürfte kaum zutreffend sein. Sicher gilt das nicht für Leucin und Tyrosin, aber ebenso wie bei der glykosurischen

[1] Lichtwitz, L.: Klinische Chemie. 2. Aufl., S. 336. Berlin: Julius Springer 1930.
[2] Kahn, M.: Arch. int. Med. 36, 44 (1925).
[3] Ullmann: Dtsch. Arch. klin. Med. 161, 165 (1928).
[4] Dakin: zitiert auf S. 235.

Wirkung bestehen auch hier im einzelnen noch große Unklarheiten. THANNHAUSER und MARKOWICZ[1] fanden bei Verfütterung von Tyrosin und Leucin in großen Mengen keine Steigerung der Ketonurie bei Diabetikern, bei Phenylalanin war das Ergebnis fraglich. Vielleicht spielen auch hier indirekte Wirkungen eine Rolle, da anscheinend kein reines Aminosäurenproblem vorliegt.

Der Abbau der aliphatischen Aminosäuren, soweit sie Acetonbildner sind, ist im Prinzip der gleiche wie bei den entsprechenden Fettsäuren. Bei den aromatischen Eiweißbausteinen muß zuerst der Benzolkern gesprengt werden, dabei entsteht wahrscheinlich die viergliedrige Fumarsäure, daraus die Krotonsäure und aus dieser durch Oxydation die β-Oxybuttersäure

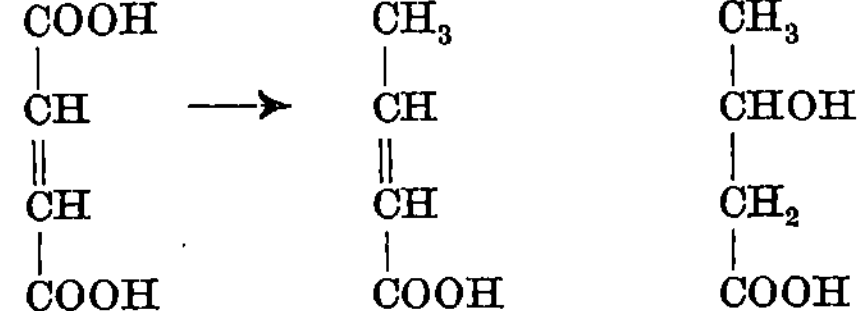

Fumarsäure   Krotonsäure β-Oxybuttersäure

(vgl. THANNHAUSER und MARKOWICZ[3]), dann erfahren sie dieselben Umwandlungen wie die aliphatischen Aminosäuren.

Während nun normalerweise sowohl die ketogenen Fettsäuren wie die ketogenen Aminosäuren rasch bis zu den Endprodukten CO_2 und H_2O abgebaut werden, ohne daß es gelingt, die intermediär gebildeten Acetonkörper in nennenswerter Menge abzufangen, kommen letztere zum Vorschein, sobald der Kohlehydratstoffwechsel geschädigt ist, sei es, daß dem Körper keine ausreichenden Mengen Kohlehydrate zur Verfügung stehen, oder daß ihre intermediäre Verwendung irgendwie gestört ist. ROSENFELD hat das, an PFLÜGERsche Gedankengänge anknüpfend, mehr beschreibend als erklärend in die Formulierung gekleidet: die Fette verbrennen nur im Feuer der Kohlehydrate. Früher dachte man dabei in erster Linie an den Zucker. Durch die Arbeiten von EMBDEN, RINGER, SHAFFER u. a. ist aber wahrscheinlich gemacht, daß ein normaler Glykogengehalt der Leber wichtigste Voraussetzung für eine vollständige Verbrennung der Fettsäuren ist. Dafür spricht auch der Antagonismus zwischen Fett und Glykogen in der Leber. Wenn man von Fällen hochgradiger Mast absieht, so schließen sich hoher Fett- und hoher Glykogengehalt im allgemeinen aus, besonders gilt das für die diabetische Leber. Die genannten amerikanischen Physiologen haben sogar die m. E. noch nicht genügend bewiesene Hypothese aufgestellt, daß die antacidotische Wirkung der Kohlehydrate darauf beruhe, daß die intermediär entstandene β-Oxybuttersäure erst eine Bindung mit Glykogen eingehen müsse, ehe sie der weiteren Zersetzung anheimfällt.

Interessant ist in diesem Zusammenhange die Feststellung von SHAFFER[1], daß die ketonkörperzerstörende Fähigkeit des Zuckers nicht

[1] THANNHAUSER, S. J. u. W. MARKOWICZ: Klin. Wschr., Nr 44 (1925).
[2] SHAFFER, P. A.: J. of biol. Chem. 47, 433 (1921).

an den Organismus gebunden ist, sondern auch im Reagenzglas eintritt. Acetessigsäure in alkalischer Lösung wird durch H_2O_2 nur langsam oxydiert, dagegen sehr rasch und vollständig in einer Stunde bei Zusatz von Glykose. Fruktose, Glycerin und Glykolaldehyd wirken ebenso, so daß SHAFFER und FRIEDEMANN[1] die Vorstellung entwickelt haben, daß vielleicht die Acetessigsäure vor ihrer Weiteroxydation eine Verbindung mit Zuckerabbauprodukten, z. B. Glykolaldehyd eingehen müssen.

Daß die Leber die Hauptbildungsstätte der Acetonkörper ist, unterliegt vor allem nach den Durchblutungsversuchen von EMBDEN sowie den Untersuchungen von FISCHLER[2] (dort weitere Literatur) wohl keinem Zweifel. Aber es wäre falsch, daraus zu folgern, daß nur dieses Organ imstande ist, diese Körper zu bilden. Wäre das der Fall, so würde die Leber eine Monopolstellung hinsichtlich der Fettoxydation überhaupt einnehmen. Dagegen spricht aber entscheidend die Tatsache, daß auch entleberte Tiere (GRAFE und DENECKE, MANN und MAGATH) Fett verbrennen können, wenn auch vielleicht in geringerem Umfange wie normale. So muß man annehmen, daß vor allem die Muskulatur, daneben aber wohl auch andere Organe Fett spalten. Bei ihrem nie auf 0 absinkenden Glykogengehalt werden aber die intermediär entstehenden Acetonkörper sofort zu Ende oxydiert. Für die ebenfalls relativ glykogenreiche Niere und den Muskel hat SNAPPER[3] das sichergestellt. Für andere Organe fehlen bisher noch entsprechende Untersuchungen.

Auch die Kohlehydrate selbst sind im schroffen Gegensatz zu dem eben Ausgeführten mit der Acetonkörperentstehung in nahe Beziehung gebracht worden. Selbst die Frage einer direkten Entstehung von Aceton aus Glykose ist ernstlich in Erwägung gezogen, vor allem von GEELMUYDEN[4]. Übergänge lassen sich auch chemisch konstruieren, aber es fehlt noch jeder Beweis, daß die Dinge tatsächlich so liegen. Schon viel früher hatte MINKOWSKI die Acidose als eine mißlungene und unvollständige Zuckersynthese aus Fettsäuren angesprochen. In dieser Hypothese steckt noch eine weitere, nämlich die Annahme, daß die Zuckerbildung aus Fett ein obligater Vorgang sei (vgl. darüber S. 198). Von diesem Standpunkt aus gesehen, wäre nicht nur die Ausscheidung, sondern auch die Bildung der Acetonkörper ein pathologischer Prozeß. Die Möglichkeit solcher Zusammenhänge kann natürlich nicht bestritten werden, aber irgendwelche Beweise dafür liegen nicht vor. Erst wenn die Frage der Zuckerbildung aus Fett endgültig entschieden ist, kann die Stellung der Acidose zu diesem vorläufig noch hypothetischen Vorgange geklärt werden.

---

[1] SHAFFER, P. A. u. FRIEDEMANN: J. of biol. Chem. 61, 585 (1924).
[2] FISCHLER, F.: Physiologie und Pathologie der Leber. 2. Aufl. Berlin: Julius Springer 1925.
[3] SNAPPER: Verh. Ges. Verdgskrkh., 92, Wien 1925.
[4] GEELMUYDEN: Erg. Physiol. 21, I. T., 274 (1923); 22, 1 (1923).

b) Physiologische und diabetische Acidose und die sie bestimmenden Faktoren.

Das Auftreten von Acetonkörpern im Harn ist weder an sich etwas Krankhaftes noch gar etwas für den Diabetes Charakteristisches.

Schon unter ganz normalen Ernährungsverhältnissen erscheinen beim gesunden Menschen im Harn 0,01—0,03 g und in der Atemluft 0,05—0,1 g Aceton (MAGNUS-LEVY), während Acetessigsäure und β-Oxybuttersäure unter diesen Umständen nie gefunden werden. Man muß daraus schließen — und die Ausführungen des vorigen Abschnittes sprachen ja gleichfalls in diesem Sinne — daß die Ketonkörper physiologische Durchgangsstufen sind, die wie nahezu alle intermediären Stoffwechselprodukte in kleinen Beträgen mit sehr empfindlichen Methoden auch gefaßt werden können. Die Mengen wachsen aber schon beim Nichtdiabetiker gewaltig an, wenn im Organismus die Bedingungen der Fettoxydation sich erheblich verschlechtern, d. h. nicht genügend Kohlehydrate zur Verfügung stehen. Dieser Fall ist beim absoluten Hunger und bei kohlehydratfreier Ernährung gegeben. Dann erscheint auch β-Oxybuttersäure im Harne. Die bei zahlreichen Hungerversuchen gefundenen Werte der Ketonurie schwanken gewaltig und wachsen mit zunehmender Dauer des Hungers. In der 2. bis 3. Hungerwoche schwanken die Zahlen meist um 2—4 g Aceton und Acetessigsäure und etwa die doppelte Menge β-Oxybuttersäure, doch können die Werte für die letztere Säure sogar bis 14 g ansteigen (GRAFE, BRUGSCH [Lit. bei GRAFE Mon.]). Die Neigung zur Acidose ist also schon im gesunden Organismus individuell sehr verschieden stark, auch die Lebensalter machen da Unterschiede, der Säugling und das Kleinkind reagieren am leichtesten mit Ketonurie. Beim Erwachsenen bestehen zweifellos Beziehungen zum Ernährungszustand, speziell zur Höhe des Eiweiß-bestandes und des Eiweißumsatzes, doch kommen noch andere, vorläufig noch nicht näher analysierbare Faktoren hinzu. Der Glykogenbestand dürfte wohl nur eine untergeordnete Rolle spielen, da er schon nach den ersten 4—5 Hungertagen bei allen Hungernden auf sehr niedrige Werte, meist unter 1% absinkt. Im pathologischen Hunger, wie er vor allem bei schweren Erkrankungen des Magendarmkanals vorliegt, handelt es sich natürlich um prinzipiell die gleichen Dinge wie bei experimentell-physiologischer Inanition.

Sehr wichtig vor allem im Hinblick auf die diabetische Acidose ist die Tatsache, daß auch bei calorisch voll ausreichender Ernährung, sofern sie ganz vorwiegend aus Fett besteht, keine Kohlehydrate ent-hält und Eiweiß nur in kleinen oder mittleren Mengen, schon beim gesunden Organismus Ketonurie eintritt, allerdings meist in sehr viel geringerem, aber auch hier individuell wechselndem Grade wie im voll-ständigen Hunger. Nach ZELLERS Untersuchungen kommt es dann zur Acetonurie, wenn die Beteiligung der Kohlehydrate am Gesamtbedarf unter den Grenzwert von 10% herabsinkt. Amerikanische Physiologen und Kliniker wie SHAFFER, WOODYATT, BANTING u. a. (Lit. bei JOSLIN) haben vor allem für klinische Zwecke Formeln angegeben, um bei gegebenem Kohlehydrat- und Eiweißgehalt der Nahrung die zweckmäßige bzw. maximal erlaubte Fettmenge zu bestimmen. Am einfachsten ist die Formel von WOODYATT (Lit. bei JOSLIN): Erlaubte

$$\text{Fettmenge} = \text{zwei Kohlehydrate} + \frac{\text{Eiweiß}}{2}.$$

WILDER berechnet die maximal zulässige Fettmenge nach der Formel:

$$F = 4\,Kh + 1{,}4\ \text{Eiweiß},$$

verlangt also viel mehr Kohlehydrate pro 1 g Fett. Komplizierter werden die Formeln, wenn der minimale Eiweißbedarf und die notwendige Calorienzufuhr mit in Rechnung gestellt werden. In Amerika werden vielfach die Kostschemata für Diabetiker nach so komplizierten Formeln berechnet. In Deutschland hält man das für überflüssig und z. T. sogar für irreführend, da solche Formeln natürlich nur mit Durchschnittswerten arbeiten, die dem individuellen Faktor nicht Rechnung tragen. Entscheidend ist mithin die Reaktion des Organismus im Einzelfalle, die sich zahlenmäßig nicht voraussagen läßt, sondern empirisch festgestellt werden muß. Für den ersten Ansatz der Kost genügt es zu wissen, daß man die Fettzufuhr im allgemeinen halb so groß wie die Kohlehydratzufuhr wählen soll.

Beim Nichtdiabetiker wirkt das Eiweiß ausgesprochen antacidotisch, wenn auch in weit geringerem Grade wie die Kohlehydrate. Werden die Calorien der kohlehydratfreien, aber calorisch ausreichenden Nahrung ganz oder fast ganz durch Eiweiß gedeckt, so bleibt eine Ketonurie ganz aus oder auf sehr niedrige Beträge beschränkt.

Gegenüber der physiologischen Acidose ist die diabetische dadurch charakterisiert, daß sie einmal unter Ernährungsbedingungen eintritt, in denen sie beim Nichtdiabetiker fehlt, und ferner Stärken annimmt, die der Gesunde niemals aufweist.

Mit v. NOORDEN kann man die diabetische Ketonurie für praktische Zwecke in drei Gradstärken einteilen:

1. die leichte Form (positive Aceton-, aber negative Acetessigsäurereaktion),
2. die mittelschwere Form (stark positive Aceton- und schwach positive Acetessigsäurereaktion),
3. die schwere Form (mit stark positiven Proben auch für Acetessigsäure und Auftreten von β-Oxybuttersäure).

Nur die beiden ersten Formen lassen sich scharf voneinander trennen, während die Übergänge der zweiten in die dritte Form etwas fließend sind, zumal kleine Mengen von Acetessigsäure schon bei schwachem Ausfall der GERHARDTschen Probe vorhanden sein können.

Wenn wir uns für praktische Zwecke meist mit der Schätzung der Bestimmung der Ketonkörperausscheidung begnügen, so darf uns das nicht dazu verführen, die Ketonurie als zuverlässiges Maß für die Acidose, d. h. die Größe der tatsächlichen Ketonkörperbildung und deren Gefahren zu betrachten. Zwischen die Quellen der Bildung, die Gewebe, vor allem die Leber, und ihre Ausscheidung ist das Transportsystem und vor allem das Ausscheidungsorgan zwischengeschaltet. Die Aceton-

körper häufen sich, wie vor allem MAGNUS-LEVY gezeigt hat, leicht im
Gewebe an, vor allem gilt das für die schwer wasserlösliche β-Oxybutter-
säure in reiner Form, während ihre Salze leichter in den Blutstrom
gelangen können. Wichtiger aber vielleicht noch ist die Tatsache, daß
auch die Niere im schweren Diabetes nicht mehr normal funktioniert,
sondern durch die Ketonkörper geschädigt ist. So kommt es, daß der
Quotient

$$\frac{\text{Aceton-Konzentration im Harn}}{\text{Aceton-Konzentration im Blut}}$$

der sog. hämorenale Index (BÜLOW-HANSEN[1], ABRAHAM und ALTMANN[2])
normalerweise einen Wert von 10,0 hat, dagegen mit zunehmender
Acidose immer mehr absinkt, fast bis zur Einheit. Damit kommt die
zunehmende Acetonretention im Blute zahlenmäßig zum Ausdrucke.
Es scheint, daß die Niere über einen bestimmten Betrag hinaus Acetonkörper nicht auszuscheiden vermag. Die erschwerte Ausschwemmung
der stark sauren Valenzen aus dem Gewebe und ihre Anhäufung im
Blut müssen notwendig wie ein Circulus vitiosus die Acidose verstärken.

Für den Organismus ist aber die Gewebs- und Blutacidose, nicht
die Harnacidose von entscheidender Bedeutung, deshalb hat man nach
Methoden gesucht, die Körperacidose zu bestimmen. Es hat sich gezeigt,
daß der beste Indikator die Feststellung der sog. *Alkalireserve* ist, für
die uns VAN SLYKE[3] durch Titration des Bikarbonates im Blutplasma
eine auch klinisch brauchbare Methode beschert hat, die noch weitere
Vereinfachungen zuläßt.

Für die Praxis und vor allem für raschen Gebrauch ist diese
Methode aber immer noch zu kompliziert. Es ist weit einfacher,
die CO_2-Spannung in der Alveolarluft nach der Methode von HALDANE
und FRIDERICIA zu bestimmen, allerdings sind exakte Resultate nur
bei nicht benommenen Patienten, welche die Weisungen des Arztes
noch befolgen können, zu erhalten.

Dr. PETERS von meiner Klinik hat folgendes einfache und gut
brauchbare Modell[4] angegeben (Abb. 23).

Das Prinzip des Apparates ist folgendes: Der Kranke atmet in
ein langes Rohr aus, die Luft in der Nähe des Mundes, d. h. die zuletzt
ausgeatmete Luft entspricht ungefähr der Alveolarluft. Von dieser wird
eine Probe entnommen und auf CO_2 analysiert.

Der Apparat besteht aus der Atemröhre (Ar), die durch den Hahn (B)
verschlossen werden kann. Auf der anderen Seite des Hahnes (B) befindet
sich durch ein Gummistück verbunden ein auswechselbares Mundstück (M).
Die Atemröhre ist verlängert durch einen Schlauch, der im Kastendeckel
aufgerollt ist. Die Atemröhre mit dem Schlauch soll mindestens eine Länge
von 2 m haben.

Dicht hinter dem Hahn (B) zweigt ein Kapillarrohr ab, das die Atemröhre mit dem Analysenapparat verbindet. Dieser besteht aus der Gas-

---

[1] BÜLOW-HANSEN: 13. Nord. Kongr. f. inn. Med. 1927. — Klin. Wschr.,
Nr 11 (1928).

[2] ABRAHAM u. ALTMANN: Klin. Wschr., Nr 51 (1927).

[3] VAN SLYKE, D.: J. of biol. Chem. **52**, 495 (1922).

[4] Der Apparat ist zu beziehen von der Firma F. Hugershoff in Leipzig.

bürette (Gb) von 10 ccm, die zwischen 7 und 10 ccm auf 0,01 graduiert ist. Die Gasbürette ist durch einen Gummischlauch mit dem Quecksilberniveaugefäß verbunden. Um die Gasbürette herum befindet sich ein Wassermantel. Die Gasbürette ist durch den Dreiweghahn (A) mit der Atemröhre einerseits und mit dem Absorptionsgefäß andererseits durch ein Kapillarrohr verbunden. Das Absorptionsgefäß (D) trägt oben einen Dreiweghahn (C). An dem senkrechten Kapillarrohr des Absorptionsgefäßes befindet sich eine Marke (E). Durch einen Gummischlauch ist es mit dem Niveaugefäß (Dn) verbunden, welches in einer federnden Klemme festgehalten wird.

Der ganze Apaprat ist in einem Holzkasten montiert, der eine bequeme Handhabung am Krankenbett gestattet.

Vor dem Gebrauch werden das Quecksilberniveaugefäß und die Gasbürette soweit mit Quecksilber gefüllt, daß es bis zum Atemrohr steht.

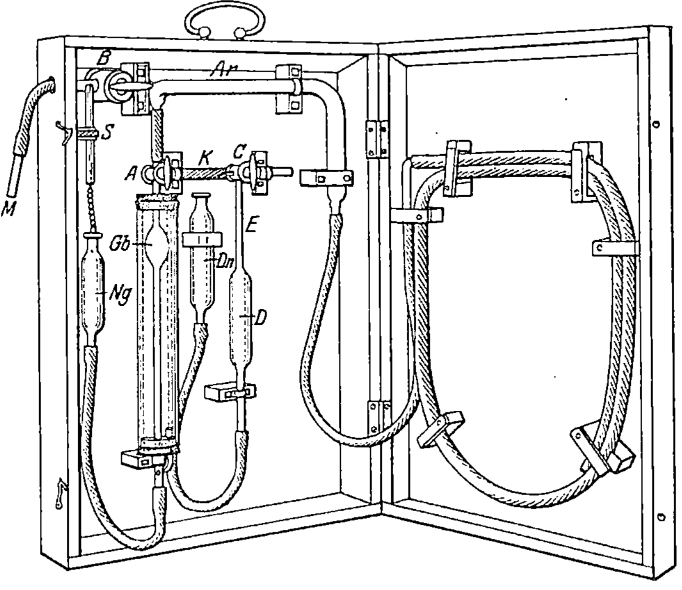

Abb. 23. Einfacher Apparat zur Bestimmung der alveolären Kohlensäurespannung von PETERS. (Buchstabenerklärung im Text.)

Dazu hängt man zweckmäßig das Quecksilberniveaugefäß an den umgelegten Handgriff des Apparates. Hahn (A) muß dabei senkrecht stehen, Marke nach links. Das Absorptionsgefäß wird bis zur Marke (E) mit 20 %iger Kalilauge gefüllt.

Der Apparat dient vor allen Dingen dazu, um sich rasch über die Alkalireserve eines Patienten zu orientieren. Dauer einer Bestimmung 3 bis 4 Minuten.

Ausführung der Bestimmung: Der Hahn (A) wird geöffnet, steht senkrecht mit Marke nach links, das Quecksilber wird durch Heben des Niveaugefäßes (Ng) bis in die Atemröhre (Ar) gebracht. Dabei darf durch den Hahn (A) keine Verbindung nach der Kapillarröhre (K) hin bestehen. Hahn senkrecht, Marke nach links. Das mit Quecksilber gefüllte Niveaugefäß wird an den umgelegten Griff gehängt. Es muß soviel Quecksilber im System sein, daß es im anderen Schenkel bis gerade zur Atemröhre steht. Jetzt bläst der Patient, *ohne daß er vorher besonders tief einatmet,* seine gesamte Atemluft bei offenem Hahn (B) durch das Mundstück (M) in die Atemröhre. Hat er alle Luft kräftig ausgeatmet, so klopft er auf den

Tisch, und man schließt sofort den Hahn (B). Man senkt jetzt das Niveaugefäß (Ng), das Quecksilber sinkt in der Gasbürette herab. Jetzt dreht man den Hahn (A), nachdem das Quecksilber zur Ruhe gekommen ist, um 90^0 nach links und stellt dadurch Verbindung zwischen der Gasbürette (Gb) und der Kapillare (K) her und weiter mit dem Absorptionsgefäß (D). Der Hahn (C) muß dabei so stehen, daß Verbindung zwischen der Kapillare (K) und dem Absorptionsgefäß (D) besteht, ohne daß Verbindung mit der Außenluft vorhanden ist, das heißt, der Hahn (C) muß senkrecht stehen, mit der Marke nach links, während der Hahn (A) wagerecht steht, mit der Marke nach unten. Jetzt wird durch Heben und Senken des Quecksilberniveaugefäßes, evtl. unter Zuhilfenahme der Schraube (S) die Kalilauge in der Kapillare des Absorptionsgefäßes genau auf die Marke (E) eingestellt, dabei soll das Quecksilber in der Gasbürette nur minimale Exkursionen machen und die Einstellung soll so schnell wie möglich erfolgen.

Dann liest man die Gasmenge in der Gasbürette ab und notiert die Zahl. Darauf wird durch Heben des Quecksilberniveaugefäßes das Gas in das Absorptionsgefäß hinüber getrieben und durch Senken des Niveaugefäßes wieder in die Gasbürette zurückgesaugt. Dies wiederholt man mehrfach (etwa 10mal). Dabei ist darauf zu achten, daß weder Quecksilber noch Kalilauge in die Kapillare (K) kommt. Dann wird das Quecksilberniveaugefäß wieder so eingestellt, daß die Kalilauge bis zur Marke (E) steht. Jetzt liest man, nachdem alle Kohlensäure absorbiert ist, zum zweiten Male ab. Die Differenz zwischen der ersten Ablesung und der zweiten, dividiert durch die erste Ablesung und multipliziert mit 100, ergibt die Prozenten-Menge CO_2. Will man die CO_2-Spannung in Millimeter Quecksilber bei 760^0 ausdrücken, so ist mit 7,3 zu multiplizieren (das ist 760 mm Quecksilber vermindert um die Wasserdampfspannung der Atemluft, die bei 37^0 47 mm, während bei 20^0 [Zimmertemperatur] nur 17 mm beträgt). Beispiel einer Berechnung: Erste Ablesung 9,80 ccm, zweite Ablesung 9,35 ccm. Differenz 0,45 ccm. $0,45 : 9,8 . 100 . 7,3 = 33$ mm Hg, CO_2-Spannung. Die untere Grenze des Normalen ist 35 mm Hg, unter 25 mm Hg liegt die CO_2-Spannung beim Coma diabeticum. Man kann sich also mit dieser Methode jederzeit einen Begriff machen von der Größe der Alkalireserve des Blutes.

Vor Inbetriebnahme des Apparates ist das Quecksilberniveaugefäß und die Gasbürette mit der entsprechenden Menge Quecksilber, das Kalilaugenniveaugefäß (Dn) und das Absorptionsgefäß (D) mit der entsprechenden Menge 20 %iger Kalilauge zu füllen. Kalilauge, die gelblich geworden ist, muß erneuert werden.

Folgende Tabelle nach van Slyke[1] gibt die Werte für die Alkalireserve, die CO_2-Spannung in der Alveolarluft sowie den Alkalizusatz bis zur neutralen Reaktion im Harn für normale Menschen und Zuckerkranke der verschiedenen Form übersichtlich an. Mit zunehmender Acidose nimmt die Menge der Karbonat-Kohlensäure sowohl in der Atemluft wie im Serum ab, da sie durch die intermediären Säuren, d. h. vor allem Acetessigsäure und β-Oxybuttersäure in steigendem Maße ausgetrieben wird.

Normalerweise beträgt die Alkalireserve, gemessen am CO_2-Bindungsvermögen 53—80 Volumprozent. Mit zunehmender Anhäufung von Acetonkörpern im Organismus wird immer mehr Alkali zur Absättigung der Säuren benutzt, infolgedessen wird immer mehr CO_2 frei und verläßt den Körper. Das CO_2-Bindungsvermögen sinkt sukzessive, so daß die Alkalireserve im Koma schließlich bis auf 10 bis 15 Volumprozente heruntergehen kann. Eine fortlaufende Kontrolle dieses Faktors deckt die Gefahren der Säurevergiftung schon zu einer

---

[1] van Slyke, D.: J. of biol. Chem. **33**, 271 (1918).

Zeit auf, in der die klinischen Erscheinungen noch gar nicht ausgesprochen sind. Die außerordentliche Wichtigkeit solcher Bestimmungen liegt damit auf der Hand. Solche kritischen Punkte vermag die Ketonurie nicht anzuzeigen, vielmehr sehen wir hier manchmal gewaltige Ausscheidungen von Acetonkörpern ebenso ohne Koma, wie mäßig starke mit Koma einhergehen.

Tabelle 27.
Die Beziehungen zwischen Alkalireserve, alveolären Kohlensäurespannung und Harnacidität nach VAN SLYKE.

Art der Untersuchten	Aktuelle Bicarbonat-reserve Plasma bicarbonat CO_2 vermindert auf 0^0, 760 mm Vol. %	Korrespondierende Resultate der indirekten Anzeichen der Acidose	
		Kohlensäure-spannung der alveolären Luft a) mm-Spannung b) ungefährer %-Gehalt	Die zur Alkalisierung des Urins notwendige Menge von Natrium bicarbonat a) per kg b) ungefähre g für eine 60 kg schwere Person
Normale Erwachsene im Ruhezustand	80—53	a) 53—35 mm b) 6,8—4,7 %	a) 0—0,5 b) 0—30
Milde Acidose, ohne ausgesprochene Erscheinungen	53—40	a) 35—27 mm b) 4,7—3,6 %	a) 0,5—0,8 b) 30—50
Mäßig starke Acidose mit deutlichen Symptomen	40—30	a) 27—20 mm b) 3,6—2,7 %	a) 0,8—1,1 b) 50—65
Schwere Acidose. Symptome der Säureintoxikation	unter 30	a) unter 20 mm b) 2,7 %	a) über 1,1 b) über 65

Die Hauptacidosequellen sind auch beim Diabetiker das Körper- bzw. das Nahrungsfett. Während aber beim Gesunden die Eiweißkörper hinsichtlich der Acidose neutral oder sogar antacidotisch wirken, besteht beim schweren Diabetiker mit starker Neigung zu Acidose zuweilen auch eine Empfindlichkeit gegenüber dem Eiweißgehalt der Nahrung, d. h. den in ihr enthaltenen ketogenen Aminosäuren (vgl. S. 246). An dieser Tatsache als solcher ist nicht zu zweifeln, wenn ihre Bedeutung auch zweifellos übertrieben wird. Zunächst besteht diese ketogene Wirkung des Eiweißes nur beim schweren Diabetiker und auch hier nur in einem kleinen Teil der Fälle bei einer Diätanordnung, die eine Ketonurie begünstigt. Auffallend ist es, daß, wenn man solchen Kranken sehr große Eiweißmengen gibt, dagegen das Fett entsprechend reduziert, die Acidose sofort geringer wird, so daß man den Eindruck hat, daß weniger das Eiweiß an sich als seine Kombination mit großen Fettmengen der Acidose in schweren Fällen Vorschub leistet. Ersetzt man das gewöhnliche Fett durch Intarvin oder Diafett, so bleibt nach den Untersuchungen amerikanischer Autoren und neuerdings auch von

ULLMANN[1] die Fleischacidose ganz oder fast ganz aus.   Daß hier noch besondere Prozesse eine Rolle spielen, geht u. a. auch daraus hervor, daß nach Untersuchungen unserer Klinik Fleisch meist ungleich acidotischer wirkt wie Leber, Niere oder Milz.   Auch sonst verhalten sich die verschiedenen Körperorgane biologisch durchaus verschieden, was nur z. T. durch ihre verschiedene Aminosäuren-Zusammensetzung bedingt ist.

Die Tatsache der für die Acidose ungünstigen Kombination von Fleisch und Fett war früher schon PETRÉN aufgefallen und für ihn der Ausgangspunkt seines besonderen Regimes (vgl. S. 337).   Er schränkte nicht das Fett zugunsten des Eiweißes ein, sondern redete umgekehrt einer fast ausschließlichen Fetternährung mit minimalen Eiweißgaben das Wort.   Eine besonders instruktive Beobachtung hinsichtlich der ungünstigen Wirkung von Fleisch und Fett sowohl auf Zucker- wie Acetonkörperausscheidung haben GEPHART, AUB, DU BOIS und LUSK[2] mitgeteilt.   Hier bekam ein Diabetiker mit einer Toleranz von 40 g Kh. nach zwei Tagen einer ganz kohlehydratarmen, aber fleisch- und fettreichen Nahrung eine so gewaltige Zuckerausscheidung, daß $\frac{D}{N}$ auf den Wert einer maximalen Zuckerbildung aus Eiweiß anstieg.   Ähnliche auch die Acidose umfassende Fälle haben WILDER, BOOTHBY und BEELER[3] beschrieben.   Folgende zusammenfassende, von mir nur wenig geänderte Tabelle von LUSK[4] gibt über die Resultate einen guten Überblick:

Tabelle 28.
Wirkung einer fast kohlehydratfreien, aber eiweiß- und fettreichen Kost auf Glykosurie und Ketonurie.

Nr. der Perioden	II	III	IV	V	VI	X
Anzahl der Tage	2 (Hunger)	5	4	5	10	4
Diät:						
g Eiweiß	—	46,9	94,2	103,6	9,9	104,8
g Kh.	—	0,7	1,8	3,3	15,6	3,8
g Fett	—	88,3	99,1	137,9	83,4	126,3
Urin:						
g N	4,43	13,3	18,06	17,0	—	15,4
g Zucker	—	25,5	51,4	67,6	—	59,6
D : N	—	1,88	2,9	3,73	—	3,63
g Acetonkörper ...	0,29	2,33	2,39	20,2	—	13,52
Grundumsatz .... (Abweichungen von der Norm in %)	— 27	— 18	— 14	— 10	— 20	— 1
R Q.	—	0,70	0,70	0,69	0,72	0,69

[1] ULLMANN: zitiert auf S. 246.

[2] GEPHART, F. C., J. C. AUB, E. F. DU BOIS und G. LUSK: Arch. int. Med. 19, 908 (1917).

[3] WILDER, R. M., W. M. BOOTHBY und C. BEELER: J. of biol. Chem. 51, 311 (1922).

[4] LUSK, G.: Science of nutrition. 4. Aufl., S. 656. 1928.

Vergleicht man die zweite Periode (Hunger) vor allem mit der fünften (starker Eiweißreichtum der Nahrung) so kann an der gewaltigen Wirkung des Eiweißes auf die Zuckerausscheidung, die von 0 auf 67,6 g pro die ansteigt, und der Ketonurie, die von 0,29 auf 20,2 g hochspringt, kein Zweifel sein. Daß das Fett allein nicht so wirkt, geht aus Periode VI deutlich hervor. Leider fehlt eine reine Eiweißperiode, die zur Entscheidung der Frage, ob das Eiweiß allein oder die Kombination mit Fett der ungünstige Faktor ist, notwendig gewesen wäre. Beobachtungen wie diese sind übrigens große Raritäten. Trotz vieler Bemühungen ist es mir nie gelungen, solche oder ähnlich beweiskräftige Fälle von Eiweißschädigung bei Diabetikern unter meinen eigenen Patienten ausfindig zu machen.

c) Die Pathophysiologie des Coma diabeticum.

Leichtere Grade der Acidose bringen zwar für manche Kranke gewisse subjektive Beschwerden wie Mattigkeit, benommenen Kopf, Nachlassen der Energie, Depressionen mit sich, bedeuten aber keine objektive Gefahr, zumal wenn einer Alkaliverarmung durch reichliche Zufuhr in Form von kohlensauren, weinsauren Salzen und Citratgemischen, die leicht ihr Alkali abspalten, entgegengearbeitet wird. Gelingt es allerdings nicht, den Schwund der Alkalibestände des Körpers zu hindern, so muß der Körper die Alkalibestände besonders im Skeletsystem plündern.

Sinkt die Alkalireserve weiter ab, unter ca. 30 Volumprozent Kohlensäure, so entstehen zunehmende Vergiftungssymptome, Mattigkeit, Hinfälligkeit und Depression nehmen zu, die Atmung nimmt einen auffallend tiefen Charakter an, der nach seinem ersten Darsteller und Deuter als KUSSMAULsche Atmung bezeichnet wird. Wenn dann nicht sofort mit großen Insulindosen eingeschritten wird, entwickelt sich das Coma diabeticum, das auf voller Höhe oft auch das Insulin nicht mehr zu beseitigen vermag. Bezüglich der klinischen Erscheinungen der Endzustände des Diabetes sei auf S. 294 verwiesen. Hier soll nur die Stoffwechselpathologie dieses Zustandes kurz besprochen werden. Bemerkenswert ist zunächst, daß sich rein zahlenmäßig der Grad der Abnahme der Alkalireserve, bei der es zum Koma kommt, nicht angeben läßt. Sicher ist nur, daß ein solches bei Zahlen unter 25 Volumprozent CO_2-Spannung wohl ausnahmslos sich einstellt, aber vielfach sind so starke Erniedrigungen zur Auslösung gar nicht nötig. Erst recht ist es unmöglich, für die Ketonurie die Intenistät anzugeben, die zum Koma führt. Individuelle Reaktionseigentümlichkeiten, vor allem wohl der nervösen Zentralapparate, daneben aber sicher auch der Zustand der Ernährung, des Kreislaufs und der Nieren spielen hier anscheinend eine große Rolle; dazu kommt aber anscheinend auch der Zeitfaktor. Rasche, sturzweise Abnahmen der Alkalireserve, wie wir sie manchmal bei rapidem Anstieg der Acidose gelegentlich schwerer Infekte sehen, erscheinen besonders gefährlich, vielleicht weil hier dem Organismus keine Zeit zur Anpassung bleibt. Unter solchen Umständen kann das

Koma schon bei Werten der Alkalireserve zwischen 30—40 Volum-
prozenten eintreten.

Charakterisiert ist dieser kritische Punkt dadurch, daß die vorher kompensierte Acidose bei normalem p_H des Blutes, oder von der
Seite des Alkalihaushaltes betrachtet, die kompensierte Hypokapnie
(d. h. herabgesetzte Alkalireserve) nun in die echte Acidose (mit Herabgehen der Werte für p_H von 7,4—7,3 bis gegen 7,0 und noch tiefer)
bzw. in die dekompensierte Hypokapnie übergeht. Der Organismus mit
allen seinen Regulationsmechanismen ist jetzt nicht mehr imstande,
die zur Fristung des Lebens notwendige H-Ionenkonzentration und
Alkalireserve aufrecht zu erhalten. Die in der großen Atmung zum
Ausdruck kommende maximale Reizung und Tätigkeit des Atemcentrums vermag nicht mehr genügend CO_2 aus den Geweben und
den Lungen zu entfernen.

Obwohl wir erst heute über exakte Methoden zur Bestimmung aller
der bei der Komaentwicklung maßgebenden Faktoren verfügen, hat
doch schon NAUNYN mit genialer Intuition das Wesen des diabetischen
Komas in einer Säurevergiftung richtig erblickt. Er stützte sich dabei
vor allem auf Versuche von HALLERVORDEN, WALTER, STADELMANN
und MAGNUS-LEVY (Lit. bei NAUNYN[1]). HALLERVORDEN fand die
gewaltigen Ammoniakmengen im Harne, WALTER beobachtete bei
experimenteller Säurevergiftung das gleiche klinische Bild und Stoffwechselverhalten wie beim diabetischen Koma, STADELMANN erkannte
die chemische Natur der im Harn in gewaltigen Mengen ausgeschiedenen
Säuren und MAGNUS-LEVY schließlich fand die β-Oxybuttersäure in
großen Mengen in den Organen Komatöser.

NAUNYN ging bei der Aufstellung seiner Säuretheorie des Komas
von der Hypothese aus, daß der Säurecharakter der Acetonkörper
entscheidend sei, nicht eine ihnen sonst zukommende toxische Wirkung.
In diesem Punkte ist seine Ansicht nicht ohne Widerspruch geblieben.
Vor allem v. NOORDEN hat immer den Standpunkt vertreten, daß auch
die Natur der Säure von Bedeutung sei. Tatsächlich sind auch andere
Säuren wie Isobuttersäure und anorganische Säuren, in gleicher Aci-
ditätsstärke dargereicht, anscheinend weniger giftig wie gleichsaure
Mengen von β-Oxybuttersäure oder Acetessigsäure (HERTER und
WILBUR, EHRMANN, LOEWY u. a.). Immerhin sind die Unterschiede
nicht so groß, daß die Natur der Säure sehr wesentlich neben der Stärke
ins Gewicht fällt.

Vielleicht kommt daneben auch noch in Betracht, daß zu den
intermediären Säuren noch die Kohlensäure sich gesellt, die bei
dekompensierter Acidose aus dem Gewebe nicht genügend abtransportiert werden kann, sich infolgedessen darin anhäuft und als leicht
eindringende Säure giftiger wirkt, als ihrer Dissoziation entspricht.

Noch ein anderer Einwand ist gegen die NAUNYNsche Theorie
erhoben worden, nämlich der Hinweis auf die Tatsache, daß das Koma

---

[1] NAUNYN, B.: Diabetes mellitus. 2. Aufl. Wien: Hölder 1906.
(Zusammenfassung.)

zwar in der Regel, aber keineswegs immer auch bei einem durch große Alkalizufuhr alkalisch gemachten Urine auftreten kann. NAUNYN, der selbst ähnliche Beobachtungen gemacht hat, hat diesen Angriff wohl mit Recht durch die Annahme zu entkräftigen gesucht, daß in den Geweben die Quellen der Acetonkörper so reichlich fließen, daß in der Zelle selbst eine Neutralisation durch das umgebende Alkali nicht immer eintritt.

Tatsächlich kann heute wohl ernstlich kein Zweifel daran sein, daß das Koma in allererster Linie durch eine Übersäurung oder moderner und biologisch wohl richtiger ausgedrückt durch seine notwendige Folge, nämlich die Alkaliverarmung, bedingt ist.

VI. Das Verhalten des Gesamtstoffwechsels und seiner einzelnen Komponenten.

a) Die Gewichtsverhältnisse.

Je schwerer die Zuckerkrankheit ist, um so stärker pflegt sie im allgemeinen das Gewicht zu beeinflussen. Abnorm hohe Gewichte finden sich nur bei Kombinationen mit Fettleibigkeit, aber auch da nur in leichten Fällen von Diabetes oder bei schwereren zu Beginn, meist läßt sich auch dann feststellen, daß seit Beginn der Krankheit bereits Gewichtsverluste eingetreten waren. Die Ursache dafür liegt klar zutage, ein großer Teil der sonst nutzbaren Calorien der Nahrung geht teils in Form von Zucker (4 Cal. pro 1 g) teils in Form von Acetonkörpern (ca. 7,5 Cal. pro 1 g Aceton, 4,5 pro 1 g β-Oxybuttersäure) verloren. Dazu kommen die Wasserverluste des Körpers zur Verdünnung des Harns bei großen Zuckerausscheidungen. Kompensatorisch pflegt bei vielen Diabetikern der Appetit zu steigen, es entsteht die sog. Polyphagie, ein sehr zweckmäßiger Selbststeuerungsvorgang zur Erhaltung des Normalgewichts trotz schlechter intermediärer Ausnutzung der Nahrung. Oft wirkt dem die Acidose entgegen, die bei längerer Dauer und erheblicher Stärke gewöhnlich den Appetit schädigt. Daher sehen wir den schweren unbehandelten Diabetiker fast stets mehr oder weniger unterernährt. In sehr ausgesprochenen Fällen sprachen französische Kliniker von der Sonderform des Diabète maigre. Die Behandlung hat dem vor der Entdeckung des Insulins noch Vorschub geleistet, da Unterernährung vielfach die Stoffwechsellage verbessert. Infolgedessen wurde eine solche vor allem in Amerika unter ALLENs Ägide in rigoroser Weise durchgeführt, so daß man in der amerikanischen Literatur früher häufiger von Abmagerungen von 50% und mehr, sogar von Hungertodesfällen las. Glücklicherweise hat auch auf diesem Gebiete die Insulintherapie einen radikalen Wandel geschaffen, in dem es möglich und für die Leistungsfähigkeit des Organismus auch nötig ist, ein normales Körpergewicht aufrecht zu erhalten bzw. abgemagerte Patienten wieder auf einen annähernd normalen Ernährungszustand zu bringen.

b) Der Gesamtumsatz.

Die starke Einwirkung der Zuckerkrankheit auf die Gewichtsverhältnisse hatte schon lange den Verdacht erweckt, daß außer den im letzten Abschnitte erwähnten Faktoren noch andere den Ernährungszustand deletär beeinflussen könnten, vor allem ein gesteigerter Verbrauch. NAUNYN vertrat demgegenüber früher den Standpunkt, daß die Oxydationen bei Zuckerkranken eher herabgesetzt seien, da er mehrfach bei Kranken trotz sehr niedriger Calorienzufuhr Gewichtskonstanz beobachten konnte. Die Verfolgung der Gewichtsverhältnisse kann aber hier nur eine Klärung bringen, wenn sie sich über längere Zeiten erstreckt und auch die Kontrolle des Wasserhaushaltes umfaßt. Gerade bei Unterernährten (vgl. S. 38) können Gewebseinschmelzungen sehr leicht auch Wasseransätze maskiert werden. Daher konnte für die vor allem therapeutisch so wichtige Frage der Größe des Gesamtumsatzes und damit des Nahrungsbedarfes bei Diabetikern nur der exakte Respirationsversuch die Entscheidung bringen. Daß beim maximalpankreasdiabetischen Hunde und in vermindertem Maße auch auf der Höhe des Phlorrhizindiabetes Steigerungen des respiratorischen Gaswechsels da sind, wurde schon erwähnt, ebenso, daß ein Teil davon wahrscheinlich durch Temperaturerhöhung und Infektwirkung bedingt ist.

Beim Menschen liegt eine gewaltige Literatur aus den letzten 40 Jahren über das Thema vor (vgl. die Zusammenfassung bis 1923 bei GRAFE [Monogr.]). MAGNUS-LEVY[1] war der erste, der eine Steigerung annahm, und zahlreiche Untersuchungen vor allem von BENEDICT und JOSLIN[2] scheinen ihm recht zu geben. Auf der anderen Seite vertrat vor allem FALTA[3] den Standpunkt, daß die z. T. gefundenen Erhöhungen an sich mit der Zuckerkrankheit nichts zu tun hätten, sondern auf die eiweißreiche Kost der Vortage zurückzuführen seien.

Überblickt man kritisch das gesamte vorliegende Material, so kommt man zu folgendem Ergebnisse, das wohl auf keiner Seite ernstlichem Widerspruch begegnen dürfte. Stoffwechselsteigerungen beim Diabetes sind nicht die Regel, sondern nur die Ausnahme. Sie finden sich nur dort, wo bei normalem oder mäßig reduziertem Körpergewicht eine starke Acidose mit hohen Zuckerausscheidungen und niedrigen Werten für $\dfrac{CO_2}{O_2}$ vorliegt. Auf der anderen Seite resultieren sehr häufig auch erhebliche Herabsetzungen, aber anscheinend nur bei hochgradig Unterernährten, dabei ist nicht der Diabetes, sondern die chronische Reduktion der Nahrungszufuhr und die oxydative Anpassung des Organismus die Ursache. Da höhere Grade der Acidose beim Hunde nicht vorkommen, hier also andere Gründe für den erhöhten Umsatz vorliegen müssen, wie z. B. der gewaltig gesteigerte Eiweißumsatz, so bestehen hier Differenzen zwischen

---

[1] MAGNUS-LEVY, A.: Z. klin. Med. **56**, 86 (1905).
[2] BENEDICT, F. G. und E. P. JOSLIN: Carnegie Publ., Bd. 136, 1910. — Dtsch. Arch. klin. Med. **111**, 333 (1913).
[3] FALTA, W.: Dtsch. Arch. klin. Med **123**, 204 (1917).

experimentellem Tier- und genuinem menschlichen Pankreasdiabetes, die sich vorläufig noch nicht überbrücken oder befriedigend deuten lassen.

Für die Praxis der Ernährung ergibt sich als Folge dieser Ergebnisse, daß der Caloriengehalt der Diabetiker nicht anders anzusetzen ist wie der gesunder Menschen, doch muß natürlich stets der Calorienverlust im Harn, soweit er Zucker- und Ketonkörper betrifft, mit in Rechnung gezogen werden.

Außer der Quantität der Zersetzungen interessieren vor allem die qualitativen Verhältnisse. Maßgebend für die Beurteilung ist der respiratorische Quotient. Seine Deutung ist allerdings beim Diabetiker schwieriger als beim Normalen, weil hier eine Reihe von Einflüssen sich geltend machen, die beim Gesunden fehlen, die Zuckerbildung aus Eiweiß und die Ketonkörperbildung. Für beide Faktoren, die nur beim schweren Diabetiker eine Rolle spielen, lassen sich aber aus den Harnanalysen Korrekturen ableiten, so daß ein nicht durch Eiweißverbrennung und die genannten Faktoren beeinflußter RQ berechnet werden kann. Dieser Wert liegt im schweren Diabetes nur wenig über dem Werte einer reinen Fettverbrennung (RQ = 0,707). Da die Eiweißverbrennung den Wert nach oben (gegen 0,81), die genannten intermediären Umsetzungen ihn nach unten (gegen 0,67) treiben würden, so liegt der im schweren Diabetes tatsächlich gefundene, unkorrigierte Wert bei 0,71—0,73. Wenn neuerdings Fälle von angeblich schwerer Form beschrieben sind, in denen die Zahlen erheblich höher liegen, so müssen solche Werte mit großer Skepsis aufgenommen werden, denn entweder lag eine Täuschung über die Schwere der Erkrankung vor oder die Technik der Respirationsversuche war ungeeignet (vermehrte Kohlensäureaustreibung durch Überventilation usw.). Tatsächlich läßt sich an der Hand aller einwandfreien Respirationsuntersuchungen bisher sagen, daß die Höhe des respiratorischen Quotienten im exakten Grundumsatzversuch geradezu ein Indikator für die Schwere der Erkrankung ist, je höher RQ, desto leichter der Grad der Störung (vgl. auch die Tabelle auf S. 261). In sehr zahlreichen eigenen Untersuchungen habe ich davon niemals eine Ausnahme gesehen. Man hat daher auch mit Recht die Steigerungen der Werte auf eine zunehmende Verbrennung der Kohlehydrate zurückgeführt. Hypothetische Annahmen einer Zuckerbildung aus Fett finden jedenfalls im RQ der Diabetiker und in dem Vergleich zwischen direkter und indirekter Calorimetrie, die sich auch beim Diabetiker gut decken, keine Stütze (vgl. darüber auch S. 248).

Wie schon oben erwähnt, liegen die korrigierten respiratorischen Quotienten gerade in den besonders zuverlässigen langfristigen Versuchen meist etwas über dem Werte reiner Fettverbrennung, so daß die Annahme eines nicht vollständigen Darniederliegens der Kohlehydratverbrennung wohl gerechtfertigt ist. Es scheint sogar, daß der vollkommene Verlust der Zuckeroxydation mit dem Leben überhaupt nicht mehr vereinbar ist. Wenn kleine Mengen verbrannten Zuckers nicht immer sich errechnen lassen, so ist dabei zu bedenken, daß sowohl der direkten Bestimmung von RQ wie vor allem den zahlreichen Korrekturen, für die natürlich nicht die Umsetzungen im Körper, sondern die Ausscheidungen im Urin als Grundlage dienen, Fehlerquellen von mindestens $\pm$ 0,03 anhaften.

Die Schwere der Stoffwechsellage kommt natürlich ebenso wie im Grundumsatz auch nach Nahrungszufuhr zum Ausdruck. Insbesondere gilt das für die Kohlehydrate. Folgender neuerer amerikanischer Versuch von RABINOWITSCH (zit. bei LUSK) zeigt die Unbeeinflußbarkeit von RQ durch Kohlehydrate beim schwersten Diabetiker und gleichzeitig den erheblichen Anstieg des Blutzuckers.

Tabelle 29.
Unbeeinflußbarkeit von RQ bei Kohlehydratzufuhr beim schweren Diabetiker.

	RQ	Blut-zucker %
Nüchtern	0,717	0,21
1 Stunde nach 25 g Glykose	0,720	0,28
2 Stunden nach 25 g Glykose	0,712	0,30

Auch bei größeren Zufuhren änderte sich daran nichts. Das Gleiche gilt für intravenöse Zuckerinjektionen bei niedrigem Ausgangswert (FALTA und BERNSTEIN). In dem Maße, wie die Oxydationsfähigkeit sich hebt, zeigt auch RQ zunehmend höhere Ausschläge nach oben, der Blutzucker umgekehrt geringere Steigerungen. Lävulose wirkt ähnlich, wenn auch vielleicht etwas schwächer. Zwischen Mono-, Di- und Polysacchariden bestehen keine sicheren Unterschiede in der dynamischen Wirkung. Im schwersten Diabetes bleibt Höhe und Art der Umsetzungen nahezu völlig unbeeinflußt.

Die spezifisch-dynamische Wirkung der Eiweißkörper ist im großen und ganzen die gleiche wie in der Norm. Steigerungen treten sowohl beim experimentellen wie beim genuinen maximalen Diabetes eigentümlicherweise selbst dann auf, wenn anscheinend sämtliche desamidierten Ketonsäuren quantitativ in Zucker übergehen (GRAFE, LUSK), eine für die Theorie der dynamischen Eiweißwirkung sehr wichtige Tatsache.

c) Der Eiweißumsatz.

Im Gegensatz zum maximalen Diabetes der Hunde bewegt sich der Eiweißumsatz des menschlichen Diabetikers nach der quantitativen Seite hin durchaus in normalen Grenzen, so daß die N-Ausscheidung bei der heutigen üblichen Ernährung im Durchschnitt etwa 8—10 g beträgt. Ein N-Gleichgewicht oder da, wo es nötig ist, auch N-Ansätze lassen sich genau so leicht erzielen wie beim Gesunden. Vereinzelt sind bei Zuckerkranken abnorm hohe N-Ausscheidungen (bis 33 g und mehr) ohne entsprechend starke Eiweißzufuhren festgestellt worden, so daß in Analogie zu Fieber und Carcinom von einem toxogenen Eiweißzerfall auch beim Diabetes gesprochen wurde. Sieht man aber die dafür ins Feld geführten Krankengeschichten durch, so handelt es sich entweder um gleichzeitig bestehende Infektionen oder um eine mehr oder weniger hochgradige Unterernährung; auch die Feststellung eines normalen Eiweißminimums bei Zuckerkranken durch LAUTER und JENKE[1] entzieht der genannten Annahme jeden Boden. Im Gegenteil, zahlreiche Beobachtungen der letzten beiden Jahrzehnte, vor allem von PETRÉN, NEWBURGH und MARSH, FALTA, F. v. MÜLLER, KREHL u. a. sprechen dafür, daß der Eiweißumsatz bei den meisten Diabetikern eher herabgesetzt ist, so daß oft schon mit Eiweißzufuhren von der Hälfte bis ein Viertel des VOITschen Kostmaßes N-Gleichgewichte oder sogar N-Ansätze erzielt werden können. WEINTRAUD[2] und v. NOORDEN hatten als erste schon früher ähnliche Erfahrungen mitgeteilt. Vor allem gilt das für unterernährte Diabetiker. Rekordzahlen an Niedrigkeit sind daher aus Amerika unter der Ägide des ALLENschen Hungerregimes berichtet worden. In einer dieser Beobachtungen z. B. von JOSLIN wurden nach zehntägiger Zufuhr von nur 75 Cal. täglich (entsprechend 2 Cal. pro Kilogramm) nur 0,055 g N pro Kilogramm ausgeschieden, ein Wert, der mit dem N-Minimum identisch ist, zu dessen Erreichung normalerweise das fünfzehn- bis zwanzigfache an Calorien nötig ist. In allen diesen Fällen handelt es sich aber um eine so hochgradige, langdauernde Unterernährung vorher und infolgedessen so gewaltige Gewichtseinbußen, daß hier der N-Umsatz ganz vorwiegend von diesen Faktoren (vgl. die Ausführung auf S. 36) bestimmt ist. Es erscheint mir daher fraglich, ob hier überhaupt besondere Eigentümlichkeiten des diabetischen Stoffwechsels in Betracht kommen.

Die qualitativen Verhältnisse des Eiweißumsatzes, d. h. die Frage der Zuckerbildung aus Eiweiß wurde schon früher besprochen. Der MINKOWSKIsche Quotient $\frac{D}{N}$ nach einigen Tagen völlig kohlehydratfreier Kost, bzw. nach Abzug der Nahrungskohlehydrate von der Gesamtzuckerausscheidung im Harn gibt dafür einen guten Anhalt. Je höher er ansteigt, um so schwerer ist die Erkrankung. Bei maximaler Bildung von Zucker aus Eiweiß hat er mit 3,5 bis 3,7 genau den gleichen Wert wie im maximalen Phlorizindiabetes (Zusammenstellung bei LUSK).

d) Der Fettumsatz (inkl. der Lipämie).

Der schwere Diabetiker bestreitet seinen Stoffwechsel ganz vorwiegend mit Fett, der ganz schwere sogar nahezu ausschließlich. Das geht sowohl aus den Ergebnissen der Harnuntersuchungen wie den niedrigen respiratorischen Quotienten (0,72) klar hervor. Der qualitativen Störungen des Fettstoffwechsels der Acidose war schon vorher gedacht. An dieser Stelle sei aber noch eine Anomalie genannt, die zwar nicht spezifisch für den Diabetes ist, aber bei dieser Krankheit in einer Stärke und Ausprägung vorkommt wie sonst nirgends, der

---

[1] LAUTER und JENKE: Dtsch. Arch. klin. Med. 146, 323 (1925).
[2] WEINTRAUD: Untersuchungen über den Stoffwechsel im Diabetes mellitus, Med. Bibl., Kassel 1893.

Lipämie oder richtiger gesagt der Hyperlipämie. (Eingehende neuere Studie mit eigenen Untersuchungen bei G. Blix[1]). Normalerweise kommen im Blut vier Fettsubstanzen vor: 1. die Glycerinester der drei körpereigenen Fettsäuren, Öl-, Palmitin- und Stearinsäure, die sog. Trioleïne, 2. das Lecithin, Glycerinester, in dem 2 OH-Gruppen mit Fettsäuren sich verbinden, die dritte mit Phosphorsäure, die Cholin angelagert hat, 3. das Cholesterin, ein sekundärer Alkohol aus der Terpengruppe mit doppelter Bindung und 4. die Cholesterolester (Cholesterin), Verbindungen des Cholesterins mit Fettsäuren.

Alle diese Substanzen nehmen im Diabetes erheblich zu und zwar um so mehr, je schwerer der Einzelfall ist.

Folgende Tabelle 30 von Gray[2] gibt die Durchschnittswerte der Norm im Vergleich zu den Zahlen bei den verschiedenen Formen des Diabetes und dabei gleichzeitig die Verteilung der einzelnen Fettstoffe auf Blutkörperchen und Plasma wieder. Die Tabelle zeigt, daß im Diabetes alle Fettbestandteile des Blutes in ziemlich gleichem Maße anwachsen. Während normalerweise der Gesamtfettgehalt des Blutes kaum über 1% hinausgeht, kann er im Koma bis 15% im Plasma, im Gesamtblute sogar bis 29% anwachsen (Adler u. Imrie). Höherer Fettgehalt gibt sich schon beim bloßen Betrachten des Serums durch feine bis ausgesprochen milchige Trübung zu erkennen, bei längerem Stehen kann das Fett sich wie bei der Milch an der Oberfläche als Rahm absetzen. Genauere Angaben über die Mengenverhältnisse, die aber für die Praxis überflüssig sind, lassen sich natürlich nur durch besondere Analysen, für die Bloor sehr gute Methoden ausgearbeitet hat, gewinnen.

Ein strenger Parallelismus zwischen Blutzucker und Fettblutspiegel besteht nicht, obwohl bei Betrachtung eines großen Materials im Durchschnitt gewisse Beziehungen unverkennbar sind. Wichtiger sind die prognostischen Schlüsse, die sich aus hohen Blutfettwerten entnehmen lassen. Bedeutungsvoll scheint in dieser Richtung vor allem der Cholesteringehalt zu sein.

Folgende kleine Tabelle 31 von H. Gray zit. ei Joslin) läßt sie deutlich erkennen.

Je höher die Lipoidwerte, um so prognostisch ungünstiger liegt der Fall. Insulin vermag die erhöhten Werte wieder zur Norm zurückzuführen. Während somit die praktische Auswertung der Hyperlipämie klar zutage liegt, ist es sehr schwer, Herkunft und Wesen dieser Erscheinung zu deuten (vgl. die Studie von Geelmuyden[3]). Im Hunger und bei Krankheiten mit schwerer Unterernährung z. B. Carcinom tritt sie gleichfalls auf. Die Ursache dürfte wohl in allen Fällen die gleiche sein. Sicher ist, daß eine verschlechterte Fettverbrennung etwa in Analogie zur mangelhaften Zuckerverwertung als Ursache der Hyperlipämie nicht vorliegt. Dagegen bestehen wohl Beziehungen zur Fettleber, die

---

[1] Blix, G.: Studies on diabetic lipemia. Lund: Lindstedts Univ.-Bokhandel 1925.
[2] Joslin, Bloor and Gray: J. of americ. Med. Assoc. 69, 375 (1917).
[3] Geelmuyden: Erg. Physiol. 26, 1 (1928).

Tabelle 30. Fettgehalt des Blutes

	Anzahl der Fälle	Fett (mit BLOOR's Methode[1] bestimmt)		Gesamtfettsäuren [2]		
		Gesamt-blut %	Plasma %	Gesamt-blut %	Plasma %	Blut-körper-chen %
Normal	23	0,50	0,62	0,37	0,39	0,34
Leichter Diabetes . . .	32	0,83	0,90	0,59	0,64	0,45
Mittelschwerer Diabetes	37	0,91	1,06	0,65	0,76	0,48
Schwerer Diabetes . . .	55	1,41	1,80	1,01	1,28	0,62

Tabelle 31.
Prognostische Bedeutung des Cholesteringehaltes im Blut.

Lebensdauer nach Blutentnahme in Jahren	Anzahl der untersuchten Fälle	Cholesterin im Gesamtblut nach BLOOR %
0,8	4	0,80—1,50
1,9	27	0,43—0,79
2,4	19	0,32—0,42
4,0	73	0,31 u. darunter

stets gleichzeitig vorliegt. Man möchte daher in erster Linie an eine Fettwanderung im Sinne ROSENFELDS denken. Für den Zustrom zur Leber spricht auch die Tatsache, daß anscheinend der Fettgehalt im venösen Blute höher ist wie im arteriellen. v. NOORDEN denkt an eine Verwendung des Fetts zur Zuckerbildung in der Leber. Ähnlich sieht GEELMUYDEN[3] neuerdings in den Phosphatiden Durchgangsstufen in der Zuckerbildung aus Fett, ohne dafür überzeugendes Beweismaterial vorbringen zu können. Acceptiert man diese vorläufig noch vage Hypothese, so würde die Zuckerbildung aus Fett in zwei örtlich und zeitlich verschiedenen Stadien verlaufen, die erste Umwandlung im Fettgewebe selbst, der restliche Umbau in der Leber.

VII. Das Verhalten des anorganischen Stoffwechsels.

Auch der anorganische Stoffwechsel des Diabetikers kann charakteristische Veränderungen aufweisen. Es gilt das vor allem für die schweren Fälle. Die Anomalien betreffen sowohl den Wasserhaushalt wie den Mineralstoffwechsel, die ja beide in engen Beziehungen zueinander stehen.

---

[1] Enthält über 90% Gesamtfett.
[2] Enthält Fett (BLOOR) minus Cholesterin.
[3] GEELMUYDEN: zitiert auf S. 263.

bei Diabetes (nach H. GRAY).

Lecithin			Cholesterin			Gesamt-lipoide	Blut-zucker [1]
Gesamt-blut %	Plasma %	Blut-körper-chen %	Gesamt-blut %	Plasma %	Blut-körper-chen %	Plasma %	%
0.30	0,21	0,42	0,22	0,23	0,20	0,68	0,10
0,32	0,24	0,42	0 24	0,26	0,21	0,98	0,17
0,33	0,28	0,40	0,26	0,30	0,20	1,16	0,26
0,40	0,40	0,40	0,41	0,51	0,24	1,98	0,23

a) Der Wasserhaushalt.

Daß hier Abweichungen von der Norm bestehen, zeigt schon das neben der Mattigkeit wichtigste und konstanteste Symptom der Krankheit, die Polydipsie. Vermehrter Durst ist auch dem Gesunden nichts Fremdes. Aber hier stellt er sich im allgemeinen nur ein, wenn abnorme Wasserabgaben oder vermehrte Salzaufnahmen vorausgegangen waren. Für die diabetische Polydipsie ist charakteristisch, daß diese Voraussetzungen nicht bestehen. Trotzdem liegen im Prinzip die gleichen Vorgänge zugrunde. Wie beim Gesunden nach einer salzreichen Kost zur besseren und rascheren Eliminierung der anorganischen Überschüsse die Gewebe und die Niere für die Verdünnung der osmotisch sehr wirksamen Substanzen Wasserbedarf in Gestalt des Durstes anmelden, so löst die Anhäufung und Ausscheidung des Zuckers beim Diabetiker ebenfalls vermehrtes Flüssigkeitsbedürfnis aus. In dem Maße, wie Hyperglykämie und Glykosurie sich vermindern bzw. verschwinden, vermindert sich der Durst. Meist ist die durch den Durst erzwungene, vermehrte Wasseraufnahme ausreichend, um den Wasserhaushalt im Gleichgewicht zu halten und den Organismus vor Wasserverlusten zu bewahren. Daneben gibt es aber auch Fälle, in denen keine Beziehungen zwischen Polydipsie und Glykosurie bestehen, in denen sogar der Durst der Zuckerausscheidung vorangeht (v. NOORDEN und FALTA). Umgekehrt können auch trotz hoher Harnzuckerausscheidung Polydipsie und Polyurie fehlen (FRANKs Diabetes decipiens). Manchmal und zumal in schweren Fällen kommt es aber zu stark negativen Wasserbilanzen und damit zu Gewichtsabnahmen und Austrocknungserscheinungen. Am ausgesprochendsten sind sie beim sog. Diabète maigre.

Häufiger allerdings ist beim Diabetiker — und hier ziemlich unabhängig von der Schwere des Zustandes — die Neigung zum entgegengesetzten Verhalten des Wasserhaushalts, die Tendenz zur Wasserretention und das Auftreten von Ödemen. Vor allem bei gewissen Behandlungsmethoden diätetischer (z. B. Haferkuren) oder medikamentöser Art (Alkali, Insulin) treten sie in die Erscheinung. Die

---

[1] Geschätzt, nicht analysiert.

Beurteilung der Genese dieser Störungen im Wasserhaushalt, vor allem da, wo Retentionen vorliegen, ist durch die bei Diabetikern so außerordentlich häufige Schädigung der Nieren erschwert. Selbstverständlich liegen hier nur in einem Bruchteil echte Nephritiden vor (nach v. Noorden immerhin in 50%), meistens dürfte es sich nur um eine leichte, oft nur passagere Schädigung durch Zucker- und Ketonkörperdurchtritt handeln. Wie ungünstig gerade die letzteren in hoher Konzentration die Nierenfunktion verschlechtern, wurde schon erwähnt (vgl. S. 251).

Trotz der großen Rolle renaler Faktoren in manchen Fällen kann es aber keinem Zweifel unterliegen, daß es auch echte Ödeme rein diabetischer Genese bei völlig intakten Nieren gibt. Die Krankheit selbst schafft diese Bereitschaft und zwar vor allem die Acidose. Nach den wichtigen Untersuchungen von C. Oehme[1] ist der Wasserbestand des diabetischen Organismus bei fortgeschrittener Acidose und dadurch bedingter Alkaliverarmung von der Reaktionslage des Stoffwechsels abhängig, indem Steigerung der Acidose Entwässerung, Minderung, Wasserretention mit sich bringt.

b) Der Mineralhaushalt.

Der Mineralstoffwechsel spielt, wenn man von spekulativen Ideen, die die Elektrolyttheorie auch für diese Krankheit gezeitigt hat (vgl. z. B. Arnoldi[2]) absieht, in der Pathologie des Diabetes im allgemeinen eine untergeordnete und sekundäre Rolle. Er interessiert eigentlich nur in zwei Beziehungen, einmal zur Acidose und dann vor allem zu den eben besprochenen Ödemen. Starke, nicht durch Insulin bekämpfte Acidose führt auf die Dauer zur Demineralisation vor allem hinsichtlich der alkalischen Mineralien, die zur Neutralisation der Ketonsäuren in oft gewaltigen Beträgen herangezogen werden. Die absinkende Alkalireserve (vgl. S. 253) ist dafür der wichtige Indikator.

Während es sich hier durchaus um eine sekundäre Beeinflussung handelt, spielt der Mineralhaushalt in der Genese der diabetischen Ödeme z. T. eine auslösende oder jedenfalls unterstützende Rolle. Wie schon erwähnt, ist hier neben der häufigen Nierenschädigung die Acidose, d. h. die Alkaliarmut, von großer Bedeutung. Daneben gibt es aber auch zweifellose Ödeme bei nicht acidotischen Zuckerkranken (Fälle von Falta[3] und Boehnheim[4]). Hier scheint Salzretention der entscheidende Faktor zu sein und zwar vor allem an Kochsalz. Dabei ist das Kation Na offenbar wichtiger wie das Anion Cl, denn Kaliumsalze wirken weit geringer, manchmal überhaupt nicht ödembildend. Nach Falta[3] sollen auch die Natronödeme bei Verabreichung großer Alkaligaben an Diabetiker im wesentlichen NaCl-Ödeme sein, weil sie nur bei gleichzeitigen Gaben von Kochsalz eintreten. Sicher ist, daß es nicht gleichgültig ist, an welches Anion Natrium gebunden ist, denn es liegen zahl-

---

[1] Oehme, C.: Dtsch. med. Wschr. 1924, 1063.
[2] Arnoldi und Roubischeck: Ebenda, Nr 8, 1922, 250.
[3] Falta: Wien. Arch. klin. Med. 5, 581 (1923).
[4] Boehnheim, F.: Dtsch. Arch. klin. Med. 143, 46 (1924).

reiche Beobachtungen darüber vor, daß die hydropigene Wirkung des
Kochsalzes der des kohlensauren Natrons erheblich überlegen ist.

Von Interesse sind schließlich auch die Beziehungen zwischen
Kochsalz- und Zuckerstoffwechsel. So konnte MEYER-BISCH[1] feststellen, daß Glykosurie die NaCl-Ausscheidung durch die Nieren behindert, womit ein neues Moment für die Ödembereitschaft des Diabetikers aufgedeckt ist. Dazu kommt, daß nach O. KLEIN (vgl. bei
MEYER-BISCH[1]) NaCl z. T. sogar trocken im Gewebe zurückgehalten
werden kann, weil ähnlich wie im Harn auch im Gewebe die Hyperglykämie den Austritt von NaCl erschwert.

Bei allen diesen Untersuchungen ist fast nur das Kochsalz berücksichtigt, eine Erscheinung, der wir überall auf dem Gebiete des Mineralstoffwechsels begegnen, sie ist durch die Wichtigkeit gerade dieses Salzes
für die Ernährung und seine leichte Bestimmbarkeit bedingt. Systematische Untersuchungen über andere Kationen und Anionen beim
Diabetiker fehlen vorläufig noch. Für das Ödemproblem ist davon
allerdings nicht viel Förderung zu erwarten. In den wesentlichsten
Punkten scheint dieses tatsächlich, soweit Salze überhaupt in Frage
kommen, durch das Verhalten des Kochsalzumsatzes geklärt zu sein.

C. Der Mechanismus der Insulinwirkung und die pathologische Physiologie des Diabetes mellitus.

Die Vorstellungen über das Wesen der diabetischen Stoffwechselstörung sind so eng mit der Theorie der Insulinwirkung verknüpft, daß
beide am besten gemeinsam betrachtet werden. Insulinwirkung und
Zuckerkrankheit sind Positiv und Negativ des gleichen Vorgangs. Die
Prozesse im Stoffwechsel, welche das Insulin in der einen Richtung
befördert, sind im Diabetes nach der entgegengesetzten Seite verschoben.
Die Verknüpfungen sind darum so enge, weil wir heute den echten
Diabetes des Menschen auf eine ungenügende Insulinbildung, d. h.
auf eine verminderte Tätigkeit der LANGERHANSschen Inseln des Pankreas
zurückführen, wofür POLLAK[2] durch Analysen des Insulingehalts von
diabetischen Bauchspeicheldrüsen auch experimentell den Beweis
erbracht hat. Diese Einsicht verdanken wir nicht erst der Entdeckung
des Insulins, sondern sie wurde unabweisbar in dem Augenblicke, in
dem v. MERING und MINKOWSKI[3] den Pankreasdiabetes beim Hunde
entdeckten. Alle Theorien, so sehr sie auch sonst voneinander
abwichen, machten sich diese Grundansicht zu eigen. Aber es war doch
auch in theoretischer Beziehung ein ungeheurer Schritt vorwärts, daß
man nicht mehr mit einem unbekannten Pankreasprodukt X zu
operieren brauchte, sondern im Insulin den wirksamen Stoff in Händen
hatte und seine Einwirkungen experimentell prüfen konnte. Dieser

---

[1] MEYER-BISCH: Erg. inn. Med. **32**, 267 (1927) (Zusammenfassung).
[2] z. B. POLLAK: Die Theorie des Diabetes mellitus im Lichte der Insulinforschung. Wien: Julius Springer 1926. — Arch. f. exper. Path. **116**, 15
(1926).
[3] v. MERING, F. u. O. MINKOWSKI: zitiert auf S. 202; vgl. Historisches
bei O. MINKOWSKI: Münch. Med. Wschr. Nr 8, 311 (1929).

große Fortschritt knüpft sich an die Namen Banting und Best sowie Macleod und Collip. Der Gedanke, die wirksame Substanz zur Aufrechterhaltung eines normalen Kohlehydratstoffwechsels aus dem Pankreas zu gewinnen, ergab sich als notwendige Folgerung aus der Fundamentalentdeckung von v. Mering und Minkowski, und im ersten Dezenium dieses Jahrhunderts sind in den verschiedensten Ländern Autoren am Werke gewesen, den spezifischen Pankreasstoff herzustellen. Erwähnt seien vor allem Gley (Frankreich), Zuelzer, Vahlen (Deutschland), Scott, Murlin und Kleiner (Amerika). Es unterliegt auch keinem Zweifel, daß die meisten dieser Autoren hin und wieder wirksame Substanzen in der Hand hatten; z. T. schritten sie auch, wie z. B. Zuelzer, sogar zu deren therapeutischer Verwendung, aber alle diese Bestrebungen waren zur Erfolglosigkeit verurteilt durch zwei Mängel, die allen älteren Präparaten anhafteten, nämlich die Unzuverlässigkeit der Wirkung und die schweren Nebenerscheinungen, welche die allein wirksame subcutane oder intravenöse Darreichung mit sich brachte. Zuelzer, der sich durch die Mißerfolge seiner Präparate, über die Forschbach an Minkowskis Klinik berichtete, nicht irre machen ließ, war der Entdeckung wohl am nächsten, kam aber, durch den Krieg behindert, mit seinem, nach richtigen Prinzipien hergestellten Präparate *Acomatol*[1] erst kurz nach den Torontoern Forschern heraus, so daß es keinem Zweifel unterliegt, daß die Priorität an dieser Großtat Banting und Best[2] zuerkannt werden muß, wie es auch Minkowski[3] bei der ersten Insulindebatte auf dem Kongreß für innere Medizin ausdrücklich getan hat. Entscheidend für den Erfolg war die richtige Erkenntnis der Ursachen der früheren Fehlschläge und ihre Beseitigung. Während die Physiologie widerspruchslos lehrte, daß das Trypsin im Pankreas in einer inaktiven Vorstufe enthalten sei, konnten Banting und Best zeigen, daß bei der Zerkleinerung von Bauchspeicheldrüsen doch eine mehr oder weniger starke tryptische Verdauung einsetzt, die offenbar das wirksame Inkret in mehr oder weniger großem Umfange zerstört. Dadurch war die Unzuverlässigkeit der früheren Präparate und ihre scheinbar regellose Ungleichmäßigkeit in der Wirkung erklärt. Sobald die Verarbeitung des Pankreas unter Bedingungen vorgenommen wurde, unter denen eine Trypsinwirkung ausgeschlossen oder auf ein Minimum reduziert war, nämlich in der Kälte und in saurem Milieu, waren die Präparate gleichmäßig wirksam. Schwerer war es, den zweiten Fehler zu beseitigen, nämlich die unangenehmen Nebenwirkungen bei der parenteralen Einverleibung. Sie rührten von Verunreinigungen, vor allem von Beimengungen kleiner Mengen von artfremdem Eiweiß und Fermenten her. Mit Unterstützung des physiologischen Chemikers Collips gelang es nach mühe-

---

[1] Zuelzer, Med. Klin., Nr 47, 1551, 1923.

[2] Minkowski, O.: Verh. dtsch. Ges. inn. Med., Kissingen 1924.

[3] Macleod, J. J. R. und R. W. Campbell: „Insulin" Mediz. Monogr., Baltimore 1925 (Zusammenfassung). — Macleod, J. J. R.: Kohlehydratstoffwechsel und Insulin. Übers. von H. Gremels. Berlin: Julius Springer 1927, u. The fuel of life, Princeton, Univ. Press (1928).

vollen Versuchen durch fraktionierte Alkoholfällung diese schädlichen Beimischungen zu beseitigen. Die gebräuchlichste Herstellungsart im einzelnen, die Standardisierung und Dosierung wird bei Abhandlung der Insulintherapie besprochen werden (vgl. S. 347).

An dieser Stelle interessieren nur die chemischen und physiologischen Eigenschaften. Während für biologische Zwecke die Darstellung von BANTING und BEST und die darauf gebauten Verfahren der chemischen Industrie genügend reine Präparate lieferte, konnte die chemische Natur der Substanz nur nach weiterer Reinigung der Rohpräparate geklärt werden. Das gewöhnliche Insulin ist N- und S-haltig, dagegen phosphorfrei, in Wasser und 80%igem Alkohol löslich, unlöslich in 92%igem Alkohol, Aceton, Trichloressigsäure und Methylalkohol. Der isoelektrische Punkt, bei dem es zur Ausflockung kommt, liegt bei einem p_H zwischen 4,3—5,7. Die Präparate sind thermostabil, säureresistent, dagegen alkaliempfindlich.

Ein großer Fortschritt ist es, daß es ABEL[1] und seinen Mitarbeitern gelang, durch weitere Reinigung aus 2 g eines in Toronto hergestellten Trockeninsulins 0,528 g einer krystallinischen Substanz mit der empirischen Formel $C_{45}H_{65}O_{14}N_{11}S$ zu gewinnen. Sie dreht links, gibt die Biuret-, PAULY-, MILLON- und Ninhydrinreaktion, nicht die Tryptophanproben, Cystin scheint nicht frei vorhanden zu sein. Somit dürfte, wenn ABELs Befunde bestätigt werden, eine Art Eiweißabbauprodukt vorzuliegen. Die biologische Wirksamkeit ist sehr stark, 0,075 mg genügen schon, um bei einem Kaninchen von 2 kg den Blutzucker bis zum Auftreten von Krämpfen, d. h. auf ca. $0,04\,^0/_0$ zu senken.

Das Insulin gibt uns nun die Möglichkeit viel schärfer und präziser den Ablauf des Kohlehydratstoffwechsels in physiologischer und pathologischer Richtung zu verfolgen und die alten Streitfragen in der Genese des Diabetes zu klären. Jede Theorie der Zuckerkrankheit muß an das charakteristischste Merkmal des Leidens, die Hyperglykämie, anknüpfen. Die Blutzuckersteigerung kann rein logisch auf drei Weisen zustande kommen, entweder durch vermehrte Zuckerbildung oder verminderten Zuckerverbrauch oder schließlich durch eine Kombination beider Vorgänge. Dementsprechend gruppieren sich auch die einzelnen Theorien. Nach MINKOWSKI hat der diabetische Organismus die ihm normal durch das Pankreas vermittelte Fähigkeit zur Zuckerverbrennung ganz oder weitgehend verloren. Andererseits sieht v. NOORDEN in Anknüpfung an CLAUDE BERNARDs Piqûre und gewisse Vorstellungen von KOLISCH und LENNÉE das Wesen der Krankheit in einer vermehrten Glykogenolyse der Leber, die durch den Fortfall des antagonistisch wirkenden Pankreasinkretes hervorgerufen wird.

Eine Kombination dieser beiden Ansichten stellt in gewissem Sinne die Annahme von NAUNYN dar, daß die Dyszoamylie das Wesen des Diabetes sei. Darunter wird von ihm die Unfähigkeit des Zuckerkranken, Dextrose zu Glykogen aufzubauen und abzulagern, verstanden,

---

[1] ABEL, J. J., E. M. K. GEILING, C. A. ROULLER, F. K. BELL und O. WINTERSTEINER: J. of Pharmacol. **31**, 65 (1927).

wobei zur Frage der Zuckeroxydation nicht ausdrücklich Stellung genommen wurde.

Auch andere ältere Kliniker, in neuerer Zeit vor allem E. FRANK, FALTA, GRAFE, POLLAK u. a. suchen beide Hauptauffassungen miteinander zu kombinieren. Selbst C. VON NOORDEN hat in der neuesten Auflage seiner mit ISAAC verfaßten Diabetesmonographie seine frühere dezidierte Ansicht etwas modifiziert und die Möglichkeit einer Kombination beider Haupttheorien betont. Eine Reihe anderer Vorstellungen, die an ganz anderen Stellen das Diabetesproblem anfassen, wie z. B. von SCHMIEDEBERG oder ARNOLDI und ROUBISCHECK, oder neue Faktoren hineinbringen wie z. B. neuerdings LOEWI sollen später kurz besprochen werden, da sie gegenüber der skizzierten Hauptfrage doch nur, wenn überhaupt, eine sekundäre Bedeutung haben. Die Hauptargumente, die für die MINKOWSKISche (Nichtverbrauchs-)Theorie ins Feld geführt werden, sind folgende:

1. beim maximalen Diabetes wird zugeführte Glykose quantitativ wieder ausgeschieden,

2. das Verhältnis $\frac{D}{N}$ im Harn ist beim schwersten Diabetes so hoch, daß auch aller aus Eiweiß ableitbare Zucker im Harne erscheint,

3. der respiratorische Quotient $\frac{CO_2}{O_2}$ ist im maximalen Diabetes auf den niedrigen Wert von ca. 0,71 eingestellt und läßt sich auch durch hohe Glykosezufuhr nicht sicher in die Höhe treiben,

4. Acidose und Ketonurie, die Kennzeichen des schweren Diabetes, kommen außerhalb der Zuckerkrankheit nur da vor, wo keine genügenden Kohlehydrate zur Verbrennung zur Verfügung stehen.

. Demgegenüber weist die v. NOORDENsche Anschauung (Überproduktionstheorie) darauf hin, daß

1. im schweren Diabetes die Leber praktisch kohlehydratfrei ist,
2. der Hauptanstieg des Zuckers in den Lebervenen erfolgt,
3. isoliert untersuchte Organe (vor allem der Muskel) auch maximalpankreasdiabetischer Tiere in den besten Untersuchungen stets eine deutliche Zuckerverbrennung erkennen lassen,
4. die hauptsächlich, wenn nicht ausschließlich in der Leber vor sich gehende Ketonkörperbildung nicht an die Zuckerverbrennungsfähigkeit, sondern den Glykogenvorrat dieses Organs geknüpft ist.

Gegen die Argumentation auf Grund des respiratorischen Quotienten wird eingewandt, daß dieser nur die Resultante mehrerer intermediärer Vorgänge ist. Die niedrigen Werte könnten auch dadurch bedingt sein, daß eine vorhandene Zuckerverbrennung durch eine den RQ im entgegengesetzten Sinne beeinflussende Zuckerbildung aus Fett maskiert sein könnte. Aus denselben Erwägungen heraus wird auch die Beweiskraft der Folgerungen aus den hohen Werten von $\frac{D}{N}$ bestritten.

So liessen sich für beide Auffassungen gute Gründe und Gegengründe vorbringen, in deren Diskussion hier nicht eingetreten sein soll. Eine sichere Entscheidung war nicht möglich. Wie schon oben (vgl. S. 270) erwähnt, schien eine Kombination beider Theorien der Wahrheit am nächsten zu kommen in dem Sinne, daß sowohl eine Oxydationsschwäche für Zucker wie eine verminderte Glykogenbildung bzw. vermehrte Glykogenzerstörung vorliege (vgl. GRAFE).

Hier schien nun das Insulin berufen, klärend einzugreifen. Die grundlegenden Feststellungen seiner Wirkungen im diabetischen Gesamtorganismus schienen zuerst auch diese Hoffnungen zu erfüllen. Schon die ersten Arbeiten des MACLEODschen Instituts zeigten, daß Insulin beim normalen wie beim maximalpankreasdiabetischen Hunde den Blutzucker erniedrigt, den respiratorischen Quotienten erhöht, Glykogenansatz hervorruft und die Störungen des Fettstoffwechsels (Acidose und Lipämie) beseitigt. Es gelang überdies, solche Tiere, die sonst nach zwei bis höchstens drei Wochen sicher dem Tode verfallen waren, praktisch beliebig lange am Leben zu erhalten (im Falle von HÉDON z. B. 3 Jahre). Diese Grundtatsachen wurden nahezu von allen Nachprüfern bestätigt. Die Schwierigkeiten und Widersprüche begannen erst, als man versuchte, tiefer in den Mechanismus der Insulinwirkung einzudringen; auch heute sind sie leider noch keineswegs beseitigt, obwohl eine gewaltige, kaum noch übersehbare Literatur (Zusammenstellungen bei STAUB[1], GREVENSTUK u. LAQUER[2], OPPENHEIMER[3], MACLEOD[4] u. a.) diesem Problem gewidmet ist.

Es interessieren hier vor allem folgende Fragen: wo greift das Insulin an, wie wirkt es auf Höhe und Art des Stoffwechsels, insbesondere die Zuckerverbrennung ein, wie wird das Glykogen beeinflußt, genügen bekannte Vorgänge und Stoffe oder müssen ganz neuartige Annahmen gemacht werden? Manche dieser Detailfragen waren rasch und klar zu beantworten, so die Frage nach der Einwirkung auf das Blut. Nach LÉPINES wohl fast einmütig abgelehnter Theorie soll eine der wesentlichen Ursachen der Hyperglykämie der Verlust der glykolytischen Fähigkeit des Blutes sein. Es wurde daher von zahlreichen Autoren vor allem in Frankreich, Amerika und Japan die Einwirkung auf diesen Vorgang in vitro studiert. Das Ergebnis war ein rein negatives. Die Glykolyse wird weder im normalen noch im diabetischen Blute durch Insulin sicher beeinflußt. Da somit das Blut nicht als Angriffspunkt des Insulins in Betracht kommen konnte, war in erster Linie an Leber und Muskeln zu denken. Das Insulin fließt auf zwei Wegen aus seinen Bildungsstätten dem Körper zu, einmal durch die V. pancreaticoduodenalis und die Pfortader zur Leber, und dann durch die Lymphbahnen des Pankreas und den Ductus thoracicus in den allgemeinen

---

[1] STAUB: Das Insulin. 2. Aufl. Berlin: Julius Springer 1925.

[2] GREVENSTUK A. und E. LAQUER: Insulin, Erg. Physiol. **23** (1925). — Monographie.

[3] OPPENHEIMER: Die Fermente. 4. Aufl. 1926.

[4] MACLEOD: zitiert auf S. 268.

Kreislauf (BIEDL[1], SCHÄFER[2]). Somit war es wahrscheinlich, daß sowohl die Leber wie die Muskeln direkt an der Insulinwirkung teilnehmen. Das scheint auch tatsächlich der Fall zu sein. Bei der anatomischen und physiologischen Stellung der Leber, der sowohl die Kohlehydrate sowie wohl die Hauptmenge des Insulins direkt zufließen, war es naheliegend, hier den Hauptwirkungsbereich des Insulins zu suchen. Für die Leberwirkung sprechen vor allem folgende Befunde, zunächst die grundlegenden Beobachtungen der Torontoer Forscher beim maximalpankreasdiabetischen Tiere, Glykogenanhäufung, Ketonkörper- und Fettbeseitigung in der Leber nach Insulininjektion. Selbst der größte Skeptiker kommt hier um die Annahme einer direkten Leberbeeinflussung nicht herum. Ungleich unübersichtlicher liegen die Verhältnisse bei normalen Tieren, vor allem dann, wenn man, wie es meist geschah, das Insulin subcutan und nicht, wie es physiologisch allein richtig wäre, intraportal spritzt. So ist es kein Wunder, daß die Untersuchungen über den Einfluß des Insulins auf das Leberglykogen so diametral verschieden ausfielen, daß alle Varianten, von stärksten Abnahmen bis zu deutlichen Ansätzen auftraten, Unterschiede, die zum größten Teil, wenn auch wohl nicht ausschließlich, durch die verschiedene Dosierung bedingt sind.

Aus dem Heer der Untersuchungen heben diejenigen der Geschwister CORI sich durch ihre besonders zweckmäßige Anlage hervor. Vermittels einer besonderen Art Bauchfenster konnten sie durch fortlaufende Analysen kleiner Leberstückchen wie des Lebervenenblutes die Einwirkung des Insulins auf Leberglykogen und abfließenden Blutzucker in den einzelnen Stadien verfolgen. Dabei konnte sowohl eine Zunahme des Leberglykogens wie eine Abnahme des Lebervenenzuckers festgestellt werden, so daß schließlich die Unterschiede zwischen Pfortader- und Lebervenenzuckergehalt ganz schwanden. Auch die Beobachtungen von FRANK, NOTHMANN und HARTMANN[3] scheinen mir genügend für eine Glykogenbildung der Leber des normalen Tieres unter Insulin zu sprechen.

Obwohl somit tatsächliche Änderungen des Glykogengehaltes der Leber unter Insulinwirkung sowohl beim normalen wie beim pankreasdiabetischen Tiere beobachtet wurden, hat sich merkwürdigerweise die Insulinforschung bisher ganz vorwiegend dem Studium der Vorgänge im Muskel zugewandt. Es geschah dies anscheinend unter dem Eindrucke der wichtigen Versuche von MANN und MAGATH[4] an leberlosen Hunden. Die Entfernung dieses Organs, für welche die beiden Autoren ein sehr schonendes, dreizeitiges Operationsverfahren ausgearbeitet haben, führt mit großer Regelmäßigkeit nach ca. 5 Stunden zu einem bedrohlichen Absinken des Blutzuckers, dem durch intravenöse Glykoseinjektionen entgegengearbeitet werden kann. Wird jedoch diesen Tieren unmittelbar nach der Operation Insulin injiziert, so ist die

---

[1] BIEDL: Dtsch. med. Wschr., Nr 29, 937 (1923).
[2] SCHÄFER: Dtsch. Arch. klin. Med. 157, 69 (1927).
[3] FRANK, E., M. NOTHMANN, E. HARTMANN: Arch f. exper. Path. 127, 35 (1927).
[4] MANN u. MAGATH: Erg. Physiol. 23, 212 (1924). (Zusammenfassung.)

Blutzuckersenkung schon nach 1½ Stunden da. Daraus wurde der Schluß gezogen, daß die Leber für den Insulineffekt entweder ohne jede Bedeutung ist oder nur nebensächlich in Betracht kommt. So entstand die m. E. zu einseitige Überschätzung der Muskulatur, der man fast überall in der Insulinliteratur begegnet. Tatsächlich kann aus dem an sich wohl einwandfreien wichtigen Versuch der beiden amerikanischen Forscher, die allerdings m. W. noch keine Nachprüfer gefunden haben, nur gefolgert werden, daß die Leber nicht das einzigste Erfolgsorgan für das Insulin ist, sondern daß das Pankreasinkret noch anderweitig, d. h. an den Muskeln, angreift. Schwerer scheinen zunächst die neuen Befunde von BÜRGER und KRAMER[1] gegen eine wesentliche Rolle der Leber ins Gewicht zu fallen. Sie fanden, daß bei Ausschaltung der Extremitätenmuskulatur aus der Zirkulation der hypoglykämische Effekt des Insulins entweder ausblieb oder sich erheblich abschwächte. Gegen diese Untersuchungen lassen sich allerdings einige wichtige, auch den Autoren selbst nicht entgangene Einwendungen machen, die hyperglykämisch wirkende Narkose und der große zirkulatorische und nervöse Shock, den das Abbinden der Hauptarterienstämme mit den unvermeidlichen Nervenquetschungen mit sich brachte. Da somit in mehrfacher Weise nicht vergleichbare Verhältnisse vorliegen, vermag ich diesen Untersuchungen keine genügende Beweiskraft gegen die Leber als Angriffspunkt des Insulins zuzuerkennen.

Während von physiologischer Seite der Schwerpunkt der Insulinwirkung ganz in die Muskeln verlegt wurde, scheinen die geschilderten Versuche aber auch nicht darnach angetan zu sein, den Hauptangriffspunkt des Pankreasinkretes in der Leber zu beweisen, wie v. NOORDEN und LAUFBERGER[2] es tun möchten. Das Bestreben, wichtige Fragen der Biologie trotz ihrer großen Kompliziertheit alternativ zu entscheiden, macht sich auch in der Insulinliteratur hemmend geltend.

Um am *Gesamtorganismus* möglichst vollständig die Frage der Insulinwirkung zu studieren, erschien es theoretisch am zweckmäßigsten, Gesamtkohlehydratbilanzversuche in der Weise anzustellen, daß unter sonst gleichen Bedingungen das Schicksal einer bestimmten Zuckermenge unter Insulineinfluß hinsichtlich Glykogenbildung und Verbrennung durch Untersuchung des Gaswechsels und anschließende Analyse des Gesamttieres verfolgt wird. Geht die Rechnung auf, d. h. läßt sich die eingeführte Menge teils als abgelagert in Form von Glykogen teils als verbrannt in den Atemgasen wieder finden, so wäre gleichzeitig der Beweis erbracht, daß keine unbekannten Zwischenstufen aus dem Zucker entstehen.

Den geschilderten Weg beschritten mit verschiedener Methodik LESSER[3] und seine Mitarbeiter, DALE[4] und seine Mitarbeiter, die

---

[1] BÜRGER, M. u. H. KRAMER: Zt. f. ges. Med. 61, 449 (1928).

[2] LAUFBERGER: Klin. Wschr. 264 (1924).

[3] LESSER, E. J.: Die Pathogenese der Diabetes. Krankheitsforschung Bd. 2, S. 500. 1926 (Zusammenfassung). — Verh. dtsch. pharmak. Ges. Würzburg, Ref. 24 (1928). Ferner LESSER u. AMMON: Biochem. Z. 202, 294 (1928).

[4] DALE H. H., mit C. H. BEST, J. P. HOET u. H. P. MARKS: Proc. Roy. Soc., London (B), 100, 55 (1926).

Geschwister CORI[1] sowie JOHN MAC GRATH. LESSER, BISSINGER und GRATH analysierten Mäuse, deren Zucker intraperitoneal injiciert war, die Geschwister CORI Ratten nach oralen Zuckergaben. DALE und seine Mitarbeiter benutzten das sog. Spinaltier, decapitierte und eviscerierte Katzen mit fast ausgeschalteter Leber, deren Zuckerquelle durch konstante, intravenöse Zuckerzufuhr ersetzt wird. Das Resultat war in allen Fällen prinzipiell das gleiche. Innerhalb der Fehlerquellen so komplizierter Versuche fand sich der injizierte Zucker entweder in den Zersetzungen (ca. 80% in LESSERS Versuchen) oder als Glykogen wieder. Nur in der Arbeit von CORI, der mit Ratten arbeitete, waren die Differenzen etwas größer, was mit der längeren Versuchsdauer und der Zunahme reduzierender Substanzen zusammenhängen mag.

Folgende Tabelle 32 gibt zugleich als Beispiel solcher Bilanzversuche das Ergebnis dieser CORIschen Untersuchnngen wieder, wobei sämtliche Werte in Milligramm auf 100 g Tier und 4 Stunden bezogen sind:

Tabelle 32.
Schicksal einer Glykosezufuhr mit und ohne Insulin, bezogen auf 100 g Tier nach CORI-CORI.

Versuchs-bedingungen	Resor-bierte Glykose	Ver-brauchte Glykose	Ge-bildetes Glykogen	Wieder-gefundene Glykose in %	RQ	Blut-zucker
Glykose allein	750	281	388	89,2	0,838	176
Glykose + 15 Einheiten Insulin pro 100 g Tier	766	378	324	91,6	0,882	77

Man sollte denken, daß wenn Forscher von so hohem Range mit verschiedener Methodik an verschiedenen Tieren zu einem so klaren und einfachen, alle Hilfshypothesen überflüssig machenden Resultate kommen, damit die Frage definitiv in ihrem Sinne entschieden sei. Aber leider ist es das Schicksal des Insulinproblems, daß es hier, abgesehen von der Hypoglykämie, überhaupt keine definitiv geklärten Fragen gibt.

So sind auch gegen die geschilderten Untersuchungen eine Reihe von Einwänden erhoben. Zunächst wird die Berechtigung der Verwendung von Mittelwerten bei Tieren sehr verschiedener Zusammensetzung bestritten (z. B. von GIGON[2]). Von anderer Seite werden die Schlüsse aus den Gaswechselversuchen beanstandet, der wechselnde Ausfall so vieler Respirationsversuche bei Insulintieren und die Vieldeutigkeit des RQ betont, so behauptet vor allem BORNSTEIN[3], daß

---

[1] CORI, C. F. u. G. F. CORI: J. of biol. Chem. 70, 557 (1926) und 76, 755 (1927).

[2] GIGON: Schweiz. med. Wschr., Nr. 13 (1928).

[3] BORNSTEIN, A. u. V. HOLM: Z. exper. Med. 43, 367 (1924).

die Steigerung der respiratorischen Quotienten nach Insulin nichts mit einer vermehrten Kohlehydratverbrennung zu tun habe, sondern durch eine gesteigerte Kohlensäureaustreibung bedingt sei. HANDOVSKY[1] bestreitet neuerdings auf Grund zahlreicher eigener Versuche, daß bei Kaninchen unter der Einwirkung von 4—20 Einh. Insulin (intravenös) eine Glykogenbildung eintritt. Dabei handelte es sich meist um Hungertiere, und den Mittelwerten wurden viermal so viel Normaltiere wie Insulintiere zugrunde gelegt.

Überblickt man die zahlreichen Untersuchungen, die gerade der Frage der Glykogenbildung durch das Insulin gewidmet sind, so erscheint es fast hoffnungslos, eine klare Antwort zu bekommen. Alle nur möglichen Ergebnisse sind beobachtet und zwar wiederholt. Wechselnder Ernährungszustand, wechselnde Dosierung spielen dabei eine große Rolle. Im allgemeinen läßt sich sagen, daß große Insulindosen immer Glykogenschwund bedingen, vor allem im Krampfstadium, kleine häufiger Glykogenansätze. Nach eben erschienenen Untersuchungen der Geschwister CORI[2] scheint auch die Höhe des Blutzuckers mit großer Bedeutung für den Glykogenansatz zu sein. Der Hauptgrund für die wechselnden Resultaten dürfte aber wohl der sein, daß normale Tiere überhaupt ungeeignet zu solchen Versuchen sind, weil sie mehr von der Insulinproduktion ihres Körpers wie der Zufuhr von außen abhängig sind. Was das Insulin leistet, läßt sich eindeutig nur am insulinlosen, d. h. totalpankreasdiabetischen Tiere zeigen; und hier kann kein Zweifel an der Fähigkeit einer starken Glykogenbildung bestehen. Es besteht somit kein Grund, sich mit den wechselnden Befunden bei gesunden Tieren aufzuhalten, am wenigsten, wenn es sich um Hungertiere handelt und die Frage der Zuckerverbrennung nicht gleichzeitig mituntersucht wurde.

Gerade so unfruchtbar für die Gesamttheorie ist die alleinige Untersuchung des respiratorischen Gaswechsels, zumal, wenn es sich um normale, hungernde Organismen handelt. Die beiden Hauptfragen nach Gesamtstoffwechselsteigerung und vermehrter Kohlehydratverbrennung sind je nach Ernährungszustand, Nahrungszufuhr, Muskelruhe und Insulindosis der Versuchspersonen und Versuchstiere wechselnd nach jeder Seite hin beantwortet worden. Hält man sich an die technisch besten Versuche, so kommt man zu dem Ergebnisse, daß nichttoxische Insulindosen, vor allem in Verbindung mit Zucker, im allgemeinen nicht den Gesamtstoffwechsel, wohl aber die Zuckerverbrennung steigern. Am klarsten und eindeutigsten sind auch hier die Ergebnisse beim diabetischen Organismus, bei dem Zucker allein den niedrigen respiratorischen Quotienten nicht sicher zu erhöhen vermag, wohl aber Insulin und erst recht Insulin mit Zucker. Somit kann es m. E. trotz vieler divergierender Untersuchungen keinem Zweifel unterliegen, daß physiologische Dosen von Insulin sowohl die Glykogenbildung befördern wie die Zuckerverbrennung verbessern. Alle gegen die oben erwähnten

---

[1] HANDOVSKY, H.: Arch. f. exper. Path. 134, 324, 329 (1928).
[2] CORI, C. F. u. G. F. CORI: J. of biol. Chem. 85, 275 (1929).

Versuchsreihen von LESSER, DALE, CORI u. a. geltend gemachten Bedenken bestehen m. E. praktisch in diesen beiden Punkten nicht zu Recht.

Ehe auf die Frage eingegangen wird, wie man im einzelnen die beiden wichtigsten Wirkungen des Insulins sich vorzustellen hat, muß noch die Hypothese einer unbekannten Intermediärsubstanz, die unter Insulinwirkung im Körper entsteht, kurz besprochen werden. Kein geringerer als MACLEOD hat sie aufgestellt. Es ist klar, daß man sich zur Annahme einer so rätselhaften Unbekannten nur entschließt, wenn wirklich ganz zwingende Gründe dafür vorliegen. Daß die oben genannten Gesamtanalysen dafür keinen Raum lassen, wurde schon erwähnt. Da bei so komplizierten Versuchen Fehler bis zu $\pm 10\%$ unvermeidlich sind, kann natürlich niemals ausgeschlossen werden, daß überhaupt keine unbekannten Intermediärprodukte entstehen, sicher scheint mir nur, daß sie jedenfalls nicht in nennenswerten Mengen sich im Körper anhäufen. MACLEOD war für seine Annahme einer „unknown substance" der Eindruck maßgebend, daß die unter Insulinwirkung abgelagerten bzw. oxydierten Mengen Zucker zu klein seien, um alles zu erklären. Merkwürdigerweise setzt er sich dabei nicht kritisch mit den obengenannten Bilanzversuchen auseinander, sondern stützt sich vor allem auf Beobachtungen gemeinsam mit EADIE, NOBLE und ORR[1], in denen er nach Insulin und Zuckerinjektion im gefrorenen und dann pulverisierten Gewebe (Muskel und Leber) unverhältnismäßige geringe Zunahmen an reduzierender Substanz auch nach Hydrolyse fand. Er schließt dadurch, daß durch Extraktionsmethoden das Verschwinden der sehr großen Zuckermengen in die Gewebe nach Insulin nicht erklärt werden kann. „Es sieht — ihm — so aus, als ob aus dem Zucker eine bisher nicht festgestellte Substanz gebildet wird, die keine reduzierenden Eigenschaften besitzt, weder vor noch nach Hydrolyse und die bei gewöhnlichen Temperaturen leicht zerstört wird."

Von einer ganz anderen Seite kam GIGON[2] zu einer ähnlichen Annahme. Er verfolgte unter verschiedenen Bedingungen im Blute den Prozentgehalt von Kohlenstoff und Stickstoff, den Quotienten $\frac{C}{N}$ sowie den Blutzucker. Es zeigte sich dabei nach Zuckerzufuhr ein deutliches Ansteigen einer C-Komponente, die nach Insulinzufuhr bedeutend absinkt. Diese Substanz ist in den roten Blutkörperchen, nicht im Serum enthalten. Da in vielen Versuchen nicht nur der C-Gehalt, sondern auch der N-Gehalt sich änderte, vor allem aber der Wassergehalt des Blutes niemals mitberücksichtigt wurde, so scheint es mir zweifelhaft, ob man berechtigt ist, so weitgehende Schlüsse zu ziehen, wie GIGON es tut.

Wenn die Frage einer solchen unbekannten Substanz auch zweifellos noch weiterer Untersuchungen bedarf, so sind die für sie bisher ins Feld geführten Argumente m. E. nicht so schwerwiegend, daß man gezwungen ist, in die klaren Bilanzen von LESSER, DALE usw. eine große

---

[1] EADIE, NOBLE u. ORR: zitiert bei MACLEOD (auf S. 268).
[2] GIGON: zitiert auf S. 274.

Unbekannte einzufügen. Anders würden natürlich die Dinge liegen, wenn eine solche Substanz in nennenswerter Menge sicher gefaßt und einer Analyse zugängig gemacht wäre. Aber vorläufig ist das nicht der Fall und m. E. auch für die Zukunft unwahrscheinlich. Diese Ablehnung der unknown substance von MACLEOD soll natürlich nicht besagen, daß bekannte oder vielleicht auch unbekannte, intermediäre Abbauprodukte des Kohlehydratstoffwechsels in ganz kleinen Mengen vermehrt überhaupt auftreten. Für den Acetaldehyd ist das ja von NEUBERG[1] direkt nachgewiesen worden.

Ebensowenig scheint mir bisher bewiesen, daß Insulin eine besondere Umlagerung im Zuckermolekül hervorruft, die es der Aufspaltung durch das Gewebe besser zugänglich macht, und daß das Fehlen solcher Einwirkungen ein wesentlicher Grund für die ungenügende Ausnutzung des Zuckers im intermediären Stoffwechsel des Diabetikers sei. FOREST, WINTER und SMITH[2] haben zuerst diese Hypothese aufgestellt. Sie begründeten sie mit den Verschiedenheiten im polarimetrischen und reduzierenden Verhalten des Blutzuckers zwischen normalen und diabetischen Menschen. Im ersten Falle war die Rechtsdrehung geringer als das Reduktionsvermögen, was auf das Vorhandensein einer besonderen γ-Glykose zurückgeführt wird. Im Blute eines nicht behandelten, schweren Diabetikers war das Verhalten umgekehrt und kehrte unter Insulinbehandlung wieder zur Norm zurück. Diese aufsehenerregenden Angaben sind von den meisten Nachuntersuchern nicht bestätigt, von einzelnen wurden gewisse kleine, aber unsicher verwertbare Unterschiede gefunden. Nur LUNDSGAARD und HOLBØLL sind zu im Prinzip gleichen Resultaten wie WINTER und SMITH gekommen, aber gerade ihre Befunde konnten von keiner Seite reproduziert werden. Auch MACLEOD, der den Angaben von WINTER und SMITH mit einer geringeren Skepsis gegenüber steht wie die meisten anderen Autoren, sieht eine Spekulation darüber „gegenwärtig kaum als sicher und wertvoll" an.

Somit können nur zwei Tatsachen als gesichertes Ergebnis der Wirkung physiologischer Insulindosen angesehen werden: Die verbesserte Zuckerverbrennung und die vermehrte Glykogenbildung. Es fragt sich nun, wie diese Prozesse im einzelnen sich vollziehen und in welchen Beziehungen sie zueinander stehen. Die Vorgänge im Muskel und in der Leber müssen hier getrennt betrachtet werden. Nur in der ersteren Richtung sind wir eingehender orientiert, da aus dem oben erwähnten Grunde das Hauptinteresse sich auf dieses Organsystem konzentriert hat. Dazu kommt, daß gerade die Physiologie des Muskelstoffwechsels durch die grundlegenden Arbeiten von EMBDEN, HILL, MEYERHOF und ihren Mitarbeitern schon vor der Entdeckung des Insulins mehr gefördert war als irgend ein anderes Gebiet des Kohlehydratstoffwechsels.

---

[1] NEUBERG, GOTTSCHALK u. STRAUSS: Dtsch. med. Wschr., Nr. 49, 1407 (1923).

[2] FOREST, WINTER u. SMITH: Lit. bei LESSER u. MACLEOD.

Tatsächlich läßt sich, wie vor allem LESSER[1] es sehr klar zeigte, die Insulinwirkung sehr leicht und zwanglos aus den modernen Anschauungen über den Kohlehydratumsatz im Muskel verständlich machen.

MEYERHOF[2] vor allem hat den exakten Nachweis erbracht, daß der energieliefernde Prozeß bei der Muskeltätigkeit hauptsächlich die Milchsäurebildung aus Glykogen ist, daß also hier ein anoxybiotischer Vorgang vorliegt. Der Sauerstoff greift erst in der Erholungsphase, d. h. nach Ablauf der Kontraktion ein. Die dabei verbrauchte Menge Sauerstoff ist aber viermal kleiner, als sie zur völligen Oxydation von Milchsäure zu Kohlensäure und Wasser erforderlich wäre. Da trotzdem die gesamte gebildete Milchsäure in der Restitutionsphase verschwindet, müssen ca. $^3/_4$ andere Umwandlungen erfahren haben. Da zu gleicher Zeit das vorher weitgehend verschwundene Glykogen im Muskel wieder erscheint, liegt die Annahme, daß die nicht oxydativ verschwundene Milchsäure zu Glykogen resynthetisiert wird, außerordentlich nahe. Die dazu nötige Energie des mit Wärmebindung verknüpften, d. h. endothermalen Vorgangs, könnte rein rechnerisch durch die Verbrennung der Milchsäure geliefert werden.

Diese Umwandlungen lassen sich in folgende Gleichungen kleiden:

1) während der Muskelkontraktion anoxybiotisch:

$$\frac{5}{N} (C_6H_{10}O_5)\, n + 5\ H_2O = 8\ C_3H_6H_3 + C_6H_{12}C_6)$$

Glykogen   Milchsäure   Glykose

2) während der Muskelerschlaffung oxybiotisch

$$8\ C_3H_6O_3 + C_6H_{12}O_6 + 6\ O_2 = \frac{4}{n} (C_6H_{10}O_5)\, n + 6\ CO_2 + 10\ H_2O.$$

Milchsäure   Glykose   Glykogen

Diese beiden Prozesse sind nach einem Ausdruck von W. OSTWALD miteinander „gekoppelt". Das Wesen des Koppelungsvorganges besteht darin, daß die gleiche Substanz durch zwei Prozesse mit entgegengesetzter Wärmetönung verändert wird, wobei der eine, der exotherme d. h. mit Wärmebildung einhergehende Vorgang, die Energie für den zweiten, den endothermen, d. h. mit Wärmeaufnahme verknüpften liefert. Dabei hat der Quotient, gebildet aus den insgesamt reagierenden Molekülen, dividiert durch die Menge der exotherm gebildeten Substanzen einen konstanten Wert. Im vorliegenden Falle ist es der Quotient:

$$\frac{\text{verschwundener Zucker im ganzen}}{\text{verbrannter Zucker}}.$$

Er wird vielfach auch „Meyerhofquotient" genannt und hat den Wert von ca. 5,0.

Da es schwer oder sogar unmöglich war zu entscheiden, ob die Milchsäure oder der Zucker verbrennt, war MEYERHOF später geneigt,

[1] LESSER, J. E.: zitiert auf S. 273.
[2] MEYERHOF: Handbuch der normalen und pathologischen Physiologie Bd. 8/1, S. 500. 1925, (Zusammenfassung), und Die chemischen Vorgänge im Muskel und ihr Zusammenhang mit Arbeitsleistung und Wärmebildung, Berlin: Julius Springer 1930.

an Stelle des gekoppelten Prozesses von Milchsäureverbrennung und Glykogensynthese einen solchen von Traubenzuckerverbrennung und Glykogensynthese anzunehmen.

Nach der ansprechenden Vorstellung, die zuerst LESSER entwickelte und dann von BRUGSCH u. a. weitergebildet wurde, würde also das Wesen der Insulinwirkung im Muskel darin bestehen, daß es den geschilderten gekoppelten Prozeß beschleunigt, indem es sowohl die Oxydationen wie die Glykogensynthese vermehrt.

BRUGSCH und seine Mitarbeiter[1] haben versucht, festzustellen, an welcher Stelle des Zuckerauf- bzw. Abbaus die Störung einsetzt, wenn das Insulin fehlt. Da diese Untersuchungen vorläufig noch sehr umstritten sind, so vor allem von CHAIKOFF, erübrigt sich ein näheres Eingehen an dieser Stelle.

Wenn nach den geschilderten Anschauungen das Insulin die Zuckerverbrennung befördert, so läßt sich daraus nicht ohne weiteres die Entscheidung darüber ableiten, ob dieser Vorgang beim Fehlen dieses Inkretes überhaupt unmöglich oder nur erheblich eingeschränkt ist. Respirationsversuche am gesamten Tier einerseits und am isolierten Muskel bzw. am leberlosen Tiere müßten hier die notwendige Klarheit bringen. Leider haben sie das nicht getan, denn die Ergebnisse dieser Untersuchungen stehen in einem vorläufig nicht zu überbrückenden Widerspruch. Während, wie schon oben erwähnt, zahlreiche, übereinstimmende Untersuchungen am maximaldiabetischen Organismus (S. 202) keinerlei Anhaltspunkte dafür ergaben, daß nennenswerte Zuckermengen verbrannt werden, zeigen viele Untersuchungen beim isolierten diabetischen Muskel, daß ihm die Zuckerverbrennungsfähigkeit keineswegs verloren gegangen ist. Am deutlichsten geht das aus den glänzend angelegten Untersuchungen von DALE hervor. Immerhin bestehen aber sehr erhebliche, quantitative Unterschiede zwischen normalem und diabetischem Muskel. Während beim entleberten Hunde mit intaktem Pankreas der hypoglykämische Symptomenkomplex, d. h. das Auftreten von Krämpfen erst bei Blutzuckerwerten von 0,03—0,04% einsetzt, beginnen beim leber- und pankreaslosen Tiere die Konvulsionen schon bei hyperglykämischen Werten von 0,14—0,2%. Die Zersetzungsgröße für Traubenzucker muß in letzterem Falle also stark herabgesetzt sein. Von diesem Ergebnisse aus könnte man die diabetische Hyperglykämie als eine Art Selbststeuerungsvorgang auffassen, der es auch bei dieser Krankheit den Muskelzellen noch ermöglicht, Zucker zu zersetzen. Es ist eine der wichtigsten Aufgaben der Insulin- und Diabetesforschung, diesen fundamentalen Gegensatz zwischen Kohlehydratverbrennung im Gesamtorganismus und in der ca. 45% des Gesamtkörpergewichts ausmachenden Muskulatur befriedigend aufzuklären.

Trotz solcher Widersprüche im einzelnen scheint es mir doch möglich zu sein, über die Insulinwirkung im Muskel Vorstellungen zu gewinnen, welche das gegenwärtig vorliegende Tatsachenmaterial

---

[1] BRUGSCH u. HORSTERS: Klin. Wschr. 436 (1925). — Einzelarbeiten: Biochem. Z. 1924—26.

ungezwungen unter einheitliche Gesichtspunkte bringt und in den Rahmen der bisher[1] herrschenden Anschauungen über den Kohlehydratstoffwechsel im Muskel einfügt.

Sehr viel ungeklärter liegen die Verhältnisse hinsichtlich der *Insulinwirkung bei der Leber*. Trotz der Hervorhebung des muskulären Angriffs des Insulins kann aus den oben genannten Gründen nicht daran gezweifelt werden, daß das Insulin koordiniert auch in den Kohlehydratstoffwechsel der Leber entscheidend eingreift. LESSER hat früher die Vorstellung entwickelt, daß das damals noch unbekannte Inkret des Pankreas in der Leber die räumliche und strukturelle Trennung von Glykogen und Leberdiastase, für die MACLEOD neuerdings den Namen Glykogenose vorschlägt, reguliert, d. h. verhindert, daß mehr Glykogen hydrolysiert wird, als dem jeweiligen Bedarfe des Körpers entspricht. So wurde es gut verständlich, daß nach dem Fortfall dieses Inkretes, sei es nach dem Tode oder beim maximalen Pankreasdiabetes die Glykogenolyse gewaltig zunimmt.

Merkwürdigerweise hat LESSER diese sehr plausible und fast allgemein acceptierte Hypothese fallen gelassen und zwar lediglich aus dem Grunde, weil die postmortale Glykogenhydrolyse in zahlreichen Versuchen auch seines eigenen Laboratoriums durch Insulin nicht verhindert werden konnte. Meines Erachtens besteht dazu keine zwingende Veranlassung. Sämtliche Versuche sind mit abgestorbenen Lebern durchgeführt worden, d. h. die Struktur war so verändert, daß die Scheidewand, welche Glykogen und Diastase im Leben großenteils trennte, weitgehend niedergerissen war. Dann aber scheint das Insulin ebensowenig wie im Reagensglase zu wirken.

Wird aber Insulin beim Kaltblüter 24 Stunden vorher eingespritzt und in genügender Menge an die Struktur gebunden, so wird nach den Untersuchungen von v. ISSEKUTZ[2] die postmortale Glykogenolyse doch erheblich gehemmt. Auch der Adrenalineffekt läßt sich an der herausgeschnittenen Leber durch Insulin unterdrücken (BORNSTEIN und GRIESBACH, v. ISSEKUTZ u. a.).

In eigenen Versuchen gemeinsam mit REINWEIN, SINGER, PARTSCH und BALZER[3] an überlebenden, maximal mit O_2 nach WARBURG versorgten Leberschnitten von Warmblütern (Meerschweinchen, Kaninchen, Hunden) konnten wir nachweisen, daß das eine Stunde vorher injizierte Insulin sowohl beim normalen wie beim maximalpankreasdiabetischen Tiere die Glykogenolyse ganz oder fast ganz aufhebt, unter geeigneten Bedingungen sogar in Zuckerlösung Zuckeransätze ermöglicht, selbst anaerob. Wenn damals mangels technischer Schwierigkeiten auch keine gleichzeitigen Glykogenbestimmungen in den verwandten Gewebsschnitten vorgenommen wurden, so waren doch die verschwundenen Zuckermengen so groß, daß man um die Annahme einer erheblich verminderten postmortalen Glykogenolyse oder einer Glykogenbildung

---

[1] Gewisse Änderungen wird hier allerdings wohl die Zukunft noch bringen, vgl. z. B. A. BETHE, Naturwissensch. 18, 677, 1930.

[2] v. ISSEKUTZ: Biochem. Z. 147, 264 (1924).

[3] GRAFE, E. u. Mitarbeiter: Arch. f. exper. Path. 119, 91; 120, 359 (1927).

unter Insulin auch bei der isolierten Leber nicht herumkommt. Die gleichzeitig verfolgte Gewebsatmung ergab in einzelnen Fällen, wenn auch nicht regelmäßig Steigerungen des respiratorischen Quotienten, so daß auch auf eine gesteigerte Zuckerverbrennung geschlossen werden konnte. Für eine vermehrte Zuckerverbrennung in der Leber spricht auch die vermehrte Milchsäure- und Acetaldehydbildung von Leberbrei unter Zusatz von Insulin, die NEUBERG und seine Mitarbeiter fanden.

So ist man m. E. zu der Annahme berechtigt, daß das Insulin in der Leber in prinzipiell gleicher Weise auf den Kohlehydratstoffwechsel einwirkt wie im Muskel, d. h. in physiologischen Dosen die Glykogenolyse hemmt bzw. den Glykogenansatz befördert und die Zuckerverbrennung steigert. Wie sich dabei die Vorgänge im einzelnen abspielen, ist vorläufig noch unklar. Insbesondere bleibt es noch ungewiß, ob und wieweit die MEYERHOFschen Vorstellungen über den intermediären Kohlehydratstoffwechsel im Muskel ohne weiteres auf die ganz anders geartete Rolle der Leber in diesem Teile des Stoffwechsels übertragen werden dürfen.

Die vorstehende Schilderung über die Wirkung des Insulins trägt notwendig einen subjektiven Charakter, wie notwendigerweise heute bei der Fülle von Widersprüchen in den Versuchsergebnissen jede Darstellung dieses Gebietes. Jede Theorie hat bei dem heutigen Stande der Dinge nur einen provisorischen Charakter. Ihre Brauchbarkeit oder Unbrauchbarkeit kann erst die Zukunft erweisen. Ein großer Vorteil der geschilderten Vorstellungen ist neben ihrer relativen Einfachheit die Tatsache, daß von ihrem Standpunkte aus die Pathophysiologie des menschlichen Diabetes leicht verständlich wird.

Durch den Fortfall des entscheidenden Inkretes kommt es bei dieser Krankheit zu einer Verlangsamung der Zuckerverbrennung in Muskel und Leber sowie einer vermehrten Glykogenolyse besonders in der Leber. Vermehrte Zuckerproduktion und verminderte Zuckeroxydation müssen notwendig den Blutzucker in die Höhe treiben und zum Auftreten von Harnzucker führen.

Indirekte Störungen infolge der Schädigungen des Kohlehydratstoffwechsels sind die Anomalien des Eiweißumsatzes (vermehrte Eiweißverbrennung beim maximalpankreasdiabetischen Tiere und vermehrte Zuckerbildung [und -ausscheidung] aus Eiweiß auch beim Menschen) und des Fettstoffwechsels (Ketonkörperbildung mit Acidose, Lipämie, Fettleber usw.).

Wenn wir auf die im Anfang skizzierten Haupttheorien wieder zurückkommen, so ergibt sich aus dem vorstehenden von selbst, daß weder die Minderverbrauchstheorie noch die Überproduktionstheorie des Zuckers für sich allein imstande ist, eine befriedigende Deutung der Vorgänge bei der Zuckerkrankheit zu geben. Jede für sich ist unvollständig, aber beide lassen sich widerspruchslos miteinander kombinieren und ihre Verbindung erst ermöglicht es, Wesen und Mechanismus der diabetischen Stoffwechselstörung wenigstens in den wesentlichen Zügen, wenn auch gewiß noch nicht bis in alle Einzelheiten, unserem Verständnis näher zu bringen.

Anhangsweise seien noch einige theoretische Vorstellungen kurz besprochen, die z. T. sich in den Rahmen der geschilderten Theorie einfügen, z. T. aber ganz andere Wege gehen. Von der LÉPINEschen Hypothese des mangelnden glykolytischen Fermentes im Diabetikerblut und in den Diabetikerorganen war schon die Rede. Hätte sie nicht den feinsten französischen Kenner des Diabetes zum Autor, so könnte sie mit Stillschweigen übergangen werden, so wenig glücklich ist sie und so wenig Anklang hat sie gefunden. Ähnlich liegen die Dinge bei SCHMIEDEBERGs Theorie[1]; auch ihr gibt mehr der Name des großen Forschers als die Kraft seiner Argumente ihre Bedeutung. Ausgangspunkt ist hier wie bei MINKOWSKI die schlechte oder fehlende Verbrennbarkeit des Zuckers beim Diabetes. Die Ursache soll aber dabei nach SCHMIEDEBERG nicht im Gewebe selbst gelegen sein, sondern in der Bildung einer nicht verbrennbaren und nicht glykogenetisch wirkenden Glykoseverbindung, aus der erst in der Niere der Zucker abgespalten wird. Eine ähnliche diabetogene Substanz soll auch beim Abbau von Gewebseiweiß entstehen. Während in der Norm ein unbekanntes, vielleicht dem Pankreas entstammendes Ferment die Bildung derartig unverbrennbarer Zuckerverbindungen verhindert, soll dem Diabetiker dieses Ferment fehlen und dadurch die diabetogene Substanz entstehen. Die einzige experimentelle Stütze für diese vage Theorie ist die von STRAUB u. a. im SCHMIEDEBERGschen Laboratorium festgestellte Tatsache, daß bei der tryptischen Verdauung des Fibrins eine Substanz entsteht, deren Einverleibung bei mit Kohlenoxyd vergifteten hungernden Hunden Glykosurie hervorruft, die ohne diese Substanz ausbleibt.

Eine weitere Reihe von Autoren ist geneigt, die schlechte Zuckerausnutzung beim Diabetes auf veränderte, d. h. verschlechterte Permeabilitätsverhältnisse zurückzuführen. HÖBER[2] scheint vermutungsweise zuerst diesen Gedanken ausgesprochen zu haben, ohne ihm experimentelle Stützen zu geben. ARNOLDI und ROUBISCHECK[3] haben anscheinend unabhängig ähnliche Vorstellungen entwickelt. Nach ihnen soll das Wesen des Diabetes eine Störung im Zuckertransport sein, indem durch Änderung der Grenzflächen des Protoplasmas der Eintritt des Zuckers in die Zellen erschwert sei. Die abweichende Permeabilität wird dabei auf Elektrolytverschiebungen und dadurch bedingte Änderung der kolloidchemischen Struktur der Zellgrenzflächen zurückgeführt. Als Beleg wird das vieldeutige Absinken der Hyperglykämie bei einzelnen Diabetikern unter der Einwirkung des Karlsbader Wassers angeführt. BICKEL und KAUFFMANN[4] sahen eine Abschwächung der Insulinwirkung bei mineralstoffarmer Nahrung und folgern daraus eine Bedeutung der Elektrolyte für die Inkretwirkung. MENDEL, ENGEL und GOLDSCHEIDER[5] folgerten aus vergleichenden Blutzucker- und Blutmilchsäurewerten nach Insulininjektion, daß weder ein Aufbau des Traubenzuckers zu Glykogen noch ein Abbau vorliege und rekurrieren faute de mieux auch ihrerseits auf die Permeabilitäts- und Elektrolyttheorie.

[1] SCHMIEDEBERG, O.: Arch. f. exper. Path. 90, 1 (1921).
[2] HÖBER: Biochem. Z. 60, 253 (1924).
[3] ARNOLDI u. ROUBISCHECK: Dtsch. med. Wschr., Nr 8 (1922).
[4] BICKEL u. KAUFFMANN: Münch. med. Wschr., Nr 24 (1925).
[5] MENDEL, ENGEL u. GOLDSCHEIDER: Klin. Wschr., Nr 17 (1925).

Wichtiger wie diese rein hypothetischen Vorstellungen sind die experimentellen Befunde von WIECHMANN[1] der zeigen konnte, daß beim nüchternen Diabetiker das Blutplasma in der Regel mehr Zucker enthält als die Erythrocyten und daß Insulinzufuhr eine normale, gleichmäßige Verteilung auf beide Blutbestandteile herbeiführt.

Die Glykäminhypothese von LOEWI[2] ist von ihrem eigenen Autor preisgegeben worden.

D. Die Diagnose der Zuckerkrankheit.

Kaum eine Krankheit ist so leicht zu erkennen wie der vollentwickelte Diabetes, sofern der Arzt es sich, wie es sein soll, zur Pflicht macht, bei jedem Kranken, der in seine Behandlung tritt, den Urin neben Eiweiß auch auf Zucker zu untersuchen. Anamnestisch sind abnormer Durst, Mattigkeit, Gewichtsabnahme trotz normaler, oft sogar gesteigerter Nahrungsaufnahme, Neigung zu Dermatosen und Rheumatismen bzw. Neuralgien die führenden Beschwerden. Sie sind so charakteristisch, daß differentialdiagnostisch dann fast nur M. Basedowi oder eine chronische Infektion in Betracht kommt. Die Entscheidung bringt die Urinuntersuchung. Eine positive Zuckerprobe bedeutet aber nicht in jedem Falle einen Diabetes, eine negative schließt ihn nicht in jedem Falle aus. So können hin und wieder doch differentialdiagnostische Schwierigkeiten vorkommen; sie gelten aber nur für einen minimalen Bruchteil der untersuchten Kranken.

Es ist eine nicht so seltene Erscheinung, daß bei der ersten Prüfung eines Urins kleine Zuckermengen festgestellt werden. MALMROS[3], ein Schüler von PETRÉN, hat dieser Frage eine größere monographische Studie gewidmet, die zeigt, wie kompliziert die Dinge manchmal liegen können. Solche harmlose Glykosurien finden sich besonders in den Nachmittagsurinen. Der Prozentgehalt an Zucker bleibt dabei fast stets unter 1,0% und Erkundigungen ergeben gewöhnlich, daß eine kohlehydrat-, insbesondere zuckerreiche Mahlzeit vorausgegangen war. In solchen Fällen wäre es ebenso falsch, sich mit dieser Angabe zu beruhigen wie einen leichten Diabetes anzunehmen, sondern es sind weitere Kontrollen nötig. Vergärt der Harn nicht, so handelt es sich überhaupt nicht um Glykose, andere Zuckerarten wie Lävulose oder Pentose lassen sich leicht durch typische Reaktionen (vgl. S. 240) identifizieren. Bei ganz kleinen Mengen liegt gewöhnlich die ebenfalls reduzierende Glykuronsäure vor oder in ganz seltenen Fällen Homogentisinsäure (vgl. darüber die Alkaptonurie S. 462). Es ist für diese harmlosen alimentären Glykosurien charakteristisch, daß sie in ihrem Auftreten sehr launig sind, d. h. an den folgenden Tagen unter fast den gleichen Bedingungen fehlen. Sollte das der Fall sein, so ist ein Diabetes äußerst unwahrscheinlich. Will man völlige Sicherheit haben, so wären die später noch zu besprechenden Prüfungen anzustellen (vgl. S. 285).

---

[1] WIECHMANN, E.: Dtsch. Arch. klin. Med. 150, 186 (1926).
[2] LOEWI, O. u. Mitarbeiter: Klin. Wschr. Nr 46 (1927) u. Nr 9 (1929).
[3] MALMROS, H.: Acta med. scand. (Stockh.) Suppl. 27 (1928).

Läßt sich aber das Ergebnis der Untersuchung beliebig immer wieder reproduzieren, ist sogar nüchtern etwas Zucker in dem Harn, so steht auch dann noch die diabetische Natur keinesfalls fest, sondern es ist zunächst immer, sofern es sich um kleine Mengen handelt (unter 1,0%), zu erwägen, ob nicht eine nichtdiabetische Glykosurie vorliegt. Das Auftreten größerer Zuckermengen erhebt allerdings die Vermutung einer Zuckerkrankheit so gut wie immer zur Gewißheit. Die große Zahl nichtdiabetischer Glykosurien wurde früher schon aufgezählt und besprochen. Praktisch kommen vor allem in Betracht fieberhafte Infekte, Basedowsche Krankheit, Leberleiden, Schwangerschaft, Stillgeschäft, Schädeltraumen und schwere seelische Traumen, evtl. Psychosen. Ob einer dieser Zustände vorliegt, läßt sich fast stets durch Anamnese und gewöhnliche Untersuchung, für manche Gruppen insbesondere durch Urinuntersuchungen auf Gallenfarbstoffe und Milch-·zucker unschwer unterscheiden. Differentialdiagnostische Schwierigkeiten macht gewöhnlich nur zunächst der Diabetes innocens oder renalis, aber er zeigt bei näherer Prüfung so charakteristische Züge (vgl. S. 211), vor allem hinsichtlich des Blutzuckers im nüchternen Zustande und nach Belastung, ferner betreffs Art und Größe der Zuckerausfuhr, Ketonurie und Insulinwirkung, daß durch entsprechende Untersuchungen bald Klarheit geschaffen ist. Es gibt immerhin sehr seltene Fälle, in denen die Reaktionen verschieden ausfallen, d. h. teils für eine renale Form teils für einen echten Diabetes sprechen. In diesen zweifelhaften Fällen empfiehlt es sich stets, einen echten Diabetes anzunehmen und dementsprechend therapeutisch zu verfahren. Wenn auch der Diabetes renalis m. E. als eine Sonderform ganz anderer Genese und Bedeutung anerkannt werden muß, so bestehen doch Übergänge. Besonders deutlich geht das aus den wichtigen und mühevollen Untersuchungen von N. HJÄRNE[1] hervor, der 199 Angehörige einer diabetischen Familie z. T. sieben Generationen hindurch verfolgte und dabei 46mal Störungen des Kohlehydratstoffwechsels feststellte, davon 18mal einen Diabetes innocens, 6mal eine abnorm starke alimentäre Glykosurie, 7mal einen echten Diabetes, 1mal ein prädiabetisches Stadium, 13mal nicht diabetische, nicht renale Glykosurien und 1mal eine uncharakteristische, schwer sonst einzureihende Glykosurie.

Auf Grund einer einmaligen negativen Zuckerprobe im Urin läßt sich niemals ein Diabetes ablehnen; es sind schon viele, verhängnisvolle Irrtümer dadurch entstanden. Ohne besondere Verdachtsmomente wird man in praxi sich allerdings mit einer einmaligen Untersuchung begnügen und bei negativem Ausfall beruhigen. Bei stationärer Behandlung ist sie in gewissen Abständen aber zu wiederholen, und mancher nicht vermutete Diabetes wird dann noch erkannt. Selbstverständlich handelt es sich dann immer um leichte bzw. beginnende Fälle.

Irrtümer sind vor allem dann leicht möglich, wenn die Kranken in den Spätvormittagsstunden Harn lassen oder Nachturin zur Unter-

---

[1] HJÄRNE: Acta med. scand. (Stockh.) Suppl. 1927.

suchung mitbringen. In beiden Fällen kann die durch die voraufgehende
Nahrung bedingte Glykosurie längst nicht mehr faßbar sein. Täuschungen
kommen natürlich besonders leicht bei erfolgreich behandelten Diabetikern vor, aber die Anamnese bringt hier gewöhnlich Aufklärung,
es sei denn, daß der Kranke, z. B. bei einer Untersuchung behufs Aufnahme in eine Lebensversicherung oder dgl., den Arzt durch falsche
Angaben sehr oft mit Erfolg täuscht. Die diagnostische Bedeutung einer
negativen Zuckerprobe ist dann am größten, wenn vorher weder Insulin
noch ein Ersatzpräparat wie z. B. Synthalin gegeben war, keinerlei
Änderungen in Menge oder Zusammensetzung der Diät der Vortage
gegenüber der gewöhnlichen Kost eingetreten waren und der untersuchte Urin 2—3 Stunden nach einer kohlehydratreichen Mahlzeit
entleert wurde.

Diese Bedingungen müssen in jedem irgendwie zweifelhaften Falle
vorhanden sein oder für eine erneute Untersuchung geschaffen werden.
Bleibt der negative Ausfall bestehen, so ist mit einer Wahrscheinlichkeit
von mindestens 98% das Vorliegen selbst eines leichten Diabetes ausgeschlossen.

Bleiben trotzdem Zweifel bestehen oder sind wie z. B. bei stark
belasteten Menschen besondere Sicherheiten erwünscht, so muß die
Untersuchung auf den Blutzucker ausgedehnt werden. Leicht erhöhte
Nüchternwerte verstärken den Verdacht, Werte über 0,12% sind meist
beweisend, doch gibt es auch hier Ausnahmen. Bei chronischen
Nephropathien und Hypertonien auch ohne sichere Nierenbeteiligung
(essentielle Hypertension) kommen aus bisher ganz undurchsichtigen
Gründen zumal bei älteren Leuten, wie schon S. 229 erwähnt, ausgesprochene Hyperglykämien ohne Glykosurie vor, die nicht ohne
weiteres als solche diabetischer Natur angesprochen werden können.

Eine Entscheidung kann hier, wenn überhaupt, nur durch eine
alimentäre Belastung herbeigeführt werden, d. h. den Verfolg der
Blutzuckerkurven im Abstande von $\frac{1}{2}$, 1, 2, 3, evtl. auch 4 Stunden
nach Aufnahme von 20—50 g Glykose. Durch abnorme hohe Steigerungen (vgl. S. 231) gibt sich hierbei in der Regel auch der leichteste
echte Diabetes zu erkennen. Durch Prüfung des *Staub*effektes, d. h.
durch eine anschließende zweite Belastung mit Glykose läßt sich die
diagnostische Feinheit noch weiter erhöhen. Das Fehlen eines Neu-
anstieges der Kurve, d. h. der Nachweis einer überschießenden Insulinproduktion, spricht dann, zumal wenn vorher keine Änderung in der
Diät eingetreten ist, mit einer absoluten Sicherheit gegen das Vorliegen
eines latenten Diabetes. Dies Vorgehen empfiehlt sich auch in jedem
Falle, der noch nicht genügend geklärt ist. Man muß immer bedenken,
daß die Nüchternwerte des Blutzuckers in der Norm eine relativ breite
Streuung, (bis 0,075% nach unten und 0,11% nach oben) haben
und daß Werte von 0,10—0,11%, die an und für sich noch an der
oberen Grenze der Norm liegen, für Menschen mit einem Normalwert
von 0,08% schon eine deutliche Hyperglykämie bedeuten. Allerdings
scheint es außerordentlich selten zu sein, daß Menschen mit sehr
niedrigen Blutzuckerwerten zu Diabetikern werden. Es mag das damit

zusammenhängen, daß sie normalerweise, vielleicht konstitutionell schon über eine sehr reichliche Insulinproduktion verfügen.

So kann die in der Regel so einfache Diagnose des Diabetes in einem glücklicherweise minimalem Prozentsatze doch erhebliche Schwierigkeiten machen und relativ komplizierte Untersuchungen zur Klärung bedingen, die der praktische Arzt in den wenigsten Fällen selbst wird ausführen können. Ihre große Bedeutung liegt darin, daß auf diese Weise ein Diabetes schon ganz im Anfang gefaßt und einer zweckmäßigen Behandlung zugeführt werden kann.

E. Klinische Symptomatologie des Diabetes mellitus.

Das klinische Bild des Diabetes mellitus ist von einer sehr großen Mannigfaltigkeit. Von vollkommener Symptomenarmut, gesundem Aussehen und nahezu normalem Wohlbefinden bei größter Leistungsfähigkeit finden sich alle Übergänge bis zu dem Bilde tödlicher Vergiftung und schwerster Schädigungen in fast allen Organsystemen.

a) Unkomplizierte Verlaufsarten.

Die Zuckerkrankheit ist im allgemeinen eine ausgesprochen chronische Erkrankung, die in ihren Anfangsstadien in der Regel keine oder nur minimale, nicht weiter beachtete Beschwerden oder Symptome macht. Daher kommt es, daß die Krankheit so oft rein zufällig entdeckt wird, sei es bei Untersuchung zwecks Aufnahme in eine Lebensversicherungsgesellschaft oder wegen andersartiger Beschwerden. Wenn es somit auch im allgemeinen ganz richtig ist, daß die Krankheit nicht über Nacht sich entwickelt und lange dauert, so gibt es doch auch vereinzelte Fälle, in denen sie, vor allem bei Kindern, plötzlich hereinzubrechen scheint und wie eine Infektionskrankheit in wenigen Wochen zum Tode eilt. So sah ich vor der Entdeckung des Insulins einen 14jährigen Jungen, bei dem auch ohne Komplikationen nur 6 Wochen die faßbar ersten klinischen Symptome und das tödliche Koma trennten. Da keine Urinuntersuchungen aus der Zeit unmittelbar vor dem Auftreten der typischen Erscheinungen vorlagen, so läßt sich, wie immer in solchen Fällen, der nicht zu widerlegende Einwand machen, daß die Krankheit länger zurückging, als die sorgfältigste Anamnese es aufzudecken vermag. Es gibt aber in der Literatur Fälle, in denen solche negative Befunde aus der Zeit kurz vor der Krankheit zufällig vorlagen. Nicht jeder stürmisch einsetzende Diabetes hat notwendig eine schlechte Prognose, besonders braucht es dann nicht der Fall zu sein, wenn ein akuter Anlaß, vor allem ein fieberhafter Infekt, vorlag, der ohne Komplikationen wieder verschwindet. Hier können selbst schwere Störungen des Kohlehydrathaushaltes wieder ganz verschwinden (vgl. den S. 218 kurz skizzierten Fall). Meist sind es aber, wie die eigene angeführte Beobachtung zeigt, Scheinheilungen, denn genaue Prüfungen hinterher lassen fast immer die Zeichen der latenten Krankheit erkennen, und bei Überbelastung des Kohlehydrathaushaltes oder bei irgend einer neuen Infektion selbst leichter Art wird der Diabetes wieder manifest und bleibt es dann meist auch. Doch gibt es auch Fälle, in denen ein akut beginnender Diabetes rasch und vollständig sich zurückbildet und nach Jahren trotz langdauernder Kohlehydratbelastung bei den gewöhnlichen Prüfungen nicht mehr nachweisbar ist. AKEREN[1] hat kürzlich eine solche Krankengeschichte mitgeteilt.

Die Dauer der Krankheit, die zwischen Wochen und mehreren Jahrzehnten schwankt ($4\frac{1}{2}$ Dezennien sind die längste bei einer meiner Kranken zuverlässig beobachtete Zeit), steht gewöhnlich im umgekehrten Verhältnis zu der Schwere der Erkrankung, d. h. die gutartige Tendenz eines chronischen Diabetes schlägt nur selten in ihr Gegenteil um. Die Stärke der Erkrankung kann vom leichtesten Prädiabetes bis zum tödlichen Koma ansteigen. In jedem Stadium, vom letzten natürlich abgesehen, kann die Krankheit stehen bleiben, und zwar sowohl von selbst wie vor allem unter der Wirkung einer geeigneten Therapie. Von ganz chronischen inveterierten Fällen abgesehen, besteht im allgemeinen eine gewisse Tendenz zum Fortschreiten, wenn auch das Tempo manchmal sehr langsam ist. Die ungünstige Tendenz gilt vor allem für die frühzeitig entstandenen Fälle, während die in hohem Alter sich entwickelnde Krankheit öfter einen stationären Charakter hat.

Das Bild des *Prädiabetes* hat kürzlich MARAÑON[2] in einer eigenen kleinen Monographie im ganzen recht treffend gezeichnet. Charakteristisch sind eine gewisse Mattigkeit mit oder ohne vermehrten Durst und Neigung zu Dermatosen. Ein solches Stadium kann sogar ohne Glykosurie dem Diabetes voraufgehen. Die Beurteilung ist dann allerdings oft sehr schwierig, da auch ein Pseudodiabetes vorliegen kann, derartige Fälle bedürfen ganz besonderer Überwachung und einer eingehenden Prüfung in der S. 285 geschilderten Art, besonders dann, wenn eine erbliche Belastung mit Diabetes oder sonstigen Stoffwechselkrankheiten vorliegt. Klarer ist der erste Beginn der Krankheit, wenn bereits hin und wieder sporadische Glykosurien besonders bei Belastung konstatiert werden können oder vereinzelt einmal ein erhöhter Blutzuckerwert gefunden wird. Sehr große Bedeutung legt MARAÑON m. E. nicht ganz zu Recht den Blutdrucksteigerungen bei. Sie sind ihm vor allem, wenn sie früh auftreten, immer ein verdächtiges Zeichen, und er ist geneigt, jeden erhöhten Blutzucker bei Hypertension als prädiabetisches Symptom aufzufassen. Die Schwierigkeit der Deutung kann im einzelnen Falle gewiß sehr erheblich sein, aber durch Blutzuckerkurven nach Belastung und die Prüfung des Staubeffektes wird meist eine Entscheidung zu treffen sein. Da bei solchen Untersuchungen Hyperglykämien von Hypertonikern öfter normale Ergebnisse zeitigen, so scheint es mir nicht angängig, jede Blutzuckersteigerung bei solchen Kranken als prädiabetisch aufzufassen. Trotzdem kann man dem Rate von M. zustimmen, vorsichtshalber allen solchen Kranken eine gewisse Einschränkung der Kohlehydratzufuhr anzuraten.

---

[1] AKEREN, V.: Acta med. scand. (Stockh.) **67**, 14 (1927).

[2] MARAÑON, G.: Prädiabetische Zustände, Abh. aus den Grenzgeb. d. inn. Sekretion, H. 5, Budapest-Leipzig: Rudolf Novak u. Cie. 1927.

Die Bedeutung des Prädiabetes liegt ja vor allem auf prophylaktisch-therapeutischem Gebiete. Es kann keinem Zweifel unterliegen, daß der entstehende Diabetes leichter und günstiger zu beeinflussen ist wie der voll entwickelte. Für Studenten ist durch die an vielen Universitäten obligatorischen Untersuchungen auch in dieser Beziehung eine sehr zweckmäßige. Kontrolle gegeben. Bei den Schulen harrt sie meist noch der Einführung, vor allem wird die Untersuchung hier nur ganz selten generell auch auf den Urin ausgedehnt. Wie wesentlich positive Zuckerbefunde bei solchen und ähnlichen Anlässen sind, geht aus der Tatsache hervor, daß nach BARRINGER, HOLST u. a. (Lit. bei v. NOORDEN und ISAAC) in 30—50% solcher zufällig entdeckter Glykosurien später ein echter Diabetes sich entwickelte. Im übrigen sei auf das im vorigen Kapitel geschilderte Vorgehen verwiesen.

Die Schwere der Krankheit läßt sich manchmal schon bei einmaliger Untersuchung aus dem Stempel, welchen der Diabetes dem Körper aufgedrückt hat, ersehen, vor allem bei starken Gewichtsabnahmen und Austrocknungserscheinungen. Wichtiger ist natürlich das Ergebnis der Urinuntersuchungen, wobei für die Beurteilung weniger die Höhe des Prozentgehaltes an Zucker als das Vorhandensein oder Fehlen der Acetonkörper maßgebend ist. Eine exakte Feststellung der Schwere der Erkrankung ist aber nur durch die Aufstellung einer Kohlehydratbilanz an mehreren aufeinanderfolgenden Tagen möglich. Gleichzeitig muß auch die Höhe der Calorienzufuhr in Betracht gezogen werden, und die Untersuchung auf Ketonurie und wenn irgend möglich auch auf den Blutzucker ausgedehnt werden. Dabei darf es sich nicht um Schätzungen handeln, sondern es müssen genaue Angaben mit Wage, Meßglas und mit exakten quantitativen Zuckerbestimmungen gewonnen werden. Über Caloriengehalt und Zusammensetzung der Nahrung orientiert sehr gut die SCHWENKENBECHERsche *Tabelle*[1] oder die umfassendere Zusammenstellung von SCHALL und HEISSLER[2]. Ich verzichte absichtlich darauf, auch meinerseits hier eine Zusammenstellung von Nahrungsmittelanalysen zu geben, da eine der genannten Tabellen oder eine ähnlich umfassende andere im Besitze jedes Arztes, der Stoffwechselkranke behandelt, sein muss.

Die zur Beurteilung der gesamten Stoffwechsellage und gleichzeitig auch zur Behandlung notwendigen Angaben werden zur besseren Übersicht zweckmäßig in Tabellenform täglich eingetragen. Das an unserer Klinik übliche Schema findet sich unten als Beispiel mitgeteilt:

Tabelle 33. Zuckertabelle der Mediz. und

Da-tum	Ge-wicht	Diät												
		Kh in Brot	Kh in Kartoffel	Kh in Milch	Kh in Gemüse	Extra Kh	Ge-samt Kh	Ei-weiß animal	Ge-samt-ei-weiß	Fett	Alkohol	Besondere Zulagen	Brutto Calorien	Blut-zucker %

---

[1] SCHWENKENBECHER, A.: Nährstoffgehalt und Nährwert von Speisen, 6. Aufl., Leipzig: Georg Thieme 1928.
[2] SCHALL-HEISSLER: Nahrungsmitteltabelle, 8. Aufl., 1927.

Wie man im einzelnen die Anlage macht, ist dabei ziemlich gleichgültig, die Hauptsache ist, daß für alle zur Beurteilung und damit auch
zur Behandlung notwendigen Eintragungen Rubriken vorhanden sind.
Die Stäbe im einzelnen bedürfen wohl keiner besonderen Erläuterung,
da die Überschriften das Nötige besagen. Die Eintragungen der Angaben
für die Zusammensetzung der Nahrung gewinnen an Einfachheit und
Exaktheit in solchen Krankenhäusern, in denen Diätküchen bestehen,
in denen die genaue Abwägung, Zubereitung und Ausrechnung der Kost
von geschultem, ganz zuverlässigem, möglichst gebildetem Personal vorgenommen wird. Für keine andere Krankheit ist diese Einrichtung, die
in Amerika in fast jedem größeren Krankenhaus, bei uns in Deutschland
erst an wenigen Plätzen wie Marburg, Hamburg-Eppendorf, Würzburg,
Barmen usw. besteht, so wesentlich wie beim Diabetes. Fehler in
Wägungen und Ausrechnungen, welche Beurteilung und Behandlung
so hemmen, sind dabei auf ein Mindestmaß reduziert. Wenn so die
jeweils pflegende Schwester wesentlich entlastet ist, so hat sie doch
immer noch die wichtige Aufgabe, die Aufnahme der verordneten
Nahrung durch den Patienten zu überwachen und die etwa übrig-
gebliebenen Nahrungsreste der Diätküche zur Rückwägung und Rück-
rechnung wieder zuzuleiten. Es gelingt so am leichtesten und
zuverlässigsten, Zuckerkranke aufs Gramm genau einzustellen und
genaue Bilanzen aufzustellen.

Hinsichtlich der Blutzuckerbestimmungen kann man in der Regel
auf tägliche Analysen verzichten. Sie müssen, sofern nicht besondere
Zwecke, wie z. B. die Beobachtung der Insulinwirkung verfolgt werden,
morgens nüchtern genommen werden. An unserer Klinik werden im
allgemeinen nur zweimal wöchentlich Bestimmungen gemacht, in
schweren Fällen natürlich häufiger, im Präkoma oder Koma sogar
2—3stündlich. Die zweimalige tägliche Bestimmung, wie sie PETRÉN
als Regel empfahl und an seiner Klinik durchführte, bedeutet eine so
große Belastung von Laboratorium und Personal und eine so starke
Belästigung der Kranken, daß die Vorteile demgegenüber zu gering sind.

Bei der Untersuchung des Urins ist natürlich eine tägliche Kontrolle
hinsichtlich Menge, spezifischen Gewichts, Zucker und Acetonkörper
unerläßlich. Etwa vorhandener Zucker muß quantitativ bestimmt
werden, während man sich bei der Acidose angesichts des die Situation
meist rasch ändernden Insulins meist mit der Abschätzung der Stärke
der quantitativen Reaktionen begnügen kann. Genaue Angaben sind

Nervenklinik der Universität Würzburg.

Urin												Kh Bilanz	Insulin-menge (Einh.)	An-dere Medi-ka-mente	Be-mer-kun-gen
Menge	Spez. Ge-wicht	Re-ak-tion	Ei-weiß	°/₀ Zucker	Ge-samt-zucker	Ace-ton	Acet-essig-säure	Ge-samt-Ace-ton-kör-per	NH_3 g	gN	Al-kali-re-serve				

natürlich nur durch quantitative Methoden, die in allen zweifelhaften
und wichtigen Fällen zur Anwendung kommen müssen, zu gewinnen.
Die Bestimmung der CO_2-Spannung in der Alveolarluft oder der

Alkalireserve kommt nur für sehr schwere, vom Koma bedrohte Fälle in Betracht, bildet aber hier aus den oben erwähnten Gründen das beste Kriterium für die Beurteilung der Größe der Gefahr. Die geschilderte Tabellenführung ist natürlich in dieser Vielseitigkeit nur bei stationär beobachteten Kranken möglich, aber hinsichtlich der Diätangaben und der Urinuntersuchungen bei zuverlässigen Kranken auch zu Hause durchführbar, vor allem, wenn sie diätetisch eingestellt sind.

Die Beurteilung der Schwere der Stoffwechsellage ist die notwendige Voraussetzung für die Behandlung, ja bereits der erste Schritt dazu. Sie ist selten gleich am ersten Tage möglich, sondern meist erst nach einigen Tagen einer möglichst konstant gehaltenen Kost. Wie diese im Einzelfalle zu wählen ist, wird bei der Besprechung der Therapie (Kap. VIII) näher geschildert werden.

Die *Klassifizierung* der Diabetesfälle hinsichtlich ihrer Schwere wird meist in der Weise vorgenommen, daß die Kohlehydrattoleranz als Indikator gewählt wird, indem als leichte Fälle solche bezeichnet werden, die eine gute Kohlehydratbilanz haben, als mittelschwere diejenigen, die nur durch völlige Kohlehydratentziehung zuckerfrei werden, als schwere schließlich solche, die überhaupt nicht zuckerfrei zu bekommen sind. Diese Einteilung ist orientiert nach den Erfolgen oder Mißerfolgen einer diätetischen Behandlung und gewöhnlich erst nach deren Beendigung möglich. Sie berücksichtigt zu wenig die grundlegende Wandlung, welche die Insulintherapie gebracht hat, die oft sofort einsetzen muß, ehe die genannten Fragen der Kohlehydratbilanz geklärt sind. Französische Autoren, wie z. B. M. LABBÉ, stellen die Frage der Zuckerbildung aus Eiweiß als Unterscheidungsmerkmal in den Vordergrund. Nach dieser Einteilung werden leichte Fälle mit Beschränkung der Störung auf den Kohlehydratstoffwechsel den schweren, in denen der Eiweißumsatz miteinbezogen ist, gegenübergestellt. Es ist klar, daß bei dieser Gruppierung der Trennungsstrich sehr stark nach der Seite der schweren Fälle verlegt wird, so daß deren Reichweite für unsere deutschen Begriffe sehr eng gezogen ist. Die praktische Durchführung einer entsprechenden Prüfung läßt sich zudem heute in vielen Fällen gar nicht verantworten, da wertvolle Zeit bis zum Beginn der oft rasch als notwendig sich erweisenden Insulinbehandlung verloren wird.

PETRÉN legte den Blutzucker als Maßstab an, indem er jeden Diabetiker mit einem Blutzucker über 0,2% ohne weiteres als schwer betrachtet.

Alle diese Einteilungsprinzipien haben den Nachteil, daß nur Kohlehydratbilanz oder Blutzucker zugrunde gelegt werden. Weder Caloriengehalt der Nahrung noch Acidose werden berücksichtigt, dazu kommt der Übelstand, daß sie heute praktisch oft gar nicht durchführbar sind.

Da wir heute das wirksame Sekret des Pankreas besitzen und durch seine Zufuhr von außen das die Krankheit hervorrufende Defizit decken können, so scheint es mir sowohl in diagnostischer wie in therapeutischer Richtung am richtigsten, die Gruppierung unter diesem kausalen, pathogenetischen Gesichtspunkte vorzunehmen.

Leichte Diabetiker sind dadurch gekennzeichnet, daß sie keine Insulinzufuhr von außen nötig haben, weil sie bei einem ausreichenden Kohlehydrat- und Caloriengehalt der Nahrung zucker- und acidosefrei zu halten sind und dabei einen normalen oder nur minimal erhöhten Blutzucker haben. Bei den mittelschweren Fällen läßt sich eine so günstige Stoffwechsellage nur mit kleinen Mengen Insulin, bei den schweren nur mit sehr großen Mengen dieses Inkretes oder gar nicht herbeiführen. Entscheidend ist also die Frage der Insulinindikation. Hier bestehen auch heute noch gewisse Differenzen in der Stellungnahme, auf die später noch im einzelnen einzugehen ist. Im großen und ganzen dürften aber die Ansichten für die absolute Indikation kaum wesentlich variieren. Die allgemeine Auffassung geht dahin, daß Insulin dann gegeben werden muß, wenn bei einer Kost mit einem Gehalt von ca. 100 g Kohlehydraten, genügender Eiweißmenge und einem den Bedarf deckenden Caloriengehalt keine Zucker- und Acidosefreiheit zu erzielen ist oder wenn gleichzeitig Komplikationen bestehen. Die strittigen relativen Indikationen scheiden dabei natürlich aus. So scheint mir die Abgrenzung zwischen leichtem und mittelschwerem Diabetes ziemlich scharf, wenn auch selbstverständlich der subjektive Faktor bei der Indikationsstellung dabei weder ausgeschlossen werden kann noch soll. Die Entscheidung ist meist sehr rasch nach Beginn der Beobachtung möglich und therapeutisch notwendig. Auch die moderne Insulinersatztherapie läßt diese Einteilung unberührt, da jene doch nur dazu dienen soll, eine gewisse Menge notwendiger Insulineinheiten durch ähnlich wirksame Stoffe zu ersetzen.

Die Abgrenzung der mittelschweren und schweren Formen voneinander, die wir angesichts der großen Zahl insulinbedürftiger Kranker ungern missen möchten, ist natürlich etwas willkürlich. Ohne weiteres als schwer anzusprechen sind diejenigen Fälle, bei denen es selbst mit sehr großen Mengen Insulin nicht gelingt, die oben skizzierte Standardkost aufrecht zu erhalten, ferner solche, in denen der Blutzucker morgens nüchtern durch über den Tag verteilte Insulindosen nicht auf normale Werte herabzudrücken ist. Es empfiehlt sich aber, über solche Gruppen von Kranken hinaus den Kreis der als schwer zu betrachtenden Fälle zu erweitern. Ich möchte daher vorschlagen, von der schweren Form dann zu reden, wenn der Insulinbedarf bei der Dauerbehandlung (vgl. S. 319) mehr wie eine Einheit pro 1 kg beträgt. Gewiß lassen sich gegen die Verwendung des bei Zuckerkranken oft so verschieden zusammengesetzten Körpergewichts Bedenken geltend machen, aber die Beziehung ist klar und einfach. Natürlich kann sie auch durch andere ersetzt werden oder es wird der Grenzwert des Insulinbedarfs höher oder niedriger angesetzt.

Dies hier vorgeschlagene Einteilungsprinzip hat wie alle derartigen Klassifizierungen Nachteile, aber ich halte es für einen Vorteil, daß dabei die Pathogenese und die gesamte Stoffwechsellage und nicht einseitig ein einzelnes führendes Symptom zur Grundlage genommen wird und daß ferner den praktischen Bedürfnissen in sehr einfacher Weise Rechnung getragen wird.

Schließlich sei noch die Typisierung von R. Schmidt[1] erwähnt, die sich aber wohl kaum als Einteilungsprinzip empfiehlt. Er unterscheidet aus konstitutionellen Gesichtspunkten heraus den asthenischen jugendlichen Unterdruckdiabetes mit Neigung zu Bradykardie und Untertemperatur sowie Tendenz zur schweren Form vom kraftvollen Erwachsenen-Hochdruckdiabetiker mit Neigung zu Steinkrankheiten, Gicht und Fettsucht und im ganzen günstigerer Prognose. Diese Typen bestehen zweifellos zu Recht, aber es bleibt ein großes Heer von Kranken, das sich dabei nicht recht einreihen läßt. Auch scheint es mir nicht zweckmäßig, bei einer exquisiten Stoffwechselkrankheit das Beurteilungskriterium außerhalb des Stoffwechsels zu suchen.

Legen wir das geschilderte Gruppierungsprinzip nach der Insulinbedürftigkeit zugrunde, so verteilen sich die diagnostizierten Zuckerkranken wohl annähernd zu gleichen Teilen auf die leichte und mittelschwere, bzw. schwere Form. Bei stationärem Krankenmaterial stellt die zweite Gruppe das größere Kontingent, beim ambulanten die erstere.

Der Diabetes ist im allgemeinen um so leichter, je später er entsteht und je länger er dauert, doch gibt es auch im jugendlichen Alter diabetische Glykosurien, die bei rechtzeitiger Erkennung und Behandlung aus ihrem harmlosen Stadium nicht heraustreten (gute Beispiele bei Umber, Wagner und Priesel, sowie v. Noorden und Isaac, vgl. ferner S. 388).

Die Beschwerden der *leichten* Diabetiker sind, sofern solche überhaupt vorliegen, in der Regel sehr geringfügig, sie beschränken sich gewöhnlich auf etwas Mattigkeit, etwas vermehrten Durst, evtl. eine geringe Gewichtsabnahme.

Die *mittelschweren* und *schweren* Formen lassen sich für die Besprechung nicht trennen, da sie sich nach unserer Einteilung nicht qualitativ, sondern nur quantitativ nach der Höhe des Insulinbedarfs voneinander unterscheiden. Diese Formen entwickeln sich manchmal allmählich aus den leichteren heraus, sei es, daß die Krankheit vernachlässigt wurde, sei es, daß interkurrente Erkrankungen, vor allem Infektionen, Gallensteine oder schwere seelische Erschütterungen den Charakter der Krankheit langsam oder rapid zum Ungünstigen verändert haben. Sehr viel seltener sind Verschlechterungen ohne jeden erkennbaren Grund, wofür sich bei v. Noorden ein paar sehr charakteristische Beispiele finden. In der Mehrzahl der Fälle dürfte aber nach meinen Erfahrungen der ernstere Charakter der Krankheit von vornherein sich dokumentieren, obwohl der Beweis dafür immer nur in einem kleinen Teil der Fälle wird zu erbringen sein, nämlich solchen, in denen zuverlässige, negative Harnbefunde aus der Zeit vor Beginn der ersten faßbaren Symptome vorliegen. Solche Fälle mit einer von vornherein malignen Tendenz bedürfen einer besonders energischen Insulinbehandlung und es unterliegt keinem Zweifel, daß vielfach dadurch dem weiteren Fortschreiten ein Riegel vorgeschoben werden kann. Manchmal, vor allem bei den chronisch mittelschweren Formen, gelingt

---

[1] Schmidt, R.: Med. Klin. 1924, 511.

es, die Zuckertoleranz auf die Weise im Laufe der Zeit zu heben, indem unter dem Schutze des von außen zugeführten Inkretes die LANGER-HANSschen Inseln sich erholen und allmählich wieder selbst mehr In-sulin zu produzieren vermögen. Diese toleranzverbessernde Wirkung des Insulins wurde im Anfange vielfach bestritten, da sie in der mehr oder weniger kurzen Beobachtungszeit eines klinischen Aufent-haltes meist nicht faßbar war. Beobachtet man aber längere Zeit hindurch zuverlässige Kranke, die sich an die gegebenen Diät-vorschriften und die empfohlene Dosierung des Insulins halten, so kann man manchmal selbst in ganz schweren Fällen ein allmähliches Herabgehen des Insulinbedarfs feststellen (vgl. z. B. den auf S. 364 angeführten Fall). So gelingt es hin und wieder, schwere Fälle in mittelschwere und mittelschwere in leichte zurückzuverwandeln. Die Regel ist das allerdings leider nicht.

Öfter scheint es so, daß man unbeschadet der Stoffwechsellage eine gewisse Zeit lang mit der Insulinzufuhr herabgehen kann, gewöhnlich aber ergibt sich, oft erst nach Wochen, wieder eine Verschlechterung, so daß die Annahme eines verminderten Insulinbedarfs auf einer Täuschung beruht hat. In schweren Fällen kann gewöhnlich nur nach Abklingen einer akuten Verschlimmerung die Insulinzufuhr länger oder gar dauernd herabgesetzt werden.

Im allgemeinen verrät sich der *schwere Diabetes* klinisch durch das stürmische Einsetzen der Symptome wie Polydipsie, Polyphagie, Ge-wichtsabnahme und allgemeine Erschöpfung. Stoffwechselpathologisch ist schon das voll entwickelte Bild der schweren Zuckerkrankheit da, selbst wenn anscheinend nur wenige Tage oder Wochen seit den ersten Erscheinungen verflossen sind. In vielen Fällen war gleichwohl ein leichteres Vorstadium da, wenn es auch selten gefaßt werden kann. Besonders stürmische Verlaufsformen sahen wir im Kriege, und v. NOORDEN hat sie mit Recht auf die unerhörten Anforderungen des Krieges auf körperlichem und seelischem Gebiete zurückgeführt. Ebenso kann der kindliche Diabetes anscheinend von Anfang an sehr schwer verlaufen, aber auch hier ist oft mit Recht eingewandt worden, daß bei Kindern der Anfang ganz besonders leicht übersehen wird, da Kinder, vor allem, wenn sie klein sind, wenig klagen, unklare Angaben machen und daß deshalb bei der Seltenheit der Erkrankung in diesen Jahren Harn-untersuchungen unterbleiben. Charakteristisch ist, daß die Stoffwechsel-lage beim kindlichen Diabetes eine viel labilere ist. Es äußert sich das einmal darin, daß einerseits Komplikationen und Begleitkrankheiten, vor allem Infektionen und Magendarmstörungen ganz anders deletär wirken wie beim Erwachsenen, andererseits aber oft eine zeitweise ganz besonders gute Ansprechbarkeit auf die Behandlung, selbst eine isoliert diätetische, vorliegt. Diese letztere Tatsache darf aber nicht darüber hinwegtäuschen, daß der kindliche Diabetes in der Regel viel ernster zu beurteilen ist wie das Vorkommen schwerer Formen bei Erwachsenen. In der Zeit vor der Entdeckung des Insulins wurde für die schwere Form nur eine Lebensdauer von $1\frac{1}{2}$—2 Jahren (v. NOORDEN u. a.) geschätzt. Auch heute bleibt die weit ungünstigere Prognose bestehen.

Charakteristisch für den schweren Diabetes ist nach der stoffwechsel-pathologischen Seite die Stärke und Hartnäckigkeit der Acidose. Der Hauptteil der subjektiven Beschwerden solcher Kranker dürfte nicht so sehr auf die Zuckerverluste wie auf die Bildung und Anhäufung der Ketonkörper zurückzuführen sein. Dafür spricht die Tatsache, daß manche Kranke, besonders solche mit einem sehr empfindlichen Nerven-system ganz unabhängig vom Fehlen oder von der Stärke der Glykosurie in ihrem Gesamtbefinden einen fast untrüglichen Indicator für Zunahme oder Abnahme der Acidose besitzen. Fast wichtiger noch wie die Stärke der Acidose ist für die Beurteilung ihre Beeinflußbarkeit durch die Therapie. Während in vielen Fällen bei einer relativ niedrigen Kohle-hydrattoleranz die Ketonurie schon verschwindet, bleibt sie in anderen in anscheinend weitgehender Unabhängigkeit von der Kohlehydrat-bilanz bestehen und kann noch bei Werten von $+ 100—120$ g mit oder ohne Insulin deutlich ausgesprochen sein und zu weiterer, starker Erhöhung von Kohlehydrat- oder Insulinzufuhr zwingen. Hier liegen zweifellose individuelle Eigentümlichkeiten vor, die sich auch beim Nichtdiabetiker im Hunger und bei starker Unterernährung oft geltend machen. Auch das Alter spielt eine gewisse Rolle. Der kindliche Organismus reagiert auf eine Störung seines Kohlehydratstoffwechsels rascher, stärker und hartnäckiger mit einer Acidose wie der Gesunde. Wenn eine hartnäckige Acidose, soweit sie sich nicht nur auf Spuren von Aceton bezieht, immer als Zeichen eines schweren Diabetes anzusehen ist, so darf sie in ihrer Bedeutung hinsichtlich des weiteren Verlaufes nicht überbewertet werden. Zunächst gibt es zweifellos zumal heute die Möglichkeit, auch solche Acidosen zu beseitigen, oft gelingt das sogar schon, wenn auch manchmal nur vorübergehend, auf diätetischem Wege. Daher schließt nicht jede Ketonurie das Vor-liegen einer leichten Form aus. Andererseits können, wie viele frühere Beobachtungen zeigen, diätetisch irreparable Acetonurien viele Jahre bestehen, ohne daß die Krankheit ins Endstadium eintritt.

b) Das Endstadium.

(Symptomatologie des Coma diabeticum.)

Wir sind heute theoretisch in der Lage, durch eine geeignete diätetische und hormonale Behandlung bei jedem Diabetiker das Koma zu verhindern. Leider sieht es aber in der Praxis anders aus. Es ist möglich, daß unter der Insulintherapie das Koma abgenommen hat, ob-wohl auch das durch ein großes Zahlenmaterial heute m. W. sich noch nicht sicher belegen läßt; aus der Welt geschafft ist es keineswegs. Die Gründe dafür liegen auf der Hand, unzweckmäßige Behandlung, Un-zuverlässigkeit der Kranken in der Befolgung der ärztlichen Vorschriften, besonders hinsichtlich der Insulininjektionen und vor allem plötzliche Steigerungen des Insulinbedarfs durch Auftreten von Komplikationen, insbesondere von Infektionen. Die stoffwechselpathologische Seite des Komas wurde bereits besprochen (S. 256). Das Koma ist die Steigerung der Acidose bis zur unmittelbaren Lebensbedrohung bzw. -Vernichtung, klinisch charakterisiert als schwere Vergiftung. Man unterscheidet dabei zweckmäßig vor allem aus Gründen der Prognose das Präkoma und das eigentliche Koma. Unterscheidungsmerkmal ist dabei das Verhalten des Bewußtseins. Im Präkoma bestehen schon ausgesprochene Vergiftungserscheinungen, aber das Bewußtsein ist noch erhalten, während das Koma selbst, ganz der Bedeutung des griechischen Wortes ($K\tilde{\omega}\mu\alpha$ = tiefer Schlaf) entsprechend, gekennzeichnet ist durch die tiefste, reaktionslose Benommenheit. Beiden gemeinsam ist die eigentümliche Veränderung der Atmung. Eine zunehmende Mattigkeit und Apathie bzw. Depression geht dem Präkoma oft voraus, doch können solche Prodrome auch ganz fehlen. Charakteristisch ist die dann einsetzende, sich verstärkende und in ungünstigen Fällen bis ans Ende andauernde Atemstörung. Ganz unabhängig von körperlicher Arbeit, Herz- oder Lungenzustand schon in voller Ruhe vertieft und verlangsamt sich die Atmung. KUSSMAUL, der sie zuerst beschrieb und richtig deutete, nannte sie die große Atmung. Sie ist als Symptom für sich nicht pathognomisch nur für den Diabetes, sondern lediglich der Ausdruck und die Folge abnormer Erregungen des Atemcentrums. Dabei ist es für den Effekt gleichgültig, wodurch diese ausgelöst werden. Fast alle Prozesse, die anatomisch oder funktionell die vegetativen Centren in Mitleidenschaft ziehen, können sich so äußern, viele Vergiftungen vor allem Urämien, schwere Gefäßveränderungen, Zirkulationsstörungen und Blutungen, vereinzelt auch Tumoren in der Nachbarschaft des Atemcentrums. Erst der Obstgeruch, der meist dem Munde solcher Komatöser entströmt, klärt meist die Differentialdiagnose aller in Betracht kommenden Zustände im Sinne des Coma diabeticum, vereinzelt sind dann noch Verwechslungen mit starker Hungeracidose, die allen genannten Fällen sich superponieren kann, möglich, aber durch Harnuntersuchung natürlich sofort aufzuklären. Acetonkörper können ganz vereinzelt im Präkoma fehlen, niemals aber der Zucker. Jedes Präkoma, in dem nicht therapeutisch vor allem mit genügenden Insulindosen eingegriffen wird, geht unweigerlich ins echte eigentliche Koma über. Nur durch Hunger und ganz große Alkalidosen gelang es früher vereinzelt einmal, dies Schicksal abzuwenden. Der Zeitraum zwischen dem ersten Auftreten der KUSSMAULschen Atmung und Beginn der Bewußtlosigkeit ist sehr verschieden lang, er kann nur wenige Stunden bis zu mehreren Tagen umfassen, je nachdem die Alkalireserve rascher oder langsamer sinkt. Das gleiche gilt für die Bewußtseinsstörung. Manche Kranke stürzen fast wie bei einer Narkose ins tiefe Koma hinein, meist werden aber die einzelnen Stadien der Bewußtseinstrübung bis zur völligen Reaktionslosigkeit langsam durchschritten. Außer diesen Bewußtseinsstörungen ist das Nachlassen des Gewebsturgors für den Endzustand des Diabetes charakteristisch. Am besten lassen sich diese Erscheinungen am Auge nachweisen. Die Augäpfel werden hypotonisch und zwar offenbar in fast jedem Falle (KRAUSE, HEINE, ED. GRAFE u. a., Lit. bei ED. GRAFE[1]). Gewöhnlich ist das schon für die einfache Druck-

---

[1] GRAFE, ED.: Die Erkrankungen der Augen, in v. NOORDEN und ISAAC Zuckerkrankheit. 8. Aufl., S. 319 f. 1927.

prüfung nachweisbar, mit feineren Proben ist die Turgenzabnahme oft schon im Präkoma zu finden. Diese Erscheinung ist differentialdiagnostisch von besonderer Bedeutung, da alle anderen Arten von Koma sie vermissen lassen (KRAUSE und HERTEL), nur die Hypoglycämie kann nach unseren Beobachtungen manchmal eine Ausnahme machen.

Der Mechanismus dieses Vorganges im einzelnen ist noch völlig ungeklärt. Es handelt sich offenbar um ein kolloidchemisches Phänomen, bei dem es durch Wasserabwanderung zu einer Glaskörperentquellung kommt (ED. GRAFE[1]).

Ist im Koma einmal die völlige Reaktionslosigkeit da, so steht der Tod vor der Tür. Gelingt es nicht doch noch — leider die Ausnahme — in diesem Stadium die Erscheinungen reversibel zu machen, so dauert das Leben nur noch Stunden. Nun beginnt auch, bemerkbar am kleinen frequenten Pulse, der Kreislauf zu versagen, oft nach dem Minutenvolumen des Herzens geschätzt, ganz akut (LAUTER und BAUMANN[1]). Die Atmung wird rasch und oberflächlich, die Körpertemperatur sinkt ab, um dann ante finem meist zu hyperpyretischen Werten wieder anzusteigen, ein terminales Zeichen für die Schädigung auch der wärmeregulierenden Apparate. In diesem Endabschnitt vermag auch stärkste Massierung von Insulin und Herzmitteln nur noch ganz ausnahmsweise den Tod abzuwehren. Niemals sah ich das gelingen, wenn bereits der prämortale Fieberanstieg einsetzte.

Nicht immer nimmt der nicht hormonal behandelte Diabetes im Endstadium diesen gleichen charakteristischen Verlauf. Es gibt vereinzelt auch Fälle, in denen die große Atmung ganz und und die Benommenheit bis fast zuletzt fehlen kann. Schon FRERICHS hat sie gesehen und beschrieben und wohl mit Recht vom echten Koma abgetrennt. Schwere kardiovaskuläre Erscheinungen mit Blutdrucksenkungen und Kollapsen stehen im Vordergrund, während die Ketonurie nur angedeutet ist oder sogar vereinzelt ganz fehlen kann. Daraus darf allerdings nicht geschlossen werden, daß überhaupt keine Acidose bestanden hat, denn im Koma, zumal wenn der Kreislauf darniederliegt, können die Nieren so schwer geschädigt sein, daß es zu einer Sperre für die Ketonkörper kommen kann. Seit die Alkalireserve oder die Ketonämie untersucht wird, ist meines Wissens in keinem durch den Diabetes selbst hervorgerufenen Todesfalle dieser Krankheit die Acidose bzw. eine gewaltig erhöhte Ketonämie vermißt worden. Vielleicht besteht in den geschilderten Fällen aus unbekannten Gründen eine größere Empfindlichkeit der centralen Regulationsapparate für die Kreislauforgane wie für das Atemzentrum und die Teile des Gehirns, an deren Intaktheit das normale Bewußtsein geknüpft ist. Dieser Kollapstod der Diabetiker ist in den Kriegsjahren aus völlig unbekannten Gründen besonders oft beobachtet worden, in den letzten Jahren damals sogar anscheinend die Regel gewesen.

Die *Prognose* und damit die Mortalitätsverhältnisse des Diabetes sind durch das Insulin heute so grundlegend geändert, daß ältere

---

[1] LAUTER u. BAUMANN: Dtsch. Arch. klin. Med. 159, 65 (1928).

Statistiken fast nur noch historischen Wert haben. Trotzdem seien ein paar Zahlen von Autoren, die über ein besonders großes Material verfügen oder zusammengestellt haben, hier kurz erwähnt. So kam v. NOORDEN 1917 zu der Feststellung, daß bei Kindern unter 10 Jahren die Krankheit selten über 2 Jahre dauerte, im zweiten Lebensjahrzehnt höchstens 4 Jahre, im dritten meist 4—6, selten über 10 Jahre, späterer Eintritt kann die Krankheit 10—15 Jahre oder noch länger hinziehen.

Von seinen 291 Todesfällen starben 58% im Koma, der Rest an interkurrenten Krankheiten, davon nur 10% an diabetischen Komplikationen wie Gangrän, Karbunkel usw.

E. P. JOSLIN hat 887 Fälle, die nur zum kleinsten Teil seiner eigenen Beobachtung entstammen, in folgender Tabelle zusammengefaßt:

Tabelle 34.
Haupttodesursachen bei Diabetikern.

Zahl der Todes- fälle	Koma	Cardio- renale Erkran- kungen	Infek- tions- krank- heiten	Gan- grän	Tuber- kulose	Krebs verschie- dener Organe	In- anition	Andere Krank- heiten
887	454	155	105	36	51	35	21	30
	51%	17%	12%	4%	6%	4%	2%	3%

Ähnlich sind die Statistiken von HEIBERG und der PETRÉNschen Klinik. In der Zusammenstellung von ALLEN ist der Prozentsatz an Komatodesfällen geringer, dagegen die Anzahl von Hungertodesfällen auffallend groß, jedoch hängt dies mit der von ihm früher geübten rigorosen Unterernährung zusammen.

Das Insulin hat heute einen grundlegenden Wandel geschaffen (vgl. darüber das Kapitel „Die Erfolge der Insulinbehandlung").

c) Begleitkrankheiten und Komplikationen.

Der Verlauf eines Diabetes ist außerordentlich häufig kompliziert durch Veränderungen, die z. T. mit dem Diabetes selbst zusammenhängen, z. T. als Begleitkrankheiten sich hinzugesellen. Es ist das bei einer Krankheit, in der ganz generell in allen Geweben die Verarbeitung eines besonders wichtigen Nahrungsstoffes, des Fuel of live, wie ihn MACLEOD[1] kürzlich genannt hat, in mehr oder weniger schwerer Weise gestört ist, leicht erklärlich. Näher untersucht sind bisher außer dem Pankreas (vergl. S. 222) nur die Muskeln und z. T. die Leber und die Nieren, aber wir gehen nicht fehl, wenn wir annehmen, daß auch in den Knochen, in den Drüsen, im Gehirn usw. gleichfalls Störungen auftreten können. Vielleicht genügt dazu schon die Hyperglykämie, die überall im Körper sich auswirkt. Tatsächlich gibt es außer den akuten und chronischen Infekten kaum eine Krankheit mit einer so reichen und vielseitigen Symptomatologie. Die herabgesetzte Vitalität leistet der Entwicklung anderer Krankheiten Vorschub, und diese wieder können das Grundleiden in schwerster Weise beeinflussen.

---

[1] MACLEOD, J. J. R.: The fuel of life. Princeton: University Press 1928.

1. Infektionskrankheiten.

Die gefürchtetste und verhängnisvollste Komplikation eines Diabetes ist das Hinzutreten einer Infektionskrankheit, insbesondere einer akuten. Es braucht deren Charakter nicht einmal schwer zu sein. Eine leichte Grippe, eine Angina, ja hin und wieder selbst ein harmloser Schnupfen genügen manchmal schon, die Stoffwechsellage grundlegend zu verschlechtern. Es gilt das allerdings meist nur für mittelschwere und schwere Fälle, während in leichten vereinzelt sogar das Gegenteil resultieren kann. Womit die zweifellos gesteigerte Empfänglichkeit für Infektionen zusammenhängt, ist noch immer unbekannt. Sicherlich liegen die Dinge nicht so einfach, daß die höheren Zuckerkonzentrationen im Gewebe das Bakterienwachstum begünstigen (HANDMANN). Eher möchte ich glauben, daß eine allgemein verminderte Antikörperbildung dabei eine wesentliche Rolle spielt. Systematisch ist das bisher noch nicht untersucht worden, doch konnten DE COSTA und BEARDLY zeigen, daß der opsonische Index bei schweren Diabetikern niedriger liegt wie in der Norm. Außer einer allgemeinen Herabsetzung der Abwehrkräfte kommt auch eine verminderte lokale Resistenz bestimmter Gewebe wie z. B. der Haut oder der Lungen in Betracht. Wie die Tabelle auf S. 297 zeigt, starb früher fast ein Fünftel aller Diabetiker an interkurrenten Infektionen. Am gefürchtetsten sind die Komplikationen mit einer allgemeinen Streptokokken- oder Staphylokokkensepsis. Diese Erreger, vor allem die letzteren, siedeln sich gerade bei Diabetes lokal besonders oft an, und die Neigung zur Allgemeinausbreitung ist hier besonders groß. Unter den akuten Allgemeininfekten ist weiter die Pneumonie mit Recht gefürchtet. 52 Fälle unter 887 Todesfällen insgesamt (vgl. S. 297) fielen ihr zum Opfer. In weitem Abstande folgen Influenza, Tonsillitis, Gelenkrheumatismus, Erysipel und Dysenterie.

Einer besonderen Besprechung bedarf die *Tuberkulose*, speziell diejenige der Lungen. Ihr Einfluß auf die Entwicklung der Zuckerkrankheit wurde früher anscheinend erheblich überschätzt, für 50% der Todesfälle an Diabetes wurde diese Komplikation angeschuldigt. Für Japan mag das nach den Angaben von MURGAMA und YAMAGUCHI (zit. bei JOSLIN) vielleicht zutreffen, für Europa und Amerika nicht, so daß im Gesamtresultat der großen Statistik nur 6% sich errechnen lassen. Ebenso übertrieben sind wohl die Zahlen über die Häufigkeit des Zusammentreffens von Diabetes und Tuberkulose. Alle Fälle mit geheilten Herden, die ja bei sorgfältiger Prüfung in höherem Alter bis zu 90% und mehr gefunden werden, müssen hier natürlich ausscheiden. Faßt man nur die aktiven Formen ins Auge, so dürfte wohl die Zahl von 15%, die v. NOORDEN angibt, annähernd das Richtige treffen. Somit dürfte die Tuberkulose bei Diabetikern nicht nennenswert häufiger vorkommen wie bei Kranken anderer Art. Auch MONTGOMERY[1] kommt in einer eingehenden kritischen Literaturstudie zu der Überzeugung, daß Diabetiker nicht häufiger daran erkranken wie andere Leute gleichen Alters. Nach den großen Statistiken von Sanatorien, die MONTGOMERY[1]

---

[1] MONTGOMERY: Amer. J. med. Sci. **144**, 643 (1912).

zusammenstellte, hat es auf der anderen Seite auch nicht den Anschein, als ob bei einem Tuberkulösen häufiger ein Diabetes auftritt wie beim Gesunden oder bei einem Kranken anderer Art. Selbst wenn man annimmt, daß im allgemeinen in Heilstätten beim einzelnen Kranken der Harn nicht öfter auf Zucker untersucht wird, kommt man nach den vorliegenden Statistiken eher zu der Überzeugung, daß die Tuberkulose geradezu gegen das Auftreten eines Diabetes schützt. Dafür sprechen auch die häufigen Beobachtungen, daß der Diabetes durch das Hinzutreten einer Tuberkulose günstig beeinflußt wird. Folgende Krankengeschichte zeigt das sehr deutlich:

55jähriger Mann O. Th. Seit 1902 zuckerkrank, viel behandelt, meist keine strenge Diät, immer Zuckerausscheidungen wechselnder Stärke. Seit Juni 1927 Entwicklung einer schweren doppelseitigen, kavernösen Lungentuberkulose. Vom 31. Oktober 1928 bis 6. Februar 1929 in der Klinik. Außer Tuberkulose auch Lebertumor (Cirrhose ?). Während der Zeit bei voller Kost mit reichlichem Zuckergehalt anfangs bis 1,9 % Zucker, dann ohne Insulin fast stets völlig zuckerfrei bis zum Tode am 6. Februar, nur ganz selten einmal 0,1 bis maximal 0,3 %. Blutzucker zwischen 0,10—0,15 %, nur einmal 0,165 %. Autoptisch (Pathologisches Institut Würzburg): Doppelseitige kavernöse Phthise, Tuberkulose. Peritonitis, Lebercirrhose (Wucherung der interlobulären Bindegewebssepten) viel Hämosiderin. Sklerose der Pankreasgefäße, im Pankreas kein Eisen.

Solche und ähnliche Fälle in der Literatur haben LUNDBERG[1] zu der Annahme veranlaßt, daß im tuberkulösen Gewebe insulinähnliche Substanzen (Präinsulin) gebildet werden. Seine Beweisführung wirkt nicht sehr überzeugend. Wahrscheinlich dürfte es sich um die gleiche Erscheinung handeln, die wir auch sonst beim Dazwischentreten von Infektionen bei Diabetikern sehen, daß in leichten Fällen die Stoffwechsellage günstig beeinflußt werden kann, während bei den schweren Formen das Gegenteil der Fall ist. Entscheidend ist also die Schwere des Diabetes, während die Schwere der Tuberkulose anscheinend kaum einen nennenswerten Einfluß ausübt. In einzelnen Fällen, wie z. B. dem oben angeführten hat man sogar den Eindruck, daß mit zunehmender Ausdehnung der Tuberkulose der Diabetes immer günstiger beeinflußt wurde.

2. Hautkrankheiten.

Die Haut von Diabetikern kann in doppelter Weise erkranken, mit und ohne Infekt. In die erste Gruppe gehören der *Pruritus*, abnorme Trockenheit und Fettarmut der Haut, urticarielle Zustände und gewisse Verfärbungen. Es handelt sich dabei z. T. um unkomplizierte Folgen der Stoffwechselstörungen in der Haut. Welches diabetische Symptom dabei den Ausschlag gibt, läßt sich nicht entscheiden. Sichere Abhängigkeiten von der Höhe des Blutzuckers oder der Schwere des Krankheitsbildes sonst bestehen nicht, da wir schon gewisse Störungen in ganz leichten Fällen sehen. Somit scheint die vorläufig nicht weiter aufspaltbare, individuelle Reaktionsweise des Hautorgans, z. T. wohl auch das Nervensystem die entscheidende Rolle zu spielen. Am häufigsten ist der Pruritus, den v. NOORDEN bei mehr wie 20% seiner Kranken

---

[1] LUNDBERG: Acta med. scand. (Stockh.) 62 (1924).

fand. Gewöhnlich ist er auf gewisse Körperpartien lokalisiert, selten generalisiert wie beim Ikterus oder dem senilen Pruritus. Am häufigsten betroffen sind die Gegenden, in denen die Haut ihre physiologischen Aufgaben nur unter erschwerten Bedingungen erfüllen kann, d. h. dort, wo Hauttaschen vorliegen oder Hautoberflächen einander zugekehrt sind wie an den äußeren Genitalien, an den Brüsten, in den Schenkelbeugen und Achselhöhlen. Beim genitalen Hautpruritus der Frau liegt in vielen Fällen eine Kombination mit Sekundärinfektionen vor, da die Benetzung der Schleimhäute und Haut mit Zucker einen sehr guten Nährboden, vor allem für Fadenpilze abgibt (BETTMANN). Solange der Juckreiz die Kranken nicht zu törichten Abwehrmaßnahmen wie Kratzen, Reiben usw. veranlaßt und dadurch die Hautoberfläche lädiert, verschwindet er gewöhnlich rasch mit der Zuckerfreiheit des Harns. Lokal helfen Borsäureumschläge und 10%ige Anästhesin- und 5%ige Chlorcalciumsalben, evtl. unter Cocainzusatz (1—2%).

Sehr viel schwieriger liegen die Dinge, wenn der Pruritus zur *Dermatose* wie z. B. Ekzem, Intertrigo führt oder ein lokaler Sekundärinfekt, eine Pyodermie, entsteht. Merkwürdigerweise neigen die Prädilektionsstellen des Pruritus nur in geringem Maße zu schweren Infektionen wie Furunkulosen und Abscedierungen.

Abgesehen von den genannten Hautaffektionen, die nichts für Diabetes Charakteristisches haben, wenn sie auch hier gehäuft und oft in komplizierter Form vorkommen, gibt es in relativ seltenen Fällen gewisse Hautveränderungen, die nur bei der Zuckerkrankheit auftreten, die *Xanthose und das Xanthom.* In beiden Fällen handelt es sich um gelbliche Verfärbungen der Haut. Im Auslande (vgl. z. B. JOSLIN) werden beide Veränderungen unter dem Namen Xanthom zusammengefaßt. Trotzdem scheint es mir richtig, sie zu trennen, was auch klinisch gut möglich erscheint. Bei der Xanthosis diabetica, die C. v. NOORDEN zuerst beschrieb und taufte, handelt es sich um eine auffallend leuchtende, fast kanariengelbe Verfärbung der Haut, vor allem an der Innenfläche der Hände und Füße. Der betreffende Farbstoff, der chemisch bisher noch nicht genau gefaßt ist, aber zu den Lipochromen bzw. Luteinen gehört, entsteht nicht in der Haut, sondern wird dort nur abgelagert, denn er ist auch im Serum nachweisbar. Es besteht wenigstens äußerlich eine Analogie zu gewissen Verfärbungen des Serums, wie sie bei Kindern nach Aufnahme gewisser Gemüse, besonders von Moorrüben vereinzelt auftreten und vor allem in der Kriegszeit beobachtet wurden. Beim Diabetiker scheidet diese Entstehungsquelle aus, so daß es wahrscheinlich ist, daß hier eine intermediäre Stoffwechselstörung wahrscheinlich im Fettumsatz vorliegt. Dafür spricht auch die Tatsache, daß im allgemeinen nur schwere Formen der Zuckerkrankheit mit dieser Anomalie einhergehen und daß letztere mit der Besserung der Stoffwechsellage, vor allem unter Insulinwirkung, sehr rasch verschwinden kann. Einmal sah ich eine Xanthose auch bei einer sehr schweren, dauernd und zwar erfolgreich mit Insulin behandelten Kranken.

Während die Xanthose etwa in 1% der Fälle von Diabetes vorkommt, ist das Xanthom, z. T. auch Xanthelasma genannt, eine

Rarität allerersten Ranges. Selbst ein Mann von der ungeheuren Erfahrung eines C. v. NOORDEN (über 40000 Fälle) sah die Veränderung
nur viermal. Es handelt sich hier nicht um eine diffuse Verfärbung,
sondern um fleckweises Auftreten von gelblichen Knötchen mit rotem
Hof unter Bevorzugung der Handflächen. Da die Knötchen aus
Cholesterinester bestehen und immer mit einer starken Hypercholesterinämie einhergehen, ist wohl hier eine Störung des Lipoidstoffwechsels
sicher, wenn auch Genese und Mechanismus der Störung im einzelnen
noch völlig im Dunkeln liegen. Praktisch ist das Xanthom ohne
Bedeutung, da es auch in leichten Fällen, besonders in Kombination
mit Fettsucht auftreten kann (LICHTWITZ). Auch hier ist die Reaktion
auf die Besserung der Stoffwechsellage charakteristisch.

Während die bisher geschilderten Hautstörungen zwar manchmal
Beschwerden machen können, aber harmlos sind, ist die zweite Gruppe
der Anomalien, das Auftreten von Infektionen der Haut mit Streptokokken und vor allem mit Staphylokokken viel ernster zu nehmen. Es
handelt sich dabei um *Pyodermien*, Furunkulosen, Karbunkel und
Absceßbildungen, die vor allem an den freien, aber dem Druck ausgesetzten Oberflächen der Haut, am Nacken, am Gesäß, an den Dorsal-
flächen der Arme auftreten. Oft gelangen die Staphylokokken durch
kleine Hautragaden ins Unterhautzellgewebe, wo sie bei der herabgesetzten Gewebsresistenz einen guten Nährboden finden und zu
Phlegmonen führen können. Besonders ungünstig sind die Kombinationen mit echtem Erysipel, da hier leicht tiefe Infiltrationen und
Übergänge in allgemeine, meist tödliche Sepsis entstehen können.

Die lokale *Behandlung* ist die gleiche wie bei jeder derartigen
Pyodermie. Von neueren Mitteln seien Jodpinselungen und Röntgen-
bestrahlungen genannt. BOWEN empfiehlt Einsalbungen mit 4% Bor-
schwefelkarbolsalbe. Mit Incisionen sollte man weniger zurückhaltend
sein wie bei Furunkeln anderer Genese. Eine einmal aufgetretene Allgemeininfektion läßt sich in der Regel auch durch Insulin nicht mehr
eindämmen, und die Kranken gehen manchmal sogar bei günstigster
Stoffwechsellage an der Sepsis zugrunde.

3. Krankheiten der Atmungsorgane.

Trockenheit im Munde quält oft Zuckerkranke, besonders in den
Fällen, die mit großen Harnmengen einhergehen. Als Folgeerscheinung
resultiert häufig eine trockene Pharyngitis, in seltenen Fällen auch die
xerotische Form von LEICHTENSTERN.

Unter den Lungenkomplikationen ist am gefährlichsten die *Lungengangrän*. Sie entwickelt sich wie auch sonst im Anschluß an Pneumonien, Tuberkulose, Infarkte, Bronchiektasien und schwere chronische
Bronchitiden, aber anscheinend viel häufiger beim Zuckerkranken wie
sonst, was wieder auf die herabgesetzte Gewebsresistenz gegen Sekundärinfektionen beruht. Auch die Gefahr einer Allgemeininfektion von solch
einem Herde aus ist bei Zuckerkranken weit größer wie sonst. Die
guten Nährbodenverhältnisse für Bakterien und Pilze begünstigen eine
üppige Flora, auch Hefearten, Schimmelpilze und Aspergillus werden

manchmal im Sputum gefunden. Die therapeutischen Erfolge sind bei der diabetischen Lungengangrän im allgemeinen noch unbefriedigender wie sonst. Unter den internen Mitteln leisten Neosalvarsaninjektionen noch am meisten. Gutes sah ich vereinzelt von der Pneumothoraxbehandlung bei genügender Insulinierung. Selbst große Höhlen können sich dabei verkleinern und sogar vernarben. Im ganzen habe ich sogar den Eindruck, als ob heute im Gegensatz zu früheren Zeiten bei einer richtig durchgeführten diätetischen und Insulinbehandlung die Ausheilungschancen sich manchmal nicht wesentlich ungünstiger gestalten als bei anderen Gangränarten.

Größere operative Maßnahmen bei diesen Lungenkomplikationen bedeuteten früher mit großer Wahrscheinlichkeit den Tod und wurden deshalb nur ganz ausnahmsweise unternommen. Auch heute unter dem Schutze des Insulins entschließt man sich im allgemeinen nur dann zu einem chirurgischen Eingriffe, wenn die Höhle sehr günstig, d. h. nahe der Pleura liegt. Durchbruchsempyeme und Begleitempyeme werden natürlich in gleicher Weise wie sonst, d. h. mit Rippensektion, also einem sehr kleinen Eingriff, angegangen.

Von der Tuberkulose, der wichtigsten Begleitkrankheit, war schon bei der Besprechung der Infekte die Rede. Merkwürdig ist, daß in den Fällen, die nach ihrem ganzen klinischen und röntgenologischen Befunde als solche der aperten Form imponieren, sich manchmal die Tuberkelbazillen dem Nachweise entziehen, entweder weil sie im Gewebe abgetötet sind oder, was mir viel wahrscheinlicher dünkt, weil sie im Wettkampf der zahlreichen Begleitbakterien an den Ausscheidungsorten in ihrer Vitalität und in ihrem Wachstum beeinträchtigt werden.

4. Krankheiten des Digestionstractus.

Der Verdauungstractus ist, wenn man von seinem ersten Abschnitt, der *Mundhöhle* absieht, relativ selten der Sitz diabetischer Störungen oder Begleiterkrankungen. Weitaus am häufigsten betroffen sind die Zähne und ihre Nachbarschaft, Zahnfleisch und Kiefer. JOSLIN gibt an, daß 41% der Zuckerkranken (300 Fälle) schlechte oder falsche Zähne haben. Mit solcher Zahl ist nicht allzu viel anzufangen, da schlechte Zähne weit verbreitet sind, ihr Vorhandensein weitgehend von der Mundpflege abhängt und eine nähere Erläuterung des generellen Urteils nötig ist. Trotzdem kann es keinem Zweifel unterliegen, daß Zahncaries Gingivitis, Alveolarpyorrhoe, auch Periostiden der Kiefer bei Diabetikern häufiger vorkommen wie sonst. Die Folgen davon sind Lockerungen und Verlust der ihres Haltes beraubten Zähne. Dabei bestehen keine Beziehungen zur Schwere des Grundleidens, da diese Störungen schon sehr früh auftreten können, manchmal als erstes Zeichen der Krankheit. Therapeutisch kommt eine sehr sorgfältige Mundpflege und sachgemäße Zahnbehandlung in Betracht. Im Gegensatz zu den radikalen Maßnahmen, wie sie in Amerika üblich sind, kann man dabei möglichst konservativ vorgehen. Dabei ist zu bedenken, daß Zahnextraktionen wie überhaupt kleine operative Eingriffe bei schweren Diabetikern niemals ganz unbedenklich sind. Besonders in der angelsächsischen Literatur sind Todesfälle beschrieben, die z. T. der Anästhesie (besonders mit Äther, Novokain) zur Last gelegt werden. Darum empfiehlt sich vor jedem derartigen Eingriffe mit Insulin und Diät die Stoffwechsellage möglichst zu bessern.

Der *Magen* versagt beim Diabetiker nur selten seinen Dienst, obwohl bei ausgesprochener Polyphagie an ihn vermehrte Anforderungen gestellt werden. Der Appetit pflegt nur bei starker Acidose zu leiden. Bei beginnendem Koma können Magenbeschwerden auch ohne organische Auslösung vorkommen. Treten dann noch Motilitätsstörungen hinzu, so können verhängnisvolle Irrtümer entstehen. So erinnere ich mich eines Kranken, der mit Magenbeschwerden zum Chirurgen kam. Hier wurden so hochgradige Motilitätsstörungen röntgenologisch festgestellt, daß die Diagnose auf ein stenosierendes Ulcus pylori gestellt war. Erst auf dem Operationstisch erweckte die merkwürdige Atmung und der Acetongeruch Verdacht, und die dann vorgenommene Harnprüfung deckte zuerst die wahre Natur des Leidens auf. Leider verfiel der Kranke sofort hinterher ins tiefe Koma und die 2 Stunden hinterher eingeleitete Insulintherapie mit ganz großen Dosen (300 Einheiten pro die) vermochte den Kranken nicht mehr zu retten.

Häufiger sind bei Diabetikern Abweichungen in der *Darmtätigkeit* und zwar nach beiden Richtungen, am meisten nach der Seite der Obstipation, die v. NOORDEN für ein Viertel seiner Fälle angibt. Von einzelnen Autoren, vor allem R. SCHMIDT wird behauptet, daß hartnäckige Obstipation mit vermehrter Resorption toxischer Darmstoffe einem Koma den Weg bereiten kann. Theoretisch ist dergleichen wohl denkbar, praktisch aber läßt sich ein Zusammenhang bei der Häufigkeit der diabetischen Obstipation wohl schwer beweisen.

Die Behandlung der Obstipation ist die gleiche wie sonst bei diesem Leiden. Speziell kommen gerade beim Diabetiker blähende Gemüse und Ersatzkohlehydrate, die fast sämtlich in Mengen von 100 g und mehr genossen die Darmperistaltik anregen, in Betracht.

Während die Verstopfung beim Diabetiker prognostisch meist nicht anders zu bewerten ist wie bei einem anderen Menschen, ist Diarrhoe oft eine gefährliche Komplikation. Meist ist sie auf Darmkatarrhe zurückzuführen, vereinzelt auch vielleicht auf thyreogene Einflüsse (v. NOORDEN). In leichten Fällen kann durch solche Vorkommnisse die Toleranz gesteigert werden, bei schweren Formen ist aber meist das Gegenteil der Fall. Manchmal sind solche Diarrhoen die Einleitung zum Koma, wobei es dahingestellt sein mag, ob es sich um ein auslösendes Moment oder die Folge der Acidose handelt.

Aber selbst in weniger ominösen Fällen ist die Komplikation wegen der unvermeidlichen Herabsetzung des Ernährungs- und Kräftezustandes bedenklich, wird doch gerade die Aufnahme der für den Zuckerkranken wichtigsten Kohlehydrate, der Gemüse, gestört oder überhaupt zur Unmöglichkeit. Wegen der schlechten und unkontrollierbaren Resorption der Kohlehydrate ist eine exakte Dosierung des Insulins sehr schwierig bzw. unmöglich und die Gefahr der Hypoglykämie demgemäß zu groß. Therapeutisch sind die von v. NOORDEN gerade für diese Zustände zuerst empfohlenen Hafertage sowie Opiate neben entsprechender Regelung der Diät am wirksamsten.

5. Hepatolienale und Pankreas-Erkrankungen.

Lebererkrankungen spielen in der Symptomatologie des Diabetes eine weit geringere Rolle, als die wichtige Rolle dieses Organs im Kohlehydratstoffwechsel es erwarten läßt. Rein theoretisch könnte man einen hepatogenen Diabetes in dem Sinne konstruieren, daß eine gegenüber der Norm gesteigerte Diastaseproduktion einsetzen kann, die sonst durch eine gleichstarke Insulinsekretion in Schach gehalten wird. In praxi kommt aber dergleichen anscheinend nicht vor. Die Leber ist zwar bei Diabetikern gar nicht so selten mäßig vergrößert, aber es handelt sich dabei wohl meist um ein zufälliges Zusammentreffen mit einer Volumenzunahme auf alkoholischer, luetischer oder kardialer Grundlage oder um echte Fettlebern, besonders selten um eine begleitende Lebercirrhose.

Eine solche begleitende Lebercirrhose vielleicht besonderer Art kann in seltenen Fällen der Zuckerkrankheit einen besonderen Stempel aufdrücken in Gestalt des sog. *Bronzediabetes*. UNGEHEUER hat bis 1914 nur 48 Fälle aus der Literatur zusammenstellen können. Das hängt wohl damit zusammen, daß nur ein kleiner Teil solcher Beobachtungen gesondert oder überhaupt veröffentlicht worden ist. Ich sah bisher neun auch nicht veröffentlichte Fälle, zweimal wurde die Diagnose erst auf dem Sektionstisch gestellt. Charakteristisch für den Bronzediabetes ist der braungelbe, manchmal dunkelkupferne Farbenton der Haut, der in uncharakteristischen Fällen den Verdacht einer ADDISONschen Krankheit nahelegen kann. Die gleiche Pigmentierung, oft in viel ausgeprägterer Art, zeigen die inneren Organe, vor allem in der Bauchhöhle, namentlich Leber und Pankreas. Manchmal sind sie nur da vorhanden, so daß im Leben die Diagnose gar nicht oder nur mit Vorsicht gestellt werden konnte. Das Pigment ist eisenreich, wahrscheinlich Hämochromogen oder ein Derivat davon. Auch im klinischen Bilde finden sich außer der Verfärbung einige charakteristische, die Diagnose erhärtende Züge, die mehr oder weniger starke Vergrößerung von Milz und Leber und das fast nie fehlende Vorhandensein von Urobilin oder Urobilinogen im Harn. Vereinzelt tritt auch Hämatoporphyrin im Harn auf. Der Diabetes gehört gewöhnlich der leichten oder mittelschweren Form an mit nur geringer Neigung zur Acidose. Die Beziehungen dieser Leberschädigungen zum Diabetes liegen nicht ganz klar. Da aber gleichzeitig mit den cirrhotischen Vorgängen in der Leber fast stets eine mehr oder weniger starke Pankreascirrhose mit oft reicher Bindegewebsbildung vorliegt, so hat es den Anschein, als ob die Veränderungen in Leber und Bauchspeicheldrüse koordiniert sind als parallele Folgeerscheinungen der gleichen Schädigung. Welcher Art diese ist, läßt sich schwer angeben, für manche Fälle läßt sich anamnestisch der Nachweis von Alkoholismus oder Lues erbringen, für den Hauptteil ist die Noxe aber vorläufig unbekannt.

Ein zufälliges Zusammentreffen von Pankreas- und Leberstörung
liegt wohl sicher nicht vor, da bisher eine sichere Bronzekrankheit ohne
Diabetes ebensowenig beobachtet ist wie ohne Lebererkrankung. Diese
Tatsache erschwert erst recht die Deutung.

Interessant sind die Beziehungen zwischen Gallenwegerkrankungen
und Diabetes, auf die KATSCH[1] neuerdings wieder die Aufmerksamkeit
gelenkt hat. NAUNYN leugnete solche Zusammenhänge, v. NOORDEN
fand ein Zusammentreffen nur bei 2,3% seiner Diabetiker. Geht man
aber umgekehrt von der Cholecystopathie aus, so scheinen doch
Störungen des Kohlehydratstoffwechsels hier häufiger zu sein, wie man
bisher annahm, insbesondere scheinen Gallensteinerkrankungen in der
Anamnese von Diabetikern gar nicht so selten vorzukommen. Der von
WÖHRMANN[2], einem Schüler von KATSCH an seinem Mergentheimer
Material von 703 Fällen von Diabetes errechnete Prozentsatz von 24%
von alter oder gleichzeitiger Cholecystitis dürfte wohl sicher zu hoch
sein, da einerseits das Mergentheimer Krankenmaterial etwas einseitig
ist und andererseits anscheinend mit der Diagnose Cholecystopathie
etwas freigiebig umgegangen wurde. Obwohl ich auch seit längerer Zeit
auf solche Zusammenhänge achte, finde ich sie doch relativ selten
(ca. 5% in unserem Material). Dagegen erinnere ich mich zahlreicher
Fälle, in denen vor allem bei erblich Belasteten im Anschluß an einen
Gallensteinanfall, oft auch hinterher eine deutliche Glykosurie auftrat
oder ein latenter Diabetes für einige Zeit manifest wurde. Es unterliegt daher für mich keinem Zweifel, daß Gallensteinerkrankungen
und Cholecystitiden eine Mehrbelastung des Inselapparates bedeuten
können, der er unter Umständen nicht gewachsen ist. In den Fällen,
in denen Infektionen und Fieber vorliegen, macht das nach dem
früher Ausgeführten für das Verständnis keine Schwierigkeiten, während
wir für unkomplizierte Fälle nur auf Vermutungen (mechanische,
reflektorische Einflüsse?) angewiesen sind. Jedenfalls ist es ein Verdienst von KATSCH, auf diese wohl nicht genügend gewürdigte Form
eines sekundären Diabetes hingewiesen zu haben.

Bei den immer noch umstrittenen Beziehungen von innerer und
äußerer Sekretion des Pankreas hat die Frage, inwieweit Krankheits-
prozesse, welche das Pankreas, abgesehen vom genuinen Diabetes treffen,
zu einer sekundären Störung des Kohlehydratstoffwechsels führen, ein
besonderes Interesse. Im ganzen ist dies bei dem weitgehenden
kompensatorischen Eintreten normaler LANGERHANSscher Inseln für
geschädigte sehr viel seltener, als man erwarten sollte. Selbst schwere
Verletzungen, große Tumoren oder Cysten des Pankreas lassen den
Kohlehydrathaushalt meist ganz oder fast ganz intakt. Wie gering die
Störungen bei fast völligem Untergang des Inselapparates sein können,
zeigt der auf S. 222 kurz mitgeteilte Fall.

Charakteristisch für diese sekundären Diabetesformen bei primär
andersartigen Pankreaserkrankungen, vor allem bei der sog. Pankreascirrhose mit oder ohne gleichzeitige Lebercirrhose, ist die Geringfügigkeit

---

[1] KATSCH: Arch. Verdgskrkh. 43, 224 (1928).

[2] WÖHRMANN, W.: Z. klin. Med. 108, 646 (1928).

der Zuckerausscheidung und ihre weitgehende Unabhängigkeit von der Kohlehydratzufuhr. Wodurch es bedingt ist, daß in einem Falle selbst schwerste und ausgedehnteste Zerstörungen der Drüse den Zuckerhaushalt intakt lassen, während in anderen schon leichte Veränderungen einen Diabetes hervorrufen, entzieht sich unserer Beurteilung. Wenn wir zur Erklärung auf konstitutionelle Eigentümlichkeiten rekurrieren, so befriedigt das nicht.

6. Erkrankungen der Zirkulationsorgane.

Von den schweren Herzstörungen im Endzustand des Diabetes war schon oben die Rede. Sie sind als typische Folgeerscheinungen der schweren Vergiftung aufzufassen. An dieser Stelle interessiert sonst das Zusammentreffen von Herzkrankheiten und Diabetes. Mit zunehmendem Alter findet man beide Leiden häufiger nebeneinander, vor allem gilt das für das 6. und 7. Jahrzehnt, aber ursächliche Beziehungen lassen sich hier kaum konstruieren, denn kardiale Leiden scheinen beim Diabetiker nicht häufiger als bei Gleichaltrigen aus gleichem Milieu, die gleichen Schädigungen wie etwa Überernährung, Alkohol, Nicotin abusus oder Lues ausgesetzt sind. Auffallend ist allerdings, daß elektrokardiographische Untersuchungen doch relativ häufig (unter 123 Fällen von HEPBURN und D. GRAHAM[1] 56mal) Veränderungen erkennen lassen, die zum großen Teil unter geeigneter Behandlung des Diabetes wieder verschwinden. Der Nachweis, daß beispielsweise ein chronischer Diabetes die Entstehung einer frühzeitigen Arteriosklerose begünstigt, läßt sich kaum erbringen. Auch JOSLIN kommt zu der Überzeugung, daß weder Zuckererhöhung im Blute noch Acidose das Auftreten von Gefäßstörungen oder auch nur Blutdrucksteigerungen im Gefolge hat. Rein diabetische Hypertonien gibt es anscheinend nicht, stets liegt entweder eine Sklerose oder eine Nephritis oder eine Aortitis vor und gar nicht so selten auch eine essentielle Hypertonie. Gleichzeitige Hyperglykämien beruhen oft sogar nicht einmal auf einem zufälligen Zusammentreffen, sondern können sogar vor allem bei Nierenbeteiligung Folgezustände solcher Gefäßveränderungen sein. So wenig also Gefäßkrankheiten und Diabetes in kausalen Beziehungen zueinander stehen, so schwerwiegend kann ihr Zusammentreffen oft für die Gesundheit sein, denn sie begünstigen das Auftreten einer der gefürchtetsten Komplikationen des Diabetes, das Entstehen der *Gangrän*, die nach der großen amerikanischen Statistik von MORISON (zit. bei JOSLIN) vor der Einführung des Insulins in 23% aller Todesfälle den Zuckerkranken das Leben kostete.

Ob es richtig ist, daß, wie es neuerdings behauptet wird, die diabetische Gangrän nur bei gleichzeitig bestehenden Gefäßveränderungen vorkommt, wage ich nicht zu entscheiden. Sicher ist, daß sie in der Mehrzahl der Fälle vorliegen und daß bei Jugendlichen echte Gangrän sehr selten ist und mit den aufsteigenden Lebensdezennien vom fünften an sehr stark sich häuft und daß schließlich Gangrän auch

---

[1] HEPBURN, J. u. D. GRAHAM: Amer. J. med. Sci. 176, 782 (1928).

ohne Diabetes lediglich durch Gefäßanomalien vorkommt. Betroffen sind vor allem die akralen Partien des Körpers, insbesondere die Zehen, dann die Finger, seltener Nasenspitze und Ohrläppchen. Ungünstig wirken sowohl auf die Gefäßversorgung wie auf die Ernährung des Gewebes die schädigenden Einflüsse der Außenwelt, vor allem Kompression und wechselnde Temperatur. An den Füßen sind es vor allem der Druck schlecht sitzender Schuhe, unzweckmäßig behandelte Hühneraugen etc. Außer durch Sklerose können die peripheren Gefäße auch funktionell durch Nikotin, Alkohol, seltener Blei geschädigt sein. Schwere Störungen der Gefäße geben sich durch Abschwächung oder Fehlen der Pulsation in den zuführenden Arterien, besonders in der Arteria dorsalis pedis zu erkennen. Aus prognostischen und therapeutischen Gründen ist es unerläßlich, in jedem Falle die Gefäßpalpation vorzunehmen.

Klinisch ist die Gangrän in ihren Anfangsstadien charakterisiert durch bläuliche Verfärbung der Haut, die manchmal in einer Blase sich abhebt. Meist bestehen auch mehr oder weniger starke Schmerzen. Die Sensibilitätsprüfung deckt zu Anfang in den verfärbten Hautpartien eine Hyperästhesie für alle Sinnesqualitäten, besonders für Schmerz auf, dann folgt eine zunehmende Herabsetzung bis zur völligen Aufhebung, die sich dann allmählich auch oft auf die Nachbargebiete ausdehnt. Ursache dieser Störung sind die schweren Ernährungsstörungen, welche die außerordentlich empfindlichen, an der Peripherie der Extremitäten besonders zahlreich vorhandenen sensiblen Endapparate treffen. Das schlecht ernährte Gewebe schreit nach Blut, wie BIER es einmal für einen anderen Gefäßbezirk treffend genannt hat. Gelingt es nicht, dem Prozeß in diesem Anfangsstadium Einhalt zu gebieten, so folgt der blauroten bis blauschwarzen Verfärbung entweder die Eintrocknung bis zur Mumifizierung der abgestoßenen Partie, die sog. trockene Gangrän, der günstigere Vorgang, oder die nekrotische Oberfläche stößt sich ab. Es entsteht ein erst oberflächliches, dann oft rasch in die Tiefe greifendes Geschwür evtl. mit tiefen taschenförmigen, Knochen und Gelenke arrodierenden Abscessen, die feuchte Gangrän. Im letzten Falle kommt es dann meist zu Fieber, Leukocytose und es droht Verschlechterung der Stoffwechsellage allgemein und lokal, sprunghafte Ausbreitung der Gangrän in Tiefe und Breite sowie vielleicht allgemeine Sepsis.

Trockene Gangränen müssen stets trocken behandelt werden, da selbst oberflächliche Macerationen Bakterienansiedelungen begünstigen und die harmlosere trockene Form in die weit gefährlichere feuchte überführen. Empfehlenswert sind Einpuderungen mit Dermatol oder Vasenol, evtl. trockene Wärmeapplikation, welche die Gefäße erweitert und die Schmerzen lindert. Doch ist hier große Vorsicht am Platz, zumal, wenn Hypästhesien bestehen, da Brandwunden natürlich unter allen Umständen verhindert werden müssen. Aus dieser Sorge heraus wird von manchen Autoren hier Wärme in jeder Form widerraten.

Intern kann man — meist nur mit geringem Erfolge — versuchen, durch Jodcalciumdiuretin (2—3mal 1,0 g), Erythroltetranitrat (2—3mal

1 Tablette), Atropin oder Papaverinpräparate neuerdings auch Kallikreïn die Gefäßversorgung zu verbessern. Bei bereits thrombosierten Gefäßen ist das natürlich völlig wirkungslos. Die feuchte Gangrän wird lokal am besten mit Trypaflavin-Kamillenbädern oder antiseptischen Salbenverbänden behandelt.

Während früher eine etwas ausgebreitete Gangrän, zumal wenn sie eine gewisse Tendenz zum Fortschreiten zeigte, sofort eine Operation notwendig machte, die bei großen Eingriffen mit hoher Mortalität rechnen mußte, hat das Insulin auch hier einen starken Wandel geschaffen und die Anzahl der chronischen Eingriffe wesentlich eingeschränkt.

Sofern es sich nicht um sehr ausgedehnte, tiefe Geschwüre mit Absceßbildung und hohen septischen Temperaturen handelt, können wir unter dem Schutze hoher Insulindosen und einer zweckmäßigen Diät in der Regel abwarten, ob der Prozeß halt macht und Temperatur und Leukocyten absinken. Dazu ist es allerdings unbedingt erforderlich, so große Insulindosen, am besten in mehreren Portionen zu geben, daß nicht nur die Glykosurie verschwindet, sondern auch der Blutzucker auf ein normales Niveau herabgedrückt wird, was durch fortlaufende Blutzuckerbestimmungen nur klinisch kontrolliert werden kann. Auch für eine evtl. doch noch nötige Operation schafft man auf diese Weise die günstigsten Bedingungen. Sollte in einigen Tagen trotz radikaler Besserung der Stoffwechsellage der gewünschte Erfolg nicht eintreten, Fieber und Leukocyten ansteigen und der Prozeß fortschreiten, was besonders im Alter bei Gefäßverschlüssen oft vorkommt, so darf dann mit der Amputation nicht gezögert werden, denn längeres Zuwarten würde dann weitere Ausbreitung der Gangrän, d. h. höhere Amputation evtl. sogar eine Sepsis zur Folge haben.

7. Krankheiten der Niere und der Harnwege.

Das Auftreten von Albuminurie ist bei Zuckerkranken außerordentlich häufig, zumal, wenn man regelmäßig mit feinen Proben untersucht. v. NOORDEN gibt für 650 Fälle einen Durchschnittsprozentsatz von 21,5 % an, in 10,5 % handelte es sich um echte Nephritiden oder Kreislauferkrankungen. Der Prozentsatz steigt mit zunehmendem Alter bis auf 38 % jenseits der 50 Jahre. Andere Autoren haben Zahlen bis zu 68,7 % errechnet, die wohl sicher zu hoch sind. Außer dem Alter ist auch die Schwere des Diabetes, vor allem der Acidose von Einfluß. Im ausgebildeten Koma fehlen Eiweiß und Cylinder (Komacylinder) so gut wie nie, es hängt das wohl mit der nierenschädigenden Wirkung der Ketonkörper zusammen. Daneben scheint aber auch der Durchtritt von Zucker durch die Nieren für diese nicht gleichgültig zu sein. Bei den besonders empfindlichen Kaninchen kann man durch große enterale oder parenterale Zuckergaben fast stets eine Albuminurie oder Cylindrurie erzeugen. Charakteristisch für die diabetische Albuminurie ist einmal, daß es sich immer nur um Spuren oder ganz geringe Mengen von Eiweiß handelt und ferner, daß oft bald nach Beseitigung von Glykosurie oder Acetonurie auch die Eiweißproben wieder negativ ausfallen.

Aschoff[1] faßt zweckmäßig alle Nierenveränderungen, welche
durch den diabetischen Prozeß an sich hervorgerufen werden, unter der
Bezeichnung Nephropathia diabetica zusammen. Sie sind charakterisiert durch Schwellung der Epithelien, Vergrößerung der Glomerular-
epithelien, Fettkörnchenanhäufung sowie die charakteristischen von
Ehrlich zuerst beschriebenen Glykogenablagerungen, deren chemische
Identifizierung aber noch aussteht. Klinisch ist wichtig, daß die
Funktion immer intakt bleibt, vom Koma wohl abgesehen. Die hin und
wieder angegebene verzögerte Wasserausscheidung ist wahrscheinlich
stets durch extrarenale Momente, vor allem die Neigung des diabetischen
Organismus zu Ödembildung hervorgerufen, darf also nicht den Nieren
zur Last gelegt werden.

Der Diabetiker neigt nicht mehr wie ein anderer Kranker oder
Gesunder gleichen Alters zu Kombinationen mit Nierenleiden. Von
nichtdiabetischen Nephropathien finden sich bei Zuckerkranken am
häufigsten Nephrosklerosen sowohl benigner wie maligner Form. Es
resultiert dadurch die schon erwähnte, in ihrer Genese noch unklare,
renal bedingte Erhöhung des Blutzuckers.

Auch Entzündungen der Harnwege sind kaum häufiger wie sonst,
wohl aber hartnäckiger, da eingedrungene Bakterien und Spaltpilze
einen guten Nährboden finden und daher schwerer abzutöten sind.
Ganz eigentümliche Verhältnisse können sich ergeben, wenn — ein fast
nur bei Frauen vorkommendes sehr seltenes Ereignis — durch Unreinlichkeit Hefe in die Blase eindringt und dort ihre Gärwirkung entfaltet.
So können Pneumaturien entstehen, die natürlich nicht mit den gleichen
Folgeerscheinungen bei Blasenscheiden- und Blasenmastdarmfisteln
verwechselt werden dürfen.

Die Behandlung dieser Komplikation mit Blasenspülungen, inner-
licher Verabreichung von Salol und Urotropinpräparaten weicht in nichts
von der üblichen Therapie ab, nur ist streng darauf zu achten, daß der
Harn zuckerfrei wird und bleibt. Im letzteren Falle sind die Ausheilungschancen nicht schlechter wie bei den gleichen Leiden ohne diabetische
Komplikation.

8. Krankheiten anderer inkretorischer Drüsen.

Dyshormonale Störungen außerhalb des Pankreas machen sich
beim Diabetes vor allem in der *sexuellen Sphäre* geltend. Impotentia
coeundi oder generandi oder beides ist ein sehr häufiges und manchmal
sehr frühes Symptom der Krankheit. Wichtige Lebensentscheidungen
von Diabetikern, vor allem die Frage der Eheschließung, werden durch
solche Ausfallerscheinungen oft sehr wesentlich beeinflußt. Nachgewiesene Impotenz ist natürlich immer, soweit der Arzt die Entscheidung treffen soll, eine absolute Kontraindikation. Darüber hinaus
widerraten v. Noorden und Isaac ganz generell das Heiraten vor
dem 35. Lebensjahre beim Manne und in höherem Alter auch dann,
wenn die Kohlehydrattoleranz unter 150 g bleibt. Mir erscheinen diese

---

[1] Aschoff, L.: Lehrbuch der pathologischen Anatomie. 4. Aufl. Bd. 2,
S. 534. 1919.

Forderungen, vor allem die zweite etwas zu rigoros, zumal heute, wo wir durch das Insulin auch nach dieser Seite hin so viel besser dran sind und gar nicht so selten eine vorher vorhandene Impotenz unter zweckmäßiger Behandlung und bei zweckmäßiger Lebensweise wieder rasch verschwinden sehen. Generell sollte meines Erachtens nur der schwere Diabetiker im oben (S. 291) definierten Sinne nicht heiraten. Im übrigen muß die oft recht schwierige Entscheidung nach der Sonderlage des Einzelfalles unter Berücksichtigung auch der rein menschlichen Seite getroffen werden. Der Arzt darf hier viel weniger versuchen, Schicksal zu spielen als etwa bei der Tuberkulose.

Auch die Sexualfunktionen der Frau können unter einem gleichzeitig bestehenden Diabetes leiden. Die Libido ist meist herabgesetzt, die Menopause manchmal beschleunigt. Die Amenorrhoe kann aber bei durchgreifender Besserung des Diabetes auch wieder verschwinden. Sicher ist die Konzeption bei zuckerkranken Frauen erheblich erschwert, aber es ist nicht richtig, wenn BORCHARDT behauptet, daß sie überhaupt unmöglich sei. Das gilt wohl nur für das 5. Lebensjahrzehnt (v. NOORDEN). SEITZ und ROSENBERG (Material der UMBERschen Klinik) und WILDER (MAYO-Klinik) haben ziemlich übereinstimmend berechnet, daß nur bei 5—6 % der verheirateten bzw. geschlechtsreifen Diabetikerinnen eine Schwangerschaft eintritt.

Das Eintreten einer *Schwangerschaft*[1] sowie das anschließende Wochenbett bedeuten eine unzweifelhafte Mehrbelastung des Kohlehydrathaushaltes, und so ist die alte Erfahrung, daß sie den Zuckerhaushalt sehr oft erheblich verschlechtern, wohl richtig. OFFERGELD hat sogar im Jahre 1909 eine große Statistik mit 30 % Mortalität (Koma) angegeben und ist deshalb sehr energisch für die Unterbrechung der Schwangerschaft eingetreten. Heute in der Insulinära liegen aber die Dinge glücklicherweise viel günstiger, wenn mir auch ein größeres statistisches Zahlenmaterial darüber nicht bekannt geworden ist. JOSLIN sah unter 38 diabetischen Schwangeren nur dreimal deutliche Verschlechterungen, während die Erfahrungen der MAYO-Klinik ungünstiger sind. Zunächst ist die Verschlimmerung des Diabetes in der Regel durch Gravidität, Geburt oder Wochenbett gewöhnlich nur vorübergehend, und es gelingt mit zweckmäßiger Diät- und Insulinverordnung wohl in der Regel die Kranken durch die Gefahrzone hindurch zu bringen. Auf der anderen Seite ist auch zu bedenken, daß die Interruptio, abgesehen von der allerersten Zeit, bei der zuckerkranken Frau auch kein gleichgültiger Eingriff ist, der auch seine Gefahren in sich birgt. So sollte man m. E., soweit nicht besondere Gründe vorliegen, die Einleitung der künstlichen Frühgeburt auf die Fälle beschränken, die von vornherein als schwer anzusehen sind oder unter dem Einflusse der Gravidität sich zu solchen entwickeln. Hinsichtlich der späteren Monate der Schwangerschaft gelten natürlich die gleichen Erwägungen, die generell für diesen Eingriff maßgebend sind, d. h. jenseits des 6. Monats sollte man ihn nur ganz ausnahmsweise vornehmen.

---

[1] JOSLIN, E. P. hat dieser Frage ein großes Kapitel in seinem Buch (S. 861) gewidmet.

In den Tagen vor der Geburt und vor allem während derselben sollte
man auch in leichten Fällen, ebenso wie vor jedem chirurgischen Eingriffe Insulin geben, um so von vornherein bedrohlichen Zuständen die
Spitze zu bieten. Daß auch während des Wochenbettes der Kohlehydratstoffwechsel besonders sorgfältig überwacht werden muß, ist
selbstverständlich. Vom Stillen möchte ich von ganz leichten Fällen
bei besonders kräftigen Frauen abgesehen abraten. Außer dem Einfluß
der Schwangerschaft auf den Diabetes ist auch die Wirkung der Zuckerkrankheit auf die Frucht zu berücksichtigen. Wenn die Zahl von 50%
Abortfällen (L. Seitz) für den heutigen Stand der Therapie sicher zu
hoch gegriffen ist, so kann doch an der häufigen Schädigung des kindlichen Lebens kein Zweifel sein. Unter 89 diabetischen Schwangeren
von Joslin kam es 13mal zu Aborten oder Fehlgeburten.

Abgesehen von den Keimdrüsen und den damit in Zusammenhang
stehenden Organen sollte man bei den engen Wechselwirkungen sämtlicher Drüsen mit innerer Sekretion, wie sie vor allem v. Noorden
und seine Schule aufgedeckt haben, auch Störungen in anderen Inkretdrüsen erwarten. Auffallenderweise sind diese aber, wenn überhaupt
vorhanden und faßbar, nur sehr geringfügiger Natur. Kombinationen
mit Schilddrüsenerkrankungen und zwar nach der Seite der Überfunktion, kommen zwar vor, sind aber doch sehr selten. Nur in 3% seiner
Fälle von Morbus Basedowi fand Sattler gleichzeitig Diabetes. Kombinationen mit echtem Myxödem scheinen nie beobachtet. Es ist das
sehr verständlich, da gerade diese Krankheit durch relativ niedere
Blutzuckerwerte, hohe Kohlehydrattoleranz und schwache Adrenalin-
reaktionen ausgezeichnet ist. Dagegen kann eine endokrine Fettsucht,
unter Umständen auch thyreogener Genese sogar mit Stoffwechsel-
herabsetzung, sich ganz vereinzelt einmal mit einem Diabetes zusammen-
finden. In der Regel handelt es sich aber beim Zusammentreffen dieser
Krankheiten um eine Fettsucht exogener Genese.

Häufiger wie mit einer Schilddrüsenerkrankung kann Diabetes sich
mit einer Überfunktion der Hypophyse, der Akromegalie, kombinieren.
Borchardt (Lit. bei Falta[1]) sah unter 176 Fällen von Akromegalie
sogar in 35,5% (63 Fällen) einen echten Diabetes, in acht weiteren
Fällen eine alimentäre Glykosurie. Falta[1] fand an seinem Material
von Akromegalie (11 Fälle) nur einmal einen leichten Diabetes, aber
fünfmal eine alimentäre Glykosurie bei Belastung mit 100 g Glykose.

Da in allen diesen Fällen große Hypophysentumoren vorlagen,
die wahrscheinlich sekundär ihre Nachbarschaft, das empfindliche
Zwischenhirn, in Mitleidenschaft gezogen haben, so ist die Entscheidung oft schwer, ob hier ein hypophysär inkretorischer oder ein
centralnervöser Diabetes vorliegt. In einzelnen Fällen sind aber sichere
Veränderungen an den Langerhansschen Inseln gefunden worden.
(E. J. Kraus und A. Reisinger, zit. bei Falta[1]). Wenn vereinzelt
die diabetische Stoffwechselstörung später wie die hypophysäre auf-
getreten ist, so darf daraus nicht ohne weiteres ein Kausal-

---

[1] Falta, W.: Die Erkrankungen der Blutdrüsen. 2. Aufl. Berlin und
Wien: Julius Springer 1928.

zusammenhang in dem Sinne konstruiert werden, daß die Pankreasveränderungen sekundär von der Hypophyse ausgelöst worden sind.
Viel wahrscheinlicher dürfte für die meisten Fälle eine primär polyglanduläre Störung vorliegen. An der sog. Blutdrüsensklerose im engeren
Sinne ist allerdings der Pankreas meist nicht beteiligt, eher finden sich
niedrige Blutzuckerwerte (vgl. FALTA[1]), doch gibt es davon auch
Ausnahmen, wie folgender Fall eigener Beobachtung zeigt:

29jährige Frau B. W. Keine erbliche Belastung. 1924 nach der Geburt
auffallende Gewichtszunahme mit starkem Durst und großer Mattigkeit,
vermehrter Haarwuchs im Gesicht, Menses verstärkt und verlängert. 1927
bereits 120 kg. In den letzten Monaten 1927 täglich über 20 Liter Wasser
getrunken (nachts Eimer vor dem Bett). November Auftreten von Fieber,
Husten, Auswurf. Anfang Dezember zuerst Feststellung von Zucker, Entwicklung starker Stumpfheit mit Depression.

Bei der Aufnahme in die Klinik am 23. Dezember 1927 123,8 kg bei
159$^{1}/_{2}$ cm Größe. Ungeheures Fettpolster besonders am Stamm, Bauch-
umfang 153 cm, fast tierischer Blick, Bartwuchs an Kinn und Backen.
39,3^{0} Temperatur, 120 Puls, 40 Atmung. Herz anscheinend verbreitert,
Leber und Milz vergrößert. Im Urin (4570 ccm) 3,2 % Zucker = 147,2 g,
Aceton +, Acetessig negativ, Alb. vereinzelte Leuko, Erythr. und hyal.
Cylinder. Blutzucker 0,252 %. Am 24. bis 25. Februar nach 60 g Brot und
1000 g Milch 6700 ccm Urin mit 2,2 % Z (= 147,4 g), Gewichtsabnahme 4 kg.
Am 25. Februar Fieber bis 40^{0}, zunehmende Bewußtlosigkeit ohne Kuß-
maulsche Atmung, 3 × 30 Einheiten Insulin. Kardiazol viertelstündlich,
Strophant. intravenös. Nachmittags Temperatur 41,7$^{0}/_{0}$ und 60 Atemfrequenz.
Abends Exitus. Klinische Diagnose: Polyglanduläre Erkrankung mit
Hypophysentumor, Diabetes mellitus und insipidus, Adipositas permagna.
Centrales Fieber (?). Nephropathie, Herzschwäche.

Pathologisch-anatomisch (Prof. KIRCH): Cystischer Hypophysentumor
mit Blutung ohne wesentliche Verdrängung. Käsige, wahrscheinlich tuberkulöse Herde in der linken Nebenniere. Atrophie des Pankreas. Einige
Cysten in beiden Ovarien. Deutlicher Thymusfettkörper mit Parenchym-
resten, hochgradige Fettleber, weit offenes Foramen ovale, ungewöhnlich
starke allgemeine Adipositas. Fäulniserscheinungen.

Mikroskopisch: Hypophyse fast völlig zerstört und durch eine große
Cyste mit blutigem Inhalt ersetzt. Kein Anhalt für Tumor oder Tuberkulose.
Pankreas: Läppchen klein und durch viel Bindegewebe ersetzt. Langerhans-
sche Inseln nicht mehr zu erkennen. Schilddrüse: in den Follikeln wenig
Kolloid, Abschilferung der Epithelien. Nebenniere links: typisch tuberkulöser Käseherd, in der Nachbarschaft miliare Knötchen. Nebenniere rechts:
o. B. Keine Zeichen einer Pneumonie.

Die Klinik der sehr seltenen Überfunktionszustände des Neben-
nierenapparates (Lit. bei FALTA[1]) ist so spärlich und wenig geklärt,
daß über Beziehungen zum Diabetes sich noch kaum etwas Zuverlässiges
aussagen läßt. Nach den bisher vorliegenden Beobachtungen scheint
keine Neigung zu Diabetes zu bestehen, sicher gilt das für die Hypernephrome, die allerdings eine Sonderstellung einnehmen. In zahlreichen daraufhin untersuchten Fällen habe ich nie eine Störung des
Kohlehydratumsatzes feststellen können:

9. Erkrankungen des Nervensystems.

Die diabetischen Komplikationen von seiten des Nervensystems
sind vor allem in der deutschen Literatur etwas stiefmütterlich behandelt,

---

[1] FALTA, W.: zitiert auf S. 311.

während z. B. Labbé und einzelne amerikanische Autoren (Lit. bei Joslin) sie sehr eingehend würdigen. Während beim totaldiabetischen Hunde anscheinend nervöse Störungen stets fehlen, finden sie sich in den leichtesten Formen subjektiver Störungen beim zuckerkranken Menschen oft, wobei sich in vielen Fällen schwer entscheiden läßt, inwieweit genetisch der Diabetes die entscheidende Rolle spielt. In der Regel ist das wohl dann der Fall, wenn unter einer zweckmäßigen Behandlung die Beschwerden verschwinden.

Am häufigsten sind die *peripheren Nerven* Sitz von Störungen, von leichtesten rheumatisch-neuralgischen Beschwerden bis zu sehr hartnäckigen echten Neuritiden, unter denen die Ischias den höchsten Prozentsatz ausmacht. Motilitätsstörungen, vor allem Lähmungen sind sehr selten, dagegen eine allgemeine Muskelschwäche und rasche Ermüdbarkeit als Teilerscheinung der allgemeinen Erschöpfung bei schweren Fällen sehr häufig, ja fast die Regel. Die sehr seltenen Lähmungen betreffen noch am häufigsten den N. cruralis, am wenigsten die Hirnnerven, hier noch am ehesten den N. abducens, anscheinend nie Blase oder Mastdarm.

Leichte Sensibilitätsstörungen, vor allem Akroparästhesien sind sehr häufig, stärkere sehr selten. Trophische Störungen äußern sich an Zähnen, Nägeln und Haaren und in der schon erwähnten Gangrän.

Treten zu Sensibilitäts- und Motilitätsstörungen noch Reflexanomalien, insbesondere Abschwächung oder Fehlen der Sehnenreflexe zumal an den Kniescheiben, so können Bilder einer Polyneuritis, evtl. auch eine Pseudotabes entstehen. Meist haben auch in diesen Fällen die Störungen einen peripheren Sitz, aber es sind auch vereinzelt echte Hinterstrangdegenerationen bei Diabetes beschrieben (so von Schweiger). Da natürlich auch eine echte Tabes sich mit einem Diabetes kombinieren kann, so ist im Einzelfall der Beweis, daß nachgewiesene Hinterstrangdegenerationen tatsächlich diabetischer Genese sind, oft schwer zu führen, auch eine negative Wassermannsche Reaktion ist dabei nicht immer entscheidend. Meningitis, Paralysis agitans, Herpes zoster u. a. Nervenerkrankungen finden sich so selten mit Diabetes vergesellschaftet, daß hier wohl nur ein zufälliges Zusammentreffen vorliegt.

Von den Sinnesorganen sind am häufigsten und zwar in einem sehr hohen Prozentsatz die *Augen* betroffen (Zusammenstellung bei Ed. Grafe[1] und A. Elschnig[2]). v. Noorden gibt sogar die hohe Zahl von 58,3% an, amerikanische Autoren machen erheblich niedrigere Angaben, so Anderson (Lit. bei Joslin) 25%, Spalding und Curtis sogar noch weniger. Ed. Grafe, der über ein besonders großes Material von 1200 von ihm augenärztlich untersuchten Kranken verfügt, verzichtet auf jede Statistik, da die Angaben der Literatur selbst für eine so klar umschriebene Erkrankung wie den Katarakt zwischen 0,4 und 40% schwanken. Wenn man von den bereits kurz erwähnten nervösen

---

[1] Grafe, Ed.: Sonderkapitel in v. Noorden und Isaac, Zuckerkrankheit und ihre Behandlung. 8. Aufl., S. 319. 1927.
[2] Elschnig, A.: Diabetes und Augenerkrankungen, Med. Klin., Beih. 1929.

Störungen an den Augenmuskeln absieht, lassen sich die meisten diabetischen Veränderungen im Auge in kolloidchemische und zirkulatorische gliedern (ED. GRAFE).

Von der ersteren Gruppe wurde die Hypotonie, ein fast sicheres Zeichen eines beginnenden oder bereits voll entwickelten Komas bereits besprochen. Zahlenmäßig dominieren die diabetischen Refraktionsanomalien. Ihre primär diabetische Natur läßt sich meist anamnestisch und fast immer ex juvantibus eruieren. Die Ursache sind offenbar physiko-chemische Veränderungen der Linse. Ihre Abhängigkeit von Blutzucker und Acidose sowie überhaupt von der Stoffwechsellage deutet auf Störungen im Ionengleichgewicht zwischen Linse und Kammerwasser hin (Quellungs- und Entquellungsvorgänge). Myopie ist dabei das weit häufigere, ihr rasches Eintreten immer verdächtig auf beginnenden Diabetes, ihr transitorischer Charakter in Abhängigkeit von der Behandlung ätiologisch entscheidend.

Im Gegensatz zu diesen leichteren, reversiblen, osmotischen Gleichgewichtsstörungen steht der meist nicht mehr rückgängig zu machende diabetische Star, der in der Anordnung die größte Ähnlichkeit mit dem gewöhnlichen Altersstar hat und von ihm nur in besonderen Fällen mit feinen optischen Methoden abzugrenzen ist. „Die Linse des Diabetikers altert früher." So kommt es, daß ED. GRAFE in seinem Material in ca. $\frac{1}{4}$ der Fälle erste Zeichen von Katarakt fand, während von anderen Autoren stärkere Veränderungen in 10—13 % angegeben werden. Das Wesen ist ein fleckweiser Ausfall von unlöslich gewordenem Linseneiweiß. Im allgemeinen besteht die Tendenz zum Fortschreiten, nur ganz selten können einmal ganz feine Trübungen wieder zur Aufhellung kommen. Die bei Diabetikern zwar nicht häufige, aber schon bei Jugendlichen selbst bei geringer Zuckerausscheidung auftretende Iridocyklitis purulenta, z. B. nach Furunkeln, ist besonders gefährlich, da sie rasch den Untergang des Auges herbeiführen kann (ELSCHNIG).

Unter den Gefäßveränderungen steht die Retinitis an erster Stelle. Sie entwickelt sich nach E. GRAFE in jedem Falle von länger (ca. 8 Jahre) bestehendem Diabetes mit Hypertonie, während ohne diese Komplikation der Diabetes Jahrzehnte bestehen kann (UTHOFF), ohne eine Retinitis zu zeitigen. Diese Tatsache allein beweist schon die entscheidende Bedeutung von Gefäßveränderungen für die Genese der diabetischen Retinitis. F. VOLHARD vertritt daher nach gemeinsamen Untersuchungen vor allem mit F. SCHIECK die Anschauung, daß Gefäßanomalien die notwendige Voraussetzung sind. ED. GRAFE tritt dem im Prinzip bei, bezweifelt aber, daß in den allerersten Stadien sich immer Gefäßschädigungen schon sicher fassen lassen. Auch sonst hat sich diese Theorie gegenüber der Annahme einer einfachen lokalen Ernährungsstörung bei intakten Gefäßen ziemlich allgemein durchgesetzt. Im klinischen Bilde der diabetischen Retinitis lassen sich drei Haupttypen voneinander unterscheiden, wenn sie sich auch miteinander kombinieren können: die Retinitis centralis punctata, die R. haemorrhagica mit sauberer Zeichnung und die schwere der R. albuminurica sehr ähnliche Form mit Blutungen, weißen Herden und schweren Gefäßveränderungen, kombiniert stets mit fixiertem Hochdruck und ausgesprochener Nephritis.

Wie bei Nierenleiden, so ist auch beim Diabetes die Retinitis von erheblicher prognostischer Bedeutung. ONFRAY (zit. bei ED. GRAFE) fand bei 50% seiner Fälle, daß der Tod spätestens 3 Jahre nach der ersten Feststellung der Netzhautveränderungen eintrat. Seit der Einführung des Insulins haben solche Statistiken nur noch historisches Interesse, da alle drei Formen, vor allem die erste Gruppe sich therapeutisch beeinflussen lassen, leichte Veränderungen sogar völlig zurückbilden können. Die dritte Form bleibt dabei prognostisch immer ungünstig, und für sie bestehen die Zahlen von ONFRAY auch heute wohl noch zu Recht, doch droht der Tod bei zweckmäßiger Behandlung des Grundleidens nicht von der Seite des Diabetes, sondern der Gefäße und vor allem der Nieren.

Abgesehen von einer Retinitis können bei Zuckerkranken die Netzhautgefäße in besonderen Fällen auch sonst Veränderungen aufweisen. Diese betreffen aber nicht die Wand, sondern den Inhalt. Bei einem Blutfettgehalt von ca. 4—5% erscheinen die Netzhautgefäße auffallend hell, bei stärkerem Fettgehalt weißlichrot bis weißlich: es entsteht das Bild der Lipaemie retinalis. Es handelt sich dabei um die Manifestation der Lipaemie im Augenhintergrunde, für den diese abnorme Blutbeschaffenheit (vgl. Näheres darüber S. 263) ohne anatomische oder funktionelle Bedeutung ist. Merkwürdigerweise zeigen nur die Netzhautgefäße diesen eigentümlichen Farbenton, während Papillen und Netzhautgrund sowie Aderhäute unverändert bleiben, obwohl durch sie das gleiche Blut strömt. Wahrscheinlich spielen aber doch Unterschiede in der Verteilung des Fetts und Transparenzverhältnisse eine wichtige Rolle.

Von Sehnervenveränderungen sei die recht seltene doppelseitige, chronische retrobulbäre Neuritis, charakterisiert durch ein centrales Scotom, erwähnt, da sie zu Erblindung führen, aber bei frühzeitiger energischer Behandlung wieder ganz oder teilweise beseitigt werden kann.

Wenden wir uns von den organischen bzw. peripher funktionellen Nervenstörungen zu den *psychischen Veränderungen* bei Diabetikern, so ist zunächst festzustellen, daß ein großer Teil dieser Kranken zu Neurasthenikern wird, für die ihre Krankheit, vor allem das Auftreten und Verschwinden von Zucker ins Centrum ihres affektiven Interesses tritt. Das war vor allem früher der Fall, als der Diabetes als eine ziemlich sicher tödlich endigende Krankheit galt. Auch heute noch ist trotz der persönlich empfundenen glänzenden Erfolge des Insulins diese Scheu nicht ganz gewichen. Aber selbst für den empfindlichen Diabetiker, der nicht um seine Leistungsfähigkeit oder gar sein Leben bangt, wirkt der dauernde Zwang zu einer bestimmten einschränkenden Diät, zur Vermeidung liebgewordener Lebensgenüsse, sowie vor allem die Notwendigkeit lästiger täglicher Einspritzungen oft nervös zermürbend. So wird der Boden zu hypochondrischen Verstimmungen oder Depressionen vorbereitet, die ihrerseits manchmal die Stoffwechsellage ungünstig beeinflussen. Auch die Leistungsfähigkeit kann darunter leiden. MILES und ROOT (zit. bei JOSLIN) haben 40 Diabetiker mit modernen psychologischen Methoden genau untersucht und in 15% eine Abnahme des Gedächtnisses und der Merkfähigkeit festgestellt.

Gleichwohl sind schwere Neurosen wie eine echte Hysterie und erst recht echte Psychosen bei Zuckerkranken recht selten. LEGRAND DU SAULLE hat unter dem Namen Délire de ruine ein besonderes Krankheitsbild beschrieben, das von Zwangsvorstellungen über bevorstehenden wirtschaftlichen Zusammenbruch beherrscht wird. In ähnlicher Weise hat LAUDENHEIMER versucht, aus bestimmten psychischen Symptomen das Bild einer diabetischen, nicht luetischen Pseudoparalyse zu konstruieren. Auch v. NOORDEN sind solche anscheinend sehr seltenen Fälle vorgekommen. Ganz vereinzelt ist auch KORSAKOFFsche Psychose auf diabetischer Grundlage beobachtet, so neuerdings von KLEMPERER und WEISMANN[1], die durch Insulin Heilung erzielten.

Daß echte progressive Paralyse und Psychosen aller Art auch bei Diabetikern vorkommen, nimmt nicht wunder, aber man kann nicht sagen, daß das häufiger ist als bei Gesunden oder Kranken anderer Art, so daß an zufällige Kombinationen gedacht werden muß. Möglich wäre höchstens, zumal bei Melancholien, daß der Diabetes oder seine Folgeerscheinungen bei Belasteten oder Disponierten als auslösendes Moment eine Rolle spielt.

F. Die Therapie des Diabetes mellitus.

Wenn man von der digitalisreaktiven Herzinsuffizienz und neuerdings von der Anaemia pernitiosa absieht, so gibt es kaum eine schwere Krankheit, bei der die Behandlung heute dankbarer und erfolgreicher wäre wie beim Diabetes. Seit der Entdeckung des Insulins hat dies früher mit Recht als unheilbar und tödlich geltende Leiden weitgehend seine Schrecken verloren. Es ist in der Regel, theoretisch sogar in jedem Falle, zu einer in gewissem Sinne heilbaren Krankheit geworden. Das gilt allerdings nur selten in dem Sinne, daß eine vollständige Restitutio ad integrum eintritt, dagegen stets in der Art, daß unter einer zweckmäßig und gewissenhaft durchgeführten Behandlung die subjektiven und objektiv faßbaren Krankheitserscheinungen ganz oder nahezu ganz schwinden. Wir verdanken das in allererster Linie dem Insulin. Leider ist aber auf der anderen Seite durch die Einführung dieses wirksamen Mittels die vorher schon recht schwierige Behandlung in mancher Beziehung noch weiter kompliziert worden, da die Diätbehandlung zwar etwas gelockert und liberaler geworden ist, aber als Grundlage der Insulinerfolge auch heute nicht entbehrt werden kann und genau auf das Insulin eingestellt werden muß.

Es ist tragisch, daß durch diese Sachlage die Scheu der praktischen Ärzte, die gegenüber dieser Krankheit früher sehr vielfach bestanden hat, oft nur noch größer geworden ist, obwohl das Ressentiment sogar nicht mehr am Platze ist. Gerade, weil soviel erreicht werden kann, ist die

---

[1] KLEMPERER, E. u. M. WEISMANN: Der Nervenarzt, **3**, 291 (1930).

Verantwortung des praktischen Arztes erheblich gewachsen. In manchen Fällen ist die Entscheidung über Leben und Tod seiner Kranken in seine Hand gelegt. Das heute fast stets erreichbare Ziel der Therapie ist die Beseitigung der objektiven und subjektiven Erscheinungen der Krankheit und ihre dauernde Fernhaltung bei einer Ernährung, die ausreichend ist und eine möglichst weitgehende Leistungsfähigkeit gestattet.

a) Die diätetische Therapie des Diabetes mellitus.

Wie schon oben erwähnt, ist auch heute in der Insulinära diese alte und früher einzige Behandlungsmethode nicht zu entbehren und bildet in z. T. etwas abgeänderter Art nach wie vor das Rückgrat der Diabetestherapie. In den im oben definierten Sinne leichten Fällen führt sie allein schon zum Ziele.

1. Allgemeine Richtlinien.

Die diätetische Behandlung hat nacheinander zwei verschiedene Aufgaben zu erfüllen, eine initiale transitorische und eine dauernde. Die erstere besteht in der Beseitigung der wichtigsten objektiven Krankheitszeichen, insbesondere der Zucker- und Acetonkörperausscheidung und in der schrittweisen Feststellung der Zuckertoleranz bei einer minimal für die jeweiligen Lebenserfordernisse ausreichenden Ernährung. Sie liegt ganz in den Händen des Arztes, der oft täglich neue Anordnungen treffen muß. Bei der Dauerbehandlung ist der Kranke im wesentlichen auf sich selbst gestellt, und dem Arzte fällt im allgemeinen nur die Aufgabe der Kontrolle und Überwachung, evtl. der Neueinstellung zu. Das Wesen dieses Teiles der Therapie ist die gewissenhafte Durchführung der am Ende des ersten Behandlungsabschnittes auf Grund der Einstellung als optimal erkannten Ernährungsvorschriften.

Während die *initiale Behandlung* je nach der Lage des Einzelfalles sehr verschiedenartig ist und fast von Tag zu Tag wechselt und somit jedes starren Schematismus spottet (vgl. Näheres S. 327), muß die Dauerkost in einem bestimmten Rahmen eingespannt sein. Dieser ist gegeben durch die minimalen, wenn möglich optimalen Anforderungen der Ernährung hinsichtlich Menge und Art der darzureichenden Kost. Der Bedarf des Organismus muß für die an ihn gestellten Ansprüche des Berufs usw. quantitativ und qualitativ gedeckt werden. In leichten Fällen genügt dazu die Diät, in allen anderen muß das Insulin mitwirken. Bezüglich der Anforderungen, die an eine ausreichende Ernährung gestellt werden müssen, sei auf die früheren Ausführungen verwiesen, vor allem diejenigen über die Minimalmengen der einzelnen Nahrungsstoffe. Ausreichende Ernährung ist nicht gleichbedeutend mit normaler Nahrungszufuhr, denn gerade die Nahrungsmittel, die im Speisezettel des Gesunden die Hauptrolle spielen, nämlich die Kohlehydrate, müssen beim Zuckerkranken naturgemäß mehr oder weniger stark eingeschränkt werden. Die rationelle Diabetikerkost ist eine calorisch normale Kost aber mit vermindertem Gehalt an Kohlehydraten und z. T. auch an Eiweiß. Die Menge dieser beiden Nährstoffe darf aber eine gewisse untere Grenze nicht unterschreiten.

Da der *Calorienbedarf* des Zuckerkranken gegenüber der Norm im allgemeinen nicht verändert ist (vgl. S. 10), so gelten für seine Bestimmung die gleichen Gesichtspunkte wie für den Gesunden (vgl. S. 3). Aus den Tabellen von HARRIS und BENEDICT, die dankenswerterweise SCHALL und HEISSLER in ihre neueste Auflage der Nahrungsmitteltabelle aufgenommen haben, läßt sich für jeden Menschen je nach Geschlecht, Alter, Gewicht und Körperlänge der Minimalbedarf genau angeben, für die Steigerung durch die Ernährung kommt ein Zuschlag von ca. 15—20% hinzu. Der Hauptzuschlag betrifft die Erfordernisse für die Muskeltätigkeit, die je nach Alter, Temperament, Beruf, Liebhaberei und Lebensgewohnheiten wechseln zwischen 20—100%. Der Praktiker wird im allgemeinen ohne Schaden für den Kranken auf diese komplizierte und doch nie ganz exakte Berechnung des Caloriengehaltes der Dauerkost verzichten und lediglich nach dem Gewichte sich orientieren, sofern es nicht zu sehr nach oben oder unten abweicht. Dabei gelten als Richtzahlen, wie schon S. 10 erwähnt, 20—25 Cal. pro Kilogramm für einen bettlägerigen Kranken, 25—30 für einen im Zimmer sich aufhaltenden, 30—35 für einen Berufsarbeiter mit mäßiger Motilität und vorwiegend geistiger Arbeit, 40—50 und mehr für einen Schwerarbeiter. Soll die Diät gleichzeitig Korrekturen für abnorme Ernährungszustände, Magerkeit oder Fettsucht, bringen, so sind Modifikationen nach den früher besprochenen Gesichtspunkten vorzunehmen. Bei Kranken mit normalem Gewicht sollte Unterernährung wie Überernährung in gleicher Weise vermieden werden. Glücklicherweise sind die Zeiten vorbei, in denen Zuckerkranke, um ihren Kohlehydrathaushalt zu entlasten, sich einer mehr oder weniger starken Unterernährung unterwerfen mußten, für die ALLEN ein besonders rigoroses Regime aufstellte und durchführte — und auch das galt nur für die schweren Fälle. Noch ungünstiger ist aber, sofern nicht ganz besondere Zwecke verfolgt werden, eine chronische Überernährung, da sie, wie früher schon erwähnt eine vermehrte Belastung des Inselapparates bedeutet. NAUNYNs oberstes Gebot bei der diätetischen Behandlung: „Mäßigkeit im ganzen" ist auch heute noch durchaus maßgebend. Selbst da, wo eine Überernährung wegen abnormer Magerkeit oder aus sonstigen Gründen sich als notwendig erweist, sollte sie niemals rasch, sondern nur allmählich mit kleinen Nahrungsüberschüssen einhergehen.

Der *Kohlehydratgehalt* der Dauerkost ist im einzelnen hinsichtlich Art und Menge von der Stoffwechsellage abhängig. Die Toleranz darf aber einen bestimmten Maximalwert nicht unterschreiten. Sonst ist der Kranke nicht mehr als leicht zu betrachten, sondern muß der Insulinbehandlung zugeführt werden. Nach ZELLER müssen mindestens 10% der Gesamtcalorien durch Kohlehydrate gedeckt sein, anderenfalls kommt es zur Acidose. Amerikanische Physiologen und Kliniker wie SHAFFER, WILDER, WINTER u. a., die sich eingehend mit dieser Frage beschäftigt haben und die auch beim Gesunden individuell sehr verschieden große Neigung zu Acidose mitberücksichtigen, verlangen, daß auf 2 g Acetonkörperbildner, d. h. vor allem Fettsäuren, mindestens 1 g Kohlehydrat in der Nahrung entfällt.

Shaffer hat zur Berechnung des Kohlehydratbedarfs im Einzelfalle folgende empirische Formel angegeben, welche auf der Calorienproduktion und dem Eiweißumsatz als bekannten Größen basiert ist.

$$\text{Kh-Bedarf} = \frac{\text{Gesamtcalorien (24 St.)}}{50} - 100 \text{ g N (Harn)}. \quad \text{Der Wert}$$

von N kann dabei auf 12—15 g N veranschlagt werden, einfacher ist es, den Eiweißgehalt der Nahrung durch 6,25 zu dividieren.

In amerikanischen Kliniken sind diese und ähnliche Formeln zur Berechnung sehr beliebt. Da sie aber recht kompliziert sind und auch immer nur Durchschnittswerte angeben, die keineswegs für alle Fälle gelten, so werden sie in Deutschland selbst in Kliniken kaum benutzt. Es genügt für die erste Festsetzung der Diät völlig, daß die Kost mindestens halb so viel Kohlehydrate wie Fette enthält und im übrigen muß ausprobiert werden, ob diese Mengen genügen oder ob man sie weiter reduzieren kann und soll. Will man ganz unabhängig von Calorienzufuhr und Eiweißmenge eine Durchschnittszahl für den Kohlehydratbedarf haben, so kann man sie für einen Erwachsenen von mittlerem Gewicht und mittlerer Länge auf ca. 100 g ansetzen. Dabei ist zu bedenken, daß die Kohlehydrate der Nahrung für den Organismus des Diabetikers keineswegs alle gleichwertig sind (vgl. darüber S. 325).

Während die Frage des Minimalgehaltes der Dauerkost an Kohlehydraten im großen und ganzen ziemlich einheitlich beantwortet wird (Schwankungen um 20—25 g in den verschiedenen Angaben spielen dabei natürlich keine Rolle), gehen die Meinungen darüber auseinander, wieweit die Zahl nach oben überschritten werden darf. Die oberste Grenze ist natürlich durch das Auftreten von Harnzucker bzw. in der Erhöhung des Blutzuckers gegeben, aber es bleibt für viele Fälle eine weite Spanne zwischen Minimalbedarf und maximal erlaubter Menge. Soll man bis hart an die Grenze der Toleranz gehen? Für die Dauerbehandlung möchte ich davor durchaus warnen, selbst bei ganz zuverlässigen Kranken. Werden die Kranken sich selbst überlassen, so sollte man mit den Anordnungen im Prinzip um 20% darunter bleiben. Über 250 g Kohlehydrate sollte man als Regel auch dem leichtesten Diabetiker nicht gestatten, es sei denn, daß der Diabetes vollkommen zur Ausheilung gekommen und selbst mit den oben genannten empfindlichen Proben nicht mehr nachweisbar ist.

Sehr umstritten sind auch heute die Angaben über den erlaubten bzw. wünschenswerten *Eiweißgehalt* der Dauerkost. Auf die Zeiten, in denen Zuckerkranken Eiweiß, insbesondere Fleisch in beliebiger, ja in erhöhter Menge als Ersatz für die Kohlehydrate erlaubt war, ist eine scharfe Reaktion erfolgt, indem das Eiweiß, auch hier vor allem das Fleisch, als besonders starker Zucker- und Acidosebildner geradezu perhorresziert und auf minimalste Mengen herabgesetzt wurde. Falta und vor allem Petrén sind die extremsten Vertreter dieser Richtung gewesen. Zwei Tatsachen sind auch nicht zu bestreiten. Einmal gibt es Fälle, in denen Fleisch eine Acidose hervorruft bzw. eine vorhandene verstärkt (vgl. die Beispiele auf S. 255) und andererseits konnte vor allem PETRÉN zeigen, daß der zuckerkranke Mensch im Gegensatz zum maximaldiabetischen Hunde mit ganz geringen Eiweißzufuhren, die nur wenig über dem sog. Eiweißminimum (S. 13), d. i. 0,3 g Eiweiß pro Kilogramm liegen, sich ins Gleichgewicht setzen kann. So wurde ultravegetarianischen Werten (vor allem von PETRÉN) das Wort geredet. Wenn die darauf aufgebaute PETRÉN-Kur (vgl. S. 337) auch in der initialen Behandlung manchmal Gutes leistet, so möchte ich sie doch aus mehrfachen Gründen (vgl. S. 337) für die Dauerkost nicht empfehlen.

Es ist etwas anderes, ob man einige Wochen oder evtl. auch Monate den Eiweißumsatz auf ein Minimalmaß herabdrückt, oder ob das für viele Monate und Jahre geschieht, was in praxi auch nur selten sich durchführen läßt. Es bleibt eine eindrucksvolle Tatsache, daß nach RUBNERs[1] vergleichend physiologischen Studien die tägliche durchschnittliche Eiweißzufuhr aller Völker bei 65 kg Gewicht ca. 86 g d. h. 12,2% des Caloriengehaltes der Nahrung beträgt. Man sollte daher für die Dauerkost nicht wesentlich unter diese Menge herabgehen. Auch hier muß zwischen der minimal möglichen und der optimalen, d. h. für den Lebensprozeß günstigsten und daher wünschenwerten Menge unterschieden werden. Bei den Kohlehydraten mögen diese Zahlen manchmal nahe beieinander liegen, für das Eiweiß gilt das aber nicht, vor allem nicht, wenn man unter Eiweiß nicht nur Fleisch versteht.

Mit Recht empfehlen daher v. NOORDEN und JOSLIN 1,0—1,5 g pro kg und Tag für die Dauerkost. MARCH, NEWBURGH und ihre Mitarbeiter raten bis $^2/_3$ g herabzugehen. In sehr leichten Fällen kann auch unbedenklich bis 2,0 g hinaufgegangen werden. Stärkere Erhöhungen, wie sie z. B. PORGES und ADLERSBERG (S. 342) empfehlen, kommen wohl nur periodisch gleichzeitig mit erhöhten Insulingaben in Betracht.

Ähnlich wie die Kohlehydrate für den Diabetiker nicht einheitlich zu bewerten sind, so gibt es auch für das Eiweiß Unterschiede. Eiereiweiß und vor allem pflanzliches Eiweiß verhalten sich sowohl hinsichtlich der glykosurischen wie der ketogenen Wirkung wesentlich günstiger als Fleisch, das ist schon lange bekannt und vor allem von FALTA (dort auch Lit.) stark betont und therapeutisch nutzbar gemacht worden. Dabei wurde stillschweigend und als selbstverständlich angenommen, daß tierisches Organeiweiß ganz generell wie Fleisch sich verhielte. Wie neue Untersuchungen der Würzburger Klinik gezeigt haben, ist dieser Schluß aber nicht berechtigt. Schon die Leber wirkt beim Diabetiker ganz anders und erst recht gilt das für die Milz. Letztere wirkt oft antiketogen und sogar manchmal ausgesprochen blutzuckerherabsetzend (E. MARK[2]).

Sind Calorienbedarf, Eiweiß und Kohlehydratgehalt festgelegt, so ist damit die Fettmenge der Nahrung zugleich gegeben: Gesamtcalorien — (Eiweiß- + Kh-Calorien). Die früher sehr lebhaften Diskussionen über die Bedeutung des Fettes in der Diabetesbehandlung

---

[1] RUBNER, M.: Die Welternährung, Sitzgsber. preuß. Akad. Wiss., Physik.-math. Kl. 15 (1928).
[2] MARK, E. R.: Unveröffentlichte Versuche.

haben heute, was die Dauerkost angeht, fast nur noch historische Bedeutung (vgl. E. GRAFE[1]), wenn auch ADLERSBERG und PORGES (vgl. S. 342) sie in letzter Zeit wieder von neuem aufleben lassen wollen. NAUNYN und v. NOORDEN haben immer den Standpunkt vertreten, daß das Fett das Hauptnahrungsmittel für den Diabetiker ist, und daran ändert auch die Tatsache nichts, daß Fett der Hauptacetonkörperbildner ist, ebensowenig die Möglichkeit, daß in ganz seltenen Fällen unter ganz besonderen Bedingungen vielleicht auch einmal Fett als Zuckerbildner nachgewiesen werden kann. Der ersteren Eigenschaft ist bei der Zumessung der Kohlehydratmenge bereits Rechnung getragen, evtl. kann auch bei dem Eiweißgehalt darauf Rücksicht genommen werden, da FALTA und PETRÉN klar nachwiesen, daß weniger das Fett als seine Kombination mit Eiweiß bei empfindlichen Kranken zur Acetonkörperbildung führt. Natürlich muß bei präkomatösen Patienten die Fettzufuhr eingeschränkt werden, das sind aber Fälle, die an dieser Stelle außer Betracht bleiben, da hier stets die Insulintherapie angezeigt ist. Auch die Fälle, in welchen die Deckung des Caloriendefizits mit Fett zur Acidose führt und eine Steigerung der Kohlehydratzufuhr Glykosurie macht, sind nicht mehr als leichte zu betrachten, sondern müssen Insulin bekommen.

Es ist selbstverständlich, daß die Dauerkost auch einen genügenden Gehalt an *Vitaminen*, Wasser und Salzen besitzt. Es ergibt sich das ja bei der gemischten Kost von selbst, sofern darauf geachtet wird, daß die Salze der Gemüse beim Kochen nicht fortgeschüttet werden. Die Frage, ob ein besonders hoher Vitaminreichtum der Kost beim Diabetiker wünschenswert ist und die Toleranz tatsächlich verbessert, scheint mir noch nicht spruchreif. Von einzelnen Seiten wird es behauptet, vor allem von Anhängern der Rohkost. Aber selbst wenn eine Überlegenheit gewisser Nahrungsmittel, insbesondere von frischen Gemüsen und Obsten, nachgewiesen sein sollte, so wäre immer noch zu bedenken, daß gerade diese Stoffe reich an den insulinartig wirkenden Glykokininen von COLLIP sind (vgl. S. 380). Daß ganz allgemein frische Gemüse und Obstarten eingemachten vorzuziehen sind, gilt natürlich für den Diabetiker noch mehr wie für den Gesunden.

Die *Wasserzufuhr* braucht beim Diabetiker im allgemeinen nicht besonders geregelt zu werden, es sei denn, daß Begleitkrankheiten wie Kreislauf- oder Nierenleiden oder Komplikationen der Insulinbehandlung (Ödeme) besondere Vorschriften verlangen. Das große Flüssigkeitsbedürfnis der nicht oder schlecht behandelten Diabetiker pflegt fast stets mit dem Verschwinden des Zuckers aus dem Harn nachzulassen und besteht nur selten als eine schlechte Angewohnheit weiter.

Von den Getränken bedarf der *Alkohol* einer Sonderbesprechung. Er besitzt, abgesehen von dem Werte eines begehrten, anregenden Genußmittels, für den Zuckerkranken drei große Vorteile, er wird restlos verbrannt, besitzt einen hohen Brennwert (pro 1 g 7 Calorien) und wirkt häufig antiketogen. Diese besonders günstigen Eigenschaften machten ihn früher in der Behandlung der schwersten Diabetesfälle nahezu un-

---

[1] GRAFE, E.: Klin. Wschr. 1926, Nr 9.

entbehrlich, selbst in hochprozentiger Form. Seit der Verwendung des Insulins hat der Alkohol diese Sonderstellung verloren, und die Alkoholfrage ist beim Diabetiker heute die gleiche wie beim Gesunden und Kranken anderer Art geworden. Die individuelle Stellungnahme des Arztes, Liebhabereien und Lebensgewohnheiten des Kranken werden den Ausschlag geben. Ich persönlich habe keine Bedenken, Kranken, die danach verlangen und sonst keine Kontraindikationen bieten, täglich eine halbe Flasche eines leichten, naturreinen, nicht gezuckerten Weines zu gestatten. Da mehr oder weniger große Diäteinschränkungen auf anderen Gebieten sich oft nicht umgehen lassen, sollte man dem Kranken in dieser Frage entgegenkommen, sehr oft auch aus psychischen Gründen.

Hinsichtlich des Bieres liegt die Frage anders, da die meisten Biere 4—5% Kohlehydrate vor allem in Form von Malz enthalten, Exportbiere und besonders zubereitete Arten sogar erheblich mehr. Der Diabetiker darf natürlich auch Bier trinken, aber sein Gehalt muß bei der Zumessung der Gesamtkohlehydrate mitberücksichtigt werden.

Die Bestrebungen verschiedener Brauereien, ein malzfreies Bier zu liefern, haben nach unseren bisherigen Erfahrungen noch nicht zu einem ganz einwandfreien schmeckenden Getränk geführt, doch zweifele ich nicht, daß sie schließlich zum Erfolge führen.

Ich verzichte ausdrücklich auf die Wiedergabe von Nahrungsmitteltabellen, aus denen Caloriengehalt, Kohlehydrat- und Eiweißgehalt der einzelnen Nahrungsbestandteile ersichtlich ist, da jeder Arzt, der Zuckerkranke behandelt, eine solche besitzen muß, mindestens diejenige von SCHWENKENBECHER, noch besser die weit ausführlichere und inhaltsreichere von HEISSLER und SCHALL.

Ich begnüge mich damit, lediglich drei Tabellen zum Abdruck zu bringen. Tab. 35, aus der der Äquivalenzwert an Kohlehydraten der wichtigsten Nahrungsmittel im Vergleich zum Brot verzeichnet ist, ferner Tab. 36, in der die wichtigsten Gemüsesorten, geordnet nach ihrem Prozentgehalt an Kohlehydraten zusammengestellt sind, ferner Tab. 37 mit den entsprechenden Angaben für die wichtigsten Obstarten.

Solche oder ähnliche Tabellen, die auch in die Hand des Kranken gehören[1], ermöglichen es dem Arzt und Patienten, sich rasch über den Kohlehydratgehalt der von ihm begehrten Speisen im Verhältnis zum Brot zu orientieren. Das Brot wird meist als das wichtigste und beliebteste Kohlehydrat der Nahrung zur Bezugseinheit gewählt. Eine solche Gleichwertigkeitstabelle darf aber nicht dem Irrtum Vorschub leisten, als ob qualitativ zwischen Kohlehydrat und Kohlehydrat kein Unterschied ist. Wie die in den einzelnen Nahrungsmitteln enthaltenen Kohlehydrate chemisch sehr verschiedenartig sind, so wechselt erst recht ihre biologische Wertigkeit. Die Tabelle gibt aus Gründen der Einfachheit nur den Gesamtkohlehydratgehalt an und sagt nichts über Art und Menge der Einzelformen. Am richtigsten wäre natürlich eine biologische Äquivalenttabelle, aber leider besitzen wir noch keine umfassende in Deutschland, da ihre Aufstellung außerordentlich mühsam

---

[1] An unserer Klinik sind sie auf der Rückseite des Verordnungszettels abgedruckt.

ist. Beachtenswerte Ansätze in dieser Richtung liegen neuerdings von
WAGNER und WARKANY[1] vor, welche als Testobjekt für die biologische
Wertigkeit Höhe und Verlauf der Blutzuckerkurve nach Aufnahme
der einzelnen Nahrungsmittel bei Kindern wählten. Hinsichtlich der
Obstarten liegen neuere englische Analysenreihen vor, die LAWRENCE[2]
auf Veranlassung der Medical Research Council (Sir W. FLETCHER)
anstellte. PIRQUET und WAGNER[3] bringen in ihrem Buch über die

Tabelle 35.
Kohlehydratgehalt der wichtigsten kohlehydrathaltigen
Nahrungsmittel bezogen auf 20 g Weißbrot.

Äquivalenztabelle.

1. Stoffe mit geringem Kohlehydratgehalt*.

20 g Weißbrot (= 12 g Kohlehydrat) entsprechen:

Weiße Bohnen ⎫	Bananen (16—24) . . . 50— 75 g
Erbsen ⎬ getrocknet 25 g	Apfelsine (10—12) . . . 100—120 „
Linsen ⎭ (45—50)	Ananas (8—10). . . . . 120—150 „
Erbsen, frisch, grün	Melone (8) . . . . 150 „
(10—12) . . . . 100—120 „	Walderdbeeren ⎫
Schnittbohnen (5—6) . . 200—240 „	Wilde Himbeeren ⎬ (4—6) 200—300 „
Salatbohnen ⎫ jung, grün 75 „	Brombeeren
Puffbohnen ⎭ (16)	Heidelbeeren ⎭
Karotten (8) . . . . . . 150 „	Preiselbeeren (2—4) . . 300—600 „
Weiße Kohlrübe (7) . . . 170 „	Johannisbeeren (7—9) . . 133—170 „
Große gelbe Rübe ⎫ (10) . 120 „	Stachelbeeren, reif (6—8) 150—200 „
Teltower Rübe ⎭	Stachelbeeren, unreif (2) 600 „
Schwarzwurzel (12—15) . 80—120 „	Gartenhimbeeren (6) . . 200 „
Kohlrabi, jung (4) . . . 300 „	Vollmilch (4,5) . . . . . 276 „
Topinambur (15 Inulin) . 80 „	Süßer Rahm (2,5—3) . . 400—600 „
Sellerieknollen (10—12) . 100—120 „	Saure Milch (4) . . . . 300 „
Äpfel ⎫ (8—12) . . . . 100—150 „	Bayrische Biere (4,5—5) 125—300 „
Birnen ⎭	Naturreine Weine (0,1—0,2)
Pflaumen (10) . . . . . 120 „	Deutscher und französischer
Kirschen, süß (12—14) . 85—100 „	Sekt, trocken. (0,5)
Kirschen, sauer (10—12) 100—120 „	Branntweine (0,0)

2. Kohlehydratreiche Stoffe.

Kakao (30) . . . . 40,0 g	Bananenmehl (76) . . . . . 16,0 g
Mehl von Weizen, Roggen,	Pumpernickel (48) . . . . . 25,0 „
Gerste, Buchweizen, Mais,	Kommisbrot (52) . . . . . . 23,0 „
Grünkorn (70) . . . . . . 17,0 „	Roggenbrot ⎫
Mehl von Hafer . . . . . . 18,0 „	Grahambrot ⎬ (50) . . . . . 24,0 „
Mehl von Erbsen, Linsen,	Simonsbrot ⎭
Bohnen (55) . . . . 22,0 „	Friedrichsdorfer Zwieback (70) 17,0 „
Stärkemehle (zirka 82) . . . 14,5 „	Luftbrötchen (Dr. Theinhardt)
Reis (80) . . . . 15,0 „	(25) . . . . 48,0 „
Gerste (70). . . . . 17,0 „	Kartoffeln, Sommer
Hafer (65). . . . . 18,0 „	(16—18) . . . . . . 66,0—75,0 „
Kastanienmehl (72) . . . . . 16,0 „	Kartoffeln, Winter (20) . . . 60,0 „

* Eingeklammerte Zahlen geben den Prozentgehalt an Kohlehydraten wieder.

[1] WAGNER, R. u. J. WARKANY: Z. Kinderheilk. 44, 222 (1927).
[2] LAWRENCE, Special Report Series of the Medical Research Council.
London 1929.
[3] PIRQUET, C. u. R. WAGNER: Die Ernährung des Diabetikers. Berlin
und Wien: Urban und Schwarzenberg 1928.

Tabelle 36.
Kohlehydratgehalt von Gemüsen.

| (a) Gruppe I (b) | | Gruppe II | Gruppe III | Gruppe IV |
1—3%ig	3—5%ig	10%ig	15%ig	20%ig
Salat	Tomaten	Stangen-	Grüne	Kartoffeln
Gurken	Sprossen-	bohnen	Erbsen	Grünkern
Spinat	kohl	Rüben	Arti-	Gekochter
Spargel	Kresse	Kohlrabi	schocken	Reis
Rhabarber	Blumenkohl	Schoten		Gekochte
Endivien	Eierpflanze	Karotten		Makkaroni
Sauerampfer	Kohl	Zwiebel		
Sauerkraut	Radieschen	Grüne		
Mangold	Lauch	Erbsen		
Löwenzahn	Stangen-	(sehr junge)		
Sellerie	bohnen			
Schwämme	Spargelkohl			
Feldsalat	Frz. Arti-			
	schocken			
	Wirsing			
	Rotkohl			

Tabelle 37.
Kohlehydratgehalt von Obst.

| Gruppe I | Gruppe II | Gruppe III | Gruppe IV |
5%ig	10%ig	15%ig	20%ig
Reife Oliven	Trauben	Johannisbeeren	Bananen
20% Fett	Erdbeeren	Birnen	Feigen
Nüsse	Aprikosen	Äpfel	(getrocknet)
Citronen	Pfirsiche	Heidelbeeren	
Preiselbeeren	Ananas	Blaubeeren	
Rhabarber	Brombeeren	Kirschen	
Himbeeren	Stachelbeeren	Pflaumen (ge-	
	Apfelsinen	kocht)	
	Zwetschen		

Ernährung des Diabetikers das von ihnen bei Kindern gesammelte Zahlenmaterial. Tab. 37 zeigt die wichtigsten Daten. Die bisherigen Feststellungen zeigen, was auch schon früher bekannt war, daß Traubenzucker und Rohrzucker sich genau so verhalten wie gleiche Mengen von Weißbrot, so daß die besondere Scheu vor Zucker keine volle Berechtigung mehr hat.

Ferner läßt sich den Tabellen entnehmen, daß Weißkraut, Butterkohl, Kopfsalat und Schnittbohnen auf Grund der chemischen Analysezahlen zu hoch, Champignons und andere frische Pilze und vor allem Kartoffeln zu niedrig bewertet werden. Der rein chemische Vergleich vermag auch der Verdaulichkeit, der raschen oder langsamen bzw. der totalen oder partiellen Aufspaltung und Resorption, die z. T. von rein physikalischen Faktoren abhängt, in keiner Weise Rechnung tragen. Bei der biologischen Auswertung spielen natürlich auch individuelle Faktoren eine große Rolle, so daß Durchschnittszahlen nur auf Grund eines sehr großen Untersuchungsmaterials gewonnen werden könnten.

So bleibt vorläufig nichts anderes übrig, als beim jeweiligen Kranken die von ihm gewünschte Nahrung auszuprobieren.

Tabelle 38.

Biologische Auswertung von Gemüsen bei Diabetikern.
(Nach WAGNER und WARKANY.)

Nahrungsmittel	Absolute Menge in g	Äquivalent zu Semmel in g	Verwendete Menge an Butter, Fett oder Öl in g	Kohlenhydrate total % (prozent. Anteil an Brennwert des Nahrungsmittels)	Höhe der Blutzuckerkurve in mm	Höhe der Kurve auf 20 g Semmel gebracht in mm
Semmel	20	—	—	90	71	71
Semmel	20	—	—	90	57	57
Semmel	20	—	34 B	90	66	66
Semmel	10	—	—	90	38	76
Traubenzucker . .	12	20	—	100	48	48
Rohrzucker	12	20	—	100	57	57
Apfel	80	20	—	97	48	48
Spinat	400	20	24 F	43	36	36
Rosenkohl	316	20	11 B	59	41	41
Weißkraut	286	20	7,2 F	69	18	18
Butterkohl	200	20	6,8 B	64	20	20
Kopfsalat	334	10	10 Öl	49	9	18
Schnittbohnen . .	218	20	9,3 B	68	20	20
Gurke, frisch . . .	316	10	5,5 Öl	64	30	60
Tomaten, frisch .	176	10	3,5 Öl	77	27	54
Champignon, frisch	206	10	14 B	40	33	66
Kartoffeln	60	20	10 B	90	81	81
Mohrrüben	138	20	10 F	85	25	25
Kohlrüben	100	10	roh gegessen	81	35	70

Immerhin lassen sich fünf Gruppen von kohlehydrathaltigen Nahrungsmitteln für den Diabetiker unterscheiden, so daß wie auf der Tabelle auf S. 288 dafür getrennte Angaben zu machen sind: 1. Brot bzw. Zucker und Mehle, 2. Milch, 3. Kartoffeln, 4. Gemüse und 5. Obst. Zur Not können der Einfachheit halber die Gruppen 1—3 auch in eine zusammengezogen werden, doch zeigt die Erfahrung, daß auch innerhalb dieser Gruppen bei manchen Kranken 1 g chemisch bestimmter Kohlehydrate nicht die gleiche biologische Wertigkeit besitzt. Bei der Durchsicht der verschiedenen Brotarten ist ersichtlich, daß ganz entgegen einer bei Patienten und leider z. T. auch bei Ärzten weit verbreiteten, verhängnisvollen Meinung die groben Brotarten, vor allem das Grahambrot, nur ganz wenig schwächer (— 20 %) glykosurisch wirken wie die gleiche Menge Weißbrot.

Die Gemüse und Obstarten erhalten dadurch eine Sonderstellung, daß hier neben den gewöhnlichen Mono-, Di- und Polysacchariden noch zahlreiche kohlehydratähnliche Stoffe wie Pentosane, Lignine, Pektinstoffe, Inulin usw. vorhanden sind und daß diese Körper sämtliche sehr oft von sehr festen, z. T. schwer oder gar nicht verdaulichen Gerüstsubstanzen (z. B. Zellulose) umgeben und eingehüllt sind, so daß die Resorption sich in die Länge zieht, was die intermediäre Verwertung natürlich günstiger gestaltet.

Wie die erforderlichen bzw. erlaubten Kohlehydratmengen auf die einzelnen Gruppen verteilt werden, hängt von der jeweiligen Toleranz einerseits, den Nahrungsbedürfnissen, den Liebhabereien und Geschmackverhältnissen der Kranken andererseits ab. Bei dem ausgesprochenen Brothunger fast aller Zuckerkranken, wird man versuchen hier weitmöglichst entgegenzukommen und das Defizit mit Gemüse- und evtl. Obstkohlehydraten zu decken, indem je nach Größe des Appetits und Sättigungsbedürfnisses solche mit hohem oder niedrigem Kohlehydratgehalt (vgl. Tabelle 323) gewählt und empfohlen werden. In leichten Fällen und z. T. sogar in mittelschweren genügt es, wenn den Kranken nur für die ersten drei Gruppen genaue quantitative Vorschriften gegeben werden und im übrigen hinsichtlich der Gemüse ohne Notwendigkeit der Wägung die 5%igen Gemüsearten empfohlen werden. Für das Obst sind quantitative Angaben allerdings stets unerläßlich.

Unter den Gemüsen müssen einzelne Wurzelgebilde wie Helianthus und Topinambur (Erdartischocke) gesondert besprochen werden, da sie ein ihnen eigentümliches Kohlehydrat, das Inulin, in hohem Prozentsatz (10—20%) enthalten. Inulin ist ein Polysaccharid der Lävulose und wird wie die letztere Zuckerart zweifellos von den Diabetikern besser vertragen wie die gewöhnlicher Stärke. Daher hat vor allem H. STRAUSS dies Gemüse ganz besonders empfohlen. Leider stößt längere Darreichung des an und für sich wohlschmeckenden Gemüses wegen des eigenartig weichlichen Geschmackes bei den meisten Patienten auf Schwierigkeiten. Über die Verwendung des reinen Inulins als Mehl wechseln die Erfahrungen.

Da viele Diabetiker mit niedriger Toleranz Zucker und Brot nur schwer entbehren können und eine Erhöhung der Toleranz durch Insulin abgelehnt wird oder Insulin auch sonst nicht wünschenswert erscheint, sind eine Reihe von *Ersatzmitteln* hergestellt worden. Zur Süßung empfehlen sich vor allem das Saccharin, Krystallsaccharin, das Dulcin und die Sukrinetten[1]. Chemisch sind es aromatische Aminokörper. Die Formel

$$\text{für Saccharin ist } C_6H_4 \underset{SO_2}{\overset{CO}{<\;\;>}} NH,$$

$$\text{für Dulcin } CO \overset{NH - C_6O_4 - O - C_2H_5}{\underset{NH_2}{<}}$$

Die Süßkraft ist außerordentlich stark, 0,3 g Dulcin entsprechen hierbei 75 g Zucker. Kochen vertragen sie nicht. Entgegen einer weitverbreiteten Ansicht sind diese Stoffe in den zur Süßung nötigen Mengen auch auf die Dauer vollkommen unschädlich. Ob der Zuckerkranke sie verwenden soll, ist eine Geschmacksfrage und hängt im wesentlichen

---

[1] Die Süßkraft ist hier 450mal größer als beim Zucker.

davon ab, ob die Verwendung von künstlichem Süßungsmittel oder der Verzicht auf süße Speisen das kleinere Übel ist. Die meisten Menschen stört auf die Dauer der etwas scharfe unangenehme Nachgeschmack, der zumal bei zu großen Mengen oder ungleicher Verteilung der aufgelösten Pastillen in die Erscheinung tritt.

Erst recht zahlreich sind die Ersatzwaren für Brot, bzw. Mehl. Sie enthalten fast sämtlich viel Eiweiß und wenig Kohlehydrate. Die Mehle verlieren bei Kohlehydratgehalt unter 10 % vielfach ihre Backfähigkeit. Unter den besonders kohlehydratarmen (1—3 %) Brotersatzgebäcken seien die Diabetikerbisquits von Ch. Singer, Basel sowie Huntley und Palmers genannt. Sie sind aber auf die Dauer nur mit starkem Aufstrich von Butter und Belag von Fleisch, Käse, Pasteten usw. verwendbar.

Je besser und brotähnlicher der Geschmack, um so größer meist der Gehalt an Kohlehydraten. Im ganzen sollte man nur solche Backwaren empfehlen, die von erstklassigen Firmen wie z. B. Rademann-Frankfurt und Theinhardt-Cannstadt in Deutschland, von Huntley und Palmer, Callard & Co. in England, von Lister brothers in Amerika angefertigt sind und mit genauen, von zuverlässigen Chemikern durchgeführten Analysen versehen sind.

Die Erfahrung hat gezeigt, daß auf die Dauer nur wenige Diabetiker wirklich kohlehydratarme Backwaren nehmen. Dasselbe gilt für die schwer schmackhaft herzustellenden sog. Luftbrote, die v. Noorden zuerst verwandte. Hier sind vor allem die in die Tabelle aufgenommen Luftbrotbriketts von Theinhardt sehr empfehlenswert. Immerhin enthalten auch sie noch 22—25 % Kohlehydrate. Bezüglich weiterer Angaben sei auf die großen Erfahrungen von v. Noorden und Isaac[1] verwiesen sowie die wertvolle Zusammenstellung z. T. ganz neuer Analysen und neuer Präparate von Stüber[2] aus dem chemischen Institut des Hauptgesundheitsamtes der Stadt Berlin.

2. Die Durchführung der diätetischen Behandlung im Einzelnen bei leichten Fällen.

Bei der Schilderung des Ganges der Behandlung in praxi kann es sich natürlich nur darum handeln, eine unkomplizierte Durchschnittsform der Erkrankung als Muster zu nehmen, wenn auch die leitenden Gesichtspunkte generelle Bedeutung haben. Ich schildere das Vorgehen, wie es sich mir am meisten bewährt hat und wie es wohl auch der allgemeinen Übung entspricht, ohne damit behaupten zu wollen, daß andere Verfahren nicht das gleiche leisten.

Die diätetische Behandlung zerfällt in vier, aneinander sich anschließende Abschnitte:

1. Die Beseitigung von Zucker und Acetonkörpern sowie die Senkung des Blutzuckers,
2. Die Toleranzbestimmung und den Aufbau der Diät,
3. Die Festsetzung und Ausprobierung der Dauerdiät,
4. Die Durchführung der Dauerdiät.

---

[1] v. Noorden, C. u. S. Isaac: Die Zuckerkrankheit, S. 403 (zitiert auf S. 231).
[2] Stüber, W.: Med. Welt, 1928, Nr 47.

Die beiden ersten Abschnitte sind die schwierigsten und zugleich wichtigsten. Sofern es sich um besonders leichte Fälle und sehr zuverlässige Patientin handelt und Ärzte, die Zeit und Lust haben, täglich ihre Anordnungen zu machen und die notwendigen Untersuchungen durchzuführen, kann die Behandlung auch in diesen Abschnitten zu Hause durchgeführt werden. In allen anderen Fällen ist eine Aufnahme in ein Krankenhaus wünschenswert. Nach durchschnittlich 2 bis 3 Wochen kann dann der Kranke zur Durchführung und Überwachung der Dauerdiät (4. Teil) wieder seinem Hausarzte übergeben werden.

Die erste Aufgabe bei einem neu in die Behandlung tretenden Diabetiker ist die Beseitigung des Zuckers bzw. einer evtl. vorhandenen Ketonurie. Sie ist um so dankbarer, je kürzer die Krankheit besteht und je weniger sie vorbehandelt ist. Die Diät des ersten Behandlungstages hat sich durchaus an Art und Menge der Nahrung der Vortage anzulehnen, auch wenn diese noch so unzweckmäßig war. Es wäre ein Kunstfehler, aus dem Bestreben heraus, rasch und energisch vorwärtszukommen, schon am ersten Tage rigorose Diäteinschränkungen vorzunehmen, d. h. Brot, Milch und Zucker ganz zu streichen oder auf ganz niedrige Mengen herabzusetzen. Manch Zuckerkranker hat solch forsches Vorgehen früher vor der Entdeckung des Insulins mit dem tödlichen Koma bezahlen müssen, aber auch heute darf man solche gefährlichen Zustände nicht heraufbeschwören. Daher muß in solchen Fällen der Kohlehydratgehalt der Kost bei etwas erniedrigtem Calorien- und Eiweißgehalt (ca. 0,5 g pro kg) langsam täglich um ca. 25 g abgebaut werden.

Hatte der Kranke vor Eintritt in die Behandlung keinerlei Diät eingehalten oder höchstens auf den Zucker verzichtet, so beginnt man am zweiten Behandlungstage am besten mit einer annähernd calorisch ausreichenden Kost mit einem Kohlehydratgehalt von 50—60 g in Brot und Milch und etwa der gleichen Menge in Form von Gemüsen. War die Diät vorher schon stärker eingeschränkt und sind darüber zuverlässige Angaben zu erhalten, so kann auf die frühere Diät herabgegangen werden. Soweit nicht ganz besondere Verhältnisse vorliegen, sollte man, um keine Zeit zu verlieren, nicht mit einer Steigerung gegenüber der Vordiät beginnen.

Am Morgen nach dem Eintritt in die Behandlung sollte, wenn irgend möglich, der Blutzucker nüchtern bestimmt werden, um einen weiteren Anhaltspunkt über die Stoffwechsellage zu erhalten. Wenn auch die prognostische Bedeutung hoher Werte (über 0,25% nach PETRÉN) vielfach überschätzt wird, so tragen doch die Blutzuckerwerte bei der mehrfach betonten Diskrepanz zwischen Blut- und Harnzucker oft sehr wesentlich zur Beurteilung der Gesamtlage und der daraus zu ziehenden therapeutischen Konsequenzen bei. Insbesondere muß man sich immer vergegenwärtigen, daß für den ungestörten Ablauf der Lebensvorgänge nicht der im Harn ausgeschiedene, sondern der im Blute kreisende Zucker maßgebend ist. Sollte sich ein Wert von 0,3% oder darüber herausstellen, so führt erfahrungsgemäß die diätetische Behandlung allein nicht zum Ziele. Das gleiche ist der Fall, wenn auch bei einer zweiten Bestimmung nach Einleitung des Entzuckerungsverfahrens der

Blutzucker ohne gleichzeitige Nieren- oder Gefäßerkrankung hoch (um ca. 0,2%) bleibt. Auch dann liegt die mittelschwere oder schwere insulinbedürftige Form der Krankheit vor (vgl. darüber S. 347).

In allen anderen Fällen kann die diätetische Behandlung allein eingeleitet werden. Dabei ist die Kenntnis der Kohlehydratbilanz, d. h. der gesamten Kohlehydratein- und -ausfuhr für jeden Tag zumal in den ersten Tagen notwendige Voraussetzung. Dem Kranken sind auf Grund der Nahrungsmitteltabellen präzise quantitative Angaben über Art und Menge der Nahrung, vor allem den Gehalt an Kohlehydraten zu machen. Die angegebenen Mengen müssen vom Kranken bzw. seiner Umgebung gewissenhaft abgewogen werden, nur in ganz leichten Fällen mit wenigen Gramm Zucker im Harn können die Wägungen auf Brot, Milch und die anderen an Kohlehydraten hochprozentigen Cerealien beschränkt werden. Die Zucker- und Acetonuntersuchungen werden im Gesamturin von 24 Stunden (7—7 Uhr) besser noch im Anfang im Tag- und Nachturin (7—21, 21—7 Uhr) getrennt vorgenommen. Während in der Praxis für die Aceton- und Acetessigsäurebeurteilung meist der stärkere oder schwächere Ausfall der betreffenden Proben (vgl. S. 243) genügt, muß der Zucker stets quantitativ bestimmt werden, am einfachsten durch Polarisation, die allerdings bei starker Acidose durch Linksdrehung der β-Oxybuttersäure zu niedrige Werte anzeigt (vgl. S. 243). Die Angabe über Menge und Zusammensetzung der Kost sowie das Ergebnis der laufenden Urinuntersuchungen wird zweckmäßig in eine Tabelle eingetragen, wofür S. 288 ein Beispiel gibt. Stärkere und vor allem hartnäckige Acidose ist stets das Zeichen einer schweren Erkrankung, solche Fälle scheiden daher an dieser Stelle für unsere Betrachtung aus. Anders dagegen sind geringgradige, vorübergehende Acetonurien zu bewerten, die bei stärkerer Entziehung der Kohlehydrate zwecks Entzuckerung oft auftreten und beim Aufbau der Kost wieder rasch verschwinden. In solchen Fällen besteht keine Notwendigkeit zur Insulinbehandlung.

Die Entscheidung über die tägliche Diätfestsetzung hängt in den ersten Behandlungstagen — und das gilt für die ganze initiale Therapie — von dem Ergebnisse der Harnuntersuchungen ab. Bei der Fülle von Möglichkeiten läßt sich ein starres Programm nicht geben. Die anfangs ständig wechselnde Stoffwechsellage kann den Arzt jeden Morgen zu neuen Änderungen der Diät zwingen. Diese immer neue Anpassung an die Situation erschwert die Therapie gerade dieser Krankheit, macht sie aber andererseits auch besonders reizvoll. Will man sich die Sache vereinfachen und liebt man auch hier einen gewissen Schematismus, so kann man in sehr leichten Fällen, schon am 3. oder 4. Tag zur *Standardkost* übergehen. Ich verstehe darunter eine Kost, welche den Caloriengehalt völlig deckt, 100 g Kohlehydrate (zur einen Hälfte in Brot-Milch-Kartoffeln, zur anderen in Gemüse und Obst) und 1 g Gesamteiweiß pro Kilogramm (davon $\frac{1}{2}$—$\frac{2}{3}$ in animalischer Form) enthält.

Diese Kost behält man zunächst bei und sieht, wie der Kranke darauf reagiert. Scheidet er Zucker bzw. Acetonkörper aus, so ist die Krankheit nicht mehr als leicht anzusehen und eine Insulintherapie einzuleiten. Andernfalls ist in der gleich noch zu besprechenden Weise die Toleranz festzustellen und darauf die Dauerdiät aufzubauen. Dieses Vorgehen, das der praktische Arzt oft vorziehen wird, hat wie jeder Schematismus den großen Vorzug der Einfachheit, indem wenigstens für mehrere Tage (ca. 6—8) die Kost stabilisiert wird, auf der anderen Seite verzichtet es aber auf eine weitgehende Entlastung des Kohlehydrathaushaltes und damit oft auf eine Steigerung der Toleranz. Bis zu einem gewissen Grade kann auch diesem Faktor Rechnung getragen werden, wenn man vor die Standardkost zwei Gemüsetage einschiebt. v. NOORDEN hat sie zuerst systematisch in die Diabetesbehandlung eingeführt und gibt dafür folgende Anordnungen, die ich nur wenig modifiziert habe:

Kaffee, Tee oder Rahm: nach Wunsch Saccharin.

Fleischbrühe, Gemüsebouillon.

vier ganze Hühnereier, sechs Eidotter.

Gemüse mit 1—5% Kohlehydraten: vgl. Tabelle.

Butter, Knochenmark, Pflanzenöl, nicht durchwachsener Speck Citrone, Citronensäure.

Wein, Kognak nach besonderer Vorschrift.

Caloriengehalt: höchstens 20 Bruttocalorien pro Körperkilo.

Als Gemüsetag kommt im allgemeinen bei diesem schematischen Vorgehen frühestens der vierte Behandlungstag in Betracht. Sollte sich zeigen, daß noch am zweiten Gemüsetag Zucker- und Acetonkörper vorhanden sind, so muß der Kranke für die rein diätetische Behandlung ausscheiden.

Ein Beispiel für diesen schematischen Gang der Behandlung bei einem leichten Diabetiker gibt folgende Tabelle Nr. 39.

Tabelle 39. Beispiel für diätetische Behandlung eines

Datum 1929	Ge-wicht	g Kh in Brot (Menge)	Kh in Kartoffel (Menge)	Kh in Milch (Menge)	Kh in Gemüse	Extra Kh	Gesamt Kh	Eiweiß animal	Gesamt-Eiweiß	Fett g	Alkohol	Besondere Zulagen	Brutto Calorien	Blutzucker %
23.—24. 4.				Nacht (keine Nahrungsaufnahme)										
24.—25. 4.	70,5	(2×30) 30	(100 mi) 20	(200) 9,4	21,2	—	80,6	27,5	33,7	111	—	—	1510	0,187
25.—26. 4.		(30) 15	—	(100) 4,7	30,5	—	50,2	26,6	33,8	126	—	—	1517	
26.—27. 4.		—	—	—	30,7	—	30,7	—	20,3	87	—	—	1023	0,178
27.—28. 4.	70	—	—	—	40,2	—	40,2	40,3	49,8	89	—	—	1196	
28.—29. 4.		(2×30) 30	(100 mi) 20	(200) 9,4	47,8	—	107,2	57	64,5	87	—	—	1521	
29.—30. 4.		,,	,,	,,	47,4	—	106,8	56,1	75,6	77	—	—	1468	
30.4.—1.5.		,,	,,	,,	45,3	—	104,7	56,4	66,4	118	—	—	1800	0,099
1. 5.—2. 5.	70	,,	,,	,,	44,6	—	104	55,7	70,6	120	—	—	1836	
2.—3. 5.		—	—	—	30,5	—	30,5	—	25,0	88	—	—	1050	
3.—4. 5.		(2×30) 30	(100 mi) 20	(200) 9,4	38,5	—	97,9	50,2	63,5	109	—	—	1680	
4.—5. 5.	70	,,	,,	,,	45,1	—	104,5	60,8	75,2	119	—	—	1850	0,105

Sie beweist gleichzeitig, wie günstig sich der Blutzucker gestalten kann. Da jedoch die Glykosurie bei der Standartkost nicht ganz verschwand, mußte am zehnten Behandlungstage noch einmal ein Gemüsetag eingeschoben werden.

Während für den praktischen Arzt dieser schematische Wege bei ambulanter Behandlung seine großen Vorteile bietet, zieht man bei stationärer Unterbringung des Kranken einen allmählichen Aufbau der Diät nach Erreichung von Harn- und Acidosefreiheit, die in den hier allein interessierenden leichten Fällen gewöhnlich schon am 3. oder 4. Behandlungstage erreicht wird, in der Regel vor. Als Einleitung empfiehlt sich auch hier sehr ein Gemüsetag der oben beschriebenen Form. Am folgenden Tag wird die Calorienzufuhr ausreichend gestaltet, $^1/_2-^2/_3$ des Kohlehydratbedarfs mit Gemüsen gedeckt und 25 g in Form von Brot und Milch. Unter genauer täglicher Kontrolle des Harns und des Blutzuckers, der am besten zweimal wöchentlich nüchtern bestimmt wird, werden dann je nach der Stoffwechsellage täglich 10—25 g Brot (entsprechend 5—15 g Kh) zugelegt bis zur Höhe der Standartkost, bei der die beiden Arten des Vorgehens, das schematische und das individuelle sich vereinigen.

Bleibt auch auf diesem Punkte Zucker- und Acidosefreiheit bestehen und der Blutzucker niedrig (max. 0,12 % morgens nüchtern bei nichtkomplizierten Fällen), so muß sich die Diät in jedem Falle langsam unter täglicher Erhöhung der Kohlehydratzufuhr um 5—10 g bis zur Toleranzgrenze vorwärtstasten. PETRÉN hat diesen oft täglichen Wechsel der Diät, wie sie in Deutschland und z. T. auch in Amerika üblich ist, getadelt und empfiehlt ein weit langsameres Vorgehen, indem er oft nur pro Woche die Kohlehydratzufuhr um 10—20 g Brot erhöht. Es

leichten Diabetikers mit Standardkost vom 5. Tage ab.

	Urin											Kh Bilanz	In-sulin-menge (Einh.)	Andere Medi-ka-mente	Bemer-kungen
Menge	Spez. Gewicht	Reaktion	Eiweiß	% Zucker	Gesamt-Zucker g	Aceton	Acetessig-säure	Gesamt-Aceton-Körper	NH₃ g	g N	Alkali-reserve				
800	1032	s	0	4,0	32	Spur	0	—	—	—	—	—	—	—	—
1000	1032	,,	,,	3,7	37,0	—	0	—	—	—	—	+ 43,6	keine	keine	keine
1000	1032	,,	,,	2,7	27,0	+	0	—	—	—	—	+ 23,2	,,	,,	,,
500	1033	,,	,,	9,8	4,0	Spur	Spur	—	—	—	—	+ 26,7	,,	,,	,,
600	1035	,,	,,	Spur	—	+	0	—	—	—	—	+ 40,2	,,	,,	,,
800	1027	,,	,,	0,7	5,6	Spur	,,	—	—	—	—	+101,6	,,	,,	,,
600	1031	,,	,,	1,3	4,8	,,	,,	—	—	—	—	+102,0	,,	,,	,,
700	1030	,,	,,	1,4	9,8	,,	,,	—	—	—	—	+ 94,9	,,	,,	,,
800	1026	,,	,,	1,0	8,0	,,	,,	—	—	—	—	+ 96	,,	,,	,,
900	1024	,,	,,	0	—	,,	,,	—	—	—	—	+ 30,5	,,	,,	,,
1000	1023	,,	,,	0	—	0	,,	—	—	—	—	+ 97,9	,,	,,	,,
1100	1023	,,	,,	0	—	0	,,	—	—	—	—	+104,5	,,	,,	,,

ist auch zuzugeben, daß das wohl zweckmäßiger ist und schließlich eine bessere Toleranz bringt, es scheitert aber die Durchführung zumal bei Privatpatienten bei uns in Deutschland aus wirtschaftlich-finanziellen Gründen, da wir nicht in der Lage sind, leichte Diabetiker durchschnittlich 3 Monate in der Klinik zu behalten. Günstiger liegen da die Verhältnisse bei ambulanter Behandlung, für die ich bei zuverlässigen und geduldigen Patienten PETRÉNs Vorgehen durchaus empfehlen möchte. Das von JOSLIN befolgte Vorgehen ergibt sich aus folgender Tabelle (Nr. 40):

Tabelle 40.

Prüfungs- und Erhaltungsdiät nach JOSLIN.

| | | Diät | | | | Gehalt an Kohlenhydraten (C) | | | | | | Gehalt an Protein und Fett | | | | |
		Kohlehydrate g	Eiweiß g	Fett g	Calorien	Gemüse	Orange	Hafermehl	Schrotmehlbrot	Uneeda	Kartoffel	Eier	Cream (20 per cent fat)	Schinken	Butter	Fleisch
Prüfungsdiät	T. D. 1	101	35	43	931	300	300	—	1	2	120	3	120	—	—	—
	T. D. 2	66	24	37	693	300	300	—	½	2	—	2	120	—	—	—
	T. D. 3	34	15	30	466	300	200	—	—	—	—	1	120	—	—	—
Erhaltungsdiät	C4+PF4	42	29	52	752	600	200	—	—	—	—	2	60	30	15	—
	C5+PF5	52	32	66	930	600	200	15	—	—	—	2	60	30	30	—
	C6+PF6	64	44	83	1179	600	200	30	—	—	—	2	120	30	30	30
	C7+PF7	74	52	88	1296	600	300	30	—	—	—	2	120	30	30	60
	C8+PF8	84	61	94	1426	600	300	30	—	2	—	2	120	30	30	90
	C9+PF9	98	65	106	1606	600	300	30	½	2	—	2	180	30	30	90
	C10+PF9	109	66	119	1771	600	300	30	1	2	—	2	180	30	45	90
	C11+PF11	135	80	135	2075	600	300	30	1	2	120	2	240	30	45	120
	C12+PF12	159	84	135	2187	600	300	30	1	2	240	2	240	30	45	120

Die Toleranzgrenze ist dann erreicht, wenn bei einem bestimmten Kohlehydratgehalt der Nahrung eben etwas Zucker im Urin erscheint oder der Blutzucker zu steigen beginnt. Dieser Punkt liegt beim leichten Diabetiker sehr verschieden hoch, aber stets höher wie bei 100 g Kohlehydrat in der Nahrung. Man kann versuchen, ihn durch eingeschobene Gemüsetage noch zu erhöhen, in nennenswerter Weise gelingt das aber, von besonderen Fällen (z. B. nach Infekten, Operationen usw.) abgesehen, nur selten.

Die Toleranzbestimmung bildet den Abschluß des zweiten Abschnittes der diätetischen Behandlung und gleichzeitig die Grundlage für die folgenden Aufgaben, die Festsetzung und Durchführung der *Dauerdiät* in den leichten Fällen.

Diese Diät, welche der Kranke zu Hause beibehalten soll, muß auf seine individuellen Bedürfnisse, vor allem auf seinen Bedarf während seiner Arbeit zugeschnitten sein und zwar für Wochen hinaus. Die Dauerdiät muß so eingerichtet werden, daß sie ohne Schwierigkeiten zu Hause durchgeführt werden kann, den Status quo garantiert und auch kleinere Schwankungen der Stoffwechsellage berücksichtigt. Leider wird oft auch in Krankenhäusern der Fehler gemacht, daß die Zuckerkranken mit einer Diät entlassen werden, die sich zwar für einen kurzen Klinikaufenthalt eignet, draußen im Leben aber ganz unzureichend ist. Schon aus diesem Grunde darf weder der Kohlehydrat- noch der Caloriengehalt der Toleranznahrung einfach in die Dauerdiät übernommen werden. Der Caloriengehalt muß auf die Größe des Arbeitsbedarfes gebracht werden, d. h. unter Umständen bis auf 50 Cal. pro Kilogramm. Der Kohlehydratgehalt bleibt am besten 20 % unter dem Toleranzwert und ist unter möglichster Berücksichtigung der Wünsche des Kranken hinsichtlich seiner Zusammensetzung im Einzelnen (Verteilung auf Milch, Brot, Kartoffeln, andere Cerealien, Gemüse und Obst) auszuprobieren. Wenn irgend möglich, sollten auch in diesem Stadium neben den täglichen Urinkontrollen zweimal wöchentlich Blutzuckerbestimmungen vorgenommen werden. Ein Ansteigen des Blutzuckers ist oft das erste Zeichen einer Überbelastung des Kohlehydrathaushaltes, die sich bei der Dauerdiät erst recht verhängnisvoll auswirken würde. Im Zweifelsfalle geht man immer den vorsichtigeren und richtigeren Weg, wenn man die gestattete Kohlehydratmenge etwas zu niedrig wählt. Die Ausprobierung der Dauerkost beansprucht in der Regel 5—7 Tage, wenn sie vielseitig und gewissenhaft ausgeführt wird.

Während der Behandlung und erst recht bei deren Abschluß muß der Kranke über die Natur der Krankheit, den Zweck der Diätverordnungen und die Notwendigkeit strikter Befolgung aufgeklärt werden. Besonders gut eignet sich dafür das Verordnungsbüchlein von v. NOORDEN und ISAAC[1]. Die Diätvorschriften müssen dem Kranken schriftlich in quantitativen Angaben mitgegeben werden. Wir verwenden dafür an der Würzburger Klinik Tabelle 41, in welche die entsprechenden Einträge vorzunehmen sind. In sehr leichten Fällen genügen Wägungen bzw. Messungen der am stärksten glykosurisch wirkenden Nahrungsmittel, Zucker, Brot, Milch, Obst, Kartoffeln, hinsichtlich der Gemüse genügen meist Hinweise auf die 1—5 % Sorten ohne Gewichtsangaben, die hier in der Regel ja doch nicht innegehalten werden. Für das animalische Eiweiß wird man auch lieber die Mengen für Eier und Fleisch angeben. Die Angaben müssen so gemacht werden, daß sie leicht befolgt werden können. Zwecklos sind natürlich Vorschriften über den Caloriengehalt der Nahrung, weil kaum ein Diabetiker das nachrechnen wird. Hier kann man meist dem feinen Regulativ des Appetits vertrauen, von besonderen Fällen wie bei Fettsüchtigen, Herzkranken usw. abgesehen, und es genügt die fortlaufende Gewichtskontrolle, alle 8—14 Tage. In allen nicht ganz leichten Fällen, vor allem auch bei nicht ganz

---

[1] v. NOORDEN, C. u. S. ISAAC: Verordnungsbuch und diätetischer Leitfaden für Zuckerkranke. 7. u. 8. Aufl. Berlin: Julius Springer 1929.

Tabelle 41.
Schema der ärztlichen Verordnungen
für die Dauerkost zu Hause.

Ärztliche Verordnungen für												
Alter .... Größe .... Gewicht .... Nahrungsbedarf .... Calorien												
Nahrungsmittel bzw. Medikamente	Frühstück	Mittagessen	Nachmittag	Abendessen	Frühstück	Mittagessen	Nachmittag	Abendessen	Frühstück	Mittagessen	Nachmittag	Abendessen
1. Brot oder Brötchen												
2. Kartoffeln												
3. Reis, Grieß, Hafer, Mondamin usw. vgl. Tab. I [1]												
4. Milch												
5. Rahm												
6. Eier												
7. Fleisch, Fisch, Wurst, Geflügel usw.												
8. Gemüse Gruppe: vgl. Tab. II [2]												
9. Obst Gruppe: vgl. Tab. III [3]												
10. Fett												
11. Getränke Wein, Kognak, Bier												
12. Besondere Zulagen												
13. Medikamente Insulin:												

Sonstige Verordnungen:

[1] bezieht sich auf die auf S. 325 abgedruckte Tabelle Nr. 35.
[2] „ „ „ „ „ S. 324 „ „ Nr. 36.
[3] „ „ „ „ „ S. 324 „ „ Nr. 37.

zuverlässigen Kranken sind einmal wöchentlich eingeschobene Gemüsetage der beschriebenen Art zur Sicherheit und Entlastung sehr zweckmäßig.

Schließlich sollte jeder Diabetiker mit seinen möglichst individuell
gehaltenen Vorschriften eine Äquivalent- und Gemüse-Obst-Tabelle der
S. 323/4 angegebenen Art mitbekommen, damit er eventuell selbst
innerhalb des ihm gestatteten Kohlehydratrahmens Verschiebungen
vornehmen kann.

Die Durchführung der Dauerdiät zu Hause ist Sache des Kranken,
ihre Überwachung im allgemeinen Aufgabe des praktischen Arztes, der
sich gewöhnlich mit ein- bis zweimaligen Urinuntersuchungen in der
Woche begnügen wird. Sie sind unerläßlich, einmal weil die Zuverlässigkeit und Sorgfalt vieler Patienten leider oft sehr zu wünschen übrig läßt,
und dann, weil im Laufe von Wochen und Monaten unter dem Einflusse
der verschiedenartigsten Faktoren (Beruf, Familie usw.) Schwankungen
der Stoffwechsellage vorkommen können, deren Ausgleich der Dauerkost
nicht mehr gelingt. Besonders gefährlich sind in dieser Richtung interkurrente Krankheiten zumal infektiöser Natur und schwere seelische
Erschütterungen. In solchen Zeiten ist der Urin häufiger zu untersuchen und evtl. die Dauerkost entsprechend zu korrigieren. In allen
nicht ganz leichten Fällen empfiehlt sich im Abstande von ½—1 Jahr
eine Neueinstellung der Dauerkost, die gleichzeitig über den Stand
der Pankreasfunktion Auskunft gibt. Oft ergibt sich eine Toleranzsteigerung für die Kohlehydrate als Ausdruck der Erholung der
Langerhansschen Inseln. Nur selten aber wird man in der Lage sein,
die Rückkehr zur gewöhnlichen Kost zu gestatten. Selbst in sehr
günstig verlaufenen Fällen tut man gut, die Gesamtkohlehydrate mit
250 g zu limitieren.

3. Besondere Kostformen und Nährstoffe.

Im letzten Abschnitt ist der Gang der diätetischen Behandlung von
Diabetikern leichter Art in seiner einfachsten Form unter Verwendung
der gewöhnlichen Nahrungsmittel in möglichster Anlehnung an die
gewöhnliche Kost geschildert. Die isolierte diätetische Behandlung ist
heute viel einfacher geworden wie früher, weil sie sich nur auf die leichten
Fälle beschränkt. Die großen Schwierigkeiten, mit denen sie vor der
Entdeckung des Insulins in mittleren und schweren Fällen zu kämpfen
hatte, haben vielfach das Bedürfnis gezeitigt, besondere Kostformen
herauszuarbeiten und calorienhaltige Ersatzstoffe für Zucker und andere
wichtige Kohlehydrate der Nahrung herzustellen. Wenn ihre Bedeutung
auch durch die Entdeckung des Insulins verringert ist, so haben sie doch
auch heute noch ihre volle Daseinsberechtigung, auch für die Ernährung
von Leichtkranken. Die große Abhängigkeit der Insulinwirkung von der
Diät hat in keiner Weise den weiteren Ausbau der diätetischen Therapie
überflüssig gemacht, sondern erst recht ihm neuen Impuls gegeben. Im
folgenden sollen nur die wichtigsten Kostformen und Präparate kurz
besprochen werden.

a) Strenge Kost, Hungertage, Hunger- und Unterernährungskuren.

Die von v. NOORDEN in die Diabetestherapie eingeführten eingeschobenen Gemüsetage gehören so zur Durchführung fast jeder diätetischen Behandlung in irgend einem Abschnitte, daß sie nicht als Sonderform angesehen werden können und daher schon vorher besprochen waren (S. 330). Eine Gemüsekur, d. h. eine mehr oder weniger lange Serie von Gemüsetagen wird manchmal auch mit Vorteil verwendet, meist aber nur in klinischer Beobachtung; eine längere Durchführung scheitert gewöhnlich an dem Widerstande der Patienten, ist auch heute durch das Insulin meist überflüssig geworden. Von den gewöhnlichen Gemüsetagen hat v. NOORDEN noch Tage strenger Kost (verschärfte Gemüsetage) abgetrennt. Sie sind charakterisiert durch eine weitere Reduktion des Eiweißes auf 30—35 g. Von animalischem Eiweiß werden nur 4—6 g Eierdotter gegeben, evtl. können noch zu den Gemüsekohlehydraten einige Gramm Kohlehydrat in Form von 30—40 g Luftbrot zugefügt werden, doch wird dadurch eigentlich schon ein Loch ins Prinzip gemacht. Diese strengen Gemüsetage eignen sich nur für kurzen Gebrauch.

Erst recht gilt das für die Hungertage, die zuerst CANTANI empfahl. Es sind dies Tage, an denen entweder überhaupt keine Nahrung, oder lediglich Flüssigkeit (Bouillon, Kaffee, Tee, Alkohol, evtl. Citronensaft) oder so geringe Mengen (2—300 g Salat oder Spargeln) gegeben werden, daß ihr Caloriengehalt nicht einmal $^1/_{10}$ des Bedarfes deckt. Seit CANTANI und NAUNYN sind sie von allen Kennern des Diabetes in besonderen Fällen mit Erfolg angewendet worden, vor allem von v. NOORDEN bei schwerer Acidose und drohendem Koma sowie im Koma selbst, in Frankreich besonders von LABBÉ. In längerer Serie aneinandergereiht können sie allerdings auch eine große Gefahr bedeuten, da diabetische und Hungeracidose sich addieren und so das Ende beschleunigen können. JOSLIN gibt dafür eine eindrucksvolle Beobachtung. Einzelne Hungertage kommen heute wohl nur noch für solche Kranke, deren Diabetes mit starker Fettsucht oder hochgradiger Herzinsuffizienz bzw. mit beiden Leiden verknüpft ist, in Betracht, Serien wohl überhaupt nicht mehr. Ganz ähnlich liegen die Verhältnisse heute hinsichtlich einer konsequenten Unterernährung. Die Zweckmäßigkeit einer zeitweisen Unterernährung hatten schon NAUNYN und v. NOORDEN erkannt. Wir können sie in der initialen Behandlung, vor allem wenn es gilt die Toleranz zu steigern, meist nicht entbehren. Anders ist aber die Beurteilung der Unterernährung als Dauerernährung. GUELPA und vor allem ALLEN haben sie systematisch ausgebaut. Letzterer stützte sich dabei vor allem auf seine ausgezeichneten Tierexperimente (vgl. S. 203) und es kann auch keinem Zweifel unterliegen, daß die damit erzielten Erfolge zu den besten gehörten, die in der Vorinsulinära überhaupt veröffentlicht worden sind. Aber es war für die Kranken, die manchmal bis zum Skelet abmagerten, oft ein ungeheures Martyrium, und es gehörte die ganze Geduld und Vertrauensseligkeit des Ameri-

kaners dazu, der offenbar für den Arzt seines Vertrauens ein besonders
idealer Patient ist, solche Kuren durchzuführen, während dafür in
anderen Ländern nur ausnahmsweise Kranke zu gewinnen waren. Die
Anpassung des Organismus an dieses rigorose Regime war oft erstaunlich.
Es wurde über Gesamtstoffwechseleinschränkungen bis -40% und
mehr berichtet. Das Koma wurde dabei auch zweifellos seltener, dafür
drohte der Tod von einer anderen, ungewohnteren aber vielleicht noch
schlimmeren Seite, vom Verhungern her. So finden wir manchmal in
ALLENs Krankengeschichten den Eintrag ,,Death on inanition". Heute
ist es mit Recht von dieser Behandlungsmethode, die in den Kriegsjahren und den ersten Jahren hinterher in Amerika viel von sich reden
machte, still geworden. Sie besitzt fast nur noch historisches Interesse.
Auch ALLEN selbst ist von ihr weitgehend abgekommen. Das oberste
Prinzip der Diabetikerdauerdiät ist, sofern nicht andere Indikationen
das durchkreuzen, heute ausreichender Caloriengehalt, ohne oder wenn
nötig mit Insulin.

β) Besonders fettreiche Nahrungsregime.
(PETRÉN-Kur, NEWBURGH- und MARSH-Verfahren.)

PETRÉN[1] in Schweden und fast gleichzeitig und unabhängig von ihm
NEWBURGH und MARSH[2] in Ann Arbor in Amerika haben für Diabetiker
ein Ernährungsverfahren vorgeschlagen, das charakterisiert ist durch
besonders hohen Fettgehalt und sehr niedrige Mengen von Kohlehydraten
und vor allem von Eiweiß. Es ist in gewissem Sinne eine Fortbildung der
strengen Gemüsetage, der Akzent liegt aber auf einer starken Einschränkung des Eiweißes. Maßgebend ist den Autoren die schon mehrfach erwähnte Tatsache, daß die acidotische Wirkung des Fettes fort-
fällt bzw. auf sehr niedrige Grade reduziert werden kann, wenn der
Gehalt der Nahrung an Eiweiß, vor allem an animalischem Eiweiß,
stärkst eingeschränkt wird. Dabei trifft es sich sehr günstig, daß der
Diabetiker entgegen dem Hunde mit erstaunlich geringen Eiweißmengen
(3—4 g N) sich ins Gleichgewicht zu setzen vermag. Von animalischem
Eiweiß gibt PETRÉN nur 2—3 Eidotter, von Gemüsen und Obstarten
im allgemeinen nur solche mit maximal 6% Kohlehydratgehalt, Fett
bis zu 250 g, hauptsächlich in Form von Butter und Speck, z. T. in Form
von Sahne.

Für die Einzelmahlzeiten werden folgende Vorschriften gegeben:

1. Frühstück: Tee oder Kaffee, 1 Eigelb evtl. mit etwas Kognak.
2. Frühstück: 1—5%ige Gemüse mit 50 g Fett zubereitet.
Mittags: das gleiche, Bouillon, dazu Preiselbeerkompott.
Nachmittags: Tee oder Kaffee, 2 Eigelb mit Kognak.

---

[1] Über die zahlreichen, in den verschiedensten Sprachen erschienenen
Arbeiten und Darstellungen orientiert den deutschen Leser am raschesten
und am leichtesten zugänglich das kleine Heft: ,,Über Eiweißbeschränkung
in der Behandlung des Diabetes gravis", 2. Aufl., Halle: Marhold 1927
und der Vortrag in der Münch. med. Wschr. 1927, 1123.

[2] NEWBURGH u. MARSH: Arch. int. Med. **26**, 647 (1920); **27**, 699 (1921);
29, 97 (1922); **31**, 3, 455 (1923).

Abends: 1—5%ige Gemüse, 100 g Fett z. T. in Rahm, Kompott wie mittags.

Caloriengehalt: ca. 2000 Calorien.

Eine derartige Diät gab PETRÉN prinzipiell jedem Diabetiker, dessen Nüchternblutzucker über 0,18%, bei Jugendlichen sogar über 0,16% lag. Erst ganz allmählich, nachdem 2 Wochen hindurch normale Blutzuckerwerte erreicht sind, und in Pausen von 3—4 Tagen werden steigend nach einer ersten Dose von 20 g je 10 g Brot der Nahrung zugelegt. Das NEWBURGH-MARSHsche Verfahren ist prinzipiell das gleiche wie das PETRÉNsche, nur beginnt es mit einer ausgesprochenen Unterernährung und steigert, wie aus folgendem Schema (Tabelle 42) hervorgeht, nur langsam den Gehalt an den einzelnen Nährstoffen, vor allem

Tabelle 42. Schema der NEWBURGH-MARSHschen Diät.

Kohlehydrate	Eiweiß	Fett	Calorien
14 g pro die	10 g pro die	90 g pro die	900 pro die
15—20 g „ „	28 g „ „	140 g „ „	1400 „ „
25—30 g „ „	30—40 g „ „	170 g „ „	1800 „ „
		bis 250 g „ „	2500 „ „

an Eiweiß. Die erste Stufe soll erst verlassen werden, wenn der Kranke 1—2 Wochen zuckerfrei ist.

Die von beiden Autoren mitgeteilten großen Statistiken lassen zweifellos sehr gute Resultate erkennen, wenn auch im ganzen — darin stimme ich JOSLIN bei — keine sichere Überlegenheit gegenüber anderen Verfahren der Vorinsulinzeit, z. B. von ALLEN und JOSLIN daraus hervorgeht.

Die Nachprüfungen dieser fettreichen Diäten fielen im ganzen durchaus günstig aus (vgl. z. B. F. v. MÜLLER, KREHL und METZGER, GROTE, HEYMANS, VAN DER BERGH u. a.). Auch nach unseren eigenen Erfahrungen in Rostock und Würzburg zweifle ich nicht, daß die Prinzipien der Behandlung richtig sind. Ich kenne keine Methode, von Insulin natürlich abgesehen, durch welche mit so großer Zuverlässigkeit der Blutzucker auf annähernd normale Werte herabgesetzt werden kann. Die große Schwierigkeit liegt aber in der Durchführung, vor allem als Dauerdiät. In Deutschland gelingt das nur in ganz seltenen Fällen, wie UMBER, v. NOORDEN u. a. schon mit Recht hervorgehoben haben, und auch hier fast nur in Krankenhäusern. Die Schweden sind an ganz andere Fettmengen gewöhnt wie die Deutschen und ein Anblick von 12 Diabetikern, von denen jeder mit Behagen zum 2. Frühstück Gurkenscheiben mit dickstem Butteraufstrich verzehrt, wie in einem Saale der PETRÉNschen Klinik, wäre in einer deutschen Klinik undenkbar. Für den Praktiker vollends kommt diese Methode vereinzelt wohl nur bei solchen Kranken in Betracht, die ein besonderes Bedürfnis nach Fett haben, bzw. Butter mit dem Löffel essen können.

Für die Klinik möchte ich die Methode nicht entbehren. Sie eignet sich auch da nicht zur Dauerdiät, wohl aber zur initialen Behandlung in Fällen einer hartnäckigen Blutzuckersteigerung, die auch durch Insulin immer nur vorübergehend herabgesetzt werden kann, so daß die Nüchternwerte kaum noch beeinflußt bleiben. Ich glaube, daß für solche Fälle Petrénkuren von 10—20 Tagen die z. Z. beste Behandlung sind. Jedenfalls sahen wir dabei nur selten Versager.

γ) Besondere Kohlehydratkuren.

Es ist eine der Paradoxien in der Diättherapie des Diabetes und gleichzeitig ein Ausdruck ihrer verwirrenden Kompliziertheit, daß es kaum eine einseitige Ernährungsform gibt, die nicht zu irgend einer Zeit von irgend einem guten Kenner der Krankheit empfohlen wird. So folgt der Besprechung der kohlehydratarmen Regime die Darstellung der bewußt kohlehydratreichen, und auch diese stehen untereinander z. T. in starkem Gegensatz vor allem hinsichtlich der Frage des Eiweißgehaltes.

αα) Die Haferkur (v. Noorden) und verwandte Kuren.

Diesen Kuren ist gemeinsam, daß sie wegen ihrer Einförmigkeit nicht als Dauerkost in Betracht kommen, sondern immer nur für einzelne Tage, höchstens 1—2 Wochen.

An erster Stelle ist die von v. Noorden[1]) 1902 empfohlene Haferkur zu nennen. Sie hat seiner Zeit großes Aufsehen erregt und eine große Literatur ins Leben gerufen. Sie enthält 150—180 g Hafermehl (trocken) oder besser noch Hafergrütze. Dem gekochten Hafer wird die gleiche Menge Fett (150—180 g in Form von Butter) zugeführt, evtl. auch nur $\frac{1}{2}$—$\frac{2}{3}$ davon. Salz muß man wegen der Ödemgefahr vermeiden. Als Zusätze kommen von Gemüsen höchstens kleine Mengen von Salat (mit Essig und Öl) in Betracht, evtl. bei häufiger Wiederholung 2—3 Eidotter, im übrigen ist animalisches Eiweiß streng verboten. 1—2, höchstens 3—4 Hafertage müssen von je 1—2 Gemüsetagen bzw. strengen Tagen umrahmt werden, da ihre Wirksamkeit dadurch sehr wesentlich erhöht, der volle Erfolg vielfach nur durch sie herbeigeführt wird. Folgende Tabelle (Nr. 43) von v. Noorden, die in der Literatur eine gewisse Berühmtheit erlangt hat, zeigt am besten die Wirkung des Hafers in einem günstig gelegenen Falle, der gleichzeitig die Anordnung der Tage zeigt.

Die stärkste Wirkung hat demnach der Hafer auf die Acidose, die gemessen am Aceton nach 4 Hafertagen von 1,9 auf 0,6 g abfällt. Die Glykosurie steigt zunächst an und sinkt erst allmählich, vor allem unter dem Einfluß der eingeschobenen Gemüsetage. Während diese antiglykosurische Wirkung sehr oft fehlt und manchmal, zumal bei schweren vorbehandelten Fällen, in das Gegenteil umschlägt, wird der günstige Einfluß auf die Acidose nur relativ selten vermißt. Dementsprechend eignete sich die Haferkur vor allem zur Bekämpfung der Acidose, und v. Noorden und Isaac schreiben mit Recht, daß sie „sich bis zum Beginn der Insulinperiode als hochbewertetes Rüstzeug in der Behandlung mittelschwerer und schwerer Fälle durchgesetzt" hat. Heute ist

---

[1] v. Noorden, C.: Berl. klin. Wschr. **1903**, Nr 36.

Tabelle 43.

Die günstige Wirkung von Hafer auf Glykosurie
und Acidose. (Nach VON NOORDEN.)

	Zucker g	Aceton g	Eisen-chlorid-reaktion	Am-moniak g
1. Tag strenge Diät	50,4	2,1	+ +	3,2
2. „ „ „	48,3	2,4	+ +	3,8
3. „ „ „	58,9	3,1	+ +	4,3
4. „ Gemüsetag	28,2	2,1	+ +	2,9
5. „ „	20,3	1,9	+ +	2,8
6. „ Hafer 250 g	38,3	1,9	+ +	2,4
7. „ „ 250 g	40,3	1,3	+	1,6
8. „ „ 250 g	30,0	0,9	+	1,5
9. „ „ 250 g	20,1	0,6	+	1,1
10. „ Gemüsetag	8,0	0,8	+	1,3
11. „ „	0,3	1,2	+	1,8
12. „ Hafer 250 g	18,3	0,5	—	0,9
13. „ „ 250 g	5,6	0,1	—	0,9
14. „ „ 250 g	0	0,05	—	1,0
15. „ Gemüsetag	0	0,1	—	0,8
16. „ „	0	0,1	—	0,8
17. „ strenge Diät	0	0,15	—	0,7
18. „ „ „ u. 20 g Brot	0	0,18	—	1,0
19. „ „ „ „ 20 g „	0	0,12	—	0,9
20. „ „ „ „ 20 g „	0	0,13	—	0,8

sie natürlich in die zweite Linie gedrängt, aber gerade in Verbindung mit dem Insulin hilft sie eine hartnäckige Acidose oft wirksam bekämpfen. Darüber hinaus wirkt sie günstig bei darmempfindlichen Diabetikern, bei denen v. NOORDEN zuerst die günstigen Eigenschaften des Hafers überhaupt entdeckte. Für leichte Fälle kommt die Kur außer bei Darmstörungen nicht in Betracht, das entspricht auch v. NOORDENs eigenem Rate.

Über die Ursache der günstigen Wirkungen des Hafers ist viel diskutiert worden, ohne daß man zur Klarheit gekommen ist. Eine spezifische Wirkung ist unwahrscheinlich. Wesentlich ist wohl die langsame Aufspaltung im Darm und vor allem die Zweckmäßigkeit der Anlage der Kur im ganzen, die Vermeidung der Reizwirkung von gleichzeitig gegebenem animalischen Eiweiß (Fleisch) und vor allem die einrahmenden Gemüsetage mit ihrer besonderen Entlastung des Kohlehydrathaushaltes.

Analog der Haferkur sind noch andere einseitige Kohlehydratkuren angegeben, z. T. schon vor ihr. So empfahl A. v. DÜRING schon 1868 eine sog. Reiskur, die allerdings neben 80—120 g Reis auch Grieß, Graupen, Hafergrütze vorsah, so daß sie eigentlich schon als ein Vorläufer der später noch zu besprechenden gemischten Amylaceenkur von FALTA anzusehen ist, sich aber von dieser prinzipiell durch relativ hohen Eiweißgehalt (250 g) unterscheidet. Sie ist dagegen relativ fett- und calorienarm.

MOSSE empfahl eine Kartoffelkur (bis zu 1500 g pro die), da die Kartoffeln wegen ihres großen Volumens bei angenehmem Geschmack stark sättigend wirken. Sie hat wenig Anhänger gefunden. Schließlich seien noch sog. Milchkuren, die nach einigen Vorläufern zuerst KÜLZ, später vor allem WINTERNITZ-STRASSER empfahlen, erwähnt. Sie sind in Mengen von 1—2 Liter eine Unterernährungskur und wie diese zu bewerten, besonders geeignet bei Fettleibigen, Magendarmkranken und Herzinsuffizienzen, manchmal auch in den ersten Tagen nach erfolgreich bekämpftem Koma. Milchkuren mit großen Mengen (2—3 Liter) und entsprechend hohem Calorien- und Kohlehydratgehalt haben nach den reichen Erfahrungen von v. NOORDEN und ISAAC keinen Vorteil vor gemischter Kost, schädigen dagegen meist auf die Dauer die Zuckertoleranz. Ich selbst habe sie nie angewandt.

$\beta\beta$) Kohlehydratkuren als Dauerkost.

Die bisher besprochenen Kohlehydratkuren waren von ihren Autoren meist von vorneherein in praxi wegen ihrer mehr oder weniger starken Einseitigkeit wohl immer als vorübergehendes Regime gedacht, eingeschoben in die initiale Behandlung, vereinzelt auch in die Dauerkost. Darüber hinaus gibt es aber auch Kohlehydratkuren, die von vorneherein mit dem Anspruch von Dauerregimen auftraten. Nur zwei davon haben größere Bedeutung erlangt, die Mehlfrüchtekur von W. FALTA und die protein- und kohlehydratreiche Magerkost von PORGES und ADLERSBERG.

α') Die Mehlfrüchtekur von W. FALTA[1].

Diese Behandlungsart stellt in gewissem Sinne eine Fortführung und Erweiterung der einseitigen Kohlehydratkuren vor, indem sie eine Kombination der wichtigsten Cerealien (Brot, Weizenmehl, Hafermehl, Reis, Grieß, Kartoffeln usw.) darstellt. Ihr Charakteristikum besteht aber in ihrem sehr niedrigen Eiweißgehalt, insbesondere in der Fernhaltung von animalischem Eiweiß in Form von Fleisch, während Eier und Rahm in kleinen Mengen gestattet werden. Ähnlich wie bei PETRÉN wenn auch nicht in so rigoroser Form, wird das animalische Eiweiß wegen seiner Reizwirkung hinsichtlich Glykosurie und Acidose aus dem Diätzettel verbannt.

Die verschiedenen Kohlehydrate werden teils als Suppenkuren, teils als Mehlspeiskost, teils als Mehlfrüchte-Gemüsekost oder auch als Mehlfrüchte-Gemüse-Rahm-Obstkost gegeben. Dazwischen sind meist nach 3 Tagen Gemüsetage eingeschoben. Hin und wieder mußten auch Konzessionen an das Fleischbedürfnis der Kranken in Gestalt von Tagen mit Fleischzulagen gemacht werden. Bezüglich der z. T. etwas komplizierten Vorschriften und der theoretischen Grundlagen sei auf die ausführliche Monographie von FALTA[1] verwiesen.

Die Dauer der Kur wird auf mindestens 8—10 Tage bemessen. Bei so kurzer Anwendung kann man kaum noch von einer Dauerkost sprechen. In vielen anderen Fällen wird aber die Kur über Wochen und Monate ausgedehnt, besonders in den ganz schweren Fällen. Hierfür eignet sie sich allerdings wegen ihrer Eiweißarmut und ihrer gewissen Eintönigkeit weit weniger.

---

[1] FALTA, W.: Die Mehlfrüchtekur des Diabetes mellitus. Berlin-Wien: Urban u. Schwarzenberg 1920.

Indiziert ist sie nach FALTA bei Zuckerkrankheit jeden Grades, auch in leichten Fällen, da der niedrige Eiweißgehalt die Kohlehydrattoleranz auch da erhöhen soll.

Die Erfolge hinsichtlich der Acidose sind zweifellos recht gut, hinsichtlich der Glykosurie allerdings weit weniger befriedigend. Mit dem Einzug des Insulins hat die Amylaceenkur sehr erheblich an Bedeutung verloren und kommt wohl nur noch für einige Tage, höchstens eine Woche, in Betracht.

Für leichte Fälle scheint sie mir überflüssig, da eine Überlegenheit gegenüber dem gewöhnlichen Verfahren nicht erwiesen ist und die Einförmigkeit und Eiweißarmut vielfach als Hindernis im Wege stehen.

β′) Das Regime von PORGES und ADLERSBERG.

Auch die neuesten diätetischen Bestrebungen mit einer kohlehydrat- und eiweißreichen Magerkost müssen hier kurz erwähnt werden, wenn sie auch noch um ihre Anerkennung ringen und ein irgendwie abschließendes Urteil unmöglich ist.

PORGES und ADLERSBERG[1] in Wien und unabhängig von ihnen etwas später in Amerika SANSUM[2] und GEYELIN[3] haben in den letzten Jahren ein Vorgehen empfohlen, das völlig revolutionär wirkt, da es auf der ganzen Linie die Kostzusammensetzung verlangt, die bisher als verpönt galt: möglichst viel Kohlehydrate und Eiweiß und möglichst wenig Fett. Ausgangspunkt für ADLERSBERG und PORGES war die schon länger bekannte, von ihnen in vielfältigen Versuchen beim gesunden und kranken Menschen neu bekräftigte Tatsache, daß eine kohlehydratfreie bzw. fettreiche Kost die Kohlehydrattoleranz herabsetzt, eine kohlehydratreiche Kost sie steigert. Es wird dies auf den Antagonismus zwischen Glykogen- und Fettleber zurückgeführt. Dementsprechend wird für den Zuckerkranken so viel Kohlehydrat gefordert, als die Rücksicht auf die Hyperglykämie und Glykosurie zuläßt, Fett nur in Mengen von höchstens 50 g, der Rest des Nahrungsbedarfs soll durch Eiweiß gedeckt werden (100—150 g), weil PORGES und ADLERSBERG weder die glykosurische noch die ketogene Wirkung der Eiweißkörper als bewiesen ansehen. Bei diesem Regime wird eine gewisse Glykosurie und oft eine erhebliche Hyperglykämie in Kauf genommen und für unwesentlich gehalten, da sie meist bei Fortsetzung der Diät, die durchaus als Dauerdiät gemeint ist, verschwinden soll.

Es werden zwei verschiedene Diätformen angegeben, eine ohne Insulin für leichte Fälle (120—150 g Eiweiß, 20—30 g Fett, Kohlehydrate bis zur Grenze einer stärkeren Glykosurie), eine zweite mit Insulin für schwere Fälle (60—80 g Eiweiß, möglichst wenig Fett, Kohlehydrate

---

[1] PORGES u. ADLERSBERG: Klin. Wschr. 1926, Nr 32, 33; 1927, Nr 50; 1928, Nr 32. — Wien. Arch. klin. Med. 17, 1 (1929) u. als Monogr. Die Behandlung der Zuckerkrankheit mit fettarmer Kost, Berlin-Wien: Urban u. Schwarzenberg 1929.

[2] SANSUM, W. D., U. R. BLATHERWICK u. R. BOWDEN: J. amer. med. Assoc. 86, 178 (1926).

[3] GEYELIN: Atlant. med. J. 29, 825 (1926), zitiert nach JOSLIN, 4. Aufl., 1928.

bis zur Deckung des Calorienbedarfs, dabei so viel Insulin, wie zur Unterdrückung der Glykosurie nötig ist). Für über- und unterernährte Kranke müssen gewisse Korrekturen nach unten oder oben angebracht werden. Unter diesem Regime wurde angeblich in allen Fällen, auch dort, wo andere Verfahren versagten, eine Besserung der Toleranz erzielt. Noch radikaler geht SANSUM vor, indem er 300 g Kohlehydrat und mehr bis zum normalen Gehalt der Nahrung empfiehlt und so viel Insulin gibt, bis deren Wirkung auf Glykämie und Glykosurie beseitigt ist. Die Durchsicht der mitgeteilten 119 Fälle von PORGES und ADLERSBERG zeigt auch zweifellos manche gute Erfolge, während andere Resultate weniger überzeugend sind. Eine sichere generelle Überlegenheit gegenüber anderen Verfahren kann ich nicht erblicken, im Gegenteil, selbst in leichten Fällen dauert es oft außerordentlich lang, bis die Glykosurie und Hyperglykämie beseitigt ist, auch scheint es mir bedenklich, eine mäßige Glykosurie und eine oft recht beträchtliche Hyperglykämie als eine quantité negligable zu betrachten. Auch die theoretischen Grundlagen der Kost scheinen mir in manchen Punkten anfechtbar. Insbesondere ist es nicht richtig, daß die Kohlehydrattoleranz quasi eine Funktion des Glykogengehaltes der Leber ist. Das gilt nur für einen sehr niedrigen Wert, nicht aber für Werte von 1—2% und darüber hinaus. Erst recht unbewiesen und geradezu gefährlich scheint mir die Hypothese, daß das Wesen des Diabetes in einer primären Innervationsstörung liege und daß die Übungstherapie, die Beanspruchung des Organs, die einzig angezeigte Behandlung ist.

Auf der anderen Seite liegen die Vorteile für den Patienten auf der Hand, die meist schwer entbehrten Kohlehydrate und Eiweißstoffe, vor allem das Fleisch kann er wieder in erheblicher Menge essen. Was diese kohlehydratreiche Therapie leistet, kann natürlich nicht durch theoretische Erwägungen, sondern nur durch praktische Erfahrungen festgestellt werden. Beobachtungen darüber in größerem Umfange liegen bisher noch von keiner Seite vor (vgl. die bisherigen Stellungsnahmen in der Monographie von PORGES und ADLERSBERG, ferner RICHARDSON[1]), auch wir verfügen noch über zu wenig Fälle, um ein Urteil zu bilden, immerhin sahen wir in einem sehr schweren Fall, den wir jahrelang beobachteten, unter der Diät von PORGES und ADLERSBERG eine zweifellose Besserung. Der revolutionäre Charakter einer Therapie darf niemals der Grund sein, sich mit ihr nicht zu beschäftigen. Klar scheint mir vorläufig nur das eine, daß dies Verfahren vorläufig noch nicht in die Hand des praktischen Arztes gehört. Die Zukunft muß entscheiden, ob und in welchem Umfange er sich seiner überhaupt bedienen soll.

δ) Die Darreichung besonderer Kohlehydrate und Kohlehydratabkömmlinge.
(Anhydrozucker, Sionon, Oxanthin.)

Unter dieser Rubrik seien eine Reihe von therapeutischen Bestrebungen zusammengefaßt, die nicht die Absicht haben, besondere

---

[1] RICHARDSON, R.: Amer. J. med. Sci. 177, 426 (1929).

Diätkuren zu verordnen, sondern Kohlehydrate und kohlehydratartige Substanzen ausfindig zu machen, die den Zuckerhaushalt des Diabetikers nicht belasten und so als Ersatzmittel für die gewöhnlichen, ungünstig wirkenden Kohlehydrate dienen können. Sie eignen sich im allgemeinen sowohl für kurzfristige wie für langdauernde Verwendung.

Von der durch gewisse Versuche von BAUMGARTEN nahegelegten Erwägung ausgehend, daß bei der guten Oxydationsfähigkeit des diabetischen Organismus im allgemeinen vielleicht schon geringfügige physikalische und chemische Umwandlungen genügen, um Glykose für den Zuckerkranken assimilierbar zu machen, erhitzte GRAFE[1] 1914 Zucker über seinen Schmelzpunkt und stellte dabei fest, daß dieser karamelisierte Zucker die Glykosurie gar nicht oder fast gar nicht steigert und die Acidose oft günstig beeinflußt. Der Zucker muß dabei natürlich bis zum Verschwinden der Gärung umgewandelt werden. Ein ausgezeichnetes wohlschmeckendes Karamelpräparat, die Karamose von E. Merck, steht wegen der teuren Herstellungskosten leider nicht mehr zur Verfügung. Doch ist die Herstellung auch in der Küche ohne Schwierigkeit möglich. 50—100 g Karamel evtl. auch mehr werden auch vom schweren Diabetiker fast ausnahmslos gut assimiliert. Alle Nachuntersucher kamen im Prinzip zum gleichen Ergebnis. Die Untersuchungen über die Natur dieser Substanzen und den Mechanismus ihrer Wirkung führten GRAFE und KERB zur Feststellung, daß die Träger dieser merkwürdigen Eigenschaften innere Anhydride des Zuckers, sog. Glykosane sind, vor allem a-Glykosan und Lävoglykosan nebst ihren Polymerisationsprodukten. Damit war gleichzeitig der Weg zu einer Anhydrokohlehydrattherapie mit reinen Substanzen gegeben. PICTET und seine Mitarbeiter sowie KERB haben für die Reindarstellung auch technisch brauchbare Verfahren angegeben. So sind verschiedene Anhydrozucker unter dem Namen Mellitose, Saccharosan, Salabrose usw. in den Handel gekommen. Am meisten Verbreitung hat die Salabrose gefunden, ein nach dem Verfahren von KERB hergestelltes Polymerisationsprodukt von a-Glykosan, dem Anhydroträubenzucker. Es wird als Tetraglykosan bezeichnet, enthält aber, wie Untersuchungen von Dr. PETERS[2] an unserer Klinik zeigten, daneben auch andere Polymerisationsprodukte, vor allem das Diglusan, das am besten resorbiert wird und die günstigsten Eigenschaften entfaltet. Je höher die Polymerisationsprodukte, um so ungünstiger die Resorption. Die Salabrose wird nur zu 40—50 % resorbiert.

Die günstigsten Wirkungen dieser Anhydrozucker wurden allgemein anerkannt (so von KLEMPERER, UMBER, v. NOORDEN, NOTHMANN und KÜHNAU, KERB und SCHILLING, NONNENBRUCH, GRAFE u. a.). v. NOORDEN rät Salabrose in größeren Mengen nur in leichten Fällen zu geben, da er bei schweren Fällen vereinzelt bei längerer Darreichung Wiederanstieg der Glykosurie und Acidose sah. Ablehnend — und das auch nur hinsichtlich der antiketogenen Wirkung — hat sich

---

[1] GRAFE, E.: D. Arch. f. kl. Med. 116, 437 (1914). — Zusammenfassung: Erg. d. Med., herausgeg. von TH. BRUGSCH 5, 449 (1924).
[2] PETERS: Dtsch. Arch. klin. Med. 168, 301 (1930).

von klinischer Seite bisher nur v. SALOMON (unter P. F. RICHTER) geäußert. Die verwandten Mengen betragen 50—100 g, manchmal auch mehr. Nach Rezepten von W. NONNENBRUCH können die Anhydrozucker in Form von Gebäcken (1 Teil Glidin, 2 Teile Saccharosan unter Zusatz von Butter, Ei und etwas Saccharin gebacken) oder Cremen (mit Sahne, Vanille und Eigelb) sehr schmackhaft zubereitet werden. Salabrose kommt meist als Schokolade in den Handel, wobei natürlich der Kohlehydratgehalt des als Bindemittel benutzten Kakaos (bei Puderkakao 10,6%) in Rechnung gestellt werden muß.

Ähnlich wie der Zucker, wenn auch leider nicht so weitgehend, können auch die Polysaccharide der Cerealien (Brot, Kartoffeln, Reis, Grieß, Hafer usw.) durch intensiven Röstprozeß für den Diabetiker nutzbar gemacht werden (E. GRAFE). MAHLER und PASTERNY, v. NOORDEN und ISAAC u. a. bestätigen diese Angaben. Die Firma Theinhardt-Cannstadt bringt einen genügend gerösteten und doch schmackhaften Toast in den Handel, doch empfiehlt es sich in jedem Einzelfalle, besonders bei Schwerkranken, die Bekömmlichkeit vor der Verordnung genau auszuprobieren.

Das von FRÄNKEL und BENATT angegebene *Diasana* wird auch als ein Polymerisationsprodukt des Zuckers angegeben, besteht aber zu 61% aus gewöhnlichem Rohrzucker, zu 30% aus Invertzucker, so daß die Bezeichnung durchaus irreführend ist. Ebenso unerlaubt ist der auf den Packungen wenigstens früher angebrachte Vermerk: „absolut unschädlich". Richtig ist, daß kleine Mengen (20—30 g) von Leichtkranken meist gut vertragen werden, vor größeren Mengen oder längerem Gebrauch muß aber auch bei diesen Kranken gewarnt werden (vgl. auch v. NOORDEN und ISAAC).

In jüngster Zeit ist unter dem Namen *Sionon* ein anderes Zuckerderivat, ein Zuckeralkohol (das d-Sorbit) einer Anregung THANNHAUSERS folgend von den I. G. Farbwerken hergestellt. Die Substanz schmeckt angenehm süß und ist calorisch hochwertig (3,90 Cal. pro 1 g). Sie wird gern genommen, nur bei einmaligen großen Gaben (über 100 g) können dyspeptische Beschwerden auftreten, die durch Verteilung über den ganzen Tag sich vermeiden lassen. Die gewöhnliche Dosis ist nach unseren Erfahrungen an 47 Patienten (Dr. REINWEIN[1]) 50—70 g. Ein kleiner Teil wird wieder im Harn ausgeschieden. Glykosurie und Blutzucker werden auch bei längerer Darreichung nicht nennenswert beeinflußt; nur DONHOFFERS[2] fanden deutlichere Hyperglykämien. Der Anstieg des respiratorischen Quotienten und die Möglichkeit, hypoglykämische Symptome zu beseitigen, spricht für eine Oxydation im Organismus. Leider fehlt eine sichere antiketogene Wirkung. Abgesehen von diesem letzten Mangel lauten die bisherigen Prüfungen der Substanz (von KAUFFMANN[3]-Köln, THANNHAUSER[4]-Düsseldorf,

---

[1] REINWEIN, H.: Dtsch. med. Wschr. 1929, Nr 10. — Dtsch. Arch. klin. Med. **164**, 61 (1929).
[2] DONHOFFER, Sz. u. M.: Dtsch. Arch. klin. Med. **167**, 257 (1930).
[3] KAUFFMANN: Klin. Wschr. 1929, Nr 2.
[4] THANNHAUSER, S. I. u. MEYER: Münch. med. Wschr. 1929, Nr 9.

REINWEIN[1]-Würzburg, FREISE und WALENTA [2]) übereinstimmend günstig, so daß hier anscheinend ein sehr zweckmäßiges Süß- und Zuckerersatzmittel vorliegt[3]. Sehr zweckmäßige Rezepte finden sich bei REINWEIN [1].

Einen anderen Weg der Kohlehydratersatztherapie schlug ISAAC ein. Er wählte eine Triose, einen dreigliedrigen Zucker, das Dioxyaceton mit der Formel $CH_2OH—CO—CH_2OH$. Unter dem Namen *Oxanthin* bringen es die I. G. Farbenindustrie Abteilung Höchst in den Handel. Oxanthin ist wasserlöslich und besitzt einen kühlenden süßen Geschmack. Es erhöht etwas den Blutzucker und kann die Glykosurie steigern, dagegen wirkt es ausgesprochen antiketogen vor allem im Präkoma. Wegen seines eigentümlichen Geschmackes kommt es auch nach Ansicht von v. NOORDEN und ISAAC wohl kaum als Zuckerersatz in Betracht. 50—80 g gelöst in Wasser oder Citronensaft, verteilt in mehreren Einzelportionen über den ganzen Tag werden oft gern genommen und sollen bei schwieriger Entzuckerung, ja selbst im Koma oft gute Dienste leisten. In diesen letzten Beziehungen besitze ich keine eigenen Erfahrungen.

Einen siebengliedrigen Zucker, eine Heptose (Lakton der Glykoheptonsäure) führte G. ROSENFELD unter dem Namen *Hediosit* als Zuckerersatz in die diätetische Therapie ein. Es süßt ziemlich gut und wird in Mengen von 10—30 g gegeben, größere Dosen machen Durchfälle, ein kleiner Teil erscheint im Harne, der Rest scheint oxydiert zu werden. Da das Präparat aber anscheinend praktisch die auf es gesetzten Erfolge nicht hielt, wohl auch zu teuer sich stellt, ist es seit einigen Jahren wieder aus dem Handel zurückgezogen.

Auch die *Pentosen* sind nach unveröffentlichten Untersuchungen unserer Klinik als Süßmittel und Kohlehydratersatz sehr zweckmäßig. Ein Nachteil besteht nur darin, daß ein Teil von ihnen (ca. 30—40%) im Harn wieder ausgeschieden wird und wie der Traubenzucker reduziert. Traubenzuckerbestimmungen müssen in solchen Harnen daher mit der Gärprobe vorgenommen werden, was eine gewisse Komplikation bedeutet.

4. Zusammenfassendes über die diätetische Behandlung.

Überblickt man die in den vorhergehenden Seiten kurz beschriebenen diätotherapeutischen Bestrebungen, so erhält man ein außerordentlich buntes, oft bizarres Bild. Bei der Fülle der Gesichte ist zu bedenken, daß der Hauptteil der Regime aus der Vorinsulinära stammt, d. h. aus der Zeit, in der man dem Diabetes nur auf diätetischem Wege beikommen konnte. Noch erstaunlicher sind aber die Widersprüche der einzelnen Regime; sie sind so gewaltig, daß sie z. T. auf der ganzen Linie genau das Gegenteil voneinander verlangen. Man bedenke nur die diametralen

---

[1] REINWEIN, H.: zitiert auf S. 345.
[2] FREISE u. WALENTA: Med. Klin. 1929, Nr 21.
[3] Neuerdings bringt die Schokoladefabrik Frankonia-Würzburg eine außerordentlich wohlschmeckende Siononschokolade in den Handel.

Gegensätze der Verfahren von PETRÉN einerseits (kohlehydrat- und eiweißarme Fettkost) und von PORGES-SANSUM andererseits (kohlehydrat- und eiweißreiche Magerkost). Dazu kommt, daß für jedes Verfahren gute theoretische Gründe und gewisse gute praktische Erfolge ins Feld geführt werden. Angesichts dieser verwirrenden Sachlage wird das oft recht weitgehende Resentiment, das man bei vielen praktischen Ärzten und selbst häufig sogar bei Fachärzten der inneren Medizin gegenüber der Behandlung dieser Krankheit findet, einigermaßen verständlich. Der ambulant behandelnde Arzt ist auch tatsächlich in einer üblen Lage, selbst wenn er zu dem Schlusse kommt, daß es fast gleichgültig ist, wie er es anfängt, da doch anscheinend jeder Weg zum Ziele führen kann. Wie soll er sich verhalten? Da er nicht alle Regime beherrschen kann, erst recht nicht — was kaum dem feinsten Kenner der Krankheit möglich ist — in jedem Einzelfalle herauszufinden vermag, welches Verfahren sich gerade für den betreffenden Kranken eignet, so kommt er um einen gewissen Schematismus nicht herum. Da die Erfahrungen der Medizin immer wieder zeigen, daß die Vertreter der äußersten Extreme auf die Dauer nicht recht bekommen, so wird er nach dem alten Worte: medius tutissimus ibis, am besten einen Mittelweg einschlagen. Am zweckmäßigsten erscheint mir dafür das Zugrundelegen der obengenannten Standartkost, sei es mit, sei es ohne Insulin. In mindestens 90 % der Fälle wird er damit zum Ziele kommen, für den Rest käme die Durchprobierung der Sonderverfahren in Betracht. Einfacher ist die Frage der Ersatzkohlehydrate zu beantworten. Sie sollten, am zweckmäßigsten wohl in Form von Salabrose und Sionon, überall da zur Anwendung kommen, wo die Menge der gestatteten Kohlehydrate nicht ausreicht und Zusätze wünschenswert sind, oder wo die Insulinmenge gespart oder herabgesetzt werden soll. Im übrigen ist immer zu bedenken, daß durch das Insulin die diätetische Behandlung in vieler Beziehung außerordentlich vereinfacht worden ist, weil sie in jedem Falle, wenn nötig, durch das Insulin ergänzt bzw. korrigiert werden kann.

b) Die Insulinbehandlung.

Die Herstellung des beim Diabetiker vermindert gebildeten bzw. fehlenden, für den normalen Ablauf des Kohlehydratstoffwechsels unerläßlichen Inkretes des Pankreas, des sog. Insulins, durch BANTING und BEST 1922 bedeutet den entscheidenden Fortschritt in der Diabetesbekämpfung und darüber hinaus eine Großtat der Medizin überhaupt. Die folgenden Ausführungen gelten lediglich den praktischen Fragen der Insulinanwendung, bezüglich der Historie und der Theorie des Wirkungsmechanismus sei auf die Darstellung S. 267 verwiesen.

1. Herstellung, Dosierung und Applikation des Insulins.

Der nach langen Vorversuchen zweckmäßigste Weg der technischen Herstellung des Insulins ist nach der Darstellung von MACLEOD[1] in den Hauptzügen folgender:

---

[1] MACLEOD, J. J. R. u. W. R. CAMPELL: Insulin and its use in diabetes S. 12 f. Baltimore: Williams 1925.

Gleiche Mengen frisch zerkleinerten Pankreasgewebes werden mit 95 %igem Äthylalkohol versetzt und bleiben unter gelegentlichem Umschütteln 4 Stunden stehen, dann wird die Mischung durch ein dünnes Leintuch filtriert und das nochmal filtrierte Filtrat von neuem mit der doppelten Menge 95⁰/₀igen Alkohols zusammengebracht. Dabei werden die Eiweißkörper zum größten Teil ausgefällt, während die wirksame Substanz in den Alkohol übergeht. Nach Beendigung der einige Stunden dauernden Eiweißausfällung wird wieder filtriert und nun das Filtrat durch Destillation im Vakuum bei niedriger Temperatur (18—30^0 C) eingeengt. Zweimalige Extraktion mit Schwefeläther beseitigt die Lipoide. Die wässrige Lösung wird dann im Vakuum zu einer pastenartigen Konsistenz eingeengt und diesmal mit 80%igem Alkohol versetzt, die Mischung wird nun zentrifugiert. Die dabei sich absetzende klare alkoholische Oberschicht enthält das Insulin in Lösung. Sie wird abpipettiert und jetzt mit absolutem Alkohol ausgefällt. Die wirksame Substanz befindet sich dann im Präzipitat. Dieses wird in Wasser gelöst, im Vakuum zu dem gewünschten Grade eingedampft und schließlich noch durch ein Berkefeldfilter hindurchgeschickt.

Dieses Grundverfahren ist in der Folgezeit in der einen oder anderen Richtung verbessert und verfeinert worden, und es ist nunmehr gelungen, alle störenden Beimengungen bis auf minimalste Spuren zu beseitigen. Die meisten großen chemischen Fabriken des In- und Auslandes stellen ihre Insuline im Prinzip nach diesem von BANTING und BEST angegebenen und von der Ely Lilly Company in Indianapolis im einzelnen ausgearbeiteten Verfahren dar.

Von deutschen Präparaten, die leider noch nicht immer ganz die Vollkommenheit der amerikanischen und z. T. auch englischen erreicht haben, seien das Insulin Schering-Kahlbaum der I. G. Farbenindustrie, Pharmagans genannt. Die Präparate dieser 3 Firmen kommen erst dann in den Handel, wenn ihre Brauchbarkeit vom Deutschen Insulinkomitee, dessen Vorsitzender O. Minkowski ist, festgestellt wurde.

Von guten ausländischen Präparaten seien erwähnt, Leo, Novo und Diasulin (dänisch), Brand A B (Allen-Hanbury-London), Sandoz (Basel-Nürnberg), Degewop (holländisch) etc. Über Jloglandol-Grenzach, Norgine-Prag, Insulin-Chemosan-Wien, Seaxulin etc. besitze ich keine eigenen größeren Erfahrungen.

Die Darstellung ganz reiner krystallinischer Präparate ist ABEL[1] bereits gelungen und wird für die Zukunft wohl einen großen Fortschritt bedeuten. Da aber leider vorläufig noch kein technisch hergestelltes Reininsulin vorhanden ist, das gewichtsmäßig gewertet werden kann, sind für jede Einzelserie von Präparaten komplizierte biologische Wertigkeitsbestimmungen nötig. Eine ideale Methode ist dafür trotz vielfacher Versuche noch nicht gefunden. Als Testobjekt dient heute fast überall das Kaninchen. Unter einer Kanincheneinheit wurde ursprünglich die Menge wirksamer Substanz verstanden, welche nach subcutaner Injektion bei einem 24 Stunden hungernden Kaninchen von ca. 2000 g in 4 Stunden den Blutzucker auf 0,045 % herabsetzte

---

[1] ABEL und Mitarbeiter: zitiert auf S. 269.

(alte Toronto-Einheit). Die klinische Einheit (Lilly-Einheit) betrug zunächst ein Drittel dieser Kaninchendosis, wurde aber bald darauf um 40% erhöht.

In neuester Zeit hat das Insulinkomitee in Toronto ein Trocken-präparat T von konstanter Wirksamkeit hergestellt, das als internationales Testobjekt dient. $^1/_8$ mg dieses Standardpräparates wird neuerdings nach internationalem Übereinkommen als klinische Einheit bezeichnet. Auch damit sind allerdings noch keinesfalls alle Schwierigkeiten überwunden, da wir in der Anwendung beim Menschen häufig noch Unterschiede in der Wirkungsstärke zwischen den einzelnen Präparaten finden. Solange man auf die biologische Wertigkeit angewiesen ist, wird sich das auch kaum ändern. In den Handel kommen meist kleine Glasampullen zu 5 ccm mit 100 Einheiten, doch gibt es für großen Bedarf auch konzentriertere Lösungen (200—300 Einheiten in 5 ccm). Der Abschluß nach oben erfolgt durch eine luftdicht anliegende, am besten paraffinierte Gummikappe. Es gibt auch Insulin in Trockenform. Es hat das aber zumal für den häuslichen Gebrauch den großen Nachteil, daß es vor der Injektion in steriler physiol. Kochsalzlösung gelöst werden muß, was zeitraubender ist und die Keimfreiheit vermehrt gefährdet.

Ein Präparat von Schering vermeidet diesen Nachteil, indem das Trockeninsulin in einem kleinen Behälter liegt, so daß beim Schütteln das Insulin in die darunter befindliche sterile physiologische Kochsalz-lösung fällt.

Als wirksame Applikationsweise kommt vorläufig nur die parenterale Form in Betracht. Der so dringend wünschenwerte Weg der oralen Zufuhr ist vorläufig trotz unzähliger dahinzielender Bestrebungen noch nicht gangbar[1], da das Insulin im Darm vom Trypsin zerstört wird und bisher von keiner Einschließungsmasse vor diesem Schicksal bewahrt werden konnte. Da das Trypsin überall im Darm vorhanden ist, so liegt hier vielleicht sogar ein unlösbares Problem vor, was außerordentlich zu bedauern wäre. Auch die Präparate von FORNET[2] und zuletzt das Cholosulin von STEPHAN[3] haben in der Hand kritischer Beobachter (vgl. vor allem UMBER-ROSENBERG) nur unsicher gewirkt oder ganz versagt[4]. Das gilt auch für unsere eigenen Erfahrungen.

Eine Resorption findet auch vom Munde, vom Rektum und von der Vagina aus statt, und es hat nicht an Bestrebungen gefehlt (vgl. z. B. die perlinguale Behandlung der GOLDSCHEIDERschen Klinik), auf einem dieser Wege einen Ersatz für die unangenehme parenterale Zufuhr zu schaffen, aber leider hat sich kein Vorgehen als praktisch gangbar erwiesen, da die Insulinmengen erheblich vergrößert werden müssen und

---

[1] Wir haben an der Klinik viele derartige uns zur Prüfung übersandte Präparate ausprobiert, aber bisher bei keinem eine zuverlässige Wirkung gesehen.

[2] FORNET: Dtsch. med. Wschr. 1926, 1946 u. Klin. Wschr. 1929, Nr 43.

[3] STEPHAN, K.: Münch. med. Wschr. 1929, Nr 38, Med. Klin. 1930, Nr 7.

[4] Vgl. z. B. KESTERMANN, E.: Dtsch. med. Wschr. Nr 9 (1930) und NAGEL, W.: 42. Kongr. f. innere Med. Wiesbaden 1930, Verh. S. 121 f. UMBER, F. u. M. ROSENBERG: Dtsch. med. Wschr. 1930, Nr 5/6 und GROTE, L. R.: Arch. Verdgskrkh. 48, S. 1/2 (1930).

die Wirkungen unbeeinflußbar wechselnd ausfielen, weil Resorptionszeiten und Grad der Zerstörung außerordentlich schwanken.

Im allgemeinen wird der subcutane Weg der Applikation gewählt, nur dort, wo, wie z. B. im Koma, eine rasche und starke Wirkung erreicht werden soll, wird zu intravenösen Injektionen gegriffen.

Bei den Einspritzungen, vor allem in schweren Fällen, ist stets zu bedenken, daß sie in der Regel außerordentlich oft, manchmal vieltausendfach wiederholt werden müssen, deshalb ist sorgfältigste Technik und größte A- bzw. Antisepsis dringend erforderlich. Die 1—2 ccm enthaltenden Spritzen (mehr wird besser im allgemeinen nicht auf einmal injiziert) werden nebst feinen scharfen Nadeln am besten ausgekocht, doch genügt auch sorgfältiges Reinigen mit 96%igem Alkohol, es muß aber streng darauf geachtet werden, daß weder in der Spitze selbst noch in der Kanüle der kleinste Rest Alkohol zurückbleibt, da sonst selbst bei kleinen Mengen zu leicht Entzündungen der Haut auftreten. Daß die injizierende Hand gründlich vorher gesäubert werden muß, die für die Injektion gewählte Hautstelle vorher mit Alkohol oder Äther abgerieben wird, ist natürlich selbstverständlich. Letzteres gilt auch für die Gummikappe des Insulinröhrchens. Da diese luftdicht abschließt, so ist es zum besseren Ansaugen der Flüssigkeit, zumal bei etwas größeren Mengen, ratsam, das Volumen der anzusaugenden Insulinlösung vorher als Luft in das Röhrchen zu injizieren. Der so entstandene Überdruck drängt dann nach dem Durchstich durch die Kappe fast automatisch die gewünschte Flüssigkeitsmenge in die Spritze.

Als Einspritzungsstelle kommt nacheinander fast die ganze Hautoberfläche von Rumpf und Extremitäten in Betracht, abgesehen natürlich von solchen Gegenden, die wie Damm und Genitalien, Brustwarzen oder Drüsen besonders empfindlich sind, oder wie an Händen und Füßen usw. nur eine ganz dünne, dem Knochen aufliegende Weichteilschicht besitzen. Am besten eignen sich Oberschenkel, Gesäßgegend, Oberarme und Brust.

Die Injektionen sollen $\frac{1}{2}$—$\frac{3}{4}$, oft auch je nach der Blutzuckerkurve 1—2 Stunden vor einer kohlehydrathaltigen Mahlzeit vorgenommen werden, bei einer Injektion am zweckmäßigsten morgens, bei einer zweiten je nach Lage des Einzelfalles mittags, nachmittags oder abends. Obwohl die mehrfache Injektion kleiner Dosen das physiologisch richtigste Verfahren wäre und klinisch vielleicht auch die besten Resultate gibt (vgl. z. B. GOTTSCHALK), sucht man wegen der Unannehmlichkeiten solcher Injektionen mit möglichst wenigen Malen (1—2) auszukommen, doch lassen sich in sehr schweren Fällen zeitweise drei- bis viermalige tägliche Injektionen oft nicht umgehen.

2. Indikationen und Durchführung der Behandlung im einzelnen.

Über die absoluten Indikationen der Insulintherapie besteht heute im allgemeinen wohl Einigkeit. Sie sind gegeben: 1. im bereits ausgebrochenen oder unmittelbar drohenden Koma, 2. in mittelschweren und schweren unkomplizierten Fällen zur Ermöglichung einer ausreichenden Ernährung ohne Glykosurie und Ketonurie,

3. bei diabetischen Komplikationen oder Begleitkrankheiten vor allem chirurgischer Natur.

Darüber hinaus sind von mehreren Klinikern relative Indikationen aufgestellt. Zwischen dem strengen Standpunkte des British medic. Research Council, das überhaupt nur die absoluten Anzeichen gelten läßt, und dem Vorschlage STAUBs, wenn möglich jedem Diabetiker Insulin zu geben, gibt es alle Übergänge. Sogar prophylaktische Kuren in allerleichtesten, abgeheilten Fällen sind vereinzelt empfohlen worden. Sehr weit gehen darin auch die Befürworter sehr kohlehydratreicher Regime, insbesondere SANSUM (Lit. bei JOSLIN). Maßgebend für die weite Indikationsstellung ist die Erwägung, den nur leicht geschädigten Inselapparat zu entlasten und auf diesem Wege die Toleranz zu heben (vgl. z. B. STAUB und UMBER). Letzteres gelingt auch zweifellos, wenn es auch für den Einzelfall schwer zu erweisen sein wird, daß wirklich das Insulin dabei der ausschlaggebende Faktor war, weil auch ohne Insulin bei ähnlich gelagerten Fällen der gleiche Effekt von selbst, vor allem aber durch rationelle diätetische Therapie erreicht werden kann. v. NOORDEN, PETRÉN, LICHTWITZ u. a. lassen im allgemeinen nur die absoluten Indikationen gelten, ebenso die meisten französischen Kliniker, wie ACHARD und RATHERY u. a. JOSLIN nimmt insofern eine gewisse Mittelstellung ein, als er Insulin zeitweise auch Kranken, die es an und für sich nicht nötig haben, einfach aus Gründen der Erziehung und Sicherung gibt. Mir persönlich scheinen die Vorteile in leichten Fällen so wenig überzeugend, daß m. E. die Nachteile und Gefahren schwerer wiegen. Diese Bedenken fallen vor allem für die hausärztliche Praxis stark ins Gewicht, sofern man nicht bei ganz niedrigen Dosen (1—2mal 10 Einheiten) stehen bleibt, die wohl nur ganz selten einmal hypoglykämischen Schaden anrichten werden. Im allgemeinen dürfte es aber vorsichtiger und einfacher sein, auch davon abzusehen.

a) Die Insulinbehandlung beim Koma.

Im Koma und Präkoma zeigt das Insulin am eindrucksvollsten seine Leistungsfähigkeit. Früher eins der traurigsten und aussichtslosesten Gebiete der Therapie, ist es heute dank dem Insulin einer Beeinflussung zugänglich, die manchmal ans Wunderbare grenzt. Während Kranke durch dies Mittel aus dem Präkoma so gut wie immer errettet werden können, hängt der Insulinerfolg im ausgebildeten Koma von der Stärke und vor allen Dingen der Dauer des Zustandes ab; mit jeder Stunde Verspätung sinkt die Wahrscheinlichkeit der Rettung. Diese Sachlage belastet den praktischen Arzt, dessen Hilfe in der Regel wohl zuerst angerufen wird, mit einer ungeheuren Verantwortung, der er sich auf keinen Fall entziehen kann, wenn es sich auch meist nur um eine erste Hilfe handeln wird. Er muß sofort die lebensrettenden Maßnahmen ergreifen, denn die Stunden, die doch meist über der Einlieferung ins nächste Krankenhaus vergehen, können die Schrittmacher des Todes sein. Nur selten wird das Koma als erste und manchmal leider auch letzte Manifestation der Krankheit hereinbrechen. Meist ist der Diabetes schon vorher festgestellt, so daß der Arzt sich von vorneherein rüsten kann. Jede Apotheke muß heutzutage Insulin vorrätig halten, obwohl in praxi diese Forderung leider noch keineswegs allgemein erfüllt ist. Schwerdiabetiker sollten unter allen Umständen über einen gewissen Vorrat (ca. 200 Einheiten) im Hause verfügen. In der Regel wird die Sachlage klar liegen, d. h. es lassen sich Angaben über das Vorliegen einer Zuckerkrankheit bzw. die Frage der Insulintherapie vorher erhalten. In allen ungeklärten Fällen muß der Arzt sich, wenn nötig durch den Katheter, davon überzeugen, ob tatsächlich Zucker und Acetonkörper im Harn vorhanden sind. Das Coma diabeticum ist ein Zustand schwerster Vergiftung, dessen richtige Abgrenzung von ähnlichen Symptomkomplexen (z. B. bei Urämie, Apoplexie usw.) große Schwierigkeiten machen kann (vgl. darüber S. 294). Am verhängnisvollsten kann die Verwechslung mit dem Coma hypoglycaemicum werden, d. h. dem Zustand schwerer Vergiftung nach Überdosierung des Insulins (vgl. S. 365). Eine erneute große Insulindose wäre hier ein grober Kunstfehler, der den sofortigen Tod des Kranken im Gefolge haben kann. Bei negativem Urinbefunde darf daher niemals sofort Insulin injiziert werden.

Während im Präkoma, d. h. bei noch erhaltenem Bewußtsein, aber bereits ausgebildeten Atemstörungen gewöhnlich 50 Einheiten subcutan als erste Dosis ausreichen, sind im echten, voll entwickelten Koma meist gleich 60—80 Einheiten erforderlich, zumal wenn die Bewußtlosigkeit bereits mehrere Stunden bestanden hat. Die Hälfte gibt man zweckmäßig intravenös. Ist der Arzt nicht in der Lage, alle paar Stunden nach dem Kranken zu sehen, so muß, wenn räumlich und zeitlich irgend möglich, die Überführung ins nächste geeignete Krankenhaus mit dauernder ärztlicher Aufsicht angeordnet werden. Nach der ersten Injektion ist dazu der geeignete Zeitpunkt, da man im allgemeinen vor Ablauf von 3—4 Stunden nicht die zweite Injektion vorzunehmen braucht. Maßgebend für den Zeitpunkt und die Höhe der zweiten Dose ist der Gesamtzustand des Kranken (Aufhellung des Bewußtseins, Zunahme der Reagierfähigkeit usw.) sowie das Ergebnis der nach 3 bis 4 Stunden neu entnommenen und untersuchten Harnprobe.

Zuverlässiger, aber nur im gut eingerichteten Krankenhause möglich, ist die Orientierung nach dem Blutzucker. Sind Zucker und Aceton aus dem Harne ganz oder nahezu ganz geschwunden und der Blutzucker wieder der Norm nahe, so wartet man zunächst ab. Andernfalls werden je nach dem Ausfall der Harn- bzw. Blutuntersuchungen 30—50 Einheiten, bei geringer Besserung des Befundes sogar 50—80 Einheiten subcutan neu injiziert. Alle 3—4 Stunden sind weitere Kontrollen und je nach deren Ausfall evtl. auch weitere Injektionen, die allerdings dann selten 50 Einheiten überschreiten werden, nötig. So werden oft Zahlen von 200—300 Einheiten am ersten Tage erreicht, am zweiten Tage wird man dagegen meist mit erheblich geringeren Dosen (50—80), in 3—4 Portionen verteilt, auskommen.

Ob das Insulin im Koma hilft, entscheidet sich meist schon wenige Stunden nach der ersten Injektion, bleibt dann jede Wirkung auf den Allgemein- und Harnbefund aus, so ist das Schicksal der Kranken besiegelt, und selbst weitere ungeheure Dosen (200—300 Einheiten) vermögen dann die Katastrophe nicht mehr abzuwenden.

Daß das Insulin allein das Koma beseitigen kann, ist unbestreitbar, nur über die Frage, ob und welche unterstützenden Maßnahmen noch außerdem ergriffen werden sollen, gehen die Ansichten auseinander. In Betracht kommen Alkali- und Zuckerdarreichung.

Die Alkalitherapie, von NAUNYN eingeführt, war vor dem Insulin die theoretisch noch am besten begründete Maßnahme im Koma. Es wurden z. T. ungeheure Quantitäten gegeben. Ich habe mich früher nicht gescheut, bis zu 300 g am Tage zu geben und sah manchmal bei Präkomatösen eine Abwendung des Verhängnisses, im vollentwickelten Koma allerdings nie einen Erfolg. Da das Insulin allein die Alkalireserve wieder auf normale Werte bringen kann, ist das Alkali heute sicher entbehrlich geworden. Dementsprechend verzichten auch heute die meisten Diabeteskenner darauf (z. B. MINKOWSKI und seine Schule, PETRÉN, FALTA, viele amerikanische Kliniker, vor allem auch JOSLIN). Maßgebend für diese Einstellung sind z. T. auch Beobachtungen, die direkt für Schädigungen durch das Alkali sprechen, so das Auftreten einer Alkalosis, unter Umständen sogar durch Insulin allein (z. B. JOSLIN), ferner das Vorkommen von Krämpfen (BLUM). Letzteres, meist eine Folge von Hirnödem, das ich verschiedentlich in der Vorinsulinära sah, kommt im allgemeinen wohl nur bei relativ hohen Dosen (über 50 g) vor. Für solche wird aber heute von keiner Seite mehr eingetreten. Über 20—30 g sollte man auf keinen Fall hinausgehen. v. NOORDEN und ISAAC nehmen einen vermittelnden Standpunkt ein, indem sie Alkali in solchen relativ seltenen Fällen anraten, die trotz Insulin zu schwerer Acidose und Komagefahr neigen. Auch ich glaube, daß man die Alkalitherapie nicht völlig beiseite schieben soll. Auf Beobachtungen am Tiere von HÉDON fußend, wenden wir es in kleinen Mengen von 15—20 g dann an, wenn die erste Insulininjektion keinen wesentlichen Erfolg gebracht hat. In solchen Fällen kann man mit Alkali nichts mehr verlieren, sondern evtl. nur gewinnen. Für nicht benommene Kranke empfiehlt sich heute wohl nur noch die orale Darreichung. v. NOORDEN hat dafür folgendes Carbonatgemisch empfohlen: Natr. bicarb. 82,0, Cali. bicarb. 6,0, Calci. bicarb. 8,0, Magn. carb. 4,0. Sehr gut wirksam ist auch das von LICHTWITZ empfohlene Natr. citric. neutr.

Bei Bewußtlosen kommt, sofern der Darm noch funktioniert, Darreichung in Form von Tropfklistieren in Betracht, sonst die intravenöse Injektion von 500—750 ccm einer 3—4 %igen Natriumcarbonatlösung. Letztere ist stets da am Platze, wo rasche Einwirkungen erzielt werden sollen. Niemals darf wegen der stets eintretenden Nekrosen und Abscedierungen eine subcutane oder intramuskuläre Injektion vorgenommen werden.

Umstritten ist auch die Frage der Zuckerdarreichung. PETRÉN und die MINKOWSKIsche Schule verzichten darauf mit der Begründung, daß dem Körper ja in Blut und Geweben genügende Zuckermengen zur Verfügung stehen, die durch das Insulin wieder verwendbar werden. Dieser ablehnende Standpunkt wird aber nur von einer Minderzahl von Diabetesforschern geteilt, die meisten Kliniker, wie z. B. v. NOORDEN, LICHTWITZ, JOSLIN, halten Zucker für ratsam, manche sogar, wie UMBER und STRAUSS für notwendig. JOSLIN berechnet den Kohlehydratbedarf (mit der zur Verbrennung der Ketonkörper notwendigen Menge) des Komatösen auf ca. 70 g, davon ist nicht einmal $^1/_3$ durch die im Körper zur Verfügung stehenden Mengen gedeckt, so daß damit der Haupteinwand gegen die Glykosezufuhr hinfällig wird. Auch wir sehen daher keinerlei Grund, solchen Kranken 40—50 g Kohlehydrate pro die vorzuenthalten. Wir geben es vor allem dann, wenn der hypoglykämische Effekt sehr großer Insulindosen etwas abgestumpft werden soll. Auch für die außerklinische Behandlung möchte ich das sehr empfehlen, wenn auch gewiß die Gefahr einer Überdosierung des Insulins im Koma wegen der geringen Eigenproduktion des Körpers bei sorgfältiger Harn- und evtl. Blutkontrolle nur minimal ist.

Zur Injektion empfehlen sich die fertigen Ampullen von Traubenzuckerlösung (Merck) oder von Calorose (Chem. Werke Güstrow), ein von KAUSCH angegebenes Invertzuckerpräparat, ferner der weit billigere Maizenazucker. Auch Oxanthin scheint gute Dienste zu leisten. Ist noch orale Darreichung möglich, so kommen vor allem stark gesüßte Fruchtsäfte in Betracht.

Darüber hinaus muß das Koma wie jede andere schwere Vergiftung behandelt werden. Durch Wärmezufuhr von außen (Bettflaschen, Heizkissen usw.) ist einer Abkühlung des Körpers entgegen zu arbeiten. Vor allem ist auch die Zirkulation zu überwachen und im Bedarfsfalle durch die bekannten Herzmittel (vor allem Kardiazol [1,0], Hexeton [1,0] und evtl. Euphyllin [0,3—0,4]) anzuregen. Bei stärkerer Kreislaufschwäche und sehr hohen Insulindosen muß auch Strophantin injiziert werden. Nach später zu besprechenden Beobachtungen der letzten Zeit scheint es mir sicher zu sein, daß Insulin das Herz schädigen kann, wie BÜDINGEN es zuerst behauptet hat.

Schließlich sei noch erwähnt, daß JOSLIN in jedem schweren Falle von Koma Magenspülungen empfiehlt. Wie schon oben erwähnt, wirkt sich die acidotische Vergiftung sehr oft am Magen aus in Gestalt einer Atonie und evtl. Pylorusstenose aus. Daher bessert sich manchmal das Allgemeinbefinden. Andererseits sind auch plötzlich Todesfälle nach solchen Spülungen beschrieben (vgl. JOSLIN). Mir selbst fehlen hier Erfahrungen.

β) Die Insulinbehandlung schwerer Fälle (abgesehen vom Koma).

Unter schwerer Form der Zuckerkrankheit verstehen wir nach der S. 290 gegebenen Einteilung die unkomplizierten Fälle von Diabetes, die der Insulinbehandlung bedürfen, weil sonst eine ausreichende Ernährung nicht möglich ist. Maßgebend dafür ist das Verhalten gegenüber einer Standardkost, die dem Minimalbedarf entspricht. Sie deckt bei einem Menschen mittlerer Konstitution den Calorienbedarf und enthält pro Kilogramm Gewicht und Tag 1,5—2,0 Kohlehydrat (ca. 100 g insgesamt) und 1,0 g (ca. 50—60 g insgesamt) Eiweiß. Jeder Diabetiker, der bei dieser Ernährung nicht zucker- und acidosefrei ist und nicht einen annähernd normalen Blutzucker (im allgemeinen unter 0,12 %) dabei hat, muß Insulin bekommen. Die Indikation ist mithin klar und einfach. Dabei ist es natürlich nicht notwendig, daß in jedem Falle vor Darreichung des Insulins die Reaktion auf die genannte Standardkost geprüft wird. Vielfach sieht man schon aus den gewaltigen Zucker- und Ketonkörperausscheidungen und dem hohen Blutzucker (über 0,18—0,20 %) der beiden ersten Behandlungstage, in denen die Diät in der oben S. 327 geschilderten Weise einzurichten ist, daß das Ziel der isolierten diätetischen Behandlung kaum erreicht werden kann. Es hieße dann Zeit verlieren, trotzdem in dieser Richtung noch Versuche zu machen. Geradezu gefährlich wäre ein solches Unternehmen, wenn die Ketonurie so groß ist, daß ein Koma droht. Dann muß sofort Insulin gegeben werden. Die Höhe des Bedarfes kann natürlich erst allmählich festgestellt werden. Zur ungefähren Orientierung kann der Zuckergehalt des Harns am zweiten Behandlungstage dienen, indem man pro 1 g Harnzucker eine Einheit Insulin injiziert. Leider jedoch bestehen keine festen Beziehungen zwischen Insulinzufuhr und Harnglykoseverminderung, am wenigsten gilt das für die ersten Behandlungstage. Somit kann die Angabe 1:1 nicht mehr als ein vorläufiger Anhaltspunkt für die Wahl der ersten Dose sein. Dies Vorgehen empfiehlt sich aber nur in Fällen ganz schwerer Acidose, oder dort, wo bereits früher Insulin gegeben und vertragen wurde. In allen anderen Fällen ist es besser, mit kleinen Dosen zu beginnen (5—10 Einheiten) und diese allmählich zu steigern.

Ist die Notwendigkeit der Insulindarreichung erkannt, entweder gleich zu Anfang oder im Verlaufe der S. 327 geschilderten Behandlung, so stehen zwei Wege zur Verfügung. Entweder man geht in der angegebenen Weise wie bei der isolierten diätetischen Behandlung vor und steigt auf dem Wege über zwei Gemüsetage zur Standardkost auf, wobei man mit dem Insulin beginnt, sobald am zweiten Gemüsetage keine Zucker- und Acidosefreiheit erreicht worden ist, oder man gibt sofort die Standardkost. Der letztere Weg ist natürlich der einfachere, verzichtet aber auf die Vorteile der rein diätetischen Entlastung des Kohlehydrathaushaltes, was hinsichtlich der zu erzielenden Kohlehydrattoleranz unter Umständen ungünstig sein kann. Ich würde daher im allgemeinen, vor allem für mittelschwere Fälle, das erstere Vorgehen mehr empfehlen.

Mit der Einführung der Standardkost ist die Diät zunächst stabilisiert, höchstens ein- bis zweimal wöchentlich kann sie von einem Gemüsetag unterbrochen werden. Es beginnt nun durch stufenweise Erhöhung der Insulinzufuhr (jeden zweiten Tag um ca. 10 Einheiten) das Ausprobieren der minimalen Menge, bei der der Harn zucker- und acetonfrei und der Blutzucker annähernd normal ist. Die Insulininjektionen werden dabei möglichst nur ein- bis zweimal täglich vorgenommen, morgens ½—¾ Stunde oder länger vor dem Frühstück, und je nach Lebensgewohnheiten und Verteilung der Kohlehydrate ½ bis ¾ Stunde oder länger vor dem Mittagessen, dem Nachmittagskaffee oder der Abendmahlzeit. In Krankenhäusern ist es möglich, durch Verfolg der Blutzuckertageskurven, die bei den einzelnen Diabetikern sehr verschieden verlaufen können, den besten Anhaltspunkt für die Verteilung zu gewinnen. Im allgemeinen liegt der Tiefpunkt der Blutzuckersenkung 5 Stunden nach der Insulininjektion, so daß in der Regel die nächste Injektion nicht vor Ablauf dieser gemacht werden sollte. Da der physiologische Tiefpunkt der Blutzuckerkurven meist in die frühen Morgenstunden fällt und so additive Wirkungen mit dem Insulin eintreten können, wäre die zweite Injektion, sofern eine solche notwendig ist, am zweckmäßigsten auf den Mittag zu verlegen, vorausgesetzt, daß zwischen erster und zweiter Mahlzeit mindestens 4—5 Stunden liegen. Außerhalb des Krankenhauses bleibt nichts anderes übrig, als die Verteilung auszuprobieren. Stichprobenuntersuchungen des Urins und das evtl. Auftreten hypoglykämischer Symptome (vgl. S. 368) liefern dabei wertvolle Anhaltspunkte. Die gleichen Untersuchungen sind wichtig für die Entscheidung der Frage, wie viel Injektionen nötig sind, bzw. ob nicht mit einer auszukommen ist, was natürlich, wenn möglich, anzustreben ist.

Da die Aufgabe des Insulins darin besteht, die Kohlehydrate dem Körper nutzbar zu machen, so müssen diese, vor allem die stark glykosurisch wirkenden wie Brot, Kartoffeln, Milch usw. ganz vorwiegend auf die Mahlzeiten verteilt werden, die Insulinschutz haben, während an den nicht gesicherten am besten nur Gemüse mit niedrigem Kohlehydratgehalt verabfolgt werden. Hinsichtlich des Eiweißgehaltes der Kost sind derartige Rücksichten nicht zu nehmen. Eine wichtige Frage ist die, ob man bei schweren Diabetikern über die Standardkost hinausgehen soll, was natürlich nur unter gleichzeitiger Steigerung der Insulinzufuhr möglich ist. Sie wird am besten bei Besprechung der Dauerkost erörtert.

Eine Sonderbesprechung verdient das Verhalten des Blutzuckers. Der Arzt außerhalb des Krankenhauses wird sich in der Regel nach dem Verhalten des Urins orientieren und die richtige Menge Insulin dann als erreicht ansehen, wenn Zucker und Acetonkörper aus dem Harne verschwunden sind. Verfolgt man gleichzeitig den Blutzucker, so sieht man oft, daß dieser bei normalem Harnbefunde noch nicht zur Norm zurückgekehrt ist. Es bedarf oft erheblicher Steigerungen der Insulindosen, um dies Ziel zu erreichen, zumal bei Sklerotikern und Nierenkranken. Manchmal gelingt dies überhaupt nicht. Ich rate, sich dann mit einer Erniedrigung des Blutzuckers auf 0,15 % zu begnügen, vorausgesetzt, daß nicht bei Stichprobenuntersuchungen des Harns doch noch Zucker gefunden wird.

In der ganz überwiegenden Mehrzahl der Fälle kommt man in der geschilderten Weise leicht zum Ziele. Es bleibt aber ein kleiner Prozentsatz, der erhebliche Schwierigkeiten macht. Dazu gehören die sog. insulinrefraktären Fälle, bei denen das Ziel der Insulintherapie überhaupt nicht erfüllt werden kann, ferner solche, in denen dazu unverhältnismäßig große Mengen Insulin (100—250 Einh.) nötig sind. Schließlich nehmen auch Kranke mit einer besonders starken und vor allem hartnäckigen Acidose eine Sonderstellung ein.

Die insulinrefraktären Fälle gehören zum größten Teile nicht in dies Kapitel hinein, da es sich meist um Komplikationen mit schweren infektiösen Erkrankungen handelt. Sie sollen später als gesonderte Gruppe besprochen werden (vgl. S. 373).

In anderen sehr schweren Fällen zeigt sich, daß auch ohne jede Komplikation eine gewisse Insulinresistenz besteht, indem zwar der Kohlehydratstoffwechsel auf Insulin reagiert und das Ziel, die Zucker- und Acetonfreiheit erreicht wird; aber erst bei ganz unverhältnismäßig großen Mengen verschwinden die letzten Gramm Zucker aus dem Harne. Schon bei weniger schweren Fällen sieht man oft, daß die letzten Spuren Zucker am schwersten weichen, der beste Beweis dafür, daß es einen willkürlichen Schematismus bedeutet, von einem Glykoseäquivalent des Insulins zu sprechen. Das gilt nicht einmal für den gleichen Menschen in den einzelnen Stadien der Behandlung. Kurz vor der definitiven Entzuckerung sind oft zur Beseitigung von 1 g Harnzucker zehn und mehr Einheiten nötig. Es entsteht mithin die Frage, ob unter allen Umständen, selbst um den Preis gewaltiger Dosen von 150—200 Einheiten und darüber, Zucker- und Acetonfreiheit bei an und für sich reagierenden Fällen erzwungen werden muß. Ich möchte im allgemeinen nicht dazu raten, vor allem nicht bei eine ambulante Behandlung. Im Krankenhause bestehen bei genauer Beaufsichtigung der Zuckerkranken keine besonderen Bedenken, wenn zur Feststellung des Minimalbedarfs sehr hohe Dosierungen an einigen Tagen vorgenommen werden. Im allgemeinen ist aber dabei zu bedenken, daß nicht nur die Kosten einer derartigen Behandlung gewaltig hoch sind (200 Einheiten in deutschen Präparaten kosten immer noch 6—7 Mark), sondern daß gleichzeitig mit der Höhe der Dosen die Nebenwirkungen und Gefahren der Behandlung wachsen. Diät und Insulin sind so genau aufeinander eingestellt, daß der Fortfall von 20 oder 30 g Kohlehydrat, sei es infolge von fehlendem Appetit oder Vergeßlichkeit des Kranken oder gar durch Erbrechen, zumal bei hoher Dosierung, sofort hypoglykämische Erscheinungen hervorrufen kann.

So wird man sich in Fällen mit besonders großem Insulinbedarf damit zufrieden geben, wenn Aceton nur noch in Spuren, Zucker unter 1 % im Harne vorhanden sind.

In anderen auch relativ seltenen Fällen weicht zwar der Zucker, aber die Ketonurie erweist sich als sehr hartnäckig und verschwindet erst allmählich bei weiterer, starker Steigerung der Insulinzufuhr. Diese Kranken haben anscheinend eine so große Neigung zur Acidose, daß für sie der Kohlehydratgehalt der Standardkost nicht ausreichend ist. Steigert man ihn langsam bei zunächst unveränderter Insulinzufuhr, so verschwindet allmählich die Ketonurie. Vielfach kommt es dann aber zur Glykosurie, so daß auch die Insulinmenge gesteigert werden muß. Hier kann manchmal auch die Alkalitherapie unterstützend eingreifen, wie v. NOORDEN und ISAAC es ganz entsprechend eigenen Erfahrungen empfehlen. Da Kohlehydrat- und ihr folgend die Insulinzufuhr nicht beliebig gesteigert werden können, muß man sich auch hier in sehr seltenen Fällen damit begnügen, wenn das Aceton im Harn auf Spuren beschränkt bleibt.

Für den *Aufbau der Dauerdiät mit Insulin* gelten die gleichen Gesichtspunkte wie für die Dauerdiät ohne Insulin. Bei der festen Verknüpfung von Insulin und Kohlehydratzufuhr muß man den individuellen Lebens- und Ernährungsverhältnissen ganz besondere Aufmerksamkeit zuwenden. Einspritzungszeiten und Mahlzeiten müssen so gewählt werden, wie sie für den Kranken später am besten sind. Das gleiche gilt für die Ausprobierung der von ihm beliebten Kohlehydrate. Die Kranken müssen immer wieder darauf hingewiesen werden, daß die Insulin- und die Kohlehydratmenge genau aufeinander eingestellt sind, so daß auch eine Abänderung der Nahrung nicht vorgenommen werden kann. Ferner muß der Kranke selbst oder seine nächste Umgebung die Technik der Insulininjektionen lernen. Abgesehen von ganz besonders gelagerten Fällen ist es nicht ratsam, ihn auf die Hilfe eines Arztes oder einer Gemeindeschwester zu verweisen, da solche Abhängigkeiten große Gefahren mit sich bringen können.

Besonders zu erörtern ist die Frage, ob und in welchem Umfange die Zusammensetzung der Kost für die Dauerdiät geändert werden soll, insbesondere ihr Kohlehydratgehalt gesteigert werden kann. Daß der Caloriengehalt der Kost auf die Höhe des häuslichen Bedarfes, auch während der Arbeit, gebracht werden muß, ist selbstverständlich. Im allgemeinen empfiehlt es sich aber nicht, den Kohlehydratgehalt zu steigern, da das gleichbedeutend ist mit einer Erhöhung der Insulinzufuhr. Mit den meisten Forschern stehe ich auf dem Standpunkte, daß man angesichts der Nebenwirkungen und Gefahren sowie der Höhe der Anschaffungskosten mit möglichst wenig Insulin auskommen soll. Der Insulinbedarf steigt meist nicht parallel der Kohlehydratzufuhr an, sondern in viel stärkeren Progressionen. Das ist auch der Grund, warum die Hoffnung so vieler Diabetiker, daß das Insulin ihnen die Einhaltung ihrer gewöhnlichen Eßweise ermögliche, nicht in Erfüllung gehen kann. Für leichte Fälle mag das, wie PORGES und ADLERSBERG sowie SANSUM gezeigt haben, vielleicht vereinzelt gehen, nicht aber für die schweren, die nicht einmal die Standardkost ohne Insulin vertragen können.

Immerhin darf auch in diesem Punkte nicht schematisch vorgegangen werden, denn es gibt Kranke, denen die relativ niedrigen Kohlehydratmengen der Standardkost eine zu große Entbehrung bedeuten, so daß sie die darauf basierte Dauerkost zu Hause doch nicht innehalten werden. Dann kann man, zumal bei geringem Insulinbedarf ruhig Konzessionen machen und die Kohlehydratzufuhr und entsprechend natürlich auch das Insulin auf den minimal gewünschten Betrag erhöhen. Freigebiger kann man m. E. bei besonderen Wünschen der Kranken mit der Eiweißerhöhung sein, doch sollte der Betrag von 2 g pro Körperkilo nicht überschritten werden. Natürlich ist in jedem Falle auszuprobieren, ob und wie die Stoffwechsellage sich dadurch ändert. In mittelschweren Fällen sollte immer versucht werden, die Nahrung so zu verteilen, daß nur eine Injektion von Insulin nötig ist. Geht der Tagesbedarf über 40—50 Einheiten heraus, so wird das nur selten möglich sein.

Bei Beendigung des Aufbaus der Dauerdiät muß der Kranke unter allen Umständen genaue quantitative Angaben über seine Diät, vor allem hinsichtlich der Kohlehydrate und ihrer Verteilung sowie Insulinmenge und Insulinzeiten schriftlich mitbekommen. Im Gegensatz zur alleinigen diätetischen Behandlung dürfen für die Durchführung der Dauerdiät von den Kranken zu Hause keine Abstriche an der Diät vorgenommen werden, da dann bei der feinen Abstimmung von Diät und Insulin sofort bei der Verwendung der erprobten Insulinmenge die Gefahr der Überdosierung besteht. Der in der geschilderten Weise eingestellte und mit genauen Vorschriften versehene Diabetiker bedarf natürlich auch zu Hause weiter der ärztlichen Überwachung. Bei gewissenhaften Patienten wird sie sich auf zeitweilige Urinuntersuchungen beschränken. In besondern Fällen, zumal bei Störungen der Nahrungsaufnahme oder stärkeren Belastungen des Kohlehydrathaushaltes durch interkurrente Infektionen, seelische Aufregungen usw. sind gewisse Korrekturen nötig. Bei solchen Zwischenfällen gerät leicht die ganze Einstellung ins Wanken, so daß sie von neuem vorgenommen werden muß. Da die Dauerdiät immer nur für einen gewissen Zeitraum von einigen Wochen oder Monaten, in denen mit einer gewissen Konstanz des Kohlehydratstoffwechsels gerechnet werden darf, berechnet ist, muß auch ohne Dazwischentreten von besonderen Einflüssen je nach Zuverlässigkeit des Kranken und Schwere des Einzelfalles in viertel-, halb- oder einjährigem Abstand eine Neurevision der Diät erfolgen.

γ) Die Insulinbehandlung bei diabetischen Komplikationen und Begleitkrankheiten, besonders solchen chirurgischer Art.

Jeder Diabetiker, bei dem Komplikationen und sei es nur eine harmlose Dermatose, eingetreten sind oder Begleitkrankheiten sich hinzugesellt haben, ist als insulinbedürftig anzusehen, auch wenn er im oben (vgl. S. 291) definierten Sinne gemessen an der Standardkost als ein Kranker leichter Form imponiert. Einer Aufzählung der außerordentlich zahlreichen Komplikationen bedarf es an dieser Stelle nicht mehr, da früher (S. 297) von ihnen die Rede war. Am gefährlichsten sind die Infekte, da sie meist eine besonders schwere Belastung des Kohlehydrathaushaltes bedeuten. Ist dieser bereits so geschädigt, daß die Standardkost nicht mehr vertragen werden kann, so ist das Vorgehen das gleiche wie im vorigen Abschnitte, nur darf man sich nicht mit der Erreichung von Zucker- und Ketonkörperfreiheit des Harns begnügen, sondern muß, wenn irgendwie möglich, einen normalen Blutzucker zu erzwingen suchen, da der letztere, nicht der Harnzucker, für die Vitalität des Gewebes und der sich in ihm evtl. ansiedelnden Bakterien maßgebend ist.

Aber selbst in den sog. leichten Fällen mit einer noch recht guten Toleranz soll man aus prophylaktischen Gründen zum Insulin greifen, da erfahrungsgemäß unter diesem Schutze diabetische Komplikationen rascher ausheilen. Man wird hier in der Regel mit kleinen Dosen (20—30 Einheiten) auskommen.

Unter den Begleitkrankheiten interessieren vor allem die *Tuberkulose* und die chirurgischen Krankheiten bzw. die chirurgischen Eingriffe. Von der merkwürdigen widerspruchsvollen wechselseitigen Beeinflussung von Lungentuberkulose und Diabetes war schon die Rede. Im allgemeinen kann man sagen, daß leichtere Formen der Zuckerkrankheit von einer aktiven Tuberkulose im allgemeinen eher günstig, schwerere geradezu deletär beeinflußt werden. Verschieden wie das klinische Bild ist auch die Wirkung des Insulins auf tuberkulöse Diabetiker. Entsprechend den jeweiligen eigenen Erfahrungen sind die Ansichten der einzelnen Kliniker über die Verwendung des Insulins bei solchen Kranken entgegengesetzt. Während amerikanische Autoren im allgemeinen keine Notwendigkeit einsehen, bei Tuberkulösen mit dem Insulin anders zu verfahren wie sonst, wird in Deutschland von einzelnen Autoren wie z. B. STRAUSS von der Behandlung in schweren Fällen geradezu gewarnt. Von den meisten Autoren (z. B. UMBER, LICHTWITZ, v. NOORDEN und ISAAC) wird über günstige Erfolge berichtet. BLUM machte zuerst auf die Verschlechterung schwerer Tuberkulosen durch das Insulin aufmerksam und fand darin auch einzelne Nachfolger, aber im allgemeinen hat sich diese Beurteilung nicht durchgesetzt; auch ist es im Einzelfalle oft sehr schwer zu sagen, ob wirklich das Insulin die Ursache der Verschlechterung des Zustandes ist. Im Gegensatz zu früher bestehen heute m. E. auch keine Bedenken, unter dem Schutze des Insulins einen Pneumothorax anzulegen (vgl. z. B. ROMBERG).

Dagegen ist ähnlich wie bei akuten schweren Infekten auch bei schwerkranken Tuberkulösen eine gewisse Insulinresistenz oft auffallend. Folgendes Beispiel eines 40jährigen Patienten, der Monate hindurch annähernd die gleiche Kost bekam, zeigt die geringe Einwirkung einer Steigerung der Insulinzufuhr. Um die Tabelle nicht zu lang zu gestalten, sollen nur einzelne Tage herausgegriffen werden. Die Ernährung war jeden Tag nahezu die gleiche.

Tabelle 44.

Relative Insulinresistenz bei Diabetes mit Tuberkulose.

Datum	Nahrungszufuhr	Insulinzufuhr Einh.	Zuckerausscheidung g	Aceton	Blutzucker %	Bemerkungen
13. März	Täglich 2000—2200 Calorien, 80 g Kohlehydrate u. ca. 50 g Eiweiß	70	23,0	—	0,200	Seit 22. Jan. 70 Einh.
15. „	desgl.	70	17,9	—	—	
18. „	desgl.	70	29,5	—	—	
20. „	desgl.	70	30,4	—	0,295	
22. „	desgl.	80	29,4	—	—	
24. „	desgl.	90	27,6	—	—	
26. „	desgl.	100	23,7	—	—	
28. „	desgl.	120	30,6	—	0,230	
30. „	desgl.	120	27,5	—	—	
4. April	desgl.	30	14,8	—	—	

Während zwei Monaten blieb die Zuckerausscheidung nahezu die gleiche, ganz gleichgültig, ob 30 oder 120 Einheiten injiziert wurden. Wurde das Insulin an einzelnen Tagen jedoch ganz fortgelassen, so stieg die Glykosurie deutlich an, so daß von einem völlig refraktären Verhalten wohl nicht gesprochen werden kann.

Einen der größten Triumphe feiert ferner das Insulin auf dem Gebiete der *chirurgischen Erkrankungen*. Chirurgische Eingriffe spielen bei Diabetikern eine sehr große Rolle. JOSLIN berechnet sie für sein Material zu 14% und gibt ähnliche Zahlen aus der Literatur. Chirurgische Erkrankungen werden durch den Diabetes ebenso ungünstig beeinflußt wie dieser durch jene. Der Diabetes leistet der Infektion Vorschub, und die Infektion, vor allem die eitrige, verschlechtert den Diabetes. Plötzliches Koma durch eitrige Appendicitis oder Cholecystitis ist keine Seltenheit. Während der Chirurg früher sich nur äußert ungern zu größeren Operationen bei Diabetikern entschloß, weil die Mortalität bis zu 40% betrug, sind heute bei richtiger Vorbehandlung die Chancen eines Zuckerkranken kaum schlechter wie die eines Nichtdiabetikers.

Auch der leichteste Diabetiker muß vor jedem chirurgischen Eingriff Insulin erhalten. Da, wo es irgend angängig ist, sollte die Operation erst ausgeführt werden, nachdem der Kranke mindestens 1—2 Tage mit mittelhohen Dosen vorbehandelt und möglichst zucker- und acidosefrei gemacht worden ist. Sind sofortige Eingriffe nötig, so bleibt nichts anderes übrig, als unmittelbar vor der Operation ca. 30 Einheiten Insulin, am besten zusammen mit Traubenzucker oder Calorose, zu injizieren. Die Gefahren der Operation für den diabetischen Organismus drohen nicht nur von seiten des Eingriffs an sich, sondern vor allem auch von seiten der gewöhnlichen Narkotika. Äther und Chloroform wirken ausgesprochen hyperglykämisch. Der Blutzucker kann hier schon beim Gesunden um das Doppelte bis Dreifache ansteigen (vgl. z. B. VYMER[1]). Da sie die Stoffwechsellage erheblich verschlechtern, sollte man, wenn irgend möglich, Gasgemische (Lachgas usw.) Lokalanästhesie, Lumbal- oder Leitungsanästhesie verwenden. Beim Lachgas zeigt der Blutzucker starke individuelle Schwankungen (H. SCHMIDT[2]). Acetylen und Äthylen haben anscheinend keine oder nur geringe Einwirkung (CHRISTIANSEN[3]). Avertin verhält sich wie Äther und Chloroform. Das Pernokton führt nach den Untersuchungen von DIMITRIJEVIĆ[4] bei narkotisch wirkenden Dosen fast stets zu einer Blutzuckererhöhung.

Auch in den Tagen nach der Operation bedarf der Zuckerkranke sorgfältigster Überwachung hinsichtlich Diät und Insulin. Starke Glykosurie und Ketonurie erfordern weiter hohe Dosen. Da zumal nach größeren Eingriffen die Nahrungsaufnahme gering ist und schwer vorher zu bestimmen, ist es sehr schwierig, wenn nicht unmöglich, die richtige Dosis zu treffen. Von sehr schweren Fällen abgesehen ist im allgemeinen die Gefahr der Überdosierung größer wie die der Unterdosierung. Am

---

[1] VYMER, Dtsch. Z. Chir. **195**, H. 6.

[2] SCHMIDT, H.: Arch. klin. Chir. **151**, 119.

[3] CHRISTIANSEN, J.: Curr. res. in anaest. and analg. **1928**, H. 1.

[4] DIMITRIJEVIĆ, Jl. N.: Arch. f. exp. Path. u. Pharm. **151**, 91 (1930).

besten werden am ersten Tage Zuckerinjektionen mit dem Insulin (20—40 Einheiten zweimal) verbunden, oral kommen Fruchtsäfte, evtl. Milch in Betracht, die den Vorteil hat, sich leicht dosieren zu lassen und leicht genommen zu werden. Mit zunehmender Nahrungsaufnahme kann dann meist wieder der gewöhnliche Gang der Behandlung eingeschlagen werden. Auch hier ist im allgemeinen bei der labilen, oft rasch sich bessernden Stoffwechsellage die Insulindosis vorsichtig und eher zu niedrig zu wählen, zumal bei Abdominaloperationen, da auch später die Ernährung oft nicht programmmäßig durchgeführt werden kann.

3. Die Erfolge der Insulintherapie.

Was das Insulin zu leisten vermag, erhellt schon aus den Ausführungen des letzten Kapitels. Es hat der Zuckerkrankheit den Schrecken und die schlechte Prognose genommen. Wie es bei sorgfältiger Ernährung und Insulindosierung gelingt, den totalpankreasdiabetischen Hund beliebig lang am Leben zu erhalten, so ist es im Prinzip auch möglich, jeden zuckerkranken Menschen vor dem tödlichen Ende an dieser Krankheit zu bewahren. Dabei kann natürlich in der Regel nicht von einer Heilung im Sinne einer anatomischen und funktionellen Restitutio ad integrum gesprochen werden, denn die Insulinbehandlung ist eine Substitutionstherapie, d. h. der Ersatz eines im Körper in unzureichender Menge gebildeten Stoffes durch Zufuhr von außen. So können zwar die Symptome der Krankheit nach der subjektiven und objektiven Seite hin völlig unterdrückt werden, aber die Wurzel des Übels, die Pankreasschädigung, bleibt gewöhnlich bestehen. Sie tritt daher auch nach Fortlassen des Insulins in schweren Fällen nach wenigen Tagen wieder in die Erscheinung. Leider sind die praktischen Erfolge der Therapie nicht so glänzend, wie es theoretisch der Fall eins sollte. Das geht nicht nur aus den Beobachtungen von LOEWENBERG und NOAH[1] u. a., sondern auch unseren eigenen Katamnesen hervor (ca. 25 % Todesfälle). Unglückselige Umstände, Leichtsinn und Sorglosigkeit der Kranken und leider auch manchmal mangelndes Verständnis der Ärzte sind daran schuld. Zunehmende Vertrautheit der praktischen Ärzte mit dem Insulin und größere und eindrucksvollere Aufklärung der diabetischen Klientel sowie bessere soziale Fürsorgemaßnahmen werden hier sicher in Zukunft die Insulinerfolge wesentlich verbessern. Da diese Therapie höchstens 5—6 Jahre alt ist, kann man noch nicht mit großen Statistiken aufwarten.

Hinsichtlich des Komas, in dem ja das Insulin seine größten Triumphe feiert, haben v. NOORDEN und ISAAC 1927 157 Fälle mit 107 Erfolgen zusammengestellt. Gegenüber der älteren Therapie ist es ein ungeheurer Fortschritt, daß bis ca. $^2/_3$ der früher sicher verlorenen Kranken gerettet worden sind. Die Zahl ist aber noch viel zu niedrig gegenüber der Menge, die an und für sich hätte gerettet werden können. Jedes Präkoma, d. h. jeder Kranke mit ausgesprochener KUSSMAULscher Atmung, kann gerettet werden, wenn es richtig erkannt wird. Ebenso

---

[1] LOEWENBERG, W. u. G. NOAH: Dtsch. med. Wschr. 1928, 912.

herrscht Einigkeit darüber, daß das ausgebildete Koma in den ersten Stunden in der Regel noch eine günstige Prognose hat, die sich aber stündlich zunehmend verschlechtert, weil dann die im Organismus bereits eingetretenen Schädigungen nicht mehr reversibel sind. Zu spätes Erkennen des Ernstes der Situation bei dem Kranken und seiner Umgebung und zu späte und zu unwirksame Hilfe (oft zu kleine Dosen) von seiten des zuerst gerufenen Arztes sind die Ursachen der immer noch viel zu hohen Mortalität im Koma. Die wirksamste Therapie ist natürlich auch hier die Prophylaxe, die Verhinderung des Komas durch rechtzeitige Erkennung und konsequente Behandlung der Krankheit.

Jeder Kranke, der einmal ein Koma überstanden hat, ist natürlich als besonders gefährdet zu betrachten, obwohl manchmal erstaunliche Besserungen vorkommen (vgl. die Kranke auf S. 364). Am traurigsten sind die Fälle, in denen die Komagefahr eine so dauernde ist, daß sie nur noch im Krankenhaus mit Insulin und geeigneter Diät künstlich über Wasser gehalten werden können, da sie, in ihr gewöhnliches Milieu zurückgekehrt, immer wieder von neuem zu versinken drohen. Ich kenne Fälle, in denen zwei Jahre hindurch zwölf komatöse Zustände einander gefolgt sind, die immer wieder neue Klinikaufnahme erforderten. Als Ärzte haben wir natürlich die Pflicht, solche vita minima künstlich aufrechtzuerhalten, aber bei den gewaltigen dazu nötigen Mitteln sind auch entgegengesetzte, nationalökonomische Erwägungen der Kostenträger bis zu einem gewissen Grade verständlich.

Wenn auch im Endzustande der Krankheit die Erfolge des Insulins zweifellos am eindruckvollsten wirken, so sind sie doch auch sonst für die unzähligen schweren Fälle ganz gewaltig. Wenn man bedenkt, wie traurig das Schicksal dieser Kranken früher oft war und mit welchen Diätrestriktionen sie sich nur mühsam vor dem Tode retten konnten, so ist es ein ungeheurer Fortschritt, daß das Insulin es heute fast jedem gewissenhaften und ärztlich gut beratenen Diabetiker ermöglicht, bei einer ausreichenden Kost objektiv und subjektiv symptomfrei zu sein und in der Regel auch seinem Berufe nachzugehen.

Dazu kommt aber in vielen Fällen eine günstige Wirkung in der Richtung einer echten Heilung, d. h. eine allmähliche Toleranzsteigerung, die nicht anders zu erklären ist als durch die Annahme einer anatomischen und funktionellen Erholung des Inselapparates. Entgegen manchen älteren Annahmen sind Hypertrophien und Neubildungen von Inselzellen durchaus möglich. Besserungen, sogar Heilungen sind früher auch bei zweckmäßiger diätetischer Behandlung in leichten Fällen beobachtet. Für schwere Fälle unter Insulinwirkung ist das früher in den ersten zwei Jahren der Insulintherapie von den meisten Beobachtern und auch jetzt noch vereinzelt bestritten worden. Es ist das auch verständlich, wenn man kurze Behandlungszeiten von wenigen Wochen oder Monaten überblickt. Sieht man aber Jahre hindurch Kranke in gewissen Abständen immer wieder, so ist m. E. gar nicht so selten eine allmähliche Besserung der Toleranz selbst anfänglich sehr schwerer Fälle unverkennbar. Ich sehe dabei natürlich von solchen ab, die durch interkurrente Erkrankungen infektiöser Art oder schwere seelische

Nöte eine plötzliche Verschlechterung ihrer Stoffwechsellage erfahren hatten und dann sich wieder erholten. Folgendes Beispiel mag dies zeigen:

27jähriges Frl. M. Ro. Beginn des Diabetes wahrscheinlich 1925. Allmähliche Verschlimmerung ohne strengere Diät und ohne akuten Infekt bis zum ausgesprochenen Präkoma am 5. Februar 1927. In klinischer Behandlung bis 10. März 1927. Mit 90 g Kh, 50 g Eiweiß, 2050 Calorien und 0,15 % Blutzucker bei 60 Einheiten Insulin zucker- und acidosefrei mit 7 kg Gewichtszunahme wieder entlassen. Ambulant dauernd weiter beobachtet. Bei gleicher Nahrung Absinken des Insulinbedarfs bei vollem Wohlbefinden auf 30 Einheiten. 8 Wochen Insulin willkürlich ausgesetzt, sofort Verschlechterung der Stoffwechsellage. Nach stationärer Behandlung vom 21. November bis 5. Dezember 1927 Insulinbedarf wieder 80 Einheiten bei gleicher Diät wie vorher. Besserung der Toleranz zu Hause bei gleicher Diät bis auf einen Insulinbedarf von 40 Einheiten. Oktober 1928 durch schwere seelische Erschütterungen bei 30 Einheiten wieder Auftreten von 1,3 % Zucker, Aceton und Acetessigsäure schwach positiv. Blutzucker 0,19 %. Nach fünftägiger klinischer Behandlung bei gleicher Diät zucker- und acidosefrei (Blutzucker 0,132 %) mit 50 Einheiten Insulin, zu Hause später ohne Schädigung des Stoffwechsels Herabgehen auf 35 Einheiten. Weitere Gewichtszunahme um 5 kg auf 61 kg (bei 157 cm Größe) bei vollem Wohlbefinden und voller Arbeitsfähigkeit.

Ähnliche Beobachtungen sind von anderer Seite mitgeteilt worden (vgl. z. B. P. Müller[1] aus der Krehlschen Klinik und kürzlich von Joslin[2]).

Die Chancen solcher Toleranzverbesserungen sind natürlich um so besser, je sorgfältiger und gewissenhafter die Kranken sich halten. Im allgemeinen sind sie bei mittelschweren Formen häufiger. Manche verwandeln sich sogar wieder in leichte Formen zurück und bedürfen des Insulins überhaupt nicht mehr.

Auch bei Komplikationen und Begleitkrankheiten leistet das Insulin meist Großes, wenn auch leider hier manchmal, vor allem bei akuten Infekten völlige Versager vorkommen (vgl. die insulinrefraktären Fälle S. 373). Es unterliegt keinem Zweifel, daß diabetogene Erkrankungen der Haut, der Lungen, des Nervensystems und der Augen oft außerordentlich rasch gebessert bzw. geheilt werden. Am größten sind die Erfolge bei chirurgischen Erkrankungen. Die Gefahren schwerer Infektionen bei Gangrän und Furunkulosen sind erheblich herabgemindert. Es gelingt Gliedmaßen oder Gliedmaßenteile zu erhalten, die früher zur Rettung des Lebens amputiert werden mußten. Selbst eine diabetische Lungengangrän sah ich einmal unter Insulin und Pneumothorax nahezu ganz ausheilen. Aber auch da, wo chirurgische Eingriffe schließlich nötig werden, ist die früher sehr zweifelhafte Prognose kaum schlechter geworden wie bei den gleichen Krankheiten ohne diabetische Komplikation. Besonders eindrucksvoll in dieser Beziehung ist die Statistik von Wilder[3] und seinen Mitarbeitern von der Majo-Klinik. Von 667 operierten Diabetikern starben nur 20, und in

[1] Müller, P.: Dtsch. Arch. klin. Med. 155, 26 (1927).
[2] Joslin, E. P.: Ann. int. Med. 2, 1001 (1929).
[3] Wilder u. Mitarbeiter: Zit. bei Lusk, Graham: On Diabetes. Ether day address of 1928. New Engl. Journ. of med. 199, 826 (1928).

keinem dieser Fälle war der tödliche Ausgang der Zuckerkrankheit zur Last zu legen. Auch Joslins[1] Resultate waren sehr günstig.

Schließlich sei noch die Gesamtstatistik von Joslin über seine in den Jahren 1923—26 mit Insulin behandelten Fälle hier wiedergegeben.

Wenn man von den drei Serien absieht, in denen nur relativ wenige Kranke mit Insulin (Eli Lilly) behandelt worden sind, so geht auch aus dieser großen Zusammenstellung hervor, wie sowohl die Gesamttodeszahl als die Ziffer für Komatod von Jahr zu Jahr rapide abnimmt. Gleichzeitig sieht man, daß $^2/_3$ aller Diabetiker mit Insulin behandelt wurden, ein Faktor, der für die Besserung der Resultate gewiß von Bedeutung ist.

Tabelle 45.

Die Erfolge der Insulintherapie. (Material von E. P. Joslin.)

Serie	Anzahl der Fälle von echtem Diabetes	Mit Insulin behandelte Fälle		Todesfälle bei Insulinbehandelten		Todesfälle an Koma	
		Zahl	in %	Zahl	in %	Zahl	in % der Gesamttodesfälle
1—1000	906	40	4	12	30	1	8
1001—2000	865	76	9	13	17	—	—
2001—3000	839	199	24	44	21	20	45
3001—4000	843	530	63	123	23	40	33
4001—5000	809	513	63	54	11	6	11
5001—5350	284	177	62	8	5	1	13
Sa. . .	4546	1535	34	254	17	68*	27

* In 16 Fällen war nicht das Koma, sondern eine schwere Begleitkrankheit Ursache des Todes.

4. Die Nachteile und Gefahren der Insulinbehandlung und ihre Bekämpfung. Die Hypoglykämie.

Die Insulintherapie hat wie jede Injektionsbehandlung ihre Unannehmlichkeiten und wie fast jede differente, wirksame Therapie ihre Nachteile und Gefahren.

Es ist keine Kleinigkeit, Jahre hindurch täglich 1—2mal oder gar mehr Injektionen zu bekommen. Die unvermeidlichen Stichschmerzen, die Gefahren der Hautinfektion, Entzündungen der Haut auch ohne Infekt, Abhängigkeit von der Umgebung, evtl. sogar vom Arzte, sind Übelstände, unter denen empfindliche und feinnervige Menschen oft recht erheblich leiden. Wenn auch die meisten Kranken sich daran gewöhnen oder diese Nachteile in Kauf nehmen, so gibt es doch ganz vereinzelt Patienten, die so dadurch gequält werden, daß sie leider der Krankheit unter Verzicht auf das Insulin ihren Lauf lassen oder sogar wie in zwei Fällen, von denen ich hörte, zum Selbstmord ihre Zuflucht nehmen. Glücklicherweise sind heute die Zeiten vorbei, in denen durch schlechte Reinigung der Präparate von reizenden Beimengungen bei empfindlichen Patienten kleine aseptische Entzündungen an den

---

[1] Joslin, E. P.: Boston med. J. 196, 127 (1927).

Injektionsstellen leicht auftraten. Urticaria oder ähnliche Exantheme sind heute seltener geworden und bleiben nach Wechsel der Präparate meist fort. In solchen Fällen bewährt sich vor allem das Insulin der Eli Lilly Compagny, bei dessen Anwendung ich in den letzten Jahren Hautreizungen nie mehr gesehen habe.

Ein weiterer, aber meist vorübergehender Übelstand ist die Neigung des Insulins, Ödeme zu machen. Während mäßige Wasserretentionen in Form von allgemeiner Gewichtszunahme gern als Zeichen der Besserung hingenommen werden, wirken ausgesprochene Ödeme alarmierend, zumal dann, wenn durch Volumzunahme der Leber noch ein unangenehmes Druckgefühl im Abdomen sich hinzugesellt. Gewichts-

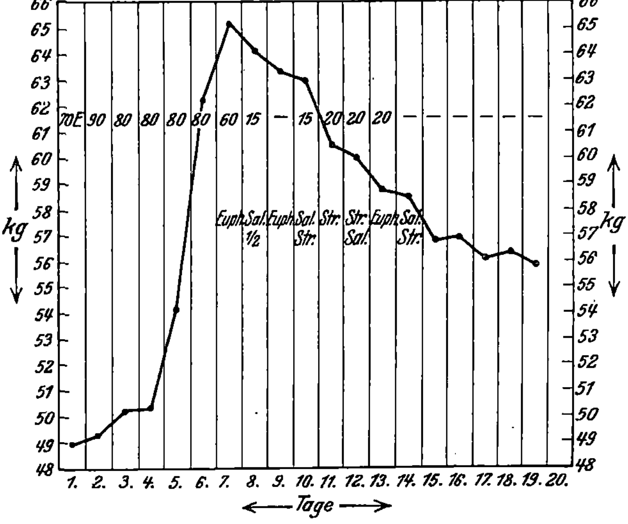

Abb. 24. Enorme Wasserretentionen durch Insulin.
Euph.: Euphyllin; Sal.: Salyrgan; Str.: Strophantin.

zunahmen von 10—12 kg im Laufe weniger Tage sind keine Seltenheiten. Ein besonders hohes Maß (16 kg in 7 Tagen) erreichte die Retention bei einem unserer Kranken, den Dr. REINWEIN[1] beschrieb. Die beigefügte Kurve (Abb. 24) zeigt das sehr eindrucksvoll. Diese Zustände haben von ganz seltenen Ausnahmen abgesehen (vgl. 367) weder mit einer Herznoch mit einer Nierenschädigung etwas zu tun, sondern sind lediglich der Ausdruck einer abnormen Wasserfixation im Gewebe, zu der der Diabetiker ja auch sonst neigt. Oft schwinden diese Ödeme wieder von selbst, zumal wenn man die Dosen etwas senkt. Besser aber ist es, die Entwässerung durch Kochsalz- und Wasserarmut der Kost, evtl. durch Euphyllingaben zu befördern.

In ganz seltenen Fällen kann das Insulin auch einmal kardiale Ödeme auslösen.

Schon 1923 wurde vom holländischen Insulinkomitee und GIGON auf Herzschädigungen durch das Insulin aufmerksam gemacht. Später

<hr>

[1] REINWEIN, H.: Dtsch. med. Wschr. 951 (1929).

kamen weitere Beobachtungen dazu, so von BÜDINGEN, STRAUSS u. a. (Lit. bei H. STRAUSS[1]), die mindestens den Verdacht solcher Störungen nahelegten. Zum Teil handelte es sich aber um komatöse Kranke, bei denen natürlich schwer zu entscheiden ist, ob eine Herzschädigung dem Koma oder dem Insulin zur Last gelegt werden muß.

Sichere Schädigungen außerhalb des Komas können aber in sehr seltenen Fällen eines nicht mehr ganz gesunden Herzens eintreten. REINWEIN[2] hat kürzlich zuerst zwei solche Fälle beschrieben, seitdem sah ich noch einen weiteren. Wegen ihrer Seltenheit und der eigentümlich paradoxen Wirkung des Insulins sei einer dieser Fälle, der auf unserer Klinik beobachtet wurde, hier kurz mitgeteilt.

Frau F., 48 Jahre. Vater sehr fettleibig, starb an Herzschlag. Auch ein Bruder und eine Schwester sehr korpulent. Zehn normale Geburten. Als Kind immer gesund, nach den Schwangerschaften zunehmend korpulent, Gewicht bei einer Länge von 1,45 m 84 kg. Nach der Geburt des zehnten Kindes Brustdrüsenvereiterung, an die sich eine Blutvergiftung angeschlossen haben soll. Es soll damals (1920) auch das Herz schon angegriffen gewesen sein. Geschwollene Füße nie vorhanden. Bald nach der Heilung starker Durst. Es wurde eine Zuckerharnruhr festgestellt, anfangs nur Diätvorschriften. 1923 erste Insulinbehandlung. Darauf ein Jahr lang sehr wohl. In den folgenden Jahren keine Diät. 1926 drei Wochen Insulin und Synthalinbehandlung außerhalb der Klinik. Geringe Diäteinschränkung hinterher. November 1928 eine geringe Atemnot. Am 24. Dezember 1928 starker Anfall von Atemnot und Herzklopfen. Der gerufene Arzt machte sofort eine Insulineinspritzung. Diese wurde auch an den nächsten Tagen wiederholt. Am 9. Januar beginnende Schwellung der Beine, zunehmende Atemnot. Wiederum Insulingaben. In der folgenden Nacht starke Schwellung der Beine und verstärkte Atemnot. Vom 10. Januar ab täglich zwei Insulineinspritzungen (von je 20—50 Einheiten). Die Schwellungen wurden aber immer stärker, vor Atemnot konnte die Kranke es nicht mehr im Bette aushalten. Vom Arzt wegen Coma diabeticum mit ausgesprochener KUSSMAULscher Atmung und starker Acetonurie eingewiesen.

Aufnahmebefund: Stärkste Dyspnoe. Kann kaum sprechen. Starke Cyanose. Hochgradige Ödeme am ganzen Körper. Ascites. Riecht wenig nach Aceton. Gewicht 70,8 kg bei einer Länge von 1,45 m. Lungengrenzen vorne 5. I. C. R., hinten beiderseits in Höhe des 9. Brustwirbeldornfortsatzes. Mitte Scapula, beiderseits deutlicher Erguß festzustellen. Über den Lungen reichliche bronchitische Nebengeräusche. Herzgrenzen sind bei den ersten Untersuchungen wegen der Ergüsse nicht zu bestimmen. Der zweite Pulmonalton ist deutlich akzentuiert. Blutdruck 125/75 mm Hg. Auch bei der ersten radiologischen Untersuchung ist eine Abgrenzung des Herzschattens nicht möglich. Bei einer späteren Untersuchung nach dem Verschwinden der Ödeme Herzgröße 4,1:10,1 cm. Im E. K. G. negative T-Schwankung. Leber und Milz deutlich vergrößert. Ascites. An den Beinen und Armen abgesehen von den Ödemen keine Veränderungen. Im Urin 1,2 % Zucker. Mäßige Mengen Eiweiß. Im Sediment einzelne hyaline Cylinder. Gerhardsche und Legalsche Proben positiv. Insulin wird sofort ausgesetzt. Sofortige Injektionen von Strophantin und Kardiazol. Einschränkung der Flüssigkeitszufuhr auf 800 ccm Tee. Sonst keinerlei Nahrung. Daraufhin starke Entwässerung, Verschwinden der Glykosurie, Absinken der Hyperglykämie, Acetonurie in mäßigen Grenzen. Bezüglich des weiteren Verlaufs vgl. die Kurve (Abb. 25). Gewichtsabnahme ca. 20 kg. Toleranz: bei der Entlassung wurden 75 g Brot und 100 g Kartoffel bei 1 g Eiweiß pro Kilogramm Gewicht und 25 Cal. vertragen, wenn sie jeden zweiten Tag je 20 Einheiten Insulin erhielt. Im Laufe der

---

[1] STRAUSS, H.: Zbl. Herzkrkh. 18 (1926).
[2] REINWEIN, H.: zitiert auf S. 366.

Beobachtungen gelang es so, das Körpergewicht normal zu halten. Der Blutzucker betrug bei der Entlassung morgens nüchtern bestimmt 0,160%.

Bemerkenswert an diesen Fällen ist nicht nur die schwere Schädigung des Kreislaufs, sondern auch, vielleicht auf dem Wege über diese, die zunehmende Verschlechterung der Stoffwechsellage durch das beste Diabetesmittel. Beide Faktoren besserten sich sofort nach Aussetzen des Insulins und Darreichung wirksamer Herzmittel. Die kardiale Dyspnoe konnte in Verbindung mit der Ketonurie als beginnendes Koma

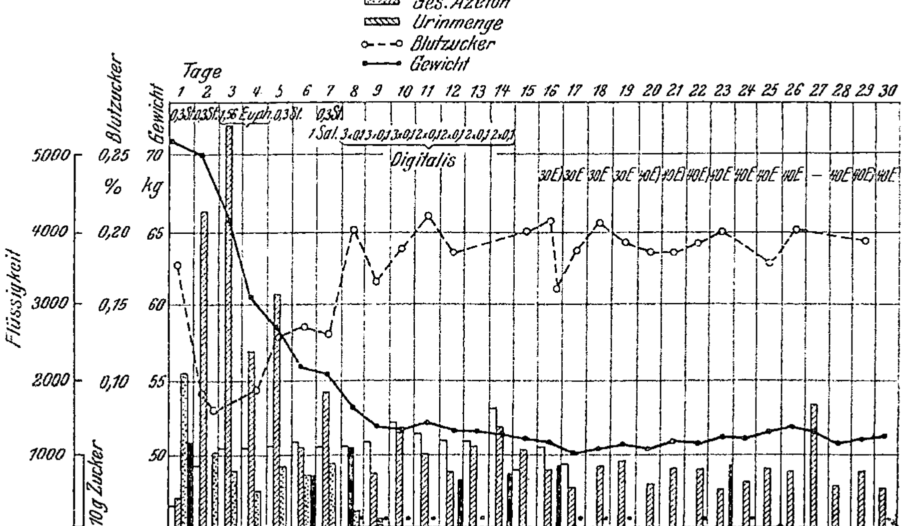

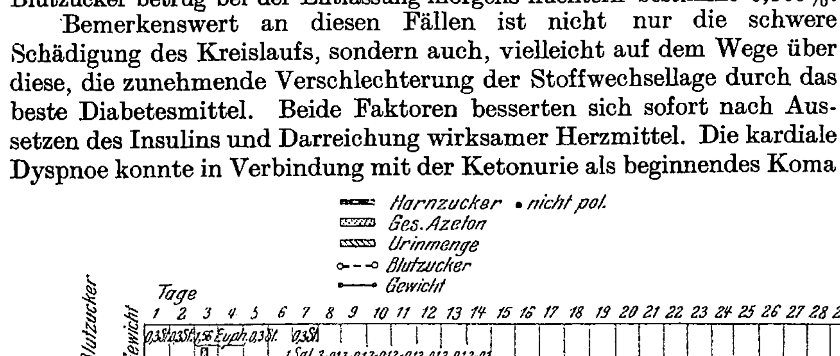

Abb. 25.
Herzinsuffizienz durch Insulin und sekundäre Schädigung des Kohlehydrathaushaltes.

imponieren und wurde draußen auch dafür gehalten. Weitere Insulinzufuhr hätte hier aber nicht rettend, sondern wahrscheinlich totbringend gewirkt. Daher ist die richtige Erkenntnis und Beurteilung solcher Situationen praktisch von der größten Bedeutung.

Die Hypoglykämie.

Viel häufiger und deshalb wichtiger als so seltene Fälle einer bedrohlichen Kreislaufschädigung sind die Gefahren einer *Überdosierung des Insulins*, die sog. Hypoglykämie. Aus Tierversuchen ist bekannt, daß bei Unterschreitungen eines bestimmten Blutzuckerwertes (meist 0,03—0,04%) schwere Vergiftungserscheinungen, vor allem Bewußtlosigkeit und Krämpfe eintreten, die ohne entsprechende Gegenmaßnahmen den Tod zur Folge haben. Dieser Zustand kann auch, wie FISCHLER[1] zuerst zeigte, bei schweren Leberschädigungen (Ecksche Fistel + Phosphor- und Phlorrhizinvergiftung) sich heraus-

---

[1] FISCHLER, F.: Physiologie und Pathologie der Leber. 2. Aufl. Berlin: Julius Springer 1928 (Zusammenfassung).

bilden, ebenso wie neue Untersuchungen von MEYTHALER und STAHNKE [1] ergaben, mit Regelmäßigkeit dann, wenn das normal gebildete Insulin mit Umgehung der Leber in die Nierenvene geleitet wird. Genau das gleiche Bild kann beim Menschen entstehen, wenn er für seine Stoffwechsellage zu hohe Insulindosen erhält. OPPENHEIMER gibt für das UMBERsche Material an, daß in 2,7% der insulinierten Diabetes hypoglykämische Symptome eintraten. Nach unseren Erfahrungen ist diese Zahl eher zu niedrig als zu hoch, zumal wenn man Diabetiker lange Zeit unter Beobachtung hat. Die Prodrome einer solchen Überdosierung sind plötzlich auftretendes, sehr lästiges Hungergefühl, Herzklopfen, Schwäche und Hinfälligkeit, innere Hitze und Unruhe bis zur unbestimmten Angst. Auf der Höhe der vollentwickelten Vergiftung treten profuse Schweiße, Tremor, Schwindel, Doppelsehen, Paresen, unter Umständen sogar der Blase, Kollapse mit Blutdruck- und Temperatursenkung, Verwirrungszustände und schließlich sogar ein ausgesprochenes Koma ein. Krampfzustände sind dagegen sehr selten.

Von diesem klassischen Bilde der Hypoglykämie, das schon die ersten amerikanischen Kliniker des Insulins genau zeichneten, gibt es in gar nicht so seltenen Fällen erheblich Abweichungen, indem ausschließlich psychische Störungen die Szene beherrschen. Folgende eigene Beobachtung gibt dafür ein charakteristisches Beispiel (weiteres Material bei OPPENHEIMER [2], KOENIGHAUS [3], WUTH [4] und REINWEIN [5]).

J. H. Mittelschwerer Diabetes. Seit zwei Jahren bei 75 g Brot und 200 g Kartoffeln zuckerfrei und im landwirtschaftlichen Betrieb nahezu voll arbeitsfähig. Oktober 1927 nach starker Überanstrengung dreistündige Ohnmacht, hinterher erregt. Nach zehntägigem Wohlbefinden interkurrente Magendarmstörung mit häufigem Erbrechen. Vier Tage nach Beginn (November 1927) Einlieferung in die Klinik in präkomatösem Zustande, das Insulin soll die ganze letzte Zeit in der verordneten Menge und Art gegeben sein. Auf 40 Einheiten Insulin sofortige Beseitigung des drohenden Koma, dann 60 g Brot, 100 g Kartoffeln und 100 g Obst unter Schutz von 70 Einheiten Insulin, dabei gute Gewichtszunahme. Am 7. November 1927 Erbrechen, abends plötzliches Irrereden, starke Erregung. Will sich nicht anfassen lassen, versucht mit der Schwester, die ihn berühren will, zu tanzen, zieht das Hemd aus und vollführt obzöne Handlungen. Reißt sich dann plötzlich los und läuft in den Garten, wo er nur mit Mühe gepackt werden kann. Aufs Bett zur Traubenzuckerinjektion gelegt, beginnt er zu beißen und zu kratzen. Blutzucker 0,035%. Ohne das Resultat dieser Bestimmung abzuwarten, Injektion von 10 g Traubenzuckerlösung. H. daraufhin zusehends ruhiger, beginnt dann plötzlich stark zu weinen. Nach weiteren fünf Minuten völlig orientiert, aber noch etwas deprimiert, weiß nichts vom Anfall und gibt auf das Bestimmteste an, vorher weder Hungergefühl noch Schweißausbruch gehabt zu haben.

Ein Jahr später in der Klinik bei geringer Erhöhung der Insulindosis ganz ähnlicher Anfall.

Dieser Bericht zeigt, wie eine schwere Hypoglykämie ganz unter dem Bilde eines schweren delirösen Verwirrungszustandes ähnlich wie bei einer schweren hochfieberhaften Infektionskrankheit verläuft. Von

---

[1] MEYTHALER, F. u. E. STAHNKE, Verh. dtsch. Ges. inn. Med. 115 (1930).
[2] OPPENHEIMER: Med. Klin. 1927, 1138.
[3] KOENIGHAUS: Ebenda 1927, 1616.
[4] WUTH, O., Mschr. Psychiatr. 73, 129 (1929).
[5] REINWEIN: Arbeit erscheint demnächst in der Dtsch. med. Wschr. 1930.

Bedeutung ist weiter, daß Magendarmstörungen mit Herabsetzung der auf das Insulin zugeschnittenen Nahrungszufuhr die Anfälle auslösten.

In einem anderen Falle bekam ein mittelschwerer insulinierter Diabetiker einen Tobsuchtsanfall, der den zum Konsilium hinzugezogenen Psychiater zum Rat sofortiger Einweisung in eine geschlossene Irrenanstalt veranlaßte.

FLETCHER und CAMPBELL[1] haben zuerst psychotische Erscheinungen bei Hypoglykämie beschrieben. OPPENHEIMER[2] (unter UMBER) hat sich dann ausführlich mit ihnen befaßt und versucht die entstehenden Bilder in zwei Gruppen zu zerlegen, eine Form mit cerebralen Symptomen nach Art einer organischen Gehirnkrankheit und eine echte psychotische Form. Tragisch sind manchmal die Fälle, in denen die Hypoglykämie mit einer schweren psychischen Hemmung und Abulie einsetzt, so daß die Kranken unter Umständen nicht einmal in der Lage sind, auf den vor ihnen liegenden Klingelknopf zur Alarmierung von Schwestern oder Angehörigen zu drücken. Sie werden dann hinterher zufällig bereits in tiefer Bewußtlosigkeit gefunden.

WOHLWILL[3] hat in zwei Fällen von Hypoglykämietod hochgradige Ganglienzellenveränderung im Sinne von NISSLS schwerer Zellerkrankung gefunden und führt sie auf die Alkalose, welche die Hypoglykämie oft begleitet, zurück.

Die Kenntnis solcher abnormer Verlaufsarten der Hypoglykämie ist praktisch natürlich von größter Bedeutung, da die richtige Deutung solcher Zustände mit sofortiger Einleitung der zweckmäßigen Therapie manchmal die Rettung vor sonst sicherem Tode bedeutet.

Aber nicht nur in den Anfängen und in der Entwicklung, sondern erst recht auf ihrer Höhe, kann die Hypoglykämie die größten differentialdiagnostischen Schwierigkeiten machen. Das Coma hypoglycämicum ist auf den ersten Blick nicht vom echten Coma diabeticum zu unterscheiden. Die richtige Erkennung ist aber therapeutisch von entscheidender Bedeutung, Tod oder Leben der Kranken kann davon abhängen. Gegenüber dem diabetischen Koma ist bei dem Coma hypoglycämicum differentialdiagnostisch am wichtigsten die Raschheit der Entwicklung. Das Fehlen größerer Mengen von Zucker und Acetonkörper im Harn, das nur durch Katheterismus nachgewiesen werden kann, sowie von Pulsbeschleunigung sprechen für Hypoglykämie, entscheidend ist, wenn vorhanden, das Auftreten der seltenen Krämpfe und die meist sehr rasche Beseitigung der Anfälle durch Zuckerzufuhr. Die Augendrucksenkung findet sich auch bei der Hypoglykämie, wie zuerst WOLFF und DE JONG beim Tier, WIECHMANN und KOCH[4] beim Menschen feststellen konnten. Es deckt sich das auch mit unseren Erfahrungen. Ein positiver Babinski ohne Krämpfe spricht für Hypoglykämie (HART D'ARCY und POND[5]). Das Ergebnis der Blut-

---

[1] FLETCHER, A. and W. R. CAMPBELL: J. metabol. Res. 2, 637 (1922).
[2] OPPENHEIMER: zitiert auf S. 369.
[3] WOHLWILL, Fr.: Klin. Wschr. 1928, 344.
[4] WIECHMANN u. KOCH: Dtsch. Arch. f. klin. Med. 160, 361 (1928).
[5] D'ARCY, H. P. M. and H. P. POND: Brit. med. J., S. 895 (1929).

zuckerbestimmung darf außerhalb der Klinik nie, oft auch nicht einmal im Krankenhaus abgewartet werden. Meist findet man die charakteristischen, sehr tiefen Werte unter 0,05—0,06 %, aber das ist nicht immer der Fall.

Ich sah typische komatöse Zustände mit einem Blutzucker von 0,12—0,15, einmal sogar 0,18% einhergehen. Im allgemeinen treten diese Ausnahmen nur dann ein, wenn der Blutzucker aus besonders starken Höhen sehr rasch abstürzt. Todesfälle in Krankenanstalten sind im hypoglykämischen Koma anscheinend nur ganz selten passiert. Gefährlicher sind diese Zustände natürlich, wenn die Kranken von ihnen zu Hause überfallen werden, vor allem aber, wenn sie nicht richtig gedeutet und womöglich als diabetisches Koma angesehen und erst recht mit Insulin behandelt werden. Jeder schwere Diabetiker, der hohe Insulindosen braucht und nicht ganz genau die Dosen, die zugeordnete Diät, die vorgeschriebenen Abstände sowie die gewöhnliche Tages- und Arbeitseinteilung einhält, kann in diese schwere Gefahr kommen. Selbst körperliche Anstrengung allein kann dazu führen.

So sah ich vor kurzem ein typisches hypoglykämisches Koma bei einer Lehrerin[1], das anscheinend lediglich dadurch entstanden war, daß sie am ersten Ferientage 2 Stunden später aufstand wie sonst, so daß Frühstück und Mittagessen mit den entsprechenden Insulindosen (je 40 Einheiten) nur noch durch einen Abstand von 3 Stunden getrennt waren. So wurde der noch von der ersten Injektion herabsinkende Blutzucker durch eine erneute Injektion noch tiefer gedrückt, und 4 Stunden später setzte das Koma ein. Auch diese Kranke wurde mit der Diagnose eines echten Coma diabeticum, das sie schon einmal ca. ein Vierteljahr vorher in der Klinik überstanden hatte, eingewiesen. Ebenso gefährlich ist es natürlich, wenn zwar die Insulindosen richtig eingehalten werden, aber die darauf eingestellten Kohlehydrate der folgenden Mahlzeit reduziert oder ganz fortgelassen werden.

Am leichtesten tritt natürlich der Zustand dann ein, wenn willkürlich die Insulindosen gesteigert werden. So fand ich einmal einen schweren Diabetiker, der einige Monate vorher auf der Klinik eingestellt war, zu Hause pulslos im hypoglykämischen Koma, weil er sich statt 30 Einheiten 50 hatte injizieren lassen.

Der Zeitpunkt des Eintritts der ersten hypoglykämischen Erscheinungen wechselt etwas. Früher wurde vielfach angegeben, daß Symptome meist 1—2 Stunden nach der Injektion eintreten. Gewöhnlich ist das aber nur dann der Fall, wenn die Überdosierung eine besonders starke war. In leichteren Fällen vergehen meist 3—5 Stunden.

Die Neigung zu solchen Zuständen ist individuell außerordentlich verschieden. Am größten ist sie bei Kindern, zarten Frauen, Vasomotorikern und Kranken mit Typus inversus der Blutzuckerkurven,

---

[1] Nähere Angaben über diesen auch sonst sehr merkwürdigen Fall bei REINWEIN, zitiert auf S. 369.

d. h. hohen Morgen- und niedrigen Abendwerten auch ohne Insulin. Wie oft haben wir da nachmittags schon nach 20—30 Einheiten bei Stichproben Werte von 0,06—0,07% oder vorübergehend noch tiefere gefunden, manchmal auch ohne daß deutliche subjektive Symptome vorlagen. In sehr charakteristischer Weise zeigt das Abb. 26. Hier fällt auf 15 Einheiten Insulin der Blutzucker von 0,23 auf 0,042% und hält sich ohne irgendwelche Krankheitserscheinungen 5 Stunden auf subnormaler Höhe. Überhaupt gehen objektive Veränderungen des Blutzuckers und subjektive Störungen durchaus nicht immer Hand in Hand. Neben individuellen Faktoren spielt anscheinend auch die Dauer abnorm tiefer Werte eine Rolle. Es scheint mir unbestreitbar, daß bei jedem Schwerzuckerkranken, der pro Einzeldosis einer Insulinzufuhr über 40 Einheiten bedarf, die Gefahr hypoglykämischer Symptome vorliegt, sobald man ohne genauere Kenntnis seiner Reaktionsweise daran geht, die zu seiner völligen Entzuckerung nötige Menge gibt.

Die Scheu, die im Hinblick auf diese Vergiftungssymptome vielfach im Publikum und z. T. auch bei der Ärzteschaft besteht, entbehrt mithin durchaus nicht einer gewissen Berechtigung. Trotzdem wäre es grundfalsch, ihr Herrschaft einzuräumen und auf das bisher beste Antidiabetikum zu verzichten. Es ist das um so weniger zu verantworten, als auf die Dauer durch zweckmäßige Regelung von Insulinzufuhr und Diät solche Zustände immer verhindert werden können, vor allem aber, weil wir im Besitze ganz sicher wirkender Maßnahmen sind, sie bei ihrem ersten Auftreten, ja selbst auf der Höhe ihrer Entwicklung zu beseitigen.

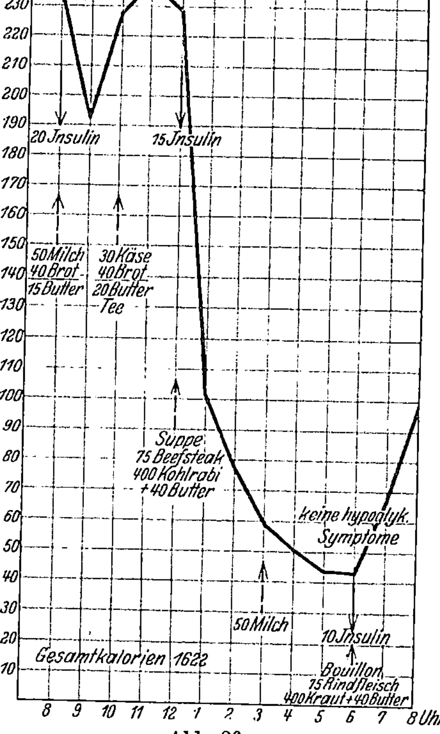

Abb. 26.
Blutzuckersturz auf kleine Insulindosis ohne hypoglykämische Symptome.

Das souveräne Mittel ist die sofortige Zufuhr von stark hyperglykämisch wirkenden Kohlehydraten. Für leicht angedeutete Symptome genügen 30 g Brot, bei deutlicher Ausprägung ein Glas Citronenlimonade oder Orangensaft mit 20—30 g Zucker, rasch hintereinander getrunken, und in 15—20 Minuten sind die Störungen geschwunden. Nur bei schwerer Vergiftung und regelmäßig im Koma muß die orale

Zufuhr durch eine subcutane, evtl. sogar intravenöse ersetzt werden, wozu 50—600 ccm einer 10—50%igen Traubenzucker- oder Calorose- oder auch Lävuloselösung sich am besten eignen. In manchen Fällen müssen allerdings sehr große Dosen gegeben werden, in einem unserer Fälle sogar 45 g intravenös. Sehr selten ist der Fall, den wir kürzlich erlebten daß ein Kranker nach einer zunächst voll wirksamen Zuckerinjektion 2 Stunden später ohne erneute Insulinzufuhr einen neuen psychotischen hypoglykämischen Anfall bekam, der dann durch eine zweite Zucker-injektion definitiv beseitigt wurde. Kombiniert man eine solche noch mit Injektion von 1 mg Suprarenin, dem Antagonisten des Insulin, so wird man wohl nie einen Versager erleben und ist meist erstaunt, wie schlagartig und vollständig schwerste Benommenheiten weichen. Wie aus einem tiefen Schlafe wachen die noch einige Minuten vorher völlig reaktionslosen Kranken auf, sind sofort orientiert und stehen Rede und Antwort.

Jeder Kranke, der Insulin injiziert bekommt, muß auf die Möglich-keit des Auftretens hypoglykämischer Symptome und ihre Kundgebung aufmerksam gemacht und über ihre Beseitigung gleich zu Anfang eingehend und nachdrücklich belehrt werden.

Überblickt man die kurz skizzierten Nebenwirkungen und Gefahren des Insulins, so wiegen sie als Ganzes genommen doch enorm leicht gegenüber den ungeheuren Vorteilen dieser Therapie. Fast immer lassen sie sich durch sorgfältige Innehaltung der ärztlichen Vorschriften vermeiden. Nur in einem kleinen Bruchteil der Fälle treten sie auf, aber auch da können sie durch einfache Maßnahmen sofort unschädlich gemacht werden, und fast immer gelingt es, sie auf die Dauer fern zu halten.

5. Die insulinrefraktären Fälle.

Nur bei einem kleinen Bruchteile von echten Diabetikern bleibt das Insulin wirkungslos oder nahezu wirkungslos. Mit v. NOORDEN und ISAAC unterscheidet man dabei zweckmäßig ein absolutes, d. h. dauernd refraktäres Verhalten und ein relatives d. h. vorübergehend refraktäres Verhalten. Die Resistenz kann eine totale sein, indem das Insulin überhaupt nicht wirkt, oder eine partielle, indem es nur in unverhältnismäßig großen Dosen Einwirkungen erkennen läßt. ROSEN-THAL[1], ein Schüler von MINKOWSKI, der sich sehr eingehend mit dieser Frage beschäftigt hat, schlägt vor, dann von einem insulinrefraktären Verhalten zu sprechen, „wenn der Nutzwert der Insulineinheit erheblich unter dem Schwellenwert von 1 g Traubenzucker absinkt". Mir scheint diese Grenze reichlich weit gezogen zu sein, so daß man unverhältnis-mäßig viel refraktäre Fälle zählen würde. Mir scheint es deshalb richtig, sie erheblich tiefer zu legen, d. h. nur dann von einem refraktären Ver-halten zu sprechen, wenn nicht einmal 5 Einheiten Insulin genügen, um 1 g Zucker aus dem Harne zum Verschwinden zu bringen. Geht man

---

[1] ROSENTHAL, F.: Med. Klin. 1928, Nr 46 (reichl. Lit.).

den Ursachen nach, so findet man ein buntes Bild. Der renale Diabetes, der diese Reaktion in charakteristischer Weise zeigt, bleibt natürlich hier außer Betracht, da ja nur vom echten hyperglykämischen Diabetes hier die Rede ist. Zweckmäßigerweise rechnet man auch die sog. Restglykosurien nicht hierher, d. h. die Fälle mit einer nur noch geringen Zuckerausscheidung, die nur durch unverhältnismäßig hohe Dosen zum Verschwinden gebracht werden kann, nachdem sich vorher die Einwirkung in durchaus normalen Bahnen vollzogen hat. Das Hauptkontingent der komplett refraktären Fälle stellen die Komplikationen mit schweren akuten oder chronischen Infektionen vor allem hochfieberhafter Art dar. Für die Tuberkulose gab ich schon oben ein Beispiel für ein partiell refraktäres Verhalten, im folgenden sei ein sehr charakteristischer Beleg für ein völlig refraktäres Verhalten bei einem Zuckerkranken mit schwerer Sepsis angeführt:

46jähriger Kaufmann A. Sch. z. W. Seit 1911 zuckerkrank, verschiedene Kuren, jedoch keine sorgfältige Diät, seit 1921 Nierenbeteiligung. Ende Mai 1926 Auftreten von Mattigkeit und Frösteln, seit Ende Juni fast täglich heftigste Schüttelfröste. Vom 8. bis 31. Juli 1926 in der Klinik. Dauernd stark remittierendes Fieber, meist bis 40°, gewöhnlich mit Schüttelfrost. Im Blut hämolytische Streptokokken. Durch Probepunktion am 31. Juli schließlich Feststellung eines subphrenischen Abscesses. Sofortige Operation (faustgroße Absceßhöhle rechts hinten in Höhe der achten Rippe), einige Stunden später Exitus.

Bei der Sektion mehrfache Abscesse in der Leber, großer subphrenischer Absceß rechts, große septische Milz, dilatiertes schwaches Herz, Hypoplasie des Pankreas.

Die völlige Wirkungslosigkeit des Insulins zeigte folgende Tabelle:

Tabelle 46.
Absolut refraktäres Verhalten gegen Insulin bei Sepsis.

Datum	Kost			Zuckerausscheidung (ccm Harn)	Aceton	Blutzucker %/0	Insulingaben Einh.	Höchste Temperaturen (ax.)
	Kohlehydrate g	animal. Eiweiß	Calorien					
21. Juli	70 (hauptsächlich Milch)	2 Eier	1380	37,2 g (1300 ccm)	Spur	0,235	130	39,0°
22. „	26,5	2 „	700	Urin unvollständig	+	—	100	40,1°
23. „	85,7	3 „	1400	122,8 g (3100 ccm)	—	0,467	100	39,5°
24. „	127,1 (hauptsächlich Milch)	5 „	1600	48,2 g (1300 ccm)	—	—	150	39,5°
25. „	72,7	4 „	1590	70,4 g (2100 ccm)	—	—	150	39,5°
26. „	49,9	2 „	1480	96,6 g (3300 ccm)	—	—	180	40,1°
27. „	63,6	3 „	1410	64,4 g (2300 ccm)	—	0,596!	140	40,2°

Die etwas wechselnden Zahlen der Zuckerausscheidung sind wohl der Hauptsache nach durch die infolge der Nierenerkrankung sehr wechselnden Diuresen hervorgerufen, das gleiche gilt für die z. T. ungeheuer hohen Blutzuckerwerte. Trotzdem ist klar ersichtlich, daß keinerlei Unterschied in der Wirkungsstärke zwischen 100 oder 180 Einheiten Insulin bestand und daß selbst bei letzterer Zahl noch nahezu doppelt so viel Kohlehydrate ausgeschieden wurden, wie die Nahrung sie enthielt. Wie völlig wirkungslos eine Injektion von 50 Einheiten Insulin blieb, zeigt folgende kleine Tabelle:

8ʰ nüchtern	0,437 %
10ʰ 2 Stunden nach 50 Einheiten Insulin . .	0,431 %
1ʰ 5 Stunden nach 50 Einheiten Insulin . .	0,488 %
2ʰ 6 Stunden nach 50 Einheiten Insulin . .	0,456 %

Am zweithäufigsten sind die Kombinationen mit innersekretorischen Störungen anderer Art, vor allem bei Mitbeteiligung der Nebenniere. Daß gleichzeitig bestehende Herzinsuffizienzen ein temporär refraktäres Verhalten bedingen können, wurde bereits oben an der Hand einer Krankengeschichte dargetan (vgl. S. 367).

Ebenso wurde die auffallende Tatsache erwähnt und durch ein Beispiel belegt, daß Pankreaserkrankungen mit sekundärem Diabetes oft auffallend wenig oder gar nicht auf Insulin reagieren. JOSLIN gibt dafür einen weiteren Beleg, in dem es sich um eine hochgradige Leber- und Pankreascirrhose gehandelt hat. Schließlich sind vereinzelte Fälle auch bei Nieren- und Hautkrankheiten beobachtet (weitere Lit. bei v. NOORDEN und ISAAC, FALTA, HÄUSSLER und HÖGLER, JOSLIN usw.). Ein nicht komplizierter Fall von echtem Diabetes mit dauernd absolut refraktärem Verhalten gegenüber Insulin ist m. W. bisher noch nicht beschrieben und scheint wohl nicht zu existieren. Auch in allen anderen Fällen handelt es sich um große Raritäten. Wie die Begleitfaktoren, so sind wohl auch die Mechanismen dieser merkwürdigen Insulinresistenz verschieden. Bei der Kombination mit Infektionen liegt es nahe, dem Infektionserreger einen entscheidenden Einfluß zuzuschreiben. Demgemäß dachten MINKOWSKI[1] und ROSENTHAL[2] an eine Insulinzerstörung durch tryptische oder autolytische Fermente. Sie berufen sich dabei auf die Tatsache, daß 1 ccm Eiter in 15 Stunden 500 Insulineinheiten zerstören kann. Auch läßt sich beim Kaninchen durch Trypsininjektionen die Insulinwirkung abschwächen (TORNI zit. bei ROSENTHAL). Diese Erklärung hat zweifellos mancherlei für sich, nur bleibt unverständlich, warum in der Regel bei klinisch ganz gleich gelagerten Fällen die Insulinresistenz fehlt. Bei einem komatös eingelieferten Diabetiker mit Sepsis, der vor 5½ Jahren in meiner Behandlung stand, gelang es, ihn in 3 Tagen zucker- und acidosefrei zu machen, obwohl auch bei ihm hämolytische Streptokokken in Reinkultur aus dem Blute wuchsen, und die ca. eine Woche nach der Entzuckerung vorgenommene Sektion eine Durchsiebung fast des ganzen Organismus, insbesondere auch der

---

[1] MINKOWSKI: Med. Klin. 1926, Nr 12/13.
[2] ROSENTHAL: zitiert auf S. 373.

Muskulatur mit zahllosen Abscessen bis Apfelgröße ergab. Hier müssen also noch Besonderheiten eine Rolle spielen, von denen wir vorläufig nichts wissen. Insulinresistenz bei einem Diabetes mit schwerem Infekt ist, scheint es, immer ein signum mali ominis. Sämtliche derartige Kranke meiner Beobachtung sind gestorben.

Bei den insulinresistenten Diabetikern mit innersekretorischen Störungen wird man natürlich in erster Linie an eine Neutralisierung des Insulins durch vermehrte Adrenalinsekretion denken. Dafür sprechen vor allem Beobachtungen, wie z. B. von FALTA (zitiert bei ROSENTHAL), in denen es zwar nach Insulininjektion zu einer Blutzuckersenkung kam, an diese sich aber ein jäher Anstieg über den Ausgangswert hinaus anschloß. Ob die Dinge generell so liegen, ist noch nicht genügend untersucht.

c) Die Behandlung mit Insulinersatzpräparaten.

Die Unannehmlichkeiten und Gefahren der Insulinbehandlung haben begreiflicherweise das Bedürfnis nach einer Ersatztherapie gezeitigt, die vor allem den Übelstand der Injektionen umgeht. Da ein vollwertiger Ersatz, wenn überhaupt, auf absehbare Zeit wohl kaum zu erhoffen ist, eignen sich Ersatzpräparate nur für leichte und höchstens mittelschwere Fälle mit niedrigem Insulinbedarf, vor allem solche, bei denen die Insulintherapie auf große Schwierigkeiten stößt. In einzelnen Fällen mit mittlerem Insulinbedarf (40—50 Einheiten) kommt auch der Versuch eines teilweisen Ersatzes des Insulins in Betracht. Alle Fälle mit hohem Insulinbedarf (50 und mehr Einheiten), Komagefahr und schweren, vor allem infektiösen und chirurgischen Komplikationen scheiden von vorneherein hier aus.

1. Die Behandlung mit Guanidinpräparaten: Synthalin, Galegin.

Unter den Bestrebungen, Insulinersatzstoffe zu schaffen, haben bisher nur die Guanidinderivate eine praktische Bedeutung erlangt. Das Verdienst, hier die Grundlagen geschaffen und darauf eine Therapie aufgebaut zu haben, gebührt E. FRANK-Breslau[1]. Ausgangspunkt seiner Untersuchungen war die von pharmakologischer Seite (vor allem WATANABE, UNDERHILL und BLATHERWICK zuerst festgestellte blutzuckersenkende Wirkung des Guanidins. Da aber die Guanidine sehr giftig sind und die Hypoglykämie im Tierversuch fast stets mit Krämpfen einhergeht, kamen diese Substanzen für die Therapie des Diabetes nur dann in Betracht, wenn es gelang, die Giftwirkung zu beseitigen, ohne den Blutzuckereffekt zu beeinträchtigen. Von der richtigen Erwägung ausgehend, daß körpereigene Guanidine wahrscheinlich die geringste Giftwirkung besitzen, nahmen FRANK und seine Mitarbeiter, vor allem NOTHMANN und WAGNER das Agmatin (Aminobutylenguanidin), das A. KOSSEL zuerst aus dem Herings-

---

[1] FRANK, E., z. T. mit NOTHMANN u. WAGNER: Klin. Wschr. 1926, 2100. — Dtsch. med. Wschr. 1926, 2067, 2107. — Med. Klin. 1928, Nr 15 u. 16. — Klin. Wschr. 1928, 1996.

sperma isolierte, als Ausgangsstoff und substituierten in außerordentlich mühsamen, immer wieder variierten und im Tierexperiment geprüften Versuchen (ca. 400 Präparate) die Seitenketten.   So gelangten sie schließlich zu dem recht komplizierten Dekamethylendiguanidin mit der Formel

$$HN = C\begin{matrix} \diagup NH_2 \\ \diagdown HN - (CH_2)_{10} - HN \end{matrix}\begin{matrix} H_2N \diagdown \\ \diagup \end{matrix}C = NH$$

das die Firma Schering unter dem Namen Synthalin in den Handel bringt.   Zahlreiche Kaninchenversuche zeigten, daß 3—4 mg dieser Substanz pro Kilogramm Gewicht einen vollen hypoglykämischen Effekt bis zum Krampfstadium hervorrufen.   Selbst beim pankreasdiabetischen Hunde gelang es, die Glykosurie stark oder völlig herabzudrücken und den Blutzucker bis zum Krampfstadium zu senken.   Dabei tritt die Wirkung langsamer und nachhaltiger ein als beim Insulin.   Werden Hunde durch hohe Phlorizingaben tief komatös gemacht, so können sie mit hohen Synthalindosen errettet werden (SNAPPER und OESTREICHER, Lit. bei FRANK[1]).   Im Respirationsversuch, zumal bei Zuckergaben, steigt selbst beim maximaldiabetischen Tiere der respiratorische Quotient, was für eine vermehrte Zuckerverbrennung spricht (LUBLIN, Lit. bei FRANK).   Es sind dies alles erstaunliche Tatsachen, welche für die starke Wirkung des Synthalins im intermediären Kohlehydratstoffwechsel des Tieres sprachen.   Experimentell ist diese Theorie zweifellos gut begründet.   Die Befunde wurden im großen und ganzen bestätigt, nur über den Mechanismus der Wirksamkeit gehen die Ansichten erheblich auseinander.   Von manchen Seiten ist dabei die schwere Giftwirkung in den Vordergrund gestellt, vor allem von STAUB[2] und BERTRAM[3]. Auch DALE[4] und seine Mitarbeiter sahen bei ihrer Versuchsanordnung klare Wirkungen nur bei großen Dosen.

Über die Wirksamkeit beim Diabetiker konnten natürlich nur die ärztlichen Erfahrungen entscheiden.   Die Dosen mußten dabei wegen der Giftgefahren sehr niedrig gewählt und mit Unterbrechungen gegeben werden.

FRANK empfiehlt dafür folgendes Schema der Applikation:

<pre>
    1. Tag: dreimal je 5 mg
    2. „ : zwei bis dreimal je 10 mg
    3. „ : dreimal je 10 mg
    4. „ : Pause
5.—7. „ : dreimal je 10 mg
    8. „ : Pause
usw. 3 Tage dreimal je 10 mg und am 4. Tage Pause.
</pre>

---

[1] FRANK, E., z. T. mit NOTHMANN u. WAGNER: Klin. Wschr. 1926, 2109. — Dtsch. med. Wschr. 1926, 2067, 2107. — Med. Klin. 1928, Nr 15 u. 16. — Klin. Wschr. 1928, 1996.

[2] STAUB: Klin. Wschr. 1927, Nr 38; Z. klin. Med. 107, 607 (1928); mit KÜNG ebenda 1928, 1365.

[3] BERTRAM: Dtsch. Arch. klin. Med. 158, 76 (1927). — Z. exper. Med. 43, 442 (1928). — Klin. Wschr. 1928, 1209.

[4] DALE, H. H., G. GRAHAM, R. W. LAWRENCE u. P. J. CAMMIDGE: Proc. roy. Soc. Med. 21, 527 (1928).

Für die Diätfestsetzung kommen zwei Modi in Betracht, entweder der Kranke wird bei gleichbleibender Kost auf eine Zuckerausscheidung von 30—40 g gebracht und es wird dann versucht, diese Menge durch die geschilderte Synthalindosierung zu beseitigen, oder der Kranke wird erst zuckerfrei gemacht, und es wird dann die Diät unter Synthalinschutz aufgebaut. FRANK bevorzugt in letzter Zeit das letztere Verfahren, das vielleicht auch das zweckmäßigere ist, aber gleichzeitig die Beurteilung des Synthalinerfolges erschwert. Da die Klagen über unangenehme dyspeptische Nebenwirkungen (Übelkeit, Appetitlosigkeit, Erbrechen) sich häuften, ist auf FRANKs Veranlassung neuerdings das Synthalin B in den Handel gebracht. Es ist ein Dodekamethylendiguanidin, enthält also eine CH_2-Gruppe mehr wie das ursprüngliche Präparat und soll die ungünstige Wirkung auf die Verdauungsorgane in weit geringerem Maße zeigen. Die Art der Verabreichung ist die gleiche.

Es ist verständlich, daß die ersten Mitteilungen von FRANK starkes Aufsehen erregten und bald eine große Literatur[1] ins Leben riefen, die heute schon weit über 200 Arbeiten umfaßt. Die Beurteilung der klinischen Erfolge zeigt sehr große Divergenzen, die zwischen weitgehender Zustimmung bis zur völligen Ablehnung schwanken (vgl. z. B. die Diskussionen auf den Tagungen der Gesellschaft für Verdauungs- und Stoffwechselkrankheiten 1926 und 1927). Von keiner Seite wird geleugnet, daß in einer gewissen Anzahl der Fälle Einwirkungen auf Hyperglykämie und Glykosurie, auch Acetonurie da sind. Die Divergenzen beziehen sich hauptsächlich auf die Häufigkeit und Dauerhaftigkeit der Erfolge sowie die Rolle der toxischen Nebenwirkungen. Gerade die letzteren machten früher in 50 % der Fälle die Anwendung für längere Zeit unmöglich. Durch Decholin (ADLER), Cholaptol (STEPP), Calciumkarbonat (STRAUSS) kann vielfach die dyspeptische Wirkung abgeschwächt oder beseitigt werden. Viel ernster zu beurteilen sind schwere, schließlich tötliche Leberschädigungen, wie sie MORAWITZ und ADLER[2] sowie BERTRAM[3], schließlich auch FRANK[4] selbst beschrieben haben, und deutliche allmähliche Verschlechterungen der Stoffwechsellage bei langem Gebrauche (vgl. z. B. BERTRAM[3] und KAUFMANN[5]). BERTRAM, der derartige Fälle mitteilte, sieht im Synthalin ein parasympathisches Gift, das auf die Dauer wie eine Peitsche auf das geschädigte Pankreas wirkt, was vor ihm schon REINWEIN[6] für die Guanidine behauptet hatte. Ein Teil dieser Kranken entzog sich zeitweise der ärztlichen Aufsicht und nahm trotz auftretender Intoxikationserscheinungen das Präparat weiter. Solche im ganzen sehr seltene Fälle zeigen, wie notwendig es ist, die Kranken über die Gefahren der Therapie aufzuklären und sie zur ärztlichen Überwachung anzuhalten. Beim Auftreten deutlicher Intoxikationserscheinungen muß es unter allen Umständen abgesetzt

[1] Referate der Arbeiten im Kongreßzbl. f. inn. Med. 1926—30.
[2] MORAWITZ: Münch. med. Wschr. 1927, 571. — ADLER: Klin. Wschr. 493 (1927).
[3] BERTRAM: zitiert auf S. 377.
[4] FRANK: zitiert auf S. 377.
[5] KAUFMANN, E.: Med. Klin. 1928, 1942.
[6] REINWEIN: Verh. dtsch. Ges. inn. Med. 1927, 219 u. 223.

werden. Ferner scheint es wünschenswert auch in den Fällen, in denen gute Verträglichkeit besteht, nach ca. zweimonatlicher Darreichung eine Pause von einigen Wochen eintreten zu lassen, evtl. unter Benutzung des Insulins.

Über das Synthalin B liegen noch zu wenig Erfahrungen von anderer Seite vor, die erkennen lassen, in welchem Umfange die dyspeptischen Beschwerden verhindert werden können. Daß sie auch nicht immer ganz ausbleiben, konnten wir bereits an einem kleinen Material feststellen.

Über unserer eigenen Erfahrungen über das alte Präparat, über welche REINWEIN und FEIGENHEIMER[1] berichtet haben, läßt sich folgendes sagen: Synthalin (A) bekamen im ganzen 68 Kranke, teils allein, teils mit Insulin. In 25 Fällen mußte wegen dyspeptischer Beschwerden die Behandlung sehr rasch abgebrochen werden, so daß diese Fälle ausscheiden müssen. In 20—30% der Gesamtzahl war ein Einfluß auf die Glykosurie unverkennbar. Sie war aber niemals so groß, wie FRANK und seine Mitarbeiter sie angaben (40—50 g Zucker), sondern betrug höchstens 15 g. Diese Differenzen erklären sich dadurch, daß FRANK bei seiner Versuchsanordnung fast niemals mit Sicherheit bestimmen kann, wieweit die dem Synthalin zugeschriebenen Erfolge durch das Mittel oder durch die, zumal bei frischen Fällen rapid auf die Diät allein sich bessernde Toleranz bedingt sind. Um hier Klarheit zu schaffen, geben wir erst Synthalin, wenn die Stoffwechsellage durch die Diät bereits stabilisiert war. Dann erst kann die Synthalinwirkung rein in die Erscheinung treten. Leider schrumpften dann aber auch die Erfolge erheblich zusammen. Übereinstimmend mit uns ist das Glykose-äquivalent von den meisten Nachuntersuchern (z. B. MORAWITZ, GRASSHEIM, BERTRAM, JANSSEN und BAUER [Lit. bei REINWEIN und FEIGENHEIMER]) sehr erheblich unter dem Werte von FRANK angegeben worden. In der Hälfte der Fälle hatten wir bei der angewandten exakten Versuchsanordnung ca. 50% Versager, auch der Einfluß auf die Hyper-glykämie war manchmal erstaunlich gering, oft trotz erreichter Aglykosurie, während er bei Untersuchungen der Blutzuckerkurve nach Einzelgabe selten vermißt wurde. Der Einfluß auf die Ketonurie war im allgemeinen sehr gering, kaum stärker als nach Laxantien, für die NAUNYN das beschrieben hatte. Stärkere Gewichtszunahmen oder auch Wasserretentionen haben wir nie beobachtet. In 19 Fällen mittel-schwerer, ganz selten auch schwerer Natur wurde eine kombinierte Insulin-Guanidintherapie eingeschlagen, indem nach dem Vorschlage von FRANK ein Teil des Insulins durch Synthalin ersetzt wurde. Nur in wenigen (6) Fällen gelang es 10—20, ganz ausnahmsweise einmal 30 Einheiten Insulin durch Synthalin zu ersetzen. Als wir einmal bei einem schweren Kranken den Versuch machten, 50 Einheiten durch Synthalin zu ersetzen, kam es sofort zum Präkoma. Die von FRANK selbst ausgesprochene Warnung, Insulin plötzlich durch Synthalin zu

---

[1] FEIGENHEIMER: Über die Behandlung von Diabetikern mit Guanidin-präparaten, Inaug. Diss. Würzburg 1929.

ersetzen, ist also sehr berechtigt. In drei Fällen sahen wir bei längerer kombinierter Behandlung mit Insulin und Synthalin eine deutliche Verschlechterung der Stoffwechsellage. Ob und wieweit dies dem Synthalin zur Last gelegt werden muß, läßt sich natürlich nicht entscheiden, doch ist im Hinblick auf die Fälle von BERTRAM, KAUFMANN u. a. an diese Möglichkeit zu denken. Über Beobachtungen mit vielmonatelangen Synthalinkuren bei auch in der Diät zuverlässigen Kranken verfügen wir nicht.

Nach den Erfahrungen unserer Klinik möchte ich glauben, daß für die Synthalinbehandlung allein sich nur die leichten Fälle zur Ermöglichung einer großen Kohlehydratzufuhr eignen, ferner die mittelschweren mit einem Insulinbedarf von 10—20 Einheiten, für die kombinierte Behandlung mit Insulin nur solche mit einem Insulinbedarf von höchstens 50 Einheiten. Für schwerere Fälle scheint mir das Synthalin durchaus kontraindiziert, ebenso für alle solche mit ernsteren Komplikationen und Begleitkrankheiten auch ohne größeren Insulinbedarf. In jedem Einzelfall ist aber wegen der vielen Versager die Leistungsfähigkeit besonders auszuprobieren. So eignet sich das Synthalin vorläufig nur für einen relativ engen Kreis von Diabetikern, aber für diese bedeutet es ganz zweifellos einen großen Gewinn. FRANK hat immer mit Recht betont, daß seine ersten Präparate nur die ersten Stationen auf einem neuen therapeutischen Wege darstellen, erst die Zukunft mit weiterer Verbesserung der Präparate kann entscheiden, ob hier das Ziel einer wirklich erfolgreichen Insulinersatztherapie erreicht werden kann. Jedenfalls aber scheint es der Mühe wert, die eingeschlagene Richtung weiter zu verfolgen.

H. REINWEIN[1] hat an unserer Klinik in den letzten Jahren in ca. 40 Fällen ein anderes Guanidinderivat, das zuerst von TANRET dargestellte und von BARGER strukturell richtig erkannte *Galegin*, ein Guanidinisoamylen ausprobiert. Es wirkt manchmal anscheinend etwas schwächer wie das Synthalin, ist dafür aber viel ungiftiger, nur zweimal wurden bei sehr empfindlichen Patienten dyspeptische Erscheinungen beobachtet. Indikationsgebiet und Mechanismus sind die gleichen wie beim Synthalin. Es wurde in Mengen von zwei bis dreimal je 20 mg täglich ohne Pause gegeben. Nachprüfungen von SIMONETT und TANRET[2], RATHERY und LÉVINA[3] sowie ELIASSOW[4] brachten eine Bestätigung. Das Präparat ist aber wegen seiner geringen Wirkung vorläufig nicht im Handel.

Auf das *Glykhorment*, ein angebliches Pankreaspräparat, das 1927 großes Aufsehen erregte, erübrigt es sich, heute noch einzugehen, da es sich als eine Verfälschung mit Synthalin herausgestellt hat (Histor. bei P. WOLFF[5]).

[1] REINWEIN, H.: Münch. med. Wschr. 1927, 1794.
[2] SIMONETT, H. u. G. TANRET: Bull. Soc. Chim. biol. Paris 10, 796 (1928).
[3] RATHERY, F. u. L. LÉVINA, L: Bull. Soc. méd. Hôp. Paris 44, 1586 (1928).
[4] ELIASSOW, W.: Arch. Verdgskrkh. 42, 489 (1928).
[5] WOLFF, P.: Dtsch. med. Wschr. 1928, Nr 2.

2. Die Verwendung von Glykokininen.

COLLIP[1], der ausgezeichnete physiologische Chemiker von Toronto und Berater der Insulinentdecker, stellte unter Benutzung des gewöhnlichen Verfahrens zur Herstellung des Insulins aus einer großen Reihe von Pflanzen, besonders Gemüsen, Substanzen von insulinähnlicher Wirkung her, d. h. mit der Fähigkeit, den Blutzucker herabzudrücken. Er nannte sie daher Glykokinine. Derartige Substanzen wurden teils von ihm, teils von zahlreichen anderen Autoren (Lit. bei BERTRAM) aus Hefe, Getreide, Lattich, Gras, Kartoffeln, Sellerie, Artischocken, Meerrettich, Heidelbeeren, Kohl, Spinat, Hafer, Pilzen, Kastanien, Eicheln, Bohnen usw.), man kann fast sagen, aus fast allen wichtigen Gemüsearten extrahiert, und manche Autoren, wie z. B. ALLEN, sind demgemäß geneigt, die günstige Wirkung von Gemüse- und Hafertagen bei Diabetikern auf den Gehalt an Glykokininen zurückzuführen. Obwohl diese Substanzen in der gleichen Weise wie das Insulin gewonnen werden, unterscheiden sie sich prinzipiell von ihm einmal durch die perorale Wirkung, ferner die langsamere Blutzuckersenkung, der manchmal ein hyperglykämischer Effekt vorausgeht. Die Natur dieser Substanzen ist im allgemeinen unbekannt, mancherlei spricht dafür, daß das Galegin das erste rein gewonnene Glykokinin ist, jedenfalls decken sich seine biologischen Eigenschaften völlig mit den von COLLIP u. a. beschriebenen.

Größere praktische Bedeutung haben die Glykokine bisher nicht gewonnen. Nur das *Myrtillin*, aus Heidelbeeren gewonnen, ein altes in der Volksmedizin der österreichischen Alpenländer viel gerühmtes Diabetesheilmittel, ist untersucht. Ausgangspunkt für die Darstellung bildeten frische Blätter oder die Droge Fol. Myrth. Den ersten Mitteilungen von MARK, EPPINGER und WAGNER[2] über günstige Wirkungen vor allem im Tierexperiment folgten warme Empfehlungen von ALLEN[3]. JOSLIN[4] allerdings drückt sich neuerdings sehr skeptisch über seine Erfahrungen aus.

Die Therapie mit Glykokininen befindet sich also noch durchaus im Versuchsstadium, und es läßt sich vorläufig auch nicht absehen, ob sich hier ein weiterer, aussichtsreicher Weg der Insulinersatztherapie eröffnet.

An dieser Stelle sei noch ein Wort über ein in Laienkreisen weitverbreitetes Mittel, das *Reglykol* (Westphal-Frankfurt a. M.) angefügt. Nach Angabe der Fabrik enthält es die wirksamen Bestandteile einer Reihe von Drogen, vor allem Glykoside, Bitterstoffe und Terpenderivate:

Arbutine	Cathartinsäure	l-Limonen
Asparagin	Chrysophansäure	l-Pinen
Aloïne	Emodine	Rhein
l-Carvon	Franguline	Rheochrysin
Capsacutin	Gallussäure	Urson
Capsaïcin	Glycyrrhizin	

[1] COLLIP, J. of biol. Chem. **57**, 65 (1923).
[2] EPPINGER, MARK, WAGNER: Klin. Wschr. 1925, Nr 35 u. 39.
[3] ALLEN, F. M.: J. amer. med. Assoc. 1927, 1577.
[4] JOSLIN: Monogr., S. 638.

neben indifferenten Substanzen (Fette, Harze, Eiweißkörper, Farbstoffe usw.). Es kommt seit ca. 10 Jahren in gehärteten Gelatinekapseln mit 0,25 g Inhalt in den Handel.

Von einzelnen Autoren wie ENGELEN, FRIEDLÄNDER, KÖNIG[1] u. a. wird über günstige Erfolge berichtet. Denselben Eindruck habe ich auch nach Angaben eigener Kranker. Immerhin fehlen bisher überzeugende Beobachtungen kritischer Untersucher. In den großen Monographien wird Reglykol nicht erwähnt. Da das Präparat vielleicht Glykokinine enthält und daher nicht ohne weiteres abgelehnt werden darf, lohnt es sich vielleicht doch, sich mit ihm zu beschäftigen. Sicher hat es nur geringe Wirkung. Ehe nicht günstige Erfahrungen von wirklich erfahrenen Autoren vorliegen, sollte aber dies Mittel ärztlich nicht verordnet und die Kranken davor gewarnt werden.

d) Die Arzneibehandlung. -

Vor der Entdeckung des Insulins spielte faute de mieux auch die Arzneibehandlung des Diabetes eine gewisse Rolle. Sie war ebenso gestaltenreich wie erfolgarm. Erwähnt sei vor allem das *Opium*, das zweifellos hin und wieder den Zuckerhaushalt günstig beeinflußt und vor 3—4 Jahrzehnten in langen Kuren verordnet wurde, auch von NAUNYN. In den letzten Jahren vor seinem Tode (1927) hat PETRÉN[2] es wieder empfohlen und in Dosen von drei mal 8 Tr. Tinct. opii simpl. manchmal monatelang zur Unterstützung seiner Kur herangezogen.

Eine gewisse Bedeutung besitzen auch heute noch die Mutterkornpräparate, vor allem das *Gynergen*, das tatsächlich manchmal einen Synthalin-, bzw. Galegineffekt, vereinzelt sogar die Insulinwirkung verstärken kann, wie zuerst REINWEIN, dann italienische Autoren, BUFANO, MASINI, MORELLI (zit. bei BERTRAM[3]), angaben.

Sedativa, vor allem Luminal, in kleinen Dosen sind manchmal bei solchen Kranken angezeigt, die zu einer psychogenen Verstärkung ihrer Glykosurie neigen.

Von neueren medikamentösen Bestrebungen ist die *Proteinkörpertherapie*, die SINGER[4] empfahl, zu nennen. Er verwandte Kaseosaninjektionen und sah dabei mehrfach günstigen Einfluß auf die Glykosurie, selbst bei Gangrän und Abscessen. Obwohl einige wenige Stimmen, vor allem aus der *v. Jaksch*schen Klinik, ihm beipflichteten, kam doch die ganz überwiegende Mehrzahl der Untersucher, vor allem FALTA und HÖGLER, BERTRAM, v. NOORDEN, zu einer völligen Ablehnung (Lit. bei BERTRAM). Theoretisch bestanden hier gewisse Erfolgsmöglichkeiten, nachdem BORNSTEIN und BERTRAM[5] durch Eiweißkörperinjektion die Adrenalinhyperglykämie unterdrücken und auch bei pankreaslosen Hunden den Blutzucker herabsetzen konnten; aber

---

[1] KÖNIG, L.: Z. inn. Med. **49**, 75 (1928).
[2] PETRÉN: zitiert auf S. 394.
[3] BERTRAM: zitiert auf S. 377.
[4] SINGER: Wien. klin. Wschr. 1924, 156; 1926, 28. — Die Reizkörperbehandlung des Diabetes. Wien: Julius Springer 1929.
[5] BERTRAM: Z. exper. Med. **43**, 442 (1924).

beim Menschen versagte die Methode. Bestehen bleibt nur, wenigstens für einen Teil der Fälle, die von BERTRAM festgestellte und von FISCHER[1] bestätigte Tatsache, daß der Insulineffekt durch Kaseosaninjektionen verstärkt und verlängert werden kann.

Mehr der Vollständigkeit halber sei erwähnt, daß neuerdings auch eine Chemotherapie des Diabetes inauguriert ist. Von dem Gedanken ausgehend, daß ein großer Teil der Diabetesfälle im Anschluß an Infektionen entsteht oder jedenfalls durch Infektionen verschlechtert wird, verwandte NIELSEN[2] die chemotherapeutisch sehr wirksamen Akridinderivate und sah dabei in chronischen Fällen gute Wirkungen. Nachprüfungen liegen bisher m. W. noch nicht vor.

e) Die Regelung der Muskeltätigkeit.

Der günstige Einfluß reger Muskeltätigkeit war schon den alten Klinikern wie TROUSSEAU, ZIMMER und BOUCHARDAT bekannt: Blutzucker und Glykosurie sinken. In neuerer Zeit hat vor allem BÜRGER eingehende Untersuchungen über diese Zusammenhänge angestellt. Schon beim Gesunden läßt sich nach initialem Anstieg der Blutzucker durch starke Muskeltätigkeit erheblich herabdrücken als Ausdruck einer vermehrten Kohlehydratverbrennung im Muskel, vielleicht auch einer vermehrten Abgabe von Insulin durch das Pankreas. Beim Diabetiker liegen die Dinge viel komplizierter, erst recht bei Insulindarreichung. Entscheidend sind Schwere des Diabetes und Stärke der Muskelarbeit im Verhältnis zur Leistungsfähigkeit. Im allgemeinen kann man sagen, daß nicht ermüdende Arbeit günstig wirkt, ferner, daß der Ermüdungspunkt um so rascher erreicht wird und die bis dahin geleistete Arbeit um so geringer ausfällt, je schwerer der Diabetes ist. Es ist das ja eine allgemeine Gesetzmäßigkeit des schwerkranken Organismus: „Ermüdung als Maß der Konstitution", wie sie zuerst FR. KRAUS in seiner berühmten Arbeit darstellte. Dabei reagiert naturgemäß der unbehandelte Diabetiker viel stärker und ungünstiger wie der behandelte. So fanden BÜRGER und KRAMER[3] im ersteren Falle bei mäßiger Arbeit eine mehrere Stunden anhaltende Hyperglykämie.

Therapeutisch ergibt sich damit die Konsequenz, Muskelarbeit, zumal beim schweren Diabetiker, nur in solchem Umfange zu gestatten, daß es dabei zu keiner Erschöpfung kommt.

Verwickelt liegen manchmal die Dinge bei Kombinationen von Insulin und Muskelarbeit. Hier tritt zuweilen eine Summationswirkung in der Richtung der Hypoglykämie ein, was bei der Dosierung des Insulins berücksichtigt werden muß, weil sonst ausgesprochene Vergiftungserscheinungen auftreten können. Merkwürdigerweise kann diese additive Wirkung auch bei solchen Kranken vorkommen, bei denen die Muskelarbeit allein zu einer Hyperglykämie führt.

---

[1] FISCHER, O.: Fortschr. Ther. 12 (1925).
[2] NIELSEN, O. J.: Acta med. scand. (Stockh.) 69, 48 (1928).
[3] BÜRGER, M. u. H. KRAMER: Klin. Wschr. 1928, 745.

Die Art der Arbeitsleistung kommt erst in zweiter Linie. Sie muß gleichmäßig und langsam sein, am besten in Form von Spaziergängen oder Ritten. Stoßweise Kraftaufwendungen, selbst mit Pausen, wie z. B. das Rudern, scheinen ungünstiger zu wirken.

f) Die balneologisch-klimatologische Behandlung.

Der Einfluß physikalischer Faktoren auf die Zuckerkrankheit darf nicht allzu hoch bewertet werden. Es unterliegt keinem Zweifel, daß Reisen, Hochgebirgsaufenthalt, Badekuren oft, zumal bei Leichtkranken sehr günstig wirken, indem sie die Toleranz steigern. Die Hauptsache dabei dürfte das Procul negotiis sein. Das gilt besonders für nervöse, abgehetzte Großstadtmenschen mit beruflicher Überbelastung und hoher Verantwortung. Die Entspannung des Nervensystems wirkt auch auf den Kohlehydratstoffwechsel günstig ein, ziemlich gleichgültig, an welchem Orte sie erfolgt. Im ganzen habe ich den Eindruck, das klimatisch das Gebirgsklima am meisten leistet, vor allem das Hochgebirge, wenn es auch sonst gut vertragen wird. Dabei ist es wie auch für die Erholung sonst für die Zuckerkranken viel zweckmäßiger, an einem oder zwei Orten zu bleiben, als umherzureisen. Der Diabetiker, der eine bestimmte Diät einhalten muß, ist auf Reisen ungünstig daran, denn nicht jeder wird die Energie und Sorgfalt eines meiner Schwerkranken haben, eine Waage mitzunehmen und auf dem Hotelzimmer jede Mahlzeit abzuwiegen. Deshalb gehören Schwerkranke, wenn sie an fremde Orte verreisen wollen, entweder in Sanatorien oder in Badeorte, die ganz auf Diätbehandlung eingestellt sind. Gerade die letztere Tatsache ist es, welche das zuckerkranke Publikum z. T. unabhängig von den jeweiligen Bädern und Trinkquellen in gewisse Badeorte zieht.

In letzterer Richtung kommen in Betracht die Kochsalzquellen von Homburg, Kissingen, Salzschlirf u. a., die alkalisch-sulfatischen Wässer von Karlsbad, Marienbad, Mergentheim, Tarasp usw. sowie die einfach alkalischen Wässer wie in Neuenahr, Salzbrunn, Vichy. Systematische Untersuchungen über den Einfluß solcher Wässer auf den Stoffwechsel liegen nicht vor. ARNOLDI und ROUBITSCHEK fanden in einigen Fällen für das Karlsbader Wasser Senkungen des Blutzuckerspiegels und Erhöhung der Alkalireserve. Wie das zustande kommt, ist schwer zu sagen, wenn es auch an Hypothesen nicht fehlt (vgl. die Kritik von MINKOWSKI).

g) Versuche einer chirurgischen und röntgenologischen Behandlung des Diabetes.

Von der chirurgischen Behandlung diabetischer Komplikationen und Begleitkrankheiten war schon kurz die Rede. Wir sehen, daß ihr Indikationsgebiet dank dem Insulin eingeengt ist und andererseits die Erfolge dieser Therapie sehr zugenommen haben. An dieser Stelle ist noch die Frage zu besprechen, ob auch das Grundleiden, der Diabetes selbst, einer chirurgischen Behandlung zugänglich ist. Für die Fälle, in denen ein echter Diabetes von Verletzungen, Blutungen, Abszeßbildungen, Tumoren, Cysten usw. des Pankreas seinen Ausgang genommen hat, ist sie ohne weiteres zu bejahen, und man sieht dabei hin und wieder erhebliche Besserungen, vereinzelt sogar Heilungen. Darüber hinaus ist neuerdings auch versucht worden, bei nicht chirurgischen Erkrankungen des Pankreas operativ vorzugehen. Der Antagonismus von innerer und äußerer Pankreassekretion legte den Gedanken nahe, durch partielle Ligatur der Ausführungsgänge der Bauchspeicheldrüse eine vermehrte Insulinproduktion herbeizuführen. ALLEN scheint zuerst diesen Gedanken ausgesprochen zu haben. MANSFELD[1] mit seinen Mitarbeitern hat ihn unabhängig von ALLEN in die Tat umzusetzen versucht. Es gelang ihm auch in einzelnen Fällen bei Hunden Blutzuckersenkungen sowohl nüchtern wie nach Kohlehydratbelastung herbeizuführen. Die meisten Nachprüfer vermochten sich allerdings nicht von einer sicheren Wirkung zu überzeugen. Insbesondere haben WAGNER und PRIESEL[2] sich sehr skeptisch geäußert. So steht diese Frage durchaus noch im Vorstadium der experimentellen Tierversuche, und nach dem gegenwärtigen Stande sieht es nicht aus, als ob auch praktisch auf den Menschen anwendbare Resultate dabei herauskommen würden, zumal, wenn man bedenkt, daß es im Wesen dieser Methode, welche die gestörte Insulinsekretion vermehrt anregen soll, liegt, daß sie nur für leichte Fälle in Betracht kommt, die das Risiko von Laparatomien ungern in Kauf nehmen werden.

Aussichtsreicher ist vielleicht ein anderer Weg, den MANSFELD und SCHMIDT[3] kürzlich beschritten haben. Von dem Gedanken ausgehend, daß auch die Speicheldrüsen reichlich Insulin enthalten und ihrem Bau nach, abgesehen natürlich von den Langerhansschen Inseln, dem Pankreas sehr nahe stehen, haben sie die Parotisausführungsgänge bei Hunden mit Sandmeyerschem Diabetes unterbunden und einen günstigen Einfluß auf Blutzucker und Glykosurie gesehen.

v. ANGYAN[4], SEELIG und GOHRBANDT[5] haben z. T. unter Ausarbeitung besonderer Verfahren, die vor allem Fistelbildungen verhindern sollten, anscheinend auch beim Menschen befriedigende Erfolge erzielt. Die ausführlichen Mitteilungen stehen noch aus. Es handelt sich vorläufig nur um die ersten Schritte auf einem neuen Wege, und es ist vorläufig noch durchaus unklar, ob er überhaupt gangbar ist.

Auch die *Röntgentherapie* ist beim Diabetes versucht worden. Sowohl das Pankreas wie die Nebennieren sind bestrahlt worden und und dabei von einzelnen Autoren (STEPHAN, LESCHKE, BEUMER, HÖPFNER, zuletzt ROSINSKI und QUEDENFELD[6] [Lit. bei MEYER[7]])

---

[1] MANSFELD, G.: Klin. Wschr. 1925, 2378; 1927; 1928, 14, 645.
[2] PRIESEL u. WAGNER: Ebenda 1927, Nr 44; 1928, Nr 14.
[3] MANSFELD u. SCHMIDT: Klin. Wschr. 1928, 1457.
[4] ANGYAN: Laut schriftlicher Mitteilung.
[5] SEELIG u. GOHRBANDT: Verh. dtsch. Ges. Chir. 1929.
[6] ROSINSKI u. QUEDENFELD: Dtsch. med. Wschr. 1926, 199.
[7] MEYER: Lehrbuch der Strahlentherapie. 1926.

günstige Resultate mitgeteilt worden. FRANKE[1] an der MATTHESschen Klinik konnte demgegenüber in keinem seiner fünf Fälle eine eindeutige Beeinflussung der Stoffwechsellage feststellen.

h) Modifikationen der Therapie bei besonderen Begleitkrankheiten.

Von der Behandlung der Begleitkrankheiten und Komplikationen des Diabetes war schon verschiedentlich die Rede, vor allen bei denen chirurgischer Natur mit der Notwendigkeit eines operativen Eingriffs. Dieser verlangt natürlich, wenn auch meist nur für eine kurze Zeit, eine wesentliche Korrektur von Diät und Insulindarreichung. Maßgebend ist ja bei allen Begleitkrankheiten der Gesichtspunkt, Diät und evtl. Insulindarreichung so zu gestalten, daß sie auch den besonderen Anforderungen der zweiten Krankheit entsprechen. Glücklicherweise ist die heutige Therapie des Diabetes so geschmeidig und wenig starrschematisch, daß das ohne Schwierigkeiten gelingt.

Am häufigsten sind die Kombinationen mit den beiden anderen Hauptstoffwechselkrankheiten, Fettsucht und Gicht. Bei den besonderen Ansprüchen, welche die Fettbildung an das Pankreas stellt, bringt *Fettleibigkeit* leicht eine Verstärkung des Diabetes oder bedeutet wenigstens in dieser Richtung eine Gefahr. Deshalb muß die Kost so eingestellt werden, daß sie auch die Fettsucht vermindert, d. h. sie muß eine Unterernährung sein. Das früher angegebene Schema für die Ernährung Fettleibiger kann dabei ohne weiteres als Grundlage genommen werden, da es nur 85 g Kohlehydrate enthält und der hohe Eiweißgehalt meist nichts schadet. Sollte man aus besonderen Gründen an dem letzteren Anstoß nehmen, so könnte ja ohne Schwierigkeit ein Teil des Eiweißes durch äquikalorische Mengen von Fett ersetzt werden. v. NOORDEN und ISAAC haben mit Recht darauf hingewiesen, daß entsprechend alten Erfahrungen brüske Entfettungskuren vom Diabetiker schlecht vertragen werden, indem sehr leicht Herzbeschwerden und nervöse Störungen auftreten. Man wird daher, von einzelnen Tagen abgesehen, die Unterernährung ungern bis auf 40 % des Bedarfes ausdehnen. Die schon früher empfohlene Langsamkeit der Gewichtsabnahmen ist hier besonders erforderlich.

Bei der *Gicht* ist es besonders leicht, die Erfordernisse bei beiden Krankheiten in der Therapie miteinander in Übereinstimmung zu bringen. Beherrschend soll dabei, wie v. NOORDEN und nach ihm zahlreiche Diabetesforscher es gefordert haben, die Rücksicht auf den Diabetes sein. Da die Purinarmut der Kost sich ohne weiteres im Rahmen der geschilderten Diättherapie des Diabetes durchführen läßt (Vermeidung vor allem von Thymus, Leber und Nieren), ist der Konfliktpunkt eigentlich nur die Frage des animalischen Eiweißes, speziell des Fleisches. Dieses ganz zu vermeiden, besteht keinerlei Anlaß, dagegen können sehr wohl fleischfreie Tage, evtl. mit Gemüse-Eier-Kost oder Petréndiät eingeschaltet werden, auch Kohlehydratkuren kommen als

---

[1] FRANKE, W.: Dtsch. med. Wschr. 1927, Nr 40.

Einschiebung in Betracht. Vielfach wird Fisch für zweckmäßiger gehalten wie Fleisch, doch sind (vgl. die Tabelle auf S. 452), die Unterschiede im Puringehalt im allgemeinen so gering und so wechselnd, daß sie kaum ins Gewicht fallen. Besonders zweckmäßig unter den Trägern animalischen Eiweißes sind Eier, Milch und Käse.

Bei *Nieren- und Darmerkrankungen* beherrschen die Erfordernisse der Begleitkrankheiten die Therapie. Für akute Nephritiker mit Diabetes kommen geradeso Beschränkungen in fester und flüssiger Nahrung sowie Salz- und Eiweißarmut in Betracht wie für Kranke ohne diese Komplikation. Den ersten Tagen mit Frucht- oder selbst Zuckertropfklistieren folgen Gemüseobsttage. Evtl. auftretende Acidosen müssen durch Erhöhung der Kohlehydratzufuhr, evtl. mit Insulin bekämpft werden. Während Kranke mit akuter Nephritis möglichst eiweißarm auch nach Ablauf der ersten 2—3 Wochen behandelt werden müssen, ist es zwecklos und quälend, bei chronischen Nierenleiden, wie vielfach üblich, dauernd salz- und eiweißarme Kost zu geben. Meist werden die Kranken dadurch in ihrem Ernährungszustand zu sehr heruntergebracht. Abgesehen von den Fällen mit beginnender oder ausgesprochener Niereninsuffizienz (Konzentrationsschwäche und erhöhtem Reststickstoff) kann der Eiweißgehalt der Kost ruhig $^1/_2$—$^3/_4$ g pro Kilogramm betragen, wovon die Hälfte mit animalischem Eiweiß gedeckt werden kann. Der Kochsalzgehalt der Kost solcher Kranker sollte nicht 5 g pro die überschreiten. Als Kochsalzersatzmittel hat sich uns ebenso wie anderen Kliniken (vgl. z. B. VOLHARD) Hosal und Eugenal sehr bewährt.

Akute *Magendarmstörungen* werden bei Diabetikern nicht anders behandelt wie sonst. Bei schweren Diabetikern mit hohem Insulinbedarf und großer Neigung zu Acidose sollte man versuchen, den Kohlehydratgehalt der Kost und die darauf eingestellte Insulinmenge beizubehalten. Da die Hauptkohlehydratträger der Kost, Gemüse, Brot und Kartoffeln, meist in Wegfall kommen müssen, trage ich keine Bedenken, in solchen Fällen sie selbst durch Zucker zu ersetzen. Ganz besonders Gutes leistet hier die v. Noordensche Haferkur. Ähnliche Erwägungen gelten für die chronischen Magendarmkrankheiten.

Die therapeutisch schwierigste Aufgabe stellen schwere *Diabetiker mit schweren Infekten* dar. Es ging das schon aus den Ausführungen auf S. 298 hervor. Selbst das Insulin, das fast überall sonst als Korrigens der notwendigen Diät zur Verfügung steht, kann hier manchmal versagen. Wenn es auch zweifellos viele Fälle gibt, in denen beim leichten Diabetiker eine interkurrente hochfieberhafte Erkrankung (Angina, Influenza usw.) die Stoffwechsellage günstig beeinflußt, so ist doch generell für jeden Diabetiker die Forderung aufzustellen, daß er bei jeder Infektionskrankheit, gleichviel welcher Art, sofort Insulin bekommt. Dazu veranlassen vor allem solche Fälle, in denen zunächst keinerlei Verschlimmerung des Diabetes vorliegt, und die dann von einem Tage zum andern ins Gegenteil umschlagen. Unter dem Schutze des Insulins ist die diätetische Behandlung möglichst so zu gestalten, wie die Infektionskrankheit es erfordert. Da die früher so beliebte prinzipielle Unterernährung sich theoretisch als falsch und praktisch als höchst verhängnisvoll erwiesen hat, geht unser Streben heute dahin, Hochfiebernde möglichst ausreichend zu ernähren. Dabei spielen die Kohlehydrate speziell in flüssiger Form (Milch, Zucker usw.) eine so große Rolle, daß sie auch beim Diabetiker nicht entbehrt werden können. Insbesondere können wir den Zucker hier oft nicht vermissen, vor allem, wenn die Nahrungsaufnahme sehr erschwert ist und sich nur auf dünnbreiige und flüssige Speisen beschränkt. Man sollte im allgemeinen versuchen unter entsprechender Steigerung der Insulingaben täglich 200 g Kohlehydrate dem Fiebernden zuzuführen. In sehr schweren Fällen ist das allerdings oft nicht möglich, da man außerhalb des Komas ungern sich dazu entschließt, 200—300 Einheiten zumal tagelang zu geben. So bleibt oft nichts anderes übrig, als die Kranken auf einem Niveau von 60—100 g Kohlehydrate (vorwiegend in Zucker, Milch und Mehlfruchtbreien) zucker- und acidosefrei zu halten. Bei dem Wechsel von Nahrungsaufnahmemöglichkeit, Infektionsstärke und Stoffwechsellage kann vom Innehalten eines Programms hier oft keine Rede sein, manchmal nicht einmal für den Verlauf eines Tages. Die therapeutische Situation kann hier so schwierig werden, daß dauernde ärztliche Überwachung notwendig ist, was meist nur im gut eingerichteten Krankenhause durchführbar ist.

i) Die Therapie des kindlichen Diabetes.

In den Grundzügen des Verlaufs und der Therapie ist der Diabetes bei Kindern dem der Erwachsenen gleich. Auf gewisse Eigentümlichkeiten ist schon an den verschiedensten Stellen der bisherigen Darstellung aufmerksam gemacht. Trotzdem scheint es zweckmäßig, sie noch einmal in einem Sonderkapitel vor allem hinsichtlich der Behandlung kurz zu schildern, im übrigen sei auf die sehr ausführlichen Darstellungen von PRIESEL u. WAGNER[1], PIRQUET u. WAGNER[2] und von JOSLIN[3], der wohl über die größten Erfahrungen auf diesem Gebiete (395 Fälle) verfügt, verwiesen.

Charakteristisch für den kindlichen Diabetes ist die außerordentliche Labilität der Stoffwechsellage. Stürmische Verschlechterungen oft schon nach geringfügigen Anlässen, wie z. B. leichtesten katarrhalischen Infektionen, ja initiales Koma kommen ebensooft vor wie ganz auffallende Besserungen, sofern die Therapie nur einigermaßen zweckmäßig war. So ist es auch kein Wunder, daß schon vor der Entdeckung des Insulins kaum ein therapeutisches Verfahren angegeben worden ist, das sich nicht auf günstige Erfolge gerade beim kindlichen Diabetes berufen konnte. Erst recht gilt das für die Insulintherapie. Überblickt man allerdings größere Zeiträume, so handelt es sich meist nur um vorübergehende Besserungen. Langsame, stetige Hebungen der Toleranz sind selbst unter Insulinwirkung große Seltenheiten, sofern

---

[1] PRIESEL, R. u. R. WAGNER: Z. Kinderheilk. 38, 103 (1924); 39, 89 (1925). — Erg. inn. Med. 30, 536 (1926).
[2] PIRQUET, C. u. R. WAGNER: Die Ernährung des Diabetikers. Berlin und Wien: Urban u. Schwarzenberg 1928.
[3] JOSLIN, E. P.: Treatment of diabetes mellitus, S. 809—860. 1928.

nicht, wie in dem S. 218 mitgeteilten Falle, ein Infekt die Krankheit auslöste oder vorübergehend verschlimmerte.

Regel ist, daß die Insulindosen entweder gleichgehalten oder meistens sogar gesteigert werden müssen. Es ist das ein Zeichen für die überwiegende ungünstige Prognose des kindlichen Diabetes. Trotzdem läßt sich der Satz von PRIESEL u. WAGNER[1] „Der Diabetes im Kindesalter ist eine dauernd progrediente Krankheit" nicht generalisieren, wie JOSLIN bereits mit Recht bemerkt hat und Erfahrungen auch der hiesigen Kinderklinik[2] zeigen.

Auch für den kindlichen Diabetiker ist der leitende Gesichtspunkt, ihm eine Nahrung zuzuführen, die seinem Bedarf, insbesondere auch seinem Ansatzbedürfnis entspricht, ohne daß Zucker und Acetonkörper ausgeschieden werden.

Der Calorienbedarf pro Kilogramm Gewicht ist nach BENEDICT und TALBOT:

im 1. Lebensjahr 104 Cal.	im 8. Lebensjahr 80 Cal.
„ 2. „ 102 „	„ 9. „ 76 „
„ 3. „ 102 „	„ 10. „ 74 „
„ 4. „ 94 „	„ 11. „ 70 „
„ 5. „ 88 „	„ 12. „ 68 „
„ 6. „ 80 „	„ 14. „ 66 „
„ 7. „ 80 „	

PRIESEL u. WAGNER[1] fordern mit Recht, daß 10% der Gesamtcalorien durch Eiweiß zu decken sind. Zur Berechnung des Kohlehydratbedarfs kann eine der S. 250 angegebenen Formeln dienen. Bezogen auf das Körpergewicht ist der Kohlehydratbedarf auf 2—3 g anzusetzen. Es ist das etwa das Doppelte der Menge in der Standardkost des Erwachsenen, weil die viel größere Neigung des kindlichen Organismus zur Acidose berücksichtigt werden muß. Im Verhältnis zur Gesamtcalorienzufuhr sind es 20—25%, wovon der Hauptteil in den ersten Lebensjahren auf Milch, Rahm, Zucker usw. entfällt. Der Rest des Calorienbedarfs ist wie beim Erwachsenen mit Fett zu decken.

Ist mit dieser Standardkost keine Zucker- und Acidosefreiheit zu erzielen, so muß die Insulintherapie zur Hilfe geholt werden. Auch im übrigen sind die Indikationen für das Insulin beim Kinde im Prinzip die gleichen wie beim Erwachsenen. In allen zweifelhaft gelagerten Fällen wird man aber beim Kinde freigebiger sein. Immerhin ist aber zu bedenken, daß jede Injektion auch für den kindlichen Organismus einen kleinen Insult darstellt und daß man im Hinblick auf ein langes Leben doch damit etwas sparsam umgehen sollte. Mit Recht empfehlen PRIESEL und WAGNER auch für leichte Fälle hin und wieder eingeschobene Insulinperioden, vor allem zur raschen Entzuckerung und zur Hebung des Ernährungszustandes. Der kindliche Organismus verträgt zumal im Zustande der Unterernährung Gemüsetage oder strenge Kost oft weniger gut wie der erwachsene; erst recht muß man mit voll-

---

[1] PRIESEL u. WAGNER: zitiert auf S. 388 (3. Arbeit).

[2] Herrn Prof. RIETSCHEL verdanke ich diese Mitteilungen und die Einsichtnahme in entsprechende Krankengeschichten.

ständigen oder kaschierten Hungertagen sehr zurückhaltend sein, vor allem in den ersten Lebensjahren. Abgesehen von diesen gewissen Einschränkungen ist das diätetische Vorgehen beim Kinde das gleiche wie beim Erwachsenen.

Ergibt sich die Notwendigkeit, das Insulin heranzuziehen, so entsteht auch hier die Frage der Anfangsdosierung. Sie ist beim Kinde doppelt schwierig, da keine Beziehungen zwischen Körpergewicht und Insulinbedarf bestehen. Im ganzen ist der Insulinbedarf des wachsenden Organismus anscheinend relativ größer wie der des erwachsenen Menschen, vor allem gilt das für die schweren Fälle. Als gewissen Anhaltspunkt für die Zahl der ersten Dosis kann man die Zuckerausscheidung im Harn nehmen, indem man für 1,5—2 g Harnglykose eine Insulineinheit in Rechnung setzt. Doch wäre es falsch, den so errechneten Insulinbedarf gleich in voller Dosis zuzuführen. Vielmehr empfiehlt es sich dringend, sofern nicht Gefahr im Verzug ist (Präkoma oder Koma), mit 3—5 Einheiten zu beginnen und diese langsam (alle 2—3 Tage) um 5—10 Einheiten zu steigern, bis der gewünschte Effekt erreicht ist. Dazu sind selbst bei ganz kleinen Kindern manchmal sehr große Mengen nötig. So mußten v. NOORDEN und ISAAC selbst bei einem noch nicht 2 Jahre alten Kinde 40—50 Einheiten geben, ohne daß ein Koma vorlag. Im vollentwickelten Koma sind die notwendigen Dosen oft kaum geringer wie beim Erwachsenen. Selbst beim kleinsten Kinde muß in diesem Zustande die erste Dosis 30—40 Einheiten betragen und muß in dieser Höhe oft zwei bis dreimal in 24 Stunden gegeben werden. Mehr wie 40, höchstens 50 Einheiten sind außerhalb des Komas in einer Einzeldose nicht angezeigt. Ist der Bedarf größer, so müssen zwei- bis dreimalige, in besonders schweren Fällen sogar viermalige Injektionen vorgenommen werden. Das ist vor allem darum nötig, weil der kindliche Organismus gerade wegen seiner Stoffwechsellabilität mehr wie der erwachsene zur Hypoglykämie neigt. Deshalb soll bei zweimaligen Injektionen die Verteilung auf Morgen oder Abend erfolgen, bei dreimaligen ist die Mittagsmenge niedriger zu wählen wie die anderen Dosen. Die Adenddose sollte nie über 30 Einheiten betragen, um die doppelt gefährliche Hypoglykämie im Schlafe zu verhindern. Die Bekämpfung dieses Zustandes ist natürlich die gleiche wie beim Erwachsenen. Die ersten Erscheinungen werden bei ganz kleinen Kindern, die ihre Empfindungen nicht äußern können, leicht übersehen. Deshalb ist hier besondere Vorsicht am Platze und fortlaufende Blutzuckerkontrolle bei der Einstellung der Kost und der Insulinmengen meist unerläßlich.

Die beim Erwachsenen manchmal recht zweckmäßige, intermittierende Insulinbehandlung, d. h. die Einschaltung von einzelnen insulinfreien Tagen mit geringer Kohlehydratzufuhr, kommt bei Kindern nur in leichten Fällen ohne Neigung zur Acidose in Betracht, da in mittelschweren Fällen sonst manchmal erhebliche Sprünge in der Ketonurie auftreten können.

Nur ganz selten, wenn überhaupt, scheint es möglich, bei Kindern, die aus absoluter Indikation heraus längere Zeit hindurch Insulin bekommen haben, dies fortzulassen. v. NOORDEN und ISAAC haben solche Toleranzverbesserung nie, JOSLIN nur ganz ausnahmsweise gesehen.

Das *Synthalin* hat sich nach den Angaben der besten Kenner der Materie (PRIESEL und WAGNER, FREISE, STOLTENBERG u. a. [Lit. bei EINECKE und FREISE[1]]) bei Kindern nicht bewährt und wird hier am besten gar nicht oder nur in leichten Fällen versucht. Einzelne entgegenstehende Mitteilungen von HIRSCH-KAUFMANN, HEIMANN-TROSIEN usw. (Lit. bei EINECKE und FREISE[1] und HIRSCH-KAUFFMANN[2]) scheinen mir angesichts der S. 378 erwähnten Tatsachen nicht überzeugend. Mir fehlen eigene Erfahrungen. Eine sehr zweckmäßige Unterstützung der diätetischen und Insulintherapie ist reichliche Bewegung, die bei Kindern anscheinend oft noch günstiger wirkt wie bei Erwachsenen.

Über die Erfolge der Behandlung des Diabetes bei Kindern unter 15 Jahren unter dem Einfluß der verschiedenen Regime orientiert folgende Tabelle von JOSLIN:

Tabelle 47.
Erfolge der Diabetesbehandlung bei Kindern. (Nach JOSLIN.)

	Anzahl der Fälle	Gestorben			Am Leben	
		absolut	in %	Lebens-dauer	absolut	in %
Periode I (NAUNYN) 1898—1913	61	60	98,4	2,2	1	1,6
Periode II (ALLEN) 1914—Aug. 1922	169	118	69,8	2,6	51	30,2
Periode III (BANTING) Aug.1922—1.Juli 1927	165	19	11,5	1,6	146	88,5
Summe u. Durchschnitt	395	197	49,9	2,4	198	50,1

Die Einteilung ist so getroffen, daß die Periode I die Fälle umfaßt, welche nach den Prinzipen von NAUNYN behandelt wurden, die Periode II die Zeit der Anwendung der Verfahren von ALLEN, WOODYATT, PETRÉN, NEWBURGH und MARCH, die Periode III die Insulinära. Die weitaus geringste Mortalität zeigt die letzte Periode. Wegen der großen Unterschiede in den Zeitspannen (29 Jahre, 13 Jahre, 5 Jahre) ist ein exakter Vergleich der Erfolge der einzelnen Behandlungsmethoden nicht möglich. Sucht man die 2. und 3. Periode — ein statistisch nicht erlaubtes Verfahren — durch entsprechende Multiplikation auf den Zeitraum der ersten umzurechnen, so ergibt sich die Überlegenheit der Insulinära auf das deutlichste. Um die Erfolge ganz zu übersehen, bedarf es natürlich eines weit größeren Zeitraumes.

Bemerkenswert ist, daß von den 43 Kindern, die PRIESEL und WAGNER seit 1923 an der Pirquetschen Klinik in Wien behandelten, kein einziges starb.

---

[1] EINECKE u. FREISE: Med. Klin. 1929, Nr 20.
[2] HIRSCH-KAUFFMANN, H.: Synthalin B im Spiegel tierexperimenteller und klinischer Forschung. Abh. aus der Khk. und ihren Grenzgeb. H. 27. Berlin: S. Karger 1930.

k) Zusammenfassendes über ambulante Diabetesbehandlung.

Es liegt im Wesen des Diabetes als einer chronischen, nur selten ausheilenden Krankheit und des Insulins als eines Substitutionsstoffes, daß der Schwerpunkt der Therapie in der häuslichen Behandlung liegt. Die Situation ist darin die gleiche wie bei der Fettsucht und der Gicht. Es gibt zwar Kranke, vor allem Kinder, die fast nur noch im Krankenhause ihr Leben fristen können. Das sind aber hinsichtlich der Natur der Krankheit sehr große Seltenheiten, oder die häusliche Lage muß ganz besonders ungünstig sein. Abgesehen davon beansprucht eine klinische Behandlung in der Regel nur einige Wochen. Ihre Indikationen wurden schon kurz gestreift. Notwendig ist sie in leichten Fällen nur dort, wo eine Zucker- und Acidosefreiheit zu Hause, gewöhnlich wegen mangelnder Sorgsamkeit der Kranken, nicht zu erreichen ist, bei Schwerkranken als Regel zur Einstellung von Diät und Insulinzufuhr und zur Erprobung der Dauerbehandlung, sofern nicht die Verhältnisse zu Hause hinsichtlich der Zuverlässigkeit der Kranken und ihrer Umgebung sowie der ärztlichen Versorgung ganz besonders günstig liegen. Unter allen Umständen gehören in klinische Behandlung Kranke mit schwerer Acidose, mit drohendem oder bereits eingetretenem Koma.

Neben der Therapie im eigentlichen Sinne hat die Krankenhausbehandlung eine pädagogische Bedeutung: Der Kranke muß über das Wesen der Krankheit sowie den Sinn und die Durchführung der Behandlung aufgeklärt werden, so daß er genau weiß, wie er sich zu Hause weiter zu verhalten hat. Die beste Einrichtung in dieser Richtung besteht in der JOSLINschen Klinik in Boston, in der geradezu Kurse, meist sogar persönlich vom Direktor der Anstalt, abgehalten werden. Sie erstrecken sich auf die Anstellung der Zucker- und Acetonproben, die Zusammensetzung der Diät, die Technik der Insulinbehandlung, ihre Gefahren und deren Beseitigung, die Maßnahmen zur Verhinderung des Koma und das Verhalten bei erneutem Auftreten von Zucker. Natürlich kann die Unterweisung auch in Buchform erfolgen. Am zweckmäßigsten in dieser Beziehung ist noch das Verordnungsbuch und der diätetische Leitfaden von C. v. NOORDEN und S. ISAAC, auch die ganz knappe Darstellung der Diätbehandlung der Zuckerkrankheit von A. und E. BOFINGER ist zu empfehlen. Leider ist aber in beiden Büchlein das Insulin zu wenig berücksichtigt, das gut orientierende Büchlein von H. STRAUSS und SIMON über „Die Insulinbehandlung“, das hier vielleicht eine Lücke ausfüllen könnte, ist für Laien zu umfangreich und zu wissenschaftlich.

Wieweit die Unterweisung im Einzelfalle zu gehen hat, läßt sich schematisch nicht sagen. Insbesondere ist eine nur von Fall zu Fall auf Grund der Psyche und des Intellekts des Kranken zu entscheidende Frage, ob man ihm die Zuckerreagentien in die Hand geben soll oder nicht. Die Nachteile einer derartigen täglichen Urinkontrolle können oft größer sein wie der Nutzen, und es scheint mir als Regel wichtiger, die Kranken in dieser Richtung an den Arzt, ausnahmsweise an den Apotheker zu verweisen. Dagegen müssen die Kranken hinsichtlich der Insulininjektionen möglichst auf sich selbst, bzw. ihre nächste

Umgebung gestellt werden. Es bedeutet eine viel zu große Belastung von Arzt und Krankenschwester und sehr oft auch des Portemonnaies der Kranken, sich auf diese Hilfe zu verlassen, die in entscheidenden Augenblicken einmal durch unglückliche Umstände ausfallen kann, so daß dadurch schwere Schädigungen der Stoffwechsellage entstehen können. Besonders wichtig ist natürlich, daß der Kranke hinsichtlich seiner Dauerdiät genaue Vorschriften mit quantitativen Angaben erhält. Dafür eignet sich das oben angegebene, in unserer Klinik übliche Schema sehr gut. Man soll es nicht mit mehr Zahlen belasten, als unbedingt nötig, denn die Erfahrung zeigt immer wieder, daß zu große Anforderungen in dieser Beziehung an den Kranken bzw. seine Umgebung nicht erfüllt werden. Deshalb genügt es in der Regel, zahlenmäßige Angaben nur für die Hauptzuckerquellen der Nahrung (Zucker, Brot, Kartoffeln, Milch, Obst und deren Äquivalente) und evtl. Kohlehydratersatzmittel zu machen, während man sich hinsichtlich des animalischen Eiweißes mit allgemeinen Vorschriften, bei den Gemüsen mit der Angabe der Art derselben begnügen kann. Selbstverständlich müssen in besonders schweren Fällen oder bei Menschen mit besonders unzweckmäßigen Eßgewohnheiten die Vorschriften sehr detailliert sein. Die Erfahrung zeigt immer wieder, daß richtig instruierte Kranke, selbst wenn sie früher leichtfertig hinsichtlich ihrer Diät waren, gewissenhaft werden. Bei jedem Kranken, der Insulin notwendig hat, ist es absolut erforderlich, ihn genau über die ersten Symptome der Hypoglykämie und die Mittel zu deren Beseitigung zu instruieren.

Es unterliegt keinem Zweifel, daß durch das Insulin und die dadurch viel liberalere und leichter einzuhaltende Diät die häusliche Behandlung des Diabetes viel einfacher durchzuführen und viel erfolgreicher zu gestalten ist wie früher, wo komplizierte Diätanordnungen praktisch auf die Dauer manchmal gar nicht innegehalten werden konnten und andererseits Fehltritte ganz besonders schwer sich rächten.

Schwierigkeiten macht leider manchmal bei unbemittelten Schwerkranken die dauernde Finanzierung der großen Insulindosen. Besonders für die Wohlfahrtsämter, denen die Kranken nach Ablauf der Kassen und nach evtl. Invalidisierung zur Last fallen, bedeutet das eine große Bürde, der sie in der Regel vorläufig noch gewachsen sind (vgl. E. LYON[1]). In Berlin tritt für die ausgesteuerten Zuckerkranken die Landesversicherungsanstalt ein. KATSCH[2] hat auf Rügen produktive Fürsorge in einem besonderen Genesungsheim für Diabetiker organisiert.

Von wenigen, besonders gelagerten Fällen abgesehen, ist es heute fast für jeden Diabetiker bei gutem Willen und einiger Sorgfalt möglich, bei richtig abgestimmter Dauerkost und evtl. Insulinzufuhr auch zu Hause bei einer ausreichenden Kost ohne besondere Entbehrungen zucker- und acidosefrei zu bleiben und seinen Beruf auszufüllen. Er bedarf dabei aber stets einer gewissen ärztlichen Kontrolle, die je nach Lage des Einzelfalls in kürzeren oder kleineren Abständen die Stoffwechsellage überprüft und nach Bedarf an der Dauerkost bzw. der

---

[1] LYON, E.: Arch. Verdgskrkh. **47**, 380 (1930).
[2] KATSCH, G.: Dtsch. med. Wschr. **56**, Nr 46 (1930).

Insulinzufuhr Korrekturen anbringt. Besondere Überwachung ist in Zeiten interkurrenter Krankheiten oder sonstiger besonderer Abweichungen vom gewöhnlichen Lebensrhythmus angezeigt. Verschlechtert sich beim gewöhnlichen Gange des Lebens ein mit richtigen Verordnungen versehener Zuckerkranker, so trägt er in der Regel selbst die Schuld. Ganz besonders für den Diabetiker gilt heute mehr denn je das alte Sprichwort:

„Jeder ist seines Glückes Schmied".

Neuere zusammenfassende Darstellungen über den Diabetes mit reichen Literaturangaben.

JOSLIN, E. P.: The treatment of diabetes, 3. Aufl., 1923 (auch übersetzt); 4. Aufl., Philadelphia u. New York: Lea and Febiger 1928.

PETRÉN: Diabetes studier. Kopenhagen: Gyldendalske Boghandel 1923.

LE GENDRE, P.: Troubles et maladies de la nutrition, in Nouveau traité de médecine, Tome 7, herausg. von ROGER, WIDAL u. TEISSIER. Paris: Masson 1924.

UMBER, F.: Diabetes mellitus in „Ernährung und Stoffwechselkrankheiten", 3. Aufl. Berlin: Urban u. Schwarzenberg 1925.

ESCUDERO, P.: Traitement du diabète. Paris: N. Maloine 1925.

ACHARD, CH.: Troubles des échanges nutritifs, Tome I, Paris: Masson 1926.

HIJMANS VAN DEN BERGH: Vorlesungen über die Zuckerkrankheit. Berlin: Julius Springer 1926.

LICHTWITZ, L.: Diabetes, im Handbuch der inneren Medizin, 2. Aufl. von G. v. Bergmann u. R. Staehelin, Bd. IV/1. Berlin: Julius Springer 1926.

v. NOORDEN, C. und S. ISAAC: Verordnungsbuch und diätetischer Leitfaden für Zuckerkranke. 3. u. 4. Aufl. Berlin: Julius Springer 1926.

v. NOORDEN, C. und S. ISAAC: Die Zuckerkrankheit und ihre Behandlung. 8. Aufl. Berlin: Julius Springer 1927.

PIRQUET, C. und R. WAGNER: Die Ernährung des Diabetes. Berlin und Wien: Urban und Schwarzenberg 1928.

GRAFE, E.: Der Diabetes mellitus. Neue Deutsche Klinik von G. u. F. KLEMPERER, Bd. 2, S. 631, 1928.

LABBÉ, M.: Le traitement du diabète. 3. éd. Paris: Masson et Cie. 1929.

THANNHAUSER, Lehrbuch des Stoffwechsels und der Stoffwechselkrankheiten, München: J. F. Bergmann 1929. (Da dies Werk erst nach Abschluß meines Manuskriptes erschien, konnte es nicht mehr für meine Darstellung eingehend benutzt werden.)

CHABANIER, H., M. LEBERT und C. LOBO-ONELL: Physiopathologie et traitement du diabète sucré. Paris: Masson et Cie. 1929.

IV. Die qualitativen Störungen des Eiweißstoffwechsels und ihre Behandlung.

Bei dem komplizierten Bau des Eiweißmoleküls und der großen Menge seiner Spaltungsprodukte sollte man erwarten, daß hier eine große Menge von qualitativen Stoffwechselanomalien als Krankheiten vorkommen müßten. Einzelne, wie z. B. die Entstehung von Acetonkörpern aus Eiweiß, wurden bereits erwähnt, aber dabei handelte es sich nicht um primäre Störungen des Eiweißumsatzes, sondern um sekundäre Auswirkungen primärer Störungen auf anderen Partialgebieten, z. B. dem Kohlehydratstoffwechsel.

Primäre Anomalien qualitativer Art im Eiweißabbau sind sehr selten. In echter Form treten sie nur als sehr große Raritäten beim Abbau gewisser cyclischer Aminosäuren als sog. Alkaptonurie auf, ferner bei der einzigen schwefelhaltigen alipathischen Aminosäure, dem Cystin, als sog. Cystinurie. Häufiger sind Störungen im Abbau ganz besonders gearteter Eiweißkörper, den Nucleinen oder Nucloproteiden, bei der sog. Gicht. Aber auch hier ist mindestens der Hauptsache nach der Sitz der Störung nicht das Eiweißmolekül, sondern die mit ihm verknüpften Polynucleotide und selbst bei diesen ist es noch nicht einmal sicher, wieweit intermediäre Stoffwechselanomalien oder Ausscheidungsstörungen normal gebildeter Stoffwechselschlacken die entscheidende Rolle spielen.

Obwohl somit der Zusammenhang der Gicht mit den Störungen des Eiweißumsatzes locker und z. T. noch stark umstritten ist, sei diese Krankheit wegen ihrer praktischen Bedeutung hier an erster Stelle abgehandelt.

a) Die Gicht.

1. Allgemeine Vorbemerkungen.

Unter Gicht wird heute eine teils in akuten Schüben, teils von vornherein chronisch verlaufende Erkrankung des Gesamtorganismus, gekennzeichnet durch das Ausfallen harnsaurer Salze an den erkrankten Stellen, verstanden.

Der ,,Gichtbrüchige" war schon den Ärzten des 5. Jahrhunderts vor Christi Geburt bekannt, wenn damals auch keine Trennung von den übrigen Gelenkleiden bestand. Hippokrates hat in seinen Aphorismen den akuten Gichtanfall, GALEN später den Gichtknoten schon in klassischer Weise beschrieben.

SYDENHAM[1] (1624—1689), der erste große Kliniker der Gicht, trennte zum ersten Male dies Leiden als Sonderkrankheit von den übrigen Gelenkaffektionen ab. Zwei Jahrhunderte später führte GARROD[2] in seinem berühmten Werke: ,,The nature and treatment of gout and rheumatic gout (London 1859)" zum erstenmal die Gicht auf die Überladung des Blutes mit Harnsäure zurück und wurde damit zum Schöpfer der modernen Gichtlehre.

Über die Entstehung des Wortes ,,Gicht" gehen die Meinungen auseinander, meist wird es von dem lateinischen Wort gutta (= Tropfen) abgeleitet, auf das sicher die Krankheitsbezeichnungen der romanischen Völker zurückgehen (bzw. andere Erklärungen vgl. F. GUDZENT[3]).

2. Chemie und Physiologie der Nucleine und ihrer Spaltungsprodukte[4].

Nachdem GARROD zuerst die Harnsäure in das Centrum der Gichtpathologie gestellt hat, muß jede Darstellung der Krankheit hier ihren

---

[1] SYDENHAM, TH.: Opuscula omnia. Tractatus de podagra et hydrope, London 1683. Deutsch: Klassiker der Medizin, herausg. von K. SUDHOFF. Leipzig: J. A. Barth 1910.

[2] GARROD, A. B.: The nature and treatment of gout and rheumatic gout. London 1859.

[3] GUDZENT, F.: Gicht und Rheumatismus. Berlin: Julius Springer 1928.

[4] Vgl. darüber SCHITTENHELM, A. u. K. HARPUDER: Der Nukleinstoffwechsel, OPPENHEIMERs Handbuch der Biochemie. 2. Aufl. Bd. 8, S. 580, 1924, u. die neueste zusammenfassende Darstellung von S. J. THANNHAUSER, im Handbuch der norm. und pathol. Physiologie, Bd. 5, S. 1047, 1929.

Ausgangspunkt nehmen. Die Harnsäure ist das Abbauprodukt sehr komplizierter Aufspaltungen der Kerneiweißkörper, der sog. Nucleine oder Nucleproteide.

Diese Substanzen wurden von F. MIESCHER (unter HOPPE-SEYLER) 1871 zuerst aus den Eiterkörperchen gewonnen, von ihm wurden auch bereits sehr wesentliche Eigenschaften, der Phosphorgehalt sowie die Paarung von Eiweiß mit einer Säure, der später von ALTMANN so getauften Nucleinsäure festgestellt. Ausgangsmaterial bilden vor allem Thymus, Pankreas und Hefe. Die Kenntnis der Spaltungsprodukte verdanken wir vor allem KOSSEL und seinen Schülern, STEUDEL, LEVENE, ferner KRÜGER, JONES, WEINTRAUD, SCHITTENHELM, BRUGSCH, THANNHAUSER u. a.

Folgendes Schema, der Darstellung von GUDZENT[1] entnommen, orientiert zunächst oberflächlich über die im Kerneiweiß (Nucleoproteid) enthaltenen Bausteine und ihre mutmaßliche Verknüpfung miteinander.

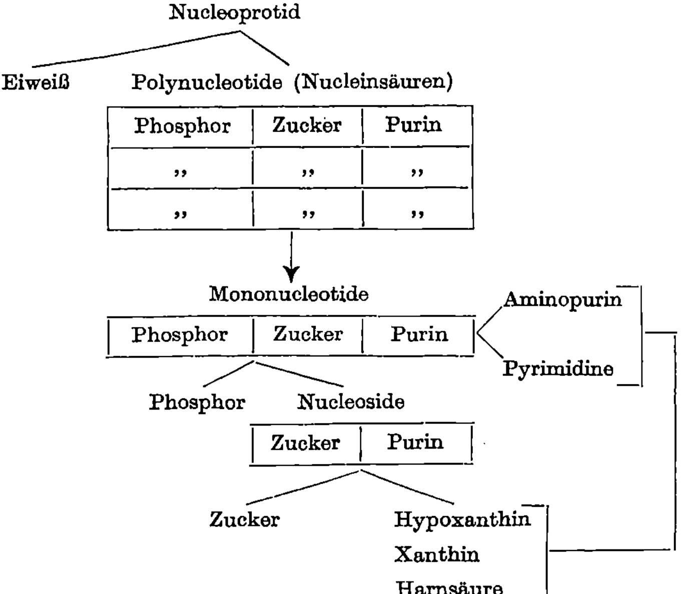

Im Nucleinsäuremolekül finden sich mithin vier außerordentlich verschiedene Gruppen von Substanzen nebeneinander vor:

1. Die Phosphorsäure.

2. Eine Kohlehydratgruppe, deren Natur noch nicht ganz geklärt ist. Bei den pflanzlichen Nucleinsäuren scheint es sich nur um eine Pentose (SALKOWSKI, NEUBERG, LEVENE u. a.), bei den tierischen eher um eine Hexose zu handeln, aber anscheinend nicht um einen gewöhnlichen, sondern einen ringförmigen Komplex (THANNHAUSER).

---

[1] FISCHER, EMIL: Untersuchungen in der Puringruppe 1882—1906. Berlin: Julius Springer 1907.

3. Purinbasen. Es sind das Derivate des Purins, dessen Kern nach E. Fischers[1] berühmten Untersuchungen die Formel:

$$
\begin{array}{l}
N_1 = C_6 \\
\;\vert \qquad \vert \\
C_2 \quad\; C_5 - N_7 \\
\;\Vert \qquad \Vert \qquad\quad \!\! >\!C_8 \\
N_3 - C_4 - N_9
\end{array}
$$

besitzt.

Es handelt sich dabei um

Guanin $C_5H_5N_5O$ =
(2 — amino — 6 oxypurin)

$$
\begin{array}{l}
HN - CO \\
\;\vert \qquad \vert \\
NH_2C \quad C - NH \\
\;\Vert \qquad\;\; \Vert \qquad\quad\! >\!CH \\
N - C - N
\end{array}
$$

Adenin $C_5H_5N_5$ =
(6 — aminopurin)

$$
\begin{array}{l}
N - CNH_2 \\
\;\vert \qquad\;\; \vert \\
HC \quad\; C - NH \\
\;\Vert \qquad \Vert \qquad\quad\! >\!CH \\
N - C - N
\end{array}
$$

Hypoxanthin $C_5H_4N_4O$ =
(6 — oxypurin)

$$
\begin{array}{l}
HN - CO \\
\;\vert \qquad \vert \\
HC \quad\; C - NH \\
\;\Vert \qquad \Vert \qquad\quad\! >\!CH \\
N - C - N
\end{array}
$$

Xanthin $C_5H_4N_4O_2$ =
(2 . 6 — dioxypurin)

$$
\begin{array}{l}
HN - CO \\
\;\vert \qquad \vert \\
OC \quad\; C - NH \\
\;\vert \qquad \Vert \qquad\quad\! >\!CH \\
HN - C - N
\end{array}
$$

Aus diesem letzteren Körper entsteht dann durch weitere Oxydation die

Harnsäure $C_5H_4N_4O_3$ =
(2 . 6 . 8 — oxypurin)

$$
\begin{array}{l}
NH - C = O \\
\;\vert \qquad\;\; \vert \\
O - C \quad\; C - NH \\
\;\vert \qquad\;\; \vert \qquad\quad\! >\!C = O \\
HN - C - NH
\end{array}
$$

4. Pyrimidinbasen, Derivate des von Kossel gefundenen Pyrimidins $C_4H_4N_2$ mit der Strukturformel

$$
\begin{array}{l}
N_1 = C_6H \\
\;\vert \qquad\;\; \vert \\
HC_2 = C_5H \\
\;\Vert \qquad\;\; \Vert \\
N_3 - C_6H
\end{array}
$$

auch Metadiacin genannt. Es sind das

Uracil $C_4H_4N_2O_2$ =
(2,6 — dioxypyrimidin)

$$
\begin{array}{l}
HN - CO \\
\;\vert \qquad \vert \\
OC \quad\; CH \\
\;\vert \qquad \Vert \\
HN - CH
\end{array}
$$

---

[1] Fischer, Emil: Untersuchungen in der Puringruppe 1882—1906. Berlin: Julius Springer 1907.

$$\text{Thymin } C_5H_6N_2O_2 = \quad \begin{array}{c} HN - CO \\ | \quad | \\ OC - C \cdot CH_3 \\ | \quad || \\ HN - CH \end{array}$$
(5 — methyluracil)

$$\text{Cytosin } C_4H_5N_3O \quad = \quad \begin{array}{c} N = CNH_2 \\ | \quad | \\ OC \quad CH \\ | \quad || \\ HN - CH \end{array}$$
(2 oxy — 6 aminopyrimidin)

Wie ein Blick auf das Schema (S. 396) zeigt, geht die Spaltung in der Weise vor sich, daß die Nucleine (Nucleinproteide) zunächst in Eiweiß und Polynucleotide zerfallen, diese letzteren dann weiter in Einzelgruppen, die sog. Mononucleotide. Aus diesen wird teils Phosphor, teils Purin abgespalten und es bleiben die einfacher gebauten Nucleoside, die ihrerseits wieder in den Kohlehydratkomplex und die Purin- bzw. Pyramidinbasen zerfallen, wobei die Purine zu Harnsäure oxydiert werden. Nach LEVENE[1] kann die Spaltung der Mononucleotide auch in der Weise vor sich gehen, daß nach Abspaltung der Purinbasen eine Zuckerphosphorsäure bestehen bleibt.

Wie die Verknüpfung der Einzelbausteine in den größeren Komplexen vor sich geht ist noch sehr umstritten und interessiert auch hier nicht weiter. Lediglich als Beispiel sei die Verknüpfung des Mononucleotides Inosinsäure, das aus Hypoxanthin d—Ribose (als Kohlehydrat) und Phosphorsäure besteht, nach LEVENEs Formel angeführt:

Hypoxanthin   d — Ribose   Orthophosphorsäure

Man sieht daraus, daß es sich um esterartige Verbindungen mit sehr komplizierten Ringbildungen handelt.

Aus dem Schema geht deutlich hervor, daß die Harnsäure nicht im Nucleinsäuremolekül präformiert ist, sondern erst auf dem Wege über das darin enthaltene Xanthin durch Einfügung eines weiteren Sauerstoffatoms entsteht.

Bei der entscheidenden Bedeutung der Harnsäure für die Auffassung der Gicht seien ihre wichtigsten chemischen und physikalischen Eigenschaften hier kurz mitgeteilt. SCHEELE stellte 1776 diese Substanz aus dem Harn und aus Harnsteinen zuerst dar. EMIL FISCHER[2] klärte durch

[1] LEVENE, P. A.: Einzelarbeiten in Hoppe-Seylers Z. 32—45. Zusammenfassung: On the biochem. of nucleoacids. J. amer. chem. Soc. 32 (1909).
[2] FISCHER, E.: zitiert auf S. 396.

seine berühmten Purinarbeiten die Konstitution auf und fand dabei
zwei tautomere Formen, die Lactam- und Lactimform:

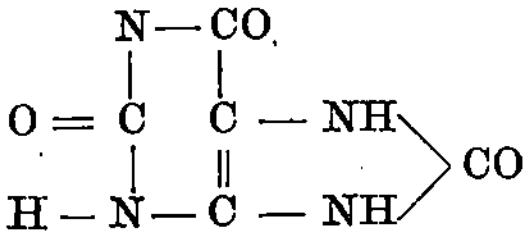

$$
\begin{array}{ccc}
\text{N—CO} & & \text{N} = \text{C — OH} \\
\text{O} = \text{C} \quad \text{C — NH} \!\!\Big\rangle \text{CO} & & \text{OH — C} \quad \text{C — NH} \!\!\Big\rangle \text{COH} \\
\text{H — N — C — NH} & & \text{C — C — N} \\
\text{Lactam} & & \text{Lactim}
\end{array}
$$

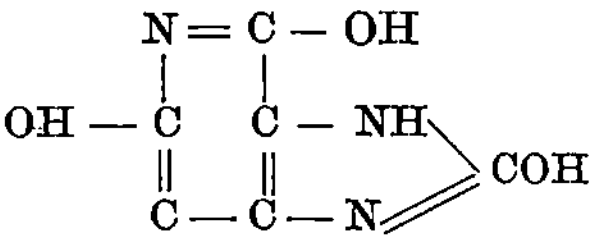

Die Lactamformel ist die gewöhnlich angeführte, die Lactimformel
entsteht daraus durch Umlagerung mit Auftreten von drei neuen
doppelten Bindungen. Biologisch wichtig ist, daß beide Formen bzw.
ihre Salze durch verschiedene Löslichkeiten unterschieden sind
(GUDZENT[1]). Das Lactam ist anscheinend unbeständiger und leichter
löslich und geht daher leicht in das beständigere, aber schwerer lösliche
Lactim über. Immerhin sind die Unterschiede nicht sehr erheblich, denn
bei 37⁰ lösen sich vom Mononatriumurat in Lactamform 2,13 g pro Liter
destilliertem Wasser gegenüber 1,408 g bei der Lactimform. Nach
FREUNDLICH und LOEB verhalten sich die Urate in wässriger Lösung wie
Elektrolytkolloide, d. h. sie sind z. T. molekulardispers, also in echter
Lösung, z. T. jedoch kolloidal. Die Löslichkeit der Salze verschlechtert
sich sehr wesentlich beim Hinzutreten anderer Ionen. So beträgt sie
pro 1000 ccm Serum für das Mononatriumurat in Lactamform nur
184 mg, in der Lactimform sogar nur 83 mg. Die Harnsäure selbst ist
erheblich leichter löslich (910 mg pro 1 Liter Serum bei 37⁰). Nach
GUDZENT, HENDERSON, SPIRO usw. existiert die Harnsäure in Blut- und
Gewebsflüssigkeit zu 97—98 % als ionendisperses Mononatriumurat.
Die Frage der Löslichkeit der Harnsäure und ihrer Salze ist natürlich
für die Entstehung der Gicht von größter Bedeutung. Je schwerer die
Löslichkeit, um so leichter die Neigung zum Auskrystallisieren. Wegen
der Fülle der im Serum gleichzeitig vorkommenden Substanzen mit den
verschiedensten chemischen und physikalisch-chemischen Eigenschaften
liegen hier die Verhältnisse unübersehbar kompliziert. SCHADE[2] hat die
Behauptung aufgestellt, daß die Harnsäure im Blute in kolloidaler Form
kreise, was mancherlei Vorgänge leichter verständlich machen würde,
ist damit aber bei sehr guten Kennern der Materie wie LICHTWITZ[3] und
GUDZENT u. a. auf energischen Widerstand gestoßen, während THANN-
HAUSER die Möglichkeit solcher Zustandsveränderung bei übersättigter
Lösung zugibt. Auf die Frage, ob Harnsäure als solche oder in kom-
plexer Bindung kreist, soll erst später bei der Besprechung der Gicht-
theorien eingegangen werden. Fällt die Harnsäure aus, so geschieht die
Auskrystallisierung in schönen rhombischen Tafeln und Säulen.
    Auf die Methoden der Gewinnung und Bestimmung der Harnsäure
einzugehen, liegt außerhalb des Rahmens dieses Buches, da sie für den

---

[1] GUDZENT, F.: Lit. in der zusammenfassenden Darstellung S. 117.
[2] SCHADE, H. u. E. BODEN: Hoppe-Seylers Z. 83, 347 (1913).
[3] LICHTWITZ (zusammen mit E. STEINITZ): Die Gicht, Handb. der
inneren Medizin. 2. Aufl., herausg. von G. v. Bergmann u. R. Staehelin.
Bd. IV/1, S. 830. Berlin: Julius Springer 1926.

Praktiker kaum in Betracht kommen. Von Bedeutung ist ja nur die Bluthaarnsäurebestimmung und auch diese nur unter besonderen Bedingungen. Hierfür empfiehlt sich am meisten die Methode von OTTO FOLIN, für den Urin das Verfahren von BENEDICT-FRANKE, doch wird der Arzt meist mit dem Ausfall der qualitativen Murexidprobe sich begnügen (rote Farbe nach Eindampfen einer salpetersauren Lösung bis zum Trocknen, Purpurfärbung nach Zusatz von einem Tropfen Ammoniak, Blauviolettfärbung nach Zusatz von einem Tropfen Kalilauge) (Methodisches bei HOPPE-SEYLER-THIERFELDER[1] und UMBER[2]).

Die älteren Untersucher, vor allem GARROD, fanden beim normalen Menschen mit primitiven Methoden (Fadenprobe) keine Harnsäure im Blut, so daß das Auftreten derselben als charakteristisch für Gicht angesehen wurde. Mit der Verfeinerung der Methoden ergab sich aber, was von vorneherein zu erwarten war, daß jeder Mensch Harnsäure im Blut hat und zwar bei purinfreier Kost 1 mg bis maximal 4,5 mg pro 100 ccm Blut. Diese Werte können auch außerhalb der Gicht bei starkem Gewebszerfall, vor allem Leukämie, Pneumonie, akuten und chronischen Infekten, auch Nephritis erhöht sein. Neben der Harnsäure finden sich Purine angeblich in freier Form im Blute nicht vor, jedoch sind von THANNHAUSER und CZONICZER[3] Nucleotide in kleinen Mengen nachgewiesen worden. Der Harnsäuregehalt der einzelnen Gewebe ist normalerweise nach GUDZENT[4] prozentual und absolut unter Benutzung der VIERORDTschen Organgewichtstabellen folgender (Tabelle 48):

Tabelle 48. Harnsäuregehalt der einzelnen Organe.
(Nach VIERORDT.)

	pro 100 g mg	absolut mg
Thyreoidea	2,45	0,738
Blut	2,70	135,000
Muskel	3,00	887,460
Lunge	3,75	37,300
Hoden	5,50	2,060
Galle	5,85	—
Nieren	6,40	19,600
Gehirn	7,70	110,180
Leber	10,30	187,460
Milz	10,70	17,440
Pankreas	11,50	11,270
Fettgewebe	Spuren	—

So errechnet sich ein Gesamtgehalt des normalen Menschen an U von 1,5 g, davon über die Hälfte im Muskel. Auch in den Geweben lassen

---

[1] HOPPE-SEYLER-THIERFELDER: Handbuch der physiologisch- und pathologisch-chemischen Analyse. 9. Aufl. Berlin: Julius Springer 1924.
[2] UMBER, F.: Ernährung und Stoffwechselkrankheiten, Anhang von ROSENBERG. 3. Aufl. Berlin: Urban und Schwarzenberg 1925.
[3] THANNHAUSER und CZONICZER: Z. physiol. Chem. 110, 307 (1920).
[4] GUDZENT, F.: zitiert auf S. 395.

sich die Vorstufen der Harnsäure fassen und zwar in erheblich größeren
Mengen als diese selbst, doch ist die Beurteilung aus vielen Gründen
sehr schwierig (Methodik der Bestimmung, Leichenorgane usw.).

Wie die Chemie, so birgt auch die *Physiologie des Nucleinstoffwechsels* manches Rätsel. Um die Bedeutung der Nucleinsäuren im
Stoffhaushalt des Organismus richtig zu würdigen, muß man, wie
THANNHAUSER mit Recht schon betont hat, wohl von den Kohlehydrat-
phosphorsäuren ausgehen. Diese spielen vor allem in Form des Lacta-
cidogens von EMBDEN überall da eine große Rolle, wo starke energetische Leistungen erzielt werden müssen, wie z. B. im Muskel. Ob sich
ihre Rolle dabei allerdings lediglich als Puffersubstanz erschöpft, wie
THANNHAUSER[1] es meint, scheint mir zweifelhaft und in Anbetracht
der sehr komplizierten stofflichen und energetischen Vorgänge beim
Abbau recht unwahrscheinlich, wenn auch gewiß eine Substanz, die
sich wie die Nucleinsäuren aus sauren und basischen Bestandteilen
zusammensetzt, sich für die jeweils optimale feine Einstellung des p_H
des Gewebsmilieus sehr gut eignet. Die Aufgaben dürften wohl vielseitiger sein. Dafür spricht auch, daß die Phosphorsäure nicht nur mit
Kohlehydratkomplexen verbunden ist, sondern daß in den Nucleosiden
Kohlehydrate mit Purinen gekoppelt sind und andererseits im Laufe
der letzten Jahre auch Verbindungen von Phosphorsäure mit Purinbasen aufgefunden wurden, z. B. im Muskel die Adenosinphosphor-
säure (durch EMBDEN[2]), die ihrerseits in Hypoxanthinphosphorsäure
und sogar in Inosinsäure übergehen kann. Dabei handelt es sich gewiß
nicht nur um Schlackenbeseitigung, sondern um wichtige intermediäre
Vorgänge, deren Bedeutung nur vorläufig noch dunkel ist.

Der Abbau der Nucleine in der oben geschilderten Weise setzt das
Vorhandensein spezifischer Fermente voraus, die der Hauptsache nach
hydrolytisch wirken. Man bezeichnet die Hauptfermente am besten
als Nucleasen und unterscheidet dabei mit LEVENE[3] am einfachsten und
klarsten auch hinsichtlich der Namengebung drei Untergruppen:

1. Die Polynucleotidasen, welche die Polynucleotide in Mononucleotide zerlegen, 2. die Nucleotidasen, welche aus den Mononucleo-
tiden Phosphor abspalten, 3. die Nucleosidasen, welche die Glykosidbindungen an den Kohlehydraten sprengen und dadurch die Nucleoside
in ihre drei Bestandteile auflösen, vielleicht auch aus den Nucleotiden
Zuckerphosphate und freie Basen abspalten.

Die Nucleotidasen sind Esterasen, da sie die Esterbildung der
Kohlehydratphosphorsäure sprengen, die Nucleosidasen sind Glykosi-
dasen, da sie die Puringlykoside spalten. Fermente, welche die Pyri-
midinnucleoside spalten, sind bisher auffallenderweise nicht bekannt
(vgl. OPPENHEIMER[4]), wie überhaupt das Schicksal der Pyrimidin-
gruppe das dunkelste Kapitel unter den Nucleinspaltungsprodukten ist.

---

[1] THANNHAUSER, S. J.: zitiert auf S. 462.
[2] EMBDEN, G. und Mitarbeiter: Z. physiol. Chem. **179**, 149 (1928).
[3] LEVENE, P.: zitiert auf S. 398.
[4] OPPENHEIMER, C.: Die Fermente, 2. Aufl. — Lehrbuch der Enzyme,
Leipzig: Thieme 1927.

Zu den Nucleasen, welche die stufenweise Aufspaltung des Hauptmoleküls bewirken, treten weitere Fermente, welche den Abbau bzw. die Umwandlung der Einzelbausteine vollziehen. Näher bekannt sind sie nur für die Purine. Da die bei Zerfall der Nucleinsäure auftretenden Purine anscheinend sämtlich in Harnsäure übergehen, so müssen an dem betreffenden Purinkörper sowohl Desamidierungen wie Oxydierungen vorgenommen werden, um zum Trioxypurin, der Harnsäure, zu gelangen. Tatsächlich sind auch von SCHITTENHELM, JONES, ihren Mitarbeitern u. a. sowohl Purindesamidasen (Guanase, Adenase) wie Oxydasen (die Xanthinoxydase, welche Hypoxanthin und Xanthin in Harnsäure überführt), nachgewiesen worden. Auf die wichtige Frage, ob die Harnsäure tatsächlich das Endprodukt des Purinstoffwechsels ist, oder ob der menschliche Organismus diese Substanz noch weiter zu spalten vermag, soll erst später eingegangen werden, da sie aufs engste mit den Vorstellungen über die Genese der Gicht zusammenhängt. An dieser Stelle sei nur erwähnt, daß fast alle Tiere ein urikolytisches Ferment besitzen, welches die Harnsäure weiteroxydiert (Urikase, Urikooxydase). SALKOWSKI fand 1876 zuerst, daß $\overline{U}$ bei den meisten Säugetieren in Allantoin übergeführt wird. Das Allantoin kann nach folgendem, auch im Reagenzglas (mit Bleisuperoxyd oder Kaliumpermanganat) sich vollziehenden Vorgange unter Sauerstoff- und Wasseraufnahme sowie Kohlensäureabgabe aus der Harnsäure entstehen:

$$\begin{array}{l} \mathrm{NH-CO} \\ \quad | \qquad | \\ \mathrm{CO} \quad \mathrm{C-NH} \\ \quad | \qquad \| \qquad\quad >\!\mathrm{CH} \\ \mathrm{NH-C\ -NH} \end{array} + \mathrm{O} + \mathrm{H_2O} - \mathrm{CO_2} = \begin{array}{l} \mathrm{NH-CH-NH} \\ \quad | \qquad | \qquad\ \ >\!\mathrm{CO} \\ \mathrm{CO} \qquad | \\ \quad | \qquad\quad / \\ \mathrm{NH_2 \ \ C\!-\!-\!-\!NH} \\ \qquad\quad \| \\ \qquad\quad \mathrm{O} \end{array}$$

Welches im einzelnen im Reagenzglas und vor allem im Organismus die Zwischenprodukte sind ($C_5H_4O_4N_4$?), ist vorläufig noch ungeklärt (vgl. z. B. K. THOMAS[1] und K. FELIX[2] und ihre Mitarbeiter). Bei vielen Tieren, vor allem den Vögeln spielt das Allantoin die Rolle der Harnsäure. Eingespritzte Harnsäure vermehrt die Allantoinausscheidung um den entsprechenden Betrag (WIECHOWSKI). Von einem weiteren Abbau dieser Substanz im Tierkörper ist bisher nichts bekannt, doch dürften die Akten darüber noch nicht geschlossen sein. Auch im menschlichen Harne lassen sich minimale Mengen von Allantoin nachweisen (einige Dezigramme), doch geht die allgemeine Ansicht dahin, daß sie aus der Nahrung stammen, da bei vollkommen fleischfreier Kost selbst diese kleinen Spuren ganz oder fast ganz verschwinden.

Nicht alle Purine erscheinen im Harne des Menschen als Harnsäure, da kleine Mengen, welche der Desamidierung bzw. Oxydierung entgangen sind, noch darin nachweisbar sind, wie folgende Tabelle von KRÜGER und SALOMON[3] (allerdings bei gemischter Kost) zeigt (Tabelle 49):

---

[1] BRÜNIG, EINECKE, PETERS, RABE, VIEHL, zusammengest. von K. THOMAS: Z. physiol. Chem. **174**, 94 (1928).

[2] FELIX, K., F. SCHEEL und W. SCHULER: Ebenda **180**, 90 (1929) und FELIX, K.: Klin. Wschr. Nr 7 (1930).

[3] KRÜGER und SALOMON: Z. physiol. Chem. **21** (1895); **24** (1897).

Tabelle 49.
Gehalt des Urins an Purinen (außer der Harnsäure).
(Nach Krüger und Salomon.)

In 10 000 Liter Harn sind enthalten:
Heteroxanthin . . . . 22,35 g
Paraxanthin . . . . 15,31 „
1-Methylxanthin . . . . 31,29 „
Xanthin . . . . 10,11 „
Hypoxanthin . . . . 8,50 „
Adenin . . . . 3,54 „
Epiguanin . . . . 3,40 „

Bei purinfreier Kost gehen diese an sich schon sehr kleinen Zahlen auf noch niedrigere Werte herunter (Steudel). Ob auch diese noch aus der Nahrung stammen, wie meist angenommen wird, wäre möglich, mir erscheint es aber näherliegend, daß sie doch im Körper entstanden sind, da es fast keinen im intermediären Stoffwechsel auftretenden Stoff gibt, der nicht wenigstens in ganz kleinen Mengen auch im Harne gefaßt werden kann.

Über das Schicksal der Pyrimidine im tierischen Organismus wissen wir, außer der allerdings sehr wichtigen Tatsache, daß sie im Harn bisher auch nach Fütterung nie gefunden wurden, nichts. Man muß daher annehmen, daß sie im intermediären Stoffwechsel in noch ganz ungeklärter Weise abgebaut werden. Der Abbau der Kohlehydrate des Nucleinmoleküls dürfte im Prinzip wohl der gleiche sein, wie er S. 192 geschildert ist.

Um tiefer in Herkunft und Schicksal der Nucleinsäuren einzudringen, empfiehlt es sich, einen *endogenen* und *exogenen* Nucleinstoffwechsel zu unterscheiden. Es ist das große Verdienst von Burian und Schur[1] sowie von Sivén u. a. die Trennung zuerst für das Endprodukt des Purinstoffwechsels, die Harnsäure, durchgeführt zu haben. Die Harnsäure entstammt zwei verschiedenen Quellen, einmal dem durch den Lebensprozeß notwendig herbeigeführten Kernzerfall, woran neben der allgemeinen Organabnutzung (in Muskulatur, Drüsen im weitesten Sinne usw.) offenbar die Verdauungsdrüsen mit ihren großen Sekretmengen den Hauptanteil haben (Kestner, Hirschstein, Steudel u. a.), als sog. endogene Harnsäure, entsprechend der Abnutzungsquote Rubners (N-Minimum) beim Eiweiß, ferner aus der Nahrung (exogene Harnsäure).

Folgende Tabelle (50) mit einigen Durchschnittszahlen zeigt, daß der exogene Anteil bei der gewöhnlichen Kost erheblich überwiegt:

Tabelle 50.
Harnsäurewerte im Urin bei verschiedener Ernährung.

beim Erwachsenen im Hunger bzw. bei völlig purinfreier Kost	0,3—0,5 g $\overline{U}$ pro die
beim Säugling im Hunger bzw. bei völlig purinfreier Kost	0,6—1,0 „ „ „ „
bei gemischter Kost	0,5—1,0 „ „ „ „
bei Fleischkost	1,0—2,0 „ „ „ „
bei großen Mengen nucleinreicher Nahrung (vor allem Kalbsmilch, Hirn, Leber, Milz) .	2,5 „ und mehr.

<hr>

[1] Burian u. Schur: Z. physiol. Chem. **80**, 241 (1900).

Die erstgenannten Zahlen stellen noch nicht das Harnsäureminimum dar. Nach den Untersuchungen von E. KRAUSS wird das erst bei einer Kost erreicht, die zur Erreichung des N-Minimums notwendig ist, d. h. bei einer praktisch eiweißfreien Kohlehydratfettkost. Unter diesen Ernährungsbedingungen sinkt die endogene Harnsäure bis auf 0,112 bis 0,196 g (bei einem Durchschnittsgewicht von 70 kg) oder auf 1,6—2,8 mg pro Kilogramm herab. Wenn auch zwischen den einzelnen Menschen gewisse Differenzen in der Ausscheidung an endogener Harnsäure entstehen, so existiert doch unter gleichen Lebensbedingungen beim normalen Menschen ein individuell konstanter Wert. Den zwingenden Beweis, daß diese endogene Harnsäure tatsächlich im Gewebe entsteht, erbrachte schon HORBACZEWSKI[1], der bei aseptischer Digestion von frischen Organextrakten schon außerhalb des Körpers Harnsäure auftreten sah (z. T. bei pro 1 g Milz 2,5 mg $\bar{\text{U}}$). Das Schicksal der von außen zugeführten, sog. exogenen Nucleine ist dadurch komplizierter, daß am Anfang die Aufspaltung und Resorption im Magendarmkanal steht. Die Spaltung der Nucleine in Eiweiß und Polynucleotide scheint erst im oberen Darm vor sich zu gehen. Von JONES ist im tierischen Pankreas ein thermostabiles Ferment gefunden, das pflanzliche Nucleinsäuren in Nucleotide spaltet. Das Schicksal tierischer Nucleinsäuren ist noch nicht genügend geklärt. Das gilt sogar für die Frage, ob dazu die bekannten proteolytischen Fermente Trypsin und Erepsin genügen oder besondere Nucleasen angenommen werden müssen. Erst recht kompliziert werden die Verhältnisse wegen der Bakterieneinwirkungen in den unteren Darmabschnitten. Dieser Faktor spielt anscheinend eine sehr große Rolle, so daß oral einverleibte Nucleine niemals die endogene Harnsäureausscheidung im Harn um den entsprechenden exogenen Wert erhöhen. Vielmehr erscheint ein wechselnder Teil als Harnstoff im Urin (THANNHAUSER und DORFMÜLLER, STEUDEL und ELLINGSHAUS u. a.); die Menge $\bar{\text{U}}$ ist dabei anscheinend um so größer, je stärker die Darmfäulnis mit ihrer Purinolyse wirkt. Damit ergibt sich ohne weiteres die Problematik aller Versuche, die aus oraler Darreichung von Nucleinen und deren Spaltungsprodukten Schlüsse hinsichtlich Physiologie und Pathologie des Nucleinstoffwechsels ziehen wollen. Leider hat auch der parorale Weg seine großen Schattenseiten, vor allem was die Nucleine selbst und ihre höheren Spaltungsprodukte angeht. Sie machen z. T. Fieber oder wirken so irritierend auf die Gewebe, daß der übrige Stoffwechsel in Mitleidenschaft gezogen wird, und primäre und sekundäre Wirkungen oft nicht auseinandergehalten werden können. Parenterale Zufuhr von Nucleotiden, Adenosin und Guanosin führen zu einer Harnsäuremehrausscheidung, die zu 60—100 % der injizierten Substanz entspricht.

Eingehende Untersuchungen über den Pfortaderblutgehalt an Nucleinspaltungsprodukten fehlen noch und sind technisch außerordentlich schwierig, immerhin ist der Nachweis von Nucleotiden im peripheren Blute gelungen (THANNHAUSER und CZONICZER[2]). Der weitere

---

[1] HORBACZEWSKI: Mschr. f. Chem. 12, 221 (1891).
[2] THANNHAUSER u. CZONICZER: zitiert auf S. 400.

fermentative Abbau der resorbierten Nucleinspaltprodukte dürfte wohl der Hauptsache nach in der Leber erfolgen, vermutlich in der gleichen Weise und mit den gleichen Fermenten, sicher aber wohl mit den gleichen Endprodukten wie beim endogenen Nucleinsäurestoffwechsel.

Dabei ist jedoch die bemerkenswerte und noch keineswegs genügend geklärte Tatsache zu erwähnen, daß exogen einverleibte harnsäure-bildende Purinbasen anscheinend sich anders verhalten wie endogen entstehende, indem sie im ersteren Falle immer zu einem mehr oder weniger großen Teil unverändert im Harn erscheinen. So hat es den Anschein, als ob die Oxydation der Purinbasen zu Harnsäure dem Organismus oft nur in beschränktem Maße möglich ist. Von besonderem Interesse ist schließlich noch die Frage, ob und in welchem Umfange im Organismus Nucleinsäuren synthetisch hergestellt werden können. Da Phosphorsäure und Kohlehydrate dem Organismus reichlich zur Verfügung stehen, kommt es dabei im wesentlichen auf die Möglichkeit der Purin- bzw. Pyrimidinsynthese an. Für den Rheinlachs hat MIESCHER[1] durch seine berühmten Untersuchungen äußerst wahrschein-lich gemacht, daß hier in der Laichzeit aus Muskeleiweiß Kerneiweiß gebildet wird, da der Nucleinsäuregehalt der großen Spermalager schätzungsweise viel größer ist als der der Rückenmuskulatur, die ihnen als einziges Baumaterial zur Verfügung steht. Für das bebrütete Hühnerei ist von KOSSEL[2] die Purinsynthese festgestellt. Dafür, daß auch im erwachsenen Organismus Nucleine neu gebildet werden, spricht normalerweise der konstante endogene Harnsäurewert, unter pathologischen Umständen die massenhafte Neubildung von sehr kern-reichen Gebilden wie bei der Leukämie, ausgedehnten Eiterungen und malignen Tumoren.

An der Befähigung auch des erwachsenen, menschlichen Organismus zur Purin- und damit auch zur Nucleinsynthese kann daher wohl kaum mehr gezweifelt werden, dagegen ist es vorläufig noch ganz unklar, welchen Weg oder welche Wege dabei der Körper beschreitet. Hin-sichtlich der in dieser Richtung vorliegenden Möglichkeiten und Hypo-thesen sei auf die Darstellung von THANNHAUSER[3] verwiesen.

3. Vorkommen und Ätiologie der Gicht.

Im Gegensatz zu einer weitverbreiteten Ansicht in Kreisen von Laien, die sehr rasch und häufig bei Gelenkbeschwerden das Wort Gicht gebrauchen, ist die echte Gelenkgicht eine exquisit seltene Erkrankung. Sehr eindrucksvoll geht das aus der großen Statistik von GUDZENT und HOLZMANN[4] hervor, welche das gesamte Sektionsmaterial des patho-logischen Institutes der Charité (32089 Fälle) der Jahre 1901 bis 1925 daraufhin durchsahen und nur 76mal d. h. in 2,36% echte Gelenkgicht fanden. Selbst bei Klinikern, die sich ganz besonders mit dieser Krank-heit beschäftigen und daher vermehrt Leidende dieser Art sehen, macht

---

[1] MIESCHER, F.: Hoppe-Seylers Z. 1871, 441.
[2] KOSSEL, A.: Hoppe-Seylers Z. 10, 248 (1886).
[3] THANNHAUSER, S. J.: zitiert auf S. 462.
[4] GUDZENT, F. u. E. HOLZMANN: Z. klin. Med. 106, 117 (1927).

die Gicht nur wenige Prozente ihrer Klientel aus. Die Gicht ist eine zeitlich und räumlich weitverbreitete Krankheit, wenn auch ein brauchbares Zahlenmaterial aus vielen Gründen nicht zur Verfügung steht. Im Altertum sowohl in Griechenland wie in Italien war die Krankheit anscheinend als eine Dekadenzerscheinung beim Absinken der Kulturhöhen weit verbreitet, während die gleichen Länder heute im Vergleiche zu anderen weit weniger betroffen sind. Der Orientale wird viel seltener davon befallen wie der Europäer. In der alten Welt stellen England, Holland und früher Deutschland das Hauptkontingent dar. Da nur ein kleiner Bruchteil der Gichtiker ins Krankenhaus kommt, die Krankheit selbst kein scharf umrissenes Profil hat wie etwa Diabetes und Fettsucht, so ist selbst mit sorgfältigen Statistiken wenig anzufangen, und allgemeine, oft ganz konträre Eindrücke bestimmen das Urteil. Immerhin haben wir in den letzten 20 Jahren in Deutschland eine eindrucksvolle, wohl von keiner Seite ernstlich bestrittene Beobachtung gemacht, die rapide Abnahme vor allem der typischen akuten Anfälle in den letzten Kriegsjahren und kurz hinterher. Es ist das die gleiche Erscheinung wie bei den beiden Schwesterkrankheiten und ätiologisch von sehr großer Bedeutung.

Kein Lebensalter scheint von der Gicht verschont zu bleiben. Schon beim Säugling ist sie beobachtet worden (GARDINER), und noch beim Achtziger kann sie auftreten. Das Maximum der akuten Anfälle scheint aber, wie vor allem das große Zahlenmaterial von SCUDAMORE[1] (515 Fälle) zeigt, um die Wende des vierten bis fünften Lebensjahrzehntes zu liegen. Auffallend und ätiologisch wichtig ist die ganz vorwiegende Beteiligung des männlichen Geschlechts. Unter den erwähnten 76 Gichtleichen der Charité befand sich keine einzige Frau. EBSTEIN[2] sah unter 194 Gichtkranken nur 12 Frauen. Bei französischen Autoren (DURAND-FARDEL[3] und BOUCHARD[4]) entfielen auf ca. 20 Männer nur eine gichtische Frau, in der großen amerikanischen Statistik von WILLIAMSON[5] ist sogar die Relation 115:1. Nur UMBER berichtet über einen auffallend hohen Prozentsatz von Frauen in seiner Privatklinik, doch scheint es sich dabei um Zufälligkeiten zu handeln.

Ätiologisch steht nach allgemeiner Ansicht die *Heredität* an erster Stelle. Die Angaben wechseln nur darin, wie hoch dieser Faktor anzusetzen ist. GARROD rechnete mit 50 %, einzelne Franzosen, so BRAUN und GARDINER mit 90—100%, SCUDAMORE und BOUCHARD mit 44 %, GUDZENT mit 33 1/2 %, WILLIAMSON allerdings nur mit 12 %. Dehnt man die erbliche Belastung auf Stoffwechselkrankheiten überhaupt aus, so werden die Zahlen noch größer. Ich selbst habe nie einen Kranken mit

---

[1] SCUDAMORE: Natur und Heilung der Gicht. Deutsch von Hesse. Halle 1819.
[2] EBSTEIN, E.: Die Natur und Behandlung der Gicht. Wiesbaden 1906.
[3] DURAND-FARDEL: Zit. bei LE GENDRE, Nouveau traité de médecine, Bd. VII, S. 498. Paris: Masson 1924.
[4] BOUCHARD: Leçons sur les maladies par rallentissement de la nutrition. Paris 1890.
[5] WILLIAMSON u. CH. SPENCER: Gout, a clinical study etc. J. amer. med. Assoc. 74, Nr 24 (1920).

echter typischer Gicht gesehen, in dessen Ascendenz nicht mindesten
eine der drei großen Stoffwechselkrankheiten zu eruieren war. Für die
außerordentliche Macht der Erblichkeit spricht vor allem die interessante
Beobachtung von BRAUN und LECORCHÉ (zit. bei LICHTWITZ[1]), daß ein
doppelseitig erblich Belasteter selbst durch die rationellste Lebensweise
nicht vor dem Ausbruche der Gicht bewahrt werden konnte.

Das zweite große ätiologische Moment ist der Ernährungsfaktor.
Die Geschichte und Ausbreitung der Gicht sowie die alltägliche Erfahrung lehren, daß als exogene Faktoren üppige Lebensweise, vor allem
reichlicher Fleischgenuß und Alkoholabusus, eine sehr große Rolle spielen.
Es ist schon richtig, daß die Gicht vorwiegend, wenn auch keineswegs ausschließlich, eine Krankheit der oberen Zehntausend und der Schlemmer
ist. Sehr oft sehen wir nach einem besonders üppigen Mahl oder nach
einem größeren Alkoholgenuß den akuten Gichtanfall auftreten. Allerdings können Anstrengungen ganz anderer Art, seelische Erregungen
und intensive geistige Arbeit genau so wirken, wie der interessante
Selbstbericht von SYDENHAM[2] zeigt, der seine Anfälle besonders dann
bekam, wenn er an seinem großen Werk über Gicht arbeitete. Liebhabereien für besonders purinhaltige Nahrungsmittel (Kalbsbries, Hirn,
Leber, Niere usw.) sind wie jede Belastung des Purinstoffwechsels in der
Richtung besonders gefährlich. Die überragende Bedeutung des Alkohols
steht gleichfalls außer Frage. Nur so läßt sich in der Hauptsache das
außerordentliche Überwiegen des männlichen Geschlechts bei den
Gichtikern erklären. Spirituosen sind um so gefährlicher, je höher der
Alkoholgehalt ist; so stehen Südweine, Sekt und schwere Rhein- und
Pfalzweine an erster Stelle, Kognaks und Liköre rangieren erst dahinter,
da hier die absoluten Mengen Alkohol meist geringer sind; bei den
Bieren kommt auch der Puringehalt in Frage. Warum der Alkohol so
ungünstig wirkt, ist noch nicht genügend klar; auch hier bestehen
individuelle Unterschiede und abweichende Meinungen hervorragender
Gichtforscher (wie z. B. BOUCHARD[3] und GARROD[4]). Möglich ist sowohl
ein schädigender Einfluß auf die fermentativen Prozesse im Körper wie
auf die Ausscheidung der Harnsäure durch die Nieren. Auch starker
Nikotinabusus wird beschuldigt, obwohl hier die Beziehungen wohl noch
nicht genügend geklärt sind.

Eine sehr große Rolle wird ferner dem *Blei* zugeschrieben. Unter
den 76 Autopsien von GUDZENT bestand sechsmal eine Bleigicht. In
manchen Statistiken gehen die Zahlen bis 20—30% hinauf. Unter
800 Bleihüttenarbeitern im Oberharz (zit. bei LICHTWITZ) wurden in
8 Jahren sogar 100 Fälle von Bleigicht beobachtet. STIERLIN berechnet
die Häufigkeit dieser Gichtform bei chronisch Bleikranken auf 1:40.
Ich habe den Eindruck, als ob die Bedeutung des Bleis doch erheblich
überschätzt wird. Wir haben hier in Würzburg Gelegenheit, auffallend
viel Bleivergiftungen (ca. 10 im Jahre) zu behandeln und über weit mehr

---

[1] LECORCHÉ: Traité de goutte, Paris 1889.
[2] SYDENHAM: zitiert auf S. 395.
[3] BOUCHARD: zitiert auf S. 406.
[4] GARROD: zitiert auf S. 395.

Bericht zu bekommen. Darunter ist bisher kein einziger Fall von echter Gicht vorgekommen. Allerdings handelt es sich meist um jugendliche Organismen in den 20iger Jahren und z. T. um subakute Fälle. Ob es richtig ist, daß sich die Bleigicht durch einen schweren Verlauf auszeichnet, wie Lüthje und Umber behauptet haben, vermag ich nicht zu entscheiden. Minkowskis[1] und Gudzents Erfahrungen lauten anders. Die Hauptursache der Bleigicht dürften wohl Gefäß- und Nierenschädigungen sein.

Kälteeinflüsse spielen sicher bei der Auslösung von Gichtanfällen eine Rolle. Die Häufung von Anfällen gerade in den sog. Übergangszeiten (Frühjahr und Herbst) gleichzeitig mit der Zunahme der eigentlichen Erkältungskrankheiten ist nur so zu verstehen. Einmal sah ich im unmittelbaren Anschluß an einen Fall ins Wasser den ersten Gichtanfall auftreten.

Das gleiche gilt für Traumen sowohl körperlicher wie seelischer Art, vor allem, wenn beides zusammenkommt. Körperliche Gewalteinwirkungen auf bestimmte Körpergelenke können für die Lokalisation der gichtischen Gelenkschädigungen oft maßgebend sein. Erst recht führen sehr oft interkurrente Krankheiten, und seien es auch nur fieberhafte Katarrhe der oberen Luftwege, Anginen usw. zu Gichtanfällen, vor allem, wenn sie mit starken Leukocytosen und hohem Fieber verbunden sind. Am meisten gilt das für die Pneumonie, am wenigsten anscheinend für den Typhus. Die vermehrte Harnsäurebildung im infektiösen Fieber (vgl. z. B. E. Kraus[2]), bedingt teils durch vermehrte allgemeine Abnutzung der Körperzellen, teils speziell durch starken Leukocytenzerfall dürfte dafür die Ursache sein.

Der Organismus des Gichtikers befindet sich anscheinend ganz allgemein hinsichtlich seines Nucleinstoffwechsels in einer großen Labilität, so daß jede Abweichung von dem regelmäßigen Ablauf der Organfunktionen sogleich mit einem Anfall beantwortet werden kann. So sieht man manchmal bei Frauen die Anfälle im Anschluß an die Menses auftreten (Umber), bei Männern nach sexuellen Exzessen.

4. Die klinischen Erscheinungen der Gicht.

Die Gicht bietet ein außerordentlich vielseitiges Bild. Die Umrisse verfließen nach allen Seiten. Der später noch zu besprechende Arthritismus der Franzosen hat zur Auflösung wesentlich beigetragen. Die atypische Gicht läßt sich von anderen Gelenkerkrankungen überhaupt nicht immer sicher abtrennen.

Wenn auch zugegeben werden muß, daß echte Gelenkgicht ganz uncharakteristisch verlaufen kann, so tut man doch angesichts der nachweislich großen Seltenheit der Krankheit gut, mit der Annahme einer Gicht sehr zurückhaltend zu sein und nur bei sehr charakteristischen Zügen diese Diagnose zu stellen.

Scharf umrissen sowohl hinsichtlich seiner Beschwerden wie hinsichtlich seines klinischen Befundes ist der akute Gichtanfall, die sog. reguläre Gicht.

---

[1] Minkowski, O.: Die Gicht. Wien 1903.
[2] Kraus, F.: Dtsch. Arch. klin. Med. 150, 13 (1926).

a) Der akute Gichtanfall.
(Reguläre Gicht von GARROD und MINKOWSKI[1].)

Der erste große Kliniker der Gicht, SYDENHAM, kannte die akute Gicht aus eigener vielfältiger Erfahrung und gab mit seiner feinen Beobachtungsgabe und dem Nachdruck des Selbsterlebten davon folgende unübertroffene, klassische Schilderung (zit. nach GARROD): „Gegen Ende Januar oder zu Anfang Februar brach die Krankheit aus. Die Vorboten des Anfalles waren Indigestionen und Kruditäten des Magens, an welchen der Kranke seit einigen Wochen gelitten hatte. Er fühlte seinen Körper geschwollen, schwer und aufgebläht, und diese Symptome nahmen bis zum Ausbruch des Anfalls zu. Dem Anfall selbst gingen einige Tage Torpor und ein Gefühl von Flatus längs der Beine und der Schenkel vorher; außerdem war eine krankhafte Affektion zugegen, und am Tag vor dem Anfall war der Appetit unnatürlich stark. Der Kranke ging zu Bett und hatte einen gesunden Schlaf. Um 2 Uhr morgens wurde er durch einen heftigen Schmerz in der großen Zehe geweckt, Rist, Ferse und Knöchel schmerzten seltener. Der Schmerz gleicht dem einer Verrenkung, und doch fühlen sich die leidenden Teile, als wenn kaltes Wasser auf sie gegossen wäre. Darauf folgten Frostschauer und ein wenig Fieber. Der anfangs mäßige Schmerz wurde heftiger und damit steigerten sich auch die Frostschauer. Nach einiger Zeit erreichten die Symptome ihre Höhe, der Schmerz hielt sich an die Knochen und Bänder des Tarsus und Metatarsus und war bald spannend und reißend, bald nagend, bald drückend und einschnürend. Der leidende Teil war so empfindlich, daß er weder das Gewicht der Betttücher noch die Erschütterung des Bodens durch das Gehen einer Person im Zimmer ertragen konnte. Die Nacht war peinlich, schlaflos und höchst unruhig. Das Herumwerfen des Körpers hielt ebenso an wie der Schmerz in dem leidenden Teile; der Kranke suchte vergebens durch Lageänderungen der Glieder und des ganzen Körpers einen Nachlaß des Schmerzes zu gewinnen; dieser Nachlaß erfolgte erst am Morgen des nächsten Tages, und eine solche Zeit ist erforderlich zu der mäßigen Digestion der Materia peccans. Der Kranke fühlte plötzlich eine leichte Remission, die er irrtümlich der letzten Lageveränderung zuschrieb; darauf folgte eine milde Transpiration und Schlaf. Beim Erwachen war er freier von Schmerz, fand aber den leidenden Teil geschwollen. Bis jetzt hat die sichtbare Geschwulst ihren Sitz nur in den Venen des leidenden Gelenks. Wenn die Erzeugung der Gichtstoffe reichlich ist, so dauert der Schmerz am nächsten Tag und wohl auch die nächsten 2 Tage fort, exacerbiert gegen Abend und remittiert gegen Morgen. Einige Tage später schwillt der andere Fuß an und leidet in gleicher Weise. Der Schmerz in dem zweitbefallenen Fuß beschwichtigt das Leiden in dem zuerst befallenen. Je heftiger der Schmerz in dem einen, desto vollkommener der Nachlaß in dem anderen. Zuweilen ist am ersten Krankheitstag die Materia peccans so reichlich, daß der eine Fuß zu ihrer Ausscheidung nicht ausreicht, die

---

[1] MINKOWSKI, O.: Gicht, Neue Deutsche Klinik, herausgeg. von G. u. F. KLEMPERER, Bd. 4, 183, Wien: Urban und Schwarzenberg 1929.

Krankheit befällt dann beide Füße mit gleicher Heftigkeit, doch gewöhnlich einen nach dem anderen. Nachdem sie beide Füße befallen hat, werden die Anfälle sowohl hinsichtlich ihrer Eintrittszeit als auch ihrer Dauer unregelmäßig; eines nur ist konstant: die Exacerbation der Schmerzen gegen Abend und ihre Remission gegen Morgen. Nun bildet eine Reihe von leichteren Anfällen einen wahren Gichtanfall, der lang oder kurz ist, je nach dem Alter des Kranken. Daß ein Anfall von 2—3monatiger Dauer nur als ein Anfall zu betrachten sei, das ist ein Irrtum; er ist eher eine Reihe von leichteren Anfällen, von diesen ist jeder spätere milder als der vorhergehende, so daß die Materia peccans allmählich ausgeschieden wird und Genesung erfolgt. Bei starken Konstitutionen, die noch wenig Anfälle bestanden haben, dauert ein Anfall nicht länger als 14 Tage, bei vorgeschrittenem Alter und geschwächter Konstitution kann er 2 Monate währen. Im hohen Alter und bei Konstitutionen, welche durch frühere Gichtanfälle sehr heruntergekommen sind, kann die Krankheit bis tief in den Sommer hinein anhalten. In den ersten 14 Tagen ist der Harn hochgefärbt, enthält viel Grieß und liefert ein rotes Sediment. Seine Menge beträgt weniger als den dritten Teil der vom Kranken genossenen Getränke. Während dieser Zeit ist der Unterleib verstopft. Mangel an Appetit, allgemeines Frösteln gegen Abend, Müdigkeit und Wehegefühl in den leidenden Teilen sind ständige Begleiter des Anfalls. Wenn der Anfall schwindet, juckt der Fuß, besonders zwischen den Zehen unerträglich, und die Haut des Fußes schuppt sich ab. Kraft und Appetit kehren zurück und zwar im geraden Verhältnis zur Heftigkeit der letzten Anfälle. In demselben Verhältnis wird die Frist bis zum nächsten Anfall länger oder kürzer sein: wenn der Anfall heftig war, so wird der nächste Anfall nicht eher als zu derselben Zeit im nächsten Jahre erscheinen."

Auch sonst fehlt es in der Literatur nicht an lebendigen Selbstschilderungen vor allem über die Natur der offenbar sehr heftigen Schmerzen, für die anschauliche Vergleiche (,,Eingießen von geschmolzenem Blei", ,,Einspannung im Schraubstock" usw.) angeführt werden.

Meist geht wie in der angeführten Schilderung von SYDENHAM dem eigentlichen Anfall eine dyspeptische Aura voraus. Diese kann sich auch in der psychischen Sphäre äußern in Gestalt von vermehrter Reizbarkeit, allgemeiner Unlust und Depression, so daß UMBER von gewitterartigen Erregungszuständen im ganzen vegetativen System gesprochen hat. Seltener überfallen die Anfälle ohne Vorboten wie ein Blitz aus heiterem Himmel die Kranken, beim ersten Anfall scheint das häufiger der Fall zu sein, wie bei späteren. Von den auslösenden Ursachen war schon im vorigen Kapitel die Rede. Am häufigsten, in der großen Statistik von SCUDAMORE unter 516 Fällen 373mal, wird das Grundgelenk der Großzehe betroffen (daher der Name Podagra), anscheinend wegen der statischen Momente des Körpers, die dieses Gelenk ganz besonders belasten. In abnehmender Häufigkeit folgen die anderen Fußgelenke (Sprunggelenk, Fußwurzelgelenke), die Kniegelenke (Gonagra), Finger- und Handgelenke, andere Zehengelenke, Schultergelenke usw. Kein

Gelenk bleibt ganz frei von Erkrankungen, auch nicht Wirbel- und Kiefergelenke. Regel ist aber, daß meist gleichzeitig nur ein Gelenk affiziert wird, doch ist auch polyarthrikuläres Auftreten mehrfach beschrieben und manchmal mit akuter Polyarthritis rheumatica verwechselt worden. Sehr selten wandert wie bei dieser Erkrankung der Prozeß in Schüben von einem zum andern Gelenke. Das erkrankte Gelenk und seine Nachbarschaft ist geschwollen, hochrot mit bläulichem Einschlag oft unter starker Verdickung und Erweiterung der zugehörigen Venen. Auch das vierte Entzündungszeichen, der calor, fehlt selten. Die lokale Empfindlichkeit ist so groß, daß auf der Höhe des Anfalls schon der geringe Druck des Betttuchs als unerträglich empfunden wird.

Die Nachbarschaft der Gelenke, Haut, Sehnen, Muskeln, Schleimbeutel, wird nicht nur sekundär oft mitaffiziert, sondern kann sogar primärer Herd des Anfalls sein. Röntgenbilder, im frischen Anfall an einem noch nicht chronisch erkrankten Gelenke aufgenommen, lassen außer einer Weichteilschwellung und evtl. einer gewissen Unschärfe der Gelenkkonturen keine Anomalien erkennen. Die allgemeine Reaktion des Körpers äußert sich meist in einem, sogar vereinzelt bis zu 41^0 hinaufgehenden Fieberanstieg mit Zunahme der Pulsfrequenz. Ob dies Fieber, wie BOUCHARD behauptet, eine zweckmäßige Reaktion ist, weil es die Harnsäure zerstöre, scheint mir zweifelhaft. Leichtere Anfälle können natürlich oft ganz ohne Fieber oder mit nur geringer Unruhe in der Temperaturkurve einhergehen. Mit dem Fieber kann eine Albuminurie verbunden sein, die wohl als eine febrile aufzufassen ist. Die subjektiven Störungen können, abgesehen von Schmerzen, denen eines akuten Infektes gleichen: starke Mattigkeit, Erregbarkeit, Unruhe, Appetitlosigkeit, Kopfschmerzen, Durst und Verstopfung. Der klassische Anfall dauert meist nur 1—2 Tage und klingt dann langsam mit seinen allgemeinen und lokalen Erscheinungen ab, nur eine gewisse teigige Schwellung um das betroffene Gelenk herum kann länger bestehen bleiben. Selten gebärdet die exudative Gelenkentzündung sich wie eine eitrige, Raritäten erster Klasse sind Kombinationen mit einer echten Eiterung. So sah ich einmal während einer Pneumonie in einem Großzehengelenk einen echten Gichtanfall auftreten (Ū im Punktat), an den sich im gleichen Gelenk eine Pneumokokkenmetastase (kulturell festgestellt) anschloß.

Leichte Anfälle können mit so geringen Störungen der subjektiven Sphäre und des Lokalbefundes einhergehen, daß ihre wahre Natur oft übersehen wird und nur in Verbindung mit echten Attacken erkennbar ist.

Sehr merkwürdig sind die Äquivalente akuter Gichtanfälle an gelenkfremden Stellen. Hierhin gehören die seltenen *ocularen* Gichtanfälle, die schon früher bekannt waren, neuerdings von KRÜCKMANN [1] eingehender beschrieben sind (sechs Fälle). Charakterisiert sind sie durch äußerst heftige, meist nächtliche Schmerzanfälle mit starker Hyperämie des Bulbus ohne Zeichen eines Glaukoms. Die Erscheinungen können auch ohne Defekt ausheilen. Auch sehr seltene

---

[1] KRÜCKMANN: Med. Klin. 1910, Nr 38.

Fälle von Parotitis urica (DEGLOS) und Gichtanfall über dem Wurmfortsatz (H. MARX[1]) sind beschrieben. Ein Unikum scheint ein von HIS beobachteter Fall von Gehirngicht zu sein, den GUDZENT mitteilt. Es handelte sich um encephalitische Symptome bei einem sicheren Gichtiker mit typischen Anfällen. Für die gichtische Natur sprach der rasche Rückgang der Erscheinungen auf Tinct. Colchici. Auch akute heftige Schmerzanfälle an den verschiedensten inneren Organen, vor allem solchen, die zu Steinbildungen neigen, sind als Äquivalente beschrieben worden, doch ist gegenüber dieser Deutung große Vorsicht am Platze, da nur ganz ausnahmweise der operative oder autoptische Beweis für die Richtigkeit der Annahme zu erbringen war.

β) Die Manifestationen der chronischen Gicht. (Irreguläre Gicht im Sinne von GARROD und MINKOWSKI.)

Jeder erste akute Gichtanfall kann der einzige bleiben und ohne irgendwelche Spuren zu hinterlassen abklingen. Häufig ist allerdings, daß ihm ganz analog den Gallensteinen in mehr oder weniger weitem Abstande neue in wechselnder Stärke, manchmal nur in abortiver Form folgen und dann charakteristische chronische Veränderungen im Organismus schaffen, die auch außerhalb der Anfälle die Natur des Leidens oft sehr leicht erkennen lassen. Die akute Gicht ist dann in die chronische Form übergegangen, was natürlich keineswegs ausschließt, daß immer wieder akute Schübe sich einstellen, die wieder neue chronische Veränderungen schaffen. Die Hauptstörungen spielen sich begreiflicherweise auch bei chronischer Gicht an den Gelenken und den sie bildenden Geweben und deren Nachbarschaft ab. Daneben können aber auch innere Organe in Mitleidenschaft gezogen werden. Diese extraartikulären Beschwerden und Schädigungen werden unter dem Namen viscerale Gicht zusammenfaßt.

aa) Die chronischen Veränderungen an Gelenken, Knochen, Knorpeln und ihrer Nachbarschaft.

Die charakteristischste und diagnostisch klarste Äußerung der chronischen Gicht ist der Gichtknoten, der sog. „*Tophus*" (Tuffstein), den GALEN schon ausführlich beschrieben hat. Sehr selten schon im Anschluß an den ersten Anfall, meist allmählich im Verlaufe weiterer Schübe, bei besonderer Lokalisation, z. B. an den Ohrknorpeln auch ganz unabhängig davon, entwickeln sich knotige Anschwellungen von Hirsekorn- bis Kleinapfelgröße. Die Prädilektionsstellen sind die Ohrknorpel und die Gelenke sowie deren Nachbarschaft, vereinzelt können auch Augenlider und Nasenknorpel (Flügel) zum Ausgangspunkt werden. Das Auftreten kann mit und ohne Schmerzen einhergehen, es können auch zu Anfang alle entzündlichen Begleiterscheinungen fehlen. Die Veränderungen am Ohr, an dem vor allem die obere Partie des Helix betroffen ist, sind besonders auffallend. Oft sind die Knoten multiple, MINKOWSKI hat bis 12 Knoten an einer Ohrmuschel gesehen.

---

[1] MARX, H.: Münch. med. Wschr., 1283 (1920).

Folgende Abbildung (27) der Darstellung von Achard[1] entnommen, zeigt die Veränderung in typischer Form.

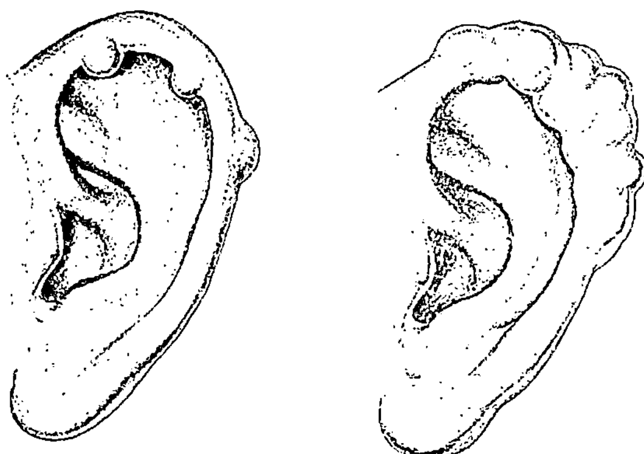

Abb. 27.   Tophi am Ohr.   (Nach Ch. Achard.)

Wichtiger und vor allem funktionell viel eingreifender sind die Tophi der Gelenke, für die Umber in seiner neuesten Darstellung folgende zwei außerordentlich charakteristische Bilder gibt (Abb. 28 u. 29).

Es entwickelt sich über einem Gelenke oder in deren Nachbarschaft eine meist erst kleine, dann oft langsam wachsende Vorwölbung mit darüber gespannter und geröteter Haut. Die Haut wird mit zunehmender Größe des Knotens dünner, der anfangs härtere Knoten wird weicher, schimmert weißlich durch. Manchmal kommt es zu einer Pseudofluktuation oder sogar zu einer echten Fluktuation. Sind die Knoten sehr groß und die Haut darüber sehr dünn, so kommt es unter dem Einflusse von Stoß oder Druck evtl. auch einer brüsken Bewegung, manchmal auch spontan zum Durchbruch, zur Entleerung des Inhaltes und zur Fistelbildung, wie die Abb. 28 u. 29 sie sehr schön zeigen. Die Ausdehnungskraft der Tophi kann so groß sein, daß sie sich fast wie ein maligner Tumor in Bändern, Ligamenten, Sehnen, ja selbst im Knochenmark ausbreiten und so bucklige Vortreibungen bizarrer Art hervorrufen können.

Die Beteiligung der einzelnen Gelenke entspricht ungefähr der Häufigkeitsskala, wie sie Seite 410 für die akuten Anfälle angegeben wurde. Besonders große Tophi entwickeln sich vor allem an Ellenbogen und Fersen.

Der Inhalt der Tophi besteht aus einer weißen, breiigen, krümeligen Masse.

Das morphologische Bild läßt Harnsäure und ihre Salze in Büscheln und Nadeln sowie meist auch Cholesterin in Büscheln oder Platten erkennen, wie Abb. 30 (von Loeper und Verpy, vgl. Achard[1]) es deutlich erkennen läßt. Die großen Nadeln eines Tophusinhaltes sind

---

[1] Achard, Ch.: Troubles des échanges nutritifs, Tom. II, S. 1089, Paris: Masson 1926.

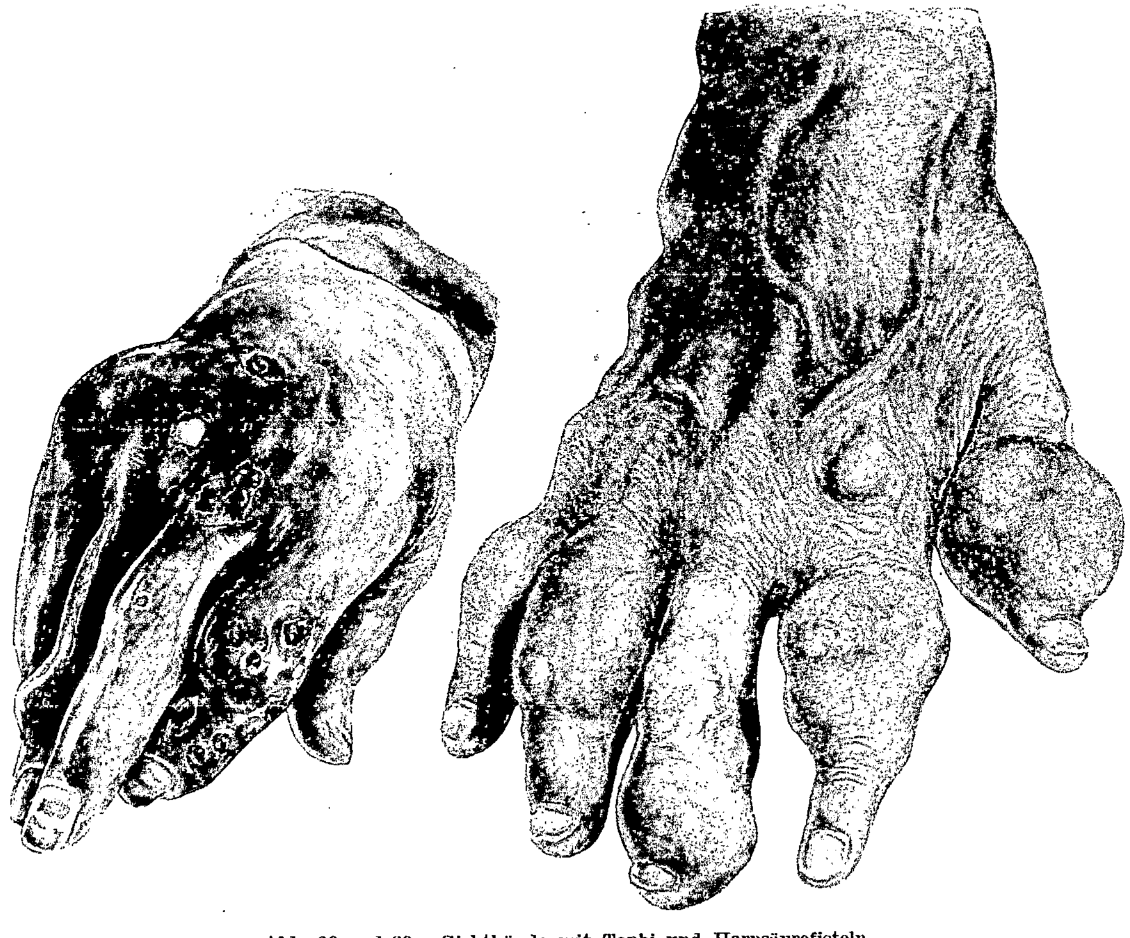

Abb. 28 und 29.   Gichthände mit Tophi und Harnsäurefisteln.
(Nach einer farbigen Abbildung aus F. UMBER: Ernährung und Stoffwechselkrankheiten. 3. Aufl. Berlin 1925.)

anscheinend identisch mit krystallinischem Mononatriumurat, für eine
kolloidale Ablagerung konnte bisher kein Anhalt gewonnen werden.

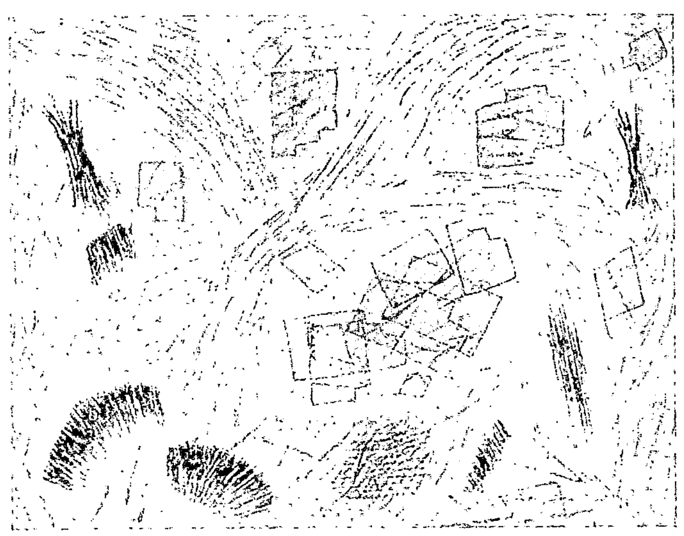

Abb. 30. Harnsäure in Platten und Nadeln neben Cholesterinkrystallen in einem Tophus.
(Nach CH. ACHARD.)

Die chemische Analyse von MARCHAND ergab in einem Falle folgende
Zusammensetzung:

$$
\begin{aligned}
\text{Natriumurat} & \dots \dots \dots \dots \quad 34{,}20\%\\
\text{Calciumurat} & \dots \dots \dots \quad 2{,}12\%\\
\text{Ammoniumcarbonat} & \dots \dots \quad 7{,}86\%\\
\text{Natriumchlorid} & \dots \dots \dots \quad 14{,}12\%\\
\text{Organische Substanz} & \dots \dots \quad 32{,}53\%\\
\text{Wasser} & \dots \dots \dots \dots \quad 6{,}80\%
\end{aligned}
$$

Andere Analysen, so von EPPSTEIN und IPRAGNE, ergaben ähnliche
Zahlen. Wichtig ist der Nachweis von Cholesterin in den Tophi durch
CHAUFFARD, der diesen Befund zum Ausgangspunkt einer besonderen
Gichttheorie genommen hat. Bemerkenswerterweise ist das Cholesterin
bisher in den Gelenkablagerungen nicht gefunden worden.

Weniger charakteristisch und eindeutig als die Tophi ist die unkomplizierte *Gichtarthritis*. Sie macht dem Kranken oft, selbst in
Fällen recht großer anatomischer Veränderungen außerhalb akuter
Anfälle kaum Beschwerden. Das feine Spiel der Bewegungen selbst bei
feineren Arbeiten bleibt intakt, nur eine gewisse Steifigkeit und ein
deutliches Knirschen erinnern den Kranken an sein Leiden. In der
Literatur wird von einem Tänzer mit stark deformierten Gichtfüßen
berichtet, der in anfallsfreien Zeiten in glänzender Weise seinem Berufe
obliegen konnte. Äußerlich ist diesen Gelenken oft wenig anzusehen,
manchmal besteht aber eine Verdickung, welche sowohl die Gelenkbänder
wie die oft rötlichblau verfärbte Haut betrifft, vereinzelt auch durch
einen serösen Erguß hervorgerufen ist. Schwere Dislokationen und
Deformierungen mit hochgradigen Versteifungen, zumal an großen

Gelenken, wie bei anderen chronischen Arthritiden sind große Seltenheiten. Gemeinsam mit der echten Arthritis deformans hat die Gicht
in relativ seltenen Fällen stärkere Knotenbildungen beiderseits auf
der Dorsalfläche der Gelenkenden der Endphalangen, die sogenannten
HEBERDENschen Knoten, die echte Exostosen darstellen.

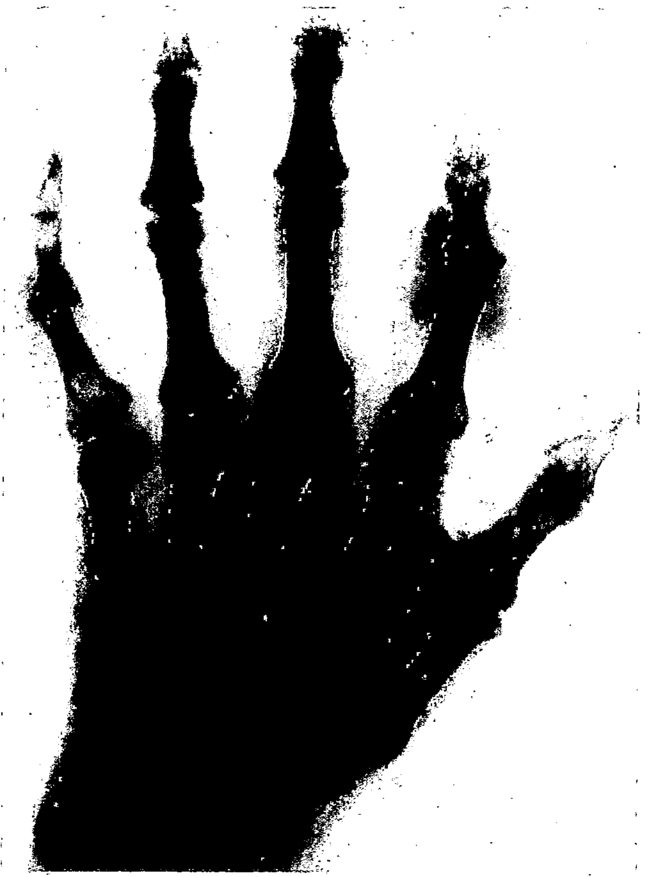

Abb. 31. Röntgenbild einer gichtischen Hand mit charakteristischen Lochdefekten.
(Eigene Beobachtung.)

In zweifelhaften Fällen kann eine vorsichtig ausgeführte Punktion
eines geschwollenen Gelenks durch den mikroskopischen oder chemischen
Nachweis von Harnsäure die Entscheidung herbeiführen. Von sonstigen
Untersuchungsmethoden leistet manchmal das Röntgenverfahren gute
Dienste. Es gilt dies allerdings nur für solche Fälle, in denen die Harnsäureablagerungen durch den Knorpel hindurch bereits in den Knochen
eingedrungen sind. Man sieht dann öfter, wie in dem unten abgebildeten
Falle eigener Beobachtung hirsekorn- bis erbsengroße, meist runde, scharf
abgesetzte Aufhellungszonen, manchmal so symmetrisch rund, daß sie

wie mit dem Locheisen herausgestanzt erscheinen (Lochdefekte). An anderen Stellen ist der umgebende Knochen aufgetrieben, z. T. in seiner Wand geschwunden, so daß cystenartige Bilder entstehen. Die Ursache dieser Aufhellungszonen, die manchmal von einer dünnen Kalkschicht umgeben sind, sind Ablagerungen von harnsauren Salzen, die den Knochen an diesen Stellen zur Atrophie gebracht haben und ihrerseits die Röntgenstrahlen nicht absorbieren. MUNK[1] u. a. haben diese Gebilde für spezifisch für die Gicht erklärt, doch können solche Stellen auch bei deformierender Arthritis anderer Genese vorkommen. Aber da, wo sie gehäuft, in großer Ausdehnung und in typischer Weise auftreten, scheinen sie mir doch für Gicht ziemlich viel zu beweisen. Darüber hinaus allerdings sind die Röntgenbefunde wohl uncharakteristisch.

ββ) Die extraarticuläre, sogenannte viscerale Gicht.

Man versteht darunter Störungen bei echten Gichtikern, welche die inneren Organe betreffen. Fast in allen Fällen sind die subjektiven Beschwerden, meist auch die objektiven Befunde selbst pathologisch-anatomischer Art, so uncharakteristisch, daß es außerordentlich schwer, meist sogar unmöglich ist, die primär gichtische Natur solcher Anomalien nachzuweisen. Die Subjektivität des Beurteilers gibt meist den Ausschlag (Lit. und Kritik vor allem bei O. MINKOWSKI[2]). In der französischen Klinik ist man mit der Annahme einer visceralen Gicht besonders liberal und dehnt ihr Bereich vielfach recht weit aus.

Unter den visceralen Manifestationen der Gicht wird gewöhnlich die *Niere* an erster Stelle genannt. Ältere Autoren, vor allem EBSTEIN, haben sogar von einer Sonderform der Nierengicht als einer primären Gichtform gesprochen. Man hat sich dabei auf Uratablagerungen in nekrotischen Herden des Marks, seltener der Rinde berufen, die in kleinen weißen Streifchen und Pünktchen, wie Spritzer eines Tuschepinsels (nach einem Vergleiche von ASCHOFF) makroskopisch auf der Schnittfläche sichtbar sind und mikroskopisch sich als Krystalle von Mononatriumurat, evtl. in Kombination mit Ammoniumurat, darstellen. Sie sind oft, wenn auch nicht notwendig, von einem Hofe entzündlicher Reaktion umgeben. Diese Bilder dürfen natürlich nicht mit den sog. Harnsäureinfarkten in den Nieren der Neugeborenen verwechselt werden, bei denen die Ablagerungen im Lumen der Markkanälchen liegen. Es scheint solche gichtige Nierenveränderungen selbst in solchen Fällen, vor allem bei der ärmeren Bevölkerung zu geben, ohne daß typische Anfälle da waren oder autoptisch ausgesprochene Gelenkveränderungen sich nachweisen lassen. Während LICHTWITZ, GUDZENT u. a. der Ebstein-schen primären Nierengicht sehr skeptisch gegenüberstehen, lassen andere, wie z. B. UMBER sie gelten. Wenn überhaupt, so sind es große Raritäten. Die Schwierigkeit der Beurteilung ist dadurch gegeben, daß bei Nieren-

---

[1] MUNK, F.: Die chronischen Erkrankungen der Gelenke, Spezielle Pathologie und Therapie von KRAUS-BRUGSCH. Bd. 9, 2. T. Berlin 1923. — Grundriß der ges. Röntgendiagnostik. Leipzig 1925.

[2] MINKOWSKI, O.: Die Gicht. Nothnagels Handbuch der speziellen Pathologie und Therapie, Bd. 7, 3. Teil. Wien 1903.

insuffizienzen nicht gichtischer Genese natürlich auch die Harnsäure-ausscheidung erheblich leiden kann. Dadurch kann es sekundär zu Uratanhäufungen nicht nur sonst im Körper, sondern auch in der Nachbarschaft der Ausscheidungsorte, den Epithelien, kommen.

Urateinlagerungen als solche sind zwar ein wichtiges Zeichen der Gicht, aber keineswegs mit ihr identisch.

UMBER[1] beschreibt einen interessanten Fall eines Kollegen, den er der primären Nierengicht zurechnen möchte. Hier waren Uratablage-rungen mit typischen Nierensteinanfällen das erste Zeichen der Krank-heit, dem erst später typische Gichtanfälle und Tophusbildungen, z. T. mit den Nephrolithiasisattacken alternierend, folgten. Diese Beob-achtung ist auch für die Frage der Beziehungen zwischen Uratstein-bildung und Gicht von hohem Interesse und läßt es als zweifelhaft erscheinen, ob es richtig ist, diese Zusammenhänge so schroff abzulehnen, wie es meist geschieht.

Untersucht man systematisch bei Gichtikern den Harn, so findet man in einem sehr hohen Prozentsatz, den ich allerdings nicht zahlen-mäßig anzugeben vermag, hin und wieder, oft auch dauernd kleine Mengen von Eiweiß und vereinzelte Cylinder.

In dem von GUDZENT[2] bearbeiteten Sektionsmaterial der Charité fehlten unter 76 Fällen nur sechsmal autoptisch Nierenschädigungen. In den allermeisten Fällen handelt es sich um eine Nierensklerose, die gegen Ende des Lebens oft in eine Schrumpfniere übergeht. Dabei bestehen keinerlei Besonderheiten gegenüber gleichartigen Nieren-erkrankungen anderer Genese. Von den Partialfunktionen ist die-jenige der Harnsäureausscheidung am ehesten und stärksten gestört. Später kann es zu einer generalisierten Niereninsuffizienz kommen.

Nächst den Nieren sind es vor allem die *Zirkulationsorgane,* welche beim Gichtiker häufig erkranken und zwar etwa in einem Drittel der Fälle, wobei Jugendliche keineswegs eine Ausnahme bilden. In dem großen Sektionsmaterial von NORMAN MOORE (zit. bei GUDZENT) finden sich arteriosklerotische Veränderungen in einem außerordentlich hohen Prozentsatz, sogar schon in den ersten Lebensjahrzehnten:

im Alter von 20—40 Jahren (16 Fälle) in 47 $^0/_0$
„   „   „ 40—60   „   (46 „) „ 79 $^0/_0$
„   „   „ 60—80   „   (15 „) „ 93 $^0/_0$
____
Sa. . . . . 77 Fälle = 67,5 $^0/_0$

GUDZENT fand an seinem gleichgroßen Charitématerial sogar eine Sklerose oder Atheromathose der Gefäße in 100 %, wobei ebenso selten die Nierengefäße allein erkrankt waren wie allein frei blieben. Unter seinen 78 Fällen bestand intra vitam bei der ersten Untersuchung 31mal, d. h. in 40 % der Fälle eine Hypertonie. Von zwölf längere Jahre hindurch beobachteten Kranken mit anfangs normalem Blutdruck bildete sich bei sieben allmählich eine Hypertonie heraus.

Alle diese Zahlen führen eine so beredte Sprache, daß es wohl keinem Zweifel unterliegt, daß Gichtiker ganz besonders stark zu Gefäß-

---

[1] UMBER: zitiert auf S. 414.
[2] GUDZENT: zitiert auf S. 395.

erkrankungen neigen. Dies Zusammentreffen ist derart häufig, daß hier
kein Zufall waltet, sondern eine kausale Verknüpfung bestehen muß,
wenn auch zugegeben werden muß, daß gerade beim Gichtiker oft die
Voraussetzungen (Überernährung, Alkohol, Nikotin, Lues, Blei usw.)
gegeben sind, unter denen auch sonst frühzeitige Atheromatose aufzutreten pflegt. CHAUFFARD[1] schuldigt unter Berufung auf die bekannten
Tierexperimente (bes. beim Kaninchen) die Hypercholesterinämie der
Gichtiker als causa movens der Atheromatose an. Pathologisch-anatomisch sind die Gefäßveränderungen der Gichtiker nicht anders wie
beim Nichtgichtiker.

Harnsäureauflagerungen auf den Gefäßklappen, wie COUPLAND
(zit. bei LE GENDRE) sie an den Aortenklappen oder LANCEREAUX (zit.
bei LE GENDRE) an den Mitralklappen beschrieben haben, sind solche
Raritäten, daß sie in Deutschland anscheinend nie beobachtet worden
sind. Autoptisch erweist sich natürlich auch das Herz selten als intakt.
Meist handelt es sich um sekundäre Hypertrophien als Folge der Blutdrucksteigerungen, für etwa die Hälfte der Fälle um Mitbeteiligung des
Myokards oder der Klappen.

Angesichts dieser Befunde ist es selbstverständlich, daß wir bei
Gichtikern sehr häufig Klagen über Beschwerden von seiten des Herzens
oder des Gefäßsystems haben, vom Herzklopfen beim akuten Anfall
bis zur Dyspnoe der schweren Herzinsuffizienz. Häufiger sind unbestimmte Beschwerden wie Druck auf der Brust und im Kopf, Kopfschmerzen, Schwindel, Angstgefühle, Neigung zu Atemnot usw. Doch
gibt es daneben auch viele Gichtiker, die bis zuletzt überhaupt keine
Störungen von seiten ihrer Zirkulationsorgane empfinden.

Auch der *Respirationstraktus* kann der Sitz von Störungen sein.
BRUGSCH[2] behauptet, daß nahezu jedem akuten Gichtanfall katarrhalische Erscheinungen im Rachen oder den mit ihm kommunizierenden
Schleimhauthöhlen voraufgehen sollen, teils als einfacher Schnupfen,
teils als Rachenkatarrh, Angina oder Laryngitis. Ich habe mich von der
großen Häufigkeit dieser Prodromalerscheinungen nicht überzeugen
können, dagegen hat man den Eindruck, daß Gichtiker ganz unabhängig
von ihren Anfällen besonders zu Katarrhen der oberen Luftwege bis in
die Bronchien hinein neigen. Nur selten wird es sich dabei um eine
primär gichtische Auslösung handeln, obwohl Uratablagerungen sowohl am
Zungenbein wie in den Kehlkopfknorpelgelenken, sogar in der Bronchial-
wand und im Bronchialschleim vereinzelt festgestellt worden sind. Besonders interessant sind die Beziehungen der Gicht zum Asthma, das
vor allem in der französischen Literatur als klassisches Symptom
des Arthritismus (vgl. darüber S. 427) eine große Rolle spielt. Gewisse
Zusammenhänge mit dem Grundleiden scheinen hier tatsächlich zu
bestehen. Dafür spricht einmal die Häufigkeit von asthmatischen Zuständen mit und ohne chronische Bronchitis bei Gichtikern oder bei Gicht-
belasteten, ferner die Tatsache, daß beim gewöhnlichen Asthma auch ohne

---

[1] CHAUFFARD, A.: Presse méd., Nr 24, 253 (1922).
[2] BRUGSCH, TH.: Die spez. Pathol. u. Ther. inn. Krankh., herausgeg.
von KRAUS-BRUGSCH, Bd. 1. Berlin: Urban u. Schwarzenberg 1929.

Gicht Veränderungen in der Purinkörperausscheidung verschiedentlich gefunden wurden. Der interessante, von A. MAYER[1] angegebene Befund, daß im Asthmaanfall der vorher erhöhte Blutharnsäurespiegel unter gleichzeitiger vermehrter Harnsäureausscheidung im Urin absinkt, könnte dafür ins Feld geführt werden, daß hier ähnlich den schon geschilderten Augenkrisen ein pulmonales Äquivalent eines Gelenkanfalles vorliegt. Bemerkenswert ist auch die gleichfalls von A. MAYER zuerst gemachte und von THANNHAUSER bestätigte Beobachtung, daß oral gegebene Nucleinsäuresalze und intravenös eingespritztes Mononatriumurat bei Asthmakranken typische Anfälle hervorrufen können. Für die gichtische Natur des Asthmas dürften daraus, wie schon LICHTWITZ sehr richtig bemerkt hat, natürlich keinerlei Schlüsse gezogen werden, zumal, wenn man bedenkt, wie leicht und auf wie verschiedene Weise bei einem labilen Asthmatiker Anfälle ausgelöst werden können. Lungenentzündungen auf gichtischer Basis sind zwar beschrieben, aber wohl kaum richtig gedeutet worden. Beim Zusammentreffen einer Pneumonie mit einem echten Gichtanfall dürften die Verhältnisse wohl meist, wenn nicht immer so liegen, daß die Lungenentzündung teils durch die plötzliche Änderung des Lebensrhythmus, teils durch ihren besonderen Eingriff in den Nucleinsäurehaushalt (Zerfall großer Massen von kernreichen Leukocyten) den Gichtanfall zur Auslösung bringt.

Störungen von seiten der *Verdauungsorgane* sind bei Gichtikern an der Tagesordnung. Sie können wie bei einem meiner Kranken so heftig sein und so sehr das Gesamtbild beherrschen, daß die Kranken den Gedanken an eine carcinomatöse Erkrankung von Magen oder Darm nicht los werden, obwohl keinerlei Anhalt dafür zu finden ist. Man hat früher meist diese Digestionsbeschwerden den starken Strapazierungen der Verdauungsorgane bei vielen Gichtikern zur Last gelegt, zumal v. NOORDEN[2] die Angabe macht, daß sie bei der Gicht der ärmeren Klassen meist fehlen. Für die Mehrzahl der Fälle mag das auch zutreffen, daneben gibt es aber Beobachtungen, die den Gedanken kausaler Zusammenhänge unabweisbar nahelegen. Zunächst sind Harnsäuredepots vereinzelt in Darmzotten festgestellt, dann aber leiten so oft heftige dyspeptische Beschwerden bei Menschen, die keineswegs Schlemmer sind oder in den vorangehenden Tagen besonders viel oder schwer gegessen haben, typische Gichtanfälle ein, daß ein reiner Zufall sehr unwahrscheinlich ist. Schon aus der Selbstbeobachtung von SYDENHAM geht das hervor, und UMBER gibt dafür einen sehr eindrucksvollen Beleg bei einem sonst völlig magendarmgesunden Manne: „Ohne irgend welchen voraufgehenden Diätfehler erwachte er des Nachts mit plötzlichen heftigen Darmkoliken, profusem Durchfall und Erbrechen, dem dann am folgenden Tage ein heftiger Podagraanfall sich anschloß". Wie man sich diese Zusammenhänge denken soll, ist natürlich schwer zu sagen. Auch das „Gewitter im vegetativen System" von UMBER ist schließlich nur ein anschaulicher Ausdruck für Vorgänge, die wir nicht

---

[1] MAYER, A.: Z. klin. Med. 81, 438 (1915).

[2] v. NOORDEN: Die Gicht, in v. Noordens Handbuch der Pathol. des Stoffwechsels, Bd. 2. 2. Aufl. Berlin: A. Hirschwald 1907.

kennen und die immer wieder dafür sprechen, daß die Gicht kein reines Harnsäureproblem ist. Daß im akuten Gichtanfall Sekretion und Motilität des Magens gestört sind, wie Magnus-Levy[1] zuerst zeigte, ist verständlich und zeigt ähnlich wie bei einer Vergiftung oder einem akuten Infekt die Allgemeinwirkung des akuten Anfalls. Ob es richtig ist, daß Superacidität bei Gichtikern besonders häufig ist, wie Falkenstein es behauptete, vermag ich nicht zu entscheiden. Sicher ist hier nicht der Sitz der primären Störung. Die häufige Obstipation und die Neigung der Gichtiker zu Hämorrhoiden haben natürlich mit dem Grundleiden nichts zu tun.

Eher gilt das wohl für gewisse Veränderungen der Mundhöhle, gehäufte Alveolarpyorrhoe, Harnsäureinkrustationen von Zahnwurzeln (Beobachtung von Umber) und den sog. „gichtischen Rachen" von Duckworth[2]. Bei dem letzteren handelt es sich um eine dunkelrote Farbe der Gaumenbögen und der meist stark verbreiterten, ödematösen Uvula sowie des Pharynx. Die Schleimhaut ist dabei glatt, wie mit Glycerin bestrichen und läßt stark injizierte Venen durchscheinen.

Auch die *Leber* ist seit Scudamore, Charcot u. a. in den Kreis der gichtisch erkrankten Organe mit einbezogen worden. Man hat sogar von einer Lebergicht gesprochen. Früher Charcot[3], in neuerer Zeit Schittenhelm und Brugsch, haben diesem Organe eine besondere genetische Bedeutung für die Gicht zugeschrieben. Prüft man die Tatsachen, so kann es keinem Zweifel unterliegen, daß die Leber bei Gichtikern sehr oft Veränderungen aufweist, Vergrößerungen, Druckempfindlichkeiten usw., evtl. verbunden mit Ikterus oder Gallenfarbstoffausscheidung. In der ganz überwiegenden Mehrzahl dieser Fälle handelt es sich aber um mit der Gicht parallel laufende oder nur indirekt mit ihr verknüpfte Vorgänge, wie Fettleber, Stauungsleber, Leberlues usw. Es bleibt aber ein kleiner Rest, für den wir um die Annahme direkter Einwirkungen der Gicht schwer herumkommen können, das sind vor allem die Leberschwellungen im akuten Gichtanfall, die mit ihm wieder verschwinden, und zwar bei solchen Leuten, bei denen nach Lage ihrer Zirkulationsorgane kardiale Stauungen nicht in Betracht kommen. Abgesehen davon gibt es auch, wie ich aus eigener Erfahrung weiß, auch unabhängig vom akuten Gelenkanfall und von kardialer Stauung bei sicheren Gichtikern einige Tage dauernde Schwellungszustände der Leber mit Druckempfindlichkeit und z. T. Farbstoffausscheidung, ohne daß ein Anhaltspunkt für Gallensteine vorhanden ist. Injektionen von Atophanyl oder Ameisensäure können diese Zustände oft schlagartig beseitigen. Hier könnte ebenso wie in ähnlich gelagerten anderen Fällen bei Störungen innerer Organe an eine sog. zurückgetretene Gicht im Sinne von Cullen[4] und Garrod gedacht werden. Darunter wird eine

---

[1] Magnus-Levy, A.: Z. klin. Med. **36**, 363 (1899).

[2] Duckworth, Dyce: Die Gicht. Deutsch von H. Dippe. Leipzig 1894.

[3] Charcot: Leçons cliniques sur les maladies des vieillards etc. Paris 1874 und 1890.

[4] Cullen: Anfangsgründe der Arzneiwissenschaft. Aus dem Englischen. Leipzig: 1778, zitiert nach Gudzent (zitiert auf S. 395).

angebliche Abwanderung der Gicht von den Gelenken zu inneren Organen, vor allem Eingeweide, Herz und Hirn, verstanden.

Natürlich läßt sich die Möglichkeit nicht ausschließen, daß es sich in solchen, anscheinend sehr seltenen Fällen, um ein zufälliges Zusammentreffen oder eine falsche Diagnose handelt. Vor allem könnte ein atypischer Gallensteinanfall vorliegen, der in echter Form bei Gichtikern gar nicht selten ist, worauf vor allem Umber aufmerksam gemacht hat. Gudzent sah im akuten Gelenkgichtanfall eine akute, mit ihm gleichzeitig abklingende Cholecystitis. Hier wären Beziehungen zu der von Brugsch festgestellten vermehrten Uratausscheidung durch die Galle möglich.

Die pathologische Anatomie ergibt keinen Hinweis auf typisch gichtische Veränderungen der Leber, sie findet nur vieldeutige Hyperämien, vereinzelt Cirrhosen wohl anderer Genese, aber anscheinend nie Harnsäureablagerungen.

Von Nierensteinen war oben S. 418 schon gelegentlich die Rede. Sie sind bei Gichtikern so häufig, daß ich angesichts der gleichen Causa peccans ebensowenig wie Lichtwitz an Zufälligkeiten denken möchte. Gewiß ist bei der Gicht die Harnsäureausscheidung eher vermindert, aber sie zeigt große Rhythmen, manchmal auch krisenartige Anstiege. Auch gichtische, d. h. durch Uratablagerungen in oder an der Schleimhaut bedingte Pyelitiden und Cystitiden sind beschrieben worden.

Sicher wird auch das *Nervensystem* bei der Gicht in Mitleidenschaft gezogen. Kausale Zusammenhänge wären hier besonders leicht denkbar, nachdem Brugsch, Dresel und Lewy[1] ein Harnsäurecentrum in der oberen Medulla oblongata gefunden haben, dessen Reizung Hyperurikämie und vermehrte Uraturie erzeugt. Trotzdem gibt es keine Beobachtung, die in irgendwie evidenter Weise eine centralnervöse Gichtauslösung wahrscheinlich macht. So handelt es sich wohl stets um sekundäre Auswirkungen der Gicht. Diese kommen allerdings in sehr vielfältiger und zugleich uncharakteristischer Form vor, als Kopfschmerzen, z. T. vom Typ der Migräne, Schwindelanfälle, Depressionen, Neurosen, selbst Psychosen. Es ist klar, daß das alles, wenn überhaupt, in sehr lockerem Zusammenhange mit dem Grundleiden steht, zumal Uratablagerungen im Gehirn nie, an den Meningen nur in älteren, anscheinend nicht einwandfreien Beobachtungen gefunden werden. Auch die gichtische Natur der Migräne, auf die von Franzosen und Haig ein so großes Gewicht gelegt wird, möchte ich bestreiten, da sie vererbt gerade beim weiblichen Geschlecht so ungeheuer häufig auch ohne Gicht vorkommt. Ähnliche Erwägungen gelten wohl auch im allgemeinen für das periphere Nervensysten. Neuralgien, Neuritiden plagen Gichtiker sehr häufig. In einzelnen Fällen mögen Uratablagerungen in der Nachbarschaft tatsächlich die Auslösung sein — Oliver hat autoptisch für heftigste Wurzelschmerzen einen Duratophus verantwortlich machen können, Schröder van der Kolk hat Uratablagerungen in Nervenscheiden nachgewiesen — aber in der überwältigenden Mehrzahl der

---

[1] Brugsch, Dresel u. Lewy: Zt. f. exp. Pathol. **21**, 358 u. **25**, 262 (1921).

Fälle sind es Begleiterscheinungen der Gicht, oft mit gleicher Ätiologie wie diese (Diabetes, Alkoholismus, Bleiintoxikation, Nicotinabusus usw.).

Von chronischen Veränderungen kommen an den Augen Konjunktivitis, Randulcera der Cornea, Iritis, vor allem aber Scleritis und Episcleritis vor, für die schon GARROD Uratablagerungen als Ursache beschreiben konnte. Auch in der Cornea kann ohne weitere Entzündung Harnsäure in ganz feinen Krystallnadeln ausfallen (UHTHOFF). Bei der Betrachtung mit der Gullstrandschen Spaltlichtlampe entsteht ein äußerst charakteristisches, eigenartiges Bild, indem die feinen Krystallnadeln diffus, meist aber voneinander getrennt im sonst ganz durchsichtigen Gewebe aufblitzen.

Wenn auch die *Hautveränderungen* nicht eigentlich zur visceralen Gicht gehören, so handelt es sich doch wenigstens z.T. um extraartikuläre Manifestationen des Prozesses, die an dieser Stelle Erwähnung finden mögen. Die wichtigste und echteste gichtische Veränderung der Haut, der isolierte Tophus, wurde schon in Verbindung mit den gleichen Gebilden der Gelenke und ihrer Nachbarschaft oben besprochen. Brechen die Gichtknoten nach außen durch, so entstehen die in Abb. 28/29 deutlich sichtbaren Fisteln. Diese können sich wieder schließen und strahlige Narben der Haut, die an diesen Stellen meist mit der Unterlage verwachsen ist, hinterlassen.

Dermatosen und abnorme Reizzustände der Haut, auch unabhängig von darin oder daruntergelagerten Tophi, sind bei Gichtikern sehr häufig. GARROD sah in 30% seines Materials Ekzem, worunter aber damals wohl verschiedenartige, heute getrennte Hautaffektionen zusammengefaßt waren. Weiter sind zu erwähnen Pruritus, Psoriasis, Acne, Furunkulosen, Lupus erythematodes usw. Dazu kommen Äußerungen hämorrhagischer Diathese wie Purpura und Erythema nodosum und Quinckesches Ödem. Wenn es sich in allen diesen Fällen auch um keine eigentlich gichtischen Erkrankungen handelt, so kann doch bei ihrer Häufung kein Zweifel daran sein, daß der Gichtiker zu ihnen disponiert ist und daß sie oft auf eine zweckmäßige Gichttherapie überraschend rasch reagieren.

Die Zusammenhänge im einzelnen sind dabei schwer zu ergründen. Die heute mit Vorliebe herangezogenen hypothetischen Tonusveränderungen im vegetativen Nervensystem müssen auch hier herhalten (PULAY), einleuchtender sind schon die vor allem von LICHTWITZ vermuteten direkten Einwirkungen der reizend wirkenden Harnsäure im Blut und vor allem in dem bei Gichtikern so häufigen Schweiß, der nach ADLER durchschnittlich 9,2 mg% Ū enthalten soll.

γ) Die sogenannte atypische Gicht.

Allen bisher geschilderten Zustandsbildern der Gicht war gemeinsam, daß die Kranken einmal wenigstens einen akuten klassischen Gichtanfall durchgemacht hatten und sich dadurch als echte Gichtiker auswiesen. Es entsteht nun die wichtige Frage, ob Gicht auch ohne solche charakteristischen Attacken als sog. atypische Form auftreten kann. Schon VIRCHOW (1884) berichtete über Fälle von Gicht ohne typische Anfälle. Tatsächlich wird es wohl kaum einen Kliniker geben, der nicht einmal bei der autoptischen Eröffnung eines großen Gelenkes (gewöhnlich des Kniegelenkes), an dem unbestimmte Beschwerden, vielleicht auch atypische Schwellungszustände bestanden, die Überraschung erlebte, daß die Gelenkflächen mit Harnsäure inkrustiert waren.

Von älteren Klinikern der Gicht beschäftigten sich vor allem DUCKWORTH und GARROD mit atypischer Gicht, die sich in seltenen Fällen von vornherein schleichend entwickelt. In neuerer Zeit hat sich besonders GOLDSCHEIDER[1] mit der atypischen Gicht mehrfach befaßt. Seine Auffassung, mit der er zuerst 1912 hervortrat, ist folgende: „Die gichtische Stoffwechselstörung ist außerordentlich häufig und kommt in den mannigfaltigsten Abstufungen vor. Das, was wir echte Gicht nennen, stellt nur den am meisten ausgeprägten Typ dar, welcher sich in einem kleineren Teil der Fälle findet und bei dem das Moment der Diathese am meisten hervortritt. Bei der atypischen Gicht, die eine abgeschwächte Form darstellt, handelt es sich nicht durchweg um eine eigentliche Diathese, sondern vielfach um übermäßige alimentäre Belastung und ungenügende Anpassung des Stoffwechselapparates sowie um ungenügenden Energieverbrauch. In ihren Folgen scheinen diese Momente der eigentlich gichtischen Diathese so ähnlich zu sein, daß gleichartige Krankheitsbilder resultieren.“

Die Hauptcharakteristika der atypischen Gicht sind nach GOLDSCHEIDER nach der negativen Seite das Fehlen akuter Anfälle, nach der positiven das Vorhandensein von Tophi und Gelenkknirschen. EBSTEIN, der auch schon Tophi ohne akute Anfälle kannte, zögerte nicht, solche für ihn seltene Fälle der regulären Gicht zuzurechnen. Die Zurechnung zur einen oder anderen Gruppe ist dabei ja lediglich eine Frage der Definition. Bei der Vieldeutigkeit von Gelenkgeräuschen liegt der Schwerpunkt der GOLDSCHEIDERschen Auffassung natürlich in dem Nachweis von Uratablagerungen. Ihm hat er seit $1\frac{1}{2}$ Jahrzehnten ganz besondere Aufmerksamkeit gewidmet. Er fand dabei Tophi nicht nur an den klassischen Stellen (Fingern und Ohrmuscheln), sondern sehr oft da, wo sie gewöhnlich nicht gesucht werden, in den Schleimbeuteln des Olekranon und der Kniescheibe (präpatellar), ferner in der Kreuzbeingegend (Ileosakralgelenk). Sind die Knoten uncharakteristisch und klein, so sind eine Fülle von Verwechslungen möglich, es sei denn, daß in jedem Falle histologisch oder chemisch der Nachweis eines echten gichtischen Tophus geliefert wird, was anscheinend aber nur ausnahmsweise geschah. In der Hand anderer Untersucher haben sich solche fraglichen Tophi als Bindegewebsverdickungen erwiesen. Mit Sicherheit spricht ein solcher negativer Befund auch nicht immer gegen die uratische Genese solcher Anschwellungen, da Harn-

---

[1] GOLDSCHEIDER, A.: Z. physik. u. diät. Ther. 1912, 16. — Berl. klin. Wschr. 1914, Nr 28—29. — Dtsch. med. Wschr. 1927, Nr 40.

säureablagerungen selbst umfangreicher Natur wieder zur Resorption
gelangen können. Gerade diese Tatsache beleuchtet die außerordentliche Schwierigkeit der Beurteilung. Es ist natürlich klar, daß erst
recht die einfache Palpation, selbst bei einem sehr erfahrenen und
kritischen Beobachter, in vielen Fällen einen großen Faktor der
Unsicherheit in die Diagnose bringt.

Erst recht gilt dies für das feine Knirschen, das zuerst MAGNUS-
LEVY bei gichtischen Erkrankungen der Gelenke, besonders des Knie-
gelenks, beschrieben und als „Gichtknirschen" bezeichnet hat. GOLD-
SCHEIDER beruft sich dabei auf Kranke mit diesem Symptom, bei denen
später das Auftreten von Tophi, ganz selten auch einmal von akuten
Anfällen die wahre Natur des Leidens enthüllte. Er findet dieselbe
Form der Gelenkgeräusche fast nur noch bei Fettleibigkeit und Leber-
schwellung.

Neuerdings geht GOLDSCHEIDER — ähnlich wie die Franzosen es
schon länger tun — in der Auflösung des üblichen Gichtbegriffs noch
einen Schritt weiter, indem er auch die Notwendigkeit des Nachweises
von Tophi für die Diagnose der atypischen Gicht fallen läßt. Es wird
nur noch auf das „Gelenkknirschen" Gewicht gelegt und daneben noch
gleichzeitig vorliegenden Erscheinungen der Fettsucht, cardiovasculären
und renalen Symptomen pathognomische Bedeutung zuerkannt. Selbst
die von ihm als protopathische Gichtsymptome bezeichneten Gelenk-
und Muskelschmerzen können fehlen. Sogar Fettleibigkeit mit Leber-
schwellung oder diese allein, sofern eine andere Genese nicht zu eruieren
ist, erscheint ihm auf eine atypische Gicht verdächtig, nachdem er
in drei Fällen echter paroxysmaler Gicht nur noch diese Erscheinungen fand.

Schon mit seiner ursprünglichen Umgrenzung des Begriffs der
atypischen Gicht, welche das Vorhandensein von Tophi mit einschloß, stieß
GOLDSCHEIDER auf großen, weitverbreiteten Widerstand bei den besten
deutschen Gichtkennern, vor allem UMBER, BRUGSCH, SCHITTENHELM,
GUDZENT u. a. Die Einwände beziehen sich vor allem auf die Vieldeutigkeit kleiner, als Tophi angenommener Knoten, insbesondere aber des
Knirschsymptoms. In seiner letzten Mitteilung (1927) setzt sich G. mit
seinen Gegnern auseinander. Er verweist dabei vor allem auf die Unzuverlässigkeit aller früher sehr hoch bewerteten chemisch-diagnostischen
Hilfsmittel und hält seinen Standpunkt nicht nur aufrecht, sondern
erweitert ihn, wie wir oben gesehen haben, sogar noch. Dabei liefert er
allerdings selbst neue Argumente gegen die Bedeutung des Gelenkknirschens, indem er darauf verweist, daß er dies Phänomen in 58,3 %
bei Frauen und nur in 21,8 % bei Männern fand, woraus er allerdings den
Schluß zieht, daß gichtische Frauen mehr zum „Knirschen" neigen wie
gichtische Männer. Abgesehen vielleicht von LICHTWITZ und STEINITZ,
einem Schüler von GOLDSCHEIDER, wird heute in Deutschland ziemlich
einmütig die entscheidende Rolle des „Gelenkknirschens" für die
Diagnose der atypischen Gicht abgelehnt. Es ist richtig, daß es in der
charakteristischen Form ganz besonders häufig bei chronischen Gichtikern
vorkommt, daneben zeigen es, wenn auch vereinzelt, nahezu alle

differential-diagnostisch in Betracht kommenden chronischen Gelenk-erkrankungen, vor allem die Infektarthritis, selbst da, wo die Gelenk-flächen gar nicht, sondern nur die Gelenkkapseln erkrankt sind, und schließlich darüber hinaus sogar vereinzelte Gelenkgesunde. Das charakteristischste, schon auf die Entfernung hörbare Knirschen fand ich bei einer jungen Frau im Anschluß an starke Stauungsergüsse beider Knie bei einer puerperalen, nicht infektiösen tiefen Femoralvenenthrom-bose. Die Gicht eine häufige Erkrankung zu nennen, widerspricht allen Tatsachen und vor allem den klaren Befunden der pathologischen Anatomie, deren Richtspruch wir uns bei einer anatomisch so leicht und klar faßbaren Krankheit doch auch hier unterwerfen müssen. Wenn unter 23000 Obduktionen der Charité in Berlin nur 76mal eine Gicht gefunden wurde und dies ausnahmslos nur bei Männern, so ist damit die Seltenheit der Gicht zumal beim weiblichen Geschlecht in unwiderlegbarer Weise sichergestellt.

Ich persönlich mache mir die GOLDSCHEIDERsche Auffassung nur insofern zu eigen, daß ich eine atypische Gicht als sicher vorliegend auch dann annehme, wenn, ohne daß je Paroxysmen da waren, einwandfreie Tophi mit oder ohne Gelenkknirschen vorhanden sind bzw. gewesen sind. Dabei gebe ich gerne zu, daß mit dieser Auffassung vielleicht nicht restlos jeder Fall erfaßt werden kann. Ich halte diesen möglichen Nach-teil aber für weit geringer als den sicher vorliegenden Schaden, der dadurch angerichtet wird, daß eine nachgewiesenermaßen sehr seltene Krankheit unter Vernachlässigung fast aller dafür charakteristischen Symptome durch Überbewertung eines einzelnen, uncharakteristischen Befundes zu einem häufigen Leiden gestempelt wird. Wir dürfen uns dann nicht mehr darüber wundern, wenn Laien immer wieder ihren Rheumatismus als Gicht bezeichnen.

Auf der anderen Seite verstehe ich sehr wohl, daß therapeutische Maßnahmen nicht von einer strengen Diagnosestellung abhängig gemacht zu werden brauchen, und daß man sich auf den Standpunkt stellen kann, in jedem unklaren Falle, in dem eine gichtische Natur des Leidens in Betracht kommt, die Behandlung wie bei echter Gicht zu gestalten.

Noch einen Schritt weiter wie GOLDSCHEIDER gehen manche französische Kliniker, wie z. B. LANCERAUX, BOUCHARD und z. T. auch LE GENDRE, indem sie behaupten, daß der mit Gicht Belastete schon von Kindheit an zu gewissen Krankheiten neige, ganz unabhängig davon, ob er später in typischer oder atypischer Form von Gicht befallen wird. Als solche Zeichen gichtischer Veranlagung gelten in der ersten Kindheit Neigung zu Ekzemen, vor und in den Pubertätsjahren die Häufung von hartnäckigen Katarrhen der oberen Luftwege und von Anginen, Auftreten von Gelenkrheumatismus, Urticaria, Migräne, Nasenbluten, Augenentzündungen und Herpes. Selbst frühzeitige, nicht durch Geschlechtskrankheiten oder Tuberkulose entstandene Katarrhe der Harnwege und Entzündungen der männlichen Geschlechtsorgane werden hierher gerechnet. Nach abgeschlossener Wachstumsperiode soll es häufig zu Dermatosen, vor allem zum Ekzem, das vorzugsweise an den Fingern lokalisiert ist, kommen. Nimmt man hinzu, daß andere Autoren noch außerdem anfallsweise Magendarmbeschwerden, Steinanfälle, ja selbst Lungenentzündungen zu den Erscheinungsformen hereditärer Gicht rechnen, so haben wir das bunte Bild des *Arthritismus* bzw. der Lithämie, in dem überhaupt kaum eine Krankheit fehlt, vor uns. In Deutschland hat man dieser nahezu völligen Auflösung des Gichtbildes ganz allgemein ziemlich schroff ablehnend gegenübergestanden. Vor allem His[1], Pfaundler[2] und Krehl[3] haben dazu kritisch Stellung genommen und versucht einen gesunden Kern aus diesem undefinierbaren Wust von Beobachtungen, Eindrücken, Hypothesen usw. herauszuschälen und dafür exakte Grundlagen zu suchen. Auch in Frankreich selbst haben solche Bestrebungen eingesetzt, vgl. z. B. Licard. Man kann nicht sagen, daß dabei bisher viel Befriedigendes und Greifbares herausgekommen ist. Vor allem fehlt das große statistische Material, das wirklich zahlenmäßig die vermuteten Zusammenhänge, die natürlich nicht von vornherein überall abzulehnen sind, erweist. Für die praktische Orientierung genügt es, auf solche möglichen pathogenetischen Verknüpfungen zu achten.

5. Die Beziehungen der Gicht zu anderen Krankheiten.

Am nächsten ist zweifellos die heredokonstitutionelle Verknüpfung der Gicht mit den beiden großen Stoffwechselschwesterkrankheiten Diabetes und Fettsucht. Wir fußen hier auf einem großen Zahlenmaterial der verschiedensten Autoren. Sechel (unter Umber) hat vor allem die Beziehungen zum Diabetes zu klären versucht. Es zeigte sich dabei, daß Gicht in Diabetiker-Familien seltener ist als Fettsucht. Auf 391 Zuckerkranke entfielen nur 10 Gichtkranke. Die Belastung der Diabetiker mit Gicht wird von älteren Autoren sehr wechselnd angegeben, zu 3% von Cautain, mit 4,2% von v. Noorden, mit 7,8% von Külz, mit sogar 13% von Grube. Ebenso wechseln die Angaben über die Kombinationen beider Krankheiten zwischen 0,5% (Cautain) und 8% (v. Noorden) des Diabetikermaterials. Bei den Schwierigkeiten, für die Beurteilung der hereditären Verhältnisse wirklich zuverlässige Angaben zu erhalten, sind die hier errechneten Prozentzahlen natürlich sehr problematisch. Unter Gicht ist natürlich stets nur die echte paroxysmale Form verstanden. Bei der Seltenheit dieser Krankheit an sich ist die Häufung bei Diabetikern (bis 8%) so auffallend, daß hier konstitutionelle Verknüpfungen irgendwelcher Art wohl angenommen werden müssen. Auffällige Fettsucht fand Gudzent in seinem Material nur 10mal (= 3,5%), darunter 7mal hereditäre, eine Zahl, die auffallend niedrig erscheint, vor allem im Gegensatz zu französischen Angaben.

So spricht viel für innere Zusammenhänge der drei Stoffwechselkrankheiten, angesichts ihrer grundverschiedenen Genese läßt sich aber vorläufig keinerlei Vorstellung darüber machen, was in der Tiefe der Konstitution sie verknüpft.

---

[1] His: Verh. dtsch. Ges. inn. Med., Wiesbaden 1911.
[2] Pfaundler: Ebenda.
[3] Krehl, L.: Pathologische Physiologie, 13. Aufl., Bd. 1, S. 11 u. 19. Leipzig: Vogel 1930.

Auch Blutkrankheiten sind mit der Gicht in Zusammenhang gebracht worden. Hier dürfte die Sachlage klarer sein. Bei Leukämikern sind, vor allem autoptisch, Harnsäureablagerungen gefunden worden, ebenso vereinzelt auch Gichtanfälle. Beiden Gruppen von Fällen ist gemeinsam die gewaltige Zunahme der Harnsäure durch Bildung und Zerfall von Nucleinsubstanzen aus den Kernen der massenhaft gebildeten weißen Blutkörperchen bei der Leukämie. Dementsprechend wird auch vermehrt Harnsäure gefunden, was auch in der manchmal erhöhten Menge der Blutharnsäure zum Ausdruck kommt. Bei der geringen Löslichkeit ihrer Salze sind Uratablagerungen leicht zu verstehen, es ist das aber keineswegs gleichbedeutend mit einer Gicht. Die Erwägungen sind hier durchaus die gleichen wie bei der Pneumonie und der Uratsteinbildung. Kombinationen von Leukämie mit echter Gicht sind Zufälligkeiten, die höchstens in der Weise miteinander verknüpft werden können, daß bei Gichtikern oder gichtisch Belasteten die Leukämie aus den genannten Gründen die Rolle der auslösenden Ursache spielt. Von STRAUSS und LESCHKE ist einmal ein Zusammentreffen von echtem angeborenen hämolytischen Ikterus mit Gicht beschrieben worden. Angesichts dieses anscheinend einzigartigen Falles dürfte es sehr schwer sein, hier innere Zusammenhänge zu konstruieren.

6. Die Differentialdiagnose der Gicht.

Der echte akute Gichtanfall mit Sitz im Grundgelenk der Großzehe, seinen dyspeptischen Vorboten und seinen klinischen Erscheinungsformen (plötzlicher Beginn, heftiger Schmerz, livide Röte und Schwellung) ist so charakteristisch, daß er im allgemeinen nicht verkannt wird. Immerhin gibt es auch hier Verwechslungsmöglichkeiten, vor allem im Beginn und zwar mit einer akuten Infektarthritis, die monarticulär auftritt und zufällig und atypisch gerade das Großzehengelenk erfaßt. Die eiterige Gelenkentzündung steht hier an erster Stelle. Wegen der therapeutischen Konsequenzen kann eine Fehldiagnose hier manchmal verhängnisvoll werden, zumal, wenn der Kranke sich zuerst dem Chirurgen präsentiert. Lymphangitis und Lymphadenitis helfen manchmal die Diagnose klären, oft aber gibt erst der Verlauf die Entscheidung, indem der Gichtanfall abklingt, die eitrige Entzündung bestehen bleibt, evtl. sich ausdehnt. Differentialdiagnostisch an zweiter Stelle steht die Polyarthritis rheumatica acuta, die vereinzelt einmal auch monarticulär an einem kleinen Gelenke auftreten kann. . Hier steht der Gelenkerguß gegenüber der Weichteilschwellung im Vordergrunde und in der Regel folgen weitere Gelenke nach. Weit seltener kommt eine gonorrhoische Arthritis in Betracht, deren wahre Natur durch anderweitige charakteristische Erscheinungen (Genitalaffektion) und besondere Reaktionen (auf Arthigon) meist unschwer zu erkennen ist. Gelenkmetastasen anderer akuter Infektionen gerade an dem „Gichtgelenk" kommen gleichfalls vor, vor allem bei Pneumokokkeninfektionen, sind aber durch das Grundleiden gewöhnlich in ihrer Genese klar. Eventuell entscheidet eine vorsichtige Gelenkpunktion.

Sehr viel schwieriger ist die Natur eines Gichtanfalles zu erkennen, wenn nicht die typischen Gelenke ergriffen werden. Sind vorher die gewöhnlichen Manifestationen der Krankheit einmal dagewesen, so ist das natürlich ein Indizienbeweis. Bis zur Unmöglichkeit schwierig kann die Beurteilung werden, wenn ein Trauma des betreffenden Gelenkes oder seiner Nachbarschaft voraufging und so als locus minoris resistentiae Wegbereiter des vielleicht ersten Gichtanfalls gewesen ist. In zweifelhaften Fällen kann die Diagnose ex juvantibus gefördert werden, d. h. durch Reaktion auf Kolchikumpräparate, wie z. B. LICHTWITZ es mit Recht empfiehlt.

Je schwächer und uncharakteristischer der akute Anfall ist, um so leichter wird er verkannt, gerade bei den Füßen sind eine Fülle von Verwechslungsmöglichkeiten (Druck schlecht sitzender Stiefel, Verstauchungen, Umknickungen usw.) möglich.

In Laienkreisen wird vielfach dem Auftreten von Uratniederschlägen im Harn besondere pathognostische Bedeutung zuerkannt. Das ist selbstverständlich ein großer Irrtum, denn für den Ausfall von harnsauren Salzen ist ihre Menge im Urin nur ein Faktor und nicht einmal der wichtigste. Aber selbst quantitative Bestimmungen führen hier nur dann weiter, wenn einige Tage hindurch purinfreie Kost gegeben wurde und der Harnsäuregehalt des Urins trotz normaler und gleichmäßiger Diurese abnorm niedrige Werte aufweist oder starken Schwankungen unterliegt. Noch zweckmäßiger sind Belastungsproben mit genau bekannten Mengen purinhaltiger Substanz, evtl. von Nucleinsäure selbst, auf der Basis der sonst purinfreien Kost. Unvollständige und stark verzögerte Ausscheidung sprechen sehr, wenn auch keineswegs endgültig entscheidend, für das Vorliegen einer Gicht, wobei immer Voraussetzung ist, daß nicht eine echte Nephritis mit Ausscheidungsanomalien vorliegt.

Eine Zeitlang wurde die Blutharnsäurebestimmung in das Centrum der chemischen Gichtdiagnose gestellt und es galt der Satz: Keine Gicht ohne Erhöhung des Harnsäurespiegels im Blute (Werte über 5 mg %). Leider erwies sich auch das als trügerisch. Je besser die Methode und je umfassender die Untersuchungen wurden, desto mehr ergab sich die Unzuverlässigkeit dieses Kriteriums.

So fand GUDZENT bei 30 % seiner echten Gichtiker normale Werte, und die meisten Autoren bestätigten das im Prinzip, auch UMBER, LICHTWITZ, GOLDSCHEIDER, THANNHAUSER u. a. verhalten sich gegenüber diesem Kriterium skeptisch. Immerhin ist mit solchen Feststellungen der Stab über seine Bedeutung noch keineswegs gebrochen, denn der positive Befund stark erhöhter Blutharnsäurewerte dürfte bei einem akuten Gelenkschmerzanfall im allgemeinen beweisend sein. Geringe Erhöhungen finden sich auch manchmal im Fieber und bei anderen differentialdiagnostisch in Betracht kommenden Erkrankungen. Auch der urikämische Quotient (Verhältnis der gesamten Blutharnsäure zur gesamten endogenen Harnsäure) von BRUGSCH scheint nicht wesentlich weiterzuführen. Wertvolle diagnostische Aufklärung würde man wohl erhalten, wenn man ganz analog den Blutzuckerbelastungskurven bei der Prüfung auf beginnenden Diabetes, eine Blutharnsäurebelastungskurve nach oraler Zufuhr von Harnsäure vornehmen würde. Aber vorläufig scheitert das noch an den Schwierigkeiten der Methodik, vor allem am Fehlen einer zuverlässigen Mikrobestimmungsmethode.

Je mehr wir uns von der typischen Gicht entfernen, um so schwieriger wird die Diagnose. Chronische Gelenkveränderungen, auch wenn sie nicht in der S. 415 geschilderten charakteristischen Art vorhanden sind, bei einem Kranken, der einmal einen typischen akuten Anfall durchgemacht hat oder sichere Tophi besitzt, sind natürlich immer auf chronische Gicht sehr verdächtig, obwohl auch sichere Kombinationen von Gicht und chronischer deformierender Arthritis vorkommen.

Von chronischen Gelenkerkrankungen kommen differential-diagnostisch die chronische Infektarthritis, die Arthritis deformans sowie die sehr seltene, endocrine chronische Periarthritis (destruens) von UMBER in Betracht. Bei der großen Häufigkeit gerade der beiden ersten Formen der Gelenkerkrankung und der Seltenheit einer echten chronischen Gicht wird man im allgemeinen eher die richtige Diagnose treffen, wenn man eine chronische Gicht erst in letzter Linie in Erwägung zieht. Die chronische Infektarthritis ist im allgemeinen polyartikulär, nur einzelne Formen wie die gonorrhoische, die tuberkulöse und die luetische können sehr oft lediglich ein Gelenk und zwar meist ein mittleres erfassen. Glücklicherweise läßt sich die Natur gerade dieser drei Arten meist durch besondere Untersuchungen feststellen, bei der gonorrhoischen Arthritis sind es die Anamnese, die Reaktion auf Arthigon, bei der tuberkulösen rein lokal die oft hochgradige Mitbeteiligung der Weichteile, der Nachweis anderer spezifischer Manifestationen im Körper, evtl. die Reaktion auf Tuberkulinpräparate, bei der viel selteneren luetischen Form der Ausfall der Luesreaktionen. Bei anderen noch selteneren Arten, die durch abgeschwächte Pneumokokken, Streptokokken, Staphylokokken, Typhus, Dysenterie usw. bedingt sind, ist der Nachweis der Natur manchmal durch vorsichtige Gelenkpunktionen mit chemischer, mikroskopischer und vor allem bakteriologischer Untersuchung zu führen. Aller Infektarthritis ist gemeinsam die mehr oder weniger ausgesprochene Mitbeteiligung des Gesamtorganismus, das häufige Vorhandensein zum mindesten subfebriler Temperatur und die fast stets beobachtete Erhöhung der Blutkörperchensenkungsgeschwindigkeit. Bei der Vieldeutigkeit gerade dieser letzteren Erscheinung ist mit erhöhten Werten allerdings nicht allzu viel anzufangen, dagegen sprechen normale Zahlen mit großer Wahrscheinlichkeit, wenn auch natürlich keineswegs mit Sicherheit, gegen den infektiösen Charakter einer Arthritis (Näheres darüber bei KATZ und LEFFKOWITZ[1]), während bei der chronischen deformierenden Arthritis und der chronischen Gicht die Werte sehr oft normal sind. Genetisch ist allen Infektarthritiden gemeinsam, daß sie primär die Gelenkkapsel ergreifen und erst, wenn überhaupt, sekundär auf den Knorpel übergehen.

---

[1] KATZ, G. u. M. LEFFKOWITZ: Die Blutkörperchensenkung. Erg. inn. Med. 33, 384 (1928).

Weit größer noch wie bei der Infektarthritis sind die differentialdiagnostischen Schwierigkeiten gegenüber der Osteoarthritis deformans
oder Arthropathia deformans (F. v. MÜLLER), denn hier ist auch primär
der Knorpel befallen. Die Bilder sind ungeheuer mannigfaltig, der
Beginn ist meist schleichend, befallen sind vorwiegend größere und
mittlere Gelenke, von kleineren vor allem die Wirbelgelenke. Die
endocrinen und alkaptonurischen, chronischen Arthritiden sind sehr
selten und meist durch andere Zeichen des zugrunde liegenden Leidens
in ihrer Genese erfaßbar.

Auf die Differentialdiagnose der verschiedenen chronischen Arthropathien im einzelnen — eines der schwierigsten und unklarsten Kapitel
dieses Grenzgebietes von innerer Medizin und Chirurgie — kann hier natürlich nicht eingegangen werden (vgl. darüber die eingehende Darstellung
von UMBER, ferner die einschlägigen Kapitel in den Handbüchern der
inneren Medizin und Chirurgie, vor allem die ganz neuen Bearbeitungen von
KÖNIG, SEIFERT u. a. in der „Chirurgie" von KIRSCHNER und NORDMANN).

Je mehr man sich bemüht, das Bild der chronischen atypischen
Gelenkgicht aus der verwirrenden Fülle chronischer, nicht gichtischer
Arthritiden herauszuheben, um so hoffnungsloser wird das Bemühen.
Wie wenig das feine Knirschen geeignet ist, hier Klarheit zu bringen,
wurde schon erwähnt, wenn auch zuzugeben ist, daß dieses Phänomen
bei allen anderen chronischen Arthropathien sehr viel seltener ist. In
manchen Fällen kann das Röntgenverfahren die dringend erwünschte
Klärung bringen. Die S. 416 beschriebenen und abgebildeten Loch-
und Cystendefekte kommen in charakteristischer Form nur ausnahmsweise einmal bei einer chronisch deformierenden Arthritis mit Cysten-
bildung oder bei Knochentumoren vor. Andererseits sind sie allerdings
gerade bei der primär chronischen Gicht sehr viel seltener als bei der
paroxysmalen Form.

7. Die pathologische Anatomie und Histologie der Gicht.

Bei der Sinnfälligkeit der gichtischen Veränderungen in schweren
Fällen ist es verständlich, daß pathologisch-anatomische Studien hier
schon sehr früh einsetzten. Die Eröffnung eines schwer erkrankten
Gichtikergelenks ergibt ein außerordentlich eindruckvolles Bild, wie die
sehr instruktiven bunten Abbildungen im Buche von UMBER[1] zeigen.
Das ergriffene Großzehengelenk und seine Nachbarschaft ist besonders
in seinen knorpeligen Anteilen durchsetzt von kleinen z. T. einzel-
stehenden, z. T. konfluierenden Herden, in deren Bereich Knorpel-
und Knochengewebe nekrotisch geworden sind. Selbst bis in die Markräume schieben sich die Herde vor. In prinzipiell der gleichen Weise
erkranken auch die großen Gelenke, vor allem das Knie. Die Gelenkflächen sind hier meist reichlicher und konfluierender mit weißen
Massen von Harnsäurensalzen inkrustiert. In schweren Fällen, die bei
den großen Gelenken meist nicht so häufig sind, reichen die Tophi bis
in die subchondralen Markräume herein, das Knochengewebe, an dessen
Stelle sie sich setzen, aufzehrend.

---

[1] UMBER, F., Taf. V.: zitiert auf S. 414.

Durch diese charakteristischen, makroskopischen Befunde war zunächst nur festgestellt, daß die gichtischen Anschwellungen der Gelenke durch fleckweise Anhäufung von Uratkrystallen, besonders im Gebiete des Knorpels, daneben aber auch im Knochen selbst und den Gelenkmembranen mit schweren sekundären Zerstörungen und reaktiven Entzündungen in ihrer Nachbarschaft bedingt sind.

Über das Wesen und vor allem die Entwicklung dieser schweren Veränderungen waren Aufklärungen natürlich nur von histopathologischen Studien zu erwarten. Man durfte dabei hoffen, auch von dieser Seite her dem Wesen dieser rätselhaften Krankheit näher zu kommen.

GARROD war auch auf diesem Gebiete grundlegend, ihm folgten CHARCOT, EBSTEIN, ROSENBACH und französische Kliniker. Aus neuester Zeit sind vor allem die grundlegenden Arbeiten von F, MUNK[1], BROGSITTER[2] (unter F. v. MÜLLER) und die eben erschienene monographische Darstellung von POMMER[3] erwähnt, welche die vorher bestehenden wesentlichen Lücken unserer Kenntnisse in umfassender, wenn auch leider manchmal sich widersprechender Weise ausgefüllt haben. Insbesondere BROGSITTER verfügt über ein sehr großes außerordentlich vielseitiges und eingehendes Material von 18 Fällen typischer Gicht. Seine Befunde an den Gichtgelenken sind so überzeugend, daß sie der folgenden Darstellung zugrunde gelegt sind.

Die Histologie der Hauttophi ist relativ einfach und schon seit Jahrzehnten geklärt, vor allem durch die Arbeiten von BENEKE, RINDFLEISCH, HIS und FREUDWEILER usw. Das Centrum eines derartigen Knotens wird von Büscheln von Mononatriumuratkrystallen eingenommen, die von einer mehr oder minder breiten Kapsel von Bindegewebe umhüllt sind. Die Anlagerung der Schichten erfolgt dabei meist in der Weise, daß die jüngeren Zelllagen central, die älteren an der Peripherie gelegen sind. In die jugendlichen Schichten sind große mehrkernige Zellen, sog. Riesenzellen, eingelagert, die z. T. die Uratkrystalle berühren, teils sie sogar aufgenommen haben. HIS[4] und FREUDWEILER[5] haben den experimentellen Nachweis phagocytärer Eigenschaften solcher Riesenzellen erbringen können. Besonders wichtig ist ihre Feststellung, daß hierdurch Urate nicht nur abtransportiert, sondern in gewissem Umfange sogar in loco zerstört werden können, weil dadurch die manchmal beobachtete Verkleinerung, ja das Verschwinden von Tophi, ihre Aufklärung finden. In der Literatur sind diese Stellen z. T. als Littensche Freßzellen bezeichnet, doch weist GUDZENT darauf hin, daß in LITTENS Arbeit gar keine derartigen Angaben vorliegen.

---

[1] MUNK, F.: Die chronischen Erkrankungen der Gelenke, in: Spezielle Pathologie und Therapie innerer Krankheiten, herausg. von KRAUS-BRUGSCH, Bd. 9, 2. Teil, Berlin: Urban u. Schwarzenberg 1925. — Vgl. auch Med. Klin. 1924, Nr 5—7.

[2] BROGSITTER: Dtsch. Arch. klin. Med. 153—154 (1927). — Histopathol. der Gelenkgicht, Leipzig: Vogel 1927.

[3] POMMER, G.: Histologische Untersuchungen über Gelenkgicht, Jena: Fischer 1929. — Klin. Wschr. 1929, Nr 26 (kurze Zusammenfassung).

[4] HIS: Dtsch. Arch. klin. Med. 65, 156 (1900); 67, 81 (1900).

[5] FREUDWEILER: Ebenda 63, 266 (1899).

Sehr viel komplizierter liegen natürlich die Dinge beim Gelenktophus, weil das umgebende Gewebe hier viel komplizierter gebaut ist, viel mehr geschädigt wird und weit stärker und vielseitiger reagiert wie die Haut und das Unterhautzellgewebe. Hier interessieren vor allem die ersten Anfänge. Während fast alle älteren Autoren den ersten Beginn des Uratniederschlages primär nach Art einer Metastase in den Knorpel verlegten, gewann MUNK die Vorstellung, daß die Uratniederschläge primär in der Synovialflüssigkeit, im saft-, d. h. gefäßreichen Gebiete der Synovialis, im Mark, in den Schleimbeuteln, Sehnenscheiden, dem Periost usw. auftreten und erst sekundär in konzentrierter Lösung in die oberflächlichen Knorpelschichten eindringen und hier von neuem ausfallen.

Zugunsten dieser Ansicht ließ sich die Gefäßarmut der obersten Knorpelschichten, ferner der hohe Harnsäuregehalt der Gelenkflüssigkeit (nach BASS doppelt so groß wie im Serum) anführen. BROGSITTER hat sich an der Hand seines großen Materials wieder für die alte Auffassung eingesetzt. Er nimmt an, daß die erste Ablagerung der Uratkrystalle in der oberen Knorpelschicht erfolgt, teils in den Knorpelzellen selbst, teils aber wohl auch in der Intercellularsubstanz, doch läßt sich nicht bestreiten, daß koordiniert ganz analog den Tophi an anderer Stelle, z. T. unabhängig davon, auch primäre Ablagerungen in der Gelenkkapsel usw., vorkommen können.

Die Symptome des akuten Gichtanfalls erklärt sich BROGSITTER in sehr plausibler Weise so, daß ein die oberste Knorpelschicht vorwölbender Harnsäureherd unter dem Einflusse irgendwelcher mechanischer Insulte, z. T. auch durch plötzliches Wachstum, in das Gelenkinnere einbricht. Durch die dabei austretenden harnsauren Salze wird das empfindliche, blutgefäß- und nervenreiche Synovialgewebe in einen akuten entzündlichen Reizzustand versetzt, der sich in heftigen Schmerzen äußert. Im Gegensatz dazu rechnet POMMER die Synovitis in ihren verschiedenen Schattierungen (Exsudat- und Gewebsbildung) zu den für die Gelenkgicht wesentlichen und sie von vornehein und andauernd begleitenden Veränderungen. Wenn die den Knorpel überkleidende Überwachungsmembran im Gegensatz zu den darunter liegenden Inkrustationen vielfach frei von Uraten befunden wurde, so führt POMMER das auf ungeeignete, die Urateinlagerung zur Auflösung bringende Vorbehandlung zurück. Unter günstigeren Umständen ist die Überwachungsmembran dicht von Urateinlagerungen durchsetzt. Die gleichen Erwägungen stellt POMMER für den ,,schmalen Randsaum" des Knorpels an, der nach Untersuchungen von M. B. SCHMIDT[1], BROGSITTER u. a. früher als relativ frei von Krystallmassen angegeben wurde.

Für die chronisch entzündlichen Erscheinungen am Knorpel ist vor allem die Entwicklung der primären Uratablagerungen gegen den Knochen zu von Bedeutung. Hier beherrschen degenerative und proliferative Erscheinungen das Bild, was durch die Reiz- und Zerstörungswirkung der harnsauren Salze ohne weiteres verständlich ist.

---

[1] SCHMIDT, M. B.: Ablagerung harnsaurer Salze in Krehl-Marchands Handbuch der allgemeinen Pathologie, Bd. 3, Abt. 2, S. 266. Leipzig: F. C. W. Vogel 1921.

Der Druckreiz führt gewöhnlich zunächst zu bandartigen Verdichtungen der Grundsubstanz, z. T. mit Kalkeinlagerungen, die wie eine Knochenschale die Knorpeltophi umgeben können. Die Urateinlagerung gewinnt allmählich immer mehr an Tiefenausdehnung, subchondrale Gefäßbahnen werden eröffnet und erweiterte Kapillaren schieben sich gegen die Epiphysenrinde vor.

Während nach MUNK auch primäre subchondrale Tophi ohne Gelenkknorpelbeteiligung vorkommen sollen, sah BROGSITTER sie nur bei bereits schweren Zerstörungen der Gelenkflächen, so daß er in jedem Falle hier Sekundärwirkungen annimmt. Sogenannte Marktophi sollen nach ihm in der Weise zustande kommen, daß die Knorpeltophi durch Apposition und zunehmenden Druck die knöcherne Rinde aufklockern und zur Resorption bringen und so an die das Markraumgebiet abschließende Lamellenschicht heranrücken, die schließlich ihrerseits oft auch nicht mehr standhalten kann. Durch weitergreifende Nekrosen kommt es, „daß sich somit das Soda-Urat bis zu einem gewissen Grade selbst den Weg ins Epiphyseninnere bahnt".

Sobald mehrere kleinere Marktophi zusammenfließen und einen größeren Nekroseherd schaffen, gelingt der Nachweis oft schon intravital im Röntgenbild in der Gestalt der oben beschriebenen Lochdefekte und Cysten. Es ist klar, daß die Herde schon eine gewisse Größe haben müssen, um gegenüber der großen Masse unveränderten schattengebenden Knochens als sichere Aufhellungszonen sich abzuheben. BROGSITTER beschreibt fast kirschenkerngroße Herde, die der Darstellung entgangen sind. Es ist natürlich selbstverständlich, daß erst recht die Anfangsstadien in der Knorpelschicht röntgenologisch nicht in irgendwelcher Weise gefaßt werden können. Selbst millimeterdicke Uratablagerungen machen höchstens eine gewisse Verwaschenheit der Gelenkkonturen, die so vieldeutig ist. Daß die Lochdefekte auch nicht völlig eindeutig für Gicht sind, wurde schon oben erwähnt. Untersucht man solche größeren Defekte und Cysten nach Lösung des Uratinhaltes histologisch, so findet man ganz ähnliche Strukturen wie bei den Hauttophi, vor allem im Wandbelag die vielkernigen mächtigen Riesenzellen neben einem dichten Zellsaum großer strukturloser, schlecht färbbarer Massen. Junge und alte Marktophi lassen sich manchmal unterscheiden, teils durch ihre Lage — die jüngeren sind meist knorpelnäher — teils durch ihre Verbindung mit den Einbruchsstellen, die bei den jüngeren meist noch besteht.

Im Gegensatz zu dieser wohl meist acceptierten Anschauung leugnet POMMER, daß es sich bei diesen Knorpelveränderungen um echte Nekrose handelt. Bei dem von ihm geübten Behandlungsverfahren der Knorpel fand er vielmehr eine kolloid-leimartige Rückstandsubstanz mit deutlicher Matrizenzeichnung. Diese Befunde sind für ihn so charakteristisch für die Gicht, daß er eine scharfe Abtrennung von der gerade von ihm besonders eingehend studierten Osteoarthritis deformans vornimmt und demgemäß aufs schärfste die Ansicht von F. v. MÜLLER[1],

---

[1] v. MÜLLER, F.: Differenciation of the diseases included under chronic arthritis. 17. Internat. Kongr. d. Med., London 1913.

BROGSITTER u. a., z. T. auch von MUNK bekämpft, die Übergänge nebst Mischformen von der echten Gicht zur Arthropathia deformans annehmen.

In der Nachbarschaft größerer Ablagerungen wuchern meist auch aus dem subchondralen Markraum heraus die Gefäße, so daß es zu einer fortschreitenden Vaskularisierung und Ossifikation des Gelenkknorpels, ja geradezu zur Entwicklung von Knochenwülsten als Ausdruck der Reizung kommen kann. Durch solche Knochenappositionen erscheinen die Marktophi viel tiefer gelegen und die Spuren ihrer Rindenentwicklung verwischt.

Es ist selbstverständlich, daß bei einer irgendwie stärkeren Knorpelschädigung auch das Synovialgewebe in Mitleidenschaft gezogen wird in Gestalt starker Rötung und Schwellung, die besonders an den Zotten zu dicken Wülsten führen können. Bei noch schwererer Affektion sind auch Sehnen und Bänder von Tophi befallen und schließlich auch die Gelenkkapsel selbst. Dadurch kommt es dann zu erheblichen Behinderungen der Funktion, Versteifung und schließlich zu bindegewebigen Ankylosen. Bei letzteren ist allerdings in erster Linie die Synovialis beteiligt, die mit den usurierten Knochenoberflächen Verwachsungen eingeht und schließlich beide Gelenkflächen fibrös miteinander verlötet.

Knöcherne Ankylosen scheinen demgegenüber sehr selten, obwohl ein Kenner der Krankheit wie DUCKWORTH sie als charakteristisch für die Gicht ansieht.

Auch die HEBERDENschen Knoten wurden früher als solche typischen Zeichen angesehen und zwar als Ausdruck einer besonders chronisch verlaufenden atypischen Gicht, zumal beim weiblichen Geschlechte. Es handelt sich bei diesen nodi digitorum um Exostosen der Fingerendgelenke. HEBERDEN selbst ebensowenig wie übrigens auch GARROD rechneten sie zu den Zeichen der typischen Gicht. Französische und englische Autoren finden sie vor allem bei mit Gicht Belasteten. In Deutschland hat vor allem PFEIFFER[1]-Wiesbaden sich mit den Gichtfingern befaßt. Er findet sie, wie auch spätere Untersucher, vor allem L. WICK und PINELES, unverhältnismäßig oft bei Gichtikern jenseits des 6. Lebensjahrzehntes. Ihr Auftreten gerade beim weiblichen Geschlechte in diesem Lebensalter hat PINELES veranlaßt, sie auf innersekretorische Störungen des Genitalapparates zurückzuführen. Da Uratniederschläge bisher nie in solchen Knoten gefunden wurden, wird neuerdings besonders durch MUNK ihre gichtische Natur glatt abgelehnt. BROGSITTER nimmt einen vermittelnden Standpunkt ein, indem er meint, daß ebenso wie die Arthropathia deformans auch die Gicht zu solchen Knochenwucherungen Veranlassung geben könne. Dem Endzustand vermag man aber nicht mehr anzusehen, welche Ursache primär den Anstoß gegeben hat.

Wenden wir uns von den articulären pathologisch-anatomischen Befunden bei der Gicht zu den extraarticulären, d. h. den Veränderungen

---

[1] PFEIFFER, W.: Berl. klin. Wschr. 1891, Nr 15; 1896, Nr 15; 1917, Nr 50.

bei der visceralen Gicht zu, so fehlen hier, wenn man von einzelnen Uratherden, die fast in allen Organen beim Gichtiker gefunden werden, absieht, alle charakteristischen Züge.

Immerhin ist nach dem großen Material von GUDZENT die Sklerose und Atheromatose der Blutgefäße, vor allem an den Nieren, aber auch am Herzen, ein so regelmäßiger Befund, daß hier vielleicht doch ursächliche Beziehungen vorliegen, wenn auch der makroskopische oder mikroskopische Befund dafür nichts Charakteristisches bietet. Für die Nieren meint zwar BROGSITTER, daß das starke Hervortreten entzündlicher Vorgänge die Gichtniere ebenso wie die Bleiniere von den gewöhnlichen Schrumpfnieren unterscheidet, doch wird dem von anderer Seite, so von GUDZENT, mit guten Gründen entschieden widersprochen.

8. Die Stoffwechselpathologie der Gicht und die Vorstellungen über Entstehung und Wesen der Erkrankung.

Klinik, pathologische Anatomie und chemische Untersuchung der erkrankten Gebiete deuten übereinstimmend darauf hin, daß bei der Gicht ein pathologisches Verhalten der Harnsäure bzw. des Nucleinstoffwechsels im Centrum der Erscheinungen steht. Das Gichtproblem engte sich damit zunächst einmal zum Purinstoffwechselproblem ein. Die geschilderte Tatsache, von der hier ausgegangen werden muß, ist eine vermehrte Ablagerung dieser Substanz bzw. ihrer Salze, insbesondere des Mononatriumurats an einzelnen Körperstellen. Daneben kreist in der Regel, wenn auch nicht mit absoluter Gesetzmäßigkeit, die Harnsäure in vermehrter Menge (d. h. über 5 mg) im Blut. Sobald man dazu übergeht, die Ablagerung der Harnsäure im gesamten Körper zu bestimmen, beginnen aber schon die Schwierigkeiten und Divergenzen der Ansichten, die zum großen Teile auf die enormen Schwierigkeiten, kleine Mengen von Harnsäure in den Geweben mit Zuverlässigkeit nachzuweisen, zurückzuführen sind. Wie schon oben angegeben wurde, verhalten sich nach den Untersuchungen von GUDZENT und KEESER, deren methodische Zuverlässigkeit allerdings von manchen Seiten, so von STEUDEL, SCHITTENHELM und ihren Mitarbeitern angezweifelt ist, die Organe hinsichtlich ihres Harnsäuregehaltes sehr verschieden. Im ganzen geht man aber wohl nicht fehl, wenn man annimmt, daß der gesunde Gesamtorganismus (ca. 60 kg Gesamtgewicht) 1—1,5 g Harnsäure enthält, d. h. etwa 0,02 g auf 1000 g also 2:100000. Wie SCHITTENHELM und HARPUDER in sehr eindrucksvollen Beobachtungen, in denen sie bei schwerkranken Todeskandidaten größere Mengen Harnsäure injizierten, zeigten, kann unter solchen besonderen Verhältnissen der Harnsäuregehalt des Körpers bis 9,43 g in die Höhe getrieben werden, ohne daß es dabei zu Gichtanfällen gekommen wäre, obwohl 3,63 g allein in Knochen und Knorpel steckten. Tatsächlich hat sich bisher keinerlei zwingender Beweis dafür erbringen lassen, daß der Gesamtkörper des Gichtischen wesentlich mehr Harnsäure enthält als der des Normalen. Wenn man für diese Befunde auch methodische Mängel z. T. verantwortlich machen kann, so bereitet diese Tatsache der einfachen Retentionstheorie der Gicht doch die allergrößten Schwierigkeiten.

Trotzdem unterliegt es keinem Zweifel, daß solche mindestens zeitweise beim Gichtiker vorhanden sind. Am deutlichsten zeigt sich das beim purinfrei ernährten, d. h. auf die endogene Harnsäureausscheidung beschränkten Gichtiker, vor, während und nach einem typischen akuten Anfall. UMBER gibt dafür eine sehr charakteristische Kurve (Abb. 32):

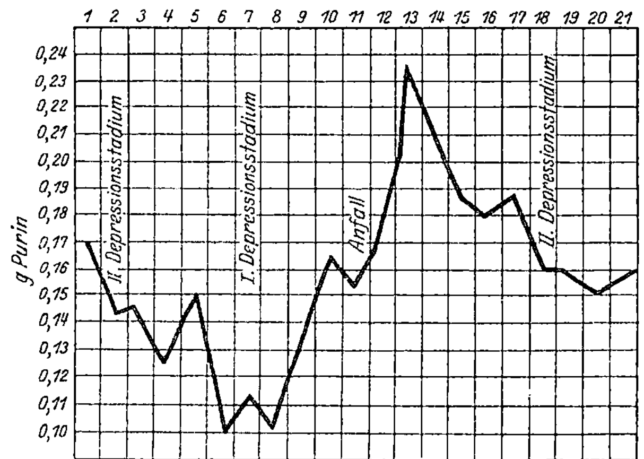

Abb. 32. Schwankungen der endogenen Harnsäureausfuhr vor, während und nach einem akuten Anfalle. (Nach UMBER.)

Diese Kurve (Abb. 32) zeigt einen sehr charakteristischen Verlauf, gekennzeichnet durch zwei sich verstärkende Senkungen, sog. Depressionsstadien, von UMBER als anakritische benannt, vor dem Anfall, dem unmittelbar hinterher eine Harnsäureflut folgt, und ein „postkritisches" Depressionsstadium.

Schwankungen geringerer Art kommen auch außerhalb der Anfälle vor. Nach den umfassenden Untersuchungen vor allem von BRUGSCH und SCHITTENHELM[1] kann es keinem Zweifel unterliegen, daß das Gesamtniveau der endogenen Harnsäureausscheidung, auch wenn man Serien von Tagen untersucht, beim Gichtiker niedriger liegt wie beim Normalen. BRUGSCH und SCHITTENHELM fanden bei ihren Kranken unternormal niedrige Werte (maximal 0,3 g pro die) in 43%, normal niedrige Zahlen (0,3—0,4 g pro die) in 36%, normal hohe Werte (0,4—0,6 g pro die) in 21%, übernormale Zahlen niemals. Für diese wohl nicht zu bestreitende Tatsache gibt es rein logisch nur zwei Erklärungsmöglichkeiten, entweder, daß beim Gichtiker vermindert endogene Harnsäure gebildet wird oder daß die intermediär in normaler Weise gebildete Harnsäure nicht in genügender Menge ausgeschieden wird. Da die erstere Möglichkeit angesichts der nachgewiesenen Harnsäureanhäufung in einzelnen Geweben und im Blute ausgeschlossen werden kann, dürfte kein Zweifel darüber bestehen, daß die gichtische Niere eine Ausscheidungsschwäche für Urate besitzt.

---

[1] BRUGSCH u. SCHITTENHELM: Nukleinstoffwechsel und seine Störungen, Jena: Fischer 1910 (Zusammenfassung).

Um den Grad der Konzentrationsstörung genauer zu erfassen und in Beziehung zu analog angelegten Untersuchungen bei Leichtgichtikern zu setzen, hat STEINITZ die höchste Harnkonzentration mit der jeweiligen Blutkonzentration der Harnsäure in folgender Tabelle (51) verglichen.

Tabelle 51. Beziehungen zwischen Harnsäurekonzentration in Blut und Harn bei Gesunden, Gichtikern und Nierenkranken. (Nach STEINITZ.)

	$\bar{U}$ im Blut mg %	$\bar{U}$ im Harn		Harn-konzentration: Blut-konzentration
		Höchste Konzen-tration	Tages-menge g	
Gicht- und Nieren-insuffizienz	5,8	0,048	0,273	8
Niereninsuffizienz	4,8	0,047	0,359	11
Blande Nierensklerose .	4,4	0,050	0,674	11
Echte Gicht	4,4	0,064	0,420	14
Atypische Gicht	4,2	0,066	0,537	16
Gesunde	3,1	0,069	0,534	23

Harnsäurekonzentration im Blut und Harn verhalten sich dabei gegensätzlich, demgemäß resultieren sehr verschiedene Quotienten für die Konzentration. Je höher die Zahlen, desto besser die Partialleistung der Niere. Wir sehen daher einen Wert von 23 für Gesunde, von 14—16 für die unkomplizierte Gicht, noch niedrigere Zahlen für nicht gichtische Nierenerkrankungen, den niedrigsten Wert 8 für die Kombination von Gicht mit Niereninsuffizienz. Noch niedrigere Zahlen (3,4—7,9) erhielt THANNHAUSER. Dieser Autor konnte sogar bei einem jugendlichen Gichtiker im Harn eine niedrigere Harnsäurekonzentration wie im Blut feststellen. Aber auch das ist nichts Charakteristisches für die Gicht, denn LICHTWITZ sah das gleiche bei einer Niereninsuffizienz infolge doppelseitiger Hydronephrose. Niemals ist aber die Konzentrations-fähigkeit der Niere für Harnsäure ganz erloschen. Es ist auch nicht richtig, daß bei Gichtikern die Harnsäurekonzentration im Harn bei einem Blutwerte von 4 mg % nie den Wert von 50 mg % überschreitet. Im akuten Anfall können gewaltige Anstiege erfolgen, wofür LOEWEN-HARDT sehr eindrucksvolle Zahlen gibt. Wenn es somit auch keinem Zweifel unterliegt, daß beim Gichtiker auch ohne Nierenkomplikationen eine mehr oder weniger starke Störung der Partialfunktion der Niere hinsichtlich der $\bar{U}$-Ausscheidung vorliegt, so kann etwas Charakte-ristisches für die Gicht lediglich in dem Vorhandensein dieser partiellen Störung bei sonst ganz intakter Funktion erblickt werden, nicht aber in der Ausscheidungsschwäche als solcher, die, wie gerade die angeführte Tabelle von STEINITZ zeigt, in viel stärkerem Grade bei schweren Nieren-leiden ohne jede gichtische Erscheinungen vorkommt. Aus diesem Grunde muß m. E. auch jeder Versuch, das komplizierte Gichtproblem allein von der Seite der Nieren aus zu lösen, scheitern.

Schon GARROD war geneigt, in den Nieren die primäre Ursache zu
erblicken, doch nahm er eine echte nephritische Erkrankung an. Die
Tatsache, daß die typischen Stoffwechselveränderungen der Gicht auch
bei sonst ganz intakten Nieren vorkommen können und daß nur die
eine Partialfunktion gestört ist, entzog dieser Hypothese den Boden.

Neuerdings hat THANNHAUSER[1] die Vorstellung entwickelt, daß
die Gicht auf einer primären konstitutionellen Organminderwertigkeit
der Niere, hinsichtlich der Partialfunktion der Harnsäureausscheidung
beruhe. Sie soll aber in den ersten Lebensdezennien in der Regel latent
bleiben und erst manifest werden, wenn im Laufe des Lebens eine
Überbelastung durch reichliche Zufuhr von Nucleinen stattgefunden
hat. Er läßt dabei die Frage offen, ob der Sitz dabei die Nierenzelle
selbst oder das übergeordnete innervierende autonome Nervensystem
ist. LICHTWITZ, der sich THANNHAUSER im wesentlichen anschließt,
möchte sogar das endokrine System mit einbeziehen, ohne hier im
einzelnen eine Entscheidung zu treffen. Diese Anschauungen, welche
die Gicht als eine primäre Nierenerkrankung auffassen und damit aus
der Liste der Stoffwechselerkrankungen streichen möchten, sind bei
anderen Gichtforschern wie BRUGSCH und SCHITTENHELM, UMBER,
GUDZENT, MINKOWSKI m. E. mit Recht auf großen Widerspruch
gestoßen. Sie bedeuten eine einseitige Hervorhebung und Überbewertung
einer gewiß wichtigen Teilstörung auf dem Gesamtgebiete der gichtischen
Anomalien. Auf so einfache Weise ist aber ein so ungeheuer kompli-
ziertes Problem nicht zu lösen. Die primäre Nierentheorie wird weder
der Frage der elektiven Schädigung einzelner Gewebe gerecht, noch
vermag sie zu erklären, warum nicht alle Nierenkranken mit Schädigung
der Harnsäureausscheidung Gichtiker sind oder werden.

Das Unzureichende und Unbefriedigende der renalen Theorien hat
immer wieder Veranlassung gegeben, noch andere Deutungen zu suchen.
Sie werden teils auf dem Gebiete des endogenen Nucleinumsatzes, teils
in besonderen Eigentümlichkeiten der Harnsäure selbst oder der von der
Ablagerung besonders betroffenen Gewebe angenommen.

BRUGSCH und SCHITTENHELM[2] führten die Harnsäureüberschwem-
mung des gichtischen Organismus auf eine verminderte Zerstörung dieses
Nucleinabbauproduktes zurück und sehen darin das Wesen der Gicht.
Sie postulieren ein urikolytisches Ferment, das die im intermediären
Purinstoffwechsel entstehende Harnsäure normalerweise z. T. abbaut,
das im gichtischen Organismus fehlt oder in verminderter Menge
vorhanden ist. Tatsächlich läßt sich auch eine derartige Harnsäure-
zerstörung mit Umwandlung in Allantoin in Organbreien bzw. Extrakten
der gewöhnlichen Versuchstiere nachweisen. Aber bei den anthropoiden
Affen und insbesondere beim Menschen ist dieser Nachweis bisher nie
geglückt, auch nicht BRUGSCH und SCHITTENHELM selbst. Sie stützten
daher ihre Hypothese auf Fütterungsversuche mit Nucleinsäure und

---

[1] THANNHAUSER, S. J.: Die Nukleine und der Nukleinstoffw., zitiert
auf S. 462 (Zusammenfassung) und Lehrbuch des Stoffwechsels und der
Stoffwechselkrankh. 185, München: J. F. Bergmann 1929.
[2] BRUGSCH u. SCHITTENHELM: zitiert auf S. 437.

Purinbasen, in denen sie nur einen Teil der erwarteten Harnsäure wiederfanden und das Defizit durch Weiterzersetzung der gebildeten Harnsäure sich erklärten. Heute wissen wir aber mit Sicherheit, daß diese Defizite schon im Darm entstanden sind, teils durch mangelhafte Resorption, vor allem aber durch bakterielle Zersetzung. STEUDEL und ELLINGHAUS[1] haben in dieser Richtung neuerdings besonders beweiskräftige Versuche mitgeteilt, in denen sie zeigen konnten, daß die endogene Harnsäure gewaltig absinken kann, wenn gärende Stühle entleert werden. ABL[2] hatte schon früher auf die Abhängigkeit der Harnsäureausscheidung von der sekretorischen und motorischen Darmtätigkeit hingewiesen. Um eine Allantoinbildung konnte es sich keineswegs handeln, da nach WIECHOWSKIs[3] schönen Untersuchungen der menschliche Harn gar kein endogenes Allantoin enthält und exogen gegebenes wieder quantitativ ausführt. Andererseits wird beim Gesunden subcutan injizierte Harnsäurelösung bis zu 99 % wieder ausgeschieden, in den Fällen mit niedrigeren Ausbeuten sind wahrscheinlich Retentionen anzunehmen (BURIAN und SCHUR, IBRAHIM und SOETBEER, WIECHOWSKI u. a.). Das gleiche konnten später THANNHAUSER und GUDZENT für intravenös bzw. intramuskulär injizierte Vorstufen der Harnsäure (die Nucleoside Adenosin und Guanisin) dartun. Auch sie erschienen zu 75—100 % als Harnsäure im Urin wieder, vereinzelt sogar mehr (HEIDWEILER). Diese überschießende Harnsäureausscheidung kompliziert natürlich die Deutung solcher Versuche, da sie den Gedanken nahelegt, daß hier von den injizierten Substanzen besondere Reizwirkungen ausgehen. ROSENFELD[4] (unter STEUDEL) fand nach Injektion von guanylsaurem Natrium beim Kaninchen eine Vermehrung der N-Ausscheidung, die er auf eine spezifisch-dynamische Wirkung der Guanylsäure zurückführte. In analogen Versuchen beim Menschen von HEYDKAMP ließ sich der gleiche Effekt der überschießenden Harnsäureausscheidung feststellen, dagegen keine Steigerung des Gaswechsels. Von einer echten dynamischen Wirkung im Sinne RUBNERs, die stets in einer Oxydationssteigerung sich zu erkennen gibt, kann also mithin nicht die Rede sein, sondern nur — und das dürfte wohl die einfachste Erklärung sein — von einer dynamischen Wirkung auf den intermediären Nucleinstoffwechsel. Dabei ist zu bedenken, daß Nucleinsäuren und ihre Spaltprodukte selbst bei oraler Fütterung sehr differente Substanzen sind. REINWEIN[5] hat an unserer Klinik die dynamische Wirkung der Nucleinsäuren untersucht und dabei nach der ersten Gabe meist eine normale oder sogar übernormale Steigerung der Oxydationen gefunden, bei vermehrter Darreichung dagegen langanhaltende Stoffwechselsenkungen, die fast wie Schockwirkungen aussehen, obwohl deren charakteristische Erscheinungen (Temperatur- und Blutdrucksenkungen) fehlten. Erst

---

[1] STEUDEL u. ELLINGHAUS: Z. physikal. Chem. 124 (1922); 127 (1923).

[2] ABL, R.: Pharmakologische Beeinflussung der Harnsäureausscheidung, Inaug.-Diss., Leipzig: Vogel 1913.

[3] WIECHOWSKI u. WIENER: Hofm. Beiträge, Bd. 9, S. 247 u. 295, 1907.

[4] ROSENFELD: Klin. Wschr. 1924, Nr 42.

[5] REINWEIN, H.: Arch. f. exper. Pathol. 152, 142 (1930).

recht kompliziert liegen die Dinge bei parenteraler Einverleibung. Subcutane Injektionen von Nucleinsäure oder deren Salze machen ausgesprochenes Fieber, manchmal verbunden mit Schüttelfrost und haben daher zeitweise als pyretische Mittel therapeutisch Verwendung gefunden (z. B. bei der Behandlung der Metalues). Die Reizwirkung der Nucleine und ihrer Abbauprodukte bringt somit eine große Unsicherheit in die Bewertung aller derartiger Fütterungs- und Injektionsversuche, so daß alle Schlußfolgerungen mit einem gewissen Fragezeichen versehen werden müssen. Trotzdem muß man m. E. daran festhalten, daß bisher noch kein beweisender Versuch dafür vorliegt, daß der menschliche Organismus den Purinkern zu sprengen vermag.

Tatsächlich haben auch BRUGSCH, UMBER u. a. ihre Ansicht, daß die Harnsäure kein Endprodukt des Nucleinstoffwechsels sei, revidiert, nur SCHITTENHELM hält sie noch aufrecht und führt die negativen Befunde hinsichtlich des Vorhandenseins eines urikolytischen Fermentes auf die Schwierigkeiten seines Nachweises zurück. Neuerdings haben FOLIN und seine Mitarbeiter dem menschlichen Blute urikolytische Eigenschaften zugeschrieben, doch wird die Beweiskraft dieser methodisch einwandfreien Versuche von den besten deutschen Gichtkennern, die dazu Stellung genommen haben (LICHTWITZ, THANNHAUSER, GUDZENT u. a.), m. E. mit Recht bestritten.

Ganz kürzlich haben neue Untersuchungen von ABDERHALDEN und BUADZE[1] über die Beziehungen zwischen Purin- und Kreatinstoffwechsel von einer ganz anderen Seite her den physiologischen und pathologischen intermediären Stoffwechsel der Nucleine beleuchtet. Sie fanden nach Zusatz von Nucleinsäuren und Purinbasen (Adenin, Guanin) zu Muskel-, Leber- und Milzbrei eine erhebliche Steigerung des Kreatin- bzw. Kreatiningehaltes. Dasselbe gilt für Histidin, Hydantoin und N-Methylhydantoin, während Harnsäure und Uracil sich als unwirksam erwiesen. Die gleiche Vermehrung der Kreatin- bzw. der Kreatininausscheidung ließ sich nach Fütterung von Tauben und Hunden mit Nucleinsäuren und Histidin feststellen. Auch beim Menschen steigert reichliche Purinzufuhr nach ZWARENSTEIN[2] nicht nur die Harnsäure, sondern auch die Gesamtkreatininausscheidung. Alle diese Befunde haben ABDERHALDEN den Gedanken nahegelegt, daß ein gewisser Anteil der Purinbasen normalerweise auf bisher noch unbekannten Bahnen zum Kreatin bzw. Kreatinin abgebaut wird, während der Hauptteil den Weg zu der nicht weiter aufspaltbaren Harnsäure einschlägt. Sollten diese Versuche, die im Gegensatz zu Befunden von STEUDEL und FREISE[3] mit intravenöser Darreichung von nucleinsaurem Natrium beim Hunde stehen, und ihre Deutung sich bestätigen lassen, so könnte das für die Theorie der Gicht von größtem Interesse sein, denn sie legen den auch von ABDERHALDEN bereits hypothetisch geäußerten Gedanken nahe, ob nicht nach der Seite des intermediären Stoffwechsels die Gicht

---

[1] ABDERHALDEN, E. u. S. BUADZE: Z. exper. Med. 65, 1 (1929). — Med. Klin. 1929, Nr 1.
[2] ZWARENSTEIN, H.: Biochem. J. 22, 307 (1928).
[3] STEUDEL, H. u. R. FREISE: Z. physiol. Chem. 120, 244 (1922).

dadurch entsteht oder zum mindesten in ihrer Entstehung sehr wesentlich begünstigt wird, daß im gichtischen Organismus der Abbau der Nucleine in viel größerem Umfange wie in der Norm den Weg zur Harnsäure zu ungunsten der Kreatinbildung geht. Damit wäre der Charakter der Gicht als einer echten Stoffwechselkrankheit natürlich evident. ABDERHALDEN und BUADZE haben in dieser Richtung auch bereits einige orientierende Versuche angestellt, die ergaben, daß Harn und Blut von Gichtikern erheblich weniger Kreatin bzw. Kreatinin enthält als die gleichen Flüssigkeiten von Normalen (0,3—1,2 g im Urin, 4,2 mg% im Blut gegenüber 0,8—2,5 g bzw. 6 mg%). Vorläufig liegt natürlich nur eine sehr interessante und ansprechende Hypothese vor, die bei der Dunkelheit des Gichträtsels weiter verfolgt werden sollte.

Im Gegensatz zum Verhalten des normalen Menschen zeigen leichtkranke Gichtiker bei oraler oder intravenöser Zufuhr von Nucleinen oder ihren Abbauprodukten eine verzögerte evtl. sogar fehlende Ausscheidung von Harnsäure. THANNHAUSER konnte das für die intravenöse Injektion von 1 g Adenosin und Guanosin nachweisen. Als positiver Effekt ergab sich eine geringe Steigerung der Blutharnsäure bei gleichbleibendem Nucleotidgehalt des Blutes. Nucleosidinjektionen vermögen auch typische Gichtanfälle auszulösen.

Überblickt man die zahlreichen Versuche zur Begründung der Hypothese einer Störung des intermediären Purinstoffwechsels als Grundlage der Gicht, so kommt man auch hier zu einem non liquet. Ihre Beurteilung ist problematisch und an zwingenden Beweisen fehlt es vorläufig noch ganz.

Angesichts dieser Sachlage war es verständlich, daß manche Autoren das Wesen der Gicht in einem veränderten chemischen oder physikalischen Zustande der im Körper des Gichtikers kreisenden Harnsäure suchten. So nahm MINKOWSKI[1], gestützt auf GOTOs und eigene Versuche über die Fähigkeit gewisser Nucleinsäuren, Harnsäure durch Bindung in Lösung zu halten, an, daß normalerweise zum mindesten ein Teil der Harnsäure bzw. ihrer Salze in Bindung mit Nucleinsäuren kreist. Der Nachweis geringer Mengen von Nucleotiden im Blut durch THANNHAUSER und CZONICZER haben dieser Auffassung neuerdings eine gewisse Stütze gegeben, indem sie im normalen Blute 2—3 mg% Nucleotid-N fanden, d. h. eine doppelt so große Menge wie für den $\overline{U}$-N.

Auch an glykosidartige Bindungen von Harnsäure mit Zucker im Blut ist gedacht worden.

BORNSTEIN und GRIESBACH[2] haben eine gebundene Form der Harnsäure im Blut angenommen in dem Sinne, daß die Harnsäure analog dem Zucker mit den üblichen Bestimmungsmethoden nicht in vollem Umfange erfaßt wird.

Aber alle derartigen Angaben über besondere Bindungen der Harnsäure im Blut, sei es bei Normalen, sei es bei Gichtikern haben der Kritik nicht standhalten können. Wir müssen anscheinend auch heute

---

[1] MINKOWSKI, O.: Die Gicht, zitiert auf S. 417.
[2] BORNSTEIN u. GRIESBACH: Biochem. Z. 101, 184 (1920); 106, 190 (1920).

noch daran festhalten, daß die Harnsäure im Blut als freies Mononatriumurat kreist (GUDZENT), d. h. in derselben Form, in der sie in den Tophi zur Ablagerung kommt. SCHADE[1] hat in sehr interessanten kolloidchemischen Untersuchungen den Nachweis zu führen gesucht, daß die Harnsäure im Blute in kolloidaler Form kreise. Schon HIS und PAUL sowie GUDZENT hatten gezeigt, daß man unter besonderen Bedingungen übersättigte Lösungen von Harnsäure und deren Salzen erhalten kann. SCHADE konnte im Reagenzglas dartun, daß, ehe es zu einem krystallinischen Ausfall der Säure bzw. ihrer Salze kommt, eine Zwischenstufe einer relativ stabilen, gallertartigen Kolloidform durchlaufen wird. Durch kolloidstabilisierende Stoffe wie Serumeiweißkörper, Harnstoff, Glykogen, Nucleinsäuren usw. kann dieser Kolloidzustand festgehalten und der krystallinische Ausfall verhindert werden. So interessant solche Reagenzglasversuche auch sind, so vermögen sie für die besonders komplizierten Verhältnisse des Körpers doch nichts auszusagen, da die grobdisperse Phase erst in 1%igen Lösungen eintritt, die niemals im Körper vorkommen. Daher wird auch von den meisten Forschern die Übertragung der wichtigen SCHADEschen Befunde auf den Menschen abgelehnt, ebenso wie alle daraus ableitbaren Hypothesen über das Wesen der Gicht.

Da auch dieser Weg über besondere physikalische oder chemische Zustandsveränderungen der Harnsäure der Lösung des Gichtproblems näher zu kommen, sich nicht als aussichtsreich erwiesen hat, ist von einzelnen Gichtforschern eine besondere Beschaffenheit des von den Harnsäureablagerungen befallenen Gewebes (Gelenke und ihre Anhänge) angenommen worden. Der Gedanke einer besonderen Affinität der Harnsäure vor allem zum Knorpel ist seit GARROD von fast allen Klinikern der Gicht, genannt seien nur EBSTEIN, MINKOWSKI, HIS, KLEMPERER, UMBER, ausgesprochen worden. Auch in seiner neuesten Darstellung hat das MINKOWSKI[2] wieder scharf betont. Dabei handelte es sich zunächst nur um die Feststellung einer Tatsache. GUDZENT hat sie zum Ausgangspunkt einer besonderen Theorie gemacht und den Ausdruck Urathistechie geprägt, worunter er eine pathologische Neigung gewisser Gewebe des Gichtikers, die Harnsäure und ihre Salze zurückzuhalten versteht. Sein entscheidender Versuch war folgender: Injizierte er 1 g krystallinisches Mononatrium in bestimmter Lösung intravenös, so erscheinen in den ersten Stunden 30 % im Urin, 70 % sind aber zunächst aus dem Blut verschwunden, müssen also zunächst ins Gewebe abgewandert sein und werden dann allmählich im Laufe einiger Tage von ihm wieder abgegeben, so daß erst nach 3—4 Tagen 80—100 % der Zufuhr wieder ausgeschieden ist. In der gleichen Versuchsanordnung beim Gichtiker findet diese sekundäre Abgabe der verschwundenen Harnsäure gar nicht oder jedenfalls in erheblich vermindertem Maße statt. Daß es sich dabei nicht etwa um eine Nierenschädigung etwa im Sinne THANNHAUSERs handelt, schließt GUDZENT aus dem Fehlen eines sekundären Anstiegs der Blutharnsäure, wie er beim Gesunden parallel

---

[1] SCHADE, Z. klin. Med. 93, 1 (1922).
[2] MINKOWSKI, O.: Die Gicht, Neue Deutsche Klinik, zitiert auf S. 409.

mit der Nachausscheidung regelmäßig resultiert. Übereinstimmend mit diesen Befunden sah BECKMANN während eines Gichtanfalles bei einem Kranken mit Amyloidschrumpfniere die Konzentration der Harnsäure im Ödem erheblich höher ansteigen wie im Blute. Mit dem postkritischen Anstieg der Harnsäureflut entleerte sich die Gewebsharnsäure wieder ins Blut und aus diesem in den Urin. Auch die vergleichenden Untersuchungen der Harnsäure im Blut und in der Gelenkflüssigkeit von BAAS lassen erkennen, daß beim Gichtiker im Gegensatz zum Nichtgichtiker, auch zum Nephritiker, die Harnsäure im Gelenkpunktat in viel höherer Konzentration sich vorfindet wie im Blut (18,5 % : 10,0 mg %, 20,8 % : 8,2 mg %). Nach neuesten Untersuchungen von WOHLGEMUT und SCHERK[1] liegt der Harnsäuregehalt des Gewebssaftes um ca. 50 % höher wie im Blut.

Die entscheidenden Fragen hinsichtlich des Ausfalles der harnsauren Salze im Gewebe des Gichtikers sind: 1. welche Faktoren spielen ganz allgemein beim Ausfall schwer löslicher Salze eine Rolle und 2. warum verhält sich der Knorpel des Gichtikers dabei anders wie der des Nichtgichtikers. Wie LICHTWITZ sehr klar auseinandersetzt, müssen zur Ablagerung schwer löslicher Stoffe physikalisch-chemisch folgende drei Voraussetzungen erfüllt sein, übersättigte Lösung in der den Knorpel umspülenden Blut- oder Gewebsflüssigkeit, Diffusionsmöglichkeit in die Ablagerungsstätten und verschlechterte Lösungsbedingungen bzw. besondere Haftneigung (Adsorption) in diesen. Während die beiden ersten Bedingungen zum Ausfall der harnsauren Salze im Knorpel wohl sicher gegeben sind, wissen wir nicht sicher, ob und wodurch auch die dritte Voraussetzung erfüllt ist. Der Möglichkeiten gibt es hier natürlich sehr viele. In erster Linie könnte man mit LICHTWITZ an einen gegenüber dem Blute verminderten Kolloidschutz im Knorpelgewebe denken. Für die schweren sekundären Veränderungen im Gichtknorpel (Degenerationen, Nekrosen usw.) könnte man sich derartige, ungünstigere Verhältnisse wie in der umgebenden Flüssigkeit vorstellen. Warum aber soll ganz zu Beginn der Lokalerkrankung, unmittelbar vor Eintreten der ersten Urateinlagerung der bis dahin noch nicht veränderte Knorpel sich hinsichtlich seines Kolloidschutzes beim Gichtiker anders verhalten wie beim Nichtgichtiker ? Hier liegt offenbar der springende Punkt für das lokale Gewebsproblem. Wir wissen nichts darüber, ob und inwieweit sich in diesem Vorstadium der Knorpel histologisch und chemisch anders wie in der Norm verhält. Nur ein ganz besonders glücklicher Zufall könnte dazu führen, einmal ein Gewebe kurz vor der Ablagerung der Urate zu untersuchen. Soweit überhaupt nichterkrankte Knorpel beim Gichtiker histologisch durchgeprüft sind, haben sie normalen Befund ergeben, vielleicht würden aber systematische Untersuchungen hier doch weiter führen. Ich möchte es für möglich halten, daß die gegenüber der Norm erhöhte Uratkonzentration in der umgebenden Flüssigkeit, gleichgültig, ob es sich dabei um die Gewebsflüssigkeit oder das Blut handelt, auf die Dauer doch die Vitalität und vielleicht auch die Struktur des Knorpels

---

[1] WOHLGEMUT u. SCHERK: Klin. Wschr. 1929, Nr 29.

verändert und schließlich ihrer Schutzwirkung gegenüber der Urateinlagerung beraubt. Vorläufig wissen wir noch nichts darüber, ob
solche oder andere Gründe bei der unbestreitbaren Affinität des Gichtiker-
knorpels die entscheidende Rolle spielen.

Ebensowenig ist klar, warum der im akuten Anfall doch mit großer
Wahrscheinlichkeit erfolgende Ausfall von Uraten so unverhältnismäßig
starke Allgemeinreaktionen auslöst. Die Schmerzen wären durch die
Annahme des Einbruchs eines Knorpelherdes in die freie Gelenkhöhle
ja gut verständlich, auf der anderen Seite stehen aber sehr gewiegte
Gichtkenner, wie z. B. POMMER, auf dem auch mit sehr guten Gründen
gestützten Standpunkte einer Einwanderung des Urats aus der Gelenkflüssigkeit in den Knorpel. Hier müßte man annehmen, daß der Urat-
ausfall als solcher in den mit sehr feinen Nerven ausgekleideten Geweben
(Knorpel, Synovialis usw.) die heftigen Reaktionen auslöst. Um das
unverhältnismäßig stürmische Bild zu klären, ist von UMBER die Annahme eines abnormen Erregungszustandes im vegetativen System
gemacht worden. Daß nach guten klinischen Beobachtungen der
Gichtiker vielfach ein labiles Nervensystem besitzt, ist wohl unbestreitbar. Systematische Untersuchungen der Erregbarkeitsverhältnisse
mit den pharmakologischen Testobjekten sind mir nicht bekannt. Eine
centralnervöse Auslösung eines Gichtanfalls wäre theoretisch denkbar,
nachdem BRUGSCH, DRESEL und LEWY[1] in der Medulla oblongata ein
Centrum für die Harnsäureausscheidung wahrscheinlich gemacht haben.
Alle Kenner der Gicht, welche die Wirkung der Krankheit am eigenen
Leibe spürten, haben nervöse Ursachen als auslösendes Moment mit
angeschuldigt, wobei allerdings immer wieder unklar blieb, ob es sich
wirklich um die Ursache oder die nervöse Aura eines bereits im Entstehen begriffenen Anfalls handelt. KLINKERT hat den Gichtanfall als
eine Entladung des autonomen Nervensystems bezeichnet und dabei
auf die Eosinophile im Anfall verwiesen, UMBER sprach vom Gewitter
im vegetativen System.

GUDZENT[2] hat kürzlich dem Gichtanfall eine neue Deutung gegeben,
indem er geneigt ist, ihn „als eine Überempfindlichkeitserscheinung gegen
für den Gichtkranken schädliche Stoffe der Umwelt oder anders ausgedrückt, als eine allergische Reaktion aufzufassen". Er beruft sich
dabei auf JONES, WIDAL und LICHTWITZ, die ähnliche Vorstellungen
entwickelt haben. Damit würde die akute Gicht in die Gruppe der
allergischen Krankheiten neben Bronchialasthma, Urticaria, Ekzem,
Quinckeschem Ödem, Heuschnupfen, Migräne usw. eingereiht werden.
Über die Natur der hypothetischen Allergene, d. h. der die Überempfindlichkeit auslösenden Substanzen, vermag GUDZENT allerdings nichts
auszusagen. An die Harnsäure selbst denkt er dabei nicht, sondern
gestützt auf Beobachtungen, in denen typische Gichtanfälle nach Genuß
von Milch oder vegetarischer Kost auftraten, vielmehr an gewisse

---

[1] BRUGSCH, TH., K. DRESEL, F. H. LEWY: Z. exper. Path. u. Ther. 21,
358; 25, 262 (1921).
[2] GUDZENT, F.: Gicht u. Rheumat., zitiert auf S. 395.

Bestandteile der Nahrung oder ihrer Abbauprodukte, gegen die der Gichtkranken überempfindlich sei.

Wenn auch zugegeben werden muß, daß im klinischen Bilde des akuten Gichtanfalls rein äußerlich betrachtet gewisse gemeinsame Züge mit einer anaphylaktischen Reaktion vorliegen, so darf doch nicht verkannt werden, daß diese Theorie vorläufig wenigstens noch auf sehr schwankenden hypothetischen Füßen steht.

Die ungeheure Kompliziertheit des Gichtproblems wird noch klarer, wenn andere Komponenten des Stoffwechsels untersucht werden. Es scheint nicht richtig zu sein, daß alles sich in Anomalien des Nucleinstoffwechsels erschöpft. Der respiratorische Gaswechsel ist allerdings außerhalb der Anfälle anscheinend nie alteriert, es sei denn, daß Komplikationen vorliegen, die an und für sich wie Nephritis, Hypertonien, Herzinsuffizienzen den Gesamtumsatz alterieren. Die wenigen vorliegenden Untersuchungen von MAGNUS-LEVY, BRUGSCH und WENTWORTH u. MC CLURE[1] sprechen dafür. Im akuten Anfall mit Fieber ist das anders (CECIL, BARR u. DU BOIS[2]), schwere akute Anfälle ohne Fieber scheinen bisher noch nicht untersucht zu sein. Der Eiweißumsatz zeigt nach v. NOORDEN u. a. Schwankungen, indem Retentionen mit Perioden vermehrter Ausfuhr abwechseln. Besonders im Anfall kommt es wie MAGNUS-LEVY zuerst gezeigt hat, zu vermehrten N-Ausscheidungen. Es besteht dabei aber keinerlei Notwendigkeit, etwa einen toxogenen Eiweißzerfall anzunehmen, vielmehr gehen die N-Ausscheidungen anscheinend weitgehend mit der Wasser- und Harnsäureausscheidung Hand in Hand und sind in ihrem Wechsel den meist gleichzeitig bestehenden Nierenschädigungen zur Last zu legen. Bisher wenigstens besteht, abgesehen vom akuten febrilen Anfall, keine Notwendigkeit, eine Störung des Eiweißumsatzes beim Gichtiker anzunehmen. Dagegen scheinen Anomalien im Abbau einzelner Aminosäuren vorzuliegen. IGNATOWSKI[3] (unter F. MÜLLER) beschrieb zuerst reichliche Glykokollausscheidungen bei Gichtikern und hielt das für pathognomisch für diese Krankheit. Spätere Untersucher kamen zu wechselnden Resultaten sowohl bei Gesunden wie bei Gichtikern. Während EMBDEN und REESE, PLAUT und REESE, SAMYELY, ABDERHALDEN und SCHITTENHELM (Lit. bei UMBER) Glykokoll in sehr kleinen Mengen auch im Harn Gesunder nachweisen konnten, fanden HIRSCHSTEIN sowie BÜRGER und SCHWERINER (unter UMBER) präformiertes Glykokoll bei Gesunden nur dann, wenn besonders reichlich Purinbildner gegeben wurden. Dagegen entsteht Glykokoll bei stark alkalischer Reaktion von längerer Dauer sekundär. Bei Gichtikern besteht nach UMBER ein gewisses Alternieren zwischen Harnsäure- und Glykokollausscheidung. BÜRGER und SCHWERINER sahen eine Glykokollvermehrung ums Doppelte, wenn beim Gichtiker nach intravenöser Harnsäureinjektion eine erhebliche Retention dieser Substanz resultierte. Als Quelle dieser Glykokollurie, die in der anfallsfreien Zeit meist am stärksten ausge-

---

[1] WENTWORTH u. MC CLURE: Arch. int. Med. **21**, 84 (1918).
[2] CECIL, BARR u. DU BOIS: Ebenda **29**, 583 (1922).
[3] IGNATOWSKI: Z. physiol. Chem. **42**, 371 (1904).

sprochen ist, wird von UMBER die Eiweißkomponente der Nucleine angesehen. Sollten diese Versuche, die ca. 15—20 Jahre zurückliegen, auch heute mit verbesserter Methodik sich reproduzieren lassen, so wäre der Beweis geliefert, daß die Gicht sich auch nach der Stoffwechselseite hin keineswegs nur in Anomalien des Polynucleotidabbaues erschöpft. Daß nach den neueren Arbeiten von ABDERHALDEN vielleicht auch der Kreatinstoffwechsel gestört ist, wurde schon oben erwähnt.

Überblickt man die bisherigen Untersuchungen und Auffassungen über das Wesen der Gicht, so ergibt sich ein außerordentlich widerspruchsvolles, unerfreuliches Bild, das noch dadurch getrübt wird, daß die Polemiken vielfach mit ungewöhnlicher Leidenschaftlichkeit geführt werden. Es ist das alles ein Beweis dafür, daß das Wesen der Gicht für uns noch in ein tiefes, vorläufig undurchdringliches Dunkel gehüllt ist. Wir besitzen heute höchstens Bausteine zu einer Theorie der Gicht, aber das Bindemittel, das sie verknüpft und vor allem der Bauplan fehlt noch völlig. Nierenveränderungen, Urathistechie, physikalisch-chemische Prozesse und intermediäre Stoffwechselanomalien spielen sicher eine Rolle. Kein Faktor allein vermag das Wesen der Gicht zu erklären und wir wissen noch keineswegs, welches der wichtigste ist und ob der wichtigste überhaupt bisher gefaßt wurde. Insbesondere bleibt uns unverständlich, warum bei dieser Krankheit der Gesamtorganismus oft so schwer in Mitleidenschaft gezogen ist.

9. Die Prognose der Gicht.

Entscheidend für die Prognose der Gicht ist die Frage der Entstehung schwerer Veränderungen an den Zirkulationsorganen, denn zumal nach dem großen Sektionsmaterial von GUDZENT unterliegt es keinem Zweifel, daß der Gichtiker meist sekundären Schädigungen der Gefäße (Sklerosen), des Herzens und der Nieren erliegt. Sie wurden bei keiner Obduktion vermißt und mancherlei spricht dafür, daß der Gichtiker dazu mehr neigt wie der Nichtgichtiker. Je mehr es gelingt, Gefäß- und Nierenveränderungen zu verhindern, um so ungefährlicher wird die Krankheit. Der Gang der Gicht hat dabei heute nicht mehr das Schicksalshafte, das ältere Autoren ihm zuschrieben. Durch die später noch zu besprechenden therapeutischen Maßnahmen, insbesondere zweckmäßige Lebensweise und Diät läßt sich viel erreichen. Wie bei allen Stoffwechselkrankheiten, so liegt auch bei der Gicht im allgemeinen das Schicksal in der Hand des Kranken selbst, nur die Bleigicht und z. T. die sog. Gicht der Armen und konstitutionell Schwachen macht da eine gewisse Ausnahme. Je vernünftiger, gewissenhafter und zweckmäßiger die Gichtiker leben, um so größer ihre Anwartschaft auf ein langes Leben. Die akuten Anfälle brauchen keine Spuren zu hinterlassen, selbst Tophi können verschwinden. Das geht auch aus den großen Erfahrungen der großen Lebensversicherungs gesellschaften hervor, die nach LEREBOULLET [1] Gichtiker über 35 Jahren mit akuten Anfällen ohne viscerale Gicht bei vernünftiger Lebensweise aufnehmen. Die chronische Form schafft aber immer irreparable

---

[1] LEREBOULLET: zitiert bei O. MINKOWSKI (zitiert auf S. 409).

Defekte mit einer oft sehr großen Beeinträchtigung der Lebensfreude und Arbeitsfähigkeit. Die Vitalität des von häufigen, akuten Anfällen heimgesuchten oder chronisch erkrankten Gichtikers ist zweifellos herabgesetzt und so unterliegt er, zumal in höheren Lebensdezennien, nächst den Schädigungen seiner Kreislauforgane, dem Ansturm einer interkurrenten Krankheit, vor allem akuter infektiöser Natur, und zwar anscheinend leichter wie ein Nichtgichtiker gleicher Konstitution und Organbeschaffenheit.

10. Die Therapie der Gicht.

So sehr auch im einzelnen das Wesen der Gicht problematisch ist, für eine rationelle Behandlung sind doch die Richtlinien gegeben. Sie bestehen prophylaktisch in der Verhinderung der Uratanhäufungen und da, wo sie bereits eingetreten sind, in der Linderung oder Beseitigung der durch sie geschaffenen Beschwerden und Schädigungen. Komplizierende Erkrankungen z. B. von Herz und Gefäßen werden in der bei ihnen üblichen Weise behandelt.

a) Die Behandlung des akuten Anfalls.

Jeder Gichtiker im Anfall bedarf ebenso wie jeder andere akut Gelenkkranke größter Ruhe und möglichster Stillstellung des erkrankten Gelenkes. Fiebernde gehören ins Bett, Nichtfiebernde zum mindesten auf das Sofa oder einen besonders bequemen Lehn- oder Liegestuhl. Die Lagerung ist so vorzunehmen, daß das erkrankte Gelenk vor Druck oder Erschütterung, die unweigerlich eine akute Verschärfung der an und für sich schon oft gewaltigen Schmerzen mit sich bringen, geschützt ist. Ob das betreffende Gelenk vorsichtig in Watte eingepackt wird oder kalte bzw. warme Auf- und Umschläge mit Wasser, essigsaurer Tonerde, Staßfurter Salz oder Spiritus erhält, hängt davon ab, welche von diesen äußeren Maßnahmen am wohltätigsten wirkt. Salbenapplikation (Atophan-, Salicyl- usw. Salben) vor allem in Form vorsichtiger Einreibungen kommen nur bei mäßiger Schmerzhaftigkeit in Betracht.

Am durchgreifendsten ist die interne Behandlung. Wir verfügen über zwei Substanzen mit einer oft verblüffend günstigen Wirkung, das *Colchicum* und seine Derivate sowie das Atophan. Der Saft der giftigen Herbstzeitlose (Colchicum autumnale), vor allem ihrer Samen und Blüten, ist ein uraltes Gichtmittel. Die wirksame Substanz darin ist das Alkaloid Colchicin (Colchicinum methylicum), das in saurer Lösung die Methylgruppe abspaltet und sich in das wenig wirksame nahezu ungiftige Colchiceïn umwandelt. WINDAUS verdanken wir die Aufklärung der Konstitution, SCHMIEDEBERG, W. HEUBNER und LOEWE vor allem die pharmakologische Durchprüfung. Wir haben hier eine Substanz von hoher Giftigkeit vor uns. Für Hunde werden 1 mg, für Kaninchen 2—3 mg pro Kilogramm als tödliche Dosis angegeben. Die Vergiftung, die beim Menschen im Prinzip in gleicher Weise sich äußert (Brechdurchfälle, Tenesmen, Kollapse, Muskelzuckungen und Lähmungen) wirkt sich vor allem am Magendarmkanal und am Nervensystem aus. Es scheint sich um ein ausgesprochenes Kapillargift zu handeln, das zu Lähmungen und Erweiterungen der Kapillaren und dadurch sekundär zu degenerativen

Organschädigungen führt. Der Mechanismus seiner Wirkung in nicht toxischer Dose ist vorläufig noch ganz unklar. Der naheliegende Gedanke einer Harnsäuremobilisierung und Nierenwirkung (Ausscheidungsverbesserung) hat sich nicht als richtig erwiesen. Wenn wir Colchicin im akuten Gichtanfalle geben, so geschieht es aus reiner ärztlicher Empirie heraus.

Am zweckmäßigsten sind die Reinpräparate. Die von Merck und anderen Firmen hergestellten Tabletten oder Granula enthalten 0,5 mg Colchicin. Auf der Höhe des Anfalls sind 4—5 Tabletten oder Pillen à 1 mg pro die erforderlich, an den folgenden 2—3 Tagen kann mit der Dosis langsam herabgegangen werden. Länger darf das Mittel nicht gegeben werden. LICHTWITZ empfiehlt die Massierung auf die Vormittagsstunden. Die angegebenen Dosen können wie bei allen Giften im Einzelfalle bereits zu hoch sein, so daß es zu Durchfällen kommt, die sofort ein Aussetzen des Mittels erfordern. Gerade beim Colchicin liegen wirksame und giftige Dosis sehr nahe beieinander. Diese Tatsache hat ängstliche Ärzte oft dazu geführt, mit der Dosierung zu zaghaft zu sein und durch zu kleine Dosen die Qualen der Kranken unnötig zu verlängern. Ernstliche Gefahren entstehen erst bei viel höheren Dosen. LEIBHOLZ hat eine in dieser Richtung interessante Beobachtung bei einem älteren Gichtiker mitgeteilt, der irrtümlich 50 mg Colchicin in 4 Stunden nahm, 2 Tage heftige Vergiftungserscheinungen bot, aber mit dem Leben davon kam. Die offizinelle Tinctura Colchici sollte man heute bei der Ungleichartigkeit ihrer Zusammensetzung und Wirkung nicht mehr verwenden. Das gleiche gilt für manche Colchicin enthaltende Geheimmittel vor allem französischer Herkunft, unter denen der Liqueur de Laville am bekanntesten ist. Die günstige Wirkung des Colchicins setzt meist schon nach einigen Stunden ein, indem der Schmerz nachzulassen beginnt und nach weiteren Stunden meist verschwindet, während die akuten entzündlichen Erscheinungen am betroffenen Gelenke meist langsam abklingen. Die schmerzlindernde Wirkung ist so charakteristisch für den echten akuten Gichtanfall, daß ein Versagen geradezu die Diagnose ins Wanken bringt. Auf der anderen Seite sieht man vereinzelt auch günstige Colchicinwirkungen bei Gelenkerkrankungen nicht gichtischer Genese, sogar beim Muskelrheumatismus.

Neben das fast spezifisch wirkende Colchicin ist seit ca. 20 Jahren das *Atophan* getreten. A. NICOLAIER und M. DOHRN[1] machten 1908 die wichtige Entdeckung, daß Derivate der Chinolinkarbonsäure die Harnsäureausscheidung gewaltig steigern. Als am wirksamsten erwies sich die 2-Phenylchinolin-4-Carbonsäure ($C_{16}H_{11}NO_2$) mit der Strukturformel

$$
\begin{array}{ccc}
\text{H—C} & & \text{C—COOH} \\
\text{H—C} & \text{C} & \text{CH} \\
\text{H—C} & \text{C} & \text{C—C}_6\text{H}_5 \\
& \text{H—C} & \text{N}
\end{array}
$$

Sie kommt als Atophan (Schering) in den Handel. Sie krystallisiert in farblosen, nahezu wasserunlöslichen Nadeln von bitterem Geschmack.

---

[1] NICOLAIER u. DOHRN: Dtsch. Arch. klin. Med. **93**, 331 (1908).

In Mengen von 1—2 g, manchmal schon von 0,2—0,5 g (oral oder intravenös) steigert es schon in ½—1 Stunde die endogene Harnsäureausscheidung auf das Drei- bis Vierfache der Norm, meist unter gleichzeitiger Wasserdiurese. Weitere Gaben bleiben meist wirkungslos oder lösen den entgegengesetzten Effekt aus. Nach 1—2 Tagen Pause stellt sich die Ansprechbarkeit des Organismus wieder her. Diese überraschende, therapeutisch natürlich außerordentlich wichtige Eigenschaft des Atophans ist auch heute noch nicht völlig befriedigend geklärt. Der Entdecker selbst (DOHRN) dachte an eine vermehrte Zersetzung gespeicherter Nucleoside. Dem widerspricht aber die Tatsache, daß das Atophan nicht notwendig eine Urikämie auslöst. Steigerungen des Harnsäurespiegels sind vor allem zu Anfang häufig, nach einigen Autoren (GUDZENT und Mitarbeiter) sogar regelmäßig, werden dann aber meist von einer Erniedrigung, unter Umständen sogar einem Verschwinden der Blutharnsäure abgelöst. Daraus muß man schließen, daß mindestens ein Angriffspunkt die Niere ist, wie WEINTRAUD[1] es zuerst annahm und jetzt vor allem LICHTWITZ und THANNHAUSER es vertreten. Es wird dabei vor allem an die bei der Gicht gestörte Partialfunktion für die Purinausscheidung gedacht. Trotzdem dürfte sich vor allem im Hinblick auf die Untersuchungen von STARKENSTEIN die Atophanwirkung nicht auf die Niere beschränken, sondern daneben noch zu einer Mobilisierung der Harnsäure aus den Geweben führen, wobei ich nicht zu entscheiden wage, ob es sich dabei um einen primär omnizellulären Angriff handelt, wie STARKENSTEIN und GUDZENT es annehmen, oder um eine Sekundärwirkung, die wegen des größeren Konzentrationsgefälles zwischen Gewebe und Blut notwendigerweise aus ersterem Harnsäure ins Blut treibt. Auch an eine parasympathische Erregung ist gedacht worden (ULLMANN), ferner an eine günstige Beeinflussung der Urathistechie (PLEHN). So günstig auch die Harnsäureausscheidung zweifellos beeinflußt wird, so kann das Atophan doch nicht als Heilmittel für die Gicht bezeichnet werden. Auch bei längerem Gebrauch beseitigt es nur eine der Störungen im gichtischen Organismus, ohne im Centrum der Krankheit anzugreifen. Auch Versager sind beobachtet (z. B. von UMBER). Der große Vorteil des Atophans gegenüber dem Colchicin besteht in seiner Ungiftigkeit. Als Kontraindikation gilt nach WEINTRAUD lediglich die Neigung zu Uratsteinbildung in den Harnwegen. Zur besseren Lösung der Urate wird daher vielfach reichliche Zufuhr von Wasser, evtl. von Magnesia usta oder Natron bicarbonicum empfohlen. Bemerkenswert ist, daß die schmerzlindernde Wirkung des Atophans mit der Harnsäureausschwemmung anscheinend nichts zu tun hat, da ebenso wie beim Colchicin auch solche Chinolincarbonsäurederivate auf den gichtischen Gelenkprozeß samt den Schmerzen günstig einwirken, die keine Harnsäurediurese hervorrufen.

Die Dosierung im akuten Anfall ist 3—5 g pro die, zwei- bis dreimal gereicht. So große Dosen belasten oft den Magendarmkanal bis zum

---

[1] WEINTRAUD: Ther. Gegenw. 3 (1911). — Die Behandlung der Gicht mit Atophan. Verh. dtsch. Ges. inn. Med. 1913.

Erbrechen. Appetitlosigkeit und eine gewisse Übelkeit sind sogar fast
regelmäßige Folgeerscheinungen. Bei chronischem Gebrauch großer
Dosen sind sogar schwere Leber- und Nierenschädigungen, selbst akute
gelbe Leberatrophie, beschrieben worden. Neben der oralen kommt auch
die rektale, intramuskuläre oder intravenöse Applikation in Betracht.
Für Infektionen empfiehlt sich vor allem das Atophanyl (eine Verbindung mit Salicylsäure). Auch verschiedene andere Atophanderivate
wie Novotophan, Paratophan, Hexophan, Triphan, Arcanol, Artosin,
Atochinal, Lythophan, Acitrin, Leucotropin (Verbindung mit Urotropin und Radiophan, Kombination mit Radium) sind in den Handel
gebracht, am zweckmäßigsten scheint mir davon das Hexophan, eine
Oxyphenylchinolindicarbonsäure.

In den seltenen, diagnostisch wohl manchmal zweifelhaften Fällen,
in denen sowohl Colchicin wie Atophan gar nicht oder nicht genügend
helfen, muß man zu den gewöhnlichen Antireumathika bzw. Anti-
neuralgika greifen (Salicylsäure und ihre Salze, Aspirin, Pyramidon,
Veramon usw.). Eukodal, Dilaudid und Morphium sollte man nur ganz
ausnahmsweise einmal bei ganz besonders heftigen Schmerzen sehr
empfindlicher Menschen geben, vor allem um beim Versagen der anderen
Mittel eine erträgliche Nachtruhe zu erzwingen.

Die Festsetzung der Diät im akuten Anfall wird von den gleichen
Gesichtspunkten geleitet wie bei der Gicht überhaupt (vgl. das folgende
Kapitel). Purinhaltige Nahrungsmittel bleiben selbstverständlich fort.
Sofern keine ausgesprochene Unterernährung besteht, kann die Kost
im übrigen hinsichtlich Art und Menge den Wünschen des Appetites
angepaßt werden. Eine Überlastung von Magen und Darm ist natürlich
zu vermeiden. Die Gefahren in dieser Richtung pflegen aber nur gering
zu sein, da der akute Gichtanfall fast immer von einer mehr oder
weniger starken Appetitstörung eingeleitet und begleitet ist.

β) Die Behandlung der chronischen Gicht und ihrer Folgezustände.

αα) Die diätetische Therapie.

Unter den Behandlungsmethoden der chronischen Gicht steht die
Ernährungstherapie durchaus an erster Stelle. So unbefriedigend unser
bisheriger Einblick in das Wesen der Gicht im einzelnen ist, so viel ist
doch gesicherter Besitz der Wissenschaft, daß sie irgendwie mit
Störungen des Nucleinstoffwechsels, speziell dem der Harnsäure, in
ursächlichem Zusammenhang steht. Da nach übereinstimmenden
Forschungen von physiologischer Chemie und Klinik die Harnsäure aus
den Nucleinen stammt, so ist damit das wichtigste Leitmotiv für die
diätetische Behandlung der Gicht gegeben, nämlich die Vermeidung von
nucleinreicher Nahrung. Theorie und ärztliche Empirie, die aus naheliegenden Gründen gerade bei der Gicht einen weiten Spielraum gewonnen hat, stimmen darin völlig überein.

Die folgende von J. SCHMID und G. BESSAU, z. T. auf Grund von
eigenen Analysen zusammengestellte Tabelle (52) zeigt den Puringehalt,
berechnet als Harnsäure, der wichtigsten Nahrungsmittel:

Tabelle 52.
Puringehalt der Nahrungsmittel[1].
(Nach J. Schmid und G. Bessau: Ther. Mh. 1910, 116.)

100 g	Harnsäure in g	100 g	Harnsäure in g
Fleischsorten:		Sahnenkäse	0,015
Rindfleisch	**0,111**	Kuhkäse	0,066
Kalbfleisch	**0,114**	**Eier:**	
Hammelfleisch	0,078	Hühnerei, Kaviar	0
Schweinefleisch	**0,123**	**Gemüse:**	
Gekochter Schinken	0,075	Gurken	0
Roher Schinken	0,072	Salat	0
Lachsschinken	0,051	Radieschen	0,015
Zunge (Kalb)	**0,165**	Blumenkohl	0,024
Leberwurst	**0,114**	Welschkraut	0,021
Braunschweiger Wurst	0,030	Schnittlauch	Spuren
Mortadellenwurst	0,036	Spinat	0,072
Salamiwurst	0,069	Weißkraut	0
Blutwurst	0	Mohrrüben	0
Gehirn (Schwein)	0,084	Grünkohl	0,006
Leber (Rind)	**0,279**	Braunkohl	0,006
Niere (Rind)	**0,240**	Rapunzel	0,033
Milz	**0,260**	Kohlrabi	0,033
Thymus (Kalb)	**0,990**	Sellerie	0,015
Lungen (Kalb)	**0,156**	Spargel	0,024
Huhn	0,087	Zwiebel	0
Taube	**0,174**	Schnittbohnen	0,006
Gans	0,099	Kartoffeln	0,006
Reh	**0,117**	**Pilze:**	
Fasan	**0,102**	Steinpilze	0,054
Bouillon (100 g Rindfleisch zwei Stunden gekocht)	0,045	Pfifferlinge	0,054
		Champignons	0,015
Fische:		Morcheln	0,033
Schellfisch	**0,117**	**Obst:**	
Schlei	0,084	Bananen	0
Kabeljau	**0,114**	Ananas	0
Aal (geräuchert)	0,081	Pfirsiche	0
Lachs (frisch)	0,072	Weintrauben	0
Karpfen	**0,162**	Birnen, Äpfel	0
Zander	**0,135**	Tomaten	0
Hecht	**0,144**	Pflaumen, Aprikosen	0
Bückling	0,084	Blaubeeren, Preiselbeeren	0
Hering	**0,207**	Apfelsinen	0
Forelle	**0,168**	Mandeln, Hasel- und Walnüsse	0
Sprotten	**0,246**	**Hülsenfrüchte:**	
Ölsardinen	**0,354**	Frische Schoten	0,081
Sardellen	**0,234**	Erbsen	0,054
Anchovis	**0,465**	Linsen	**0,162**
Krebse	0,060	Bohnen	0,051
Austern	0,087	**Zerealien:**	
Hummer	0,066	Grieß, Graupen, Reis, Sago	0
Milch und Käse:		Hirse, Hafermehl	0
Milch	0	**Brote:**	
EdamerKäse, Schweizerkäse, Tilsiter Käse, Roquefort, Gervais	0	Semmel, Weißbrot	0
		Kommisbrot	Spuren
Limburger Käse	Spuren	Pumpernickel	0,009

[1] Werte über 0,1% Harnsäure sind fett gedruckt.

Tabelle 53.

<table>
<tr><td align="center">Diät für purinfreie Tage:</td></tr>
<tr><td align="center">Verboten:
Innere Organe, Fleisch, Fisch, Wurst, Bohnenkaffee, Tee, Kakao, Bier, Spinat, Pfifferlinge, Steinpilze, Hülsenfrüchte (Erbsen, Schoten, Linsen, Bohnen).

Erlaubt:
Alles andere, insbesondere:
Weißbrot, Zwieback, Keks (Schwarzbrot, mäßig), Reis, Grieß, Sago, Hafermehl in jeder Form, aber ohne Fleisch bereitet, Mehlspeisen, Kartoffeln, Butter, Käse, Eier, Milch, Sahne, koffeinfreier Kaffee, Malz- oder Körnkaffee, Mohrrüben, Weißkraut, Grünkohl, Braunkohl, Gurken, junge Schnittbohnen, Kopfsalat, Schnittlauch, Obst, Kompott.
Von geistigen Getränken nur leichter Rotwein.</td></tr>
</table>

Weiteres Zahlenmaterial findet sich in den Tabellen von SCHALL und HEISSLER[1] und bei KÖNIG[2] sowie HESSE[3]. Der Purinbasenstickstoff, in dem vielfach der Puringehalt der Analysen angegeben wird, ergibt durch Multiplikation von 2,65 die entsprechende Menge Harnsäure an. Unter den sog. Fleischsorten stehen die inneren Organe, vor allem die Thymus mit fast 1% Harnsäure an der Spitze, ihr folgen Leber (0,28%), Milz (0,26%), Niere (0,24%) und in weiterem Abstande Zunge (0,165%) und Lungen (0,156%). Nahezu alle Gichtforscher sind darüber einig, daß der Genuß dieser Teile eines Tieres unter allen Umständen für den Gichtiker verboten werden soll. Viele Gichtiker wissen aus eigener Erfahrung, was Übertretungen hier bedeuten. Mit der Sicherheit eines Experimentes kann hier manchmal der Gichtanfall ausgelöst werden. Unter den Fischen fallen Sprotten, Ölsardinen, Sardellen und Anchovis durch ihren hohen Puringehalt auf. Wenn auch im ganzen bei annähernd gleichem Puringehalt das Fischeiweiß anscheinend etwas weniger schädlich für den Gichtiker ist wie das Säugetierfleisch, so besteht doch auch darüber Übereinstimmung, daß die genannten Fische vermieden werden müssen. Bei der Beurteilung des Fleisches beginnen aber bereits die Divergenzen der Ansichten. Wenn auch einem besonders reichlichen Fleischgenuß von keiner Seite das Wort geredet wird, so lassen doch so gute Kenner der Krankheit wie z. B. CANTANNI die gleichen Mengen (ca. 100—200 g täglich) zu, wie der Tisch des Normalen sie mit sich bringt. In Deutschland, England, Holland, Skandinavien gilt auch das Fleisch als schädlich. Es bestehen bei den meisten Gichtkranken keine Bedenken, in kleinen Mengen von 50—100 g zwei- bis dreimal wöchentlich zu geben, am besten in gekochtem Zustande. Bei sehr unterernährten Kranken selbst schwerer Art sollte man mit dem völligen Fleischentzug auf lange Zeiten hin sehr zurückhaltend sein, da für manche Kranke dieser Art das nahezu purinfreie Ei oder die sehr

---

[1] SCHALL u. HEISSLER: zitiert auf S. 8.
[2] KÖNIG: zitiert auf S. 317.
[3] HESSE, A.: Med. Klin. 1910, Nr 16.

purinarmen Käse als Eiweißspender nicht immer ausreichen. Im ganzen darf die Eiweißzufuhr, auch das vegetabilische eingerechnet, beim Gichtiker ruhig unter dem Kostmaß Voits von 1,5 g pro Kilogramm liegen, für leichtere Fälle sollte nicht über 1,0 g (wie beim Diabetiker), bei schweren nicht über 0,8 g hinausgegangen werden.

Viel umstritten sind auch manche Gemüse, vor allem die Tomaten, die z. B. Catanni nach seinen reichen Erfahrungen in Süditalien für besonders schädlich hält. Ebenso verwirft er auch hier im Gegensatz zur allgemeinen Meinung die Milch, weil er die Milchsäure für eines der schlimmsten Gifte für den Gichtiker hält. Ebstein hat seine Therapie bei der Gicht nach seinen Anschauungen hinsichtlich der rationellen Fettsuchtsbekämpfung orientiert, indem er neben mittleren Mengen Fleisch reichliche Quantitäten von Fett empfiehlt, dagegen keine Süßigkeiten, Mehlspeisen oder ähnliche Kohlehydrate gestattet. Der heute herrschende Gesichtspunkt in der diätetischen Gichttherapie ist, abgesehen von der Vermeidung der inneren Organe, die vegetarische oder laktovegetabilische Kost. Sie ist vielleicht die älteste Methode der Gichtbehandlung überhaupt, da sie schon vor 100 Jahren von manchen Ärzten immer wieder emphatisch gepriesen wurde, und zwar vielfach gerade von reinen Empirikern, zum großen Teil auch von medizinischen Outsidern, deren theoretische Vorstellungen z. T. wenig Konzessionen an den gleichzeitigen Stand der Wissenschaft machten. Garrod empfahl sie zuerst für die Zeiten des akuten Anfalls. Die eifrigsten Verfechter in neuerer Zeit auch für die chronische Gicht sind vor allem Bircher-Benner[1] in Zürich, der mit großer Energie mit als erster auch die Rohkost in den Dienst der Gichttherapie gestellt hat, und A. Haig[2] in England. Beide stimmen darin überein, daß die Harnsäure nicht nur für die Gicht, sondern überhaupt für viele andere Krankheiten, die zu den arthritischen Diathesen im weitesten Sinne gehören, das größte Übel ist. Auf die mehr als anfechtbaren theoretischen Vorstellungen sei hier nicht eingegangen (vgl. die geistvolle Kritik von His[3]). Ihre Praxis ist zwar reich an fast monomanischen Übertreibungen, hat aber zweifellos viel Erfolge zu verzeichnen. Da wissenschaftliche Theorie und ärztliche Erfahrung konvergierten, bestand eine Zeitlang, etwa zu Anfang des Jahrhunderts, weitgehend die Tendenz, analog wie beim Diabetiker nach dem Kohlehydratgehalt, die Diät beim Gichtiker nach dem Puringehalt der Nahrung zu orientieren. Wie die neuesten Darstellungen der Gicht vor allem von Lichtwitz und Gudzent zeigen, beginnt man heute sich wieder von dieser orthodox-dogmatischen Einstellung freizumachen. Maßgebend dafür waren die zahlreichen Beobachtungen, daß häufig selbst strengste, vegetarische oder laktovegetabilische Kost nicht vor dem Fortschreiten der gichtischen Veränderungen, ja nicht einmal vor dem Neueintritt akuter Schübe schützt. Tatsächlich ist ja die Art der Ernährung bei Gichtikern zwar ein sehr wichtiger Faktor,

---

[1] Bircher-Benner: zitiert auf S. 150.

[2] Haig: Harnsäure als ein Faktor bei der Entstehung von Krankheiten. Deutsch von Bircher-Benner. 1910.

[3] His: Ernährungstherapie der Gicht. Z. ärztl. Fortbildg. 1909, Nr 20.

aber nicht der allein entscheidende. Deshalb hat es auch keinen Sinn, den Bogen zu überspannen und den Kranken ohne zwingenden Grund oft für den Rest ihres Lebens Einschränkungen aufzuerlegen, die ihnen die Lebensfreude trüben können. Sicher spielt in der Reaktionsweise auf die Nahrungszufuhr auch bei der Gicht der subjektive Faktor eine sehr große Rolle. Das veranlaßt z. B. GUDZENT, seine Vorschriften weitgehend nach den persönlichen Erfahrungen des einzelnen Gichtikers zu orientieren. Maßgebend war dabei für ihn auch die aus seinen theoretischen Vorstellungen sich ableitende Absicht, die Allergene zu fassen. Er ging dabei so weit, daß er die Alkoholtestprobe von WIDAL [1], der durch Auftupfen eines Tropfens Wein auf eine skarifizierte Hautstelle die Reaktion des Gichtikers prüfte, auf alle wichtigeren Nahrungsmittel ausdehnte und intrakutane Injektionen entsprechender Extrakte vornahm. Zweckmäßiger, wenn auch unvergleichlich viel mühsamer sind die Purintoleranzbestimmungen, die zuerst v. NOORDEN empfahl und neuerdings vor allem UMBER in sehr zweckmäßiger Weise ausgebaut hat. Hier wird durch die zu prüfenden Zulagen zu einer purinfreien Kost das Verhalten des Anstiegs der Harnsäureausscheidung über den endogenen Wert nach Zeit und Menge bestimmt. Je langsamer und unvollständiger die „Reizharnsäure" ausgeschieden wird, um so unzweckmäßiger ist das betreffende Nahrungsmittel. Solche Feststellungen kommen für die Praxis im allgemeinen nicht in Betracht, sie sind zudem belastet mit der großen Unsicherheit, die allen oralen Nucleinzufuhren anhaftet, nämlich dem unkontrollierbaren Einfluß der bakteriellen Zersetzung im Darm. So bleibt bei der Schwierigkeit und Unzuverlässigkeit aller individuellen Testversuche vorläufig doch nur die Allgemeinvorschrift einer vorwiegend vegetabilischen Kost. Wie weit man dabei in den Vorschriften im einzelnen gehen soll, entzieht sich jedem Schema. Anamnese, Lebensgewohnheiten und Liebhabereien sowie die Gesamtkonstitution des einzelnen Kranken müssen hier die nötigen Winke geben. Es wäre gerade so falsch einem Kranken, der mit einer reinen laktovegetabilischen Kost sich wohl und glücklich fühlt, das Fleisch aufzudrängen, wie einem anderen, der einen ausgesprochenen Eiweißhunger hat, ohne zwingenden Grund dies Nahrungsmittel zu verbieten. Den allgemeinen Leitgedanken hat ein englischer Autor (zit. nach HIS [2]) schon vor über 100 Jahren in folgendem treffenden Satze ausgesprochen: „Eine einfache Diät, welche nach der eigenen Erfahrung des Kranken für ihn leicht verdaulich ist, und welche so genau als möglich den täglichen Verlust des Organismus ersetzt, ist die allein geeignete". Für Zeiten akuter Anfälle sind purinfreie oder purinarme Tage für die Tab. 53 Vorschriften gibt, immer zu empfehlen. Ebenso rate ich zur gelegentlichen Einschaltung solcher Tage in den Gang der Ernährung bei der chronischen Form.

Derselben Fülle der Widersprüche in Anschauungen und Verordnungsweisen wie bei den festen Speisen begegnen wir bei den *Getränken*. Daß der Alkohol in größeren Dosen gerade für den Gichtiker besonders unzweckmäßig ist, wird von keiner Seite bestritten, nachdem

---

[1] WIDAL: Presse méd. 1925, Nr 86.
[2] HIS: zitiert auf S. 454.

auch experimentell POLLAK (unter F. MÜLLER) Störungen der Harnsäure-ausscheidung schon beim Gesunden und RETZLAFF Mobilisierung von Depotpurinen beim Gichtiker nachweisen konnte. Zur Diskussion steht hier lediglich die Frage des Totalverbotes oder der Erlaubnis kleiner Mengen. Dabei ist auch die Form, in der der Alkohol genossen wird, von Bedeutung, denn einzelne Alcoholica, wie die dunklen Biere haben einen bei größerem Konsum nicht ganz zu vernachlässigenden Puringehalt (ca. 0,01—0,02 %). Die allgemeine Ansicht geht dahin, daß Sekt und schwere Weine, insbesondere Südweine und ältere Rhein- und Pfalz-weine dem Gichtiker zu verbieten sind. Hinsichtlich kleiner Mengen (bis ½ Liter) von leichten, jungen Mosel- oder Saarweinen und gelegent-licher kleinster Mengen von Kognaks und Likören (ca. 10—20 g) kann man liberaler sein. BOUCHARD[1] hat den Wein sogar warm empfohlen („Le plus souvent le vin est utile, il est indispensable dans les formes asthéniques"). Die Entscheidung richtet sich auch hier nach der Schwere der Erkrankung und besonderen Erfahrungen und Lieb-habereien der einzelnen Kranken.

Tee, Kaffee und Kakao werden vielfach zu Unrecht aus dem Kost-zettel gestrichen. Sie enthalten zwar auch kleine Mengen Purin, aber in methylierter Form, die mit größter Wahrscheinlichkeit nicht in Harn-säure übergeht. Da wo Harnsäuremehrausscheidungen gefunden wurden (vgl. z. B. BESSAU) handelt es sich wahrscheinlich um die Folgen der verbesserten Diurese, die für den Gichtiker nur als ein günstiger Faktor zu betrachten ist. Selbstverständlich sind auch hier größere Mengen vom Übel, aber weniger wegen der Gicht als wegen der Zirkulationsorgane, die bei den Gichtikern, wie oben gezeigt wurde, so oft in Mitleidenschaft gezogen werden.

Auch hinsichtlich des Trinkens von gewöhnlichem Wasser (vgl. Brunnenkuren später) ist nicht so sehr die Gicht als ihre Komplikationen (Fettsucht, Gefäß- und Nierenleiden usw.) maßgebend. In völlig un-komplizierten Fällen ist wegen der Anregung der Diurese und der dadurch beförderten Harnsäureausscheidung eine vermehrte Flüssigkeitszufuhr sogar anzuraten, doch sollte sie nicht über 2 Liter täglich hinausgehen.

ββ) Die medikamentöse Therapie.

Das im akuten Anfall fast spezifisch wirkende Colchicin kommt bei der chronischen Gicht außerhalb frischer Schübe nicht in Betracht, da es die Harnsäureausscheidung nicht vermehrt und andererseits für längeren Gebrauch zu giftig ist. Auch Atophan eignet sich nach den oben beschriebenen Eigenschaften nicht für eine Dauerbehandlung, da seine Wirkung auf die Harnsäureausscheidung rasch erlischt. Hin und wieder sieht man von Atophanstößen, evtl. in Verbindung mit 10 g Harnstoff, Gutes. Eine längere Darreichung empfiehlt sich nur bei den mit dauernden Schmerzen einhergehenden chronischen Gichtfällen. Hier sind auch die übrigen Antirheumatica und Antineuralgica indiziert.

---

[1] BOUCHARD: zitiert auf S. 406.

Die Frage der Alkalizufuhr soll bei der Besprechung der Brunnenkuren erörtert werden. Es spricht für die Ratlosigkeit und Unsicherheit
der medikamentösen Gichttherapie, daß auch die Säuretherapie ihre
Befürworter gefunden hat. FALKENSTEIN empfahl zuerst, von falschen
theoretischen Vorstellungen über ererbte Magenschwäche ausgehend,
Salzsäuredarreichungen (2—3mal täglich 20—40 Tropfen Acid. hydro-
chlor. dilut. in Wasser beim Essen). Die Beurteilung ist nicht einheitlich, selbst ein so kritischer Beobachter wie UMBER sah vereinzelt
einen gewissen Nutzen, vor allem in der Verhinderung von Anfällen.
Ein Schaden ist nie beobachtet worden, bei Herabsetzungen der Magensaftsekretion ist sie jedenfalls am Platze, das Wesen der Krankheit
trifft sie sicher nicht.

Andere medikamentöse Bestrebungen gingen darauf aus, durch
Schaffung löslicherer Verbindungen den Ausfall der Harnsäure zu verhindern. Auf der Beobachtung von HIS, daß für solche Zwecke das
Formaldehyd sich gut eignet, basierend, wurde eine Formaldehyd-
therapie der Gicht aufgebaut. Ursprünglich wurden dazu das Urotropin
und seine Derivate verwandt, doch zeigte sich bald, daß die Form-
aldehydabspaltung nicht im intermediären Stoffwechsel, sondern erst
in der Blase erfolgt, so daß seine Anwendung damit illusorisch wurde.
Eine besondere intravenöse Ameisensäuretherapie bildete E. KRULL sen.
(Güstrow) aus. Das heute meist verwendete Präparat ist *Myrmekan.*
Ferner sei genannt das Fonabisit (10%ige Lösung von Formaldehyd-
Natriumbisulfurosum in phys. NaCl-Lösung). Obwohl ich früher dieser
Therapie äußerst skeptisch gegenüberstand, habe ich in meiner
Rostocker Tätigkeit doch so viel Günstiges davon gesehen, vor allem
hinsichtlich der Beschwerden der Kranken, daß ich diese Therapie nicht
ohne weiteres ablehnen möchte, selbst wenn nach UMBERs Unter-
suchungen die endogene Harnsäurekurve der Gichtiker dadurch nicht
beeinflußt wird. Über Citarin (methylcitronensaures Natrium), das auch
Formaldehyd abspalten soll, fehlen mir eigene Erfahrungen. BRUGSCH
(unter UMBER) vermißte jede Wirksamkeit.

Auch die früher mancherorts angewandte Chinasäuretherapie
(Urosin, Urol, Chinotropin usw.) hat ganz versagt und ist daher mit
Recht heute verlassen worden. Über das neuerdings in Frankreich
empfohlene Solurol, angeblich eine die Harnsäureausschwemmung
befördernde Thymonucleinsäure, habe ich kein Urteil.

Wie bei jeder quälenden Krankheit, bei der die Therapie im Dunkeln
tastet, so sind auch bei der Gicht außer den genannten Mitteln von der
einen oder anderen Seite Substanzen mit angeblich günstiger Wirkung
angepriesen worden. Es gibt kaum ein Leiden, das so sehr zum
Tummelplatz phantastischer, z. T. als Geheimmittel angepriesener
therapeutischer Bestrebungen geworden ist, wie gerade die Gicht
(weitere Angaben bei UMBER). Rasch wie sie auftauchten, sind sie aber
wieder verschwunden, weil ihnen in den Händen kritischer Ärzte kein
Erfolg beschieden war. UMBER hat völlig recht, wenn er schreibt, „eine
heilsame medikamentöse Beeinflussung des gichtischen Stoffwechsels
existiert bis heute nicht".

Ins Gebiet der medikamentösen Therapie gehören auch die Bestrebungen, durch Reizkörperinjektionen die gichtischen Prozesse zu beeinflussen. Wenn ich selbst auch wenig davon gesehen habe, so berichten doch andere Autoren (z. B. LICHTWITZ) über gewisse Erfolge, indem torpide chronische Prozesse wieder angeregt und gebessert werden können. Die Art der Proteinkörperinjektionen scheint dabei von untergeordneter Bedeutung zu sein. In Betracht kommen Kaseosan-Heyden (0,2—2,0 ccm, ansteigend 3—5mal mit dreitägigem Intervall intravenös), Yatren-Kasein, Novotropin (in der gleichen Dosis), sterilisierte Milch (intramuskulär 2—10 ccm) und Aolan-Beyersdorf (1—10 ccm). Auch das durch Knorpelextrahierung hergestellte Sanarthrit (6—8 Injektionen mit steigender Dose intravenös) gehört hierher, da eine spezifische Wirkung entgegen der Ansicht des Begründers dieser Therapie, HEILNER, nach allgemeiner Meinung nicht vorliegt.. Wie bei anderen chronischen Gelenkleiden kann vereinzelt der vor allem von französischen Autoren empfohlene Schwefel (1—5 ccm einer $1^0/_{00}$—$1^0/_0$igen öligen Aufschwemmung oder als Sulfrogel in steigernder Dosis intraglutaeal) Gutes leisten (vgl. vor allem MEYER-BISCH[1]). Vielleicht gehört auch das oben erwähnte Myrmekan hierher.

So verschiedenartig diese Substanzen auch alle sind, die Reaktionsweise des Organismus ist im Prinzip die gleiche. Bei den meisten Menschen kommt es, manchmal schon nach kleinen, häufiger erst nach größeren Dosen zu charakteristischen Reaktionen. Diese sind so wohl allgemeiner (Fieber, Mattigkeit usw.) wie lokaler Natur (vermehrte Schmerzen im betroffenen Gelenk, manchmal auch deutliche Zunahme von Rötung und Schwellung). Die Linderung der Beschwerden (Abschwellung, verbesserte Beweglichkeit usw.) tritt gewöhnlich erst einige Stunden später ein. Im allgemeinen ist der Effekt um so besser, je stürmischer die primären Reizwirkungen auftreten, doch besteht hier keine sichere kausale Verknüpfung. Selbst hohes Fieber bedeutet keine Kontraindikation zur Fortsetzung der Injektionen, es sei denn, daß es sich um sehr nervöse oder sehr elende Kranke handelt. Gewöhnlich sieht man schon nach den zwei bis drei ersten Injektionen, ob Erfolge erzielt werden oder nicht.

γγ) Die Radiumtherapie.

Die von HIS[2] und seiner Schule, vor allem GUDZENT[3] ins Leben gerufene Radiumtherapie erweckte vor ca. 20 Jahren außerordentliche Hoffnungen, die allerdings in der Folgezeit bald enttäuscht wurden. Experimentelle und klinische Untersuchungen sprechen dafür, daß Radiumemanation, Radiumsalze und ihre Zerfallsprodukte, gleichgültig ob von der Lunge oder vom Darm aufgenommen, den Harnsäuregehalt des Blutes vielfach verminderten, wobei GUDZENT an eine Überführung der schwerer löslichen in die leichte lösliche Form dachte.

---

[1] MEYER-BISCH: Münch. med. Wschr. 1921, Nr 17. — Klin. Wschr. 1922, Nr 12.

[2] HIS: Berl. Klin. Wschr. 1911, Nr 5.

[3] GUDZENT: Ther. Gegenw. 1910, Dez.

Vereinzelt wurden anscheinend exogene Purinzulagen besser und vollständiger vom Gichtiker ausgeschieden wie ohne diese Therapie (GUDZENT und seine Mitarbeiter LOEWENTHAL, MAASE und ZONDEK). Für den Effekt scheint es ziemlich gleichgültig zu sein, auf welchem Wege das Radium zugeführt wird. Von GUDZENT sind für die Aufnahme aus der Luft besondere Kammern, sog. Radiogen-Emanatorien angegeben worden, in denen der Radiumgehalt der Luft auf ca. 2 Macheeinheiten pro Liter gebracht wird. Die täglichen (24—40) Sitzungen dauern durchschnittlich 2—3 Stunden. Einfacher und billiger sind die Trinkkuren, die vor allem LAZARUS[1] zweckmäßig ausbaute. Mehrfach täglich, teils massiert auf einzelne Stunden, teils zu und nach den größeren Mahlzeiten, im ganzen etwa in 10—20 Portionen, wird emanationshaltiges Wasser (die Einzelmenge zu 200 Macheeinheiten) getrunken. Nur Oberschlemma und Brambach verfügen über so radiumreiche Quellen (mindestens 1000 M.-E. pro Liter), daß deren Wasser ohne Zusätze getrunken werden kann, in anderen Fällen muß das Wasser durch Zusatz von Emanation aus reinen Radiumsalzen verstärkt werden. Auch intravenöse und subcutane Darreichung (Radiogenampullen mit 100 Macheeinheiten) kommen in Betracht. Zur örtlichen Behandlung sind auch radioaktive Kompressen und Schlammpräparate im Handel erhältlich. Es unterliegt keinem Zweifel, daß manche Gichtiker, aber keineswegs alle, auf derartige Radiumpräparate reagieren, vor allem, wenn zu Anfang hohe Dosen (3000—5000 M.-E.) zugeführt werden. Am wirksamsten scheint die Anwendung von Radiothorium (vorm. Auer-Gesellschaft), das nach den Untersuchungen von BICKEL nach intravenöser Darreichung offenbar besonders gut und lange gespeichert wird und sehr langsam sich zersetzt (Halbwertzeit 2 Jahre). Die Wirkung ist analog der Reizkörpertheorie selten eine allgemeine, mit Fieber einhergehende, wohl aber eine lokale, indem zunächst, oft begleitet von einem Anstieg der Harnsäure im Blute, vermehrte Schmerzen auftreten. Besser scheint es daher, mit kleineren Dosen sich einzuschleichen, um so von Anfang an Harnsäuresenkungen zu erhalten. Wenn auch der anfängliche Enthusiasmus über die Wirkungen dieser Therapie rasch abklang und manche Gichtforscher, wie z. B. UMBER und z. T. auch MINKOWSKI dieser Therapie äußerst skeptisch gegenüberstehen, so sollte man sie doch m. E. in jedem besonders hartnäckigen Falle versuchen. Gewiß wird man viele Versager erleben, aber in dem einen oder anderen Falle sieht man doch vor allem in der subjektiven Sphäre deutliche Besserungen, wenn auch von Heilungen natürlich niemals gesprochen werden kann. GUDZENT fand an seinem großen Material (86 genügend lang behandelte Fälle) sogar in 89% Besserung, in 11% keinen Erfolg. Von anderer Seite sind allerdings niemals so günstige Erfahrungen mitgeteilt worden. Jedenfalls sind, sofern man sich innerhalb der gebräuchlichen Dosen hält, m. W. niemals Schädigungen beobachtet worden, die mit Sicherheit oder größter Wahrscheinlichkeit dem Radium zur Last gelegt werden müssen. Nur gegenüber dem besonders

---

[1] LAZARUS, P.: Dtsch. med. Wschr. 1912, Nr 8.

intensiv und langwirkenden Radiothorium scheint vorläufig noch eine gewisse Vorsicht am Platze.

Die Wirkungsweise des Radiums im Organismus ist vorläufig noch in tiefes Dunkel gehüllt. Lichtwitz und Steinitz[1] äußern die Vorstellung, „daß die im Körper zirkulierende Emanation zahllose kleinste Ausfällungszentren für die Harnsäure schafft, dadurch die Bildung größerer Niederschläge verhindert und vielleicht das Harnsäurematerial in eine Form bringt, die für die Ausscheidung durch die Nieren besonders geeignet ist". Um mehr wie eine Hypothese handelt es sich dabei natürlich nicht.

δδ) Die Bäder- und Brunnenbehandlung.

Die Bäder- und Brunnenbehandlung der Gicht deckt sich zum großen Teile, aber keineswegs ganz, mit der Radiumtherapie. Die nähere Untersuchung der bei der Gicht besonders wirksamen Bäder und Brunnen hat einen relativ hohen Radiumgehalt aufgedeckt (ausführliche Angaben darüber bei Gudzent) und man glaubte damit eine Zeitlang das Rätsel der geheimnisvollen Wirksamkeit dieser Bäder gelöst zu haben. Heute wissen wir, daß der hohe Radiumgehalt höchstens einen der wichtigsten Faktoren darstellt, daß aber die Hauptsache nach wie vor in tiefes Dunkel gehüllt ist.

Das geht schon aus der Tatsache hervor, daß die günstigen Wirkungen der einzelnen Bäder auf die Gichtiker keineswegs nach dem Radiumgehalt der einzelnen Quellen geordnet sind. Ein paar Zahlen (nach Gudzent) für die wichtigsten Gichtikerbäder mögen hier folgen:

Oberschlemma	5 800	Macheeinheiten
Brambach (Vogtland), Wettinquelle	2 270	,, ,,
Joachimsthal	600	,, ,,
Gastein (Grabäckerquelle)	564	,, ,,
Bad Landeck (Georgenquelle)	206	,, ,,
Kreuznach (Solquelle Gradierhaus I. der Saline Theodorshalle)	170	,, ,,
Baden-Baden (Büttquelle)	87—125	,, ,,
Wiesbaden (Schützenhofquelle)	64,2	,, ,,

Von bekannten Faktoren spielen außer dem Radiumgehalt die Reaktion, die Temperatur und der Salzgehalt wahrscheinlich noch eine gewisse Rolle. Hinsichtlich der Temperatur ist zu bedenken, daß sie bei den Bädern fast überall dieselbe ist, von den im Wasser vorhandenen Salzen kommt höchstens ein minimaler Bruchteil zur Resorption. Wärmeapplikationen auch mit indifferentem Wasser, selbst in trockener Form (Dampf- und Heißluftbäder, Fangopackungen, Moorbäder, Sandbäder, Diathermie usw.) wirken oft gleichfalls günstig auf den lokalen Prozeß. Das Gleiche gilt auch für eine richtig dosierte Stauung nach Bier. Auch bei den Brunnentrinkkuren mag der Radiumgehalt eine gewisse Rolle spielen, hier kommt aber, wenn auch in einer noch völlig undurchsichtigen Weise, der Salzgehalt irgendwie im Organismus zur Geltung. Besonders günstig scheinen hier manchmal die Wirkungen bei der visceralen Gicht.

---

[1] Lichtwitz u. Steinitz: zitiert auf S. 462.

Leicht alkalische Wässer werden seit Jahrhunderten bevorzugt, vor allem Fachingen, Wildungen, bei visceralen Formen Wiesbadener Kochbrunnen, Homburger Elisabethquelle, Karlsbader Mühlbrunnen, Kissinger Racoczy, Mergentheimer Karlsquelle usw. Maßgebend ist dabei der Gedanke, daß der allerdings meist geringe Alkaligehalt die Überführung der schwerlöslichen Harnsäure in ihre leichter löslichen Salze befördert, dazu kommt wahrscheinlich die günstige Wirkung auf den Darm, für dessen ausreichende Tätigkeit gerade im Hinblick auf ABLs Untersuchungen stets gesorgt werden muß. Die Gelenkveränderungen der chronischen Gicht reagieren manchmal günstig auf die für Rheumatiker geeigneten Thermen (außer den genannten: Wildbad, Ragatz, Aachen, Teplitz und für sehr kräftig Kranke vor allem Pistyan).

An Gesamtbedeutung steht die balneologische Therapie natürlich weit hinter der diätetischen und wohl auch der medikamentösen Behandlungsweise zurück.

εε) Die Bewegungstherapie.

Seit SYDENHAM wird dem Gichtiker — außerhalb der akuten Anfälle natürlich — immer wieder reichliche Körperbewegung zur Pflicht gemacht. Maßgebend war dabei allgemein die Anregung des gesamten Stoffwechsels und der Zirkulation, lokal die Mobilisierung der erkrankten Gelenke. Es muß unter allen Umständen ein starkes Gegengewicht für die sitzende Tätigkeit der meisten Gichtiker geschaffen werden. In welcher Weise die vermehrte körperliche Tätigkeit vollzogen wird, ist dabei von untergeordneter Bedeutung. SYDENHAM rühmte aus eigener Erfahrung vor allem das Reiten. Sicherlich leistet jeder andere Sport, vor allem Tennis, Golf, ja selbst Fußball und Rudern ähnlich Gutes. Manche Bewegungsfanatiker gehen sogar so weit, den nahenden oder bereits in der Entstehung begriffenen akuten Gichtanfall durch starke körperliche Bewegung, vor allem erschöpfenden Spaziergang, zu koupieren. Bisweilen mag das auch gelingen, obwohl im einzelnen der Effekt schwer zwingend zu beweisen sein wird. Ist erst einmal ein beträchtlicher Schmerz vorhanden, so findet der Spaziergang von selbst sein Ende.

In den Fällen, in denen aus besonderen Gründen, vor allem aus Rücksicht auf schwere Schädigungen der Zirkulationsorgane und der Niere eine aktive Bewegungstherapie sich verbietet, müssen, wenn irgend möglich, passive Bewegungen und Massage zur Anwendung gebracht werden.

ζζ) Chirurgische Maßnahmen.

Zum Schluß noch ein kurzes Wort über die Frage chirurgischer Eingriffe. Sie kommen nach allgemeiner Ansicht nur in den seltenen Fällen in Betracht, in denen durch schwere Tophi meist in Verbindung mit primären Gefäßveränderungen die Ernährung von Zehen und Finger so schwer geschädigt ist, daß sie der Gangrän verfallen oder die Tophi durch Größe oder Sitz die Körperformen oder die Gelenkfunktionen schwer beeinträchtigen. Auch die Lästigkeit und Unreinlichkeit chronisch fistelnder Tophi muß hin und wieder einmal durch Exstirpation beseitigt werden. RIEDEL[1] berichtete über zwei Kranke mit

---

[1] RIEDEL: Zit. bei UMBER, zitiert auf S. 462.

Podagra, die er chirurgisch heilte. Im allgemeinen raten die Chirurgen selbst zur Vorsicht (vgl. z. B. FRANZ KÖNIG[2]), wenn auch ein radikal ablehnender Standpunkt, wie z. B. DUCKWORTH[3] ihn vertritt, über das Ziel hinausschießt.

Neueste zusammenfassende Darstellungen über die Gicht.

LLEWELLYN, JONES, Gout, London: Heinemann 1920, u. St. Louis: Mosby u. Co. 1921.

LE GENDRE: Troubles et maladies de la nutrition, Nouveau traité de médecine, Tome VII. Paris: Masson 1924.

UMBER: Ernährung und Stoffwechselkrankheiten. 3. Aufl. Berlin und Wien: Urban und Schwarzenberg 1925.

LICHTWITZ und STEINITZ: Handbuch der inneren Medizin, 2. Aufl., herausg. von G, v. BERGMANN und R. STAEHELIN, Bd. IV/1, S. 830. Berlin: Julius Springer 1926.

ACHARD, CH.: Troubles des échanges nutritifs, Tome 2. Paris: Masson 1926.

GUDZENT, F.: Gicht und Rheumatismus. Berlin: Julius Springer 1928.

THANNHAUSER, S. J.: Die Nukleine und der Nukleinstoffwechsel im Handbuch der norm. und pathol. Physiologie, Bd. V, S. 1047, 1928.

MINKOWSKI, O.: Gicht, Neue Deutsche Klinik, herausg. von G. und F. Klemperer, 4, 183, Berlin: Urban und Schwarzenberg 1929.

THANNHAUSERs Lehrbuch des Stoffwechsels und der Stoffwechselkrankht. München: J. F. Bergmann 1929.

b) Die Alkaptonurie.

Die Bedeutung dieser außerordentlich seltenen Erkrankung liegt weniger auf praktischem wie auf theoretischem Gebiete. Obwohl man annehmen darf, daß es sich nicht um ein Leiden der Neuzeit handelt, führte erst vor ca. 70 Jahren die scharfsinnige Beobachtungsgabe eines deutschen Arztes zu ihrer Entdeckung. BOEDECKER[4] fiel 1859 bei der Untersuchung eines Urins eines kachektischen Diabetikers auf, daß beim Zusatz von Alkali von der Oberfläche her eine braune Verfärbung eintrat. Er überblickte sofort, daß hier eine besondere neue Stoffwechselstörung vorliegen mußte und belegte sie mit dem indifferenten Namen Alkaptonurie (von Alkali und $\varkappa\acute{\alpha}\pi\tau\varepsilon\iota\nu$ = fassen). Die Reaktion ist so sinnfällig und überraschend, daß sie kaum übersehen werden kann.

1. Stoffwechselpathologie.

Außer der charakteristischen Verfärbung des alkalisch gemachten oder durch ammoniakalische Zersetzung alkalisch gewordenen Urins ist die reduzierende Wirkung sehr wichtig. Sowohl die Trommersche wie die Fehlingsche Probe fallen positiv aus, auch ammoniakalische Silberlösung wird reduziert, dagegen nicht alkalische Wismutlösung (Nylandersche Probe). Weitere Unterschiede gegenüber dem Zucker sind Eintreten der Reaktion auch in der Kälte sowie Fehlen von optischer Aktivität und Gärfähigkeit, ferner das Auftreten einer flüchtigen Blaufärbung nach tropfenweisem Zusatz verdünnter Eisenchloridlösung. Verwechslungen von Alkaptonurie mit Diabetes sind bei diesen eindeutigen Eigenschaften heute nicht mehr möglich. Die Frage,

---

[1] KÖNIG, FRANZ: Zit. bei EBSTEIN, zitiert auf S. 40.

[2] DUCKWORTH: zitiert auf S. 421.

[3] BOEDECKER: Z. f. ration. Med. 7, 130 (1859). — Liebigs Ann. 117, 98 (1861).

ob der Entdecker der Alkaptonurie nicht einem Irrtum verfiel, wenn er bei seinen Kranken gleichzeitig noch einen Diabetes diagnostizierte, läßt sich heute wohl nicht mehr mit Sicherheit entscheiden. Der Träger dieser merkwürdigen Eigenschaften ist nach der grundlegenden Untersuchung von BAUMANN u. WOLKOW[1] ein Tyrosinderivat, die Hydrochinonessigsäure (2.5 · Dioxyphenyl-1.-Essigsäure) oder Homogentisinsäure mit der Formel:

$$\begin{array}{c} CH \\ OH - C \diagup\diagdown C - H \\ C \diagdown\diagup C - OH \\ C \cdot CH_2 \cdot COOH \end{array}$$

Die Verfärbung ins Braune ist an das Vorhandensein von Alkali (Ammoniak) und von Luftsauerstoff geknüpft. Auch rote bis rotviolette Farbtöne können entstehen, die sog. Alkaptochromreaktion, deren Bedingungen C. TH. S. MÖRNER[2] und KATSCH und NÉMET[3] studierten. Letztere konnten auch durch verschieden starke Wasserstoffsuperoxyeinwirkung eine große Reihe von Farbtönen vom tiefen Schwarz bis zur völligen Entfärbung erzielen. KATSCH und NÉMET[3] fanden im ungebrannten Kalk, auf den der Ätherextrakt alkaptonurischer Urine getropft wird, ein sehr feines Reagenz, das noch in $0,1^0/_{00}$iger ätherischer Lösung deutliche Blaufärbung des Kalkes hervorruft. BAUMANN arbeitete unter Benutzung der Silberreduktion in der Kälte ein quantitatives Bestimmungsverfahren aus.

Neuerdings ist auch von METZ[4] sowie LIEB und LANYAR[5] eine jodometrische Bestimmung angegeben worden, die darauf beruht, daß Jodzusatz bei einer alkalischen Homogentisinsäurelösung diese quantitativ in Chinonessigsäure überführt. Bei Ansäuerung verläuft dann unter Ausscheidung der zur Oxydation notwendigen Jodmenge, welche mit Thiosulfat zurücktitriert wird, der Prozeß wieder in der umgekehrten Richtung.

Um die Aufdeckung des Wesens dieser merkwürdigen Störung des intermediären Eiweißstoffwechsels haben sich vor allem BAUMANN, ABDERHALDEN, O. NEUBAUER, FRIEDMANN, KNOOP, FALTA, EMBDEN, DAKIN, FROMHERZ und HERMANNS (Neueste Darstellung des intermediären Eiweißstoffwechsels bei O. NEUBAUER[6]) verdient gemacht. Das Rätsel der Anomalie nach der physiologisch-chemischen Seite kann heute als weitgehend, wenn auch noch nicht als vollständig gelöst betrachtet werden.

Folgende Darstellung von FROMHERZ und HERMANNS[7] zeigt am instruktivsten die Stelle, an der beim Abbau der aromatischen Aminosäuren die Fehlbildung auftritt:

[1] BAUMANN, E. u. WOLKOW: Z. physiol. Chem. 15, 228 (1891).
[2] MOERNER, C. TH.: Z. physiol. Chem. 69, 329 (1911).
[3] KATSCH u. NÉMET: Biochem. Z. 120, 212 (1921).
[4] METZ, E.: Biochem. Z. 190, 261 (1927).
[5] LIEB, H. u. F. LANYAR: Z. physiol. Chem. 180, 199 (1929).
[6] NEUBAUER, O.: Intermediärer Eiweißstoffwechsel im Handbuch der normalen und pathologischen Physiologie, Bd. 5, S 671, 1928.
[7] FROMHERZ u. HERMANNS: Z. physiol. Chem. 89, 101 (1914).

‖ Sitz der Störung der Alkaptonurie

*) Diese Formel entspricht nicht der gewöhnlichen Hydrochinonessigsäure, in der die OH-Gruppen am 2. und 5. Kohlenstoffatom sitzen (vgl. die Formel auf S. 465). Wie die Wanderung in die Parastellung sich vollzieht, ist noch unklar.

Aus dieser Formelfolge geht klar hervor, daß nicht alle aromatischen Aminosäuren beim Alkaptonuriker als Homogentisinsäure ausgeschieden werden, sondern nur der Teil, der den Weg über die Hydrochinonessigsäure nimmt, also Phenylalanin und Tyrosin. Daher werden beide auch niemals quantitativ als Homogentisinsäure beim Alkaptonuriker wiedergefunden. Daß an dieser Stelle auch beim Normalen eine gewisse oxydative Schwäche vorliegt, zeigte ABDERHALDEN, als er auf Verfütterungen von 50 g l-Tyrosin auch beim Gesunden Homogentisinsäure im Harne fand. Es handelt sich also bei der Alkaptonurie anscheinend um ein Stehenbleiben des intermediaren Aminosäurenabbaus auf einer an und für sich auch normaliter durchlaufenen Zwischenstufe.

Da die Umwandlung der einzelnen Abbauprodukte wahrscheinlich durch besondere Fermente geregelt wird, lag die Annahme nahe, daß dem Körper des Alkaptonurikers das Ferment zum weiteren Abbau der Homogentisinsäure fehle.

O. GROSS[1] sowie KATSCH und G. STERN[2] glaubten zeigen zu können, daß Alkaptonurikerserum im Gegensatz zum normalen Tier- und Menschenserum zugesetzte Homogentisinsäure nicht zum Verschwinden bringt. KATSCH und STERN[2] fanden sogar eine Hemmung des Abbaus bei Zusatz von Alkaptonurikerserum zu normalem Serum. Die Wiederholung dieser Versuche mit verbesserter Methodik durch LANYAR und LIEB[3] ließ allerdings keine sicheren Differenzen zwischen normalem und alkaptonurischem Serum erkennen, auch konnte ein farbloses Oxydationsprodukt der Homogentisinsäure (Oxyalkapton von KATSCH und STERN) nicht nachgewiesen werden. Nach diesen widersprechenden Untersuchungen muß also die Frage von auch im Blutserum sich vorfindenden Fermenteigentümlichkeiten in suspenso bleiben. Der Nachweis der Homogentisinsäure im Blut ist kürzlich KATSCH und METZ[4] geglückt.

Zahlreiche Untersucher (vor allem ABDERHALDEN und seine Mitarbeiter, LANGSTEIN und MEYER, NEUBAUER, FALTA, MITTELBACH, KATSCH u. a., Lit. bei LICHTWITZ und THANNHAUSER) haben sich bemüht, durch quantitative Stoffwechselversuche die Faktoren kennen zu lernen, die auf die Größe der Homogentisinsäureausscheidung von Einfluß sind. Dabei zeigte sich, wie es von vornherein zu erwarten war, eine starke Abhängigkeit von dem Eiweißumsatz, wobei es gleichgültig ist, ob Nahrungs- oder Körpereiweiß zerfällt. Eine stets konstante Beziehung zwischen Homogentisinsäure- und N-Gehalt des Harns ließ sich aber nicht aufdecken. Zum Teil hing das natürlich mit dem wechselnden Gehalt der verfütterten Eiweißkörper an aromatischen Aminosäuren zusammen (FALTA). Ganz aus dem Rahmen fielen jedoch die Versuche im Hungerzustand. Schon MITTELBACH[5] fand im Hunger unverhältnismäßig niedrige Werte der Homogentisinsäureausscheidung,

---

[1] GROSS, O.: Biochem. Z. **61**, 165 (1914).
[2] KATSCH, G. u. G. STERN: Dtsch. Arch. klin. Med. **151**, 329 (1926).
[3] LANYAR, F. u. H. LIEB: Z. physiol. Chem. **181**, 218 (1929).
[4] KATSCH, G. u. E. METZ: Dtsch. Arch. klin. Med. **157**, 143 (1927).
[5] MITTELBACH: Dtsch. Arch. klin. Med. **71**, 50 (1901).

bei kohlehydratarmer Kost sah MATEYKA[1] sie ganz verschwinden. In den interessanten Beobachtungen von KATSCH[2] an einem alkaptonurischen Kinde war das gleiche der Fall. Hier bestanden vielmehr unverkennbare Beziehungen zur Ketonurie. Mit zunehmender Acetonausscheidung sank die H—S-Abgabe ab bis zum Verschwinden. Da die Ketonkörperbildung im wesentlichen von der Höhe des Kohlehydratumsatzes beherrscht wird, so steht wenigstens beim Kinde, das allerdings besonders leicht zur Ketonurie neigt, die Alkaptonurie im Hunger und bei kohlehydratfreier Kost in weit stärkerer Abhängigkeit von der Intensität des Kohlehydratumsatzes wie der Eiweißverbrennungen. Dabei läßt sich schwer entscheiden, ob die verminderte Kohlehydratverbrennung oder die vermehrte Ketonkörperbildung der entscheidende Faktor ist. Wodurch es in diesen Fällen zur Sistierung der Homogentisinsäurebildung kommt, ist vorläufig noch unaufgeklärt. Gerade im Hinblick auf die Seite 464 mitgeteilten Formelbilder von FROMHERZ und HERMANNS liegt die Annahme am nächsten, daß durch die Acetonkörperbildung der Abbau der aromatischen Aminosäuren in steigendem Maße auf dem Wege über die Dioxyphenylessigsäure erfolgt. Ob dabei chemische Gleichgewichte eine entscheidende Rolle spielen, wie LICHTWITZ meint, ist schwer zu entscheiden. Die Lücke, die hinter der Mukonsäure klafft, macht sich hier sehr empfindlich geltend. Beim Erwachsenen bleibt nach den Beobachtungen von LIEB das Absinken der Homogausscheidung aus. In dem von uns untersuchten Falle (vgl. unten) war die Einwirkung deutlich, wenn auch nicht so stark wie in KATSCHs Fall.

2. Klinische Symptomatologie und Therapie.

Die Alkaptonurie ist ein außerordentlich seltenes Leiden. FROMHERZ[3] konnte bis 1908 nur 58 Fälle zusammenstellen und in den letzten Jahren sind anscheinend nur wenig neue Mitteilungen hinzugekommen.

Ein neuer, an unserer Klinik von Dr. REINWEIN näher bearbeiteter Fall möge hier kurz geschildert sein:

54jähriger Geograph R. Z. Starke erbliche Belastung väterlicherseits mit Fettsucht, Gicht und Rheumatismus. Positive Angaben über das Vorkommen von „braunem Urin" in seiner Familie sind nicht zu erhalten. Z. steht aber schon seit vielen Jahren nur in sehr lockeren Beziehungen zu seinen nächsten Angehörigen. In seinem 15. Lebensjahre sei angeblich zuerst von seinem eigenartigen braunen Urin die Rede gewesen. Von 1899—1911 mit Unterbrechungen auf Weltreisen im Ausland. Erster typischer Gichtanfall im rechten Großzehengelenk 1903, später häufige Wiederholungen auch in anderen Gelenken. Im Kriege wurde er in Konstantinopel in einem Beobachtungslazarett wegen seines braunen Urins für einen Simulanten gehalten, ohne daß die Natur der Störung aufgeklärt wurde.

Nach dem Kriege wieder mehrere große Reisen. 1924 in Mexiko schwere Malaria (durch Salvarsan geheilt). Februar 1930 Bruch der rechten Kniescheibe mit anschließender Operation in Kalkberg bei Berlin. Damals angeblich zum ersten Male Stellung der Diagnose Alkaptonurie. Wegen des langen Liegens Zunahme der Fettleibigkeit und Auftreten

---

[1] MATEYKA: Časopsis lék. česk., Bd. **53**, S. 1417 (1913), zitiert nach LICHTWITZ.

[2] KATSCH, G.: Dtsch. Arch. klin. Med. **127**, 210 (1918); **134**, 59 (1920).

[3] FROMHERZ: Über Alkaptonurie. Inaug.-Dissert. Freiburg 1908.

von Ödemen. In den letzten Wochen vor der Klinikaufnahme Auftreten von Blutgerinseln im Urin ohne Schmerzen, besonders nach alkoholischem Exzesse. Wegen eines akuten Gallensteinanfalls mit peritonealer Reizung und typischen Beschwerden am 5. Oktober 1930 in die Klinik aufgenommen.

Befund: 92 kg schwerer, 1,63 m langer Mann mit Temperaturen bis 38,2°. Sehr fettleibig, besonders am Stamm. Deutlich icterisch (1,4 mg Bilirubin im Blut). Ü im Blute = 4,2 mg %. Herzmaße: Mr = 5,0, Ml = 11 cm, regelmäßige Aktion, 140 mm Hg. Leib im ganzen aufgetrieben, starke Rektusspannung, rechts Leber handbreit unter dem Rippenbogen fühlbar, deutliche, sehr empfindliche Resistenz in der Gallenblasengegend. Headsche Zone darüber, Milz nicht fühlbar. Im Urin Alb. + (Flockung), Gallenfarbstoffe, Erythro- und Leukocyten sowie granulierte Cylinder. Urinfarbe durch die Summation von Gallenfarbstoffen und Hemogentisinsäure schon beim Entleeren schwarzbraun, nach kurzem Stehen nahezu völlige Schwarzfärbung. In den folgenden Tagen Abklingen der Temperatur und der schweren akuten Cholecystitis. Grundumsatz: −17%.

Im ersten Urin 17,3 g N und 7,53 g Homog. $Q = \dfrac{H \cdot 100}{N} = 43,5$. Quotienten zunächst unabhängig von der Art der Ernährung (gemischte Kost, eiweißfreie und eiweißreiche Kost) zwischen 42,0—52,0. Fieber und akute Leberschädigung bringen darin keine Änderung. Bei Hunger und Unterernährung ohne Kohlehydrate Absinken auf 16,4. Zulagen von H—S werden etwa zu 70 % verbrannt.

Eine Fermentschwäche für die Spaltung von Homogentisinsäure in Blut konnte nicht festgestellt werden. Bemerkenswert in diesem Falle ist das Zusammentreffen der Alkaptonurie mit zwei anderen Stoffwechselkrankheiten und die Konstanz des Q völlig unabhängig von schweren interkurrenten Krankheiten.

Die Krankheit ist meist angeboren, auch Geschwister sind oft betroffen, wie wir aus zwei weiteren Fällen unserer Beobachtung wissen. UMBER[1] gibt einen charakteristischen Stammbaum, aus dem die Vererbung ersichtlich ist. Von acht Geschwistern waren vier nachweislich alkaptonurisch. Die ersten Erscheinungen melden sich gewöhnlich schon sehr früh. Das Auftreten von schwarzen oder braunen Flecken an den Windeln alarmiert meist schon die Mütter solcher Säuglinge.

Jahre, ja viele Jahrzehnte hindurch können außer dem charakteristischen Harnbefunde jegliche Beschwerden oder objektiv erkennbare Manifestationen der Krankheit fehlen. Diese harmlosen Verlaufseigentümlichkeiten haben vielfach der Alkaptonurie die Bezeichnung einer harmlosen Stoffwechselanomalie, nicht einer wirklichen Krankheit eingetragen. Dies mag auch für einen großen Teil der Fälle zutreffen, aber nicht für alle. Die Krankheit kann auch ein sehr ernstes Aussehen gewinnen. Gewisse Körpergewebe bekommen im Laufe der Zeit eine auffallende Affinität zu dem pathologischen Stoffwechselprodukt. Interessanterweise sind es wieder die gleichen Gewebe, in denen sich auch bei der Gicht die Harnsäure ablagert, die Knorpel, die Gelenke und ihre Anhänge. GROSS und ALLARD[2] zeigten in schönen Versuchen, daß im Gegensatz zu anderen Geweben Knorpel in saurer Lösung von homogentisinsaurem Natrium ziemlich rasch sich schwärzt. Im Gegensatz zur Gicht erkrankt aber oft das ganze Knorpelsystem des

---

[1] UMBER: Ernährung und Stoffwechselkrankheiten, S. 563.
[2] GROSS u. ALLARD: Z. klin. Med. 64, 359 (1907).

Körpers. Harmloser sind blaugrüne Hautpigmentierungen, besonders in den Achseldrüsen. Man hat sie ursprünglich mit einem Homogentisinsäuregehalt des Schweißes in Verbindung gebracht, doch gelang es früher nicht einwandfrei, die pathologische Substanz darin nachzuweisen. Neuere Analysen mit verbesserter Methodik fehlen allerdings noch. Selbst im Cerumen ist die Substanz gefunden (LICHTWITZ). Auch an den Ohrknorpeln, den Skleren und den Nasenknorpeln sind die charakteristischen Verfärbungen, die als Ochronose ($\grave{\omega}\chi\varrho\acute{o}\varsigma$ = gelb) bezeichnet werden, relativ bedeutungslos. Natur und Genese des Ochronosepigments ist noch nicht genügend geklärt, es wird meist zu den Melaninen gerechnet. Die Muttersubstanz ist natürlich die Homogentisinsäure. Stärkere Störungen treten erst auf, wenn auch die Gelenke mit ergriffen werden. Von VIRCHOW[1] (1865) stammt hier der erste autoptische Befund. Er fand eine tiefschwarze Verfärbung sämtlicher Knorpel, daneben auch der Intima der Gefäße. Für das Kniegelenk bringt LICHTWITZ ein charakteristisches Bild[2].

Später fand man auch Pigmentherde im Bindegewebe, Sehnen, Bändern, Endokard- und Meningen sowie den Nieren. Analoge Verfärbungen, besonders an den Gelenken, kommen sonst nur bei chronischer Karbolvergiftung vor (L. PICK und FISHBERG). Schwere Veränderungen und ausgesprochene Funktionsstörungen resultieren beim Alkaptonuriker nur an den Gelenken. Unter dem Fremdkörperreiz der inkrustierenden Homogentisinsäure kann sich das Bild einer schweren Arthritis alkaptonurica vom Charakter der Arthritis deformans entwickeln. Siebzehn derartige Fälle sind bisher beschrieben. Es handelte sich ziemlich gleichmäßig um Männer und Frauen im Alter von 23 bis 77 Jahren. Der Charakter der Erkrankung ist schleichend, aber anscheinend unaufhaltsam, und die schließlich resultierenden Destruktionen samt Funktionsstörungen und Schmerzen können genau so schwer sein wie bei irgend einer anderen Form der Osteoarthritis deformans. Auch richtige Ostitiden und Osteoporosen sind beschrieben worden (SÖDERBERGH).

Über diese lokalen Befunde hinaus kann anscheinend auch der Gesamtorganismus in seiner Vitalität geschädigt werden. Es resultieren oft stärkere Abmagerungen, verminderte Widerstandskraft gegen Infektionen und operative Eingriffe mit verschlechteter Heilungstendenz.

Angesichts so ernster Auswirkungsmöglichkeiten der Krankheit darf man dieser eigenartigen Stoffwechselanomalie nicht ihren freien Lauf lassen. Es hat demgemäß auch nicht an Bestrebungen gefehlt, therapeutisch gegen das Grundleiden vorzugehen. Der leitende Gesichtspunkt der *Therapie* ist hier durch die stoffwechselpathologischen Ergebnisse gegeben. Die Kost muß arm an Eiweiß mit hohem Gehalt an aromatischen Aminosäuren sowie an Kohlehydraten sein. So empfiehlt sich

---

[1] VIRCHOW: Virchows Arch. **37**, 212 (1896).
[2] Handb. d. inn. Med., herausg. von G. v. BERGMANN und R. STAEHELIN, 2. Aufl., Bd. 4, S. 961, Abb. 12. Berlin: Julius Springer 1926.

eine Fettgemüsekost mit Eiern, evtl. kleinen Mengen Obst. Einen Teil des Eiweißes kann man durch Gelatine ersetzen, die nur Spuren von aromatischen Aminosäuren enthält. Theoretisch ist so die Kost wohl am richtigsten aufgebaut. Die praktischen Erfolge erscheinen nicht groß. Sie dürften wohl auch im wesentlichen daran scheitern, daß die Kranken wohl nur ganz ausnahmsweise imstande sind, viele Jahre hindurch sich so einschneidenden Diätvorschriften zu unterwerfen. Sind erst die arthritischen Veränderungen da, so wird es meist zu spät sein. Diese selbst werden in gleicher Weise wie eine gewöhnliche Arthritis deformans oder die Arthritis urica (vgl. S. 451) behandelt.

Neueste zusammenfassende Darstellungen.

UMBER, F.: Ernährung und Stoffwechselkrankheiten, 3. Aufl., S. 555. Berlin und Wien: Urban und Schwarzenberg 1925.

LICHTWITZ, F.: Alkaptonurie, Handb. d. inn. Med., 2. Aufl., herausg. von G. v. Bergmann u. R. Staehelin, Bd. 4/1, S. 957, 1926.

MEYER, E.: Alkaptonurie, Neue Deutsche Klinik von E. u. F. Klemperer, 1. Bd., S. 253, 1928.

THANNHAUSER, S. J.: Lehrbuch des Stoffwechsels und der Stoffwechselkrankheiten, S. 116. München: J. F. Bergmann 1929.

c) Die Cystinurie (und Aminurie).

Die sog. Cystinurie ist vom pathologisch-chemischen Standpunkte aus betrachtet die schwerste und vielseitigste Störung des Aminosäurenstoffwechsels, die es gibt, für den klinischen Betrachter die leichteste. Das nähere Studium hat nämlich gezeigt, daß in einem großen Teil der Fälle die Anomalie nicht auf die Aminosäure Cystin beschränkt bleibt, sondern in verschieden starker Weise auch auf andere Aminosäuren und Amine übergreifen kann.

Die Kenntnis dieser außerordentlich seltenen Krankheit geht bis auf WOLLASTON zurück. Dieser englische Arzt fand bei einem Kranken eine eigentümliche Steinbildung im Harne, die schon bei makroskopischer Betrachtung von den gewöhnlichen Harnsteinen unterschieden werden konnte. Wesen und Entstehung blieben jedoch fast ein Jahrhundert lang unbekannt.

1. Stoffwechselpathologie.

Die Aufklärung des Wesens der Cystinurie verdanken wir vor allem MOERNER, EMBDEN, NEUBERG, FRIEDEMANN, ABDERHALDEN und SCHITTENHELM u. a.

Die Cystinurie mit und ohne Steinbildung ist charakterisiert durch eine abnorm hohe Ausscheidung der schwefelhaltigen Aminosäure Cystin mit der Formel

$$H_2C - S - S - CH_2$$
$$|\qquad\qquad\qquad|$$
$$CHNH_2\qquad CHNH_2$$
$$|\qquad\qquad\qquad|$$
$$COOH\qquad\quad COOH$$

Es ist möglich, daß diese Aminosäure in zwei verschiedenen isomeren Verbindungen vorkommt. Vor allem von FRIEDEMANN und

NEUBERG ist ein Protein- und ein Steincystin unterschieden worden, da einzelne Cystinuriker bei oraler Darreichung zwar das Steincystin verbrennen können, nicht aber das Proteincystin. Normalerweise wird sowohl das endogene wie das exogene Cystin aufgespalten, indem der Schwefel oxydiert (als SO_4) im Harne ausgeschieden wird und zwar zu ca. $^2/_3$ als Sulfat und zu $^1/_3$ als sog. Neutralschwefel, d. h. gepaart mit organischen Substanzen (als Ätherschwefelsäure). Der Abspaltung des Schwefels muß aber die Aufspaltung der Diaminosäure voraufgehen. Diese kann sich in zweifacher Weise vollziehen, erstens durch Reduktion, zweitens durch Oxydation. Durch H_2-Anlagerung zerfällt das Cystin in zwei Moleküle Cystein nach der Formel:

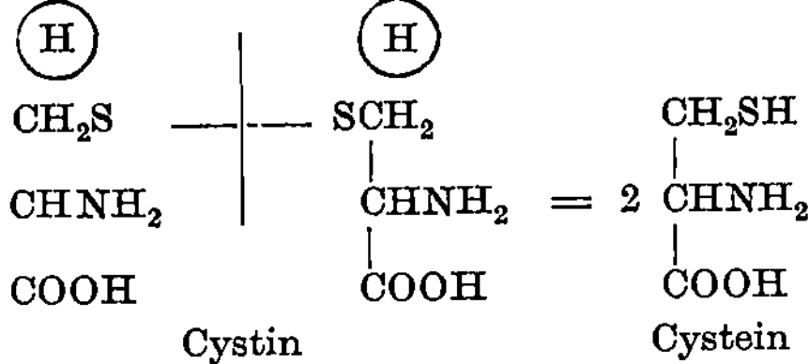

$$\underset{\text{Cystin}}{\overset{\textcircled{H} \qquad\qquad \textcircled{H}}{\begin{array}{ccc} CH_2S & SCH_2 \\ | & | \\ CHNH_2 & CHNH_2 \\ | & | \\ COOH & COOH \end{array}}} = 2\ \underset{\text{Cystein}}{\begin{array}{c} CH_2SH \\ | \\ CHNH_2 \\ | \\ COOH \end{array}}$$

Die oxydative Aufspaltung, die FRIEDEMANN zuerst im Reagenzglas ausführte, trennt gleichfalls die beiden Säuregruppen und führt zur Cysteinsäure:

$$\begin{array}{c} CH_2SO_2OH \\ | \\ CHNH_2 \\ | \\ COOH \end{array}$$

Cysteinsäure

Diese Substanz steht in nächster Beziehung zu dem wichtigen Gallenbestandteil Taurin, das zusammen mit der Cholsäure die Taurocholsäure bildet. Schon beim Erhitzen in wässriger Lösung unter Druck tritt CO_2 aus und es bleibt das Taurin:

$$\begin{array}{c} CH_2 . SO_3H \\ | \\ CH_2 . NH_2 \end{array}$$

Ob der Organismus den reduktiven oder den oxydativen Abbau bevorzugt, ist vorläufig noch unbekannt. Mancherlei Beobachtungen bei einzelnen Kranken sprechen dafür, daß beim Cystinuriker der Weg über das Taurin nicht verlegt ist. Das weitere Schicksal des Restes nach Abspaltung des Schwefels ist im einzelnen unbekannt, als Endprodukte erscheinen jedenfalls Kohlensäure und Wasser.

Das Wesen der Cystinurie als Stoffwechselstörung besteht darin, daß der Kranke nicht die Disulfidbildung sprengen kann. Dabei bleibt vorläufig noch ungeklärt, ob der primäre Angriff beim normalen Abbau an der Schwefelbrücke oder an den Aminogruppen erfolgt. Mancherlei Beobachtungen sprechen dafür, daß der Organismus des Cystinurikers eine allgemeine Desamidierungsschwäche besitzt, denn sehr oft ist die Störung nicht auf die eine einzige Aminosäure beschränkt, sondern es kommt auch zu Anomalien im Abbau anderer Aminosäuren und Amine.

Besonders interessant ist in dieser Richtung der Kranke von Loewy und Neuberg[1], bei dem auch verfüttertes Leucin, Tryosin und Asparaginsäure in den Harn übergingen. In diesem Falle wie in mehreren anderen bestand außerdem eine Diaminurie spontan sowohl wie alimentär. Es traten im Harne sog. Leichengifte, Kadaverin und Putrescin, auf. Sie entstehen durch Eiweißfäulnis aus den Aminosäuren Arginin und Lysin, so daß auch diese Eiweißbausteine mit in die Störung einbezogen sein können. Auch diese Aminosäuren selbst sind im Cystinurikerharn gefunden (Lysin von Ackermann und Kutscher[2], Arginin kürzlich von Hoppe-Seyler[3]).

Bemerkenswert ist für alle bisher beobachteten Fälle, daß niemals, weder für das Cystin noch für andere Aminosäuren, eine quantitative Störung des Abbaus vorlag. Stets wird ein mehr oder weniger großer Teil der oralen Zufuhr im Organismus anscheinend in normaler Weise abgebaut.

2. Klinische Symptomatologie und Therapie.

Die Cystinurie ist eine exquisit seltene Störung. Jacoby hat bis 1920 nur 174 Fälle aus der Literatur sammeln können; allerdings verfügt ein in dieser Krankheit so besonders interessierter und erfolgreicher Arbeiter wie Moerner[4] allein über 22 Beobachtungen, davon 10 aus den Jahren 1922—25. Das spricht dafür, daß bei systematischer Untersuchung des Urins das Vorkommen doch nicht ganz so selten ist, wie ursprünglich angenommen wurde.

Der *Nachweis* des Cystins läßt sich sowohl mikroskopisch wie chemisch erbringen. Ersteres natürlich nur dann, wenn das schwer lösliche Cystin in so großen Mengen ausgeschieden wird, daß es ausfällt entweder in Gestalt von Steinen oder Körnern oder als feines krystallinisches Sediment (sechseckige, feine farblose Tafeln).

Abb. 33 zeigt einen typischen Cystinstein (nach Umber[5]), Abb. 34 von Posner (abgedruckt bei Lenhartz-Meyer[6]) die Krystallisationsform.

Gelöstes Cystin kann durch vorsichtiges Eindampfen des mit Essigsäure angesäuerten Urins zum Ausfall gebracht werden.

Mikrochemisch ist wichtig die Lösung der Krystalle in Ammoniak und Salzsäure und die Unlöslichkeit außer in Wasser auch in Essigsäure, Alkohol und Äther.

Charakteristischer sind die Kochreaktionen. Kochen mit Kalilauge und Bleiacetat führt zur Schwarzfärbung durch Bildung von Schwefelblei. Aufträufeln von mit Kalilauge gekochten Krystallen auf Silberblech bedingt schwarze Ringe von Schwefelsilber.

---

[1] Loewy u. Neuberg: Z. physiol. Chem. 44, 472 (1905).

[2] Ackermann u. Kutscher: Zt. f. Biol., 57, 355, 1911/12.

[3] Hoppe-Seyler, F. A. jun.: Dtsch. Arch. klin. Med. 154, 97 (1927).

[4] Moerner: Uppsala Läk.för. Förh. 31, H. 3/6. — Zitiert nach P. F. Richter, Neue Deutsche Klinik, Bd. 2, S. 387, 1928.

[5] Umber: Ernährung u. Stoffwechselkrankheiten. 3. Aufl., Taf. IX. Berlin: Urban u. Schwarzenberg 1925.

[6] Lenhartz-Meyer: Mikroskopie und Chemie am Krankenbett, 10. Aufl., S. 380, Abb. 171. Berlin: Julius Springer 1922.

Von chemischen Reaktionen seien noch folgende genannt:

1. Violettfärbung durch Nitroprussidnatrium in alkalischer Lösung.

2. Nachweis von Schwefelblei. Dem cystinhaltigen Urin wird nach Alkalisierung mit Natronlauge Benzoylchlorid zugesetzt. Das dabei entstehende ätherlösliche Dibenzoylcystin wird mit Kalilauge und Schwefelalkali in der Wärme zersetzt. Durch Zusatz von Bleiacetat bildet sich dann das schwärzliche Schwefelblei.

Die *Krankheit* ist in der Regel angeboren, meist familiär, UMBER sah einmal auch gleichzeitige Belastung mit schwerem Diabetes. Daneben

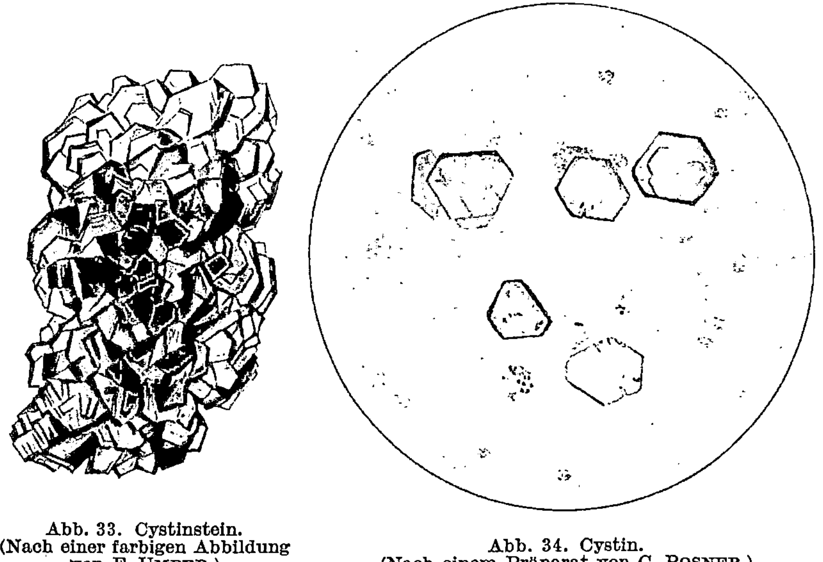

Abb. 33. Cystinstein.
(Nach einer farbigen Abbildung
von F. UMBER.)

Abb. 34. Cystin.
(Nach einem Präparat von C. POSNER.)

gibt es aber auch eine symptomatische Cystinurie als Ausdruck einer schweren Leberschädigung, z. B. bei akuter gelber Leberatrophie, Hand in Hand gehend mit anderen Schädigungen des Eiweißabbaus. Der Gedanke liegt nahe, auch bei den angeborenen Fällen den Sitz in die Leber zu verlegen, aber die Annahme einer generellen Zellanomalie hat vorläufig doch mehr für sich.

Die Krankheit ist in allen Lebensaltern beobachtet worden, nach MOERNER allerdings am häufigsten im 4. bis 5. Lebensjahrzehnt, doch gibt es auch mehrere Beobachtungen im Kindesalter (vgl. z. B. LIGNAC[1]).

NEUBERG unterscheidet drei verschiedene Grade der Stärke der Erkrankung:

1. leichte Fälle, die Cystein und verfüttertes Cystin noch verbrennen,

2. mittelschwere Fälle mit reiner spontaner Cystinurie, aber mangelhafter Verbrennung verfütterter Monoaminosäuren,

3. schwere Formen mit spontanen Ausscheidungen von Monoaminosäuren evtl. auch von Diaminen.

---

[1] LIGNAC, G. O. E.: Krkh.forschg. **2**, 43 (1925).

Die Größe der Cystinausscheidung, die natürlich auch als Gradmesser für die Schwere der Störung gewählt werden kann, steigt bei
gewöhnlicher Kost bis 1,8 g pro die an, meist bewegen sich die Zahlen
zwischen 0,5—1,0 g. Dabei besteht eine ausgesprochene Abhängigkeit vom
Eiweißgehalt der Nahrung, wenn auch nur selten eine Proportionalität.

Im Gegensatz zu der Vielseitigkeit der Störungen, welche die Stoff-
untersuchung oft aufdeckt, ist das klinische Bild außerordentlich
symptomenarm. In der Regel fehlen sogar alle Beschwerden und
Krankheitserscheinungen. Der Kranke von LOEWY und NEUBERG war
trotz mindestens 18jährigen Bestehens der Anomalie stets ganz gesund.
Auch die Widerstandskraft solcher Organismen scheint nicht nachweisbar geschädigt.

Unter den Störungen des Organismus durch die Stoffwechselanomalie sind die Steinbildungen an erster Stelle zu erwähnen. Im
Gegensatz zu älteren Beobachtungen scheint sie doch häufiger zu sein
wie früher angenommen wurde, zumal wenn man kleine Steinkörner
mit einrechnet. MOERNER fand unter seinem großen Material von
22 Fällen, dem größten, was ein einzelner Forscher übersehen hat, 18 Fälle
von Steinbildungen. Allerdings scheinen größere Steinbildungen mit
allen ihren Folgeerscheinungen (Pyelitis, Nephritis, Cystitis usw.) selten
zu sein, immerhin war in einem Falle von ACHILLES MÜLLER in 6 Jahren
eine dreimalige Nephrotomie nötig. Unter den Nierensteinen befinden
sich nur 0,9 % Cystinsteine.

Von allgemeinen Störungen sind rheumatische Beschwerden an
Muskeln und Gelenken angegeben worden, vor allem von EBSTEIN. Es
sind das aber so seltene Vorkommnisse, daß heute meist an zufällige
Kombinationen gedacht wird. Sehr merkwürdig ist eine Beobachtung
von UMBER, der bei einem Cystinuriker eigenartige entzündliche, mit
hohem Fieber einhergehende Metastasen an mehreren Körperstellen
fand, die er auf Cystininfiltrationen im Gewebe zurückführte, da sie
vom Cystingehalt der Ernährung in auffallender Weise abhängig waren.

Die *Prognose* der Cystinurie selbst in ihrer schwersten Form ist
im allgemeinen gut, nur in den seltenen Fällen mit großen Steinen
können sich Komplikationen einstellen, die das Leben ernstlich bedrohen,
wie eine Pyelonephritis, Sepsis usw. Auf der anderen Seite trotzt das
Leiden, wenn man diesen Namen gebrauchen will, jeder Therapie.

Die *Behandlungsversuche* basieren naturgemäß auf den theoretischen Untersuchungen, die zur Aufdeckung des Wesens der Erkrankung geführt haben. Die einzige kausale Therapie, die Fermentschwäche für den Abbau des Cystins und anderer Aminosäuren zu
beseitigen, scheitert an unserer Unfähigkeit, solch angeborene Zell-
anomalien irgendwie zu beeinflussen. Die leitenden Gesichtspunkte für die
Behandlung konnten daher nur die Schonung der functio laesa und das
Verhindern von Steinbildungen sein. In ersterer Beziehung kommt vor
allem eine erhebliche Einschränkung der Cystinzufuhr von außen, d. h.
des Nahrungseiweißes in Betracht. Wie JACOBY und KLEMPERER[1] u. a.

---

[1] JACOBY u. KLEMPERER: Ther. Gegenw. 1914, 101.

zeigten, gelingt es auf diese Weise, die Cystinausscheidung auf die endogene Quote herabzudrücken. Diese liegt nach neueren Untersuchungen (vgl. z. B. Misawa[1]) bei ca. 30—40 mg pro die. Für längere Zeit ist aber eine erhebliche Einschränkung der Eiweißzufuhr nicht durchführbar, am wenigsten bei einem wachsenden Organismus. Die Schädigungen des Organismus durch eine solche unzweckmäßige Ernährung würden viel größer sein, wie die durch die Cystinurie selbst befürchteten. Man wird sich daher in der Regel mit einer mäßigen Herabsetzung der Eiweißration auf etwa 1 g pro Kilogramm Gewicht begnügen.

Die Verhinderung der Steinbildung gelingt am besten durch Alkalizufuhr, da die Löslichkeit des Cystins im alkalischen Milieu erheblich wächst. Bei derartigen Versuchen konnten Jacoby und Klemperer die interessante Feststellung machen, daß unter Wirkung mäßiger Mengen von Natr. bicarb. (6—10 g) nicht nur der Niederschlag verschwand, sondern auch die Cystinausscheidung im ganzen. Allerdings handelte es sich um einen recht leichten Fall. Ähnliches sah Rosenfeld. Weitere Beobachtungen wären dringend wünschenswert, da sich hier vielleicht der erfolgreichste Weg zur Bekämpfung der Störung zeigt. Allerdings ist zu bemerken, daß ein Kranker von Umber bei fast dauernd alkalischem Harne stets Cystinkonkremente ausschied. Schließlich sei noch erwähnt, daß auch die Beobachtung v. Bergmanns, der bei vermehrter Zufuhr von Cystin und Cholsäure gesteigerte Taurinbildung beim Gallenfistelhunde sah, zum Ausgangspunkt therapeutischer Bestrebungen gemacht wurde. So versuchten Simen und Campbell durch Cholsäurezufuhr die Cystinausscheidung im Harne herabzusetzen. Wesentliche Erfolge sind dabei aber nicht erzielt worden.

Literatur

Kapitel Cystinurie in folgenden Werken:

Rosenfeld, G.: Erg. Physiol. 18, 118 (1920).
Umber, F.: Ernährung und Stoffwechselkrankheiten, 3. Aufl., Urban und Schwarzenberg 1925.
Lichtwitz, L.: Handb. d. inn. Med., 2. Aufl., Bd. 4, 1. Teil, S. 962, 1926.
Richter, P. F.: Neue Deutsche Klinik, Bd. 2, S. 385, 1928.
Thannhauser, S. J.: Lehrbuch des Stoffwechsels u. der Stoffwechselkrankheiten, S. 111, München: J. F. Bergmann 1929.

V. Die Störungen des Wasser- und Mineralhaushaltes.

Außerordentlich mannigfaltig sind die Veränderungen, welche der Umsatz der anorganischen Stoffe im Laufe von Krankheiten, insbesondere der Nieren oder Kreislauforgane erfährt. Am besten orientieren darüber die neuen einschlägigen Darstellungen im Handbuch der normalen und pathologischen Physiologie von Parnas[2], Siebeck[2], Nonnenbruch[2], E. Meyer[2] u. a. In allen diesen Fällen handelt es sich um abnorme

---

[1] Misawa: Jap. J. med. Sci., Trans. 1, 193 (1927).
[2] Parnas, Siebeck, Nonnenbruch, E. Meyer: Lit. zitiert auf S. 492.

Stoffwechselvorgänge. Als eigentliche Stoffwechselkrankheit wird ganz allgemein aber nur der Diabetes insipidus betrachtet, weil hier die Störungen des Wasser- und Mineralstoffwechsels nicht die Folgezustände anderer Krankheiten sind, sondern das Wesen des Leidens ausmachen.

Der Diabetes insipidus.

1. Definition und allgemeine Vorbemerkungen.

Man versteht unter Diabetes insipidus eine durch primäre Störungen der Regulationsmechanismen auf dem Gebiete des anorganischen Stoffwechsels bedingte Krankheit, mit dem charakteristischen Merkmale der Polyurie. Der Name erinnert an die Zeit der primitiven medizinischen Diagnostik, in der noch die Zunge zu Rate gezogen wurde. Seit GALEN galten Diabetes mellitus und Diabetes insipidus als eine Einheit, erst PETER FRANK scheint Ende des 18. Jahrhunderts die Abtrennung der „nicht schmeckenden" Harnflut vorgenommen zu haben.

Die von den älteren Ärzten des frühen 19. Jahrhunderts angegebenen Polyurien erreichten manchmal exzessive Werte (30—40 Liter pro die). Vielfach waren auch die gleichzeitig vertilgten Speisemengen enorm. So berichtet TROUSSEAU[1] über einen Kranken, der selbst im Hôtel Dieu in Paris täglich acht Pfund Fleisch und zwei Pfund Brot zu essen bekam. Diese Zahlen sind so monströs, daß es uns heute fraglich erscheint, ob es sich wirklich um Erkrankungen im heutigen Sinne des Diabetes insipidus gehandelt hat. Sicher waren es nicht reine Formen, sondern zum mindesten Überlagerungen psychischer Natur. Nicht jede Polyurie ist ein Diabetes insipidus.

Die Harnmenge ist weitgehend abhängig von der Flüssigkeitsaufnahme und diese wieder wird beherrscht vom Durst. Ganz analog dem Hunger steuert dieser Trieb beim gesunden Menschen die Wasseraufnahme. Er entsteht wahrscheinlich nicht primär in einem Centrum des Gehirns, sondern wird ausgelöst durch die Eindickung des Blutes und dessen dadurch bedingte erhöhte molare Konzentration im Gewebe, die im wesentlichen durch den Anstieg der Kochsalzmenge bedingt ist. Die Empfindung ist lokalisiert in den Anfangsteilen des Magendarmkanals. Von dort gehen sicher centripetale Erregungen zum Gehirn, aber zur Löschung des Durstes bedarf es dieser anscheinend nicht. Wie es Anomalien des Hungers gibt (Hyperappetenz) die in der Genese der Fettsucht eine Rolle spielen, so gibt es auch ein abnorm großes Flüssigkeitsbedürfnis, eine Polydipsie, ohne die normalerweise den Durst auslösenden Vorgänge. Da der Durst eine bewußte Empfindung ist, spielen Angewohnheiten und psychische Faktoren hierbei eine erhebliche Rolle. Die Fixierung eines solchen abnormen Durstes wird dabei unterstützt durch die sehr bemerkenswerte Tatsache, daß längere Zeit fortgesetzte, abnorme Wasseraufnahme schließlich zwangsweise eine gewaltige Durstempfindung auslöst. REGNIER[2] hat in dieser Beziehung

---

[1] TROUSSEAU: Med. Klin. des Hôtel Dieu in Paris. Deutsche Ausgabe, Bd. 2, S. 748. Würzburg: Stahel 1868.
[2] REGNIER: Z. exper. Path. u. Ther. 18, 139 (1916).

ein heroisches Selbstexperiment angestellt, indem er einige Zeit hindurch absichtlich sehr große Wassermengen trank. Als er den Versuch abbrechen wollte, bekam er unangenehme Abstinenzerscheinungen analog dem Kranken mit Diabetes insipidus, beherrscht von einem außerordentlich quälenden Durste, der anscheinend durch die nach Abklingen der Harnflut einsetzende Konzentrationssteigerung der Blutchloride bedingt war.

Solche und ähnliche Formen der Polydipsie haben mit dem echten Diabetes insipidus nichts zu tun, wenn sie ihn auch oft überlagern. Entscheidend ist der Nachweis einer primären Störung an irgend einer Stelle des komplizierten Regulationsmechanismus für den Wasser-Salzhaushalt, wobei tiefere Erkrankungen der Nieren, wie schon SENATOR 1876 es mit Recht verlangt, ausscheiden.

2. Ätiologie und klinische Symptomatologie.

Die auslösenden Ursachen der im ganzen recht seltenen Erkrankung sind im wesentlichen dreierlei Art, Heredität, organische Schädigungen der Hypophyse, des Zwischenhirns und ihrer Nachbarschaft sowie wahrscheinlich funktionelle, die z. T. vielleicht in der gleichen Hirnregion ihren Sitz haben. Am bemerkenswertesten ist zweifellos die hereditäre Auslösung der Krankheit. WEIL (*Vater und Sohn*[1]) haben eine derartige Familie mit erblichem D. insipidus durch fünf Generationen hindurch verfolgt. Unter den 220 Mitgliedern waren 35, d. h. mehr als $^1/_7$ mit der Krankheit behaftet, wobei das männliche Geschlecht stärker wie das weibliche beteiligt war. Charakteristisch für diese Form der Erkrankung ist ihr frühes Auftreten in den ersten Lebensjahren und ihre relative Gutartigkeit.

Ich beobachtete mit WEIL jun. zusammen einen fünfjährigen Jungen aus dieser Familie, der gerichtlich dadurch interessant war, daß er als uneheliches Kind geboren wurde. Im Alimentationsprozesse war die Vaterschaft zunächst ganz unklar und umstritten, bis der Junge am Ende des ersten Jahres so gewaltige Flüssigkeitsmengen trank, daß er dadurch eindeutig seinen Vater, einen Nachkommen des Familienoberhauptes Johann Peter Schwarz, verriet. Dieser wurde dann auch gerichtlich verurteilt. Der Junge trank an einzelnen Tagen seines Klinikaufenthaltes (1907 in Heidelberg) täglich mehr Kilogramm Wasser, als die Hälfte seines Körpergewichts betrug.

Den Höhepunkt erreicht in den hereditären Fällen der Durst und demgemäß auch die Urinausscheidung im 3. Lebensjahrzehnt. Jenseits der 50er Jahre lassen die Erscheinungen gewöhnlich nach, doch trank der älteste damals noch lebende Diabetiker der von WEIL beschriebenen Familie noch 15 Liter täglich und entleerte in Pausen von $2\,^1/_2$ Stunden 2100 ccm Harn. Zwei Mitglieder, die auch die Krankheit schon als Säuglinge zeigten, wurden 87 und 92 Jahre alt.

Auch LACOMBE, LAURITZEN und neuerdings GÄNSSLEN und FRITZ, die eine Familie bis ins 17. Jahrhundert zurückverfolgen konnten, haben zu dieser Gruppe wertvolle Beiträge geliefert. Wir haben hier

---

[1] WEIL, AD.: Virchows Arch. 95 (1884). — ALFR. WEIL (jun.): Dtsch. Arch. klin. Med. 93, 188 (1908).

ätiologisch zweifellos eine Sonderform vor uns; klinisch unterscheidet
sie sich nicht von zahlreichen Fällen nichthereditärer Genese.

Von organischen Auslösungen sind vor allem Traumen, insbesondere
Schußverleztungen (so der bekannte Fall von E. Frank[1]), Schädelbasisfrakturen, ferner Encephalitiden (wie in einem unserer Fälle mit
E. lethargica), Geschwülste, Blutungen der Hypophyse und ihrer Nachbarschaft, insbesondere des Zwischenhirns, zu erwähnen. Eine Basilar-
meningitis, gleichgültig ob luetischer, tuberkulöser oder epidemischer
Form, kann genau so wirken. Auch lymphogranulomatöse, leukämische
und gummöse Prozesse sind als auslösende Ursachen beschrieben worden.

Neben diesen beiden ätologisch gut charakterisierten Gruppen gibt
es aber zahlreiche Fälle, deren Entstehung völlig dunkel ist. Die wenigen,
bisher autoptisch verfolgten Fälle ließen keine sicheren Veränderungen
erkennen, sind aber anscheinend nie mit den modernen feinen Methoden
der Hirnhistologie untersucht worden. So läßt es sich vorläufig nicht
entscheiden, ob hier nicht doch feine Strukturveränderungen vorliegen,
oder ob man funktionelle Störungen, vielleicht in den gleichen Gebieten,
die in anderen Fällen anatomisch schwer erkrankt gefunden wurden,
annehmen muß. Bemerkenswert ist, daß manche dieser Fälle sich
an Infektionskrankheiten wie Scharlach, Masern, Diphterie, Gelenkrheumatismus, Influenza, selbst infektiöse Magendarmkatarrhe usw.
anschließen.

Im *klinischen Bilde* dominiert durchaus die Polydipsie und die
Polyurie. Mengen von 20 Liter und mehr sind keine Seltenheiten. Bei
kleinen Kindern kann die Menge des täglich aufgenommenen Wassers
manchmal fast die Größe des Körpergewichts erreichen. Der Zwang zur
Wasseraufnahme ist oft so elementar, daß er mit allen Mitteln zur Befriedigung drängt. Eine besondere Berühmtheit in dieser Beziehung hat
die Beobachtung von Strubell[2] aus der Jenaer Klinik erlangt. Dieser
vom Wasser abgesperrte Kranke trank einmal 1400 ccm seines eigenen
Urins, ein andermal erreichte er, nach Ausreißen von zwei großen
Eisenstangen, über das Dach die nächste Wasserleitung im Wärterinnen-
zimmer. Die Größe der Harnentleerung kann auch beim gleichen
Kranken erheblichen Schwankungen unterworfen sein. Sehr merkwürdig
ist meist selbst in schweren Fällen der Einfluß eines interkurrenten
Fiebers. Dabei kann der Harn sowohl nach der quantitativen wie der
qualitativen Seite schlagartig ganz normale Beschaffenheit annehmen,
um nach Sistierung des Fiebers die pathologische Veränderung in alter
Weise zu zeigen. Das spezifische Gewicht der großen Urinmengen ist
naturgemäß niedrig, es steigt selten über 1005.

Entsprechend den gewaltigen Urinmengen sind vielfach die Blasen
der Kranken überdehnt. Das Entleerungsbedürfnis tritt oft erst ein,
wenn der Blasenrand bereits am Nabel steht, auch zahlreiche Fälle von
Enuresis nocturna besonders bei Kindern sind beschrieben worden.
Bemerkenswert auch in allgemein pathologischer Beziehung ist die Tat-

---

[1] Frank, E.: Berl. klin. Wschr. 1912, Nr 9.
[2] Strubell: Dtsch. Arch. klin. Med. 62, 89 (1899).

sache, daß diese gewaltigen, oft Jahrzehnte hindurch aufgenommenen und ausgeschiedenen Flüssigkeitsmengen Kreislauforgane und Nieren völlig intakt lassen. Auch die Blutmenge ist nicht vermehrt.

Trotz der gewaltigen Wasseraufnahmen ist im Gegensatz zur Norm in der Regel die Schweißbildung nicht vermehrt, vielfach sogar vermindert. Dementsprechend ist die Haut der meisten Kranken sehr trocken, manche sind selbst durch schweißtreibende Mittel schwer oder gar nicht zur Transpiration zu bringen.

Abgesehen von dem quälenden Durstgefühl und dem häufigen Harndrang bestehen meist keine Beschwerden, insbesondere gilt das für die hereditären Fälle. Manchmal wird selbst in unkomplizierten Fällen über Kopfschmerzen, allgemeine Mattigkeit und verminderte Leistungsfähigkeit geklagt. In einzelnen mittelschweren Fällen sah ich bei feiner organisierten Menschen eine gewisse Abhängigkeit des Befindens von der Höhe der Polyurie.

Anders liegen natürlich die Dinge, wenn die Erkrankung Teilerscheinung oder Folge eines organischen Leidens des Gehirns oder seiner Umgebung ist. Dann finden sich je nach dem Sitze oft erhebliche Kopfschmerzen, Sehstörungen, polyglanduläre Ausfallserscheinungen, vereinzelt auch echter Diabetes mellitus und endogene Fettsucht. Die Röntgenplatte deckt dann meist Erweiterungen oder Schattenbildungen der Sella turcica und ihrer Nachbarschaft auf, die Augenuntersuchung bitemporale Anopsie, Sehnervenatrophie; seltener bestehen Lähmungen. Mit dem Diabetes insipidus als solchem haben diese Störungen natürlich nichts zu tun.

3. Stoffwechselpathologie und stoffwechselpathologische Charakterisierung einzelner Formen der Erkrankung.

Das Kardinalsymptom der Krankheit, die Polyurie mit den abnorm niedrigen spezifischen Gewichten, wies von vorneherein darauf hin, daß im Centrum der Erkrankung Störungen des Wasser- und Salzhaushaltes stehen müssen. Obwohl schon STRAUSS[1] 1870 die wichtige Beobachtung der Eindickung des Blutes gemacht hatte, ist die Stoffwechselpathologie des Diabetes insipidus erst in den letzten 25 Jahren systematisch erforscht worden. Die wichtigsten Erkenntnisse verdanken wir vor allem TALLQVIST, E. MEYER und seinen Schülern VEIL und MEYER-BISCH, ferner FINKELNBURG, LICHTWITZ, VON DEN VELDEN, LESCHKE u. a.

Die zahlreichen bisher vorliegenden Untersuchungen, über die zuletzt eingehend, wenn auch vielleicht nicht sehr übersichtlich MEYER-BISCH[2] berichtet hat, zeigen eine Menge interessanter, wenn auch widersprechender und deshalb verwirrender Ergebnisse. Bei der Einfachheit der Methodik und der Zuverlässigkeit der Autoren liegen diese Widersprüche in der Verschiedenheit der Einzelfälle und der Fülle der Faktoren, welche die Stoffwechsellage jeweils beeinflussen, begründet. Angesichts der erdrückenden Details können daher an diese Stelle nur die

---

[1] STRAUSS: Die zuckerlose Harnruhr. Tübingen 1870.
[2] MEYER-BISCH: zitiert auf S. 492.

leitenden Gesichtspunkte aufgezeigt werden, die zur stoffwechsel-pathologischen Charakterisierung von einzelnen Fällen maßgebend sind.

Die dazu nötigen Untersuchungen sind nicht sehr zahlreich, sie müssen sich sowohl auf den Harn wie das Blut beziehen. Zunächst ist bei gemischter Kost und genügender Wasserzufuhr Urinmenge und spezifisches Gewicht des Harns in der Tagesmenge zu bestimmen, gleichzeitig auch möglichst Wasser- und Kochsalzgehalt des Blutes. Der Wassergehalt ergibt sich aus den Veränderungen von Erythro-cyten und Hämoglobingehalt einerseits und refraktrometrischer Eiweiß-bestimmung andererseits, am eindeutigsten aus den Trockengewichts-bestimmungen. Eine Abnahme der Werte bedeutet eine Zunahme des Wassergehaltes, eine Zunahme eine Eindickung. Bei der Kochsalz-bestimmung, bei der das Blut am besten vorher verascht werden wird, ist die Konzentration das Entscheidende. Die Wasserbilanz ergibt sich aus genauer Bestimmung der Wassereinfuhr, der Urinmenge und, zur wichtigen Kontrolle beider, des Gewichtes. Dann müssen die gleichen Faktoren im Durstversuch, evtl. nach Belastung mit 10—20 g Kochsalzzufuhr, und nach Hypophysininjektion festgestellt werden. Eventuell kann man noch nach E. MEYER die Reaktion des Blutes auf Theophyllin und einen größeren Aderlaß prüfen.

E. MEYER[1] sah ursprünglich das wesentliche Kriterium des echten Diabetes insipidus in der Unmöglichkeit einer nennenswerten Steigerung des spezifischen Gewichtes, d. h. der molaren Kochsalzkonzentration, der Niere über den Blutwert. Es zeigte sich aber bald, daß dieses Verhalten nicht generell für alle Fälle gilt (FINKELNBURG, FORSCHBACH, WEBER u. a.), auch E. MEYER selbst fand in Urineinzelperioden und im Fieber Abweichungen.

Daher wandten sich die Untersuchungen bald dem Studium des Blutes, als des Spiegels der intermediären Stoffwechselprozesse zu. VEIL[2] hat zuerst vorgeschlagen, die Chlorretention im Blute zum Kriterium für die Klassifizierung zu wählen, er unterscheidet eine hyperchlorämische und eine hypo- bzw. normochlorämische Form. Ob-wohl diesem Faktor sicher nicht die grundlegende Bedeutung zukommt, die VEIL ihr beilegt, sondern sein Verhalten mehr ein sekundäres Symptom der Störungen darstellt, so seien doch die Charakteristika der beiden Gruppen kurz mitgeteilt.

Die hyperchlorämische Form ist gekennzeichnet: 1. durch Hyper-osmose im Blut, 2. Hyperchlorämie, 3. starke Labilität der Wasserbilanz, 4. hochgradige Erschöpfung der Wasserbestände des Körpers im Durst-versuch, 5. Senkung der Harnmenge und Steigerung des spezifischen Gewichts durch Hypophysininjektion, 6. Reaktion auf kochsalzarme Kost, nicht auf Theophyllin.

Demgegenüber ist die normo- oder hypochlorämische Gruppe charakterisiert durch: 1. Neigung zu Hyposmose des Blutes, 2. zu Hypochlorämie, 3. stabile, mehr oder weniger fixierte Wasserbilanz,

---

[1] MEYER, E.: Dtsch. Arch. klin. Med. **83**, 1 (1905).
[2] VEIL, W. H.: Biochem. Z. **91**, 317 (1918).

4. Erhaltung des Wasserbestands des Organismus, evtl. sogar Neigung zur Retention im Durstversuch, 5. keine Reaktion des Harns auf Hypophysin und kochsalzarme Kost, 6. vorübergehende Beeinflußbarkeit durch Theophyllin.

Wenn auch nur ein Teil aller Fälle von Diabetes insipidus in dies Schema sich einfügen läßt, und hin und wieder sogar ein Einzelfall in seinem Verlauf bald in die eine, bald in die andere zu rechnen ist, wie es z. B. bei unseren beiden letzten Kranken der Fall war, so eignet sich die VEILsche Klassifizierung vorläufig mangels einer besseren praktisch doch manchmal für die stoffwechselpathologische Einteilung der Fälle von Diabetes insipidus. Von manchen Autoren wie z. B. UMBER und FALTA, neuerdings auch KREHL[1], wird sie allerdings völlig abgelehnt. Sie verzichten lieber wegen der Vielfältigkeit der klinischen Bilder auf jede Einteilung.

E. MEYER hat auch die Reaktion des Blutes auf einen größeren Aderlaß als Charakteristikum herangezogen. Normalerweise kommt es nach diesem Eingriffe für ca. 24 Stunden zu einem vermehrten Einstrom von Wasser mit Zunahme des Chloridgehaltes im Blut. Bei einigen von MEYER und MEYER-BISCH untersuchten Fällen fehlte diese Chloridzunahme, so daß angenommen werden muß, daß die einströmende Gewebsflüssigkeit stark hypotonisch war, was für Störungen im Austausch zwischen Blut und Gewebe spricht. Da in diesen Fällen gleichzeitig eine Hypochlorurie, mithin auch eine Ausscheidungsstörung der Nieren vorlag, so haben E. MEYER und MEYER-BISCH hier von einer „Kombinationsform" gesprochen.

Während sich das Stoffwechselprofil der hyperchlorämischen Fälle im großen und ganzen ziemlich scharf abzeichnet, können die hypochlorämischen Fälle doch oft recht große Verschiedenheiten aufweisen. Das gilt vor allem für die Kochsalzkonzentration im Harn. Nach VEIL sollten die hypochlorämischen Fälle meist mit einer hohen Kochsalzkonzentration im Urin einhergehen. Das scheint aber nur für einen kleinen Teil der Fälle zu gelten, da nach Beobachtungen von ALLEN, ZADECK sowie MEYER und MEYER-BISCH eine z. T. recht erhebliche Hypochlorurie bestand, was auf den Hauptsitz der Störungen in den Nieren hinweist.

Diese Mannigfaltigkeit und Kompliziertheit der Befunde, die fast mit jedem eingehend untersuchten neuen Kranken wächst, wird wohl nur verständlich, wenn man mit den besten Kennern der Krankheit (Lit. bei MEYER-BISCH) annimmt, daß sowohl das Gewebe wie die Niere der Sitz der Störung sein können, daß in einzelnen Fällen die Schädigung nur einfach ist, in vielen aber wechselnde Kombinationen vorliegen. Aber auch dann bleibt noch ein großer Rest, für den man mit MEYER-BISCH wohl die Hypothese machen muß, daß die enge Bindung, in der sonst Wasser- und Salzstoffwechsel selbst im kranken Organismus stehen, gelöst ist, so daß beide Komponenten isoliert geschädigt sein können.

---

[1] KREHL, L.: Entstehung, Erkennung und Behandlung innerer Krankheiten, Bd. 1, S. 622, Leipzig: F. C. W. Vogel 1930.

Es fragt sich nun, ob die genetisch verschiedenen Formen auch stoffwechselpathologisch sich unterscheiden lassen. Hinsichtlich der hereditären Form liegen noch zu wenig umfassende Untersuchungen nach den neueren Gesichtspunkten vor. Bei einem Kranken (5½jähriger Junge), den ich mit WEIL jun. beobachtete, bestand zwar eine Einschränkung der Konzentrationsfähigkeit der Nieren, aber keine Unfähigkeit. Die spezifischen Gewichte gingen bis 1,008, die NaCl-Konzentration bis 0,215 % hinauf, das Blut wurde nicht untersucht. Wir können über diese Form also vorläufig noch nichts aussagen. Bei den beiden anderen Gruppen (mit und ohne organischen Befund) sind bisher die Befunde so wechselnd, daß keinerlei stoffwechselpathologische Charakteristika zu bestehen scheinen.

Die übrigen Stoffwechselkomponenten bieten weder Interesse noch Besonderheiten. Der Gesamtstoffwechsel scheint bei unkomplizierten Fällen nicht verändert zu sein. Ebensowenig zeigt der Eiweißumsatz Anomalien. Die früher vielfach gefundenen Stickstoffausscheidungen sind nicht etwa der Ausdruck eines vermehrten Eiweißzerfalls, sondern die Folge der oft sehr erheblichen Nahrungsaufnahmen. Was die Partialausscheidungen der einzelnen N-haltigen Komponenten betrifft, so ist bemerkenswert, daß bei ausgesprochener Konzentrationsschwäche für Kochsalz die Harnstoffausscheidung anscheinend meist nicht gestört ist (LICHTWITZ u. a.). Die vereinzelt gefundenen Anomalien in der Purinentleerung haben, wie schon E. MEYER es annahm, mit der diabetischen Störung als solcher nichts zu tun, sondern sind wohl einer gleichzeitigen Schädigung des von BRUGSCH und seinen Mitarbeitern gefundenen Purincentrums im Zwischenhirn zur Last zu legen, jedenfalls scheinen sie bisher nur bei Fällen mit organischer Hirnschädigung gefunden zu sein.

Die entsprechenden Erwägungen gelten erst recht für eine gleichzeitig bestehende Glykosurie, die auf eine Läsion des CLAUDE BERNARDschen Zuckercentrums zurückzuführen ist.

4. Vorstellungen über Sitz und Wesen der Erkrankung.

Die Bemühungen, etwas über die Natur und die Genese dieser merkwürdigen Erkrankung zu erfahren, kamen von drei Seiten, der pathologischen Anatomie, der experimentellen Pathologie und aus den Studien an den Kranken.

a) Pathologisch-anatomische Befunde.

Von der anatomischen Seite waren am ehesten Aufklärungen zu erwarten. Leider aber ist das Sektionsmaterial bei Diabetes insipidus spärlich und meist auch qualitativ ungenügend durchgearbeitet. Das Hauptinteresse konzentriert sich einerseits auf Nieren und Kreislauforgane, andererseits auf die Gebiete, in die man vielfach den Sitz der Störung zu verlegen geneigt ist, Hypophyse und Zwischenhirn. Ganz entsprechend den negativen Befunden des Harns hinsichtlich Eiweiß- und Formelementausscheidung im Leben, finden sich auch post mortem bei Jugendlichen niemals Veränderungen an den Nieren, bei älteren

Individuen höchstens Kombinationen mit akcidenteller Sklerose. Die Kreislauforgane, vor allem das Herz, werden trotz der gewaltigen Arbeitsleistungen auch anatomisch in unkomplizierten Fällen als intakt befunden.

Da, wo bisher überhaupt pathologisch-anatomische Befunde bei Kranken mit Diabetes insipidus erhoben worden sind, betrafen sie stets die Hypophyse und ihre Nachbarschaft. Die bisher beschriebenen Verhältnisse waren meist schon makroskopisch deutlich sichtbar. Fälle mit lediglich mikroskopischem Befunde sind mir nicht bekannt. Insbesondere scheinen, wie schon gesagt, eingehende, mit den feinsten modernen Hilfsmitteln durchgeführte Untersuchungen an hereditären und nicht grobanatomisch faßbaren Fällen bisher ganz zu fehlen. Es ist das um so mehr zu bedauern, als wir dadurch in einer der wichtigsten Fragen, nämlich der, ob jeder Diabetes insipidus primär von der Hypophyse bzw. dem angrenzenden Zwischenhirn ausgeht, vorläufig noch im Dunkeln tappen.

Unter den spärlichen Sektionsbefunden ist der von E. MEYER und R. MEYER-BISCH als hypochlorämische, ausschließlich renale Form klinisch festgestellte und von STAEMMLER[1] anatomisch genau untersuchte Fall bemerkenswert. Hier fand sich ein Sarkom der Schädelbasis, das Mittel- und Hinterlappen der Hypophyse vollkommen durchwuchs, im Vorderlappen Nekrosen setzte und ins Zwischenhirn weit hineinreichte. ZADECK[2] verfügt über drei klinisch gut durchuntersuchte Fälle. In zwei bestand eine isolierte Schädigung von Hinterlappen und Pars intermedia, im dritten neben der Mittellappenschädigung auch eine Zerstörung großer Teile des Hypothalamus.

Weitere Beobachtungen stammen vor allem von SIMMONDS, ferner von BERBLINGER, v. HANN, GOLDZIEHER u. a. (Lit. bei MEYER-BISCH). Meist betrafen sie Tumoren oder deren Metastasen, doch sind vereinzelt auch chronisch entzündliche oder degenerative Prozesse, z. T. encephalitischer, z. T. luetischer Natur gefunden, in einem Falle von SCHELDER bestanden lediglich in der Hypophyse nur mikroskopisch sicher faßbare lymphocytäre Infiltrate.

Interessant sind die Fälle von positiven Hypophysenbefunden ohne Diabetes insipidus. v. HANN hat mehrere veröffentlicht und, da meist in diesen Beobachtungen der Vorderlappen frei war, dessen Schädigungen den Hauptanteil am Zustandekommen der Krankheit zugeschrieben. Er hat damit auch zahlreiche Anhänger gefunden, doch widersprechen dem Beobachtungen, in denen entweder nur der Vorderlappen oder nur der Hinterlappen der Hypophyse zerstört oder geschädigt war. So läßt sich auch die Annahme JACOBIs, daß Vorder- und Hinterlappen hinsichtlich ihrer Einwirkung auf die Diurese Antagonisten sind, indem der Vorderlappen sie steigert, der Hinterlappen sie hemmt, anatomisch nicht stützen. Besonders bedeutungsvoll sind solche Befunde, bei denen die Hypophyse intakt war und lediglich das

---

[1] STAEMMLER: Klin. Wschr. 1924, Nr 40.
[2] ZADECK: Z. klin. Med. 105, 602 (1927).

Tuber cinereum Veränderungen aufwies (encephalitischer Herd in einem Falle von PINCHALE und MAGNI).

Sehr oft sind außer der Hypophyse auch andere Inkretdrüsen betroffen, wie z. B. bei der Dystrophia adiposogenitalis; auch in dem auf S. 311 beschriebenen Falle, in dem wegen des kurzen Aufenthaltes in der Klinik leider keine genauen Untersuchungen angestellt werden konnten, lagen die Dinge so.

Überblickt man das bisher vorliegende Obduktionsmaterial, so läßt sich mit Sicherheit nur feststellen, daß da, wo überhaupt Veränderungen festgestellt wurden, sie die Hypophyse und ihre Nachbarschaft betrafen. Für eine nähere Umgrenzung des Sitzes der primären Schädigung beim Diabetes insipidus gibt aber die pathologische Anatomie bisher keine Handhaben. Die Krankheit kann sowohl mit isolierten Schädigungen der Hypophyse wie des Zwischenhirns einhergehen. Ebensowenig ist es vorläufig möglich, bestimmte Partialschädigungen des Wasserhaushaltes bestimmten anatomischen Läsionen zuzuordnen, wie z. B. ZADECK in geistvoller Weise es will, wenn er die Störungen des Austausches zwischen Gewebe und Blut auf Läsionen des Zwischenhirns zurückzuführen sucht.

β) Experimentelle Untersuchungen bei Tieren.

Die experimentelle Pathologie hat vor der deskriptiven den großen Vorteil voraus, daß sie isolierte Schädigungen an ganz bestimmten, umschriebenen Stellen setzen und deren Einwirkung studieren kann. Die pathologisch-anatomischen Befunde legten von vorneherein den Gedanken nahe, daß beim Diabetes insipidus eine centralnervöse oder hormonale Schädigung des Regulationsmechanismus für den Wasser-Salzstoffwechsel vorliegen müsse. Es galt also zunächst die Frage nach der Existenz solcher Centren experimentell zu entscheiden (Lit. bei E. GRAFE[1] und SPIEGEL[2]). Hierfür lieferten schon die berühmten Piqûre-Versuche von CLAUDE BERNARD das erste richtunggebende Material. BERNARD fand bei seinen Zuckerstichexperimenten öfter unabhängig von der Glykoseausscheidung Polyurien, die er auf nervösen Nierenreiz zurückführte. ECKHARD, KAHLER, LESCHKE, ASCHNER u. a. haben diese am Boden des vierten Ventrikels gelegene Stelle näher zu lokalisieren versucht und Polyurien auch von anderen Orten (Corpus mammillare, Regio subthalamica, Infundibulum, Thalamus, Gyrus sigmoideus, Lobus hydroicus des Kleinhirns usw.) ausgelöst. Besonders bedeutungsvoll gerade für die Frage des Diabetes insipidus war die Feststellung von E. MEYER und JUNGMANN[3], daß Stichverletzungen der oberen Medulla oblongata außer zu einer Polyurie auch zu einer vermehrten Kochsalzausfuhr führen können. Von BRUGSCH, DRESEL und LEWY wurde dieser „Salzstich" näher in die Gegend der Formatio reticularis lokalisiert. Als Sitz der Schädigung bei Diabetes insipidus kommt diese Stelle

---

[1] GRAFE, E.: Oppenheimers Handbuch, Bd. 9, 1924.
[2] SPIEGEL, E. A.: Die Zentren des autonomen Nervensystems, Berlin: Julius Springer 1928.
[3] JUNGMANN, P. u. E. MEYER: Arch. f. exper. Path. 73, 49 (1913).

allerdings nicht in Betracht, da bei dieser Krankheit ja gerade die Kochsalzkonzentration der Nieren leidet. Besonders wichtig sind die von etwas höheren Partien, dem Tuber cinereum, ausgelösten, jahrelang dauernden Polyurien beim Hunde mit allen Zeichen des echten Diabetes insipidus in den Experimenten von CAMUS und seinen Mitarbeitern. Welcher der oben skizzierten Formen diese Polyurien angehören, ist allerdings vorläufig noch unklar. Für einen extrarenalen Angriff sprechen Froschversuche von POHLE, JUNGMANN u. a. (Lit. bei TRENDELENBURG[1]), die gleichfalls Läsionen im Zwischenhirn setzten. Für die Frage des Weges zum Erfolgsorgan ist die Feststellung von CAMUS und GOURNAY (Lit. bei TRENDELENBURG[1]) bedeutungsvoll, daß die von ihm durch Tuber-cinereum-Stich gesetzten Polyurien auch durch Nierenentnervung nicht unterdrückt werden. Die französischen Autoren haben daraus auf eine humorale Übertragung geschlossen. Im Hinblick auf den Diabetes insipidus liegt ja zunächst der Gedanke näher, daß die efferente Bahn zum Gewebe geht. Dagegen spricht aber entscheidend die Tatsache, daß tiefe Halsmarkdurchschneidung die Hypothalamuspolyurie nicht unterdrückt. Demnach müssen bei dieser Stichverletzung entweder Diurese fördernde Stoffe ans Blut abgegeben oder die Bildung antidiuretischer Stoffe verhindert worden sein. BOURQUIN entschied sich auf Grund von Versuchen am gekreuzten Hunde für die erstere Möglichkeit. Größere Wahrscheinlichkeit hat aber die Annahme von TRENDELENBURG und SATO[2], daß der zweite Fall zutrifft. Sie fanden nämlich nach Hypophysenentfernung beim Hunde im Tuber cinereum, z. T. auch in den Corpora mammillaria, antidiuretisch wirkende Substanzen, die sich auch ohne den Eingriff in geringeren Mengen nachweisen lassen. Sie folgern daher wohl zu Recht, „daß das Tuber cinereum nach der Hypophysektomie die Bildung und Abgabe einer antidiuretischen Substanz übernimmt und daß die Zerstörung des Tuber cinereum durch Unterbindung dieser Hormonabgabe diuresefördernd wirkt".

Die Bildung dieser hemmenden Substanz wird dabei in die meist hypertrophierenden Reste der Pars tuberalis verlegt. Somit scheint bewiesen, daß centralnervös, insbesondere von Zwischenhirn aus, zum mindesten ein sehr großer Teil der beim menschlichen Diabetes vorliegenden Störungen experimentell reproduziert werden kann. Wieweit die Übereinstimmung im einzelnen geht, läßt sich vorläufig noch nicht sagen, da eingehende Stoffwechselanalysen im oben geschilderten Sinne bei solchen Tieren noch nicht vorliegen.

Auf der anderen Seite ist nicht zu bestreiten, daß auch von der Hypophyse aus der Wasserhaushalt sich tiefgreifend beeinflussen läßt. Aus methodischen Gründen ist einwandfreies, experimentelles Material nur spärlich vorhanden, viele Versuche müssen ausscheiden, weil das naheliegende Zwischenhirn mit verletzt wurde. Als gesichert kann jedoch gelten, daß Entfernung der ganzen Hypophyse nicht notwendig zu einer Polyurie führt, daß jedoch isolierte Verletzungen der Hypophyse und

---

[1] TRENDELENBURG, P.: Die Hormone, Bd. 1, Berlin: Julius Springer 1929.
[2] TRENDELENBURG, P. u. SATO: Arch f. exper. Path. 131, 45 (1928).

ihres Stieles sehr oft diesen Effekt haben. Die hypophyseoprive Polyurie ist gleichfalls von den Nierennerven unabhängig.

HERRING entwickelte auf Grund histologischer Forschungen (Wanderung von Granula und Kolloidschollen aus dem Mittellappen durch den Stiel zum Tuber cinereum) die Vorstellung, daß das wirksame Inkret in der Pars intermedia gebildet werde und dann durch die Pars neuralis (Hinterlappen) und den Stiel in den Inhalt des dritten Ventrikels übergeht. Diese durch weitere experimentelle und klinische Beobachtungen gut gestützte und meist acceptierte Ansicht trifft für den Hauptteil des Sekretes wohl das Richtige. Andererseits sprechen Beobachtungen am Frosch und vergleichende Untersuchungen über den Hormongehalt in den oberen und unteren Partien des Liquors dafür, daß ein Teil des Sekretes auch direkt in den Liquor übergehen kann. Bei dem Gefäßreichtum des Vorderlappens ist der direkte Übertritt des Inkretes in die Blutbahn wohl am wahrscheinlichsten. Den direkten zwingenden Nachweis, daß die Hypophyse tatsächlich einen die Diurese beeinflussenden Stoff abgibt, führte VERNEY[1] durch Kombination eines STARLINGschen Herz-Lungen-Nierenpräparates mit einem Herz-Lungen-Kopfpräparat. Wurde letzteres eingeschaltet, so sank sofort im ersten Präparate die Harnbildung ab, wurde dann aber die Hypophyse entfernt, so blieb die antidiuretische Wirkung aus.

FRANK[2] sprach wohl als erster 1910 die Vermutung aus, daß der Diabetes insipidus wohl durch eine Störung der Hinterlappensekretion bedingt sei. Die wichtige Entdeckung von VON DEN VELDEN (1913)[3], daß aus dem Hinterlappen gewonnene Substanzen beim Diabetes insipidus antidiuretisch wirken, gab dieser Annahme eine sehr starke Stütze, auch die neuesten experimentellen Ergebnisse sprechen am meisten dafür, daß der Hinterlappen auf innersekretorischem Wege den Wasserhaushalt reguliert.

In dem Maße, wie sich die experimentellen und z. T. auch klinischen Beobachtungen dafür häuften, daß isoliert vom Zwischenhirn aus der Wasserhaushalt beeinflußt werden kann, rückte die vor allem von LESCHKE[4] vertretene centralnervöse Genese der Krankheit mehr in den Vordergrund.

Die experimentelle Pathologie gibt nach den mitgeteilten Untersuchungen beiden Auffassungen gute Stützen. BIEDL[5] hat beide miteinander zu kombinieren versucht, indem er annimmt, daß das Hypophyseninkret auf das Zwischenhirn einwirkt. In genereller Form ist diese Auffassung nach den oben erwähnten Tierexperimenten sicher nicht zutreffend, dagegen ist es sehr wohl möglich und sogar wahrscheinlich, daß das Hypophysensekret auch hier angreift und so auch centralnervös wirkt. Die Verflechtungen hormonaler und nervöser Faktoren und die Möglichkeiten gegenseitiger Beeinflussungen sind so

[1] VERNAY, E. B.: Proc. Roy. soc. 99, 487 (1926).
[2] FRANK, E.: zitiert auf S. 477.
[3] VON DEN VELDEN: Berl. klin. Wschr., Nr 45 (1913) 13.
[4] LESCHKE: zitiert auf S. 492.
[5] BIEDL: 34. Verh. dtsch. Ges. inn. Med. 331 (1922).

kompliziert, daß es fast hoffnungslos erscheint, hier einen scharfen Trennungsstrich zu ziehen. Die alternative Formulierung mag für den einen oder anderen Fall vielleicht richtig sein, generell ist sie aber sicher falsch. Die Tierexperimente sprechen jedenfalls ganz vorwiegend dafür, daß die humorale Wirkung in jedem Falle im Vordergrund steht, oder allein wirksam sein kann, doch muß man annehmen, daß sie auf rein nervösem Wege modifiziert und unterstützt werden kann. Nach dem Prinzipe der doppelten Sicherung, das uns gerade auf dem Gebiete des Stoffwechsels so oft begegnet, führen anscheinend mehrere Wege zum gleichen Ziel, und es scheint auf Grund der Tierexperimente vorläufig aussichtslos entscheiden zu wollen, ob der eine oder andere oder beide normalerweise beschritten werden. Im kranken Organismus komplizieren sich die Verhältnisse noch mehr.

γ) Beobachtungen an Kranken.

Bei der Kompliziertheit der anatomischen, physiologischen und pathophysiologischen Verhältnisse der centralen Regulationsmechanismen für den Wasser- und Salzstoffwechsel war es a priori recht unwahrscheinlich, daß die noch viel schwerer zu übersehenden klinischen Forschungen wesentlich neue Aufklärungen über das Wesen des Diabetes insipidus bringen würden.

Wie wir oben sahen, gelingt es jedoch neuerdings auch von der klinischen Seite her, durch stoffwechselpathologische Analyse des Einzelfalles tiefer in das Wesen und den Mechanismus der Krankheit einzudringen, als es früher möglich war. Wir können hyper- und hypochlorämische Formen einander gegenüberstellen und was noch wichtiger ist, feststellen, ob die Störungen im Gewebe oder in der Niere oder an beiden Stellen sitzen.

Den hauptsächlichsten Fortschritt bedeutete die schon oben erwähnte Entdeckung einer diuresehemmenden Substanz aus dem Hinterlappen der Hypophyse und die Prüfung der Wirkung beim Diabetiker durch VON DEN VELDEN. Während die wirksamen Substanzen des Vorderlappens weder rein dargestellt noch chemisch charakterisiert sind, ist die Pharmakologie der für unseren Fragenkreis ungleich wichtigeren Hinterlappensubstanzen recht gut ausgearbeitet (vgl. die neueste Darstellung von TRENDELENBURG[1]). In diesem Zusammenhang interessieren nur die Wirkungen auf Diurese und Kochsalzausscheidung beim gesunden und diabeteskranken Menschen. Zunächst schien es, daß beim Säugetier und Menschen die Hinterlappensubstanzen lediglich diuretisch wirken. Doch zeigte sich bald, daß je nach den Versuchsbedingungen und der Dosis auch der gegenteilige Effekt erzielt werden kann. Maßgebend scheint unabhängig von der Dosierung der Wasser- und Salzgehalt des Organismus zu sein. Die gleiche Menge Hinterlappensubstanz wirkt beim normalen Tier ohne Wasserdarreichung diuretisch, bei starken Wasserzufuhren jedoch antidiuretisch. Die Diureseförderung ist unabhängig vom Centralnervensystem, als Angriffspunkt kommen Nieren-

---

[1] TRENDELENBURG, P.: zitiert auf S. 484.

gefäße oder Nierenepithel, vielleicht auch die Gewebe in Betracht. Wichtiger ist die antidiuretische Wirkung, die beim normalen und diabetischen Menschen unabhängig voneinander VON DEN VELDEN und FARINI entdeckten. Je nach der subkutan injizierten Dosis kann die Harnbildung zeitweise ganz unterdrückt werden. Läßt man nach der Injektion viel Wasser trinken, so kommt es zu unangenehmen toxischen Störungen (Wasservergiftung). Tiere können daran unter Krämpfen zugrunde gehen.

Als Angriffspunkte für die Wirkung kommen nervöse Centralapparate, das sog. Wassercentrum, die Nieren und das Gewebe selbst in Betracht. Untersuchungen am Herz-Lungen-Nierenpräparate sowie Beobachtungen an nierenlosen Tieren, bei denen nach Hinterlappeninjektion ein Wassereinstrom aus dem Gewebe ins Blut erfolgt, machen es sehr wahrscheinlich, daß der Angriffspunkt der Substanz sowohl renal wie extrarenal (Störung des Flüssigkeitsaustausches zwischen Blut, Gewebe und Lymphbahnen) erfolgt.

Injiziert man die Hinterlappensubstanzen beim Kranken mit Diabetes insipidus, so ist der Effekt ganz verschieden. Während bei dem einen Kranken die Harnmenge sofort sinkt und die Urinkonzentration steigt, bleiben beide Faktoren bei anderen Diabetikern ganz unbeeinflußt. Interessanterweise gehört der erste Typ zur hyperchlorämischen Gruppe, der zweite zur hyperchlorurischen.

Der Gedanke liegt nahe, aus der Verschiedenheit der Reaktionsweise gegenüber dem Hormon auf verschiedene Wesenseigentümlichkeiten und Genese der beiden Gruppen von Fällen zu schließen. Da die Analyse der hyperchlorämischen Fälle meist auf Schädigungen extrarenaler Art hinweist, und die wirksame Hinterlappensubstanz gerade im Gewebe angreift und in diesen Fällen günstig wirkt, so hat es tatsächlich den Anschein, als ob in diesen Fällen die Erkrankung auf ein Defizit an Hinterlappenhormon zurückzuführen ist. Die Tatsache, daß trotz weitergehender Zerstörung der Hypophyse der Pituitrinversuch negativ ausfallen kann, spricht nicht dagegen, seit wir durch TRENDELENBURG und SATO[1] wissen, daß auch im Zwischenhirn eine antidiuretische Substanz gebildet wird.

Die Fälle, in denen Hypophysin unwirksam bleibt, scheinen meist dem renalen Typus anzugehören. Es sind das die Fälle, die am schwersten von den primären Polydipsien zu unterscheiden sind und meist normale Chlorwerte im Blute haben. Für sie bleibt der Mechanismus der Störung völlig unbekannt. Angesichts der groben pathologischen Befunde an der Hypophyse kommen wir aber auch hier um die Annahme einer hypophysären Genese nicht herum, können die Zusammenhänge aber vorläufig nicht aufdecken. Hier könnte man noch am ehesten an primär centralnervöse Störungen denken, aber beweisen läßt sich das nicht.

Den Sitz der Erkrankung an anderer Stelle als Hypophyse und Zwischenhirn zu suchen, scheint mir so lange unerlaubt zu sein, bis bei

---

[1] TRENDELENBURG u. SATO: zitiert auf S. 484.

einem sicheren Fall von Diabetes insipidus auch mit den feinsten, systematisch durchgeführten histologischen Untersuchungen keinerlei Veränderungen an den genannten Stellen aufgefunden sind. Bisher liegt m. W. aber ein derartiger Fall noch nicht vor.

Das größte Interesse in dieser Richtung besitzen zweifellos die hereditären Fälle, bei denen überhaupt noch am ehesten solch negative Befunde denkbar sind.

5. Differentialdiagnose.

Nicht jede Polyurie, selbst, wenn sie hohe Grade erreicht, ist durch einen Diabetes insipidus bedingt. Urinausscheidungen über 10 Liter sprechen mit größter Wahrscheinlichkeit für das Vorliegen dieser Erkrankung. Entscheidend für die Diagnose sind aber auch solche Mengen nicht, wie mich eine Kranke mit Schizophrenie lehrte, die bis zu 12 Liter Urin täglich entleerte, ihren anscheinend unstillbaren Durst aber sofort verlor, wenn sie ins Bad gesetzt wurde. Differentialdiagnostisch kommt von primären Polyurien außer dem Diabetes mellitus nur eine Schrumpfniere mit besonders stark herabgesetztem Konzentrationsvermögen in Betracht. Beide Krankheiten haben aber im übrigen so charakteristische Erscheinungen und Befunde, daß hier Verwechslungen kaum möglich sind. Sehr viel schwieriger, ja manchmal nahezu unmöglich ist jedoch die Abtrennung von den sog. primären Polydipsien auf rein nervöser Basis, bedingt durch psychische Faktoren oder schlechte Angewohnheiten. Entscheidenden Aufschluß kann hier in vielen Fällen der Durstversuch in Verbindung mit Kontrolle von Körpergewicht, Urinmenge und spezifischem Gewicht bringen. Der Kranke mit Diabetes insipidus reagiert auf eine rigorose Flüssigkeitsentziehung mit einer großen Durstqual, die manchmal in elementarster Weise zur Befriedigung drängt. Eindeutig ist aber diese Reaktion nicht, da auch Kranke mit sicher primären Polydipsien auf Wasserentziehung mit erheblichen Beschwerden reagieren. Selbst in dem oben erwähnten wichtigen Selbstversuch von REGNIER[1] war das der Fall. Wichtiger ist die Kontrolle des Körpergewichts, sinkt dieses bei einem nieren- und kreislaufgesunden, nicht fettsüchtigen Menschen ohne Ödeme am Dursttage erheblich ab, so spricht das vermehrt für einen Diabetes insipidus. Entscheidend ist ein gleichzeitig bestehendes, niedriges spezifisches Gewicht oder ein veränderter Kochsalzgehalt im Blute, vor allem eine Hyperchlorämie. Durch Zulagen von 10—20 g NaCl kann man die Anforderung an die Konzentrationskraft der Nieren noch erhöhen. Es bleibt ein kleiner Rest von Fällen, die auch bei diesen einfachen Prüfungen ihre wahre Natur nicht enthüllen. FINKELNBURG u. a. haben sie beschrieben. Hier ist eine feinere und komplizierte Analyse notwendig, wie sie oben beschrieben wurde. Auch kommt dann den Begleitsymptomen, andere Störungen von seiten der Hypophyse oder ihrer Nachbarschaft, eine erhöhte Bedeutung zu. Manchmal kann wie in den Fällen von SCHWENKENBECHER, der Effekt einer Hypnose den Ausschlag geben. Polyurien, die auf diese

---

[1] REGNIER: zitiert auf S. 475.

Therapie verschwinden, haben natürlich keine diabetische Genese.
Auch ein positiver Erbfaktor kann einmal die differentialdiagnostische
Entscheidung bringen.

6. Prognose.

Der unkomplizierte Diabetes insipidus ist quoad vitam in der Regel
ein gutartiges Leiden. Das zeigt vor allem die hohe Lebensdauer mancher
Kranken der familiären Form. Entgegen der Erwartung zeigen trotz
ihrer gewaltigen Belastung Herz- und Gefäßsystem selbst auf die Dauer
keine Schädigungen. In den komplizierten Fällen beherrscht natürlich
das Grundleiden, die Entwicklung der Hypophysenaffektion oder
eines Krankheitsprozesses in der Nachbarschaft, den weiteren Verlauf.
Ausheilungen sind nur ganz selten beschrieben, sie betragen fast stets
Fälle mit einer luetischen Genese (UMBER[1] u. a.), aber auch hier führt
eine entsprechende Therapie keineswegs immer zum Ziele. Bei der
hereditären Form sind, wie es zu erwarten war, bisher niemals Ausheilungen beobachtet, wenn auch gegen das Alter hin manchmal eine Abnahme der Störungen eintritt.

7. Therapie.

Aus den geschilderten theoretischen Vorstellungen über Wesen
und Genese des Diabetes insipidus ergeben sich ohne weiteres die
leitenden Gesichtspunkte für die Behandlung. Diese ist in erster Linie
diätetischer und hormonaler Art.

Wenn das Wesen der Erkrankung vor allem in einer Funktions-
schwäche der Nieren oder in einer extrarenalen Gewebsstörung bzw. in
beiden besteht, so sind in der Nahrungszufuhr vor allem die Substanzen
einzuschränken, deren Verarbeitung und Ausscheidung gestört ist, in
erster Linie die Salze, vor allem das Kochsalz. In der Regel genügt
eine Herabsetzung auf 3—5 g pro die; eine salzfreie Kost kommt
höchstens vorübergehend in Betracht, auf die Dauer kann sie verhängnisvoll sein und zu einer Demineralisierung des Körpers führen. Bei der
relativen Harmlosigkeit der Störung wäre eine absolut reizlose Kost
kaum zu verantworten, da sie auf die Dauer den Appetit und dadurch
den Gesamternährungszustand des Organismus schädigt. Die Dinge
liegen hier doch prinzipiell anders wie bei einem echten Nierenleiden.
Etwas freigebiger darf man mit dem Eiweiß sein, weil erwiesenermaßen
für den Harnstoff eine Konzentrationsschwäche der Nieren meist nicht
besteht, doch sollte man über 1 g Gesamteiweiß pro Kilogramm in der
Nahrung täglich nicht hinausgehen.

Die Wasserzufuhr erheblich zu beschränken, wäre zwecklos und
würde dem Kranken nur unnütze Qualen bereiten. Nur da, wo exzessive
Flüssigkeitsaufnahmen bestehen und eine primäre Polydipsie durch
schlechte Angewohnheit oder psychische Momente dem Grundleiden
sich hinzuaddiert, wird man auf Herabsetzung der Wasserzufuhr drängen.
Gegen den Durst helfen manchmal, wenn auch kaum in der Regel,
Cesol und Neucesol mit ihrer Stimulation der Speichelsekretion.

---

[1] UMBER: zitiert auf S. 492.

Psychische Einwirkungen wie Suggestion und Hypnose können den Krankheitsprozeß als solchen natürlich an der Wurzel nicht fassen, wohl aber in manchen Fällen eine aufgepfropfte psychische Polydipsie beseitigen und so die Wasseraufnahme und -ausscheidung herabsetzen. Da man im Einzelfalle oft sehr schwer entscheiden kann, ob ein derartiger Faktor mit im Spiele ist, empfiehlt es sich, in jedem Falle mit besonders großen Flüssigkeitsaufnahmen zur Psychotherapie zu greifen, zumal wenn sich gewisse psychopathische Züge auch sonst im Krankheitsbilde abzeichnen.

Den größten Fortschritt in der Therapie des Diabetes insipidus bedeutet zweifellos die Feststellung VON DEN VELDENs[1], daß das Hypophysin bei diesen Kranken wirksam ist. Die Entdeckung der Diuresebeeinflussung durch Hypophysin verdanken wir MAGNUS und SCHÄFER[2]. Wie schon oben erwähnt, fielen sowohl die Untersuchungen an Tieren wie an Menschen wechselnd aus, indem bald diuretische, bald antidiuretische Wirkungen zutage traten. Der wechselnde Befund dürfte teils durch die Art und Herkunft der Präparate, teils durch die Versuchsanordnung, daneben wohl auch durch die jeweilige Lage des Wasserhaushaltes im untersuchten Organismus bedingt sein. Auch heute sind die Verhältnisse noch nicht klar durchsichtig. Obwohl diese Vorarbeiten einer therapeutischen Verwendung beim Diabetes insipidus nicht gerade günstig schienen, gelang es VON DEN VELDEN, den überzeugenden Nachweis zu erbringen, daß diese Gegensätzlichkeit der Wirkung für den Diabetiker nicht besteht, daß diese Kranken entweder ausgesprochen günstig oder gar nicht reagieren. Und zwar sind es vor allem die hyperchlorämischen Fälle, in denen Hypophysin hilft. Man sollte aber auch in jedem anderen damit einen Versuch machen, nachdem UMBER[3] auch bei einem sicher hypochlorämischen Kranken einen eklatanten Erfolg sah. Nach MARAÑON sollen überhaupt nur 5% der Diabetiker sich refraktär verhalten und der Gedanke liegt nahe, daß es sich in diesen Fällen um primäre Polydipsien gehandelt hat. Von den im Handel befindlichen Präparaten scheint das Pituitrin (Parke-Davis in London) und das verwandte Pituigan sowie das neue Tonephin (Höchst) und Pitraphorin (Schering) am wirksamsten zu sein. UMBER ist nach meinen Erfahrungen durchaus Recht zu geben, wenn er die anderen Präparate [Hypophysin (Höchst), Pituglandol (Laroche), Hyphon usw.] in die zweite Linie stellt, am schwächsten scheint mir das Präphyson zu wirken. Besonders stark wirkt das Vasopressin (Parke-Davis), dreimal täglich zehn Einheiten. Es ist aber wegen der unangenehmen Nebenerscheinungen (Mattigkeit, Blutdruckveränderungen, Schmerzen und gastrointestinale Symptome) nicht empfehlenswert. Neuerdings wird auch eine Verwendung als Schnupfpulver warm empfohlen, so von ROSENBERG[4] (unter UMBER), sowie ELMER und SCHEPS[5], doch gibt es

---

[1] VON DEN VELDEN: zitiert auf S. 485.
[2] MAGNUS u. SCHÄFER: J. of Physiol. 25, 9 (1901).
[3] UMBER: zitiert auf S. 492.
[4] ROSENBERG, M.: Klin. Wschr., Nr 4, 152 (1930).
[5] ELMER, A. W. u. M. SCHEPS: Münch. med. Wschr. 1929, 1917.

hier sichere Versager, so daß es immer auf einen Versuch ankommen wird. Die Applikation erfolgt in der Regel subcutan ($\frac{1}{2}$—2 ccm der Handelspräparate). Eine intravenöse Injektion wirkt meist zu flüchtig, eine orale gar nicht. Kommt es zu einer Einwirkung auf die Diurese, so setzt sie gewöhnlich schon nach 1—2 Stunden ein in Gestalt einer Verminderung der Wasserausscheidung, einer Erhöhung des spezifichen Gewichtes und bei den hyperchlorämischen Fällen in einem Sinken des Blutkochsalzspiegels. Subjektiv läßt der Durst sofort nach. Nach 4—6 Stunden, seltener nach 10—12 Stunden, ist die Wirkung wieder verklungen, sie läßt sich aber jederzeit wieder reproduzieren. Ich kenne mehrere Kranke, die sich viele Jahre täglich $\frac{1}{2}$—1 ccm Pituitrin ohne Abstumpfung der Wirkung injizieren. Im allgemeinen ist die Wirkung um so stärker, je mehr Wasser zugeführt wird, um so schwächer, je größer der Kochsalzgehalt der Nahrung ist. Über den Wirkungsmechanismus wurde schon S. 487 das Nötige gesagt. Für das am besten untersuchte Hypophysin muß man sowohl einen extrarenalen wie einen renalen Angriff annehmen. Für das Pituitrin liegen die Dinge vielleicht anders, jedenfalls vermochten neueste Untersuchungen von RAAB[1] keinen Anhaltspunkt für einen primären Gewebsangriff zu liefern. Nur die Nierensperre geht klar aus ihnen hervor.

Neben den Hypophysenhinterlappenpräparaten spielen alle anderen medikamentösen Maßnahmen nur eine ganz untergeordnete Rolle. Wenn man von alten nutzlosen, therapeutischen Bestrebungen, wie z. B. Tinct. valeriana (TROUSSEAU) und Strychnin (FEILCHENBLAU) absieht, so kommen heute nur einzelne Diuretika wie Purinderivate vor allem Theocin und Novasural, ferner Insulin und Atropin für einen therapeutischen Versuch in Betracht. E. MEYER fand das Theocin (2—3mal 0,5) in manchen hypochlorurischen Fällen erfolgreich, wo es als konzentrationserhöhend und diuresehemmend wirken kann, nach Tierexperimenten vielleicht infolge primärer Gewebswirkung.

Novasurol wird von SCHUR, BAUER und ASCHNER, HOLZER und KLEIN u. a. (Lit. bei MEYER-BISCH) gerühmt. Die Wirkungen scheinen aber unsicher und flüchtig zu sein, insbesondere eignet sich dieses Präparat ebensowenig wie das wohl noch bessere Salyrgan nicht für den dauernden Gebrauch.

Angesichts des in mancher Beziehung bestehenden Antagonismus zwischen Hypophyse und Pankreas und der wasserretinierenden Wirkung seines Inkrets ist auch das Insulin zu therapeutischen Versuchen herangezogen worden. VILLA hat einen verblüffenden Erfolg in einem pituitrinrefraktären Fall gesehen, indem die Harnmenge von 12 auf 3 Liter herabsank und das spezifische Gewicht des Urins bis 1010 anstieg. Wenn auch andere Beobachter wie UMBER, HOLZER und KLEIN diesen Angaben skeptischer gegenüberstehen, so scheint es mir doch gerecht-fertigt, bei sonst nicht beeinflußbaren Fällen auch das Insulin zu ver-suchen. Das gleiche gilt für das Atropin, das sich durch seine parasympathische Wirkung empfahl. Auch hier sind die Ansichten sehr

---

[1] RAAB, W.: Wien. Arch. klin. Med. 17, 471 (1929).

geteilt (Lit. bei MEYER-BISCH). Positive Erfolge erscheinen mir auch hier schwerer zu wiegen wie Enttäuschungen. Der kausalen Genese kann nur dort Genüge getan werden, wo eine luetische Genese zugrunde liegt. Auch von erfolgreichen Operationen von Hypophysentumoren sind natürlich Erfolge zu erwarten, doch sind mir Fälle mit wirklich eklatanter, günstiger Wirkung nicht bekannt.

Überblickt man den Effekt unserer heutigen Therapie beim Diabetes insipidus im ganzen, so ist er doch recht unbefriedigend. Ein großer Teil der Kranken reagiert überhaupt nicht, die anderen nur vorübergehend, wenn wir von denen mit luetischer Genese absehen. Selbst in den pituitrinreaktiven Fällen fragt es sich, ob wir hier etwa analog dem Insulin von einer kausalen Substitutionstherapie sprechen dürfen. Vor allem ist zu bedenken, daß die Hypophysenpräparate angesichts ihrer Wirkung auf die Zirkulationsorgane (Blutdrucksteigerung, Koronargefäßverengung (Lit. bei MEYER-GOTTLIEB) zumal bei älteren Leuten nicht unbegrenzt lange vertragen werden können.

Neuere zusammenfassende Darstellungen.

LESCHKE, E.: Beiträge zur klinischen Pathologie des Zwischenhirns, Z. klin. Med. 87, H. 3 und 4 (1919).

DRESEL, R.: Erkrankungen des vegetativen Nervensystems in Spez. Path. u. Ther. von Kraus-Brugsch, Bd. 10 z. T., S. 1, Urban und Schwarzenberg 1922.

VEIL, W. H.: Physiologie des Wasserhaushaltes, Erg. inn. Med. 23, 648 (1923).

UMBER: Ernährung und Stoffwechselkrankheiten, 4. Aufl., S. 354, 1925.

MEYER, E.: Diabetes insipidus im Handb. d. inn. Med., 2. Aufl., herausg. von R. Staehelin und v. G. Bergmann, Bd. 4/1, S. 1014, Berlin: Julius Springer 1926.

MEYER, E.: Diabetes insipidus, Handb. der norm. u. pathol. Physiol., Bd. 17 (Korrelation III) S. 287, Berlin: Julius Springer 1926.

PARNAS, J. K.: Allgemeines und Vergleichendes des Wasserhaushaltes, ebenda S. 137.

SIEBECK, R.: Physiologisches des Wasserhaushaltes, ebenda S. 161.

NONNENBRUCH, W.: Pathologie und Pharmakologie des Wasserhaushaltes usw., S. 223, 1926.

MEYER-BISCH, R.: Diabetes insipidus in Neue Deutsche Klinik, herausg. von G. u. F. Klemperer, Bd. 2, S. 604, 1928.

FALTA, W.: Diabetes insipidus, Handb. d. inn. Med. herausg. von v. Bergmann und Staehelin, 2. Aufl., Bd. 4/2, S. 1218, 1927.

THANNHAUSER, S. J.: Lehrbuch des Stoffwechsels und der Stoffwechselkrankh., München: Verlag von J. F. Bergmann 1930.

Anhang: Die steinbildenden Diathesen.

(Oxalurie, Uraturie, Phosphaturie, Calcinose.)

Wenn ich anhangsweise noch kurz Oxalurie, Phosphaturie, Uraturie und Calcinose abhandelte, so bin ich mir durchaus bewußt, daß diese Materien in einem Buche über Ernährungs- und Stoffwechselkrankheiten eigentlich nichts zu suchen haben. Bringe ich sie trotzdem, so trage ich damit lediglich der Gepflogenheit Rechnung, diese Dinge in den Rahmen solcher Darstellungen einzufügen, ferner der Furcht, der Leser würde sie vermissen, wenn sie nicht da wären. Die Einbeziehung in die Abhandlung der Stoffwechselkrankheiten stammt noch aus der Zeit, in der man glaubte, daß die in Frage stehenden Substanzen unter besonderen Umständen in einer pathologisch vermehrten Menge entständen. Heute aber wissen wir mit Sicherheit, daß hier keine Probleme des Stoffwechsels, sondern lediglich der Ausscheidung bzw. Ablagerung vorliegen, wobei nicht einmal die Tatsache des Übertrittes in den Harn oder die Gewebe das Pathologische ist, sondern lediglich die Form, in der das geschieht. Von subjektiv unmerkbaren Anomalien bis zu schwersten Krankheitsbildern können sich klinisch dabei alle Übergänge finden.

a) Die Diathesen.

1. Oxalurie.

Unter Oxalurie versteht man zunächst lediglich den Übertritt von Oxalsäure bzw. ihren Salzen, vor allem von Calciumoxalat $\begin{smallmatrix} COO \\ COO \end{smallmatrix}\!\!\!>\!\!Ca$ in den frisch gelassenen Harn, im prägnanteren Sinne den Ausfall charakteristischer, stark lichtbrechender „Briefkouvertkrystalle" des Kalksalzes im Urin. An und für sich ist das ein absolut normaler Vorgang, der beim gesunden Menschen sich ohne irgend welche Beschwerden täglich wiederholt, vor allem im konzentrierten Harne, in dem die Oxalsäure und ihre Salze besonders ungünstige Lösungsverhältnisse finden. Die normalerweise, d. h. bei gewöhnlicher gemischter Kost entleerte Menge beträgt 15—20 mg pro die. Sie ist ganz vorwiegend, wenn nicht ausschließlich exogener Natur, d. h. stammt aus den pflanzlichen Nahrungsmitteln, die wie gewisse Gemüsearten, vor allem der Spinat (vgl. ferner Tab. S. 495), Calcium- und Kaliumoxalate, z. T. in krystallinischer Form enthalten. Trotz ihrer schweren Löslichkeit ist die Resorption vom Magendarmkanal anscheinend gut, der Rest wird der Hauptsache nach bakteriell zerlegt, nur ein sehr geringfügiger Bruchteil erscheint in den Fäces wieder. Für den intermediären Stoffwechsel sind die Oxalate Ballastsubstanzen, die, weil weder angreifbar, noch ablagerungsfähig meist rasch vom Blute den Nieren zur Ausscheidung übergeben werden, Spuren gehen auch in die Galle über. Sicher gilt das für parenterale Gaben (KLEMPERER und TRITSCHLER[1] u. a.).

Die Verhältnisse für orale Darreichung liegen so kompliziert, daß hier schwer etwas Sicheres auszumachen ist. Die Schwierigkeiten für die Beurteilung des Schicksales der Oxalate auf diesem Wege wird noch dadurch erhöht, daß viele Nahrungsmittel auch Oxalsäurebildner enthalten. DE SANDRO fand ein Bakterium, das er B-oxalatigenum nannte, weil es aus Kartoffeln, Kastanien und gewissen Leguminosen Oxalate bildet. Besonders bei Darmkatarrhen scheint es sich hin und wieder in üppiger Flora zu entwickeln, so daß ROSENBERG[2] einmal bei oxalfreier Kost 1,25 g Oxalat aus dem Kot isolieren konnte. In zuckerreichen Nährböden scheint auch Aspergillus niger Oxalatproduzent

---

[1] KLEMPERER, G. u. TRITSCHLER: Z. klin. Med. 44, 337 (1902).
[2] ROSENBERG, P.: Berl. klin. Wschr. 1912, 1513.

zu sein, wie aus dem reichlichen Befund bei einem Diabetiker mit einer durch Aspergillus niger bedingten Lungengangrän (FÜRBRINGER[1]) hervorgeht.

Die Tatsache, daß auch im Hunger immer noch Oxalsäure ausgeschieden wird und zwar in nicht so geringen Mengen (z. B. 9 mg pro die in der 2. bis 3. Hungerwoche beim Hunde nach LÜTHJE[2]), spricht dafür, daß es auch eine endogene Oxalatquelle gibt. Für den Menschen scheint das auch zu gelten, doch liegt hier nur der einzige Versuch von MOHR und SALOMON[3] vor, während in den beststudierten und längsten Hungerversuchen der neueren Zeit gerade dieser Frage keine Aufmerksamkeit geschenkt wurde. So scheint mir die Frage einer endogenen Oxalatquote für den Menschen noch nicht über jeden Zweifel erhaben zu sein. An Hypothesen über deren Herkunft hat es nicht gefehlt. Wohl nur der Leim und die leimgebenden Gewebe (Bindegewebe) sind bisher als Quelle sichergestellt. Hinsichtlich des Kreatins (KÜHNE) ist das unwahrscheinlich, betreffs des Glykokolls zweifelhaft. Merkwürdig ist der Oxalatanstieg bei stärkerem Ikterus. Da, wie schon oben erwähnt, auch in der Galle sich kleine Mengen Oxalate finden, so liegt es nahe, den Galleübertritt ins Blut dafür verantwortlich zu machen.

Ältere Angaben über besonders große Oxalatausscheidungen bei Diabetes, Gicht und sogar Fettsucht, gehören ins Gebiet der Fabel.

Die Krystallabscheidung des Calciumoxalates geht bei jeder Reaktion des Urins vor sich, sie erfolgt, wie schon oben erwähnt, hauptsächlich in Form der Briefkouverts, daneben aber auch in Pyramiden-, Stern- und Kugelform. Manchmal entstehen komplizierte Formen, indem gleichzeitig Urate oder Phosphate oder beides zusammen mit ausfallen; immer scheint ein gewisser an Stärke wechselnder Teil der Oxalate in Lösung zu bleiben, eine sehr bemerkenswerte Tatsache, die bei der ungeheuren Kompliziertheit der chemischen und physikalisch-chemischen Verhältnisse im Harn noch keineswegs einer genauen Analyse zugänglich gemacht werden konnte. KLEMPERER und TRITSCHLER[4] haben den Magnesiumgehalt, spez. den Quotient $CaO:MgO$ in den Vordergrund gestellt, doch ist dem von LICHTWITZ (Zusammenfassung) mit guten Gründen widersprochen worden. LICHTWITZ selbst denkt in erster Linie an eine Schutzwirkung der im Harn immer durch den Sekretionsakt in genügend reichlicher Menge vorhandenen Kolloide. Fallen diese unter noch nicht genügend durchsichtigen Bedingungen aus, so geht der Ausfall der Oxalate in großem Maße vor sich, und es kann zu charakteristischen Steinbildungen kommen. Sieht man von den Beschwerden, die die letzteren machen (vgl. das Gemeinsame über Nephrolithiasis) ab, so kann man nicht sagen, daß es überhaupt ein Krankheitsbild oder überhaupt ausgesprochene Symptome gibt, die mit Sicherheit oder auch nur einiger Wahrscheinlichkeit der Oxalurie zur Last gelegt werden können. Wenn sich auch die außerdeutsche Literatur bemüht hat, solche Zu-

---

[1] FÜRBRINGER: Arch. klin. Med. 16, 499 (1875).
[2] LÜTHJE: Z. klin. Med. 35, 271 (1898); 39, 400 (1900).
[3] MOHR u. SALOMON: Dtsch. Arch. klin. Med. 70, 486 (1901).
[4] KLEMPERER u. TRITSCHLER: zitiert auf S. 493.

sammenhänge mit neurasthenischen und dyspeptischen Beschwerden zu konstruieren, so bleibt von alledem als ernstlich diskutabel nur die Tatsache bestehen, daß eine krystallinische Oxalurie sehr häufig bei Neurasthenikern vorkommt und daß diese bei ihrer Empfindlichkeit dadurch oft lokale Beschwerden in den harnableitenden Wegen (Harndrang, Harnröhrenschmerzen, vereinzelt auch ohne größere Konkrementbildung geringe Hämaturie) empfinden.

Eine Therapie kommt natürlich nur da in Betracht, wo solche Beschwerden vorliegen oder die Gefahr der Steinbildung besteht bzw. eine solche bereits eingetreten ist. Der leitende Gesichtspunkt ist natürlich ein diätetischer, die Vermeidung von oxalsäurehaltigen oder oxalsäurebildenden Nahrungsmitteln. Da neuere Analysen in größerem Umfange noch nicht vorliegen, orientiert über die maßgebenden Faktoren auch heute noch am besten die folgende Tabelle von ESBACH (zitiert nach MINKOWSKI[1]):

Tabelle 54.
Der Gehalt der wichtigsten Nahrungsmittel an Oxalsäure.
(Nach ESBACH.)

I. Verboten.
Nahrungsmittel, die reich an Oxalsäure sind.

	1000 g enthalten Oxalsäure in g		1000 g enthalten Oxalsäure in g
Sauerampfer	3,6	Rosenkohl	0,2
Spinat	3,2	Feigen, getrocknet	1,0
Rhabarber	2,4	Stachelbeeren	0,13
Rote Rüben	0,4	Pflaumen	0,12
Kartoffeln	0,4	Erdbeeren	0,06
Bohnen	0,3		
Grüne Bohnen	0,2	Kakao	4,5
Endivien	0,1	Schwarzer Tee	3,7
Tomaten	0,05	Schokolade	0,9
Sellerie	0,02	Leim	0,0

II. In mäßiger Menge erlaubt.
Nahrungsmittel, die Oxalsäure in geringer Menge enthalten.

	1000 g enthalten Oxalsäure in g
Brot	0,047
Mehle	0—0,017
Kresse	Spuren
Äpfel	Spuren
Thymus	0,011—0,025
Leber	0,006—0,011
Milz	0,018
Lunge	0,011
Muskeln	Spuren
Kaffee	0,1

III. Erlaubt.

Nahrungsmittel, deren Oxalsäuregehalt zweifelhaft ist, oder die frei von präformierter Oxalsäure und Oxalsäurebildnern sind.

a) Oxalsäuregehalt zweifelhaft.

Linsen, Erbsen, Reis, Weißkohl, Blumenkohl, grüne Erbsen, weiße Rüben, Spargel, Gurken, Pilze, Zwiebeln, Lauch, Lattich, Birnen, Aprikosen, Pfirsiche, Weintrauben, Melonen.

b) Frei von Oxalsäure und Oxalsäurebildnern.

Fette, Kohlehydrate, Milch, Eier, Käse.

---

[1] MINKOWSKI, O.: Arch. f. exper. Path. **41**, 375 (1898).

Will man die Resorption von Calciumoxalat vom Darm möglichst herabsetzen, so gibt man zur Herabdrückung des sauren Milieus im Magen Alkalien (Natrium bicarb., Magnesiumpräparate oder Calcium carbonicum) oder alkalische Wässer. Theoretisch wenigstens werden dadurch die Löslichkeitsverhältnisse für das Calciumoxalat im Darm ungünstig beeinflußt.

2. Uraturie.

Unter Uraturie oder Uricurie (THANNHAUSER) versteht man den Ausfall der Harnsäure und ihrer Salze im Harn. Da die freie Säure selbst schwerer löslich ist wie ihre Salze, fällt sie leichter aus. Es geschieht das in einem sehr großen Formenreichtum (in Wetzstein-, Tönnchen-, Rhomboeder usw.-format), während die Urate gewöhnlich amorph sich abscheiden. In beiden Fällen handelt es sich durchaus um normale Verhältnisse. Ihr Zustandekommen hängt mit den besonderen Löslichkeits- und Ausfallbedingungen der Harnsäure und ihrer Salze zusammen. Bei Besprechung der Gicht war schon davon die Rede. Hier sei nur noch kurz daran erinnert, daß im normalen Harn die Harnsäure ($\bar{U}$) in übersättigter Lösung meist nicht frei, sondern als Mononatriumsalz enthalten ist. Die Löslichkeit der freien Säure ist dabei etwa 20fach ungünstiger wie die des Natriumurates (1:25000 gegenüber 1:1200). Da solche Lösungsmittelmengen im Harn nie vorliegen, so müssen besondere Verhältnisse den Ausfall verhindern. HIS und SCHADE[1] dachten an eine physikalische Zustandsänderung der Harnsäure, den Übergang in eine kolloidale Form. Dialysierversuche von LICHTWITZ (Zusammenfassung) beweisen aber, daß es sich doch um eine echte Lösung handelt, wobei ganz entsprechend der Oxalurie besondere den Nierenzellen entstammende labile Schutzkolloide eine Rolle spielen. Im einzelnen sind auch hier die Verhältnisse noch keineswegs durchsichtig. Ja, man kann nicht einmal sagen, daß eine strenge Abhängigkeit zwischen Harnacidität und Uratniederschlag besteht, das gilt höchstens für den gleichen Urin mit künstlich gesteigerter Acidität. Trotzdem kann es keinem Zweifel unterliegen, daß eine reichliche Fleischkost ohne große Flüssigkeitsaufnahmen den Ausfall der Harnsäure und ihrer Salze ganz besonders begünstigt. Vielfach sind sie in dem bei Körpertemperatur frisch entleerten Urin noch nicht durch Trübung kenntlich, aber mit zunehmender Abkühlung, zumal im kalten Schlafzimmer, kommt es zu dem bekannten braunroten, festhaftenden Satz, der so viele ängstliche Kranke alarmiert und zum Arzt treibt, z. T., weil das Ziegelmehlsediment fälschlich für Blut gehalten wird.

Sowohl die Harnsäure, wie auch in vermindertem Grade ihre Salze können größere Konkremente und Steine bilden. Mit echter Gicht hat das nichts zu tun, wenn auch zugegeben ist, daß Uratsteinbildung bei Gichtikern besonders häufig ist, LECORCHÉ sah es in fast einem Drittel seiner Fälle (150). Von der Seite der Uratsteinträger aus betrachtet, sieht die Statistik ganz anders aus. Bei der großen Seltenheit der Gicht stellen Kranke dieser Art nur ein minimales, weit unter 1 % gelegenes

---

[1] SCHADE: zitiert auf S. 443.

Kontingent der Steinkranken dieser Art. Schon daraus geht hervor, daß die Beziehungen zur Gicht nur lockere sind.

Soweit solche bestehen, scheint es mir nicht nötig, die heute so beliebte vegetative Stigmatisierung, die ganz entgegen der Absicht des Prägers dieses Namens (v. BERGMANN) oft schlagwortartig benutzt wird, auch dafür verantwortlich zu machen. Es genügt die Tatsache, daß die Harnsäureausscheidung der Gichtiker in Rhythmen von Retention und vermehrter Entleerung sich bewegt und daß letztere bei unzweckmäßig sich ernährenden Gichtikern — nur bei solchen habe ich bisher Steinbildungen gefunden — einer größeren Konkrementbildung Vorschub leisten. Gicht und Uratsteinbildung sind prinzipiell verschiedene Vorgänge, die nur vereinzelt sich miteinander kombinieren. Deshalb ist die oft bei Laien und manchmal leider auch bei Ärzten verbreitete Ansicht, daß der braunrote satzige Urin ein Zeichen gichtischer Erkrankung sei, völlig falsch. Ehe dieser Irrtum mit seinen erst recht fehlgehenden therapeutischen Konsequenzen nicht in der Ärzteschaft völlig ausgerottet ist, besteht keine Aussicht, ihn mit seinen psychischen Insulten beim Publikum zu beseitigen. Die Stärke der Uratsedimente ist weder ein Maß der Größe der tatsächlichen Harnsäureausscheidung noch erst recht ein Zeichen eines gestörten Purinstoffwechsels.

Ebensowenig wie die Oxalurie kann die Uraturie als eine Krankheit angesehen werden, auch hier wieder abgesehen von dem minimalen Prozentsatz solcher Fälle, in denen es zu einer Steinbildung kommt. Daß unter den Uratausscheidern sehr oft nervöse Leute sich finden, bedeutet weder, daß die Uratausscheidung Folge nervöser Störungen ist, noch deren Ursache. Es erklärt sich lediglich daraus, daß nur nervöse und hypochondrisch veranlagte Leute ängstlich ihren Urin auf eventuelle Satzbildung hin überwachen.

Therapeutische Maßnahmen kommen nur da in Betracht, wo eine Uraturie entweder zur stärkeren Konkrement- oder Steinbildung führt oder mit einer Gicht bzw. beiden sich kombiniert hat. Die leitenden Gesichtspunkte sind hier die gleichen wie bei Behandlung der Gicht (vgl. S. 451), purinarme Kost, ferner Herabsetzung der Acidität des Urins durch vorwiegend vegetabilische Kost, evtl. direkte Alkalizufuhr am besten in Form alkalischer Wässer (Fachinger, Vichy, Gieshübler, Biliner usw.), da eine Verdünnung des Harns allein schon den Aciditätsgrad des Harns vermindert.

3. Phosphaturie.

Phosphaturie bedeutet die Ausscheidung eines Harns, in dem die Phosphate nicht sämtlich in Lösung, sondern z. T. in Niederschlagsform enthalten sind. Gewöhnlich verrät sich das beim frisch gelassenen Urin in einer gleichmäßigen milchigen Trübung. Beim Stehen bildet sich am Boden ein dichter, weißlicher, krystallinischer Niederschlag, an der Oberfläche sehr oft ein feines irisierendes Häutchen, das bei geeigneter Betrachtung in allen Regenbogenfarben schillert. Das Sediment ist zum größten Teil amorph (als Calciumphosphat und Calciumkarbonat), daneben finden sich aber auch Krystallbildungen typischer Form,

Rosetten, Nadeln und Prismen von einfach phosphorsaurem Kalk sowie Sargdeckelkrystallen von Magnesium-ammoniumphosphat. Das Oberflächenhäutchen besteht aus einer fein geronnenen kolloidalen, ätherlöslichen Grundsubstanz, in die Magnesiumphosphat in feinen Körnchen oder Nädelchen, vor allem aber in großen Platten eingelagert ist. Fast immer handelt es sich um eine dünnste, durch leichtes Schütteln des Urins sofort sich deformierende Schicht, doch sah Lichtwitz (Zusammenfassung) einmal auch eine so harte verkalkte Kruste, daß sie beim Durchstoßen knirschte. Nur Calcium- und Magnesiumsalze der Phosphorsäure fallen aus, und auch diese nur, soweit sie einfach sauer sind, während der Hauptteil der Phosphate in Gestalt der Kalium- und Natriumsalze sowie der zweifach sauren Erdkalien wasserlöslich ist. So kommt es, daß selbst unter ungünstigsten Lösungsverhältnissen immer nur ein kleiner Teil der Phosphate auskrystallisiert.

Die Reaktion solcher Phosphatharne ist gewöhnlich alkalisch, viel seltener amphother, nur ganz ausnahmsweise einmal schwach sauer. Die Temperatur spielt für den Ausfall gleichfalls eine große Rolle. So beachtet man es häufig, daß der frisch entleerte Harn die Phosphate noch in Lösung hält, daß es aber beim.Absinken der Urintemperatur rasch zur Abscheidung kommt.

Phosphaturie ist an und für sich nichts Pathologisches. Bei einer eiweißarmen Pflanzenkost, bei starken Säureverlusten nach außen, wie z. B. bei einem Ulcus mit hohen Säurewerten, zumal beim voluminösen Erbrechen stark sauren Mageninhalts, und erst recht nach Darreichung großer Alkaligaben ist der Ausfall von Phosphaten ein durchaus physiologischer Vorgang. Dabei besteht keinerlei Beziehung zwischen Sedimentbildung und Gesamtphosphatmenge, im Gegenteil, gerade bei phosphatarmem und daher meist alkalischem Urine liegen die Verhältnisse für den Ausfall besonders günstig. Der Hauptteil der Phosphorsäure ist, wie schon oben erwähnt, fast immer in Lösung. Die Gesamtphosphorsäuremenge im Harn ist vorwiegend exogener Natur, also von der Nahrung abhängig, die im Durchschnitt 5—10 g H_3PO_4 enthält, Als Minimalverbrauch wird von v. Wendt 2,5 g angegeben, daneben gibt es aber auch eine endogene, auch im Hunger nie versiegende Quelle, die aus zerfallenden Nucleoproteiden, Lecithin und anorganischer Knochensubstanz sich herleitet. Sie betrug in dem langen Hungerversuch von Benedict[1] bei Levanzin in den letzten Tagen 1,3—1,5 g (berechnet als P_2O_5).

Die *Phosphaturie als krankhafter Zustand* ist dadurch charakterisiert, daß die Phosphate unter Verhältnissen ausfallen, unter denen sie normalerweise in Lösung bleiben. Während bei einer gemischten wasserarmen Kost der Urin normalerweise sauer ist, zeigt der Harn des Phosphaturikers amphothere oder schwach alkalische Reaktion. Orale Säuregaben (z. B. in Form von Salzsäure), die den normalen Harn erheblich sauer machen, genügen nicht, um die Alkalisierung des Phosphaturikerharns zu beseitigen, ja ich kenne Fälle, in denen es auf keine

---

[1] Benedict, F. G.: A study of prolonged fasting, Carnegie Inst. Publ., Nr 203, 1915.

Weise gelang, einen sauren Harn zu erzeugen. Vor allem ist das bei Steinbildungen mit leichten entzündlichen Erscheinungen an den Harnwegen der Fall, doch bedarf es dazu keineswegs einer schweren Cystitis mit intravesicaler Harnzersetzung. In diesen letzteren Fällen findet sich meist ein besonders reichlicher Phosphatausfall, die Ursache ist aber hier nicht eine abnorme Harnbildung, sondern eine sekundäre Urinveränderung in den harnableitenden Wegen, indem unter Bakterienbildung der neutralreagierende Harnstoff in das alkalisch reagierende Ammoniak übergeht, das durch Doppelsalzbildung die sauren Phosphate der Erdalkalien in alkalische umwandelt. Zum Wesen der Phosphaturie gehört es, daß die Anomalie bereits an den Ausscheidungsorten, d. h. in den Harnkanälchen besteht oder wenigstens vorbereitet ist. Die echte Phosphaturie steht mithin in Beziehung zur Nierentätigkeit. Da die Nieren das Vollzugsorgan des Stoffwechsels sind, so könnte man zunächst daran denken, daß die Störung schon im Blute sich vorbereitet, daß also Anomalien in den Phosphatfraktionen des Phosphaturikerserums vorliegen. In diesem Falle müßte man von einer echten Stoffwechselkrankheit reden. Obwohl m. W. systematische, gerade dieser Frage gewidmete Untersuchungen noch nicht vorliegen, spricht doch nichts dafür, daß hier Abweichungen von der Norm vorliegen. Man wird daher wohl nicht fehlgehen, den Sitz der Störung primär in die Nieren zu verlegen. Da sich weder anatomisch noch mit den üblichen Funktionsprüfungen hier Störungen nachweisen lassen, so wird man zu der Annahme gedrängt, daß beim Phosphaturiker eine Partialfunktionsstörung vorliegen muß, die sich in der Unmöglichkeit der Bildung eines sauren Harnes äußert. LICHTWITZ[1] hat zuerst diese Theorie aufgestellt und mit guten Gründen gestützt. Ältere und neuere Tierexperimente zeigen auch die Richtung, in der man die Ursache dieser Anomalie zu suchen hat. ECKARDT sowie später RHODE und ELLINGER fanden nämlich eine Reaktionsänderung des Harns in der einer Niere nach Splanchnicusdurchschneidung gegenüber der anderen Niere mit intaktem Nervensystem. So liegt der Gedanke nahe, daß auch beim Phosphaturiker, der ja meist ein nervöser Mensch ist, abnorme Alterationen im vegetativen Nervensystem die Ursache der abnormen Harnbereitung hinsichtlich des Aciditätsgrades sind. Diese pathologischen Einwirkungen können sowohl periodisch wie als Dauerzustand über lange Zeiten hin sich geltend machen. Durch den Alkaliverlust des Körpers im Urin wird sekundär auch der Stoffwechsel in Mitleidenschaft gezogen. Es sinkt zwar nie die Alkalireserve, aber es kann doch zur kompensierten Acidose kommen. Zur Aufrechterhaltung der optimalen H-Ionenkonzentration von Säften und Geweben steigt daher die intermediäre Ammoniakbildung behufs Absättigung der sauren Valenzen, was in der Erhöhung des Quotienten $\dfrac{NH_3}{N}$ im Harne des Phosphaturikers sehr häufig, wenn auch nicht regelmäßig, zum Ausdruck kommt.

---

[1] LICHTWITZ, L.: Dtsch. med. Wschr. 1910, 704. — Z. physiol. Chem. 61—65 (1909—1911).

Nach der geschilderten Auffassung handelt es sich demnach bei der Phosphaturie mit größter Wahrscheinlichkeit nicht um primäre Ausscheidungsveränderungen für die Phosphate, sondern nur um eine besonders sichtbare sekundäre Folge einer hinsichtlich ihrer Reaktion abnormen Harnbereitung unter verändertem Nerveneinfluß.

Nach der ganzen Sachlage ist es klar, daß die echte Phosphaturie ebensowenig wie die physiologische Phosphaturie irgendwelche Wirkungen auf den Gesamtorganismus auszuüben braucht, vorausgesetzt natürlich auch hier wieder, daß es nicht zu Steinbildungen kommt. Tatsächlich finden wir auch oft bei echten Phosphaturikern, abgesehen von einer gewissen Erregbarkeit oder Labilität des Nervensystems völlige Beschwerdefreiheit. In anderen Fällen bestehen allerdings eine Fülle neurasthenischer Klagen, Kopfschmerzen, vasomotorische und gastrointestinale Störungen, Potenzverminderung, Müdigkeit, Hypochondrie. Selbstverständlich handelt es sich dabei nicht um Folgeerscheinungen der Phosphaturie, sondern um koordinierte Störungen in anderen Sphären des Nervensystems. In manchen Fällen kann die Phosphaturie auch lokale Beschwerden machen oder ihrerseits das Nervensystem im allgemeinen sekundär ungünstig beeinflussen. Die Entleerung eines milchigen und salzigen Urins wirkt auf manche Kranke alarmierend, zumal wenn an ihrer überempfindlichen Urethralschleimhaut subjektive Beschwerden in Gestalt von Juckreiz oder Brennen oder leichte katarrhalische Erscheinungen sich entwickeln. Manche Kranke kennen den Zusammenhang zwischen Phosphaturie und Phosphatsteinbildung und werden die Angst nicht los, daß sie schon Nieren- oder Blasensteine hätten oder bekämen, zumal wenn Sensationen in den oberen Harnwegen sich einstellen. Andere fühlen sich in ihrer sexuellen Sphäre stark beeinträchtigt.

Wenn wirklich nach der heute herrschenden Auffassung die Phosphaturie die besondere Manifestation einer Neurose ist, so muß eine wirksame *Therapie* in erster Linie am Nervensystem einsetzen. Es geht über den Rahmen dieser Darstellung weit hinaus, im einzelnen Ratschläge hinsichtlich der Behandlung neuropathischer oder psychopathischer Persönlichkeiten zu erteilen. Im ganzen habe ich den Eindruck, daß die Phosphaturie mehr bei konstitutioneller wie bei exogener Neurasthenie sich findet, eine Tatsache, welche die Behandlung weit schwieriger und darum weniger erfolgreich gestaltet.

Gelingt es, die Ursachen zu eruieren und zu beseitigen, so hat man oft auch für die Phosphaturie gewonnenes Spiel. Längere Loslösung vom Beruf, wenn möglich auch aus einem konfliktreichen häuslichen Milieu, sind oft von großem Vorteil. Darreichung von Beruhigungsmitteln wie Luminal in kleinen Dosen, evtl. auch Atropin, das UMBER[1] mit Recht empfahl, wirken dabei unterstützend. Manche Phosphaturie verschwindet so ohne weitere Maßnahmen oder es gelingt wenigstens, den Kranken die richtige Einstellung zu ihrem merkwürdigen Urin zu geben. Es ist schon viel gewonnen, wenn er sein „Milchpissen" als ein Kuriosum und nicht als etwas Krankhaftes ansieht.

---

[1] UMBER, F.: Ther. Gegenw. **53**, 97 (1912).

Die diätetische Behandlung gehört erst in die zweite Linie, vor allem auch hinsichtlich des Erfolges. Die Situation liegt theoretisch hier anscheinend sehr einfach: möglichst sauere Kost in konzentrierter Form, d. h. ohne viel Flüssigkeit (v. NOORDEN), evtl. unter Zusatz von Säure (Acid. mur. dilut., oder Phosphorsäure in Limonaden) evtl. sogar Hunger oder reichliche Fettkost mit ganz wenig Kohlehydraten und mäßigen Eiweißmengen. In manchen Fällen gelingt es tatsächlich auch, die Phosphaturie zum Verschwinden zu bringen, aber oft nur vorübergehend, da die genannten Ernährungsbedingungen sich selten sehr lange durchführen lassen, weil die empfindlichen Patienten bald darunter mehr leiden wie unter ihrer Phosphaturie, und da meist nach Rückkehr zur gewöhnlichen Kost die Phosphaturie wiederkehrt, wenn die Gesamtsituation des Nervensystems sich inzwischen nicht geändert hat.

Daneben gibt es aber Phosphaturien, die sich gegen alle diätetischen Maßnahmen vollkommen refraktär verhalten. Vor allem sah ich es in den Fällen, in denen gleichzeitig Ulcera ventriculi oder starke nervöse Hyperaciditäten bestanden.

v. MORACZEWSEI[1] hat darauf aufmerksam gemacht, daß manche Phosphaturiker instinktiv zum Gegenteil einer Säuretherapie, nämlich zu Alkalien greifen und dabei sich subjektiv besser fühlen. Die Sachlage würde hier also eine ähnliche sein wie bei manchen Kranken mit Achylia gastrica, die auch auf eine paradoxe Alkalitherapie manchmal ihre Beschwerden verlieren.

Aus eigener Erfahrung vermag ich MORACZEWSKIs Angaben nicht zu bestätigen.

Theoretisch ist auch eine starke Einschränkung der Kalkzufuhr in der Nahrung wohlbegründet. Besonders kalkreiche Nahrungsmittel sind Schweizerkäse, Eigelb, Feigen, Milch, Linsen (weitere Angaben in den Tabellen von SCHALL-HEISSLER), aber man kann nicht sagen, daß dieser therapeutische Gesichtspunkt in praxi wesentlich weiterführt. Ratsam bleibt es gleichwohl, besonders kalkreiche Nahrungsmittel wie die eben genannten vom Speisezettel zu streichen.

Neuere zusammenfassende Darstellungen mit Literaturangaben.

UMBER, F.: Ernährungs- und Stoffwechselkrankheiten. 3. Aufl. Berlin und Wien: Urban und Schwarzenberg 1925.

LICHTWITZ, L.: Oxalurie, Phosphaturie in Handbuch der inneren Medizin, 2. Aufl., herausg. von G. v. BERGMANN u. R. STAEHELIN, Bd. IV/1, S. 965 f. Berlin: Julius Springer 1926.

THANNHAUSER, S. J.: Lehrbuch des Stoffwechsels und der Stoffwechselkrankheiten, S. 642. Berlin: J. F. Bergmann 1929.

b) Die Harnsteinbildung und ihre Folgen.

Die geschilderten Sedimentbildungen im Urin, Uraturie, Oxalurie und Phosphaturie sind in der Regel bedeutungslos und machen meist an sich keine Beschwerden. Wesentlich anders wird aber die Lage, sobald es zur Bildung von Harnsteinen mit all ihren Folgezuständen kommt. Die Nephrolithiasis ist ein scharf umrissenes, oft sehr schweres Krankheitsbild. Seine Züge sind unabhängig von Art und Zusammensetzung der

---

[1] v. MORACZEWSKI: Z. f. inn. Med. 1905, 401.

Steine. Neigung zu Stein- und Sedimentbildung decken sich keineswegs völlig. Es geht das schon daraus hervor, daß es sich bei den besprochenen Diathesen nicht um Menge und Konzentration der ausfallenden Stoffe, sondern um ungünstige Lösungsverhältnisse handelt. Trotzdem zeigt die Erfahrung, daß die Steinbildner meist auch Sedimentbildner sind.

Unter Harnsteinen versteht man mit LICHTWITZ (Zusammenfassung) zweckmäßig „scharf begrenzte, Gerüstsubstanz und meistenteils Krystalle von Harnbestandteilen enthaltende, in den Harnwegen gebildete Konkretionsmassen". Ihr Bildungsmaterial ist außer der besonders gearteten Gerüstsubstanz Harnsäure und ihre Salze (Kalium-, Natrium- und Ammoniumurat), Calciumoxalat, Phosphate und Carbonate der alkalischen Erden, und in sehr seltenen Fällen Cystin, Xanthin, Indigo und Cholesterin.

Zur Harnsteinbildung kann es nur kommen, wenn die Konstituentien im Harn in übersättigter Lösung enthalten sind. Tatsächlich gilt das auch für alle genannten Stoffe schon unter normalen Umständen, so daß es fast verwunderlich ist, daß nicht jeder Mensch Harnsteine hat. Bei den Harnsteinträgern müssen also besondere Verhältnisse vorliegen, die den Ausfall des jeweils steinbildenden Materials begünstigen oder hervorrufen. Wir können nicht sagen, daß wir diese Frage heute schon restlos klären können, wenn wir auch überzeugt sind, daß es sich dabei letzten Endes um chemische und physikalisch-chemische Vorgänge handelt. Das vorläufig noch nicht näher analysierbare primum movens ist dabei aber doch stets eine besondere Konstitution der harnbildenden bzw. harnabführenden Organe. Die größte Bedeutung für die Steinbildung kommt seinem Beginn, dem Kernmaterial zu, denn von hier aus erfolgt der erste Anstoß. NAKANO (Zusammenfassung), dem wir neben ULTZMANN [1] eine besonders eingehende Untersuchung über Bildung und Zusammensetzung von Steinen verdanken, konnte aus jedem klaren normalen Harn, der natürlich zur Vermeidung von Zersetzungen häufig gewechselt wurde, durch Einhängen von Fäden nach Monaten Steinbildungen erhalten. Der chemisch ganz indifferente Faden löst hier also die Anlagerungen aus.

Folgende kleine, der Darstellung von LICHTWITZ [2] entnommene Tabelle zeigt die Beteiligung der einzelnen Stoffe an der Kernbildung in den einzelnen Statistiken.

Tabelle 55.

Zusammensetzung der Harnsteine.

Autor	Zahl der Steine	Kernsubstanz besteht aus					
		Urat und Harnsäure	Phosphate	Oxalate	Gemischt	Cystin	Fremdkörper
ULTZMANN	545	441 $= 80{,}9\%$	47 $= 8{,}6\%$	31 $= 5{,}7\%$	—	8 $= 1{,}4\%$	18 $= 3{,}3\%$
NAKANO	485	113 $= 23{,}3\%$	94 $= 19{,}4\%$	166 $= 34{,}2\%$	79 $= 16\%$	7 $= 1{,}4\%$	26 $= 5{,}3\%$
KLEINSCHMIDT	40	24 $= 60{,}0\%$	8 $= 20\%$	—	7 $= 17{,}5\%$	1 $= 2{,}5\%$	—

[1] ULTZMANN: Die Harnkonkretionen des Menschen. Wien 1882.
[2] LICHTWITZ, L.: Handb. der norm. u. path. Physiol., Bd. 4, S. 668. 1929.

Den geringen Prozentsatz an Uratkernen bei den Japanern führt NAKANO wohl mit Recht auf die vegetarianische Lebensweise seiner Volksgenossen zurück. LICHTWITZ glaubt, daß heute ein Oxalatkern eine größere Rolle wie in den fast 50 Jahre zurückliegenden Analysen von ULTZMANN spielt.

Über die Charakteristika der einzelnen Steinarten seien hier nur folgende kurze Angaben (Weiteres bei NAKANO [Zusammenfassung]) gemacht:

1. Uratsteine: Von elliptischer Form, mit glatter oder kleinwarziger Oberfläche, Kern körnig, Zonenbau regelmäßig mit deutlicher Radialstruktur.

2. Oxalatsteine: Von ellipsoidaler oder unregelmäßiger, manchmal spitzig ausgezogener Form, Oberfläche manchmal maulbeerartig rauh, Farbe braun, manchmal Fettglanz. Schichtung kompliziert, neben parallel konzentrischer Struktur unregelmäßig übereinander gelagerte Schichten von dünnfaserigem, traubigem Charakter.

3. Phosphatsteine: Von ellipsoidaler und unregelmäßiger Form, glatter oder warziger Oberfläche, Konsistenz relativ weich, so daß durch Fingerdruck Zertrümmerung oder Zerfall in Schalen möglich ist. Lockerer konzentrischer Bau der Schichten mit undeutlicher Radialstruktur.

4. Cystinsteine (vgl. die Ausführungen S. 473).

5. Carbonatsteine (sehr selten beim Menschen) von rundlicher Form, großer Härte und schmutzigweißem, oft perlmutterartigem Glanze, auf dem Durchschnitt den Oxalsteinen ähnlich.

6. Xanthinsteine (sehr selten) von zimmtbrauner Farbe, glatter, mattglänzender Oberfläche und konzentrischer Schichtung.

Für die chemische Untersuchung empfiehlt sich zur Orientierung folgende Vorschrift von ULTZMANN:

Tabelle 56. Chemisches Verhalten der einzelnen Harnsteine. (Nach ULTZMANN.)

Steinpulver verbrennbar			Steinpulver nicht verbrennbar		
ohne Flamme und Geruch	mit Flamme und Geruch		Natives Pulver braust mit HCl auf	Natives Pulver braust mit HCl nicht auf	
Harnsäure Natrium- urat Ammo- niumurat	schwach bläuliche Flamme mit Schwefel- geruch = Cystin	gelbliche Flamme mit Haar- oder Feder- geruch = Gerüst- substanz	= Carbonate	geglühtes Pulver braust mit HCl auf = Oxalat	geglühtes Pulver braust mit HCl nicht auf = Phosphat

Über die Gerüstsubstanz erhält man natürlich nur durch feinere chemische und mikroskopische Analyse Aufschluß. Sie enthält stets organisches Material, ca. 1—3 % N, Epithelien, Schleim, Blutkoagula,

manchmal Bakterien. Die Größe der Steine schwankt zwischen Sand-
korn- und Kindskopfdimension, noch kleinere Partikel werden als
Nierensand oder Nierengries bezeichnet.

Die meisten Steine liegen nach unseren europäischen Erfahrungen
im Nierenbecken, der Rest in Ureteren und Blase, während in Japan
der Hauptteil der Steine Blasen- und Harnröhrensteine sind (428 von
451 in NAGANOS Material).

Lange Zeit war die von v. MECKEL, EBSTEIN u. a. begründete
Ansicht herrschend, daß den Anstoß zur Steinbildung ein aseptischer
Katarrh des Nierenbeckens gibt und nur dadurch die Gerüstsubstanz
zustande käme. Heute aber wissen wir, daß in jedem Harn auch
ohne Katarrh genügend adsorbierbares, gerinnungsfähiges kolloidales
Material vorhanden ist. Die von KLEINSCHMIDT[1] vorgeschlagene
Trennung in entzündliche und nicht entzündliche Steinbildung hat
trotzdem ihre Berechtigung behalten, nur ist die Entzündung als eine
echte bakterielle anzusehen. In der chemischen Zusammensetzung
verrät sich die Herkunft insofern, als die letzteren einen hohen Gehalt
an Ammoniak haben.

Das Wachstum der Steine geht nicht durch Anlagerung von gewöhnlichem Sediment vor sich, sondern geschieht in Form einer besonderen
Niederschlagsbildung, deren Form und Anordnung auf noch unbekannte
Weise die jeweilige Krystallart bestimmt. Die Bildung von Steinen vollzieht sich im allgemeinen ziemlich rasch, wovon man sich durch periodische Röntgenaufnahmen überzeugen kann, natürlich brauchen sehr
große Steine auch lange Entwicklungszeiten, die sich als Minimalwert
z. B. für Uratsteine annähernd berechnen läßt.

Auf die *Klinik der Nephrolithiasis* soll hier nicht näher eingegangen
werden. Die Symptomatologie ist nicht beherrscht von der Art des
Steines, sondern von den Reaktionen der Harnwege auf den Fremdkörperreiz. Sie verraten sich in paroxysmalen Schmerzanfällen, denen
heftigste Spasmen der glatten Muskulatur in der Nachbarschaft der
Steine zugrunde liegen.

Die Schmerzen werden gewöhnlich ziemlich genau an den Sitz der
Krämpfe lokalisiert, strahlen von hier in typischer Weise in der Strom-
richtung des Urins aus, oft auch noch tiefer in die Genitalien oder die
Oberschenkel, während Projektionen nach der Mittellinie oder nach
oben selten sind. Der Schmerzanfall dauert einige Minuten bis mehrere
Stunden und kann ungeheure Stärken bis zur Schmerzohnmacht
erreichen. Die Harnsekretion ist oft gestört, meist während des Anfalls
vermindert, unter Umständen durch reflektorische Beeinflussung auch
der gesunden Seite bis zur Anurie. Der Lösung des Anfalls folgt dann
oft eine kompensatorische Harnflut. Der Harn zeigt fast stets makroskopisch oder mikroskopisch rote Blutkörperchen und je nach Vorhandensein eines Begleitkatarrhs der Harnwege in wechselnder Menge
Leukocyten in höherer Zahl, als sie den Erythrocyten entsprechen.

---

[1] KLEINSCHMIDT, O.: Die Harnsteine. Berlin 1911.

Gesichert wird die *Diagnose* durch den röntgenologischen Nachweis einer scharf umgrenzten, meist ziemlich intensiven Schattenbildung im Nierenbecken, in den Ureteren oder in der Blase. Im letzteren Fall ist die direkte Betrachtung mit dem Cystoskop noch beweisender. In manchen Fällen sieht man groteske Bilder. Die Steine — fast immer sind es dann Phosphatsteine — füllen das ganze Nierenbecken aus und senden ihre Fortsätze in die Nierenkelche hinein, so daß man bei Betrachtung der Röntgen-Leeraufnahme den Eindruck hat, die Photographie eines mit Kontrastflüssigkeit gefüllten Nierenbeckens vor sich zu haben. Zur Frage der Lokalisation kann nach der einfachen Nierenaufnahme die Photographie nach Einfüllung von Brom- oder Jodlösung durch den Urether ins Nierenbecken wertvolle Dienste leisten, doch wird dadurch der Steinschatten oft bedeckt. Uretersteine lassen sich manchmal schon durch den Stopp für den Uretherenkatheter nachweisen, röntgenologisch sind bei nicht ganz typischer Form und Lage Verwechselungen mit verkalkten Drüsenpartien, Kot- oder Venensteinen möglich. Nicht jeder Stein ist röntgenologisch faßbar, je kleiner und kalkarmer er ist, um so mehr entzieht er sich dem Nachweise. Am besten markieren sich nach meinen Erfahrungen Oxalatsteine, am schlechtesten Harnsäuresteine.

Die Gefahren der Harnsteinbildung, vor allem im Nierenbecken, liegen in den auf die Dauer niemals ausbleibenden Katarrhen der ableitenden Harnwege, die bis zu Pyonephrosen sich steigern können, und vor allem in der Sekundärschädigung der Nieren. Diese kann sowohl durch ascendierende Pyelonephritis wie durch einfache gehäufte Harnstauung bei Einklemmungserscheinungen der Steine anfangs als vorübergehende, später als Dauerstörung sich einstellen. Ähnlich wie bei der Prostatahypertrophie kann man auch bei unkomplizierter Nephrolithiasis auf der Höhe der Anfälle oft Reststickstofferhöhungen sehen.

Die *Therapie* im akuten Anfall ist lediglich eine symptomatische. Sie sucht mit Atropinpräparaten und Pantopon die Krämpfe zu lösen und durch Narkotika bis hinauf zum Morphium die Schmerzen der Kranken zu lindern. Die Erfolge liegen hier natürlich nur in der subjektiven Sphäre des Kranken. Objektiv ist die interne Therapie ziemlich machtlos. Niemals gelingt es, bereits gebildete Steine zu zerbrechen oder gar aufzulösen und leider nur selten das Wachstum der vorhandenen oder die Bildung neuer Steine zu verhindern, ebenso selten können wir bei kleinen Gebilden den Abgang erzwingen, wofür von HERMANN, CASPER u. a. (Lit. bei SUTER [Zusammenfassung]) vor allem Glycerin empfohlen wird (nach CASPARs Rezept Glycerin. puriss. 140,0, Tinct. Cort. aurant. Tinct. amar. āā 5,0, dreistündlich 1 Eßlöffel). Das ich Phosphatsteine ganz vorwiegend im alkalischen Urin bilden, soll man versuchen durch Säurezufuhr (evtl. sogar Phosphorsäure) und Einschränkung der Flüssigkeitszufuhr den Urin sauer zu machen. Leider gelingt das aber nur in einem kleinen Teil der Fälle, besonders selten da, wo eine echte Phosphaturie oder ein stärkerer Katarrh mit bakterieller Urinzersetzung (alkal. Harngärung) wie so oft gleichzeitig vorliegt. Bei allen anderen Steinarten nützt eine Milieuänderung des Harns nichts. Aus theoretischen Gründen sind saure oder alkalische Regime verschiedentlich beschrieben, praktisch aber ohne erkennbaren Erfolg geblieben. Mit am besten begründet ist noch bei Nichtphosphatsteinen das Trinken reichlicher Flüssigkeitsmengen (vor allem in Form von Wildunger, Wernatzer, Vichy, Franzbader usw. Wasser und Teen). Da, wo gleichzeitig Katarrhe bestehen, sind Urotropinpräparate, Salol, Hexal, Pyridium usw. am Platze.

Die souveräne Therapie ist natürlich die chirurgische. Bei großen Steinen mit häufigen Beschwerden oder sekundären Entzündungserscheinungen oder gar stärkeren Nierenschädigungen ist die Operation absolut indiziert. Die relativen Indikationen bei kleinen Steinen werden sich meistens nach den Belästigungen der Kranken richten. Im allgemeinen wird der röntgenologische Nachweis des Steins für den chirurgischen Eingriff zur Voraussetzung gemacht, aber Ausnahmen sind hier zuzulassen.

Neuere zusammenfassende Darstellungen.

Suter, F.: Die ein- und beidseitig auftretenden Nierenerkrankungen, Handbuch der inneren Medizin, 1. Aufl., herausg. von L. Mohr und R. Staehelin. Bd. III/2, S. 1722. Berlin: Julius Springer 1918.

Nagano, H.: Atlas der Harnsteine, Leipzig-Wien 1925.

Umber, F.: Ernährung und Stoffwechselkrankheiten, 3. Aufl., 1925.

Voelcker, F. u. Wildholz: Handbuch der Urologie, herausg. von A. von Lichtenberg, Bd. 4/1. Berlin: Julius Springer 1927.

Lichtwitz, L.: Prinzipien der Konkrementbildungen, im Handbuch des normalen und pathologischen Physiologie, Bd. 4, S. 592, Berlin: Julius Springer 1929.

c) Die Calcinosis.

Zu den Sediment- bzw. Steindiathesen im weiteren Sinne gehört auch die Calcinosis.

Es handelt sich dabei um Kalkablagerungen außerhalb der Harnwege vor allem im Unterhautzellgewebe und in der Nachbarschaft der Gelenke. Kalk ist der Totengräber, der sich fast überall da einstellt, wo lebendiges Körpergewebe zugrunde geht, ohne daß es zu schweren Abcedierungen kommt. Schulbeispiele sind die tuberkulösen Erkrankungen vor allem der Drüsen, die Arteriosklerose, die Phlebolithen und manche Tumoren (Osteome, verkalkte Lipome, Fibrome, Epitheliome und Cysten). Über das Zustandekommen im einzelnen wissen wir noch wenig, sicher spielt hier aber die schwere Löslichkeit der Kalksalze ebenso wie in den Harnwegen eine große Rolle. Von einer echten Calcinosis spricht man aber in der Regel nur dann, wenn es sich nicht um die genannten typischen Kalkablagerungsstätten und -Ursachen handelt, sondern um Niederschläge im Bindegewebe, Sehnen und Gelenkkapseln. Der Kalk ist dabei stets an Phosphor und Kohlensäure gebunden und zwar im gleichen Verhältnis wie in Knochen und Nekrosen, so daß es sich wahrscheinlich um die gleiche chemische Substanz handelt. Die Kalkablagerung kann dabei solitär oder in wenigen Knoten sich nur auf einen kleinen Körperabschnitt, etwa einen Finger, erstrecken. Teissier und Weber scheinen zuerst das Krankheitsbild gesehen zu haben (Lit. bei Versé[1]). Die ersten genaueren Beobachtungen rühren von französischen

---

[1] Versé: Zieglers Beiträge, **53**, 212 (1912).

Klinikern her (Rénon und Dufour, Milian, Profichet u. a., Lit. bei
Achard [1]). Sie betrafen multiple Kalkablagerungen im Unterhautzellgewebe, meist wurden sie als Sonderform der Neurofibromatose von
Recklinghausen angesehen, oft bestanden Kombinationen mit Sklero-
dermie. In Deutschland scheint Magnus-Levy [2] zuerst darauf aufmerksam gemacht zu haben. Pathologisch-anatomisch ist die Krankheit
vor allem von Versé [3] und M. B. Schmidt [4] studiert worden. In manchen
Fällen entstehen nach Aussehen und Anordnung in der Nähe der
Gelenke, besonders der Finger und Zehen, Bilder, die an echte Tophi
erinnern und daher von M. B. Schmidt sehr zutreffend als „Kalkgicht"
bezeichnet worden sind. Beziehungen zur echten Gicht liegen dabei
natürlich höchstens nur insofern vor, als Harnsäure und Kalk die
gleichen Gewebe für die Ablagerung bevorzugen. Aus den letzten
Jahren stammen kasuistische Mitteilungen von Rosenow, Henrichsen
und B. Lewy [5].

Schwere Krankheitsbilder können entstehen, wenn es zu einer
Calcinosis universalis kommt. Auch dann handelt es sich lediglich um
Ablagerungen im kollagenen Gewebe, aber bei dessen weiter Verbreitung im Körper können schwere Organbeeinträchtigungen entstehen. Bevorzugt bleibt auch hier die Haut und die Nachbarschaft der
Gelenke. Bei reichlicher Anhäufung der Ablagerungen ist die Ernährung
der Haut schwer gestört, es kommt zu Geschwürsbildungen und Entleerung krümeliger Kalkmassen. Einen sehr charakteristischen Fall aus
der Schlossmannschen und Thannhauserschen Klinik hat kürzlich
Friedländer [6] beschrieben. Die ausgedehnten sekundären Entzündungen und Abcedierungen bedingen natürlich erhebliche Gefahren
zumal für den wachsenden Organismus.

Das Wesen dieser ebenso merkwürdigen wie seltenen Erkrankung
ist noch völlig ungeklärt. Die eindrucksvollen Ablagerungen legten den
Gedanken einer primären Kalkstoffwechselstörung nahe, und manche
Autoren, vor allem Versé, haben dieser Hypothese auch das Wort
geredet. Aber faßbar im Stoffwechselversuch ist eine solche Störung
bisher nie gewesen, auch nicht in dem sehr genau untersuchten Falle
von Friedländer. Daß das kollagene Gewebe dieser Kranken in ver-
mehrtem Maße die Tendenz zur Kalkretention und Niederschlagsbildung hat, kann natürlich nicht bestritten werden. Ob das im Gesamt-
kalk- und Phosphorgehalt des Organismus zum Ausdruck kommt, bleibt
eine offene Frage. Nach den Untersuchungen Versés scheint der Kalk-
einlagerung stets eine Gewebsschädigung voraufzugehen. Mit Recht
nimmt daher Versé eine primäre Systemerkrankung des Bindegewebs-

---

[1] Achard, Ch.: Troubles des échanges nutritifs. Tome I, S. 412. Paris:
Masson 1926.

[2] Magnus-Levy: Münch. med. Wschr. (Ref.) 1914, 682.

[3] Versé: Zieglers Beiträge, 53, 212 (1912).

[4] Schmidt, M. B.: Dtsch. med. Wschr. 39, 59 (1913).

[5] Lewy, B.: Mediz. Klin. 1930, Nr 26. Dort auch Skizzierung der
anderen Fälle.

[6] Friedländer, J.: Dtsch. Arch. klin. Med. 166, 107 (1930).

apparates an. Bei den Kalkeinlagerungen der Calcinosis universalis würde es sich dann im Prinzip, wenn auch in wesentlich gesteigertem Maße, um die gleichen Vorgänge wie bei den gewöhnlichen Verkalkungsprozessen an Drüsen, Gefäßen, Tumoren usw. handeln.

Eine *Therapie* in leichten Fällen von Calcinosis ist überflüssig. Sollten Tophi durch Druck auf benachbarte sensible Nerven Schmerzen machen, so müssen sie operativ entfernt werden. Bei Calcinosis ist eine kalkarme Kost (vgl. S. 501) anzuraten, aber sie kommt meist zu spät und vermag nicht einmal sicher die Bildung von neuen Konkrementen zu verhindern. Der Kalkspiegel des Blutes läßt sich nicht auf 0 herabdrücken, und sobald Kalk kreist, bemächtigt sich seiner das kalkgierige Bindegewebe.

Sachverzeichnis.